E. Hellwig/J. Klimek/Th. Attin

# Einführung in die Zahnerhaltung

Elmar Hellwig
Joachim Klimek
Thomas Attin

# Einführung
# in die Zahnerhaltung

3., neu bearbeitete Auflage

Mit 227 Abbildungen

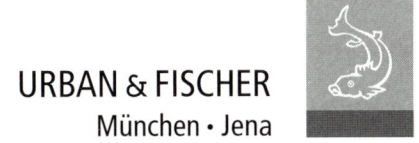

URBAN & FISCHER
München · Jena

**Zuschriften und Kritik an:**

Urban & Fischer, Lektorat für Zahnmedizin, Dr. Beatrix Naton, Karlstraße 45, 80333 München
e-mail: info@urbanfischer.de

**Anschriften der Verfasser**

Prof. Dr. E. Hellwig
Universitätsklinik für Zahn-, Mund- und Kieferheilkunde der Albert-Ludwigs-Universität Freiburg
Poliklinik für Zahnerhaltungskunde und Parodontologie
Hugstetter Straße 55, 79106 Freiburg

Prof. Dr. J. Klimek
Medizinisches Zentrum für Zahn-, Mund- und Kieferheilkunde
am Klinikum der Justus-Liebig-Universität Gießen
Poliklinik für Zahnerhaltungskunde und Präventive Zahnheilkunde
Schlangenzahl 14, 35392 Gießen

Prof. Dr. Th. Attin
Zentrum für Zahn-, Mund- und Kieferheilkunde der Universität
Abteilung für Zahnerhaltung, Präventive Zahnheilkunde und Parodontologie
Robert-Koch-Straße 40, 37075 Göttingen

**Wichtiger Hinweis für den Benutzer**

Die Erkenntnisse in der Medizin unterliegen laufendem Wandel durch Forschung und klinische Erfahrungen. Herausgeber und Autoren dieses Werkes haben große Sorgfalt darauf verwendet, dass die in diesem Werk gemachten therapeutischen Angaben (insbesondere hinsichtlich Indikation, Dosierung und unerwünschten Wirkungen) dem derzeitigen Wissensstand entsprechen. Das entbindet den Nutzer dieses Werkes aber nicht von der Verpflichtung, anhand der Beipackzettel zu verschreibender Präparate zu überprüfen, ob die dort gemachten Angaben von denen in diesem Buch abweichen und seine Verordnung in eigener Verantwortung zu treffen.

**Bibliografische Information Der Deutschen Bibliothek**

Die Deutsche Bibliothek verzeichnet diese Publikation in der Deutschen Nationalbibliographie;
detaillierte bibliografische Daten sind im Internet über http://dnb.ddb.de abrufbar.

Programmleitung: Hans Reuter, München
Planung: Dr. Beatrix Naton, München
Lektorat: Ulrike Kriegel, München
Herstellung: Peter Sutterlitte, München
Satz: Elisabeth Schimmer, Ergoldsbach
Druck und Bindung: Kösel, Kempten
Zeichnungen: Henriette Rintelen, Velbert
Umschlagsreihengestaltung: Carsten Tschirner, München
Umschlaggestaltung: Spiesz-Design, Neu-Ulm
Titelgrafik: Dr. Axel Malchau, Bonn
Printed in Germany

Aktuelle Informationen finden Sie im Internet unter der Adresse:
Urban & Fischer: http://www.urbanfischer.de

# Vorwort zur 3. Auflage

Neue Erkenntnisse aus epidemiologischen Studien bedingen immer wieder eine neue Gewichtung einzelner Themenbereiche der Zahnerhaltung. Während bei zahlreichen Patienten das Hauptaugenmerk im Bereich der Prävention liegen muss, gibt es immer noch eine Gruppe von Patienten, bei denen zahnärztliche Restaurationen zur Wiederherstellung der Kaufunktion bzw. der Ästhetik unabdingbar sind. Die vorliegende 3. Auflage der Einführung in die Zahnerhaltung berücksichtigt neue Sichtweisen, indem das Kapitel „Befunderhebung und Diagnostik" völlig neu gestaltet wurde. Selbstverständlich sind auch neue Techniken und Erkenntnisse im Bereich der Endodontologie und Parodontologie berücksichtigt worden. Mit der neuen Auflage wird zudem versucht, den Inhalt des Buches durch ein neues Layout einprägsamer und übersichtlicher nahe zu bringen. Speziell den Studierenden soll durch die Einspaltigkeit und den breiten Marginalienrand das Lernen erleichtert werden.

Die Autoren bedanken sich bei allen Lesern für ihre kritischen Anmerkungen und Verbesserungsvorschläge, die weitgehend berücksichtigt werden konnten. Auch zukünftig werden wir immer ein offenes Ohr für Anregungen und Kritik haben.

Freiburg, Gießen und Göttingen, Frühjahr 2003

# Vorwort zur 1. Auflage

Neue wissenschaftliche Erkenntnisse zur Entstehung und Prävention von Karies und Parodontopathien müssen sich auch in einem Wandel der Unterrichtscurricula des Zahnmedizinstudiums und in der zahnärztlichen Tätigkeit widerspiegeln. Standen früher die invasiven Maßnahmen zur Zahnerhaltung im Vordergrund, so ist heute das primäre Ziel jeder zahnärztlichen Tätigkeit die Erhaltung intakter Zähne und gesunder Parodontalverhältnisse. Zahnerhaltung ist in erster Linie präventive Tätigkeit.

Das heißt jedoch nicht, dass invasive Techniken keinen Platz in der Zahnerhaltung hätten. Nach wie vor werden durch Karies und Parodontalerkrankungen Zahnhartsubstanzen, Pulpa und Zahnhalteapparat irreversibel geschädigt. Aber auch die restaurative zahnärztliche Tätigkeit hat sich gewandelt. Neue Materialien und Behandlungskonzepte, modernes Instrumentarium und verändertes Patientenverhalten stellen neue Anforderungen an die restaurative Zahnmedizin.

Das vorliegende Buch soll diesen Umständen Rechnung tragen. Es wendet sich in erster Linie an Studierende der Zahnheilkunde, umreißt den aktuellen Stand der Zahnerhaltung in einer Art Kompendium. Auf Ausführungen zu den Themen Traumatologie und Kinderzahnheilkunde wurde bewusst verzichtet, sie sollten speziellen Lehrbüchern vorbehalten bleiben. Die Lektüre dieses Buches soll auch Anregung sein, einzelne Aspekte der Zahnerhaltung zu vertiefen. Im Anhang wird daher auf weiterführende Literatur hingewiesen. Verweise auf Einzeluntersuchungen wurden bewusst nicht aufgenommen, da wissenschaftliche Studien einem raschen Wandel unterworfen sind. Aus dem gleichen Grund werden Behandlungsmaßnahmen, die sich momentan erst in einem experimentellen Stadium befinden und von denen unklar ist, ob sie Bestand haben werden, nicht oder nur sehr kurz dargestellt.

Unser besonderer Dank gebührt dem Verlag Urban & Schwarzenberg, der uns bei der Realisierung des vorliegenden Buchs tatkräftig unterstützte. Besonders Frau Illig und ihren Mitarbeitern in der Redaktion sowie Frau Henriette Rintelen für die exzellente Ausarbeitung der Zeichnungen möchten wir an dieser Stelle Dank sagen.

Freiburg und Gießen, 1995

# Inhaltsverzeichnis

## I Therapie der Karies

## II Endodontologie

## III  Parodontologie

# I Therapie der Karies

# 1 Mikroskopische Anatomie der Zahnhartsubstanzen

> Die Kenntnis der Anatomie der Zahnhartsubstanzen, des Endodonts und des Parodonts ist Voraussetzung für präventive und invasive zahnerhaltende Maßnahmen.

So bestimmen die Anatomie und die Struktur der Zahnhartsubstanzen die Präparationsinstrumente, die Kavitätenform und -gestaltung und die Wahl des Restaurationsmaterials. Im Folgenden werden nur die wichtigsten histologischen Merkmale der Zahnhartsubstanzen zusammengefasst. Für eine detaillierte Beschreibung der Anatomie und Histologie der Zähne sei auf spezielle Lehrbücher der Anatomie hingewiesen.

## 1.1 Zahnschmelz

### 1.1.1 Chemische Struktur

Zahnschmelz wird von den Ameloblasten gebildet. Diese scheiden eine Schmelzmatrix aus, die mineralisiert und ausreift. Die während der Mineralisation stattfindende Kristallisation von Kalzium-Phosphat-Verbindungen und das anschließende Wachstum der Kristalle werden als **präeruptive Schmelzreifung** bezeichnet. Dabei verbleiben Mikroporösitäten zwischen den Kristallen und Ionendefekte in ihren Gitterstrukturen.

Nach dem Zahndurchbruch werden diese Porösitäten und Fehlstellen durch die **posteruptive Schmelzreifung** weitestgehend ausgeglichen. Dabei kommt es zu einer Aufnahme von Mineralien (insbesondere von Kalzium und Phosphat) aus dem umgebenden Milieu (Speichel, Nahrungsmittel). Der Zahnschmelz unterliegt nach seiner Bildung keinem zellulären Reparaturmechanismus.

> **Merke** Ausgereifter Zahnschmelz ist die härteste Substanz des menschlichen Körpers.

Seine mittlere Dichte schwankt je nach „Reifezustand", chemischer Zusammensetzung und Stelle der Analysenentnahme zwischen 2,8 und 3,0.

Seine Härte liegt im Durchschnitt zwischen 250 KHN (Knoop-hardness numbers) an der Schmelz-Dentin-Grenze und 390 KHN an der Schmelzoberfläche.

Der **Hauptbestandteil des Zahnschmelzes** ist **anorganischer** Natur, wobei die Angaben über die Menge der anorganischen Verbindungen je nach Analysemethode und analysierter Probe zwischen 93 und 98 Gew.% schwanken. Die zweitgrößte Fraktion ist Wasser, hier schwanken die Mengenangaben zwischen 1,5 und 4 Gew.%. Die restliche Substanz setzt sich aus organischen Verbindungen wie Proteinen und Lipiden zusammen.

**Zusammensetzung**

Die **Zusammensetzung des Schmelzes** wird durch Ernährung, Alter und zahlreiche andere Faktoren beeinflusst. Die Hauptbestandteile sind Kalzium, Phosphor, Karbonat, Magnesium und Natrium. Insgesamt wurden bisher über 40 Spurenelemente im Zahnschmelz nachgewiesen. Einige dieser Spurenelemente gelangen erst durch zahnärztliche Maßnahmen in die Mundhöhle, andere (z.B. Blei und Strontium) können als Indikatoren für verstärkte Umweltbelastung angesehen werden.

Es gibt Unterschiede in der Schmelzzusammensetzung an verschiedenen Stellen eines einzelnen Zahnes. Diese lassen sich durch Konzentrationsschwankungen einzelner Elemente erklären. So nimmt die Konzentration von Fluorid, Eisen, Zinn, Chlor und Kalzium von der Schmelzoberfläche zur Schmelz-Dentin-Grenze ab. Die Fluoridkonzentration steigt allerdings direkt an der Schmelz-Dentin-Grenze wieder an. Die Konzentration von Wasser, Karbonat, Magnesium und Natrium nimmt hingegen von der Schmelz-Dentin-Grenze zur Schmelzoberfläche hin ab.

Es scheint eine Korrelation zwischen Magnesium- und Karbonatgehalt des Schmelzes und erniedrigten Werten für die **Schmelzdichte** zu geben. An Stellen mit erhöhter Magnesiumkonzentration in der Nähe der Dentinhörner und direkt unter den zentralen Fissuren der Zähne ist eine geringere Dichte festzustellen als z.B. an den stark mineralisierten Zonen der bukkalen und lingualen Zahnflächen.

Kalzium und Phosphor liegen in einem Verhältnis von 1:1,2 als **Apatitverbindung** $(Ca_{10-x}PO6_{-x}) \times X_2 \times H_2O$ in Form kleiner Kristalle vor. Es handelt sich dabei nicht um stöchiometrische Verbindungen der Formel $Ca_{10}(PO_4)_6(OH)_2$. Durch ein Defizit von Kalzium-, Phosphat- und Hydroxylionen sowie das Vorhandensein von Karbonat und Hydrogenphosphat ist Schmelz aus nichtstöchiometrischen Apatitkristallen aufgebaut. Durch interne Substitutionsreaktionen kann es zur Ausbildung von Fluorapatit oder fluoridiertem Hydroxylapatit kommen, das eine stabilere Kristallgitterstruktur aufweist als Hydroxylapatit. Es kann jedoch auch zum Einbau von Karbonat in das Schmelzmineral kommen. Karbonierter Apatit ist gegenüber einem kariösen Angriff weniger resistent als Hydroxylapatit. Neben den genannten Verbindungen lassen sich in geringem Maß eine Reihe nicht apatitisch gebundener Kalzium-Phosphat-Verbindungen, wie z.B. Oktakalziumphosphat, finden.

**Wasser** kommt im Zahnschmelz in zwei verschiedenen Formen vor. Ein Teil ist kristallin als Hydrationsschale, der andere lose, hauptsächlich an organische Materie gebunden. Das lose gebundene Wasser kann bei Erwärmung verdampfen. Schmelz kann jedoch auch bei Feuchtigkeitszufuhr Wasser aufnehmen. Diese Eigenschaft macht man sich bei der Erklärung bestimmter physikalischer Phänomene bei der Kariesentstehung bzw. -prävention zunutze. Zahnschmelz funktioniert wie ein Molekularsieb bzw. Ionenaustauscher, da mit dem Flüssigkeitsstrom auch Ionen in den und aus dem Zahnschmelz gelangen.

Die kleine Menge **organischen Materials** besteht im ausgereiften Schmelz aus Proteinen (ca. 58%), Lipiden (ca. 40%) und Spuren von Kohlenhydraten, Zitrat und Laktat. Der größte Teil des organischen Materials liegt im inneren Drittel des Schmelzmantels in Form von Schmelzbüscheln.

### 1.1.2 Histologische Struktur

**Form und Größe**

Die Apatitkristalle des Schmelzes sind im Querschnitt annähernd hexagonal und stellen sich in der Seitenansicht als kleine Stäbchen dar (Abb. 1-1).

Ein einheitliches Charakteristikum der Schmelzkristalle ist ihre – im Vergleich zu anderen biologischen Hartgeweben – erhebliche Größe. Sie sind durchschnittlich 160 nm lang, 40–70 nm breit und 26 nm dick. Die Gestalt und Größe der Schmelzkristalle kann allerdings je nach Reifegrad des Schmelzes oder Lokalisation im Schmelzmantel von dieser einheitlichen Größe abweichen. Etwa 100 Schmelzkristalle liegen im

**Schmelzprismen**

Querschnitt zusammengefügt und bilden die sog. **Schmelzprismen** bzw. Schmelzstäbe, die sich von der Schmelz-Dentin-Grenze bis fast zur Schmelzoberfläche erstrecken. Der Verlauf der Prismen ist sowohl in horizontaler als auch in vertikaler Richtung wellenförmig. Die Kristalle im Kern der Prismen sind dabei mit ihrer Längsachse parallel zur Längsachse des entsprechenden Prismas ausgerichtet. Je mehr sie zum Rand der Prismen gelegen sind, umso mehr fiedern sie aus und bilden einen mehr oder weniger großen Winkel zur Prismenlängsachse (Abb. 1-2).

Alle Kristalle besitzen eine **Hydrationsschale** (s. Abb. 1-1) und sind von einer Schicht aus Proteinen und Lipiden umgeben. Die Prismen als Organisationsstruktur der Kristalle liegen wiederum eingebettet in einer **zwischenprismatischen Substanz,** die aber auch aus Schmelzkristallen gebildet wird. Die Kristalle der interprismatischen Substanz liegen allerdings ungeordneter und bilden mit der Längsachse der Prismen einen Winkel von annähernd 90°.

Man unterscheidet **Prismenverbände**, die in einer Art Schlüssellochstruktur geordnet sind, von solchen, die als **Pferdehuftyp** oder **zylindrischer Typ** beschrieben werden (Abb. 1-3).

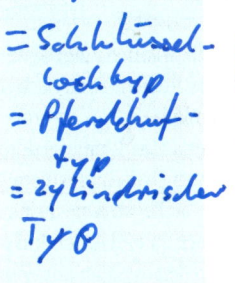

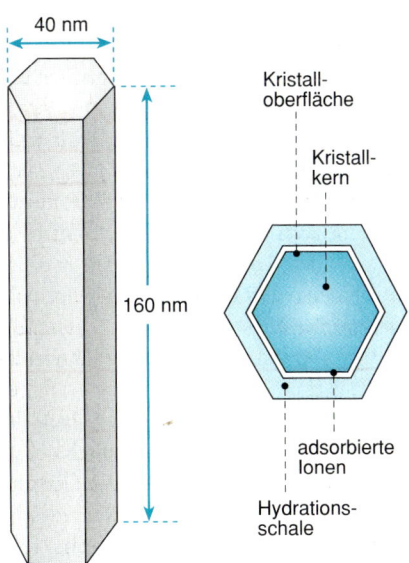

**Abb. 1-1** Schematische Darstellung eines Hydroxylapatitkristalls. Der Kristall ist annähernd sechseckig und besitzt eine Hülle von adsorbierten Ionen, Proteinen, Lipiden und Wasser (Hydrationsschale; nach NIKIFORUK 1985).

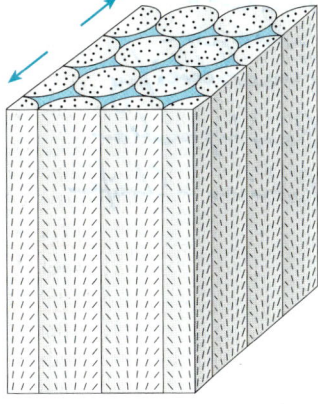

**Abb. 1-2** Ausrichtung der Schmelzkristalle innerhalb der Schmelzprismen. Im Prismenzentrum verlaufen die Kristalle parallel zur Prismenlängsachse. Zur Prismenperipherie hin fiedern sie immer mehr auf, und der Winkel zur Prismenlängsachse nähert sich 90°.

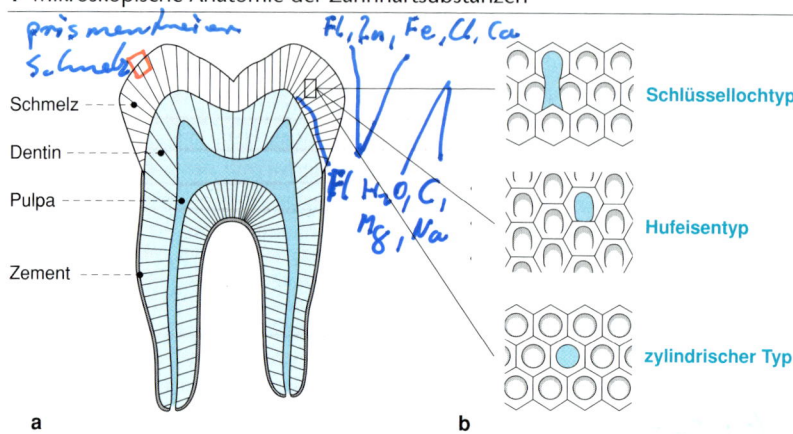

*[handschriftliche Anmerkungen: prismenfreier Schmelz; Fl, Zn, Fe, Cl, Ca; Fl H₂O, C, Mg, Na]*

Schmelz

Dentin

Pulpa

Zement

Schlüssellochtyp

Hufeisentyp

zylindrischer Typ

a  b

**Abb. 1-3** Schematische Darstellung des histologischen Aufbaus menschlichen Zahnschmelzes. Die Schmelzhaube des Zahnes besteht aus Prismen, die in gewundener Form von der Schmelz-Dentin-Grenze bis zur Schmelzoberfläche verlaufen. Die Prismen erscheinen im Querschnitt in verschiedenen Formen. Die drei häufigsten Konfigurationen sind (von oben nach unten): Schlüssellochtyp, Hufeisentyp, zylindrischer Typ (nach HÖHLING 1966).

An der Oberfläche menschlicher Zahnkronen befindet sich häufig eine 20–30 µm dicke Schicht **prismenfreien Schmelzes**. Die Kristallite liegen hier dicht gepackt parallel zur Oberfläche. *wichtig fürs Anätzen!*

**Merke** Prismenfreier Schmelz wird bei allen Milchzähnen und in den Fissuren bzw. im Zervikalbereich der Zähne Erwachsener gefunden.

**Räumliche Anordnung**

Aufgrund der verschiedenen räumlichen Anordnung der Schmelzprismen zueinander lassen sich im licht- und polarisationsmikroskopischen Bild eine Reihe histologischer Charakteristika beschreiben. *↦ Titelbild alter Hellwig*
Die **Hunter-Schreger-Faserstreifung** tritt als polarisationsoptisches Phänomen in Zahnschliffen auf. Im Längsschnitt lassen sich in den inneren zwei Dritteln des Zahnschmelzes von koronal nach zervikal abwechselnd dunkle und helle Streifen unterscheiden. Da die Schmelzprismen sowohl in horizontaler als auch in vertikaler Richtung geschwungen verlaufen, werden sie im Schnitt an einigen Stellen quer, an anderen längs zur Verlaufsrichtung getroffen. So entsteht im polarisationsmikroskopischen Bild die angesprochene Streifung.
Im Längsschnitt (Abb. 1-4) lassen sich an der Zahnoberfläche Vertiefungen **(Perikymatien)** erkennen.
Ihre Anzahl nimmt von zervikal nach koronal ab. Es handelt sich hier um Linien, die bei Zähnen Jugendlicher sehr gut auch makroskopisch am getrockneten Zahn sichtbar werden. Bei älteren Menschen sind sie aufgrund der Attrition nur noch selten zu diagnostizieren. Im Bereich der Approximalkontakte zwischen den Zähnen treten im Bereich der Perikymatien Vertiefungen („**micro pits**") auf, die einen Schlupfwinkel für Mikroorganismen darstellen. Sie können daher Ausgangspunkt für die Entstehung von Karies sein.
Die **Retzius-Streifen** (s. Abb. 1-4) lassen sich im Durchlichtmikroskop erkennen. Sie sind der Ausdruck periodischer Ruhephasen der Ameloblasten während der Schmelzbildung, vorstellbar wie die Jahresringe eines Baumes. Sie sind meistens hypomineralisierte Bereiche.

*[handschriftliche Randnotizen:]*
• Hunter-Schreger-Faserstreifung
• Perikymation
• Retzius-Streifen

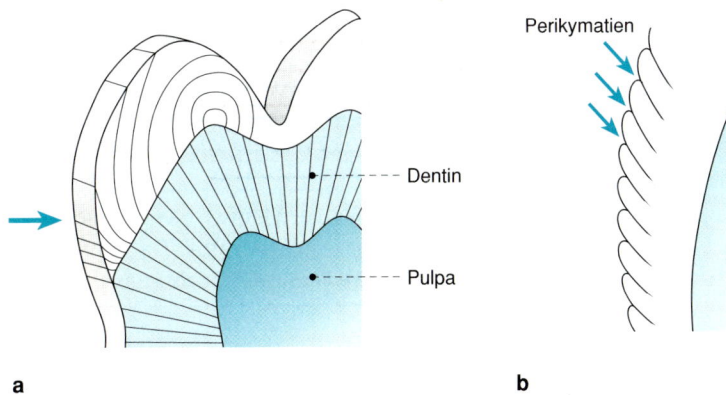

**Abb. 1-4** Schematische Darstellung eines Längsschnitts durch eine Zahnkrone.
a) Im Zahnschmelz sind Wachstumslinien (Retzius-Streifen) zu erkennen, die im zervikalen Bereich zur Schmelzoberfläche hin auslaufen. Im koronalen Bereich stehen sie halbkreisförmig auf dem Dentinkern.
b) In der Ausschnittsvergrößerung des mit dem Pfeil markierten Bereichs lässt sich erkennen, dass die Retzius-Streifen auf der Schmelzoberfläche in Vertiefungen (Perikymatien) enden (nach MJÖR und FEJERSKOV 1979).

**Schmelzoberhäutchen**

Die Schmelzoberfläche frisch durchgebrochener Zähne ist von einer ca. 0,1–5 μm dicken Membran bedeckt, die gegen äußere Einflüsse, wie z.B. Säureeinwirkung, sehr widerstandsfähig ist. Sie ist primär die Restsubstanz des schmelzbildenden Epithels (Cuticula dentis, primäres Schmelzoberhäutchen). Diese Membran wird in der Mundhöhle beim Kauen schnell abradiert. Sie wird jedoch durch ein **erworbenes Schmelzoberhäutchen** (acquired pellicle) ergänzt oder ersetzt.

## 1.2 Dentin

### 1.2.1 Chemische Struktur

Der größte Teil des menschlichen Zahnes besteht aus Dentin. Dentin umgibt die Pulpa. Das koronale Dentin ist von Schmelz, das Wurzeldentin von Zahnzement bedeckt.

Auch wenn man heute von einer funktionellen Einheit der Pulpa und des Dentins ausgeht, so wird aus Gründen der Übersichtlichkeit im Folgenden Dentin als Einzelkomponente beschrieben.

**Merke** Dentin ist im Gegensatz zu Schmelz ein lebendes, weniger stark mineralisiertes Gewebe.

**Bestandteile**

Es besteht zu 70 Gew.% aus anorganischem und zu 20 Gew.% aus organischem Material. Der Rest ist Wasser.
Der größte Teil des **organischen Anteils** sind Kollagen und kollagenartige Verbindungen (91–92%).
Der **anorganische Anteil** besteht ebenso wie der des Zahnschmelzes hauptsächlich aus Phosphat und Kalzium. Es gibt aber auch im Dentin verschiedene Spurenelemente.

Das anorganische Material liegt ebenso wie im Zahnschmelz, Zahnzement und im Knochen in kristalliner Form als Apatit bzw. amorphes Kalziumphosphat vor. Die Kristalle des Dentins sind allerdings erheblich kleiner und dünner als im Zahnschmelz (Länge: 20 nm; Breite: 18–20 nm; Dicke: 3,5 nm). Sie liegen zudem nicht in Prismenform geordnet, sondern sind je nach Art des Dentins mehr oder weniger dicht gepackt.

> **Merke** Dentin ist hochelastisch und verformbar. Es ist weniger hart als Schmelz und besitzt eine gelbliche Farbe. Da Dentin sehr „porös" ist, weist es eine wesentlich höhere Permeabilität als Schmelz auf.

### 1.2.2 Histologische Struktur

Dentin wird von **Odontoblasten** gebildet. Die Odontoblastenkörper befinden sich in der Zahnpulpa. Ihre Zellfortsätze durchziehen das gesamte Dentin bis zur Schmelz-Dentin-Grenze. Die Odontoblastenfortsätze werden von 5–8 nm großen Filamenten durchzogen. Sie liegen in den **Dentinkanälchen** und unterhalten das Dentin auch nach Abschluss der Zahnbildung physiologisch. Die Odontoblastenfortsätze weisen 0,35–0,6 µm dicke Seitenäste (Mikrovilli) auf, die tief in das intertubuläre Dentin hineinziehen und mit benachbarten Mikrovilli in Verbindung stehen. Die Dentinkanälchen sind im koronalen Bereich eines Zahnes s-förmig gekrümmt, im Wurzelbereich verlaufen sie geradlinig nach außen (Abb. 1-5).

*Dentinkanälchen*

Im Querschnitt ergeben sich für das pulpanahe Dentin und das pulpaferne Dentin verschiedene Werte für Anzahl und Dichte der Dentinkanälchen. Der Durchmesser und das Volumen der Dentinkanälchen hängen natürlich auch vom Alter des untersuchten Zahnes ab. Bei Zähnen junger Menschen wird in der Literatur als durchschnittlicher

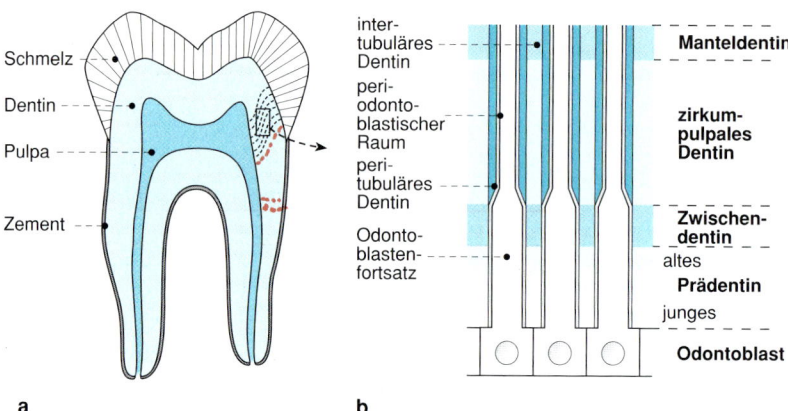

Abb. 1-5  Schematische Darstellung der Dentinstrukur und der Dentinkanälchen.
a) Die gestrichelten Linien geben den Verlauf der Dentinkanälchen wieder. Sie verlaufen im koronalen Bereich s-förmig von der Pulpa bis zur Schmelz-Dentin-Grenze.
b) Das Dentin lässt sich in verschiedene Zonen einteilen. Die Odontoblasten liegen an der Pulpa-Dentin-Grenze. Es folgt nach peripher das nicht mineralisierte Prädentin, das Zwischendentin mit der Mineralisationsfront, das zirkumpulpale Dentin und anschließend bis zur Schmelz-Dentin-Grenze das Manteldentin, das viele Verzweigungen der Dentinkanälchen enthält.
Die Dentinkanälchen enthalten den Odontoblastenfortsatz und den periodontoblastischen Raum, der mit Flüssigkeit gefüllt ist. Im zirkumpulpalen Dentin und Manteldentin sind die Kanalwände von dicht mineralisiertem, peritubulärem Dentin ausgekleidet. Zwischen den Dentinkanälchen liegt das intertubuläre Dentin.

Wert für den Durchmesser der pulpanahen Dentinkanälchen 4–5 µm angegeben. Ungefähr 80% der Gesamtquerschnittsfläche des Dentins bestehen pulpanah aus den Lumen der Dentinkanälchen. Peripher beträgt dieser Wert nur etwa 4% (im entkalkten Präparat). Absolute Zahlen zum Durchmesser, zur Dichte und Häufigkeit der Dentinkanälchen müssen immer kritisch betrachtet werden, da sie individuell sehr unterschiedlich sind und zudem sehr stark von den angewendeten Untersuchungsparametern abhängen. Die angegebenen Relationen sind für pulpanahes und -fernes Dentin jedoch prinzipiell richtig.

In den Kanälchen sind die Odontoblastenfortsätze häufig von Flüssigkeit und organischen Strukturelementen umgeben (periodontoblastischer Raum). Nervenfasern lassen sich nur in einzelnen Tubuli des Prädentins nachweisen. Im peripheren Dentin befinden sich keine Nervenendigungen.

**Dentinschichten** An der Grenze zur Pulpa liegt das nicht vollständig ausgereifte, hypomineralisierte **Prädentin**.

Es folgen nach außen eine Zone der Mineralisation **(Zwischendentin)**, das **zirkumpulpale Dentin** und das weniger stark mineralisierte **Manteldentin**. Dieses bildet mit dem Zahnschmelz eine arkadenförmige Grenzlinie und ist sehr stark von Seitenästen der Dentinkanälchen durchzogen.

Die Dentinkanälchen sind von **peritubulärem Dentin** umgeben. Dieses kleidet die Kanalwände aus. Es ist homogen, dicht und am stärksten von allen Dentinstrukturen mineralisiert. Es kann im Alter durch Apposition zunehmen (sklerosiertes Dentin). Durch Einengung der Dentinkanälchen ist jedoch auch die Möglichkeit für die Pulpa gegeben, sich vor äußeren Reizen zu schützen. **Intertubuläres Dentin** trennt die Dentinkanälchen voneinander. Es ist weniger dicht mineralisiert und besteht zu über 50% aus kollagenem Flechtwerk.

> **Merke** Dentin wird während der gesamten Lebensdauer eines Zahnes gebildet. Das Dentin, welches bis zum Abschluss des Wurzelwachstums entsteht, wird **Primärdentin** genannt. Wird Dentin anschließend regulär gebildet, so heißt es **Sekundärdentin**. **Tertiärdentin** (Reizdentin, irreguläres Sekundärdentin, Reparationsdentin) wird aufgrund eines Reizes (z.B. Attrition, Erosion, Karies, iatrogene Schäden) lokal als Abwehrbarriere gebildet.

**Strukturmerkmale des Dentins** Weitere wichtige histologische Strukturmerkmale des Dentins sind:

- Die **Ebner-Linien** (Wachstumslinien, Konturlinien). Es handelt sich um hypomineralisierte Bereiche, welche die Ruhephasen der Odontoblasten während der Dentinentwicklung widerspiegeln. Sie verlaufen im zirkumpulpalen Dentin parallel zur Schmelz-Dentin-Grenze bzw. Dentin-Pulpa-Grenze.
- **Owen-Linien** sind verbreiterte, stärker hypomineralisierte Wachstumslinien. Sie spiegeln Allgemeinerkrankungen im Kindesalter wider, die mit verminderter Mineralisationsleistung der Odontoblasten korreliert sind.
- Bei Milchzähnen und im koronalen Bereich der ersten Molaren tritt als spezielle Form der durch Hypomineralisation entstandenen Wachstumslinien die **Neonatallinie** auf. Sie entspricht einer längeren Ruhepause der Odontoblasten (ca. 15 Tage). Die peripher liegenden Konturlinien, meist im koronalen zirkumpulpalen Dentin, weisen oft kugelförmige, stark hypomineralisierte Bereiche auf **(Interglobulardentin)**. Die Dentinkanälchen besitzen in diesen Bereichen kein peritubuläres Dentin. Es handelt sich wahrscheinlich um nicht regulär mineralisierte Dentinbereiche.
- Im **Manteldentin** der Zahnwurzel befinden sich kleine, im Zahnschliff körnerartige

Strukturen, die der Zahnoberfläche folgen und nicht an den Wachstumslinien orientiert sind (Tomes-Körnerschicht). Sie sind auch hypomineralisiert und ähneln dem Interglobulardentin.

## 1.3 Wurzelzement

### 1.3.1 Chemische Struktur

 Zement bedeckt die Wurzeloberfläche der Zähne und Teilbereiche der apikalen Wurzelkanalwände.

Nur selten findet man Zementinseln und -zungen auch auf der Schmelzoberfläche menschlicher Zähne (meistens im zervikalen Bereich). Auch in den Fissuren noch nicht durchgebrochener Zähne ist dieser Zementtyp zu beobachten. Es handelt sich dabei um **azellulär-afibrilläres Zement**. Die Schmelz-Zement-Grenze ist nicht immer einheitlich konfiguriert. Während in 30% der Fälle Schmelz und Zement direkt aneinanderstoßen, liegt in 10% der Zähne ein kurzer Bereich des Dentins frei. Bei 60% der Zähne ist das Zement dem zervikalen Schmelz überlappend aufgelagert (Abb. 1-6).

**Struktur und Härte**

**Zusammensetzung und Dicke**

Das Zement ähnelt in seiner Struktur und Härte (30–50 KHN) dem menschlichen Knochen, ist im Gegensatz zu ihm jedoch nicht vaskularisiert. Zement gehört zum Zahnhalteapparat, da an ihm die Parodontalfasern haften, die die Zähne in der Alveole beweglich befestigen. Zement ist in seiner Zusammensetzung und Dicke weniger konstant als Schmelz und Dentin. Es ist die am wenigsten mineralisierte Zahnhartsubstanz. Sein Mineralgehalt beträgt ungefähr 65 Gew.%, die organische Komponente 23 Gew.%, der Rest ist mit 12 Gew.% Wasser. Der anorganische Anteil besteht vornehmlich aus Kalzium und Phosphat in Form von Apatitkristallen oder amorphen Kalziumphospha-

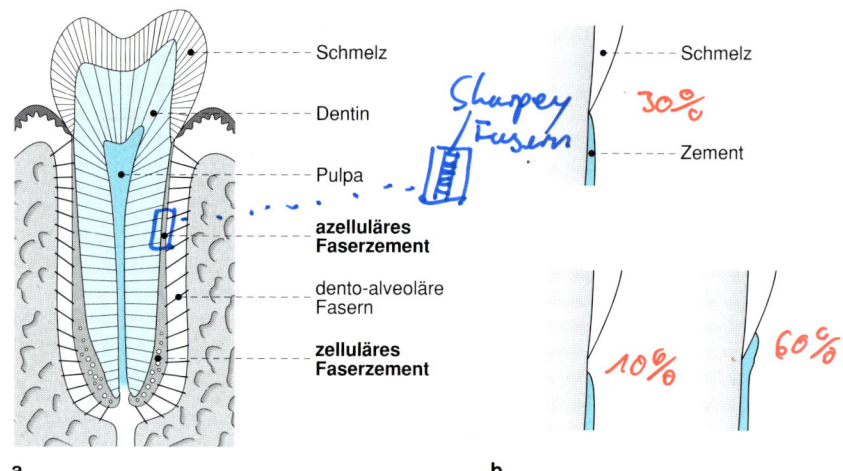

**Abb. 1-6**
a) Lokalisation und Verteilung des zellulären und azellulären Faserzements auf der Wurzeloberfläche im Zahnlängsschnitt.
b) Das Zement kann nach koronal direkt an den Zahnschmelz angrenzen, einen kleinen Dentinbereich unbedeckt lassen oder den Schmelz überlappen (nach Mjör und Fejerskov 1979).

ten (vornehmlich bei neu gebildetem Zement). Der organische Anteil besteht zu über 90% aus Kollagen. Die genaue Zusammensetzung der restlichen organischen Substanz ist bisher nicht geklärt.

## 1.3.2 Histologische Struktur

**Merke** Wie andere Stützgewebe des Körpers ist auch Zement aus Zellen und interzellulärer Substanz zusammengesetzt.

**Zonen**

Die Dentinoberfläche ist mit einer Schicht stark mineralisierten Zement bedeckt (bis 10 µm dick). Nach außen folgen lamellenförmig stärker und weniger stark mineralisierte Zonen, die Ausdruck periodischer Zementbildungsphasen und Ruhephasen sind.

Im koronalen Drittel der Zähne befindet sich **azelluläres, fibrilläres Zement** (Faserzement, s. Abb. 1-6a). Es enthält keine Zellen, jedoch zahlreiche kollagene Fibrillen, die homogen mineralisiert sind und nahezu senkrecht zur Dentinoberfläche verlaufen. Sie

**Sharpey-Fasern**

sind Ausdruck der inserierenden parodontalen Fasern (**Sharpey-Fasern**). Die Fasern können ihre Verlaufsrichtung zwischen den einzelnen Wachstumslinien verändern. Diese Richtungsänderungen kommen durch posteruptive Zahnbewegungen bei gleichzeitigem Zementanbau zustande. Senkrecht zu den einstrahlenden parodontalen Fasern liegen die zementeigenen Fasern, welche die Insertion unterstützen. Die Wachstumslamellen sind wenig stark ausgeprägt, da die Zementbildung und -neubildung sehr langsam stattfindet. Die Oberfläche azellulären Faserzements ist stärker mineralisiert als die mittleren Zementschichten. Ihr liegt eine 3–8 µm dicke unstrukturierte Zone, das Zementoid, auf, in dem sich Zementoblasten befinden können.

**Apikaler Bereich**

Auch im apikalen Bereich der Zahnwurzeln und im Bereich der Bi- und Trifurkationen mehrwurzeliger Zähne ist das Zement von senkrecht zur Zahnoberfläche einstrahlenden Fasern und dickeren Faserbündeln durchzogen, die jedoch weniger mineralisiert sind. Senkrecht zu den einstrahlenden Sharpey-Fasern finden sich wieder zahlreiche Fasern und Faserbündel, die parallel zur Wurzeloberfläche liegen. In Zementlakunen liegen Zementozyten, deren Fortsätze sich in Zementkanälchen befinden und in alle Richtungen ausstrahlen. In diesem **zellulär-fibrillären Zement** können schwach mineralisierte Zonen mit stark mineralisierten Zonen abwechseln. Es gibt auch Schichten azellulär-fibrillären Zements. Peripher findet man wieder ein Zementoid mit Zementoblasten.

**Merke** Zement wird zeitlebens gebildet und aufgelagert.

Es kann im Verlauf von 60 Jahren seine Dicke verdreifachen; dabei gehen die Zementozyten der inneren Schichten zugrunde, und es entstehen leere Zementlakunen.

**Zusätzliche Zementbildung**

Neben der regulären Zementbildung gibt es verschiedene **Gründe für die zusätzliche Zementbildung:**

- Wird bei Zahnresorptionen im bleibenden Gebiss die Ursache für die Resorption beseitigt, so kann es zu einer Art Reparatur durch zelluläres Zement kommen.
- Auch nach Wurzelfrakturen kann es nach entsprechender Behandlung zur „Ausheilung" des Defekts durch Zementanlagerung zwischen den Fragmenten kommen.
- Durch Verlust des Kontakts zwischen zwei antagonistischen Zähnen kann es zum Zahnwachstum aus der Alveole kommen. Dabei wird kompensatorisch Zement im apikalen Bereich aufgelagert.

- Durch eine Parodontitis wird der Zahnhalteapparat oft zerstört. Unter günstigen Voraussetzungen bildet sich nach entsprechender Behandlung neues Zement und neuer Knochen.
- Unter speziellen Bedingungen kann die Zementbildung die physiologischen Grenzen überschreiten. Man spricht dann von einer **Hyperzementose.** Sie kann an einzelnen Zähnen und generalisiert vorkommen. Die lokalisierte Form kann u.a. infolge einer chronischen Entzündung im periapikalen Bereich, während einer kieferorthopädischen Behandlung und bei retinierten Zähnen auftreten. Die generelle Hyperzementose wird im Zusammenhang mit systemischen Erkrankungen beobachtet (Morbus Paget).
- Zementikel sind kleine mineralisierte Körper, die fest auf der Zementoberfläche aufgelagert oder frei im Desmodont anzutreffen sind. Sie entstehen durch Mineralisation von degenerierten epithelialen Resten oder thrombosierten Blutgefäßen.
- Im apikalen Bereich des Zements findet man manchmal eine Schicht irregulär ausgebildeten, mineralisierten Zements (Zwischenzement). Es liegt zwischen dem Dentin und dem regulär gebildeten Zement und ist Ausdruck einer Entwicklungsstörung.
- Schmelzperlen in den Furkationen der Molaren sind oft von Zement bedeckt.

# 2 Ätiologie, Histologie und Epidemiologie der Karies und anderer Zahnhartsubstanz-defekte

## 2.1 Karies

### 2.1.1 Ätiologie

> Die häufigste Erkrankung der Zahnhartsubstanzen ist die Karies. Zahnkaries ist eine lokalisierte Erkrankung der Zahnhartgewebe, die durch das Zusammenwirken potenziell pathogener Mikroorganismen und potenziell pathogener ökologischer Faktoren entsteht. Karies äußert sich je nach Schweregrad in unterschiedlicher Symptomatik (Abb. 2-1). Wie bei anderen Erkrankungen kann auch die kariöse Erkrankung durch Phasen der Stagnation, Remission und Progression gekennzeichnet sein.

Es gibt zahlreiche Theorien zur Ätiologie der Karies. Die von MILLER (1898) erstmals vorgestellte und später von anderen Wissenschaftlern verifizierte und erweiterte chemoparasitäre Theorie ist heute die allgemein akzeptierte Theorie der Kariesentstehung. Dabei geht man von der Vorstellung aus, dass kariogene Mikroorganismen der Mundhöhle (Plaque) bei einem Überangebot an kariogenem Substrat (speziell niedermolekulare Kohlenhydrate) organische Säuren produzieren. Wirken diese lange genug auf die Zahnhartsubstanzen (Wirt) ein, so entmineralisieren sie diese (Abb. 2-2).

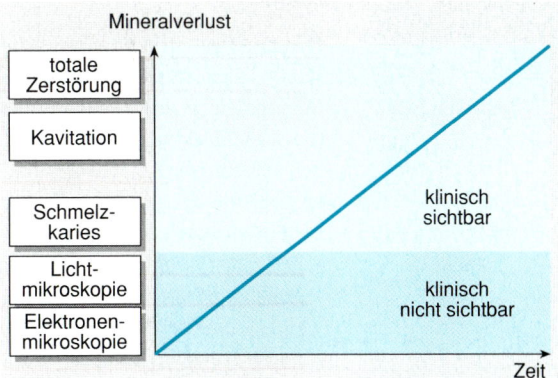

**Abb. 2-1** Karies kann sich in verschiedenen Symptomen äußern. Sie reichen von submikroskopischer Veränderung im Kristallgitterbereich über mikroskopisch nachweisbare Oberflächendestruktionen bis hin zu klinisch diagnostizierbaren Veränderungen und offenen Kavitäten.

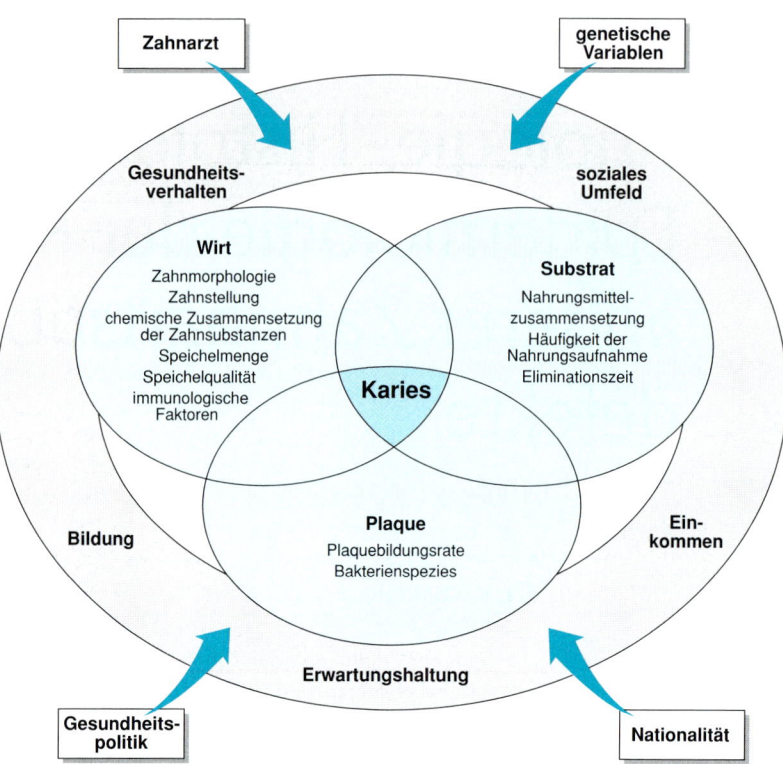

**Abb. 2-2**  Schematische Darstellung der wichtigsten ätiologischen Faktoren, die für die Entstehung einer Karies verantwortlich sind. Erst das Zusammenwirken der drei Hauptfaktoren führt zur Zerstörung der Zahnhartgewebe.

Neben diesen drei Hauptfaktoren der Kariesentstehung gibt es zahlreiche sekundäre Faktoren (z.B. Speichelfluss und -zusammensetzung, pH-Wert und Pufferkapazität des Speichels, Dauer und Häufigkeit der Substratzufuhr, Immunabwehr, bisher nicht bekannte genetische Faktoren, sozioökonomische und verhaltensbezogene Komponenten, Zahnfehlstellungen und -bildungen, Einstellung des behandelnden Zahnarztes), welche die Entstehung und Progression einer kariösen Läsion beeinflussen können.

## Plaque

Plaque ist ein strukturierter, zäher, verfilzter Zahnbelag **(Biofilm)** aus Speichelbestandteilen, bakteriellen Stoffwechselprodukten, Nahrungsresten und Bakterienzellen.

**Supragingivale Plaque**
Die supragingivale Plaque ist primär an den habituell unsauberen Bereichen der Zähne (Kariesprädilektionsstellen, Abb. 2-3) lokalisiert. Diese besonders kariesdisponierten Bereiche sind die Zahnfissuren und -grübchen, Approximalflächen der Zähne, das zervikale Drittel der sichtbaren Zahnkronen und frei liegende Wurzeloberflächen.

**Entwicklung der Zahnplaque**
Die **Entwicklung** der Zahnplaque vollzieht sich in mehreren Schritten:
- Auf einer gründlich gereinigten Zahnoberfläche adsorbiert ein unstrukturierter azellulärer Film (acquired pellicle, sekundäres Zahnoberhäutchen). Dieses Häutchen (0,1–1 μm) besteht in erster Linie aus den Proteinen des Speichels (saure prolinreiche Proteine, Glykoproteine, Serumproteine, Enzyme, Immunglobuline), die aufgrund ihrer Eigenladungen an die Kalzium- und Phosphatgruppen des Apatits der

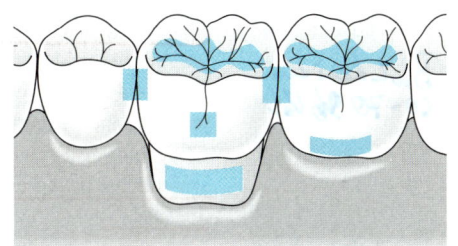

**Abb. 2-3** Schematische Darstellung der besonders kariesgefährdeten Bereiche (Kariesprädilektionsstellen). An den angegebenen Zahnflächen heften sich aus anatomischen und morphologischen Gründen vermehrt Plaquebakterien an (habituell unsaubere Zonen).

Zahnhartsubstanzen elektrostatisch binden können. Die Pellicle ist semipermeabel, d.h., sie steuert in einem gewissen Ausmaß die Austauschvorgänge zwischen Mundhöhlenmilieu, Plaque und Zahn. Sie befeuchtet zudem den Zahn und schützt ihn so beim Essen vor Abrasion.

- An diese Membran heften sich innerhalb weniger Stunden selektiv zuerst grampositive Kokken (Streptococcus sanguis) und Aktinomyzeten an. Später folgen weitere Streptokokken, Aktinomyzeten und Veillonellen. Stäbchen und Filamente überwiegen in einer sieben bis 14 Tage alten Plaque.
- Die Plaque wächst dann durch Teilungsvorgänge bzw. Akkumulation weiterer Bakterien über spezifische Adhäsions- und Kohäsionphänomene, durch direkten Zellkontakt oder mit Hilfestellung durch Plaquematrixkomponenten. Mit zunehmendem Alter gewinnt die Plaque eher anaeroben Charakter. Die Bakterienadhäsion und Plaquebildung kann durch verschiedene Faktoren gehemmt oder gefördert werden. Diese Faktoren können endogener oder exogener Genese sein (Abb. 2-4).

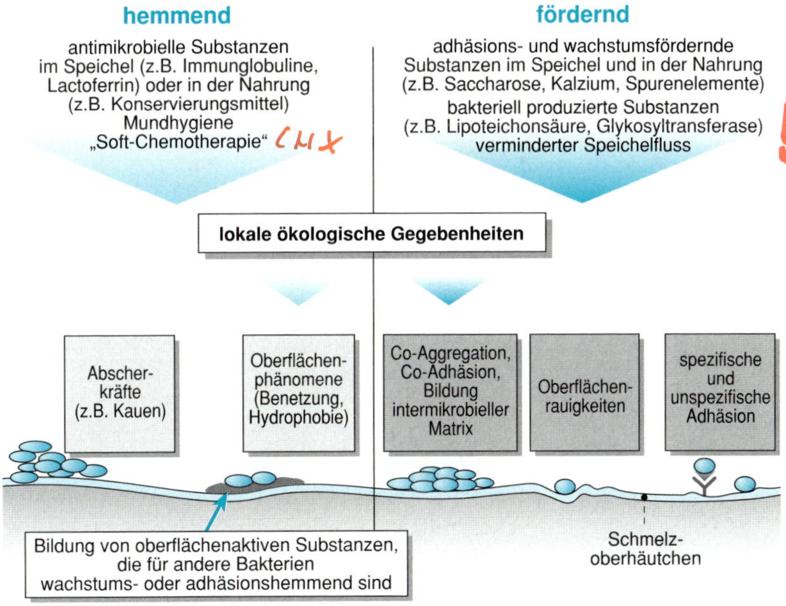

**hemmend**

antimikrobielle Substanzen im Speichel (z.B. Immunglobuline, Lactoferrin) oder in der Nahrung (z.B. Konservierungsmittel) Mundhygiene „Soft-Chemotherapie"

**fördernd**

adhäsions- und wachstumsfördernde Substanzen im Speichel und in der Nahrung (z.B. Saccharose, Kalzium, Spurenelemente) bakteriell produzierte Substanzen (z.B. Lipoteichonsäure, Glykosyltransferase) verminderter Speichelfluss

**lokale ökologische Gegebenheiten**

| Abscher-kräfte (z.B. Kauen) | Oberflächen-phänomene (Benetzung, Hydrophobie) | Co-Aggregation, Co-Adhäsion, Bildung intermikrobieller Matrix | Oberflächen-rauigkeiten | spezifische und unspezifische Adhäsion |

Bildung von oberflächenaktiven Substanzen, die für andere Bakterien wachstums- oder adhäsionshemmend sind

Schmelz-oberhäutchen

**Abb. 2-4** Die bakterielle Besiedelung von Zahnoberflächen ist neben einer passiven Retention in mikroskopischen und makroskopischen Zahnvertiefungen und -unregelmäßigkeiten durch komplexe Adhäsionsphänomene gekennzeichnet. Neben physikochemischen Adhäsionskräften (z.B. van der Waal-Bindungskräfte) können sich Bakterien auch über spezifische Bindungsmoleküle (Adhäsine) an Rezeptoren der Pellicle binden. Aber auch lokale ökologische Faktoren (z.B. Speichelbestandteile) und von Bakterien exprimierte Substanzen (z.B. Teichonsäure, Glykosyltransferase) erlauben eine Anheftung.

**Bestandteile**

*[handwritten: Bakterien 60–70 % Vol]*

Ausgereifte Plaque besteht aus dicht gepackten Bakterien (60–70 Volumen%), die in ein amorphes Material, die Plaquematrix, eingebettet sind. Die Plaque ist in diesem Zustand durch die Selbstreinigungskräfte der Mundhöhle nicht mehr vom Zahn zu entfernen. Dabei variiert die bakterielle Besiedelung an verschiedenen Stellen der Mundhöhle und sogar an verschiedenen Flächen eines Zahnes. Der prozentuale Anteil unterschiedlicher Bakterien in der Plaque unterscheidet sich signifikant von ihrem Anteil im Speichel.

Auch die Zusammensetzung der Plaquematrix ist variabel. Sie hängt von Speichelzusammensetzung, Ernährung und Syntheseleistung der verschiedenen Plaquebakterien ab.

> **Merke**  Plaque ist ein notwendiger Faktor für die Kariesentstehung. Ihre Metaboliten sind für die Demineralisation der Zahnhartsubstanzen verantwortlich.

**Streptococcus mutans**

*[handwritten: + Str. sobrinus]*

Im Tierversuch konnte nachgewiesen werden, dass **Streptococcus mutans** aufgrund seiner Stoffwechselleistungen eine herausragende Rolle bei der Kariesentstehung spielt (Abb. 2-5).

Man unterscheidet unterschiedliche Spezies in der Mutans-Gruppe. Bei Menschen spielen die Arten St. mutans, St. sobrinus, St. cricetus und St. rattus für die Kariesentstehung eine Rolle. Am häufigsten werden St. mutans und St. sobrinus in einer kariogenen Plaque angetroffen. Die Fähigkeit, extrazelluläre Polysaccharide (Glukane) in Anwesenheit von Zucker (Saccharose) mithilfe spezifischer Glukosyltransferasen zu synthetisieren, erlaubt eine feste Anhaftung dieses Mikroorganismus an Zahnoberflächen und die Etablierung einer adhäsiven und hochgradig kariogenen Plaque. Durch

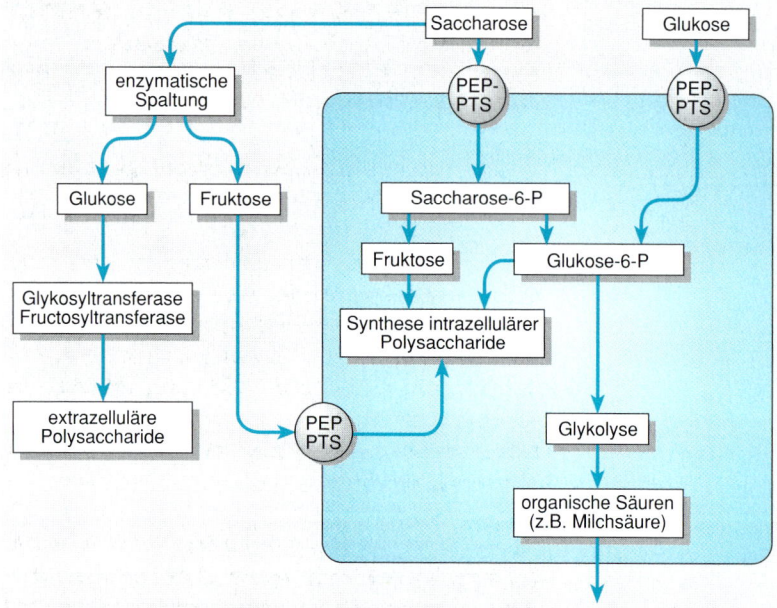

**Abb. 2-5**  Saccharosestoffwechsel von Streptococcus mutans. Durch die Bildung von klebrigen extrazellulären Polysacchariden wird den Plaquebakterien eine zusätzliche Möglichkeit der Adhäsion an der Zahnoberfläche ermöglicht. Die Bildung von organischen Säuren führt zur Demineralisation von Zahnhartsubstanzen (PEP-PTS = Phosphoenolpyruvat-Phosphotransferasesystem).

anaerobe Glykolyse kann St. mutans organische Säuren bilden (z.B. Laktat, Pyruvat), die bei längerer Einwirkzeit die Zahnhartsubstanzen demineralisieren. Die Bildung von intrazellulären Polysacchariden als Speicherkohlenhydrate erlaubt dem Mikroorganismus, auch in Zeiten geringer Substratzufuhr seinen Stoffwechsel aufrecht zu erhalten. Aber auch verschiedene andere orale Mikroorganismen sind in der Lage, intrazelluläre Polysaccharide zu synthetisieren.

St. mutans ist aber nicht nur azidogen, sondern auch säuretolerant. Er kann auch unter sauren mikroökologischen Bedingungen, bei denen andere orale Mikroorganismen zugrunde gehen, in der Plaque existieren (pH < 5,5) und Säuren bilden, da er es schafft, sich gegen die saure Umgebung abzuschotten und gegen den Konzentrationsgradienten Säure aus dem Zellinneren aktiv auszuschleusen.

**Rolle von St. mutans bei der Kariesentstehung**

Die wichtigsten Thesen zur herausragenden Rolle von St. mutans bei der Kariesentstehung lassen sich (nach KRASSE 1986) folgendermaßen zusammenfassen:

- St. mutans induziert im Tierexperiment Karies.
- Es besteht eine Korrelation zwischen der Anwesenheit von St. mutans im Speichel und in der Plaque und dem Auftreten von Karies.
- Die Besiedelung der Zahnoberfläche mit St. mutans geht zumeist der Entwicklung einer Karies voraus und ist auf kariös demineralisierten Zahnflächen höher als auf gesunden Zahnflächen.
- Bei Patienten mit hoher Kariesprävalenz sind mehr Zahnflächen mit St. mutans besiedelt als bei Patienten mit niedriger Prävalenz.
- Gegen St. mutans gerichtete antimikrobielle Maßnahmen reduzieren die Inzidenz der Karies drastisch.

Aus den genannten Gründen wird heute St. mutans als wesentlicher Initiator der Karies betrachtet. Jedoch muss festgehalten werden, dass St. mutans nicht das einzige Karies verursachende Bakterium ist. Ebensowenig muss das Vorhandensein von St. mutans in der Mundhöhle immer mit Karies verbunden sein.

Nach heutigem Kenntnisstand gehört St. mutans nicht zur normalen Bakterienflora der Mundhöhle.

> **Merke** Wie andere Infektionserreger wird Streptococcus mutans von Mensch zu Mensch übertragen.

**Übertragung**

Die Übertragung erfolgt mittels des Speichels, und zumeist ist die Mutter oder eine andere Bezugsperson die Infektionsquelle. Aus diesen Erkenntnissen leiten sich die Maßnahmen ab, die heute als Primär-Primärprävention beschrieben werden.

Von den anderen in der Mundhöhle vorhandenen Mikroorganismen wird besonders den Laktobazillen und Actinomycesarten eine wichtige Rolle bei der Pathogenese der Karies zugeschrieben.

**Laktobazillen**

**Laktobazillen** vermehren sich zwar relativ langsam, werden aber gerade im sauren Milieu metabolisch aktiv.

> **Merke** Die Zahl der Laktobazillen in der Mundhöhle korreliert in gewissem Umfang mit der Aufnahme von Kohlenhydraten. Hohe Laktobazillenzahlen können auch als Indikator für offene kariöse Läsionen gelten.

**Aktinomyzeten**

**Aktinomyzeten** sind relativ schwache Säurebildner. Einige Actinomycesarten, wie Actinomyces viscosus, werden besonders mit der Entstehung der Wurzelkaries in Verbindung gebracht.

Zusammenfassend lässt sich feststellen:

- Karies ist keine monospezifische Infektion, da die Koch-Postulate für eine infektiöse Erkrankung – Isolation aus dem Krankheitsherd, Kultivierbarkeit, Reinfektion mit Auslösung der Krankheit – zwar für Streptococcus mutans gelten, aber auch von einer Reihe anderer Mikroorganismen erfüllt werden. Außerdem ist die reine Infektion mit St. mutans ohne entsprechende Einwirkung von Kofaktoren (z.B. Nahrungsaufnahme) nicht Karies auslösend.
- Die wichtigsten Eigenschaften kariogener Mikroorganismen sind Säurebildung, Säuretoleranz und die Synthese extrazellulärer und intrazellulärer Polysaccharide.
- Die kariogene Wirkung der Mikroorganismen ist an eine entsprechende Substratzufuhr (vergärbare Kohlenhydrate, speziell Saccharose) gebunden.
- Die Vermehrung kariogener Mikroorganismen wird durch Wirtsfaktoren (z.B. Speichel) und durch lokale Faktoren selektiv begünstigt (opportunistische Plaquehypothese). Die Mikroorganismen können sich dabei gegenseitig beeinflussen.

Bei der Kariesprogression in Zement und Dentin spielen proteolytische Enzyme (Proteasen, Peptidasen, Kollagenasen u.a.) verschiedener Mikroorganismen eine wichtige Rolle. Es kommt durch sie nach der Demineralisation der anorganischen Substanz zu einem Abbau der organischen Makromoleküle.

**Zahnstein**

Durch Einlagerung anorganischer Substanzen (Mineralien) in die Plaque entsteht **Zahnstein**. Die **Mineralisierung der supragingivalen Plaque** erfolgt vornehmlich im Bereich der Ausführungsgänge der großen Speicheldrüsen, d.h. an den lingualen Flächen der Unterkieferfrontzähne und den bukkalen Flächen der ersten Molaren. Es gibt starke und weniger starke Zahnsteinbildner.

Die Mineralisation erfolgt über den Speichel, der eine kalziumübersättigte Lösung ist. Die Gründe für die Präzipitation der anorganischen Substanzen sind bisher nicht bekannt. Die Bildung von Kalziumphosphat-Kristalliten (Brushit = $CaHPO_4 \times 2 H_2O$) beginnt meist in der Plaquematrix durch Ausfällung (Kristallisationskeime). Später „verkalken" auch die Bakterienzellen selbst. In jungem Zahnstein findet man auch Oktakalziumphosphat $[Ca_8(HPO_4)_2(PO_4)_4]$, das sich zum Teil durch Umwandlung aus Brushit bildet. Auch Whitlockit $[Ca_3(PO_4)_2]$ wurde analysiert. Sowohl Oktakalziumphosphat als auch Whitlockit können sich, speziell in Anwesenheit von Fluorid, in Apatit umwandeln. Alter Zahnstein ist lamellenförmig strukturiert, d.h., er wird offensichtlich periodisch gebildet und aufgelagert. Zahnstein ist oft von einer Plaqueschicht bedeckt.

## Substrat

 Qualität und Quantität der menschlichen Nahrung und die Häufigkeit der Nahrungsaufnahme sind entscheidende Faktoren bei der Kariesentstehung.

Die Abkehr von der Aufnahme naturbelassener Nahrung und die gleichzeitige Entwicklung neuer Energieträger durch verfeinerte technologische Möglichkeiten der Nahrungszubereitung führten zu erheblichen Veränderungen in der Nahrungsmittelzusammensetzung und -qualität in den industrialisierten Ländern. Obwohl die Nahrung grundsätzlich während der Zahnentwicklung systemisch die Mineralisation und Struktur der Zahnhartgewebe beeinflussen kann, konnte bisher keine eindeutige Korrelation zwischen Mangelernährung und Kariesbefall nachgewiesen werden. Im Gegenteil, die Menschen der hoch industrialisierten Länder weisen i.d.R. eine höhere Kariesmorbidität auf als die der weniger wohlhabenden Länder. Schlecht mineralisierte Zähne sind keineswegs grundsätzlich mit einem höheren Kariesrisiko behaftet als normal ausgebildete.

> **Merke** Nach Durchbruch der Zähne haben die zugeführten Nahrungsmittel keine systemische, sondern nur noch lokale Bedeutung für die Kariesentstehung.

Es bestehen allerdings geringe Einflüsse auf die Speichelzusammensetzung und die Speichelfließgeschwindigkeit, deren Wertigkeit aber letztlich nicht geklärt ist. Ein entscheidender Faktor bei der Kariesentstehung ist die häufige Zufuhr vergärbarer Kohlenhydrate (Saccharose, Oligosaccharide, Glukose, Fruktose, Laktose und Stärke), die durch die Mikroorganismen der Plaque verstoffwechselt werden können. Die meisten Mikroorganismen der supragingivalen Plaque gewinnen ihre Energie aus dem Abbau niedermolekularer Kohlenhydrate. Hierbei entstehen organische Säuren (z.B. Laktat, Propionat, Butyrat und Valerianat), die den pH-Wert in der Plaque so weit absenken können, dass es zu einem Mineralverlust aus der Zahnoberfläche kommt (Stephan-Kurve, Abb. 2-6). Der **kritische pH-Wert** beträgt für Zahnschmelz 5,2–5,7, für Zahnzement und Wurzeldentin 6,2–6,7.

**Saccharose**

Die **Saccharose** spielt hierbei aus verschiedenen Gründen eine besonders wichtige Rolle. Saccharose kann leicht in Zahnplaque diffundieren und ist hoch löslich. Bei ihrer Spaltung entstehen zwei Monozucker (Fruktose und Glukose), die in den Bakterienzellen abgebaut werden können. Zudem wird bei der Spaltung der alpha-glykosidischen Bindung von Saccharose Energie frei, die wiederum zum Aufbau von Polysacchariden verwendet wird. Dabei entstehen extrazelluläre wasserunlösliche Polysaccharide vom Glukantyp (10%) bzw. wasserunlösliche Reservekohlenhydrate. Aber auch Einfachzucker können, wenn auch langsamer und nur unter Energieeinsatz der Mikroorganismen, zum Aufbau extrazellulärer Polysaccharide verwendet werden. Die klebrigen Dextrane beeinträchtigen bei einer etablierten Plaque den Zutritt von Speichel und damit die rasche Neutralisation der Säuren durch Speichelpuffer. Speichel kann zudem nur sehr begrenzt bis zur Zahnoberfläche durch die Plaque diffundieren. Einige Mikroorganismen sind in der Lage, intrazelluläre Polysaccharide aufzubauen. Bei häufiger Saccharosezufuhr mit entsprechend häufiger Säurebildung wird in der Plaque ein selektives Wachstum säuretoleranter Polysaccharidbildner gefördert, d.h., der Karies-

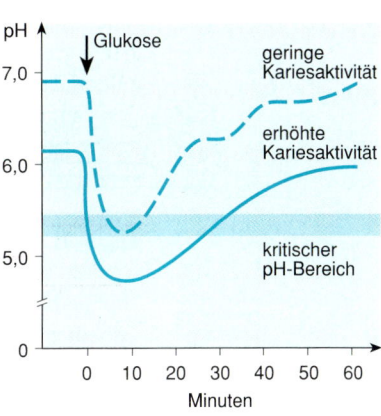

**Abb. 2-6** Typischer pH-Verlauf in der Plaque nach einer 10%igen Glukosespülung bei Personen mit geringer und erhöhter Kariesaktivität. Der pH-Wert ist in metabolisch inaktiver Plaque relativ konstant. Er unterscheidet sich jedoch zwischen kariesaktiven und -inaktiven Personen. Nach der Glukosespülung sinkt der Plaque-pH-Wert innerhalb weniger Minuten bis zum „kritischen Wert" oder darunter. Erst nach 30 bis 60 Minuten erreicht er wieder den Ausgangswert (Stephan-Kurve). Der Kurvenverlauf ist u.a. das Resultat der Zuckerdiffusionsgeschwindigkeit, der Säureproduktion in der Plaque, der Neutralisation durch Speichel- und Plaquepuffer und der Säurediffusionsgeschwindigkeit.

entstehung Vorschub geleistet. Wie bereits im Abschnitt „Plaque" erwähnt, bedeutet säuretolerant, dass die Mikroorganismen auch bei niedrigem pH-Wert die Säureproduktion fortsetzen können.

**Stärke**

**Stärke** ist weniger kariogen als Zucker bzw. Stärke und Zucker zusammen. Stärke ist ein Polysaccharid der Glukose und liegt in Pflanzen in einer unlöslichen Form vor. Rohe Stärke kann nur sehr langsam durch die Amylase des Speichels gespalten werden. Ein Erhitzen der Stärke durch Kochen oder Backen verursacht einen teilweisen Abbau zu einer löslichen Form, in der die Stärke dann schneller durch Amylase zu Monosacchariden gespalten werden kann. Während die Polysaccharidmoleküle der rohen Stärke zu groß sind, um in die Plaque diffundieren zu können, kann gespaltene Stärke von den Plaquebakterien verstoffwechselt werden. Die Aufnahme von roher Stärke führt deswegen nur einen geringen pH-Wert-Abfall in der Plaque herbei, die von erhitzter, löslicher Stärke dagegen führt zu einem pH-Wert-Abfall, der zumeist nur geringfügig kleiner ist als der nach Zuckerzufuhr.

> **Merke** Die Rolle des Zuckers (Saccharose) als wichtiger kausaler Faktor bei der Kariesentstehung ist in Studien vielfach dokumentiert worden.

Hierzu gehören: *Vipeholm Studie 1954!*

- Studien über die Geschichte und geografische Unterschiede der Kariesprävalenz in Zusammenhang mit dem Zuckerkonsum.
- Beobachtungen an isolierten Bevölkerungsgruppen, für die sich die Umweltbedingungen geändert haben.
- Beobachtungen an Patienten mit hereditärer Fruktoseintoleranz, die Saccharose nicht vertragen und trotz normaler Zivilisationskost fast kariesfrei leben.
- Klinische und experimentelle Studien bei Tieren und Menschen.

Beispielsweise war während der beiden Weltkriege bei stark eingeschränktem Zuckerkonsum eine erhebliche Verringerung der Kariesmorbidität festzustellen. Auf der kleinen Atlantikinsel Tristan da Cunha war so lange eine niedrige Kariesprävalenz vorhanden, bis Zucker als Nahrungsbestandteil eingeführt wurde. Die Kariesprävalenz stieg anschließend in kurzer Zeit von 5% auf 30% DMF-S (Begriffsdefinition s. Kap. 2.1.7). In Japan wurde festgestellt, dass die Kariesrate erheblich anstieg, als der durchschnittliche Zuckerkonsum 10 kg/Individuum pro Jahr überstieg. Andererseits hat Japan immer noch einen deutlich geringeren Zuckerkonsum als andere industrialisierte Länder und dabei eine auffällig hohe Kariesprävalenz. Dies wird damit erklärt, dass nur in sehr geringem Umfang Fluoridierungsmaßnahmen durchgeführt werden.

Aufgrund der Überlagerungen durch kariesprophylaktische Maßnahmen, speziell der Verwendung fluoridhaltiger Kariostatika (z.B. in Zahnpasten), fällt es heute insgesamt schwer, eine streng lineare Korrelation zwischen Zuckerkonsum und Kariesbefall nachzuweisen.

> **Merke** Es muss betont werden, dass offensichtlich nicht der Gesamtkohlenhydrat- oder Zuckergehalt der Nahrung, sondern die häufige Zufuhr leicht metabolisierbarer Kohlenhydrate bei gleichzeitigem Vorhandensein von Plaque zu einem erhöhten Kariesrisiko führt.

Einige Mikroorganismen der Plaque sind in der Lage, aus Nahrungs- und Speichelbestandteilen unter Einwirkung der Urease Ammoniak ($NH_3$) und Schwefelwasserstoff ($H_2S$) zu produzieren. Ammoniak wird hauptsächlich aus Harnstoff des Speichels gebildet und kann die organischen Säuren in der Plaque begrenzt neutralisieren. Schwefelwasserstoff kann mit Schwermetallen – z.B. von Füllungswerkstoffen – unter Sulfidbildung reagieren. Weitere Zusammenhänge zwischen Ernährung und Karies sind in Kapitel 4.1 *Ernährungsberatung und -lenkung* dargestellt.

### Wirt

Es gibt große individuelle Unterschiede bei der Kariesentstehung und -progression. Zahnfehlstellungen, Mikrodefekte der Zahnoberfläche, bestimmte Zahnhartsubstanzanomalien, die mit einer verstärkten Plaqueretention einhergehen, und andere lokale

**Speichel** Faktoren begünstigen die Entstehung kariöser Läsionen. Insbesondere **Speichel** spielt als Kofaktor eine entscheidende Rolle bei der Kariesentstehung bzw. -prävention.

In seiner Gesamtheit stellt der Speichel ein wichtiges natürliches Schutzsystem dar und übt zahlreiche Funktionen aus, die in Tabelle 2-1 in Übersichtsform dargestellt sind. Die drei großen paarigen Speicheldrüsen sezernieren gemeinsam mit den kleinen Speicheldrüsen täglich eine Gesamtmenge von ca. 0,7 l (0,5–1,0 l) Speichel. Der Speichel kleidet die Mundhöhle mit einem dünnen Film aus (0,1 μm). Der Speichelfluss unterliegt im Tagesablauf einem zirkadianen Rhythmus und wird durch emotionale, psychische und Umweltfaktoren beeinflusst. Durch Kautätigkeit und Reizung der Geschmacksrezeptoren oder Sinnesnerven wird der Speichelfluss angeregt. Zu einer Verminderung (Oligosalie, Xerostomie) kann es durch Einnahme zahlreicher verschiedener Medikamente (z.B. Psychopharmaka, Appetitzügler, blutdrucksenkende Mittel, Antihistaminika, Diuretika, Zytostatika), systemische Erkrankungen (z.B. Sjögren-Syndrom, Diabetes mellitus, neurologische Erkrankungen, Speicheldrüsenerkrankungen), Bestrahlungstherapie bei Tumoren im Kopf-Hals-Bereich, psychogene Störungen und vermindertes Kauvermögen kommen.

Die Sekretionsraten, der pH-Wert und die Pufferkapazität in Ruhe und nach Stimulation sind in Tabelle 2-2 dargestellt.

**Zusammensetzung** Der **Gesamtspeichel** besteht aus Wasser (99%) und anorganischen oder organischen Substanzen, deren Konzentration individuell stark variiert. Die wichtigsten anorganischen Bestandteile sind Natrium, Kalium, Kalzium, Phosphat, Chlorid, Magnesium, Hydrogenkarbonat und Fluorid. Die großen Drüsen sezernieren Speichel mit unterschiedlichen Elektrolytkonzentrationen.

> **Merke** Die Zusammensetzung hängt letztlich von der Sekretionsrate, dem Stimulationsgrad, der Stimulationsart und -dauer, der vorherrschenden Drüse und diätetischen Einflüssen ab.

**Tabelle 2-1** Funktion des Speichels und einzelner Speichelkomponenten.

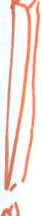

| Funktion | Beteiligte Speichelkomponenten |
|---|---|
| 1. Spülfunktion | Gesamtflüssigkeit |
| 2. Pufferung von Säuren | Bikarbonat, Phosphat, Proteine |
| 3. (Re-)Mineralisation | Fluorid, Phosphat, Kalzium, Statherin |
| 4. Beschichtung | Glykoproteine, Muzin |
| 5. Antibakterielle Aktivität | Antikörper, Lysozym, Laktoferrin, Laktoperoxidase |
| 6. Andauung von Nahrung | Amylase, Proteasen |

**Tabelle 2-2**  Sekretionsrate, pH-Wert und Pufferkapazität von Speichel verschiedener Personen im Alter zwischen 15 und 55 Jahren. Normale und sehr niedrige Werte.

|  | Ruhespeichel | Stimulierter Speichel |
|---|---|---|
| **Sekretionsrate ml/min** | | |
| normal | 0,25–0,35 | 1–3 |
| sehr niedrig | < 0,1 | < 0,7 |
| **pH** | | |
| normal | 6,5–6,9 | 7,0–7,5 |
| sehr niedrig | < 6,3 | < 6,8 |
| **Pufferkapazität\*** | | |
| normaler End-pH | 4,25–4,75 | 5,75–6,5 |
| sehr niedriger End-pH | < 3,5 | < 4 |

\* (Test nach Ericsson 1959)
Quelle: Nikiforuk, G.: Understanding Dental Caries. Karger, Basel 1985.

**Puffersysteme**

Der Speichel besitzt zwei wichtige **Puffersysteme,** den Bikarbonatpuffer und den Phosphatpuffer. Der **Phosphatpuffer** ist während der Säurebildungsphasen der Plaque weniger wichtig. Der **Bikarbonatpuffer** hingegen spielt eine wichtige Rolle während einer kariogenen Attacke. Bikarbonat entstammt hauptsächlich der Gl. parotis und der Gl. submandibularis. Bei steigender Speichelsekretion ist der Bikarbonatgehalt im Speichel erhöht, und der Speichel-pH-Wert steigt an. Das wiederum hat Auswirkungen auf den Plaque-pH-Wert, wenn das Speichelstimulans (z.B. Nahrung) nicht gleichzeitig exzessive Zuckermengen enthält. Bikarbonat diffundiert nämlich durch die Plaque und neutralisiert organische Säuren. Damit wird der Zeitraum verlängert, in dem eine Remineralisation bereits demineralisierter Zahnbereiche durch den Speichel stattfinden kann.

> **Merke**  Speichel ist eine kalzium- und phosphatübersättigte Lösung.

Er ist somit eine natürliche Remineralisationslösung, d.h., er kann Kalzium- und Phosphationen, die während der Demineralisationsphasen aus der Zahnoberfläche verloren gehen, während der Remineralisationsphasen (zwischen den Mahlzeiten) wieder einlagern (s. a. nichtinvasive Kariestherapie).

Speicheldrüsen können Ausscheidungsorgane für Schwermetalle sein, wenn diese in großen Mengen in den menschlichen Körper gelangen.

**Organische Bestandteile**

Die wichtigsten organischen Bestandteile des Speichels sind Enzyme, Proteine und Glykoproteine (Muzine) (Tab. 2-3), deren genaue Struktur und Funktion zum Teil noch nicht im Detail geklärt sind.

So gibt es **Enzyme,** wie z.B. die Amylase, die den Abbau von Stärke und Glykogen in der Mundhöhle einleiten. Lysozym kann Bakterienzellwände zerstören und Bakterien auflösen. Laktoferrin ist ein Eisen bindendes Enzym. Es besitzt einen wachstumshemmenden Einfluss auf Mikroorganismen, die Eisen für ihr Wachstum benötigen (z.B. Candida albicans).

Das **Lactoperoxidase-Thiocyanat-Wasserstoffperoxid-System** besitzt antibakterielle Eigenschaften. Die Lactoperoxidase stammt aus zellulären Elementen der Mundhöhle (z.B. Granulozyten), das Thiocyanat gelangt aus dem Blut über die Speicheldrüsen in die Mundhöhle, und das Wasserstoffperoxid wird von bestimmten Mikroorga-

**Tabelle 2-3** Wichtigste organische Bestandteile des Speichels (nach BUDDECKE 1981).

| Glykoproteine | Andere Proteine |
|---|---|
| Makromolekulares GP | Lysozym |
| Kationisches GP (prolinreich) | Laktoferrin |
| Anionisches GP | α-Amylase |
| Phosphorhaltiges GP | Statherin |
| Sekretorische Komponente | |
| Dimeres Immunglobulin A | |
| Immunglobulin G | |
| Immunglobulin M | |

nismen gebildet (z.B. Streptococcus mitis). Aus Thiocyanat (SCN$^-$) wird in Anwesenheit von Lactoperoxidase und Wasserstoffperoxid Hypothiocyanat (OSCN$^-$) und Wasser gebildet. Das gebildete Hypothiocyanat besitzt antibakterielle Wirksamkeit. Bekannte **Proteine** sind makromolekulare, kationische und anionische Glykoproteine, phosphorhaltige Glykoproteine, Immunglobulin A und Statherin. Die makromolekularen Glykoproteine sind für die Viskosität des Speichels hauptverantwortlich. Sie enthalten Blutgruppenantigene. Die kationischen und phosphorhaltigen Proteine sind an der Bildung des erworbenen Schmelzoberhäutchens beteiligt. Die anionischen Glykoproteine besitzten eine Schutzwirkung gegen Viren. Statherin wirkt der Ausfällung von Kalziumphosphaten aus dem Speichel entgegen.

### 2.1.2 Histologie der Schmelzkaries

Entfernt man Plaque, die längere Zeit bestimmte Schmelzareale bedeckt hat, so wird oft eine weißliche, opake Veränderung der Schmelzoberfläche beobachtet. Fährt man mit einer zahnärztlichen Sonde über diese weißen Schmelzflecken **(incipient lesion, white spot, aktive** initiale Kariesläsion), so kann der Schmelz eventuell leicht aufgeraut sein, die Oberflächenkontinuität ist jedoch nicht unterbrochen.
Schon früh versuchte man die chemischen Vorgänge und histologischen Veränderungen bei der Entstehung dieser initialen Läsionen zu erkennen und zu beschreiben. Dabei machte man von der Möglichkeit Gebrauch, Schmelzläsionen in vitro zu produzieren, welche dieselben Charakteristika aufweisen wie natürlich in der Mundhöhle entstandene Kariesläsionen. In lichtmikroskopischen und polarisationsmikroskopischen Untersuchungen an Dünnschliffen von Zahnschmelz, der eine initiale Läsion aufweist, werden meist **vier verschiedene Zonen** gefunden. Diese Zonen sind jedoch nie gleichzeitig erkennbar, da ihr Erscheinen im polarisationsmikroskopischen Bild vom Imbibitionsmedium bzw. von den Doppelbrechungseigenschaften des Zahnschmelzes abhängt.
Wird ein Dünnschliff einer Läsion vor dem Mikroskopieren in Wasser eingelegt, so erkennt man an der Schmelzoberfläche eine pseudointakte Schicht und darunter liegend einen Läsionskörper. Benutzt man jedoch ein öliges Imbibitionsmedium (z.B. Chinolin), so lassen sich eine transluzente Zone im Inneren des Schmelzes, zur Dentinseite hin gelegen, und darüber in Richtung Läsionskörper eine dunkle Zone erkennen (Abb. 2-7).

**Zonen der Schmelzkaries**

Die **transluzente Zone** ist die Zone der fortschreitenden Demineralisation. Sie ist durch die Entstehung bzw. Vergrößerung von Poren im Zahnschmelz bedingt. Sie

23

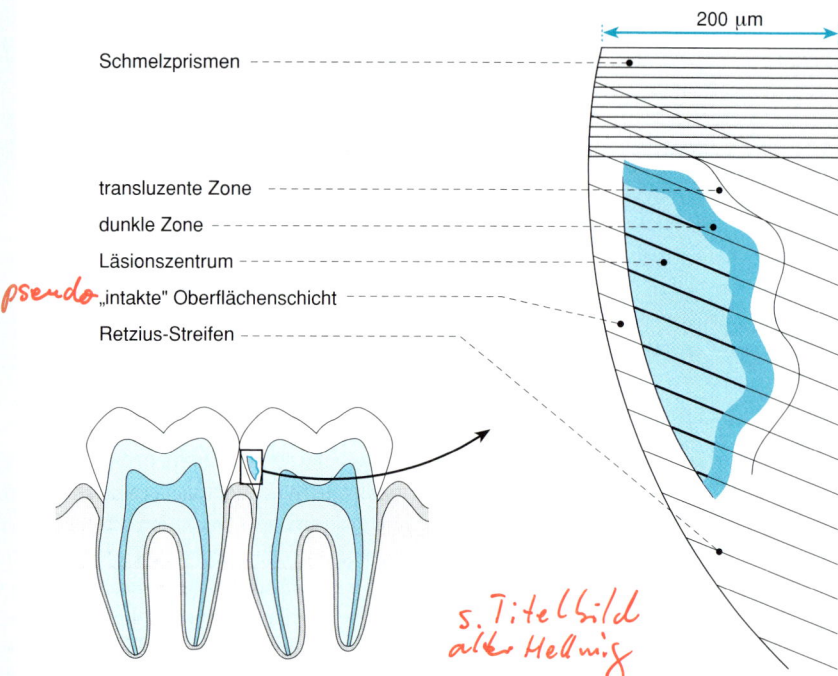

200 µm

Schmelzprismen

transluzente Zone
dunkle Zone
Läsionszentrum
*pseudo* „intakte" Oberflächenschicht
Retzius-Streifen

*s. Titelbild*
*alter Hellwig*

**Abb. 2-7**  Schematische Darstellung einer initialen kariösen Schmelzläsion. Im polari-
sationsmikroskopischen Bild von Schmelzdünnschliffen erkennt man eine „intakte"
Oberflächenschicht, ein Läsionszentrum, eine dunkle Zone und eine transluzente Zone.
Die Retzius-Streifen sind im Bereich des Läsionszentrums akzentuiert.

besitzt ein Porenvolumen von ca. 1%. Gesunder Zahnschmelz besitzt im Vergleich dazu
ein Porenvolumen von 0,1%. Die Poren entstehen initial wahrscheinlich durch Heraus-
lösen von „leicht" säurelöslichem Karbonat aus dem Apatitgitter.
Die **dunkle Zone** hat ein Porenvolumen von 2–4%. Die Poren sind jedoch aufgrund
von Remineralisationserscheinungen an den Apatitkristallen kleiner als die Poren der
transluzenten Zone.
Der **Läsionskörper** ist die Zone des größten Mineralverlustes. Das Porenvolumen
beträgt zwischen 5 und 25%. In diese Poren können Speichelbestandteile, wie Wasser
und Proteine, eindringen. Die Retzius-Streifen und die Querstreifung der Prismen
werden innerhalb des Läsionskörpers deutlicher sichtbar als im gesunden Schmelz.
Die **Oberflächenschicht** weist einen Mineralverlust von 1–10% auf, obwohl sie im
mikroskopischen Bild intakt erscheint. Sie besitzt ein Porenvolumen von weniger als 5%.

**Ultrastrukturelle**
**Charakteristika**

Mit der Entwicklung der Elektronenmikroskopie ließen sich in den letzten Jahren ultrastrukturelle Charakteristika beschreiben, die mit dem Licht- und Polarisationsmikro-
skop nicht zu erkennen waren. Es zeigte sich, dass durch Demineralisationsvorgänge
die interkristallinen Räume im Vergleich zum gesunden Schmelz vergrößert sind. Das
ist das Ergebnis von Mineralverlusten an der Kristalloberfläche bzw. aus dem Zentrum
der Schmelzkristalle. Die Prismengrobstruktur bleibt jedoch noch sehr lange erhalten.
Die Kristalle des Läsionskörpers (10–30 nm) und der transluzenten Zone (25–30 nm)
sind kleiner als die Kristalle des gesunden Zahnschmelzes. In der dunklen Zone und in
der „intakten" Oberflächenschicht sind häufiger größere Kristalle zu finden als im
gesunden Zahnschmelz. Das liegt an Remineralisations- und Repräzipitationsvorgän-
gen in diesen Bereichen.

**2**

**Submikroskopische Veränderungen der Schmelzoberfläche**

Man weiß heute, dass die ersten Demineralisationsvorgänge schon stattfinden, bevor eine mikroskopisch sichtbare Läsion mit einer „intakten" Oberflächenschicht festzustellen ist. Diese submikroskopischen Veränderungen der Schmelzoberfläche resultieren aus **Demineralisationserscheinungen im molekularen Bereich** und sind „Anätzvorgängen" vergleichbar **(frühe initiale Läsion)**. Sie führen, wenn die kariogenen Bedingungen an der Schmelzoberfläche anhalten, zu irregulären Oberflächendestruktionen bzw. prismatischen Zerstörungsmustern mit Vergrößerung der zwischenprismatischen Räume, die dann ideale Diffusionswege für die bakteriell gebildeten organischen Säuren darstellen.

> **Merke** Die initiale Kariesläsion ist ein Produkt von De- und Remineralisationsphasen an der Zahnoberfläche, wobei die Demineralisation überwiegt. Ihre Entstehung hängt von Art und Menge der Bakterien in der Plaque, ihren Metaboliten und ihrer Säureproduktionsrate ab.

Substratzufuhr über Nahrungsmittel und Speichel spielt ebenso eine wichtige Rolle wie Konzentrationsgradienten und Transportgeschwindigkeiten verschiedener chemischer Verbindungen in der Plaque und im Zahnschmelz.

**Entstehung einer initialen Schmelzläsion**

Man kann die Vorgänge, die zur Entstehung der histologischen Charakteristika einer initialen Schmelzläsion führen, vereinfacht wie folgt beschreiben (Abb. 2-8).

- Ein Schutzfilm aus adsorbierten Proteinen (erworbenes Schmelzoberhäutchen) befindet sich auf dem Zahnschmelz.

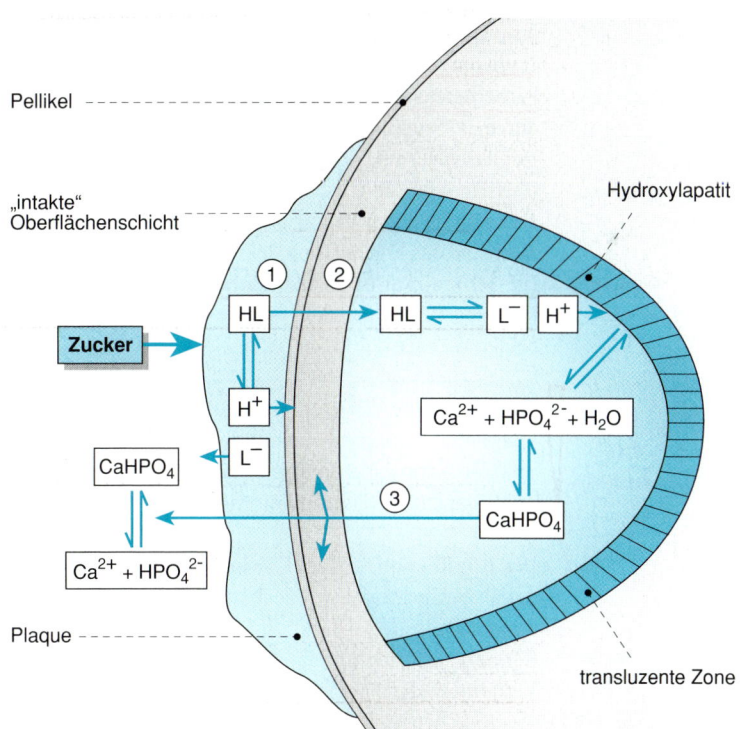

**Abb. 2-8** Vereinfachte Darstellung der chemischen Vorgänge bei der Entstehung einer initialen Schmelzkaries mit Ausbildung einer „intakten" Oberflächenschicht. Die einzelnen Reaktionsschritte 1 bis 3 sind im Text erklärt.

- Fluoridanreicherungen reduzieren primär die Schmelzlöslichkeit.
- Es bildet sich eine Plaque auf dem Schmelzoberhäutchen.
- Kariogene Mikroorganismen produzieren aus Nahrungskohlenhydraten organische Säuren (Milchsäure, Essigsäure, Propionsäure u.a., Schritt 1: HL). Ein geringer Teil der Säuren dissoziiert (H⁺ L⁻) und führt zu interprismatischen Auflösungserscheinungen an der Schmelzoberfläche (frühe initiale Läsion).
- Es entsteht außerdem ein Konzentrationsgradient, der dazu führt, dass die schwachen organischen Säuren in den Zahnschmelz diffundieren (Schritt 2). Dabei dienen hauptsächlich die interprismatischen Bereiche als Diffusionswege.

Speziell die wässrigen Hüllen um die Schmelzkristalle sind ideale Diffusionskanäle. Die Säuren dissoziieren im Schmelzinneren langsam und geben dabei kontinuierlich $H^+$-Ionen ab. Die Wasserstoffionen greifen die Schmelzkristalle an, und zwar speziell ihren verwundbaren Kristallbereich, in denen $CO_3^{2-}$ und $Mg^{2+}$ gebunden sind. Es werden dabei $Ca^{2+}$-, $OH^-$-, $PO_4^{3-}$-, $F^-$-, $CO_3^{2-}$-, $Na^+$- und $Mg^{2+}$-Ionen aus dem Kristallgitter frei und diffundieren in die wässrige Phase um die Kristalle. Diese Ionen und ihre Verbindungen diffundieren dann entsprechend ihrem Konzentrationsgradienten durch die erweiterten Schmelzporen zur Schmelzoberfläche und von dort in die Plaque (Schritt 3).

> **Merke** Die Demineralisation hält so lange an, wie genügend Säuren produziert werden. Kalzium und Phosphat gehen also verloren.

Zur Schmelzoberfläche nimmt allerdings die Diffusionsgeschwindigkeit ab, da der Diffusionsgradient zur Plaque bzw. zum Speichel gering ist. Kalzium und Phosphat repräzipitieren und bilden entweder neue Kristalle ($CaHPO_4$) oder lagern sich an der Oberfläche bereits geschädigter Kristalle an. So entsteht eine pseudointakte Oberfläche, durch die Säuren in die Tiefe diffundieren und zu weiteren Auflösungserscheinungen, hauptsächlich im Läsionskörper, aber auch in der transluzenten Zone führen. Die Oberfläche gibt zum einen Kalzium- und Phosphationen in die Umgebung ab, sie wird aber ständig durch Repräzipitation erneuert. Auch die größeren Kristalle der dunklen Zone sind das Ergebnis von Rekristallisationsvorgängen.

**Formen** Die **Schmelzkaries** an Glattflächen besitzt die Form eines Kegels, dessen Spitze in Richtung Dentin gerichtet ist. Die **Fissurenkaries** beginnt als Glattflächenkaries an beiden Wänden der Fissur (Abb. 2-9).

> **Merke** Wird der Demineralisation nicht Einhalt geboten, kommt es auch zu Demineralisationserscheinungen im Dentin. Bei Beseitigung der kariogenen Noxen kann eine kariöse Schmelzläsion bei entsprechenden Prophylaxemaßnahmen zum Stillstand kommen (arretierte Läsion) oder remineralisieren.

Der Begriff „initiale Karies" wird sowohl für die meist mit Plaque bedeckte aktive initiale Schmelzkaries wie auch für die inaktive, arretierte und ruhende Schmelzkaries verwendet.

**Klinik** **Klinisch** stellt sich eine aktive Karies des Schmelzes wie oben beschrieben als kreidige Verfärbung der Schmelzoberfläche dar, ohne dass die Kontinuität der Oberfläche unterbrochen ist. Eine arretierte Läsion besitzt eine glänzende, glatte, sehr harte und oft bräunlich verfärbte Oberfläche. Die Verfärbungen entstehen während der Remineralisationsphasen durch Einlagerung exogener Farbstoffe, z.B. aus Tabak, Tee oder verschiedenen Nahrungsmitteln. Man kann vereinfacht formulieren, dass eine arretierte,

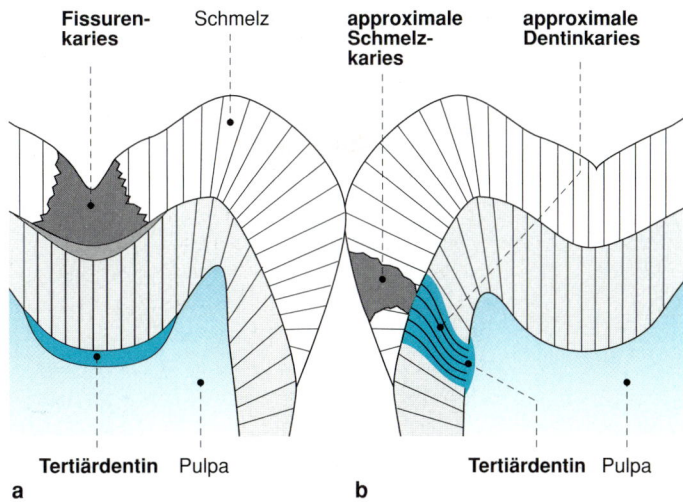

**Abb. 2-9**
a) Ausbreitungsform der Fissuren- und Approximalkaries. Die Fissurenkaries beginnt wie eine Glattflächenkaries an den beiden Wänden der Fissur. Sie nimmt jedoch nach Erreichen der Schmelz-Dentin-Grenze eine breitbasige, stark unterminierende Form an. Die Dentinkanälchen stehen in diesem Bereich meistens parallel zueinander. Die Pulpa antwortet auf den kariösen Reiz mit Bildung von Tertiärdentin.
b) Die approximale Schmelzkaries beginnt i.d.R. etwas unterhalb des Kontaktpunktes benachbarter Zähne. Sie hat die Form eines Kegels mit der Basis zur Schmelzoberfläche. Erreicht die Karies das Dentin, breitet sie sich unterminierend nach lateral aus. Zur Pulpa hin nimmt sie wieder kegelförmige Gestalt an. Durch die S-Form der Dentinkanälchen findet die Tertiärdentinbildung etwas versetzt statt.

inaktive Kariesläsion eine „Narbe" im Zahnhartgewebe ist, da selbst unter optimalen Bedingungen in den tieferen Schichten der Läsion kein vollständiger Ersatz des verloren gegangenen Minerals stattgefunden hat.

### 2.1.3  Histologie der Dentinkaries

Bei Erreichen der Schmelz-Dentin-Grenze verläuft die Karies dann im Manteldentin nach lateral und unterminiert den Zahnschmelz. Im Dentin folgt sie den Dentinkanälchen. Es resultiert somit wieder eine kegelförmige Gestalt mit der Basis an der Schmelz-Dentin-Grenze (s. Abb. 2-9).

Die Fissurenkaries breitet sich stark unterminierend aus und erreicht oft in ihrer gesamten Breite rasch die Pulpa. Schon die Schmelzkaries, aber noch mehr die Dentinkaries resultiert in einer Reaktion der Pulpa-Dentin-Einheit. Das histologische Bild der Dentinkaries ist u.a. das Ergebnis dieser Reaktion (Abb. 2-10).

**Reaktion**

Schon vor einer Kavitätenbildung kann die Karies das Dentin erreichen, und durch die Schmelzläsion diffundieren bakterielle Toxine, Enzyme usw. in das Dentin. Es bildet sich an der Pulpa-Dentin-Grenze **Reaktionsdentin (Tertiärdentin).**

**Sklerosierung**

Nach außen folgt eine Schicht normalen Dentins, dann **sklerotisches Dentin.** Das sklerotische Dentin entsteht durch Obliteration der Dentinkanälchen. Peritubuläre Dentinanlagerung, Zurückweichen und teilweise Mineralisation der Odontoblastenfortsätze kennzeichnen diesen Schutzmechanismus.

27

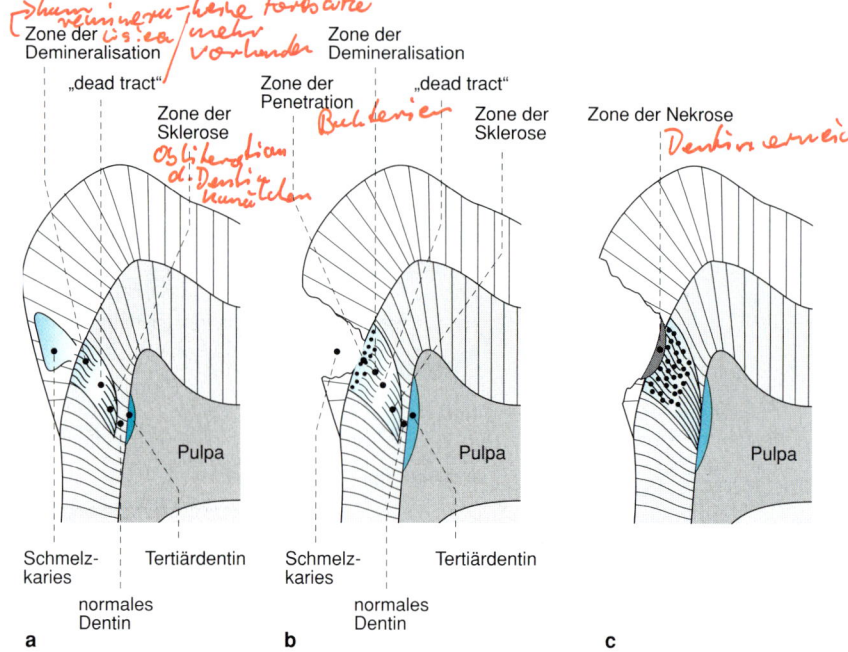

**Abb. 2-10** Schematische Darstellung der verschiedenen Stadien der Dentinkaries.
a) Schon vor der Schmelzkavitation reagiert die Dentin-Pulpa-Einheit auf den kariösen Reiz mit histopathologischen Veränderungen. An der Pulpa-Dentin-Grenze entsteht Tertiärdentin. Nach peripher folgen eine Schicht normalen Dentins, die Zone der Sklerose, der „dead tracts" und an der Schmelz-Dentin-Grenze die Zone der Demineralisation.
b) Nach der Schmelzkavitation dringen Mikroorganismen in die Dentinkanälchen vor (Zone der Penetration). Die kariöse Entmineralisierung in der Zone der Demineralisation wird stärker. Die Karies breitet sich an der Schmelz-Dentin-Grenze unterminierend aus.
c) Im fortgeschrittenen Stadium sind die Dentinkanälchen massiv infiziert. In der Zone der Nekrose findet man zerfallenes und verflüssigtes Dentin sowie Bakterien mit vornehmlich proteolytischer Aktivität. Die „dead tracts" sind oft nicht mehr vorhanden. Es gibt dann auch keine Schicht normalen Dentins mehr über der Pulpa (nach Schröder 1991).

Nach peripher folgt dann eine Zone, in der keine Odontoblastenfortsätze mehr vorhanden sind und die nicht mehr mit der Pulpa kommuniziert (**dead tract**). Diese Strukur besitzt eine höhere Permeabilität als normales Dentin.

**Demineralisation**  Zur Schmelz-Dentin-Grenze hin schließt sich die **Zone der Demineralisation** an. Diese Zone erscheint im lichtmikroskopischen Bild unverändert. Derartige Dentinläsionen lassen sich meist im approximalen Bereich der Zähne röntgenologisch diagnostizieren. Sie können bei Beseitigung der kariogenen Noxen zum Stillstand kommen und sogar partiell remineralisieren. Werden die Ursachen nicht beseitigt, schreitet die Karies weiter voran. Es kommt zur Kavitätenbildung, und Bakterien dringen in die Tiefe und zerstören durch proteolytische Enzyme auch die organischen Bestandteile des Schmelzes und des Dentins. Die Reaktion der Pulpa hängt von der Progressionsgeschwindigkeit und von der bakteriellen Invasion im Dentin ab.

**2**

Eine fortgeschrittene Dentinkaries weist zu den oben genannten noch zwei weitere histologische Zonen auf. Peripher zur Zone der Demineralisation folgt die **Zone der** **Penetration.** Hier sind Bakterien (vornehmlich grampositive Mikroorganismen, z.B. Laktobazillen) in die Dentinkanälchen eingedrungen. Ihre Anzahl nimmt nach außen zu. Die Stoffwechselprodukte der Bakterien führen zu lokalen Auftreibungen der Dentinkanälchen **(Ampullen)** und im Bereich der Wachstumslinien **(Spalten)**. Liegen mehrere Ampullen untereinander, spricht man von einer **Rosenkranzstruktur.**

*Penetration*

Während die Dentinstruktur in diesem Bereich noch relativ intakt erscheint, folgt nach peripher eine **Zone der Nekrose**, in der das Dentin erweicht bzw. verflüssigt ist. Diese Zone besteht aus nekrotischem Dentin (fettige Degeneration), vitalen und toten Mikroorganismen sowie deren Enzymen (speziell Esterasen und Peptidasen) und Stoffwechselprodukten.

*Nekrose*

## 2.1.4 Wurzelkaries (Zementkaries)

Im Verlauf entzündlicher Parodontalerkrankungen oder nach deren Therapie liegen oft Wurzeloberflächen frei. Aber auch bei älteren Menschen kann durch atrophische Vorgänge Zahnzement frei liegen. Die Wurzelkaries ist bei Patienten, die das 60. Lebensjahr überschritten haben, häufig festzustellen (60–90%).

> **Merke**  Die Wurzelkaries beginnt meistens an den koronalen Abschnitten frei liegender Wurzeloberflächen.

*Entstehung*

Mikroorganismen und deren Stoffwechselprodukte dringen in das azelluläre Faserzement ein. Es werden Mineralien aus dem Zement herausgelöst, während die Kollagenfasern noch bestehen bleiben. Primär verbleibt eine dünne, hypermineralisierte „intakte" Oberflächenschicht (10–15 μm) im äußeren Zementbereich. Die dünne Zementschicht wird allerdings bei anhaltend kariogenen Bedingungen rasch zerstört. Schon während der parodontalen Vorgeschichte reagiert das Dentin auf die einwirkenden Reize mit Sklerosierung. Trifft die Karies nun nach Durchdringen des Zements auf das sklerosierte Dentin, so schreitet der kariöse Prozess langsamer voran. Hinzu kommt, dass Wurzeldentin weniger Kanälchen enthält als koronales Dentin. Die Läsionen bleiben daher primär relativ flach, breiten sich jedoch oft zirkulär um die Wurzel aus. Die Dentinkaries im Wurzelbereich gleicht im histologischen Bild der koronalen Dentinkaries.

*Aktive/inaktive* *Läsionen*

Man kann **aktive** von **inaktiven Läsionen** unterscheiden. Während bei den aktiven Läsionen häufig eine hell- bis gelbbraune Farbe dominiert, sind inaktive Läsionen oft dunkelbraun bis schwarz. Inaktive Läsionen besitzen eine härtere Oberfläche, während aktive Defekte eine weiche, lederartige Konsistenz aufweisen. Die Ränder einer inaktiven Karies sind abgerundet.

## 2.1.5 Milchzahnkaries

Milchzähne besitzen eine geringere Hartgewebemasse als permanente Zähne. Die Karies erreicht also bei gleicher Ausbreitungsgeschwindigkeit schneller die Pulpa.

> **Merke**  Die Milchzahnkaries unterscheidet sich aber weder ätiologisch noch histologisch von der Karies bleibender Zähne.

### 2.1.6 Spezielle Kariesformen

**Sekundärkaries**

Unter **Sekundärkaries** versteht man neue kariöse Defekte im Randbereich von zahnärztlichen Restaurationen. Sie besitzt alle histologischen Charakteristika kariöser Läsionen.

Ursachen sind meistens Spalt- und Stufenbildungen zwischen Restaurationsmaterial und Zahnhartsubstanz. Ist ein Spalt zwischen Füllungsmaterial und Zahnhartsubstanz vorhanden, dringen auch hier Bakterien ein, und es kommt sowohl im Zahnschmelz am Füllungsrand als auch im Dentin zu kariösen Defekten (Abb. 2-11).

**Kariesrezidiv**

Unter **Kariesrezidiv** versteht man das „Wiederaufflammen" oder die Progression einer Karies, die während der zahnärztlichen Behandlung (Exkavation) nicht ausreichend entfernt wurde. Es wird entweder klinisch am Füllungsrand (dann nicht von einer Sekundärkaries zu unterscheiden) oder röntgenologisch unter einer Restauration diagnostiziert (s. Abb. 2-11).

Klinisch erscheinen ruhende Kariesläsionen (arrested caries, Caries sicca) braun pigmentiert und oberflächlich hart. Sie können entstehen, wenn kariöse Noxen beseitigt werden, regelmäßig kariespräventive Maßnahmen erfolgen und somit die ökologischen Bedingungen in der Mundhöhle als wenig kariogen zu bezeichnen sind. Die ursprüngliche chemische und histologische Struktur von Zahnschmelz oder Dentin wird jedoch nicht wiederhergestellt.

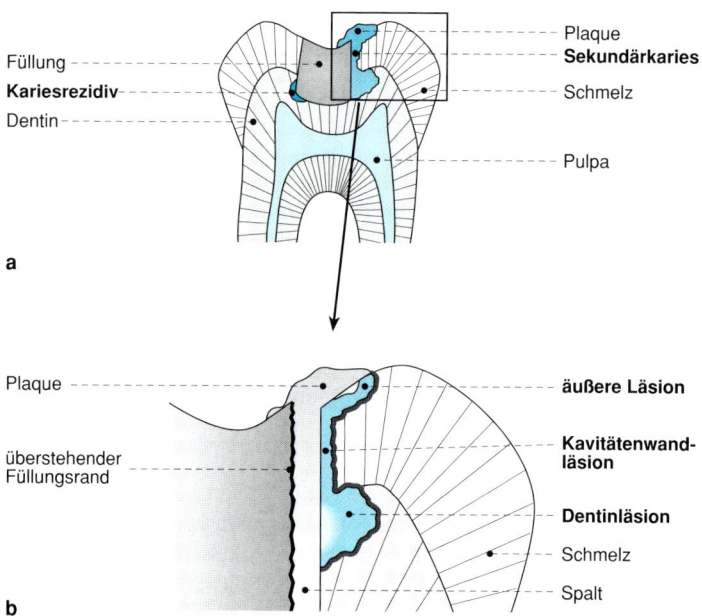

**Abb. 2-11** Schematische Darstellung einer Sekundärkaries und eines Kariesrezidivs. Unter Kariesrezidiv versteht man das Fortschreiten oder Wiederaufflammen einer bereits bestehenden Karies (z.B. unter Restaurationen, wenn nicht ausreichend exkaviert wurde). Die Sekundärkaries ist eine neu entstandene Karies, die meistens am Füllungsrand klinisch oder röntgenologisch zu diagnostizieren ist. Häufigste Ursachen sind über- und unterkonturierte Restaurationen und Randspalten zwischen Restauration und Zahnhartsubstanz mit nachfolgender Plaquebildung (sekundäre Kariesprädilektionsstellen). Dabei entsteht eine äußere Läsion, die alle histologischen Merkmale einer beginnenden Karies aufweist. Ist ein Randspalt vorhanden, entsteht eine Kavitätenwandläsion. An der Schmelz-Dentin-Grenze entwickelt sich eine unterminierende Dentinläsion.

**Strahlenkaries**

Durch radiologische Therapie von Tumoren im Kiefer-Gesichtsbereich kann es zur partiellen oder vollständigen Zerstörung der Speicheldrüsen kommen. Folgen sind ein verminderter Speichelfluss (**Xerostomie**) und eine Veränderung der Speichelzusammensetzung (Elektrolyte, Proteine u.a.). Sowohl die Schutzfunktion des Speichels als auch die Remineralisationswirkung gehen verloren. Gleichzeitig kommt es zu einer vermehrten Besiedelung der Mundhöhle mit kariogenen Mikroorganismen. Es entstehen also extrem kariogene Bedingungen, unter denen es zu einer sehr raschen Kariesentstehung und Kariesprogression kommt.

Aber auch andere Erkrankungen und Faktoren wie Tumoren der Speicheldrüsen, Autoimmunerkrankungen, spezielle Arzneimittel usw. können zu Mundtrockenheit und erhöhter Kariesgefährdung führen.

**Kleinkindkaries**

Bei Kleinkindern diagnostiziert der Kinderarzt sehr oft schon in den beiden ersten Lebensjahren einen rapiden Zerfall der oberen Schneidezähne, eine rasch fortschreitende **Kleinkindkaries** („nursing bottle syndrom", „early childhood caries"). Grund dafür ist der ständige, nicht kontrollierte Gebrauch von Nuckelflaschen, die mit zuckerhaltigen Getränken (Tee, Fertiggetränke, Fruchtsäfte u.a.), aber auch Milch gefüllt sind. Auch Sauger, die mit Honig, Zucker oder Sirup bestrichen werden, um Kleinkinder zu beruhigen, führen zu rascher Zerstörung der Milchzähne. Bei fortschreitendem Alter sind auch andere Milchzähne betroffen. Die unteren Milchschneidezähne sind relativ lange gesund, da sie durch die Zungenbewegung und die unteren Speicheldrüsenausführungsgänge eine weniger kariogene Umgebung als die oberen Schneidezähne besitzen. Bei Einhaltung üblicher nahrungsmittelfreier Intervalle zwischen den Mahlzeiten führt Flaschennahrung nicht zu einer erhöhten Kariesdisposition bei Kleinkindern.

### 2.1.7 Epidemiologie

Die Epidemiologie beschäftigt sich mit der Untersuchung der Häufigkeit, der Verteilung und den Ursachen von Erkrankungen, den physiologischen Variablen und sozialen Krankheitsfolgen in menschlichen Bevölkerungsgruppen sowie den Faktoren, die diese Verteilung beeinflussen. Epidemiologische Studien werden also durchgeführt, um den Gesundheitsstatus von Populationen zu beschreiben, die Ätiologie einer Erkrankung zu klären oder um Voraussagen über die Wirkung oder das Ergebnis von bestimmten Einflüssen oder Interventionen zu machen.

*Definition epidemiologischer Grundbegriffe*

Es gibt unterschiedliche Ansätze, epidemiologische Studien durchzuführen.

**Deskriptive Epidemiologie**

Mit **deskriptiven epidemiologischen Studien** werden z.B. das Auftreten, die Verteilung und die Determinanten einer Erkrankung beschrieben, um daraus eine entsprechende Krankheitshypothese abzuleiten.

**Analytische Epidemiologie**

Die **analytische Epidemiologie** erforscht aufgrund spezifischer Hypothesen die ätiologischen Faktoren und den Einfluss verschiedener Faktoren auf spezielle Erkrankungen. Während in der deskriptiven Epidemiologie in erster Linie Querschnittsuntersuchungen Anwendung finden, beschäftigt sich die analytische Epidemiologie meist mit **Longitudinalstudien.**

**Experimentelle Epidemiologie**

Die **experimentelle Epidemiologie** befasst sich mit Studien, bei denen aufgrund statistischer Versuchsplanung die Effektivität von speziellen Maßnahmen oder Interventionen unter kontrollierten Bedingungen auf Erkrankungen untersucht wird. Es kann sich dabei um Untersuchungen handeln, bei denen eine Versuchsgruppe z.B. eine

2

31

kariespräventive Maßnahme erhält, während die andere Versuchsgruppe (Kontrollgruppe) keine Behandlung erfährt. Die Kontrollgruppe kann jedoch auch mit einem Plazebo „behandelt" werden.

**Studien**

Im Rahmen der experimentellen Kariesepidemiologie werden häufig Untersuchungen durchgeführt, bei denen zwei kariespräventive Maßnahmen miteinander verglichen werden. Dabei werden die Probanden der verschiedenen Gruppen sorgfältig ausgewählt und randomisiert auf die Untersuchungsgruppen verteilt. Die Probanden sollen dabei nicht wissen, welche Behandlung (z.B. fluoridierte Zahnpasta) ihnen verabreicht wird. Unter diesen Bedingungen handelt es sich um eine **Einfach-Blind-Studie.** Wenn weder Untersucher noch Patient wissen, welche Behandlung in welcher Gruppe erfolgte, handelt es sich um eine **Doppel-Blind-Studie.** Dabei werden die entsprechenden Substanzen von einer Person verteilt, die nicht direkt an der Untersuchung beteiligt ist (Studienleiter).

Bei experimentellen Studien zur Karieshemmung lässt sich häufig ein sog. **Hawthorne-Effekt** nicht vermeiden. Dabei ändert sich das Verhalten der Untersuchungsteilnehmer allein durch das Bewusstsein, an einer Studie teilzunehmen und in bestimmten Zeitabständen untersucht zu werden.

Wird eine epidemiologische Studie von verschiedenen Untersuchern durchgeführt, müssen diese vorher bezüglich ihrer diagnostischen Leistungen kalibriert werden, um die Zuverlässigkeit der Ergebnisse zu gewährleisten (Reliabilität). Bei **repräsentativen epidemiologischen Untersuchungen** muss vorher geklärt werden, ob die Zusammensetzung der untersuchten Gruppe repräsentativ für einen bestimmten Bevölkerungsteil ist.

Epidemiologische Studien zur Karieshäufigkeit sind aus unterschiedlichen Gründen wichtig. Auf der Grundlage verlässlicher Daten zur Karieshäufigkeit und -verbreitung lassen sich gesundheitspolitische Entscheidungen treffen. Anhand experimenteller epidemiologischer Studien lassen sich die Auswirkungen unterschiedlicher präventiver Maßnahmen beurteilen. Es können zudem Kosten-Wirksamkeits- oder Kosten-Nutzen-Analysen durchgeführt werden. Auf der Basis von epidemiologischen Daten kann man zudem auch beurteilen, ob die Art und Schwere einer Erkrankung beim Einzelindividuum sich von dem üblichen Krankheitsbild unterscheidet. Auch der Erfolg einer Behandlung lässt sich häufig nur auf der Basis einer epidemiologischen Studie voraussagen.

**Erhebung epidemiologischer Daten**

Zur **Erhebung** epidemiologischer Daten über die Ausbreitung und Häufigkeit der Karies werden in erster Linie Querschnittsuntersuchungen durchgeführt. Diese sammeln retrospektiv oder aktuell Daten zu einem bestimmten Zeitpunkt. Demgegenüber erstrecken sich Longitudialstudien über einen definierten Zeitraum, vergleichen also die Krankheitshäufigkeit zu Anfang mit der am Ende eines Untersuchungszeitraums. Bei diesen Untersuchungen werden häufig die Begriffe **Kariesinzidenz** (Kariesbefall = Anzahl neuer Kariesläsionen in einem definierten Zeitraum) und **Kariesprävalenz** (Karieshäufigkeit in einer Population zu einem definierten Zeitpunkt) verwendet. In epidemiologischen Studien werden meistens nur die klinisch sichtbaren Auswirkungen der Karies, selten auch die radiologisch zu erkennenden Symptome erfasst.

**Beurteilung der Krankheitsentwicklung**

Zur Beurteilung der Krankheitsentwicklung in einer Population werden i.d.R. **Stichproben** untersucht. In diesem Zusammenhang muss darauf hingewiesen werden, dass Zahnarztpatienten oder gar Klinikpatienten nicht den Anforderungen genügen, die an eine Stichprobe bei epidemiologischen Untersuchungen gestellt werden. Sie sind nicht repräsentativ.

**Indizes**

Zur Messung der Kariesinzidenz bzw. -prävalenz werden Indizes verwendet. Dabei hat sich international der DMF-S- bzw. DMF-T-Index durchgesetzt. Der **DMF-S-Index** beurteilt die Anzahl von Zahnflächen (**S**urfaces) im bleibenden Gebiss, die zerstört (**D**ecayed), aufgrund von Karies extrahiert (**M**issing) oder gefüllt (**F**illed) wurden. Der **DMF-T-Index** summiert in gleicher Weise die Anzahl der Zähne (**T**eeth). Im Milchgebiss wird der **dmf-s**- bzw. **dmf-t**-Index verwendet. Statt m wird oft der Buchstabe **e** (= indicated for extraction bzw. extracted) verwendet. Im Wechselgebiss wird der Index für bleibende Zähne verwendet. Bei Seitenzähnen werden fünf Zahnflächen, bei Frontzähnen vier Flächen berechnet. Im vollständigen bleibenden Gebiss werden die Weisheitszähne nicht mitgezählt. Der DMF-T-Wert kann also einen Maximalwert von 28, der DMF-S-Wert von 128 annehmen. Da im Wechselgebiss der M-Faktor schwer zu beurteilen ist (es können Zähne aus kieferorthopädischen Gründen verloren gegangen sein), wird in epidemiologischen Studien oft nur der **DF-Index** verwendet. Werden in Studien Röntgenbilder zur Beurteilung der Approximalkaries angefertigt, kann der D-Faktor unter Berücksichtigung der Größe der Kariesläsion in die Untergruppen **D1 bis D4** aufgeteilt werden (s. Kap. 3.4).

Der DMF-S-Index ist ein **kumulativer Index.** So bedeutet z.B. ein DMF-S von 20 entweder 20 offene kariöse Kavitäten, die versorgt werden müssen, oder dass alle vorhandenen Zähne gesund sind, vier Molaren aber vorzeitig extrahiert wurden bzw. nicht angelegt sind. Deshalb werden die Einzelkomponenten des Index oft getrennt angegeben. Auch der DMF-T-Index ist ein arithmetischer Index, der kumulativ die kariöse Zerstörung des Gebisses aufsummiert. Dabei werden allerdings auch Zahnverluste aus anderen Gründen, z.B. durch Parodontalerkrankungen, mitgezählt.

Häufig wird in Untersuchungen der Begriff **Sanierungsgrad** verwendet. Er wird oft in Prozent angegeben und errechnet sich dann nach der Formel $(F/D+F) \times 100$.

Will man Aussagen über die Wirksamkeit kariesprophylaktischer Maßnahmen machen, wird meist eine Testgruppe, bei der die kariesprophylaktischen Maßnahmen durchgeführt wurden, mit einer Kontrollgruppe verglichen. Dabei müssen die untersuchten Gruppen relativ gleich zusammengesetzt und die Untersuchungsbedingungen standardisiert sein. Die DMF-S-Werte der einzelnen Versuchspersonen werden am Ende der Untersuchung meistens addiert und durch die Anzahl der Versuchspersonen dividiert, sodass **Mittelwerte** (z.B. mittlere Karieshäufigkeiten bzw. mittlerer Karieszuwachs) verglichen werden.

Betrachtet man die Ergebnisse von solchen Studien bei Kindern, so stellt man fest, dass die Anzahl kariöser, gefüllter oder fehlender Zähne bzw. Zahnflächen bei den untersuchten Gruppen häufig nicht normal verteilt ist. Das bedeutet, viele Kinder besitzen keine oder wenige kariöse oder gefüllte Zahnflächen, während wenige Kinder eine große Anzahl zerstörter Zähne aufweisen. Da der Mittelwert in einem solchen Fall die Ergebnisse der Untersuchung verzerrt, wird üblicherweise statt eines Mittelwertes der **Medianwert** als statistische Größe verwendet (Abb. 2-12).

> **Merke**  Der Medianwert ist derjenige Wert, der eine nach Rängen geordnete Messreihe halbiert.

Karies ist keine Erkrankung der Neuzeit. Schon in prähistorischer Zeit litten Menschen an Karies. So fand man bei Schädelfunden aus Griechenland, die auf das Jahr 2300 v. Chr. datiert sind, noch keine kariöse Zerstörung der Zähne. Im Jahre 1700 v. Chr. hingegen waren bereits 10% der Zähne kariös. Dieser Zustand hielt offensichtlich über einen langen Zeitraum an. Erst um 300 n. Chr. begann ein Kariesanstieg, der sich ab

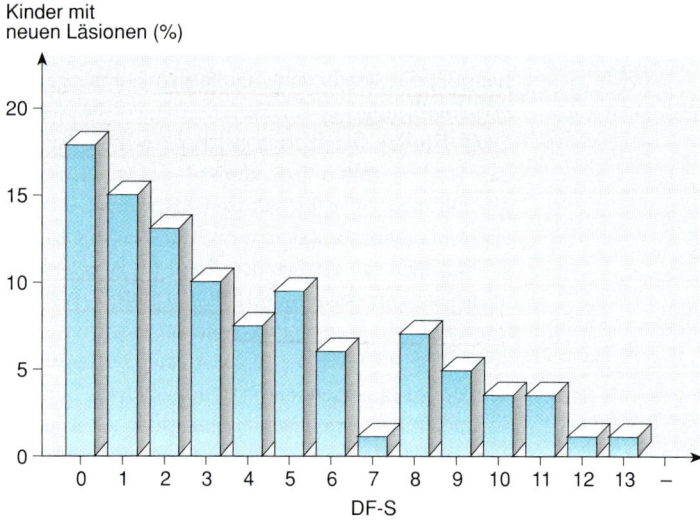

Kinder mit
neuen Läsionen (%)

DF-S

**Abb. 2-12** Ergebnisse einer Untersuchung zur Kariesinzidenz im Zeitraum von zwei Jahren bei zwölf- bis 14-jährigen Schulkindern (n = 117). Dargestellt ist der Anteil der Kinder (in %), die im Untersuchungszeitraum 0, 1, 2 usw. neue kariöse Läsionen entwickelten. Die Grafik verdeutlicht, dass ein großer Prozentsatz von Kindern nur wenige neue Läsionen aufwies, während bei wenigen Kindern viele neue Läsionen zu finden waren. Die Resultate entsprechen also nicht einer Normalverteilung. Durchschnittlich (arithmetisches Mittel) ließen sich 5,02 neue Läsionen feststellen. Bei einer derartigen Verteilung ist es üblich, den Medianwert (hier 4,26) als statistische Größe anzugeben (nach KLIMEK et al. 1985).

dem Mittelalter beschleunigte. Ähnliche Befunde wurden auch in Europa, z.B. für Schlesien, beschrieben. Vor einigen Jahren konnte man noch lesen, dass ca. 99% der Bevölkerung unter Karies leide. Dies gilt heute nur noch mit Einschränkungen. In den westlichen Industrienationen ist der Kariesbefall speziell bei Kindern und Jugendlichen mehr oder weniger stark zurückgegangen. Diese Aussage soll nachfolgend anhand der epidemiologischen Untersuchung zum Kariesbefall in Deutschland nachvollzogen werden. Der Kariesrückgang bezieht sich in erster Linie auf Glattflächen- und Approximalkaries. Bei der Fissurenkaries ist nur ein begrenzter Rückgang zu verzeichnen.

## *Mundgesundheit in Deutschland*

**Epidemiologie der koronalen Karies.** In Deutschland wurden in den letzten zwei Jahrzehnten zahlreiche epidemiologische Untersuchungen zur Kariesprävalenz durchgeführt. Es handelt sich meistens um regionale Studien in Kindergärten und Schulen bzw. bei Wehrpflichtigen und anderen fest umrissenen Gruppen. Die letzte bevölkerungsrepräsentative Studie wurde 1997 vom Institut der Deutschen Zahnärzte (IDZ) durchgeführt. Die Deutsche Arbeitsgemeinschaft für Jugendzahnpflege e.V. (DAJ) führt seit 1994 aufgrund von Rahmenempfehlungen der Spitzenverbände der Krankenkassen und der Bundeszahnärztekammer in Abständen von drei Jahren in verschiedenen Bundesländern Untersuchungen bei sechs- bis siebenjährigen, neunjährigen und zwölfjährigen Schülern durch. Verglichen werden können diese neueren Daten mit den früher bereits durchgeführten Untersuchungen, die auf Patientenstichproben basieren. Auch für ältere Patientengruppen liegen aus der Studie des IDZ aus dem Jahre 1997 repräsentative Daten vor.

Während für Vorschulkinder bisher keine repräsentativen Zahlen vorliegen, so kann doch aus Einzelstudien abgeleitet werden, dass es hier in den letzten beiden Jahrzehnten zu einer Verbesserung der Mundgesundheit gekommen ist.

**Sechs- bis Siebenjährige**

Wie die DAJ-Studie aus dem Jahre 2000 zeigen konnte, ist mittlerweile in den meisten Bundesländern bei den **Sechs- bis Siebenjährigen** ein dmf-t-Wert von unter 3 festzustellen. Davon weichen nur die Bundesländer Bremen und Sachsen-Anhalt ab. Vergleicht man diese Zahlen mit den Ergebnissen aus dem Jahr 1994, so kommt man zu dem Schluss, dass die Kariesprävalenz bei Milchzähnen in dieser Altersgruppe um zwischen 4 und 36% abgenommen hat (Tab 2-4). Die Daten der DAJ-Studie verdeutlichen jedoch auch, dass im Jahr 2000 über die Hälfte der kariösen Milchzähne nicht mit einer intakten Füllung versorgt war. Der Sanierungsgrad ist demnach unzureichend.

**Acht- bis Neunjährige**

Für die Altersklasse der **Acht- bis Neunjährigen** verdeutlichen die von der DAJ erhobenen epidemiologischen Daten, dass es auch in dieser Altersgruppe im Vergleich zu früheren Studien zu einer Kariesreduktion kam (s. Tab. 2-4). Gleichzeitig mit dem Kariesrückgang in den verschiedenen Altersgruppen lässt sich jedoch auch eine Polarisierung des Kariesbefalls feststellen, d.h., bei einem mehr oder weniger großen Anteil der untersuchten Kinder lassen sich zahlreiche kariöse Defekte diagnostizieren (Tab. 2-5). Diese Polarisierung lässt sich auch bei anderen Altersgruppen mehr oder weniger deutlich finden. Es gibt also offensichtlich eine Gruppe von Kindern und Jugendlichen, die einem hohen Kariesrisiko ausgesetzt ist.

**Zwölfjährige**

Da die Weltgesundheitsorganisation und die FDI (Fédération Dentaire Internationale) bei ihren Vorschlägen für die „Global Goals for Oral Health in the Year 2000" die Altersgruppe der **Zwölfjährigen** für vergleichende epidemiologische Untersuchungen festgelegt hat, werden auch in Deutschland die bisher erhobenen Daten auf diese Altersgruppe bezogen. Während in der älteren repräsentativen Studie des Instituts der Deutschen Zahnärzte 13- bis 14-Jährige untersucht wurden und die Zahlen anschließend auf die Altersgruppe der Zwölfjährigen interpoliert werden mussten, wurden bei den epi-

**Tabelle 2-4** Kariesreduktion bei Sechs- bis Siebenjährigen und Neunjährigen im Zeitraum 1994 bis 2000 (nach Pieper 2000).

| Bundesland/ Landesteil | Zeit seit erster Untersuchung (in Jahren) | Kariesreduktion in % bezogen auf | |
|---|---|---|---|
| | | dmf-t 6- bis 7-Jährige | DMF-T 9-Jährige |
| Schleswig-Holstein | 7 | 36 | 51,6 |
| Bremen | 5 | – | 28 |
| Hamburg | 6 | 18 | 41 |
| Hessen | 6 | 29,3 | 60 |
| Rheinland-Pfalz | 6 | 23,6 | 65,8 |
| Baden-Württemberg | 6 | 25,2 | 55,7 |
| Nordrhein | 5,75 | 20,7 | 60 |
| Westfalen-Lippe | 5 | 24,3 | 53,3 |
| Berlin | 5 | 24,8 | 49,1 |
| Mecklenburg-Vorpommern | 5 | 26,2 | 53,1 |
| Thüringen | 5 | 35,7 | 52,5 |
| Sachsen-Anhalt | 4,75 | 19,9 | 50 |
| Brandenburg | 3 | 4,3 | 37,5 |

**Tabelle 2-5**    Anteil der Kinder mit hohem Kariesbefall in den Jahren 1994/95, 1997 und 2000 (nach PIEPER 2000; k.A. = keine Angabe).

| Bundesland/ Landesteil | 6–7-Jährige mit dmf-t > 4 in % | | | 12-Jährige mit DMF-T in % | | |
|---|---|---|---|---|---|---|
| | 1994/95 | 1997 | 2000 | 1994/95 | 1997 | 2000 |
| Bremen | 32,4 | 25,7 | 33,2 | 14,2 | n. be-rechnet | 6 |
| Schleswig-Holstein | 23,9 | 16,2 | 14,3 | 14,6 | 10,1 | 6,1 |
| Hamburg | 25,1 | 21,3 | 20,9 | 16,8 | 13,3 | 7,1 |
| Hessen | 28,5 | 20,8 | 18,4 | 15,5 | 8,5 | 4,9 |
| Rheinland-Pfalz | 27,9 | 21,7 | 20,1 | 21,1 | 10,6 | 5,7 |
| Baden-Württemberg | 22,4 | 17,4 | 14,8 | 18,1 | 7 | 4,2 |
| Nordrhein | 29,7 | 24,4 | 22 | 15,6 | 10,4 | 5,5 |
| Westfalen-Lippe | 30,3 | 27 | 21,2 | 13,4 | 8,8 | 5,6 |
| Berlin | 27,5 | 25,1 | 21,5 | 17,3 | 13,3 | 5,2 |
| Mecklenburg-Vorpommern | 42,1 | 30,4 | 31 | 27 | 18,9 | 10,4 |
| Thüringen | 39,3 | 28,8 | 22,9 | 15,6 | 10,1 | 7,3 |
| Sachsen-Anhalt | 40,3 | 33,2 | 30,6 | 17,1 | 14,2 | 9,1 |
| Brandenburg | k. A. | 25 | 23,9 | k. A. | 10,3 | 7,5 |
| Niedersachsen | k. A. | k. A. | 24 | k. A. | k. A. | 4,9 |

demiologischen Begleituntersuchungen zur Gruppenprophylaxe des DAJ und auch in der letzten bevölkerungsrepräsentativen Untersuchung des IDZ aus dem Jahre 1997 Daten für Zwölfjährige erhoben. Die ermittelten DMF-T-Werte sind für beide Studien in Abbildung 2-13 dargestellt.

Die IDZ-Studie kommt zu dem Ergebnis, dass in Deutschland ein durchschnittlicher DMF-T-Wert von 1,7 (in den alten Bundesländern von 1,4 und in den neuen Bundesländern von 2,6) zu finden ist. Bei dieser Darstellung werden allerdings nur die kariösen Defekte berücksichtigt, die klinisch erfassbar sind und bis in das Dentin reichen sowie gefüllte und extrahierte Zähne. Eine große Anzahl von Zähnen (3,0) weist in dieser Altersgruppe jedoch bereits demineralisierte Schmelzareale (aktive Initialläsionen) auf, die sich ohne präventive Maßnahmen möglicherweise zu manifesten Karies-läsionen weiterentwickeln können. Hier wird deutlich, dass die alleinige Diagnose von kariösen Defekten, die bereits eine Kavitätenbildung zeigen, zu einer Unterschätzung der Gesamtkariesprävalenz führen.

> **Merke**    Es ist im Rahmen einer individuellen zahnärztlichen Diagnose in der Praxis unabdingbar, auch die Initialläsionen zu dokumentieren und gegebenenfalls zu beobachten bzw. präventiv oder invasiv zu therapieren.

Auch bei den Zwölfjährigen lässt sich eine starke Polarisierung des Kariesbefalls feststellen. So weisen 21,5% der untersuchten Jugendlichen 61,2% aller DMF-Zähne auf. Als sog. Hochrisikogruppe gelten 7,9% der Zwölfjährigen. Bei ihnen lassen sich mehr als vier DMF-Zähne diagnostizieren. Die Initialläsionen sind hingegen gleichmäßiger unter den Jugendlichen verteilt.

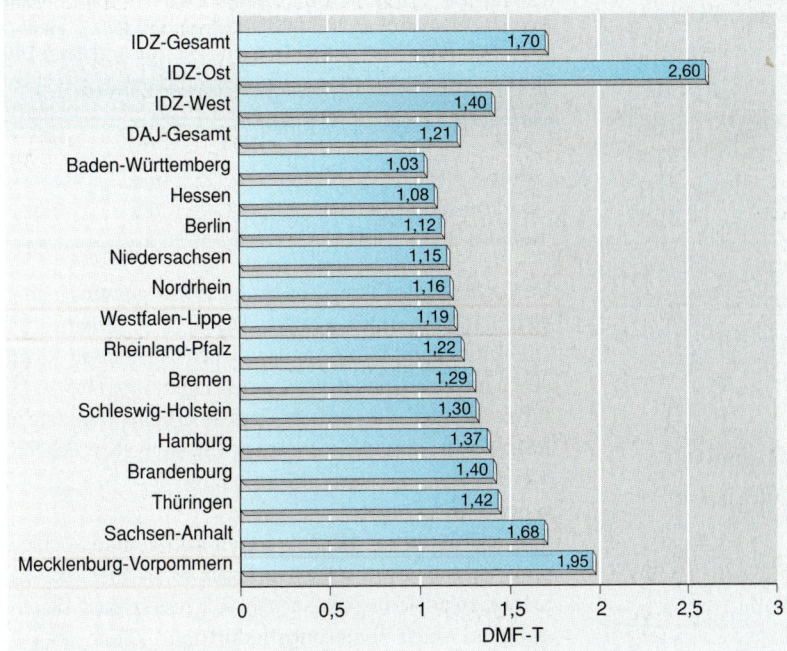

**Abb. 2-13** Mittlerer DMF-T-Wert bei Zwölfjährigen in einzelnen Bundesländern im Vergleich zu der repräsentativen IDZ-Studie aus dem Jahre 1997 (nach Pieper 2000).

> **Merke** In der DAJ-Studie zeigt sich, dass mit DMF-T-Werten zwischen 1,03 (Baden-Württemberg) und 1,95 (Mecklenburg-Vorpommern) das ursprünglich von der WHO für das Jahr 2000 formulierte Ziel (DMF-T < 2 für Zwölfjährige) in Deutschland deutlich unterschritten wird.

Bei Berechnung eines Mittelwertes für Gesamtdeutschland (dabei sind die Bundesländer Bayern, Sachsen und Saarland nicht enthalten) ergibt sich ein DMF-T-Wert von 1,21. Dabei muss jedoch berücksichtigt werden, dass es sich bei der DAJ-Studie nicht um eine bevölkerungsrepräsentative Studie handelt. Der Sanierungsgrad ist auch in der Altersgruppe der Zwölfjährigen unbefriedigend. So sind zwischen 14% (Mecklenburg-Vorpommern) und 20,6% (Rheinland-Pfalz) der kariösen bleibenden Zähne nicht behandelt.

**35- bis 44-Jährige**

*0,8 %*
*naturgesund*

In Tabelle 2-6 sind die DMF-T-Werte für die Altersgruppe der **35- bis 44-Jährigen** dargestellt. Es handelt sich dabei um Werte aus der repräsentativen Untersuchung des IDZ aus den Jahren 1989, 1991 und 1997. Es wird ersichtlich, dass der bei den Kindern und Jugendlichen konstatierte Kariesrückgang bei den Erwachsenen kaum festzustellen ist. Zum einen ist diese Altersgruppe offensichtlich nicht in gleicher Weise in den Genuss kariespräventiver Programme gekommen, wie dies bei Kindern und Jugendlichen der Fall ist. Zum anderen könnte sich jedoch auch die Auswirkung zahnärztlicher Tätigkeit in dieser Altersgruppe widerspiegeln. Da der DMF-T-Wert nicht allein aufgrund kariöser Defekte zustande kommt, sondern auch die Anzahl gefüllter und extrahierter Zähne widerspiegelt, kann er bei Erwachsenen durch Füllungstherapie und Überkronungen geprägt sein. So stieg der DMF-S-Wert in den neuen Bundesländern

**Tabelle 2-6** DMF-T-Werte sowie Anteile naturgesunder Gebisse bei 35- bis 44-Jährigen aus den Jahren 1983 (A5-Studie der DGZMK), 1989 (IDZ West), 1992 (IDZ Ost) und 1997 (IDZ West und Ost) (nach SCHIFFNER und REICH 1999).

| Studie | A5 | IDZ (W) | IDZ (O) | IDZ (W) | IDZ (O) |
|---|---|---|---|---|---|
| Jahr | 1983 | 1989 | 1992 | 1997 | 1997 |
| DMF-T | 17,7 | 16,7 | 13,4 | 16,1 | 16,0 |
| naturgesunde Gebisse | 0,2 | 0,9 | 0,0 | 1,0 | 0,0 |

im Vergleich zur Untersuchung von 1992 sogar um einen Wert von 8,9 an. Dafür ist in erster Linie der Anteil gefüllter Flächen (F-T) verantwortlich. Eventuell zeigt sich hier eine Umstellung in der zahnärztlichen Therapie in Richtung Überkronung. Kronen gehen mit einem hohen Wert von 4 (Frontzähne) bzw. 5 (Seitenzähne) in den DMF-S-Index ein, ohne dass sich die kariöse Grunderkrankung geändert hat. Fasst man die Daten für die Erwachsenen zusammen, so ergeben sich folgende Daten:

- der DMF-T-Wert beträgt 16,1
- der DMF-S-Wert beträgt 54,7.

0,8% der 35- bis 44-Jährigen haben naturgesunde Gebisse (DMF-T = 0). 50,3% der untersuchten Erwachsenen vereinigen 64,8% aller DMF-Zähne auf sich. Somit ist eine mäßige Polarisierung des Kariesbefalls zu erkennen. Das ändert sich jedoch, wenn man nur den Anteil **sanierungsbedürftiger** Zähne (D-T-Komponente) herausgreift. 23,6% der Erwachsenen weisen sämtliche sanierungsbedürftigen Kariesläsionen auf. Mit durchschnittlich 92,5% ist ein hoher Sanierungsgrad bei den Erwachsenen festzustellen. Erstmals wurden in der IDZ-Studie auch kariöse Initialläsionen erfasst. So weisen durchschnittlich 2,3 Zähne bereits demineralisierte Schmelzareale auf. 70% der untersuchten Erwachsenen weisen mindest eine kariöse Initialläsion auf. Hier wird genau wie bei den Jugendlichen deutlich, dass ein hoher Bedarf nach präventiver Betreuung besteht, damit diese Läsionen sich nicht zu manifesten, bis in das Dentin reichenden Kavitäten entwickeln.

65- bis 77-Jährige

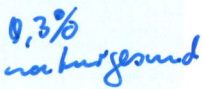
0,3% naturgesund

Bei **Senioren** (65- bis 77-Jährige) lässt sich im Vergleich zu früheren Untersuchungen mit einem DMF-T-Wert von 23,6 und einem DMF-S-Wert von 102,8 ein unverändert hoher Kariesbefall feststellen. Dabei macht die Einzelkomponente „extrahierte Zähne" (M-T) mit 17,6 den größten Anteil aus. Nur 0,3% der Senioren besitzen ein naturgesundes Gebiss. Der Sanierungsgrad beträgt bei bezahnten Senioren 93,2%. 10% der vorhandenen Zähne weisen eine Initialkaries auf. Dieser Wert weist darauf hin, dass bei den Senioren von einer erheblichen präventiven Unterversorgung ausgegangen werden muss.

Zur eingehenden Beschäftigung mit den epidemiologischen Daten zur Mundgesundheit in Deutschland sei an dieser Stelle auf weiterführende Literatur verwiesen.

**Epidemiologie der Wurzelkaries.** Wurzelkaries nimmt ihren Ausgang an Zement- bzw. Dentinoberflächen frei liegender Zahnhälse. Liegt eine Wurzeloberflächenkaries subgingival, so ist sie meistens mit einer Gingivahypertrophie vergesellschaftet, d.h., sie hat dann ihren Ausgang supragingival genommen und ist erst sekundär von Gingivagewebe überdeckt worden.

Die Wurzelkariesprävalenz korreliert mit der Anzahl derartiger „Risikoflächen". Bei älteren Menschen liegen aufgrund physiologischer Atrophievorgänge mehr Wurzeloberflächen frei als bei jüngeren Menschen. Daher ist die Wurzelkaries hier wesentlich häufiger als im jüngeren Lebensalter. Wenn zukünftig aufgrund präventiver Interventionen mit zunehmendem Alter vermehrt Zähne im Mund verbleiben, dann nimmt die Anzahl der Zahnflächen zu, die an Wurzelkaries erkranken können.

Meistens wird die Wurzelkariesmorbidität (in Prozent) auf die Anzahl der untersuchten Probanden bezogen angegeben. Man findet jedoch auch in Anlehnung an den DMF-S-Wert für koronale Karies die Angabe als durchschnittlichen oder prozentualen **RDF-Wert** (R = Root, D = Decayed, F = Filled; Abb. 2-14).

Diese Angaben sind jedoch ungenau, da viele Untersuchungsparameter nicht mit eingehen. Zudem werden bei diesem Index auch alle Zähne berücksichtigt, die keine frei liegenden Wurzeloberflächen besitzen. Nach KATZ (1990) sollten in epidemiologischen **Gesichtspunkte** Studien zur Wurzelkariesprävalenz bzw. -inzidenz folgende **Gesichtspunkte** beachtet werden:

- Unterscheidung in aktive und inaktive Wurzelkaries.
- Die koronale Karies ist unbedingt gesondert zu erfassen.
- Koronale Restaurationen, die in den Wurzelbereich extendieren, sind nur dann als gefüllte Wurzeloberfläche zu erfassen, wenn sie die Schmelz-Zement-Grenze mindestens 3 mm überschreiten.
- Kronen, die im Wurzelbereich enden, werden nicht als gefüllte Wurzelflächen gezählt.
- Eine Füllung im Wurzelbereich ist mehrflächig, wenn sie mindestens ein Drittel von zwei aneinander grenzenden Flächen einnimmt.
- Sekundärkaries an Füllungs- und Kronenrändern wird gesondert erfasst. Sie wird nicht zur Wurzeloberflächenkaries gezählt.
- Die so gewonnenen Daten beziehen sich auf frei liegende Wurzeloberflächen, d.h. Risikoflächen.

**Erhebungs-problematik** Probleme ergeben sich jedoch auch bei Berücksichtigung dieser Prämissen. So lässt sich bei reinen Prävalenzstudien nicht immer feststellen, ob eine gefüllte Wurzelfläche vorher kariös war oder ob eine Erosion bzw. Zahnbürstenabrasion der Grund für eine

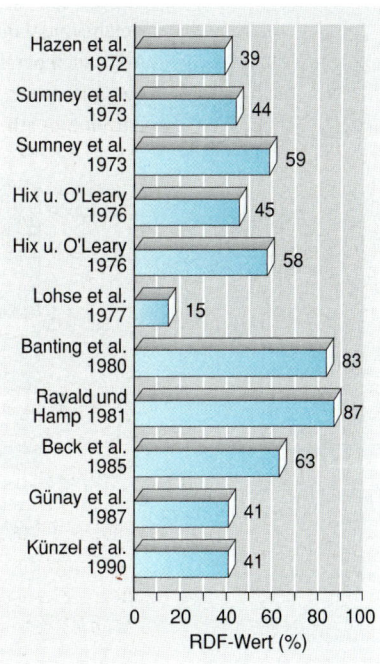

**Abb. 2-14** Untersuchungen zur Wurzelkariesprävalenz. Aufgrund der unterschiedlichen Struktur der untersuchten Bevölkerungsgruppen resultieren erhebliche Unterschiede (zwischen 15 und 87%). Der RDF-Wert (Anzahl der kariösen und gefüllten Wurzelflächen) in Prozent der untersuchten Zähne berücksichtigt nicht die Risikoflächen (surfaces at risk) und ist daher ungenau, da die Wurzeloberflächen aller vorhandenen Zähne mit eingehen. Ältere Patienten besitzen jedoch oft weniger Zähne als junge Patienten, sodass hier hohe Prozentzahlen resultieren, obwohl tatsächlich genauso viele Wurzeloberflächen erkrankt sind wie bei jüngeren Patienten (nach GEURTSEN und HEIDEMANN 1993).

Restauration war. Hier liefern ausschließlich Inzidenzstudien verlässliche Daten. Ein international anerkannter Index, der die Anzahl vorhandener freier Wurzeloberflächen (surfaces at risk) berücksichtigt, ist der **Root-Caries-Index (RCI)** nach KATZ (1982). Er errechnet sich nach folgender Formel

$$\frac{RD + RF}{RD + RF + RN} \times 100,$$

wobei RN als gesunde frei liegende Wurzeloberfläche (sichtbare Wurzeloberfläche apikal der Schmelz-Zement-Grenze), RD als kariöse frei liegende Wurzeloberfläche und RF als gefüllte frei liegende Wurzeloberfläche definiert ist (Abb. 2-15).

> **Merke** Der RCI drückt also das Verhältnis von erkrankten und sanierten Wurzeloberflächen zur Anzahl frei liegender Flächen als Prozentwert aus.

**Ursachen** Alle Untersuchungen zur Wurzelkariesprävalenz zeigen, dass ihre Entstehung an die allgemein bekannten Faktoren der Kariesätiologie gebunden ist. Speziell der häufige Konsum niedermolekularer Kohlenhydrate korreliert mit einem erhöhten Wurzelkariesrisiko. Außerdem korrelieren eine hohe koronale Kariesprävalenz und gingivaler Attachmentverlust sowie eine niedrige Zahnputzfrequenz und ein unregelmäßiger Zahnarztbesuch mit einer erhöhten Wurzelkariesprävalenz.

Zusätzlich kann es bei älteren Menschen aus unterschiedlichen Gründen zu einer Verminderung des Speichelflusses und damit verbunden zum Verlust der Schutzwirkung des Speichels kommen (z.B. Allgemeinerkrankungen, Medikamente, hormonelle Veränderungen u.a.).

Auch Patienten, die im Kiefer-Gesichtsbereich eine Strahlentherapie erhalten, leiden oft unter extremer Mundtrockenheit (Xerostomie). Nach Radiatio wird häufig ein rapider Anstieg der Wurzelkaries beobachtet, da diese Patienten, zusätzlich zur fehlenden Schutzwirkung des Speichels, aufgrund einer bestehenden Mukositis überwiegend weiche und damit klebrige Nahrung aufnehmen.

Aber auch bei jüngeren Patienten lässt sich, wenn auch weniger häufig, Wurzelkaries diagnostizieren. Der Grund für frei liegende Wurzeloberflächen sind hier meistens Parodontopathien mit entsprechendem Attachmentverlust.

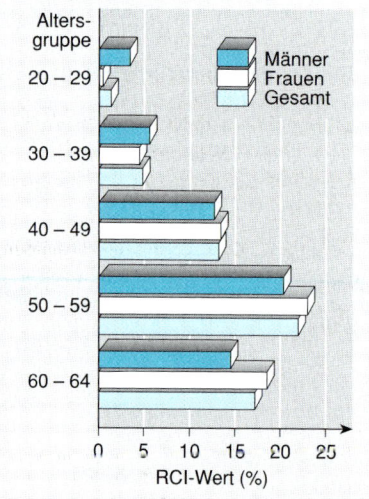

**Abb. 2-15** Wurzelkaries bei 437 Patienten verschiedener Altersgruppen. Der RCI (Root Caries Index) berücksichtigt die Risikoflächen (Erklärung im Text). Es wird deutlich, dass mit zunehmendem Alter die Wurzelkariesprävalenz zunimmt. Die Abnahme bei den 60- bis 64-Jährigen kann mit einer Zunahme des Zahnverlustes erklärt werden (nach KATZ et al. 1982).

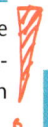

> **Merke** Zur Diagnostik der approximalen Wurzelkaries reicht oft die klinische Untersuchung nicht aus. Die röntgenologische Diagnostik ist jedoch problematisch und führt meist erst zum richtig positiven Ergebnis, wenn die Karies sich bereits im fortgeschrittenen Stadium befindet.

**Studienergebnisse**

Es gibt eine Reihe von Untersuchungen zur Prävalenz der Wurzelkaries. Diese Untersuchungen wurden jedoch bei definierten kleinen Gruppen durchgeführt, sodass die Ergebnisse sich nur bedingt auf die Gesamtbevölkerung eines Landes übertragen lassen. Mit der Dritten Deutschen Mundgesundheitsstudie des IDZ liegen erstmals repräsentative Daten zum Wurzelkariesbefall bei Erwachsenen und Senioren vor (Tab. 2-7).

Der RCI-Wert der untersuchten **35- bis 44-Jährigen** beträgt 9,9%. Er liegt in Ostdeutschland mit 16,0% fast doppelt so hoch wie in Westdeutschland (8,5%).

Bei 11,8% ließ sich mindestens eine kariöse oder gefüllte Wurzeloberfläche diagnostizieren. Die Wurzelkaries ist bei Männern (15,1%) häufiger anzutreffen als bei Frauen (8,4%). Ein hoher DMF-T-Wert korreliert mit einer hohen Wurzelkariesprävalenz. Diese Korrelation lässt sich mit mangelndem Präventionsverhalten bei den entsprechenden Personen erklären.

Bei Senioren (**65–74 Jahre**) beträgt der RCI-Wert 12,6%. Dabei sind keine auffälligen Unterschiede zwischen Ost- und Westdeutschland festzustellen. Erneut ist der RCI-Wert jedoch bei Männern mit 20,3% deutlich höher als bei Frauen (12,0%) und korreliert auch bei den Senioren mit dem DMF-T.

**Tabelle 2-7** RCI-Werte bei Erwachsenen (a: 35 bis 44 Jahre) und Senioren (b: 65 bis 74 Jahre) (nach Schiffner und Reich 1999).

| | Gesamt | Deutschland | | Geschlecht | |
|---|---|---|---|---|---|
| | | Ost | West | Männlich | Weiblich |
| a) | n = 422 | n = 79 | n = 343 | n = 222 | n = 200 |
| | 9,9% | 16,0% | 8,5% | 10,4% | 9,3% |
| b) | n = 792 | n = 143 | n = 649 | n = 361 | n = 431 |
| | 12,6% | 13,4% | 12,4% | 15,3% | 10,3% |

## Mundgesundheit im internationalen Vergleich

Die WHO hat für Zwölfjährige Kategorien des Kariesbefalls definiert (Tab. 2-8). Bezieht man die zuletzt erhobenen Daten auf Deutschland (IDZ-Studie, DAJ-Studie), so kann man den Schluss ziehen, dass in Deutschland bei Zwölfjährigen ein niedriger Karies-

**Tabelle 2-8** Klassifizierung des Kariesbefalls bei Zwölfjährigen durch die WHO (1984).

| DMF-T | Beurteilung |
|---|---|
| < 1,2 | Sehr niedrig |
| 1,2–2,6 | Niedrig |
| 2,7–4,4 | Moderat |
| 4,5–6,5 | Hoch |
| > 6,5 | Sehr hoch |

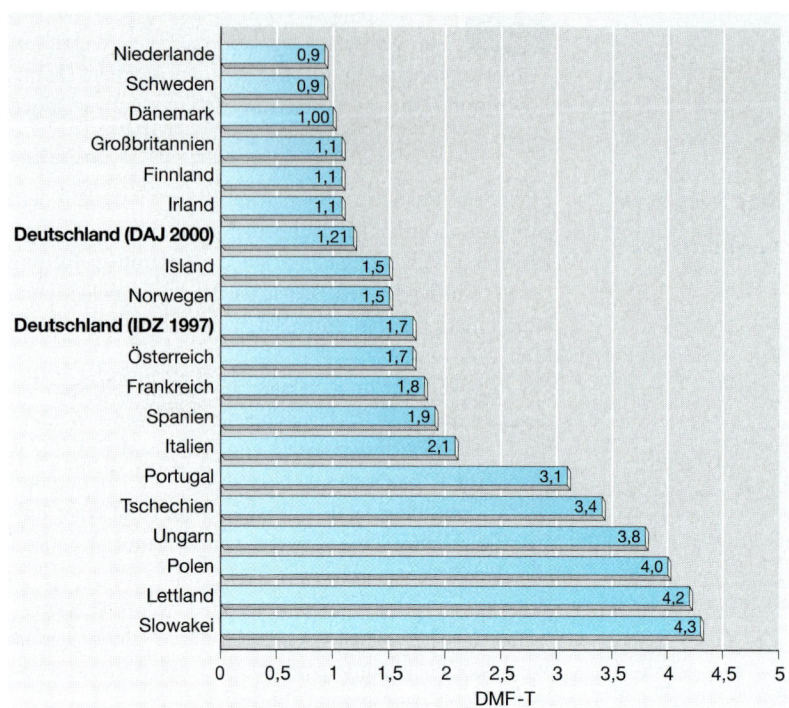

**Abb. 2-16** Mittlere DMF-T-Werte bei Zwölfjährigen in Europa (WHO Global Oral Data nach PIEPER 2000).

befall vorliegt. Das wird auch beim direkten Vergleich mit anderen Ländern, für die repräsentative Daten vorliegen, deutlich (Abb. 2-16).

**Europa**
Ein Vergleich der Kariesprävalenz verschiedener **europäischer Länder** muss jedoch berücksichtigen, dass das Datenmaterial unter sehr unterschiedlichen Bedingungen gesammelt wurde. Mit einem DMF-T < 2 ist das WHO-Ziel für europäische Länder in Deutschland jedenfalls erreicht. Ein wichtiges Ergebnis sollte nicht unerwähnt bleiben. Sowohl im Milchgebiss als auch im bleibenden Gebiss ist in Ländern mit niedriger Kariesprävalenz (d.h. DMF-T-Wert < 2) seit Beginn der 90er-Jahre nur noch eine unwesentliche Kariesreduktion zu verzeichnen. Die Polarisierung des Kariesbefalls und die große Zahl kariöser Initialläsionen verdeutlichen zudem, dass noch ein erheblicher präventiver Interventionsbedarf vorhanden ist, um die Mundgesundheit zu verbessern.

Für Erwachsene (35 bis 44 Jahre) lassen sich die Zahlen internationaler Studien kaum vergleichen, da unterschiedliche Untersuchungskriterien angelegt wurden. Die vorhandenen Studien zeigen bei koronaler Karies eine Schwankungsbreite von 13,1 bis 20,1 DMF-T. Deutschland liegt mit einem DMF-T-Wert von 16,1 im Mittelfeld. Auch bei Senioren lässt sich nur eine grobe Schätzung angeben. Mit 23,6 DMF-T liegt Deutschland erneut im europäischen Mittelfeld (Schwankungsbreite: 22–27 DMF-T). Für die Wurzelkaries lassen die vorhandenen Studien keine Vergleichbarkeit zu.

**Entwicklungs-**
**länder**
Die Kariesprävalenz ist in **Entwicklungsländern** unterschiedlich hoch. Während sie in einigen Ländern sehr niedrig ist, steigt sie mit zunehmender wirtschaftlicher Entwicklung (sog. Schwellenländer) an. Dies wird auf eine Zunahme des Zuckerkonsums bei gleichzeitig mangelhafter zahnärztlicher Versorgung und fehlenden Präventions-

maßnahmen, z.B. Fluoridierung, zurückgeführt. In den Industrienationen sinkt die Kariesrate zwar, hier gilt es aber besonders, die Patienten mit erhöhtem Kariesrisiko zu erkennen und intensivprophylaktisch zu betreuen.

Neben Prophylaxemaßnahmen gibt es natürlich auch andere Einflüsse auf die Kariesmorbidität. So werden z.B. bevölkerungsspezifische Anlagen berichtet, sie sind jedoch fraglich. Wahrscheinlich sind hier eher die wirtschaftlichen, sozialen und kulturellen Faktoren maßgebend.

**Familiäre Faktoren**

Feststellbar sind **familiäre Faktoren.** Kinder von Eltern mit geringem Kariesbefall weisen i.d.R. weniger Karies auf als der Durchschnitt ihrer Altersgruppe. Genetische Faktoren wie Zahnmorphologie, Okklusion, Speichelzusammensetzung u.a. spielen sicherlich eine Rolle bei der Kariesentstehung. Sie werden jedoch durch Umweltfaktoren wie Ernährung, Zahnpflege u.a. signifikant überlagert, sodass sie in epidemiologischen Studien kaum Berücksichtigung finden.

Für alle Zähne gibt es gleichermaßen nach dem Zahndurchbruch eine Periode der erhöhten Kariesanfälligkeit. Diese nimmt je nach Zahn zwei bis vier Jahre nach Zahndurchbruch wieder ab. Dieses Phänomen wird mit der posteruptiven Schmelzreifung und dem damit verbundenen erhöhten Fluorideinbau in die Zahnoberfläche erklärt.

Auch die einzelnen Zähne zeigen unterschiedliche Kariesanfälligkeiten. Am stärksten gefährdet sind die ersten und zweiten Molaren (hier speziell die Fissuren). Es folgen die oberen Prämolaren, der zweite untere Prämolar, die oberen Schneidezähne, die oberen Eckzähne, der erste untere Prämolar, die unteren Schneidezähne und der untere Eckzahn.

In den westlichen Industrienationen findet man bereits bei 1–5% der Einjährigen kariöse Defekte der Milchzähne. Am Ende des zweiten Lebensjahres hat sich die Anzahl der kleinen Patienten mit kariösen Zähnen bereits verdoppelt. Mit fünf Jahren findet man dann bei 57% der Kinder kariöse Läsionen. Ähnlich wie im permanenten Gebiss dominiert zuerst die Fissurenkaries. Mit zunehmendem Alter nehmen jedoch auch im Milchgebiss die approximalen Kariesläsionen zu.

## 2.2 Erosion

 Erosionen entstehen durch häufige direkte Säureeinwirkung auf saubere Zahnhartsubstanzen.

**Entstehungsmechanismen**

Die Säuren lösen die Zahnoberfläche durch Demineralisation auf. Ist die Säureeinwirkung kurz und selten, kann die Zahnoberfläche durch die Mineralien des Speichels weitgehend natürlich remineralisiert werden, und es entsteht kein bleibender Defekt. Bei längerer und/oder häufiger Säureeinwirkung, vor allem durch starke Säuren, entstehen irreversible Zahnhartsubstanzverluste. Durch saure Chelatbildner (z.B. Zitrat) kann zusätzlich die natürliche Remineralisation durch den Speichel vermindert sein. Erosionen entstehen im Gegensatz zu kariösen Läsionen nicht durch die Stoffwechseltätigkeit oraler Mikroorganismen.

**Epidemiologie**

Es gibt nur sehr wenige epidemiologische Erhebungen zur Prävalenz oder Inzidenz von Erosionen. Die Morbidität wird mit 18–50% angegeben.

**Früh-/Spätläsionen**

Man unterscheidet **Frühläsionen** von **Spätläsionen.** Die Frühläsion ist klinisch schwer diagnostizierbar. Die typische Schmelzstruktur ist dabei verändert. So fehlen auch beim Jugendlichen in diesem Bereich die Perikymatien. Der Zahnschmelz sieht glatt und matt glänzend aus. Bei der Spätläsion ist bereits das Dentin frei gelegt.

**Progredienz**

Ein weiteres Unterscheidungskriterium ist die **Progredienz**. Es gibt ruhende, latente und aktive progrediente Formen. Bei **aktiven,** progredienten Läsionen laufen die Schmelzränder gegen das frei gelegte Dentin flach aus, und die Oberfläche weist histologisch eine Honigwabenstruktur auf, die an das Ätzmuster erinnert, welches bei der Schmelz-Ätz-Technik entsteht (s. Kap. 6.1.3). Bei der **ruhenden** Läsion findet man häufig wulstige Schmelzränder, und die Honigwabenstruktur fehlt.

Die erosiven Zahnhartsubstanzveränderungen werden nach ECCLES (1979) klinisch in drei **Kategorien** unterteilt:

**Kategorien**

- Klasse I: Oberflächliche Läsionen, ausschließlich im Schmelz.
- Klasse II: Lokalisierte Läsionen mit Dentinbeteiligung. Das frei liegende Dentin nimmt weniger als ein Drittel der Gesamterosionsoberfläche ein.
- Klasse III: Generalisierte Läsionen. Die Dentinbeteiligung beträgt mehr als ein Drittel der Gesamtläsionsoberfläche.

Die Frühläsion entspricht demnach Stadium I, die Spätläsion den Stadien II und III.

Der erosionsbedingte Zahnhartsubstanzverlust ist für die Patienten primär nicht sichtbar. Erst im fortgeschrittenen Stadium mit Dentinfreilegung kann sich die Erosion durch exogen mit der Nahrung zugeführte Farbstoffe verfärben und als ästhetisch störend empfunden werden. Zu Schmerzsensationen kommt es meistens erst mit zunehmender Defekttiefe im Dentin, dabei wechseln sich oft Schmerzintervalle (aktive Phase) mit schmerzfreien Intervallen (ruhende Läsion) ab. Befinden sich Erosionen im Kauflächenbereich der Zähne, wird der Zahnhartsubstanzverlust durch Attrition und Abrasion beschleunigt.

**Ursachen**

Die **Säureexposition** kann verschiedene Ursachen haben (Abb. 2-17). Selten sind industriell bedingte Säuredämpfe. Exzessiver Konsum säurehaltiger Fruchtsaftgetränke, Sportlergetränke, Limonaden (z.B. Cola-Getränke), Jogurt und anderer säurehaltiger Lebensmittel (z.B. Ascorbinsäure, Essig, Fruchtbonbons) sind häufige Ursachen von Erosionen. Werden Zitrusfrüchte mehr als zweimal täglich konsumiert, steigt das Erosionsrisiko um das 30- bis 40fache.

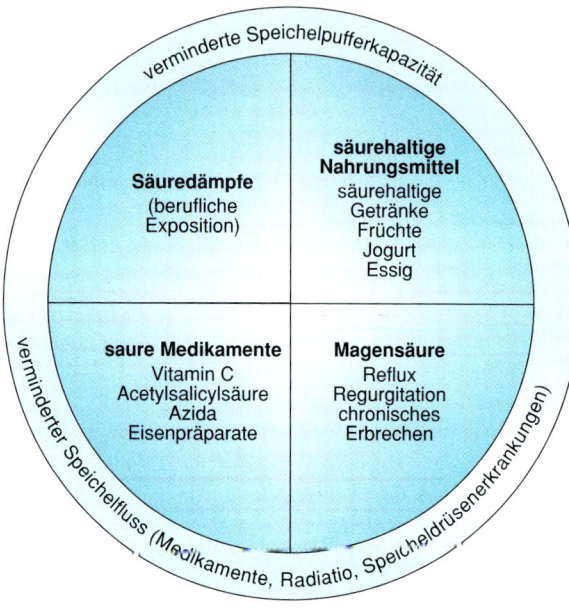

**Abb. 2-17** Ursachen von Erosionen (nach HICKEL 1993).

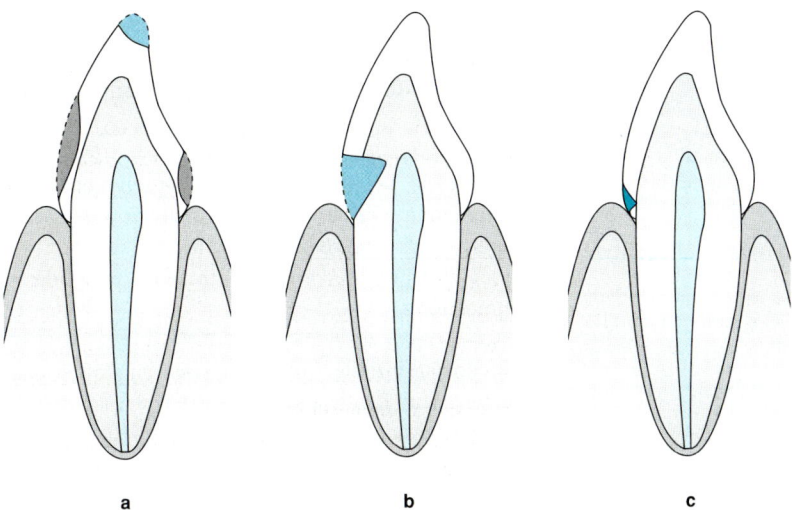

a                                    b                                    c

**Abb. 2-18** Schematische Darstellung der unterschiedlichen Morphologie von erosiven Schmelzdefekten (a), keilförmigen Defekten (b) und initialen kariösen Läsionen im Zahnhalsbereich (c) (nach BINUS et al. 1987).

Speziell bei Menschen, die sich „gesund" ernähren wollen und gleichzeitig eine **exzessive Mundhygiene** bei falscher Putztechnik betreiben, werden Zahnhartsubstanzdefekte beobachtet, die primär auf Erosionen zurückzuführen sind. Diese sind dann aber durch die Zahnputzabrasion überlagert und weisen mehr die Charakteristika eines keilförmigen Defekts auf (Abb. 2-18).

Aber auch **häufiges Erbrechen** des sauren Mageninhaltes, z.B. bei Ess-Störungen (Bulimie), Schwangerschaft und Alkoholismus, führt zu erosiven Veränderungen der Zahnhartsubstanzen. Die Adhärenz einer Säure bzw. eines Chelatbildners auf der Zunge oder an den Schleimhäuten kann eine lang andauernde erosive Wirkung auf die Glattflächen der Zähne zur Folge haben. Unter normalen physiologischen Bedingungen wird die Säure durch den Speichel rasch (innerhalb von ca. zehn Minuten) eliminiert. Dabei verbleibt nach exogener Säurezufuhr der pH-Wert an der Zungenspitze nur zwei Minuten im extrem sauren Bereich. Sind die Speichelfließrate, die Speichelpufferkapazität und der Speichel-pH-Wert jedoch reduziert, so erhöht sich damit das Erosionsrisiko.

> **Merke** Dem Speichel kommt eine entscheidende Bedeutung bei der Entstehung erosiver Veränderungen zu. Sowohl qualitative als auch quantitative Speicheldefizite begünstigen das Entstehen einer Erosion.

**Lokalisationen** Das Auftreten von Erosionen ist unabhängig vom Alter und Geschlecht der Patienten. Die Läsionen können jedoch in Abhängigkeit von der Ursache unterschiedlich lokalisiert sein. So sind Erosionen bei Patienten mit häufigem Erbrechen primär an den Palatinalflächen der Oberkieferfrontzähne lokalisiert. Später findet man sie auch auf den Okklusalflächen der Seitenzähne.

Nach dem exzessiven Genuss säurehaltiger Nahrungsmittel werden generalisierte Erosionen diagnostiziert. Besonders betroffen sind häufig die Bukkalflächen und im Oberkiefer die Labial- und Palatinalflächen.

Bei beruflicher Exposition kommt es meistens zu erosiven Veränderungen an den Labialflächen der Frontzähne. Erosionen beginnen bei Patienten mit keiner oder geringgradiger Gingivaretraktion auf den Glattflächen oberhalb des Zervikalbereichs der Zähne.

> **Merke** Die bei den meisten Patienten vorhandenen zervikalen Plaqueansammlungen scheinen die Demineralisation des Zahnschmelzes durch exogene Säuren zu verhindern. Ein typisches Merkmal leichter und mittelschwerer Erosionen ist daher das Vorhandensein einer mehr oder weniger intakten zervikalen Schmelzzone.

Okklusale und inzisale Erosionen weisen im Höcker und Inzisalbereich dellenartige Vertiefungen im Dentin auf. Diese entstehen wahrscheinlich in Verbindung mit Attrition und Abrasion. Im Gegensatz zu Schliff-Facetten zeigen Erosionen jedoch keine scharf begrenzten oder ausgezackten Begrenzungen.

## 2.3 Mechanische Abnutzung der Zähne

### 2.3.1 Keilförmiger Defekt

 Der keilförmige Defekt ist primär im Zahnschmelz lokalisiert, und zwar meistens im labialen und bukkalen, zervikalen Bereich der Schneidezähne, Eckzähne und Prämolaren, wobei die ersten Prämolaren sehr häufig betroffen sind.

Keilförmige Defekte ähneln bei oberflächlicher Betrachtung morphologisch den Erosionen.

Nach SCHRÖDER entsteht der keilförmige Defekt meist in unmittelbarer Nähe der **Schmelz-Zement-Grenze.**

**Form** Die **Form** des keilförmigen Defekts ist im Zahnlängsschnitt annähernd dreieckig (s. Abb. 2-18) mit einer kurzen Fläche im koronalen Bereich.

Die Einkerbung reicht manchmal bis tief in das Dentin und besitzt eine glatte, glänzende Oberfläche. Dabei ist der koronale Schmelz manchmal leicht unterminiert. Im Dentin lassen sich mikroskopisch häufig horizontale Rinnen und Schleifspuren erkennen. Die koronale frei liegende Dentinfläche weist eher offene, die zervikale eher geschlossene Dentintubuli auf.

**Ätiologie** Die Ätiologie der keilförmigen Defekte ist bisher nicht abschließend geklärt. So wird ein **mechanisch-abrasiver Vorgang** als Ursache angegeben. Durch falsche Zahnputztechnik (horizontales Schrubben) und Verwendung stark abrasiver Zahnpasta kommt es demnach zur Entstehung des Defektes. Schon vorhandene Erosionen oder inaktive kariöse Läsionen im Zahnhalsbereich begünstigen diesen Vorgang, da hier die Zahnhartsubstanzen bereits oberflächlich demineralisiert („erweicht") sind.

Als weiterer kausaler Faktor kommt eine **Fehlbelastung** der betroffenen Zähne in Betracht (stress- oder anders bedingtes häufiges Zähneknirschen, okklusale Störkontakte, Balancehindernisse u.a.), die zu einer Biegebelastung oder Zugbelastung im Bereich der Zahnhälse führt (Drehpunkt des Zahnes). Durch extreme mechanische Überbelastung kommt es dann in diesem Bereich zu mikroskopisch oder makroskopisch sichtbaren Schmelzaussprengungen. Es soll dabei auch zu Veränderungen in der Kristallstruktur des Schmelzes mit nachfolgend erhöhter Löslichkeit kommen.

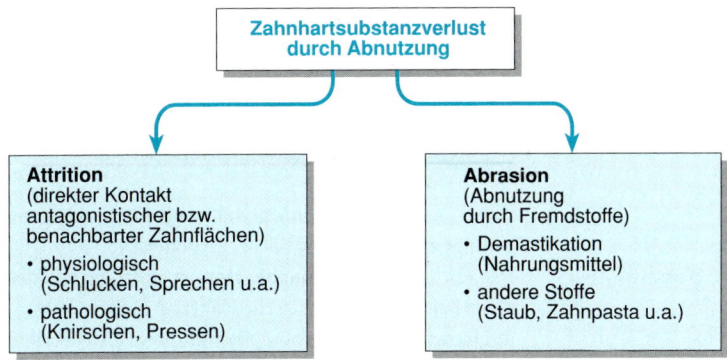

**Abb. 2-19**   Verschiedene Formen der Zahnabnutzung (nach HICKEL 1993).

Die mechanische Abnutzung der Zähne geschieht durch Attrition und Abrasion (Abb. 2-19).

## 2.3.2 Attrition  =) Bruxismus

> Attrition ist definiert als Abrieb der Zahnhartsubstanzen durch direkten Kontakt antagonistischer oder benachbarter Zahnflächen.

**Ursachen**   Die antagonistischen Zahnkontakte entstehen beim Kauen, Schlucken usw. (ca. 1500-mal/Tag). Attrition ist somit eine spezielle, physiologische Form der Abrasion mit meist geringem Zahnhartsubstanzverlust.

**Folgen**   Mit zunehmendem Alter treten die **Folgen** der Attrition jedoch deutlich zutage. Durch physiologische Zahnbeweglichkeit kommt es auch im Approximalbereich zum Abrieb benachbarter Zahnflächen. Dadurch werden die primär vorhandenen „punktförmigen" Approximalkontakte flächenförmiger. Durch gleichzeitige Mesialwanderung (8–10 mm in 40 Lebensjahren) der Zähne kommt es zur Verstärkung des Approximalkontakts.

Eine Reihe von **Faktoren** führt jedoch zu wesentlich ausgeprägteren pathologischen Abnutzungserscheinungen der Zahnhartsubstanzen. So verleiten psychogene Ursachen wie Stress, Ärger u.a. Patienten zu häufigen und lang anhaltenden Zahnkontakten (Parafunktionen), die oft mit Knirschen und Pressen (Bruxismus) verbunden sind.

Aber auch falsch gestaltete Kauflächen zahnärztlicher Restaurationen (z.B. Vorkontakte, Balancehindernisse) sind ausgeprägte Triggerfaktoren für Abnutzungsvorgänge. Außerdem sind neuromuskuläre Störungen im Kiefer-Gesichtsbereich sowie Stellungsanomalien der Zähne ätiologische Faktoren für pathologische Abnutzungserscheinungen an den Zähnen.

**Klinik**   Klinisch erkennt man an den Zähnen anfangs im Zahnschmelz, später auch im frei gelegten Dentin glatte, plane Flächen **(Schliff-Facetten)**, die teilweise auch winklig aufeinander stehen und nach koronal scharfkantig begrenzt sind. Bei Lateralbewegungen des Unterkiefers gleiten die Antagonisten genau auf diesen Flächen aneinander vorbei. Sind die Abnutzungsvorgänge stark ausgeprägt, so gehen erhebliche koronale Anteile der entsprechenden Zähne verloren, die durch sog. **okklusale Drifts** (Herauswachsen der Zähne aus den Alveolen bis zum erneuten Zahnkontakt) ausgeglichen werden.

### 2.3.3 Abrasion

 Obwohl es sich bei den genannten Abnutzungsvorgängen durchaus auch um abrasive Vorgänge handelt, ist Abrasion als Zahnhartsubstanzverlust definiert, der durch Fremdkörperabrieb verursacht wird.

Dieser Abrieb kann durch Nahrungsmittel erfolgen (Demastikation) oder berufsbedingt sein (z.B. Staub bei Bergarbeitern).

**Demastikation** Der Abrieb durch **Demastikation** ist abhängig von der Abrasivität der täglichen Nahrung. Bei Naturvölkern ist die Nahrung meistens abrasiver als in Industrieländern mit moderner Zivilisationskost (Hamburger, Fertiggerichte).

**Habits** Davon müssen sog. „**Habits**" abgegrenzt werden. Es handelt sich hierbei um gewohnheitsmäßiges Aufbeißen auf Gegenstände (z.B. Fäden bei Schustern und Schneidern) oder das häufige Halten von Gegenständen (z.B. Pfeife, Kugelschreiber, Nägel) mit immer den gleichen Zähnen. Derartige Abrasionen werden auch **Usuren** genannt.

**Mundhygiene-maßnahmen** Neben den genannten Abrasionsvorgängen gibt es Abrasion durch **Mundhygiene-maßnahmen**. Wie bereits oben erwähnt, sind dabei Zahnpasten mit stark abrasiven Putzkörpern in Verbindung mit falscher Putztechnik die Hauptursache. Aber auch die Verwendung anderer abrasiver Substanzen für die Mundhygiene, wie z.B. Meersalz und Holzkohle, führen zu Abrasionen.

> **Merke** Attrition und Abrasion führen zusammen zu Zahnhartsubstanzverlusten.

So können im Lauf des Lebens die Perikymatien und der prismenfreie Schmelz verlorengehen. Die Zahnkronen können kürzer werden und Formveränderungen unterliegen.

## 2.4 Odontogene Resorptionen

 Neben der physiologisch stattfindenden Resorption der Milchzahnwurzeln durch die bleibenden Zähne gibt es sowohl im Milchgebiss als auch im bleibenden Gebiss andere, meistens pathologische Formen der Resorption.

Dabei spielt es keine Rolle, ob die betroffenen Zähne vital oder devital sind. Es können alle Zahnhartsubstanzen betroffen sein. Bei den pathologischen Resorptionsvorgängen unterscheidet man externe von internen Wurzelresorptionen (Abb. 2-20).

Sie entstehen durch dentoklastische (odontoklastische) und/oder osteoklastische Aktivität.

**Externe Wurzel-resorptionen** Die **externen Wurzelresorptionen** gehen vom **Desmodont** aus. Dentoklasten (mehrkernige Riesenzellen) entkalken die Wurzeloberfläche, lösen sie enzymatisch auf und phagozytieren losgelöste Partikel. Es entstehen Resorptionslakunen, die jedoch transient sein können und dann durch Einlagerung von Zahnzement repariert werden. Durch diesen Reparaturmechanismus kann es bei kleinen Lakunen zur Wiederherstellung der anatomischen Zahnform kommen. Derartige Vorgänge kommen aufgrund des physiologischen Zementumbaus regelmäßig vor. Oft wird jedoch nur die Funktion wiederhergestellt (Erneuerung des desmodontalen Faserapparates), und die Lakunen verbleiben röntgenologisch nicht sichtbar an der Wurzeloberfläche und können bei entzündlichen Parodontalerkrankungen mit Mikroorganismen besiedelt sein, die zu Rezidiven beitragen.

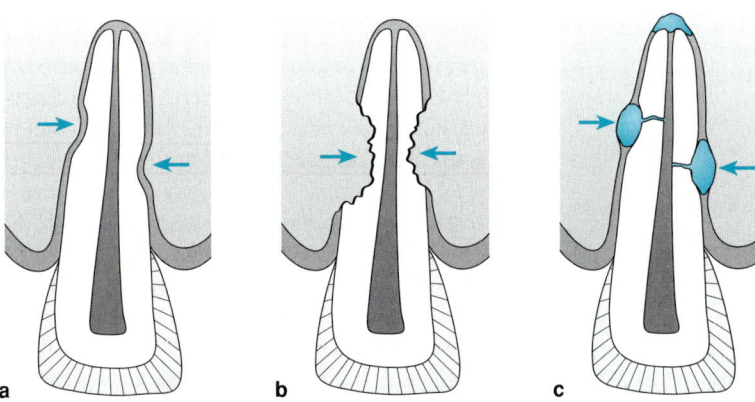

2

**Abb. 2-20** Schematische Darstellung der verschiedenen Formen externer odontogener Resorptionen:
a) Oberflächliche, flache externe Resorption mit deutlich erkennbarem Desmodontalspalt.
b) Tiefe externe Substitutionsresorption mit Ankylose.
c) Entzündlich bedingte, schüsselförmige externe Resorption.

Pathologische Wurzelresorptionen lassen sich erst ab einer bestimmten Größe (2 mm ⌀, 1 mm Tiefe) röntgenologisch diagnostizieren. Ätiologisch kommen Traumata, Luxationen, Replantationen, periapikale und parodontale Entzündungen, orthodontische Behandlung u.a. in Betracht. Resorptionen werden klinisch selten bemerkt, da sie ohne erkennbare Schmerzsymptomatik auftreten.

**Formen der externen Resorption**

Nach ANDREASEN (1988) gibt es vier Formen der externen Resorption:

- **Oberflächliche, flache Resorption an der lateralen oder/und apikalen Wurzeloberfläche.** Die laterale Form ist teilweise oder vollständig reversibel. Sie betrifft impaktierte Zähne, Zähne mit akuten Parodontalerkrankungen bei gleichzeitigem raschem Knochenabbau. Sie kommt auch nach Zahnluxation und Zahnreplantation vor. Auslösend sind lokalisierte Traumatisierungen des Desmodonts bzw. Aktivierung einzelner Dento- und Osteoklasten. Der Desmodontalspalt ist röntgenologisch durchgängig erkennbar. Die apikale Form kann zusätzlich zu diesen Entstehungsfaktoren bei periapikalen Entzündungsprozessen, orthodontischer Therapie und idiopathisch (meist bei mehrwurzeligen Zähnen) vorkommen. Die idiopathische Form der Resorption kann zur irreversiblen Verkürzung (1–4 mm) einzelner Wurzeln führen (selten bei Milchzähnen).

- **Tiefe Substitutionsresorption mit Ankylose.** Bei retinierten, ankylosierten Zähnen (speziell Milchmolaren), stark luxierten, replantierten und transplantierten Zähnen kommt es zu dieser nicht reversiblen Resorptionsform. Durch starke Traumatisierung wird das Desmodont devital. Osteoklasten resorbieren den benachbarten Knochen, das Wurzelzement und das Dentin. Osteoblasten ersetzen die resorbierte Zahnhartsubstanz durch Knochen. Es kommt zu einer Verbindung der Zahnhartsubstanz mit Knochen. Der entsprechende Zahn verliert seine physiologische Beweglichkeit.

- **Entzündlich bedingte, schüsselförmige Resorption.** Durch schwere Luxation, Re- und Transplantation mit nachfolgenden entzündlichen Reaktionen im periapikalen und pararadikulären Bereich und durch primäre periapikale Entzündungen kommt es zu diesen teilweise rasch fortschreitenden Resorptionen. Es kommt dabei zu schalen- bzw. schüsselförmigen Resorptionserscheinungen im Wurzeldentinbereich und evtl. im angrenzenden Knochen. Primär entstehen durch lokale Traumatisierung des Desmodonts oberflächliche, flache Resorptionen. Diese stehen über Dentinkanälchen mit einer infizierten, nekrotisierten Pulpa oder einer undichten Wurzelfüllung in Kontakt. Toxische Substanzen oder Bakterien treten dann aus dem Wurzelkanal in das laterale parodontale Gewebe aus und lösen dort eine Entzündung aus. Es kommt damit zur Aktivierung der resorbierenden Prozesse. Oft sind die Resorptionslakunen und die Knochendefekte von Granulationsgewebe ausgefüllt. Schon nach wenigen Monaten kann die Zahnwurzel vollständig aufgelöst sein.

- **Externes Granulom (cervical inflammatory root resorption).** Seltener peripherer parapulpärer Resorptionsprozess unbekannter Ätiologie. Das externe Granulom geht wahrscheinlich von chronisch entzündetem Gewebe in der parodontalen Tasche aus. Es handelt sich um wucherndes, gefäßreiches Granulationsgewebe, das Dentoklasten aktiviert und zu einer mottenfraßähnlichen Struktur im Läsionsbereich führt. Das Granulationsgewebe dringt nach einiger Zeit auch in die Pulpa ein. Wenn das externe Granulom die klinische Krone unterminiert, schimmert es ähnlich wie das interne Granulom rosa durch den Zahnschmelz. Differenzialdiagnostisch lässt es sich jedoch durch die Anfertigung einer mesial- und distalexzentrischen Röntgenaufnahme vom internen Granulom abgrenzen, welches dabei seine Form und Lage nicht verändert.

**Interne Wurzelresorption**

Die **interne (innere) Resorption** wird auch **internes Granulom** (Pulpitis chronica granulomatosa clausa) genannt. Sie geht vom Pulpagewebe des nicht eröffneten Pulpenkavums bzw. Wurzelkanals aus (s. Kap. 10.4).

**Milchzahnresorption**

Die **Milchzahnresorption** ist genetisch determiniert. Es ist jedoch bisher nicht geklärt, welche Vorgänge Wachstum und Durchbruch der Ersatzzähne einleiten und steuern. Die Milchzahnresorption findet primär in Bereichen statt, die den Zahnkronen des bleibenden Keims am nächsten liegen (Eckzähne – Wurzelspitze, Inzisivi – orale Seite des apikalen Wurzeldrittels, Milchmolaren – interradikulärer Raum). Die Knochenschicht zwischen Milchzahnwurzel und Zahnkeim wird abgebaut. Durch dentoklastische Tätigkeit kommt es zur lakunären Resorption. Aber auch lineare Resorption kommt gleichzeitig vor. Die Resorption der Milchzähne verläuft nicht kontinuierlich, sondern schubweise. In den Ruheperioden kommt es zu reparativen Vorgängen in Form von lamellenförmigen Zementauflagerungen. Die Milchzahnpulpa ist an den resorptiven Vorgängen nicht beteiligt.

## 2.5 Entwicklungsstörungen der Zähne

### 2.5.1 Erworbene Hypoplasien der Zahnhartsubstanzen

> Erworbene Hypoplasien entstehen präeruptiv während der Zahnhartsubstanzbildung. Da bei den bleibenden Zähnen mit dem achten Lebensjahr die präeruptive Schmelzentwicklung abgeschlossen ist, können Schmelzhypoplasien nur bis zu diesem Zeitpunkt entstehen.

#### *Schmelzhypoplasien*

**Ursachen**

Werden während der Schmelzentwicklung Ameloblasten beschädigt oder in ihrer metabolischen Aktivität gestört, so resultieren in der Regel irreversible Schmelzdefekte. Hierbei müssen allgemeine Störungen des Mineralstoffwechsels (meistens

Kalzium-Phosphat-Stoffwechsel) von lokalen Traumata (physikalisch, infektiös) unterschieden werden.

**Allgemeine Störungen des Mineralstoffwechsels** können durch Magen-Darm-Infektionen mit nachfolgenden Resorptionsstörungen (z.B. Salmonelleninfektion), allgemeine Infektionserkrankungen (z.B. Röteln, Lues), Stoffwechselstörungen (z.B. Hypovitaminosen A, C, und D), hormonelle Störungen (z.B. Hypoparathyreoidismus, mütterliche Diabetes) und andere schwerwiegende Allgemeinerkrankungen (z.B. Erythroblastom mit Kernikterus, Nephrosen, Down-Syndrom, Glutenzöliakie) verursacht werden. Auch durch die Einwirkung von Pharmaka (z.B. Tetrazyklin, Fluorid) können Schmelzhypoplasien entstehen. Unter dem Begriff Schmelzhypoplasien werden zahlreiche verschiedene Veränderungen der Zahnhartsubstanzen zusammengefasst.

**Klinik**    **Klinisch** erkennt man weiße oder gelblich-braun verfärbte Flecken, oft in Verbindung mit Opazitäts- und Formveränderungen der Zähne. Fleckige Veränderungen sind meistens ein Kennzeichen für Störungen während der Schmelzreifung.

**Formdefekte**    Treten **Formdefekte** auf, so ist häufig eine Störung der Schmelzbildung die Ursache. Langfristig einwirkende Noxen haben große, flächenförmige Defekte zur Folge, kurzfristige Einflüsse bewirken eher horizontale Furchen, Bänder oder Rillen.

**Schmelzflecken**    **Schmelzflecken** (Opazitätsveränderungen) wurden früher mit einem Index erfasst, der alle Hypoplasien unabhängig von der Entstehungsursache aufsummierte. Heute versucht man zwischen Schmelzflecken, die durch Fluorideinwirkung entstanden sind, und Hypoplasien, die andere Ursachen haben, zu unterscheiden. Tatsächlich lassen sich jedoch idiopathische Schmelzhypoplasien, deren Ursache nicht geklärt ist, klinisch nur schwer von fluoridinduzierten oder durch Allgemeinerkrankungen hervorgerufenen Schmelzopazitäten abgrenzen. Einziges klinisches Unterscheidungskriterium ist die Lokalisation. So findet man idiopathische Schmelzhypoplasien (unterschiedlich große, weiß-opake, flächenförmige Schmelzveränderungen) oft nur auf Einzelzähne begrenzt.

> **Merke**    Allgemeine Störungen des Mineralstoffwechsels haben symmetrisch verteilte Schmelzhypoplasien zur Folge; dabei bestimmen die Intensität, die Dauer und der Zeitpunkt der schädigenden Einwirkung Art und Form der Hypoplasien.

Im Folgenden werden die wichtigsten Ursachen für Schmelzhypoplasien beschrieben. Für detaillierte Ausführungen zu diesem Thema muss auf Lehrbücher der oralen Pathologie verwiesen werden.

**Hutchinson-Zähne**    Kommt es während der zweiten Hälfte einer **Schwangerschaft** zur Infektion des Fetus mit **Treponema pallidum** (konnatale Syphilis), so resultieren neben anderen Erkrankungen Strukturanomalien der bleibenden Schneidezähne und der Sechsjahrmolaren. Die Mikroorganismen verursachen eine Entzündung im Bereich des Schmelzorgans, und es kommt zur Verformung der Ameloblastenreihe bei diesen Zähnen. Da die Milchzahnkronen bereits partiell mineralisiert sind, hat die Erkrankung keinen Einfluss auf sie. Die oberen bleibenden mittleren Schneidezähne sind dann später tonnenförmig mit eingekerbter oder halbmondförmiger Einbuchtung der Schneidekante (**Hutchinson-Zähne**). Zusätzlich findet man an den Sechsjahrmolaren Hypoplasien. Die Höcker sind so verändert, dass sie als knospen- oder maulbeerförmige Molaren bezeichnet werden. Bei den infizierten Kindern findet man zudem eine Trübung der Hornhaut (Keratitis parenchymatosa) und Innenohrschwerhörigkeit (**Hutchinson-Trias**).

**Röteln** Erkranken Mütter in den ersten Schwangerschaftswochen an **Röteln,** kann es zu einem intrauterinen Infekt des Embryos kommen (Embryopathia rubeolosa). Neben einer Anzahl unterschiedlicher Erkrankungen (z.B. Katarakt, Mikrophthalmie, Innenohrschwerhörigkeit) werden später beim Kind auch mehr oder minder ausgeprägte Schmelzhypoplasien, Hypodontien, Veränderungen der Zahnmorphologie und verzögerter Milchzahndurchbruch beobachtet.

**Rhesusfaktor** Aufgrund der Inkompatibilität zwischen mütterlichem und väterlichem **Rhesusfaktor** entsteht am Ende einer Schwangerschaft oder während der Geburt beim Kind eine hämolytische Anämie (fetale Erythroblastose). Die dabei frei werdenden Blutfarbstoffe (Bilirubin, Biliverdin) reichern sich in den Zähnen an und führen neben Strukturveränderungen im Zahnschmelz auch zu Grün-, Grau- oder Gelbverfärbung der Zähne des Milch- und des bleibenden Gebisses.

**Tetrazykline** Die Anwendung von **Tetrazyklinen** während der Schwangerschaft und bei Kindern bis zum achten Lebensjahr führt bei Milchzähnen und im permanenten Gebiss zu grauen und gelben Verfärbungen, bei hohen Dosierungen auch zu hypoplastischen Veränderungen im Zahnschmelz. Die Verfärbung betrifft entweder einzelne Bereiche von Zähnen, die sich während der Applikation gerade in der Entwicklung befanden, oder die gesamte Zahnkrone. Tetrazykline bilden mit Kalzium komplexe Verbindungen und werden so während der Zahnhartsubstanzbildung irreversibel in den Zahnschmelz oder das Dentin eingelagert.

---

**Merke** Eine Tetrazyklinmedikation sollte während der Schwangerschaft und bei Kindern bis zum achten Lebensjahr unterbleiben.

---

**Fluorose** Die systemische Applikation von **chronisch toxischen Fluoridmengen** (z.B. Fluoridkonzentrationen > 0,05 mg/kg Körpergewicht pro Tag) oder die einmalige kurzfristige Einwirkung hoher Fluoridkonzentrationen (10 µmol/ml Fluorid im Blutplasma) an den Ameloblasten beeinträchtigen während der Zeit, in der sich die Zahnkronen entwickeln (bis zum achten Lebensjahr), die Schmelzbildung und Schmelzreifung. Die Folgen sind Schmelzveränderungen, die unter dem Begriff Fluorose zusammengefasst werden.

---

**Merke** Mit zunehmender Konzentration der chronisch erhöhten Fluoridzufuhr nehmen die Anzahl und der Schweregrad der gefundenen Schmelzveränderungen zu (Abb. 2-21).

---

Dabei ist es unwichtig, wie es zu einer erhöhten Fluoriddosierung kommt. Alle Formen der Fluoridapplikation (z.B. Trinkwasserfluoridierung, Fluoridtabletten, fluoridhaltige Zahnpasten) können bei relativer Überdosierung zu Fluorose führen (Abb. 2-22).

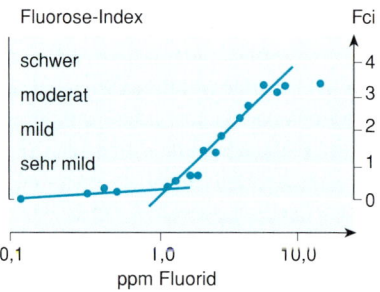

**Abb. 2-21** Zusammenhang zwischen Trinkwasserfluoridgehalt (log-Werte) und Community index of dental fluorosis (F$_{ci}$) (nach HODGE 1950).

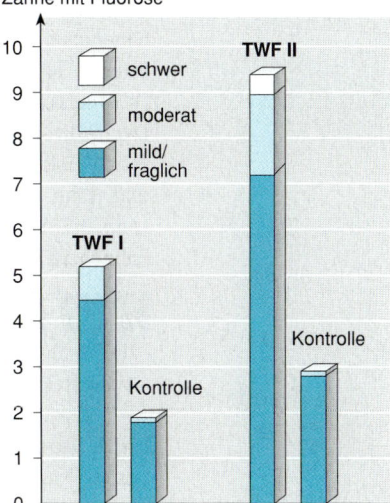

Zähne mit Fluorose

TWF II
TWF I
Kontrolle
Kontrolle

schwer
moderat
mild/
fraglich

**Abb. 2-22** Verteilung unterschiedlicher Schweregrade der Dentalfluorose bei Kindern, die in einer Gegend mit fluoridhaltigem Trinkwasser (1–1,5 ppm Fluorid) leben, im Vergleich zu einer Kontrollgruppe.
Die Kinder der Gruppe TWF II erhielten zusätzlich Fluoridtabletten, da den behandelnden Zahnärzten die Fluoridkonzentration des Trinkwassers nicht bekannt war.

Speziell die unkontrollierte Kombination der verschiedenen Fluoridierungsmaßnahmen stellt in diesem Zusammenhang ein Problem dar (zur Fluoriddosierung und -toxikologie s. Kap. 4.2.6). Die gesamte tägliche Fluoridaufnahme über einen längeren Zeitraum ist für die Entstehung von fluorotischen Schmelzveränderungen risikobestimmend. Es handelt sich bei den Schmelzveränderungen histologisch um mehr oder weniger stark ausgeprägte Porositäten und Strukturdefekte unterhalb der Schmelzoberfläche bei gleichzeitiger Akzentuierung der Retzius-Streifen und der Perikymatien. Der Protein- und Fluoridgehalt ist im fluorotisch veränderten Zahnschmelz gegenüber intaktem Zahnschmelz erhöht.

Klinisch erkennt man weiße, opake Flecken und Streifen, die sich bei stärkeren Porositäten durch exogene Einlagerung von Farbstoffen (z.B. durch Nahrungsmittel) braun verfärben können. Oberflächendefekte und Verlust von Zahnschmelz („pitting"), wie sie bei schweren fluorotischen Schmelzveränderungen zu diagnostizieren sind, entstehen erst sekundär posteruptiv durch mechanische Belastung in der Mundhöhle.

Im **Milchgebiss** sind fluorotisch bedingte Schmelzhypoplasien seltener zu finden als im bleibenden Gebiss. Die Schmelzveränderungen sind in der Mundhöhle verschieden verteilt. Sie nehmen von anterior nach posterior zu und sind im Unterkiefer bukkal häufiger zu finden als lingual. Bei leichter chronischer Fluoridüberdosierung mit geringfügigen fluorotischen Schmelzveränderungen ist die Verteilung etwas anders. Hier sind die mittleren Schneidezähne und die ersten Molaren weniger betroffen als die Prämolaren und zweiten Molaren. Es scheint so, als ob die Zähne, die zuerst mineralisiert werden, weniger fluorotische Veränderungen aufweisen.

Klinisch sind fluorotische Schmelzveränderungen nicht mit isolierten oder idiopathischen Hypoplasien zu verwechseln, da sie symmetrisch auftreten und bestimmte Charakteristika aufweisen. Früher wurden alle Schmelzflecken unter dem Begriff „**mottling**" subsumiert, sodass auf der Grundlage der so entwickelten Indizes der Anteil fluorotischer Schmelzveränderungen falsch diagnostiziert wurde.

**Fluorose-Index**

1934 wurde von DEAN et al. ein **Fluorose-Index** entwickelt und 1942 leicht modifiziert. Er zählte noch alle Schmelzopazitäten mit. Dieser Index fängt in seiner Bewertung jedoch erst beim Auftreten kosmetisch störender Schmelzopazitäten an. Er umfasst nicht die initialen, sehr leichten Fluoroseerscheinungen. Der Fluorose-Index nach

DEAN (eigentlich Mottling-Index) findet heute noch häufig Verwendung, da er leicht zu handhaben ist und bei epidemiologischen Studien auf adäquate Beleuchtung und extreme Trocknung der Zahnoberfläche verzichtet. Aufgrund der Klassifikation von DEAN entstand der **community index of dental fluorosis** ($F_{ci}$, Tab. 2-9).

Der 1981 von THYLSTRUP und FEJERSKOV eingeführte Index **(TF-Index)** umfasst auch die ersten biologisch sichtbaren fluorotischen Erscheinungen auf der Schmelzoberfläche und zählt dabei nur die symmetrisch vorkommenden Schmelzveränderungen (Abb. 2-23). Hier ist ein entsprechender Lichteinfall nach sorgfältiger Trocknung der Zahnoberfläche Voraussetzung.

> **Merke** Während in den USA und Kanada von einem Ansteigen leichter fluorotischer Schmelzflecken berichtet wird, gibt es in Deutschland keine Anzeichen einer steigenden Fluoroseprävalenz.

**Neonatallinie**

Durch **Sauerstoffmangel** (Asphyxie) z.B. während der Geburt (speziell bei Frühgeburten) entstehen symmetrische Hypoplasien der Milchzähne und der bleibenden Molaren. Eine besondere Form dieses metabolischen Traumas ist die **Neonatallinie**, die bei allen Milchmolaren und den Sechsjahrmolaren auftreten kann. Es handelt sich um eine klinisch nicht sichtbare, interne Hypoplasie (5–25 µm breite, treppenstufenartige Linie), die im histologischen Schnitt gut darstellbar ist.

**Hypokalzämie**

Ein weiteres metabolisches Trauma, das zu Schmelzhypoplasien führen kann, ist die **Hypokalzämie.** Auslöser für eine Hypokalzämie können chronische Diarrhö im Säuglings- und Kleinkindalter, chronischer Vitamin-D-Mangel der Mutter oder des Kindes, Rachitis u.a. sein. Es können isolierte Schmelzflecken, bei schwerer Form jedoch auch symmetrisch verteilte Formdefekte resultieren.

**Tabelle 2-9** Der Fluorose-Index (besser Mottling-Index) nach DEAN (community index of dental fluorosis) eignet sich für epidemiologische Studien zur Fluoroseprävalenz. Er bewertet entweder ausgewählte Zähne (z.B. Frontzähne) oder das gesamte Gebiss. Dabei werden allerdings nur die beiden am schwersten befallenen Zähne in die Wertung einbezogen. Der Index berechnet sich nach folgender Formel:

$$F_{ci} = \frac{(n\ w)}{N}$$

Dabei steht N für die Anzahl aller untersuchten Personen, n für die Anzahl der Personen mit positivem Fluorosebefund und w für den ermittelten Schweregrad.

| Bewertung | Beschreibung | Schweregrad |
|---|---|---|
| Normal | Keine Schmelzveränderungen | 0 |
| Fraglich | Einzelne weiße Flecken | 0,5 |
| Sehr mild | Kleine opake, weiße Schmelzareale, die weniger als 25% der Zahnfläche einnehmen | 1,0 |
| Mild | Weiße Opazitäten, die bis zu 50% der Zahnoberfläche bedecken | 2,0 |
| Moderat | Umschriebene braune Verfärbungen, die mehr als 50% der Zahnoberfläche einnehmen | 3,0 |
| Schwer | Braune Verfärbung; der Zahn ist hypoplastisch verändert und erodiert bzw. abradiert | 4,0 |

| | | |
|---|---|---|
| **Grad 0:** | Normaler Schmelz mit glänzender, transluzenter Oberfläche ohne Defekte. | |
| **Grad 1:** | Nach sorgfältiger Trocknung erkennt man auf der Schmelzoberfläche im Verlauf der Perikymatien dünne, opake, weiße Linien. An den Inzisalkanten bzw. Höckerspitzen kann es zu einer leichten Ausprägung des Schneekappenphänomens kommen. Diese Bereiche sind dann weißlich opak verändert. | |
| **Grad 2:** | Die opaken, weißen Linien treten deutlicher hervor und verlaufen manchmal zu kleinen, wolkigen Veränderungen, die über die gesamte Schmelzoberfläche verstreut sein können. Das Schneekappenphänomen tritt nun gehäuft auf. | |
| **Grad 3:** | Die weißen Linien verschmelzen zu größeren, wolkigen Arealen, welche die gesamte Schmelzoberfläche bedecken. Zwischen den opaken Bereichen lassen sich weiterhin weiße Linien diagnostizieren. | |
| **Grad 4:** | Die gesamte Zahnoberfläche ist opak oder kreidig-weiß verändert. Nur die Flächen, die in Abnutzungsbereichen (z.B. Attrition) liegen, scheinen weniger betroffen zu sein. Tatsächlich ist hier der porös veränderte Zahnschmelz rasch verloren gegangen. | |
| **Grad 5:** | Die gesamt Oberfläche ist opak. Man erkennt kleine, runde Schmelzverluste (focal pits) mit einem Durchmesser von weniger als 2 mm. | |
| **Grad 6:** | Die Schmelzverluste nehmen die Form kleiner Furchen an. Die Breite dieser Bänder ist kleiner als 2 mm. Die Höckerspitze bzw. Inzisalkante kann ebenfalls einen Zahnhartsubstanzverlust von weniger als 2 mm aufweisen. | |
| **Grad 7:** | Die Schmelzoberfläche ist von irregulären Substanzverlusten unterbrochen. Der Hartsubstanzverlust beträgt allerdings weniger als die Hälfte der Zahnoberfläche. Der restliche Zahnschmelz ist opak verändert. | |
| **Grad 8:** | Wie Grad 7, allerdings nimmt der Schmelzverlust jetzt mehr als die Hälfte der Zahnoberfläche ein. | |
| **Grad 9:** | Es kommt zum Verlust großer Teile des Zahnschmelzes. Die anatomische Form des Zahnes wird dadurch verändert. Zervikal bleibt meistens ein halbmondförmiger Bereich opaken Schmelzes stehen. | |

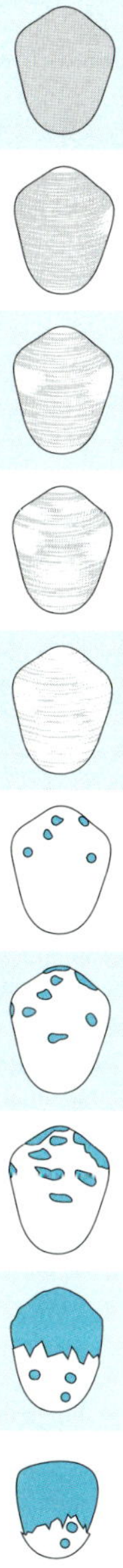

**Abb. 2-23** Einteilung der Zahnfluorose nach unterschiedlichen Schweregraden entsprechend dem TF-Index (nach Thylstrup und Fejerskov 1978).

Lokale Traumata während der Zahnentwicklung bzw. Mineralisation können an einem oder mehreren Zähnen Hypoplasien und Formveränderungen hervorrufen. Kommt es bei einem Unfall durch Intrusion, Kontusion, Luxation oder Avulsion der Milchzähne zu einem lokalen mechanischen Trauma des Keims der Zuwachszähne (meistens mittlere obere Schneidezähne), resultieren je nach Schweregrad des Traumas und Entwicklungsstand des Zahnkeims unterschiedlich stark ausgeprägte Schmelzveränderungen bzw. Zahnbildungsstörungen. Die Schmelzhypoplasien reichen von weißen und gelb-

**Lokale Traumata**

braunen Verfärbungen über Formdefekte (Einkerbungen im Schmelz) bis zu Abknickungen der Krone gegenüber der Zahnwurzel (**Dilazeration**). Auch **chirurgische Eingriffe** während der Entwicklungsphase der Zähne können derartige Schäden hervorrufen. Durch mechanische Traumata werden am Ort der Einwirkung die Ameloblasten zerstört, und der entsprechende Zahn bleibt an dieser Stelle auf der erreichten Entwicklungsstufe stehen.

Kommt es beim Unfall zu **Gewebeblutungen** in unmittelbarer Umgebung des Zahnkeims, lagern sich Blutfarbstoffe in den unreifen Zahnschmelz ein und verfärben ihn gelbbraun.

Ein weiteres lokales Trauma kann die Einwirkung **ionisierender Strahlung** (z.B. im Rahmen einer Tumorbehandlung) sein. Je nach Strahlendosis und Entwicklungsstand der betroffenen Zahnkeime resultieren wieder unterschiedliche Defekte (Hypoplasien, Mikrodontie, vollständige Zerstörung des Zahnkeims).

Eine **lokale Infektion einer Milchzahnpulpa** (z.B. durch Karies) kann zu einer Pulpanekrose mit anschließender Ausbildung eines chronischen oder akuten periapikalen Entzündungsgeschehens führen. Wird dabei die Knochenwand zwischen Milchzahn und Zahnkeim der Zuwachszähne abgebaut, kann das entzündungsbegleitende Ödem Druck auf das Schmelzorgan ausüben und damit den Zahnkeim schädigen.

Die Entzündung kann sich jedoch auch auf den Zahnkeim ausbreiten und so direkt schädigen. Es resultieren je nach Schweregrad der Schädigung Schmelzhypoplasien, unvollständige oder deformierte Kronen und Wurzeln. Diese Defekte treten häufig bei unteren Prämolaren auf. Oberkiefer-Prämolaren und Schneidezähne sind seltener betroffen. In der Literatur wird ein derartig geschädigter Zahn als **Turner-Zahn** bezeichnet. Er ist kleiner als die normalen Zähne, mit eingedellten Inzisalkanten bzw. verkleinerten Höckern und weist flächenförmige Schmelzdefekte auf, die oft von Zement bedeckt sind.

### *Dentinhypoplasien*

Gemeinsam mit den Schmelzhypoplasien treten oft auch Dentinhypoplasien auf. Sie haben die gleichen Ursachen und äußern sich in einer Akzentuierung der **Owen-Linien**, gehäuftem Auftreten von **Interglobulardentin** und unregelmäßigem Verlauf der Dentinkanälchen. Sie treten klinisch nicht in Erscheinung, sondern sind erst im histologischen Schnittbild zu erkennen.

### *Paraplasien*

 Unter dem Begriff Paraplasien werden verschiedenartige zusätzliche Zahnauflagerungen oder -anlagerungen zusammengefasst.

**Echte Schmelzperlen** sind runde Gebilde, die allein aus Zahnschmelz bestehen und der Zahnwurzel aufsitzen (meistens bei Molaren).

**Zusammengesetzte Schmelzperlen** bestehen aus einem Pulpaanteil, Dentin und einer Schmelzkappe. Sitzen echte Schmelzperlen im Bereich der Bi- und Trifurkationen der Zähne, so werden sie auch Schmelztropfen genannt. Im Bereich der Furkationen findet man auch flache Schmelzinseln, die manchmal die gesamte Furkation bedecken.

**Schmelzsporne** sind lanzettartige zervikale Verlängerungen des koronalen Schmelzes, die ebenfalls bis in die Furkationen reichen können.

> **Merke** Schmelzparaplasien können Plaqueretentionsstellen sein und somit die Entstehung und Progression von Parodontopathien und Wurzelkaries begünstigen.

Erhöht wird die Gefahr durch Auflagerung irregulärer, rauer Zementformationen. **Zementparaplasien** können als Zementzungen und Zementinseln im zervikalen Bereich dem Zahnschmelz aufliegen (azellulär-afibrilläres Zement). Sie entstehen vor oder während des Zahndurchbruchs.

## 2.5.2 Genetisch bedingte Fehlbildungen der Zähne

> Zahnanomalien sind seltene Erkrankungen. Sie treten oft als ein begleitendes Phänomen bei Syndromerkrankungen auf.

### Anomalien der Zahnzahl und -form

**Zahnüberzahl (Hyperdontie)** kommt im Milchgebiss und im permanenten Gebiss vor. Männliche Patienten sind häufiger betroffen als weibliche.

Im Milchgebiss treten die Zähne normal durch. Meistens tritt ein zusätzlicher Milchzahn im Oberkiefer-Frontzahnbereich auf.

Im permanenten Gebiss sind die zusätzlichen Zähne oft kleiner als die normalen Zähne und irregulär geformt. Sie kommen häufig im Bereich der mittleren Oberkiefer-Frontzähne und Oberkiefer-Molaren vor.

Der **Mesiodens** ist ein zapfenförmiger Zahn mit konischer Krone und kurzer Wurzel. Er befindet sich meistens palatinal verlagert zwischen den mittleren Oberkiefer-Frontzähnen. Er kann auch retiniert und verlagert sein. Es handelt sich wahrscheinlich um einen zusätzlichen Zahnkeim. Ein autosomal-dominanter Erbgang wird diskutiert.

Als **Zapfenzahn** wird ein zusätzlicher Zahn bezeichnet, wenn er sich zwischen mittlerem und seitlichem Oberkiefer-Schneidezahn befindet.

**Distomolaren** entstehen aus der verlängerten Zahnleiste distal der dritten Molaren (vierter und fünfter Molar sind möglich). Es sind kleine molarenähnliche Zähne. Treten sie bukkal zwischen den normalen Molaren auf, werden sie **Paramolaren** der genannt.

**Zusätzliche Eckzähne** (hauptsächlich im Oberkiefer) bzw. Prämolaren (vornehmlich im Unterkiefer) sind häufig retiniert und nur röntgenologisch zu diagnostizieren.

Bei Patienten mit **Lippen-Kiefer-Gaumen-Spalten** (LKG) und **Dysostosis cleidocranialis** treten Hyperdontien häufiger auf als bei anderen Patienten. In Einzelfällen können bei der Geburt eines Kindes oder wenig später bereits untere zentrale Schneidezähne vorhanden sein (**natale, neonatale Zähne**). Es sind dann aber oft keine zusätzlichen Zähne, sondern zu früh durchgebrochene normale Milchzähne. Sie sind häufig nicht regelrecht mineralisiert und stark gelockert (Gefahr der Exfoliation, verbunden mit Aspiration).

Anlagebedingtes Fehlen von Zähnen ist definiert als **Anodontie** (vollständiges Fehlen aller Zähne), **Oligodontie** (partielle Anodontie) und **Hypodontie** (Fehlen einzelner Zähne). Diese Anomalien sind häufig assoziiert mit autosomal-dominant vererbter ektodermaler Dysplasie, Down-Syndrom, LKG, otofazialer Dysostose u.a.

Extreme Ausprägungen der Zahngröße werden als **Makrodontie** bzw. **Mikrodontie** (laterale Schneidezähne im Oberkiefer, dritte Molaren) bezeichnet.

**Zahnüberzahl (Hyperdontie)**

**Anodontie Oligodontie Hypodontie**

**Rhizomegalie**
**Rhizomikrie**

**Rhizomegalie** bezeichnet die Ausbildung extrem langer Wurzeln (Oberkiefer-Eckzähne), **Rhizomikrie** die Ausbildung extrem kurzer Wurzeln (zentrale Inzisivi im Oberkiefer, dritte Molaren, Prämolaren).

**Taurodontismus**

Als **Taurodontismus** wird eine seltene Anomalie der Zahnform bezeichnet, bei der sich das Pulpenkavum von Molaren oder Prämolaren sehr weit bis in den Wurzelbereich zieht. Die Wurzel stellt sich dabei als massiver, breiter Körper ohne Verzweigungen dar. Die Zahnhartsubstanz ist histologisch normal aufgebaut.

**Gemination**

Unter **Gemination** (Zahnkeimpaarung) versteht man stark verbreitete Zähne (Zahnkrone erscheint oft doppelt so groß wie normal) mit einer Furche oder Kerbe in der Zahnmitte. Es liegt nur eine Pulpakammer vor, die sich jedoch nach koronal verzweigen kann. Es handelt sich dabei um einen gescheiterten, inkompletten Teilungsversuch des Zahnkeims. Ist der Teilungsversuch erfolgreich, so entsteht ein zusätzlicher Zwillingszahn **(Schizodontie)**.

Es kommt jedoch auch vor, dass zwei benachbarte Zahnkeime im Wurzel- oder Kronenbereich partiell oder total verschmelzen **(Fusion)**. Auch Wurzeln einzelner Zähne können verschmelzen.

Davon schwer abzugrenzen sind Zahnverwachsungen im Zementbereich eng benachbarter Zähne.

Eine spezielle Fehlbildung eines einzelnen Zahnes ist die **Invagination**, d.h. die Einstülpung der Zahnoberfläche während der Zahnentwicklung.

## Genetisch bedingte Anomalien der Zahnhartsubstanzbildung

Die **erblich bedingten Dysplasien** werden folgendermaßen eingeteilt:
- Schmelzanomalien
- Dentinanomalien
- Anomalien, bei denen beide Zahnhartsubstanzen betroffen sind.

Für die genaue Beschreibung der einzelnen Erkrankungen und ihrer Auswirkungen auf das klinische Erscheinungsbild der Zähne muss auf Lehrbücher der Pathologie oraler Gewebe verwiesen werden, da sie den Rahmen dieser Einführung sprengen würde.

Bei diesen qualitativen oder/und strukturellen Anomalien sind immer **alle Zähne** betroffen. Dabei werden die Zahnhartsubstanzen oder die organische Matrix der Zahnhartsubstanzen irregulär gebildet. In Verbindung mit verschiedenen Syndromen treten unterschiedliche Erscheinungsformen mit unterschiedlichem Erbgang auf.

**Schmelzanomalien**

Bei den **Amelogenesis-imperfecta-Formen** ist die Funktion und/oder die Differenzierung des Schmelzbildungsorgans gestört. Pulpa und Dentin sind normal ausgebildet. Die Morbidität beträgt 1:12 000–14 000.

Man unterscheidet hypoplastische Formen von Formen mit unreifem Schmelz (Hypomaturation) und Formen mit mindermineralisiertem Schmelz (Hypomineralisation, Hypokalzifikation). Es gibt zudem partielle Formen und aplastische Formen. Die einzelnen Krankheitsbilder jeder Formengruppe sind neben definierten klinischen und röntgenologischen Kriterien auch an den Nachweis des Erbganges geknüpft.

**Hypoplastische Formen** weisen eine geringere Schmelzdicke bei normaler Härte auf. Bei **Hypomaturation** produzieren die Ameloblasten Schmelzmatrix in normaler Größenordnung, die präeruptive Schmelzreifung (z.B. Wasserrückresorption) ist jedoch gestört. Der Schmelz ist normal dick, jedoch an der Oberfläche weicher als üblich. Bei **Hypomineralisation** ist der gesamte Schmelz extrem weich, da die Kristallbildung mangelhaft ist. Bei Schmelzaplasien ist der Zahn von einer dünnen Schicht Zement bedeckt.

Oft kommt es erst posteruptiv durch mechanische Beanspruchung zum Verlust von Schmelzanteilen. Bei **Hypoplasie** und **Aplasie** des Schmelzes schimmert das Dentin gelblich-braun durch. Aplastische Zähne weisen oft eine Obliteration der Dentinkanälchen als Reaktion der Dentin-Pulpa-Einheit auf. Es resultiert dann trotz Fehlen der schützenden Schmelzschicht eine relative Unempfindlichkeit gegenüber exogenen Reizen.

**Dentinanomalien**

Die erblich bedingten Veränderungen des Dentins werden in **Dentinogenesis-imperfecta-Formen** und **Dentindysplasie** unterteilt. Auch hier gibt es verschiedene Varianten. Primär wird im Bereich des Manteldentins normales Dentin gebildet. Später erfolgt eine atypische Dentinbildung mit einer geringeren Anzahl Dentinkanälchen und vermehrtem Anteil organischer Substanz, manchmal mit totaler Obliteration der Pulpa (diagnostisches Merkmal).

> **Merke**   Der Zahnschmelz ist zwar normal strukturiert, das Dentin schimmert jedoch blaugrau bzw. graubraun durch.

Der Zahnschmelz kann teilweise von der Unterlage absplittern.

**Wurzellose Zähne** (shell teeth) fallen klinisch meistens durch starke Lockerung auf. Sie besitzen unauffällige, normal ausgebildete Kronen, und es sind keine Resorptionserscheinungen (Lakunen) zu diagnostizieren. Auch hier ist das Pulpenkavum oft obliteriert.

**Kronenlose Zähne** (Capdepont-Zähne) entstehen durch starke und rasche Abrasion von Zähnen, bei denen sowohl Schmelz als auch Dentin nicht regelrecht strukturiert sind. Es resultieren schmerzfreie, graubraune Dentinstümpfe.

# 3 Befunderhebung und Diagnose im Rahmen der Kariestherapie

 Grundlage jeder medizinischen Therapie ist die richtige Diagnose der zu behandelnden Erkrankung.

Zur Sicherung der Diagnose und Abgrenzung gegenüber anderen Erkrankungen mit teilweise ähnlicher Symptomatik (Differentialdiagnose) gehört eine umfassende und systematische Untersuchung und Befunderhebung.

Die Deutsche Gesellschaft für Zahn-, Mund- und Kieferheilkunde (DGZMK) hat gemeinsam mit der Bundeszahnärztekammer und der Kassenzahnärztlichen Bundesvereinigung im Rahmen der Neubeschreibung einer präventionsorientierten Zahn-, Mund- und Kieferheilkunde in diesem Zusammenhang einen Vorschlag für eine systematische Befunderhebung vorgelegt, die diesen Forderungen Rechnung tragen soll. Dabei wird eine **Basisuntersuchung** von einer **weiterführenden, vertiefenden Untersuchung** unterschieden. Davon abzugrenzen ist die **symptomorientierte Untersuchung,** die sich auf den zahnärztlichen Akut-Notfall bezieht und nur die diagnostischen Maßnahmen beinhaltet, die zielgerichtet für die Notfallbehandlung erforderlich sind. Auch bei Untersuchungen im Rahmen der unterstützenden **Nachsorge** (individuelle risikoadaptierte Langzeitbetreuung, Recall) werden häufig nur Einzelbestandteile der Basisuntersuchung oder der erweiterten Untersuchung erforderlich sein.

## 3.1 Basisuntersuchung

 Die Basisuntersuchung ist die Grundlage für weiterführende Untersuchungen. Mit ihr soll festgestellt werden, ob und welche weiteren diagnostischen und gegebenenfalls zahnärztlich-therapeutischen Maßnahmen durchgeführt werden müssen. Sie berücksichtigt im Sinne eines Screenings möglichst viele Zahn-, Mund- und Kieferkrankheiten.

Ausgehend von der Basisuntersuchung schließt sich bei unklaren oder pathologischen Befunden sowie bei Feststellung einer Behandlungsnotwendigkeit eine weiterführende Untersuchung an. Diese ist auf das Gebiet begrenzt, in dem die jeweiligen Auffälligkeiten gefunden wurden. Die Basisuntersuchung beinhaltet die in Tabelle 3-1 aufgeführten Maßnahmen.

**Tabelle 3-1**   Maßnahmen der Basisuntersuchung.

| Merkmal | Therapie und Verlauf |
|---|---|
| • Orientierendes ärztliches Gespräch (Erwartungen/Persönlichkeitsstruktur des Patienten) | |
| • Orientierende allgemeine und spezielle Anamnese, Präventionsanamnese (Anlass des Zahnarztbesuches, Anamnese- und Gesundheitsfragebögen) | |
| • Orientierende extraorale Untersuchung | |
| • Orientierende Untersuchung der Mundhöhle und angrenzender Regionen | |
| • Orientierende Befunde der Zähne und der Kaufunktion | |
|   – Befunde zum Zahnbestand | |
|   – Befunde zu den Zahnhartsubstanzen (kariesbedingte und nicht-kariesbedingte Veränderungen) | |
|   – Befunde zur konservierend- und prothetisch-restaurativen Situation | |
|   – Befunde zum Endodont | |
|   – Befunde zur parodontalen Situation | |
|   – Funktionsbefunde | |
|   – KFO-Befunde | |
| • Orientierende Aufklärung und Beratung | |

### 3.1.1  Orientierendes zahnärztliches Gespräch

Während des Gesprächs soll sich der Zahnarzt einen Eindruck über die Einstellung des Patienten zur zahnärztlichen Behandlung machen und möglichst auch dessen psychischen Status einschätzen. Das Ergebnis eines ärztlichen Gesprächs ist vom Einfühlungsvermögen und vom Geschick des Untersuchers ebenso abhängig wie von der Einstellung des Patienten, dessen Intelligenz und Kooperationsbereitschaft (**Compliance**). Durch das Gespräch soll ein Vertrauensverhältnis zwischen Zahnarzt und Patient begründet werden, das eine nicht zu unterschätzende Grundlage für den Erfolg der zahnärztlichen Therapie darstellt.

### 3.1.2  Orientierende allgemeine und spezielle Anamnese

**Allgemein-anamnese**

Die Allgemeinanamnese soll in einem kurzen Überblick den **allgemeinen Gesundheitszustand** des Patienten erfassen. Dabei wird der Patient beobachtet. Die Motorik, Hautfärbung (z.B. zyanotisch), Atemtätigkeit (z.B. rasselnde Atemgeräusche) usw. können bereits Hinweise auf bestehende Allgemeinerkrankungen geben (s. Lehrbücher der inneren Medizin). Mit der Allgemeinanamnese können Einflüsse von Allgemeinerkrankungen auf die Zahngesundheit erkannt und spezielle Behandlungsrisiken im Bereich der Kariestherapie ausgeschlossen werden.

Hier sind besonders das Anästhesierisiko (Herzerkrankungen, Schilddrüsenerkrankungen u.a.), vermehrte Blutungsneigung, Endokarditisrisiko, Erkrankungen, die zu einer begrenzten Behandlungsdauer führen (z.B. Diabetes mellitus, Anorexia nervosa), Erkrankungen mit einer Verminderung der Speichelsekretion und Allergien zu nennen.

Um diese Risiken abzuklären, werden die Patienten anhand eines standardisierten **Fragebogens** befragt. Die Patienten füllen diesen Bogen selbst aus und bestätigen mit ihrer Unterschrift die Vollständigkeit und die Richtigkeit der Angaben.

> **Merke** Es ist wichtig, dass sich jeder neue Behandler vom Gesundheitsstatus des Patienten selbst überzeugt. Sind Patienten über längere Zeit nicht zur Behandlung in der Praxis gewesen, muss die Allgemeinanamnese erneut erhoben werden, da neue Erkrankungen aufgetreten sein können.

**Familienanamnese**

Eine spezielle **Familienanamnese** ist erforderlich, wenn der Verdacht erblich bedingter Erkrankungen vorliegt (Zahnhartsubstanzanomalien, Dysgnathien, Tumorerkrankungen, Gerinnungsstörungen).

Die schriftliche Selbstauskunft der Patienten wird durch eine mündliche Befragung und evtl. durch allgemeinärztliche Befunde (Hausarzt, Internist, Allergologe u.a.) ergänzt.

**Spezielle Anamnese**

An die Allgemeinanamnese schließt sich die **spezielle Anamnese** an. Sie beinhaltet eine Befragung des Patienten zu seinem speziellen Beschwerdebild im Bereich des Kauorgans.

Dabei wird die Mehrzahl der Patienten Zahnschmerzen oder Zahnfleischbluten angeben. Frakturierte oder herausgefallene Füllungen, schlecht sitzende Prothesen, Zahnverfärbungen, ästhetische Probleme u.a. sind häufige Gründe für einen Zahnarztbesuch. Die Patienten suchen die zahnärztliche Praxis jedoch auch zu Vorsorge- und Kontrolluntersuchungen auf.

Sie sollten, wenn sie vorher von einem anderen Zahnarzt behandelt wurden, nach evtl. schon vorhandenen Röntgenaufnahmen oder speziellen Untersuchungsunterlagen befragt werden.

**Schmerzanamnese**

Bei **Schmerzpatienten** wird die Schilderung des Patienten durch gezielte Fragestellungen gelenkt, und auch hier werden die Antworten dokumentiert.

So sind Lokalisation, zeitlicher Verlauf, Intensität und Qualität des Schmerzes sowie schmerzauslösende Faktoren wichtige Hinweise auf die vorhandene Erkrankung. Man muss sich jedoch darüber im Klaren sein, dass Patienten **subjektive** Eindrücke schildern, die auch bei gleicher Erkrankung individuell sehr unterschiedlich sein können und daher nicht allein zur Absicherung einer Diagnose ausreichen. So können Schmerzen übertragen (z.B. vom Oberkiefer auf den Unterkiefer) oder projiziert werden (Schmerzempfindung wird in einem anderen Bereich des Versorgungsgebietes eines Nervs verspürt als am Entstehungsort). Bei ausstrahlenden Schmerzen lässt sich der Entstehungsort oft nicht lokalisieren. Auch mit zunehmender Schmerzintensität nimmt die Lokalisierbarkeit ab. Zahnschmerzen können zudem desmodontalen oder pulpalen Ursprungs sein. Auch hier ist oft subjektiv keine sichere Trennung möglich.

Die Frage nach **Beginn und Dauer** von Zahnschmerzen lässt eine grobe Unterteilung in akutes und chronisches Geschehen zu. Ein länger bestehender Schmerz mit geringer Intensität weist auf chronische Erkrankungen, ein starker kurzer Schmerz auf akute Erkrankungen hin.

Pochende Schmerzen weisen oft auf akutes purulentes Entzündungsgeschehen hin, dabei lindert Kälte den Schmerz manchmal (zur Schmerzqualität als diagnostischem Hilfsmittel, s. Teil II Endodontologie). Dauerschmerzen sind eher Anzeichen einer serösen Entzündung der Pulpa, dumpfe Schmerzen und Aufbissempfindlichkeit deuten auf eine desmodontale Problematik hin. Entlastungsschmerz tritt oft bei Zahninfraktionen auf.

Kommt es durch externe Reize wie Kälte oder osmotische Veränderungen („Zuckerlösungen") zu Zahnschmerzen, so können u.a. Randspalten, Karies oder fehlende Unterfüllungen bei Metallrestaurationen bzw. frei liegende Zahnhälse der Grund sein.

# Beispiel für einen allgemeinen Anamnesebogen

(mit freundlicher Genehmigung von Herrn Prof. Dr. Dr. Staehle, Heidelberg)

**Was ist Ihr Hauptanliegen, weshalb Sie uns aufsuchen?**

_____

_____

Haben Sie momentan Zahnschmerzen? ❏ ja ❏ nein

Wurden Sie überwiesen? ❏ ja ❏ nein Wenn ja, von wem?_____

**Welche Probleme/Erkrankungen stehen für Sie im Vordergrund?**

❏ Karies ❏ Probleme mit der vorhandenen Versorgung ❏ Zahnfleischprobleme ❏ Angst vor Behandlung

❏ Verletzungen ❏ Kiefergelenksprobleme/gestörte Kaufunktion ❏ Aussehen der Zähne

Sonstiges: _____

_____

**Wie beschreiben Sie – unabhängig von Ihren Zähnen – Ihren <u>allgemeinen</u> Gesundheitszustand?**

❏ sehr gut ❏ gut ❏ zufrieden stellend ❏ weniger gut ❏ schlecht

**Waren Sie vor kurzem oder stehen Sie zurzeit noch in ärztlicher Behandlung/Kontrolle?**

❏ ja ❏ nein ❏ unbekannt

Wenn ja: welche Fachrichtung(en)? (bei vielen Ärzten: bitte Auflistung auf gesondertem Blatt)

_____

_____

Name und Adresse des Hausarztes:

**Nehmen Sie regelmäßig Medikamente ein?** ❏ ja ❏ nein

Wenn ja: welche? (bei vielen Medikamenten: bitte Auflistung der Präparate auf gesondertem Blatt) _____

**Bestehen Allergien (z.B. gegen Latex)?** _____

 Wenn ja: gegen welche Stoffe (Allergiepass?)_____

**Traten jemals Komplikationen bei zahnärztlichen Behandlungen auf?** ❏ ja ❏ nein

Wenn ja: welche? _____

**Bestehen oder bestanden bei Ihnen die folgenden Krankheiten/Beschwerden?**

❏ ja

❏ Herz-Kreislauf-Erkrankung
Wenn ja, welche? _____
❏ Herzschrittmacher
❏ Künstliche Herzklappe
❏ Hoher Blutdruck (Hypertonie)
❏ Niedriger Blutdruck
❏ Gehirnmangeldurchblutung/Schlaganfall
❏ Blutgerinnungsstörung
❏ Dialyse
❏ Sonstige Nierenerkrankungen
❏ Asthma bronchiale
❏ Sonstige Atemwegs-/Lungenerkrankungen
❏ Magen-/Darmerkrankungen
❏ Tumorerkrankung (Bestrahlung,Chemotherapie)
❏ Glaukom (erhöhter Augendruck)
❏ Sehstörungen
❏ Zuckerkrankheit (Diabetes mellitus)
Wenn ja, welcher Typ?_____

❏ Infektionskrankheiten (z.B. Hepatitis, AIDS)
❏ Hämatologische Erkrankungen
❏ Lebererkrankung
❏ Organtransplantation
❏ Immunsuppression
❏ Gelenkverschleiß (Arthrose)
❏ Osteoporose
❏ Rheuma/Rheumatoide Arthritis
❏ Schilddrüsenerkrankung
❏ Unfälle/Verletzungen
❏ Anfallsleiden/Epilepsie
❏ Psychische Erkrankung (z.B. Depression)
❏ Sucht- oder Abhängigkeitserkrankung
❏ Migräne
❏ Kloßgefühl im Hals
❏ Mund-/Zungenbrennen
❏ Mundtrockenheit
❏ Würgereiz

▷

**Sind andere Ihnen wichtig erscheinende Erkrankungen/Beschwerden bekannt?**      ja ☐      nein ☐
Wenn ja: welche? _____

**Wann waren Sie das letzte Mal beim Zahnarzt?** _____

Name/Ort des Zahnarztes _____

**Was ist das letzte Mal gemacht worden?** _____

**Wann wurden Sie das letzte Mal im Zahn-/Kieferbereich geröntgt?** _____

Name/Ort des Zahnarztes _____

Bei Frauen im gebärfähigen Alter: Besteht eine Schwangerschaft?      ☐ ja      ☐ nein

Wenn ja: seit wann? _____

**Sonstige Bemerkungen** _____

_____

| Unterschrift des Patienten | Unterschrift des Zahnarztes | Datum |
|---|---|---|

Bei erneutem Ausfüllen des Bogens:
Hat sich Ihre Anschrift/Telefon-/Handy-Nummer geändert? Wenn ja, bitte eintragen

_____

_____

Die spezielle Anamnese schließt Fragen zum letzten Zahnarztbesuch, zu bisherigen Behandlungsversuchen und den dabei angewendeten therapeutischen Verfahren ein.

### 3.1.3 Präventionsanamnese

Die spezielle Anamnese schließt auch eine Präventionsanamnese ein. Dabei wird nach Zahnfleischbluten (beim Essen, Zähneputzen oder spontan), Mundhygienegewohnheiten (Art der Zahnbürste, Zahnputzfrequenz, Interdentalreinigung), Fluoridprophylaxe, Ernährungsgewohnheiten und Konsum von Genussmitteln (z.B. Rauchen und Alkoholgenuss) gefragt.

Ein spezieller **Ernährungsfragebogen** kann erforderlich sein, wenn sich nach der Befunderhebung als Verdachtsdiagnose ein erhöhtes Kariesrisiko herausstellt.

Alle anamnestischen Angaben sind **subjektiv.** Sie werden durch eine Kombination aus standardisierter Fragestellung und freier Gesprächsführung erhoben.

Beim Zahnarzt kann die Reihenfolge von Allgemeinanamnese und spezieller Anamnese auch umgekehrt sein. Bei einem neuen Patienten ist es oft wichtig, sich erst die Gründe für den Zahnarztbesuch schildern zu lassen und sich dann erst einen Überblick über den allgemeinen Gesundheitszustand zu verschaffen.

> **Merke**  Die anamnestischen Angaben werden durch objektivierbare Befunde ergänzt. Dabei muss der Untersucher zwischen biologischen Variationen und pathologischen Abweichungen unterscheiden.

# Beispiel für einen ergänzenden Gesundheitsfragebogen (Präventionsanamnese)

(mit freundlicher Genehmigung von Herrn Prof. Dr. Dr. Staehle, Heidelberg)

## I. Mundhygiene

Wie oft reinigen Sie Ihre Zähne?     ❑ weniger als 1 × täglich     ❑ 1–2 × täglich     ❑ mehr als 2 × täglich

Wie lange dauert der längste Putzvorgang?     ❑ weniger als 1 Minute     ❑ 1–2 Minuten     ❑ über 2 Minuten

Spülen Sie nach dem Zähneputzen Ihren Mund mit Wasser?     ❑ ja     ❑ nein

Welche Zahnbürste verwenden Sie?     ❑ Handzahnbürste     ❑ Elektrische Zahnbürste

Welche Bürstbewegungen bevorzugen Sie?     ❑ eher schrubbend     ❑ eher kreisend     ❑ sonstige

Wie oft tauschen Sie jährlich Ihre Zahnbürste aus?     Wann haben Sie zuletzt Ihre Zahnbürste ausgetauscht?

Welche Zahnpaste verwenden Sie?     Enthält sie Fluorid? ❑ ja     ❑ nein     ❑ nicht bekannt

Blutet es beim Zähneputzen?     ❑ ja, immer     ❑ ja, gelegentlich     ❑ nie oder sehr selten

Besteht – selbst oder von anderer Seite bemerkter – Mundgeruch?

❑ ja, häufig     ❑ ja, gelegentlich     ❑ nie oder sehr selten

Verwenden Sie weitere Hilfsmittel zur Mundhygiene?     ❑ ja, täglich     ❑ ja, gelegentlich     ❑ nie oder sehr selten

Wenn ja, welche?     ❑ Zahnseide     ❑ Interdentalraumbürsten     ❑ Sonstige

Ist die Handhabung problematisch? ❑ ja     ❑ nein     ❑ Wenn ja: mit Zahnseide     ❑ mit Interdentalraumbürsten

Bei Prothesenträgern: Spezialmittel zur Prothesenreinigung _____

## II. Fluoridangebot

Verwenden Sie spezielle Fluorid-Präparate?     ❑ ja     ❑ nein     ❑ wenn ja: welche? _____

Verwenden Sie regelmäßig Mundspüllösungen/Mundwässer?     ❑ ja     ❑ nein     ❑ wenn ja: welche? _____

Trinken Sie häufig Schwarztee?     ❑ ja     ❑ nein

Trinken Sie häufig fluoridhaltige Mineralwässer?     ❑ ja     ❑ nein     ❑ nicht bekannt

Nehmen Sie mit fluoridiertem Kochsalz zubereitete Speisen zu sich?     ❑ ja     ❑ nein     ❑ nicht bekannt

Sonstige Bemerkungen zum Fluoridangebot _____

## III. Ernährung

Wie häufig essen Sie über den Tag verteilt zuckerhaltige Produkte?     ❑ 1 × oder seltener     ❑ 2–5 ×     ❑ 6–10 ×     ❑ über 10 ×

Wie häufig trinken Sie über den Tag verteilt zuckerhaltige Getränke? ❑ 1 × oder seltener     ❑ 2–5 ×     ❑ 6–10 ×     ❑ über 10 ×

Essen oder trinken Sie sehr häufig über den Tag verteilt Obst oder Jogurt-Produkte?     ❑ ja     ❑ nein

Bevorzugen Sie überwiegend sog. Vollwert-Kost?     ❑ ja     ❑ nein     Sind Sie Vegetarier? ❑ ja     ❑ nein

Bestehen überempfindliche Zahnhälse?     ❑ ja     ❑ nein

Kauen Sie Kaugummis?     ❑ nie     ❑ gelegentlich     ❑ täglich 1–3 Kaugummis     ❑ täglich mehr als 3 Kaugummis

Leiden Sie unter häufigem Erbrechen?     ❑ ja     ❑ nein

Besteht eine Ess-Störung (Bulimie, Anorexia nervosa)?     ❑ ja     ❑ nein

Sonstige Angaben zu besonderen Ernährungsgewohnheiten: _____

## IV. Rauchen

Rauchen Sie zurzeit?     ❑ ja     ❑ nein     ❑ wenn ja: Wie viel Zigaretten/Zigarren rauchen Sie pro Tag?

Rauchten Sie früher?     ❑ ja     ❑ nein     ❑ wenn ja: von          bis          wie viel Zigaretten/Zigarren pro Tag?

## V. Allgemeines

Familienstand: _____     Schul-/Berufsabschluss: ❑ Kein Schulabschluss     ❑ Hauptschule     ❑ Mittlere Reife

❑ Abitur     ❑ abgeschlossenes Studium

Erlernter Beruf     Derzeit ausgeübter Beruf          ❑ Derzeit nicht berufstätig

## VI. Weitere Bemerkungen: _____

Unterschrift des Patienten          Unterschrift des Zahnarztes          Datum

Bei erneutem Ausfüllen des Bogens: Hat sich Ihre Anschrift/Telefon /Handy Nummer geändert? Wenn ja, bitte eintragen

Diese Schwierigkeit kann z.T. dadurch bewältigt werden, dass die Befunde zweier Kieferhälften miteinander verglichen werden. Pathologische Befunde treten bis auf wenige Ausnahmefälle (z.B. fluorotische Schmelzhypoplasien) einseitig auf. Werden bei einem Patienten keine pathologischen Veränderungen festgestellt, so ist diese Tatsache auch als Befund zu dokumentieren (o.B. = ohne Besonderheiten, kein pathologischer Befund).

### 3.1.4 Orientierende extraorale Untersuchung

Die orientierende extraorale Untersuchung beinhaltet **Inspektion, Palpation** und eine **orientierende Prüfung der Sensibilität und Motorik.**
Dabei soll im Kopf-Hals-Bereich festgestellt werden, ob durch Befunde wie z.B. Schwellungen, Hautveränderungen, palpierbare Lymphknoten, schmerzhafte Nervenaustrittspunkte usw. die Notwendigkeit einer weiterführenden Untersuchung gegeben ist.

### 3.1.5 Orientierende Untersuchung der Mundhöhle und der angrenzenden Regionen

**Inspektion und Palpation**

Bei der orientierenden Untersuchung der Mundhöhle gewinnt der Zahnarzt durch Inspektion und Palpation der **Mundschleimhäute,** des **Mundbodens** und des **Rachenraums** Informationen über Verletzungen, Schwellungen, Blutungen, Erhebungen, Entzündungszeichen, Farbveränderungen, Erosionen, Ulzerationen, Beläge, Oberflächenveränderungen usw. Die intraorale Palpation umfasst auch die knöchernen Strukturen sowie die Weichgewebe der Wange, Zunge (Zungengröße, -motorik, -veränderungen) und des Mundbodens.

> **Merke** Ein besonderes Augenmerk sollte bei der intraoralen Untersuchung auf die Speichelsekretionsrate gerichtet werden.

**Speichelfluss-verminderung**

Eine **Speichelflussverminderung** ist vermutlich vorhanden, wenn während der Untersuchung kein Speichelsee auf dem Mundboden zu finden ist, die Spiegelrückseite oder die Finger des Untersuchers nicht auf der Schleimhaut gleiten oder ein ungewöhnlich hoher Plaque- und Kariesbefall vorliegt.

**Foetor ex ore**

**Foetor ex ore** kann auf verschiedene Erkrankungen hinweisen, wie z.B. Infektionen des Mund-Rachen-Raums, Erkrankungen der Luft- und Speiseröhre, Stoffwechselerkrankungen.

### 3.1.6 Orientierende Untersuchung der Zähne und der Kaufunktion

Mit diesen Untersuchungen werden Befunde zum **Zahnbestand** (z.B. überzählige und fehlende Zähne, Zahnlücken usw.) und Befunde zu den **Zahnhartsubstanzen** (Vorhandensein kariesbedingter und nicht kariesbedingter Läsionen bzw. von Zahnfrakturen, Veränderungen der Zahnform, -farbe, -oberflächenstruktur) erhoben. Sie beinhalten zudem Befunde zur konservierend-restaurativen und prothetisch-restaurativen **Versorgung** (Fissurenversiegelungen, Füllungen, Kronen, Implantate, Brücken, Prothesen). Dabei soll insbesondere festgehalten werden, ob und welche Mängel vorliegen und ob diese eine zahnärztliche Maßnahme erfordern.
Daneben sind auch Befunde zum **Zustand des Endodonts** z.B. in Form einer Sensibilitätstestung bei Zähnen mit großen Restaurationen zu erheben. Die Befunde zur

**parodontalen Situation** werden mit dem Parodontalen Screening-Index (PSI) erhoben. **Orientierende Funktionsbefunde** (z.B. Schmerzen im orofazialen Bereich, instabile Okklusionsverhältnisse) und **orientierende kieferorthopädische Befunde** (Größen- und Lageanomalien der Kiefer, Zahnfehlstellungen und Störungen im Zahnwechsel) gehören ebenso zur orientierenden Untersuchung.

### 3.1.7 Orientierende Aufklärung und Beratung

Im Anschluss an die Basisuntersuchung wird der Patient über das Ergebnis aufgeklärt und, falls erforderlich, auf die Notwendigkeit einer erweiterten Untersuchung hingewiesen. Eine detaillierte Beratung über anstehende zahnärztliche Behandlungsmaßnahmen kann aber in der Regel erst nach erfolgter erweiterter Untersuchung stattfinden.

> **Merke** Die weiterführenden Untersuchungen erfolgen – wie oben bereits beschrieben – nur dann, wenn sich in der Basisuntersuchung Anhaltspunkte dafür ergeben, dass in einem bestimmten Bereich pathologische oder zweifelhafte Befunde resultieren.

Es würde den Rahmen dieses Buches sprengen, die erweiterten Untersuchungen für die einzelnen Fachgebiete (z.B. weiterführende Befunde zur Funktion des Kausystems, zu Traumata, zur ästhetischen Situation, zur kieferorthopädischen Situation, zur chirurgischen Situation usw.) darzustellen.

Es werden deshalb im Folgenden nur die generellen Prinzipien der weiterführenden Befunderhebung für den Bereich Zahnerhaltung dargestellt. Dabei wird eng umschrieben auf die Untersuchungen der Zahnhartsubstanzen und des Zustands der restaurativen Versorgung eingegangen. Die Aufzeichnung der Befunde (Dokumentation) erfolgt individuell unterschiedlich. Es kann daher nicht Aufgabe dieses Buches sein, allgemein gültige, standardisierte Formblätter für die Befunderhebung in der Zahnerhaltung zu präsentieren. Deshalb sind nur die bei den Verfassern gebräuchlichen Dokumentationshilfen beispielhaft aufgeführt. Entsprechend der didaktischen Einteilung des Buches wird in Teil II und III auf die speziellen Untersuchungsmethoden im Rahmen der Endodontologie und Parodontologie eingegangen. Da die Patienten jedoch den Zahnarzt meist nicht nur aufgrund eines isolierten kariologischen, endodontischen bzw. parodontologischen Gesundheitsproblems aufsuchen, ergänzen sich die Einzelbefunde. Eine exakte Diagnose und ausreichende Therapieplanung ist dann nur unter Berücksichtigung des Gesamtbefundes möglich.

## 3.2 Erweiterte Untersuchung zur Situation der Zahnhartsubstanzen, zur konservierend- und prothetisch-restaurativen Versorgung sowie zum Zustand des Endodonts (Zahnstatus)

Wird in der Basisuntersuchung festgestellt, dass eine erweiterte Untersuchung der Zahnhartsubstanzen gegebenenfalls inklusive der restaurativen Versorgung bzw. des Endodonts erforderlich ist, so wird diese wie in Tabelle 3-2 dargestellt vorgenommen.

> **Merke** Dabei sind Maßnahmen, welche in der Regel zu erbringen sind, von Maßnahmen und Methoden zu unterscheiden, die fakultativ sind oder befundbezogen zu erbringen sind.

**Tabelle 3-2** Bestandteile der erweiterten Untersuchung zur Situation der Zahnhartsubstanzen, zur konservie-rend- und prothetisch-restaurativen Versorgung sowie zum Zustand des Endodonts nach einem Konzept von DGZMK, KZBV und BZÄK im Rahmen der Neubeschreibung einer präventionsorientierten Zahn-, Mund- und Kieferheilkunde (Zahnstatus) (nach Hellwig/Lauer/Staehle).
**Befundbezogene Maßnahmen sind farbig unterlegt.**

| In der Regel zu erbringende Maßnahmen | Methoden | Ergänzende Maßnahmen und Methoden (fakultativ) | Erläuterungen |
|---|---|---|---|
| 1. Weiter-führendes ärztliches Gespräch | Unstrukturiertes oder strukturiertes Interview | Aufzeichnung durch Medien wie z.B. Ton-band/Video für weiter-führende diagnostische Auswertungen | Detaillierte Erfassung des Anliegens des Patienten unter Berücksichtigung seiner psychosozialen Lebenssituation; Einschätzung seiner Compliance, seines Gesundheitsbewusstseins und seiner Erwartungshaltung |
| 2. Weiter-führende all-gemeine und spezielle Anamnese | Unstrukturiertes oder strukturiertes Interview | Verwendung von fach-spezifischen Frage- und Testbögen<br><br>Aufzeichnung durch Medien wie z.B. Ton-band/Video für weiter-führende diagnostische Auswertungen | **Soziale Anamnese**<br>Anmerkung: z.B. Angaben über Ausbil-dung, Berufstätigkeit, frühere oder geplante Wohnortwechsel, besondere berufliche Expositionen/Lebens-bedingungen<br><br>**Familienanamnese**<br>Anmerkung: z.B. Angaben über familiäre Risikofaktoren für besondere Erkrankun-gen im Zahn-, Mund- und Kieferbereich<br>– Bei Kindern: soziales Umfeld, familiäre Betreuungssituation<br><br>**Allgemeine Anamnese**<br>Anmerkung: z.B. Angaben über allge-meinmedizinische Erkrankungen und Besonderheiten (einschl. Konzentrations-vermögen, manuelle Geschicklichkeit, Sehfähigkeit)<br>– Bei Kindern: z.B. Angaben des Körper-gewichts<br>Auf der Basis des weiterführenden ärzt-lichen Gesprächs und der weiterführen-den allgemeinen Anamnese ist – ggf. unter Einbeziehung von Testbögen – auch eine Erhebung des psychischen Befundes bzw. ein psychosomatisches Screening möglich<br><br>**Spezielle Anamnese**<br>Anmerkung: z.B. Angaben über Beschwerden des Patienten, frühere zahnärztliche Behandlungen, Alter der restaurativen Versorgung bzw. des Zahnersatzes, Kau- und Sprach-vermögen<br><br>**Schmerzanamnese**<br>Lokalisation, Schmerzintensität, Schmerz-qualität, Dauer, Häufigkeit, akuter vs. chronischer Schmerz, Einfluss nehmende Faktoren, tageszeitliche Abhängigkeit |

**Tabelle 3-2** Fortsetzung
**Befundbezogene Maßnahmen sind farbig unterlegt.**

| In der Regel zu erbringende Maßnahmen | Methoden | Ergänzende Maßnahmen und Methoden (fakultativ) | Erläuterungen |
|---|---|---|---|
| | | | – Bei Kindern: Angstanamnese (motorische Auffälligkeiten, mimische Zeichen, Sprachstörungen, physiologische Indikatoren, verbale Äußerungen) |
| 3. Weiterführende Präventionsanamnese | Unstrukturiertes oder strukturiertes Interview | Verwendung fachspezifischer Frage- und Testbögen Aufzeichnung durch Medien wie z.B. Tonband/Video für weiterführende diagnostische Auswertungen | Erfassung von individuellen Risikofaktoren für orale Erkrankungen, z.B. Ernährungsanamnese, Raucheranamnese, Mundhygienegewohnheiten |
| 4. Weiterführende extraorale Untersuchung | | | |
| Weiterführende Befunde zu Sensibilität und Motorik im Gesichts-/Kopf-/Halsbereich | Visuelle Diagnostik Palpation; Erfassung der Reaktion auf äußere Reize Motorische Funktionsprüfung | | Indiziert z.B. bei Facialisparese, Trigeminusschädigung |
| Erfassung des äußeren Erscheinungsbildes (einschl. extra-/intraoraler Übergangsbereich) | Visuelle Diagnostik | Visuelle Diagnostik unter Einsatz von Vergrößerungshilfen (Lupe/Mikroskop); Fotografie (extraoral/enoral) zur weiteren diagnostischen Auswertung; Visuelle Diagnostik nach diagnostischer Formkorrektur von Zähnen oder Facial/Dental-Imaging | Zur Feststellung von Neubildungen, Asymmetrien, Hautverfärbungen usw.; extraoraler Teil des „Ästhetikstatus", z.B. Beurteilung von Weichteilprofil, Entblößung der Zahnreihen/Gingiva beim Sprechen und Lachen, Verlauf der Gingivagirlanden, Beurteilung der Lippenmorphologie (Lippenschlusslinie, Lachlinie)

Bei Kindern: Weichteilschwellung, Verletzungen, Effloreszenzen der Haut, Exanthem, weitere Symptome von Allgemeinerkrankungen in der Mundhöhle (Infektionserkrankungen, Blutkrankheiten, Hauterkrankungen), Fistelbildungen |

**3**

**Tabelle 3-2**   Fortsetzung
**Befundbezogene Maßnahmen sind farbig unterlegt.**

| In der Regel zu erbringende Maßnahmen | Methoden | Ergänzende Maßnahmen und Methoden (fakultativ) | Erläuterungen |
|---|---|---|---|
| *5.* Weiter-führende Unter-suchung der Mundhöhle und angrenzender Regionen | | | |
| Beurteilung des Speichels und der Mund-flüssigkeit | Visuelle Diagnostik Bestimmung des Speichelflusses | Mikrobiologische/ biochemische Analysen Bestimmung der Pufferka-pazität | Bestimmung der Speichelfließrate ist z.B. indiziert bei gering befeuchteten Schleimhäuten und bei der Versor-gung der zahnlosen Kiefer mit Total-prothesen |
| Untersuchung zahnloser Berei-che einschl. Mundboden, Vestibulum, Zunge, Wange, Gaumen, Mukosa, Alveolarknochen | Visuelle Diagnostik Palpation | Sondierung Motorische Funktions-prüfung | Farbe, Durchblutung, Veränderungen von Oberfläche und Konsistenz, Impressionen, Ulcera, Fistelungen **Bei Zunge zusätzlich:** Größe, Mobilität, Beläge **Bei Alveolarknochen ggf.:** Atrophiegrad |
| Beurteilung der Atemluft | Erfassung sensorischer Signale | Mikrobiologische/ biochemische Analysen Chemische Testungen zur Zusammensetzung der Atemluft | Indiziert z.B. bei Patienten mit Foetor ex ore |
| *6.* Weiterfüh-rende Untersu-chung der Zähne (erweiterter Zahnstatus) Weiterführende Befunde zum Zahnbestand | Visuelle Diagnostik | | Z.B. Beurteilung von Lückenbildungen, Kippungen, Drehungen, Elongationen; Farben, Formen, Strukturmerkmalen (Verfärbungen, Transparenzen, Oberflächentexturen, Rissbildungen) von Zähnen; Pfeileranzahl und -verteilung, Kauebene; Art und Ausmaß von Parafunktionen/ Habits |
| Beurteilung der Mundhygiene und des Plaque-aufkommens | | Überprüfung der individuellen Einsatz-möglichkeiten von Mundhygienehilfsmitteln (Anwendungstest) | Wenn erforderlich zur Beurteilung der präventiven Initialbehandlung oder bei Patienten, die nicht an der präventi-ven Initialbehandlung teilgenommen haben |

**Tabelle 3-2** Fortsetzung
**Befundbezogene Maßnahmen sind farbig unterlegt.**

| In der Regel zu erbringende Maßnahmen | Methoden | Ergänzende Maßnahmen und Methoden (fakultativ) | Erläuterungen |
|---|---|---|---|
| Weiterführende Befunde zur Situation der Zahnhartsubstanzen (karies- und nicht kariesbedingte Veränderungen mit Angaben zu Art und Ausdehnung) sowie zur konservierendrestaurativen und prothetisch-restaurativen Versorgung (mit Angaben zu Art, Ausdehnung und Qualität von Restaurationen) | Visuelle Diagnostik Sondierung | Visuelle Diagnostik unter Einsatz von Vergrößerungshilfen (Lupe, Mikroskop); Fiberoptische Transillumination (FOTI); Laserfluoreszenzmessung Elektrische Widerstandsmessung; Taktile Beurteilung von Approximalkontakten (z.B. Testung mit Zahnseide oder Matrizenband); Visuelle Approximalraumdiagnostik nach Separation Testung mittels chemischer Marker (z.B. Färbelösungen); Abformung/Modellerstellung zur weiteren diagnostischen Auswertung; (siehe Modul Abformung) <br><br> Diagnostische Formkorrektur; Wax up/ Set up; Dental-Imaging Intraorale Fotografie zur weiteren diagnostischen Auswertung; Materialgewinnung zur werkstoffkundlichen Analyse von Restaurationsmaterialien <br><br> Radiologische Diagnostik (Orthopantomogramm, Einzelaufnahmen, Bissflügel) | Z.B. flächenbezogene Erfassung von Karies, Erosionen, Attritionen, Abrasionen, frei liegenden Zahnhälsen, keilförmigen Defekten, Opazitäten/ Hypoplasien/Anomalien der Zahnentwicklung <br> Flächenbezogene Beurteilung von Art und Qualität/Hygienisierbarkeit vorhandener Restaurationen einschließlich der Restaurationsränder (positive/negative Stufe, Spaltbildung) <br><br> **Besonderheiten bei der Beurteilung prothetischer Versorgungen:** perio-prothetische Gestaltung, horizontale/vertikale Kieferrelation, Brückenzwischenglieder, Verblendung, Halte-, Stütz- und Verbindungselemente, Sattelausdehnung, Zahnaufstellung, Prothesenhalt, Kauebene, Prothesenhygiene <br><br> **Allgemeine Anmerkungen zur radiologischen Diagnostik:** Sie ist z.B. indiziert, wenn die klinische Diagnostik zu einem Verdacht auf pathologische Befunde führte und vor umfangreichen restaurativen Maßnahmen. Sie dient u.a. zur Feststellung und Graduierung kariöser und nicht kariöser Zahndefekte und zur qualitativen Beurteilung von Restaurationen bzw. prothetischen Versorgungen |

**Tabelle 3-2** Fortsetzung
**Befundbezogene Maßnahmen sind farbig unterlegt.**

| In der Regel zu erbringende Maßnahmen | Methoden | Ergänzende Maßnahmen und Methoden (fakultativ) | Erläuterungen |
|---|---|---|---|
| | | | **Speziell zu Bissflügelnahmen:** Sie sind z.B. indiziert bei klinisch nicht diagnostizierbarer Karies und bei Verdacht auf Restaurationsdefekte, insbesondere im nicht einsehbaren Approximalraum und für die Beurteilung der Zahnhartsubstanzen unter einer Restauration |
| Weiterführende endodontische Befunde | Visuelle Diagnostik zur Beurteilung von Farbe und Transparenz/ Transluzenz Thermische Sensibilitätstestung (Kältetest) Perkussion (horizontal/ vertikal) Palpation | Erfassung sensorischer Signale; Testung mit faradayschem Strom Thermische Sensibilitätstestung (Wärmetest) Selektive Anästhesie; Testkavität/Probetrepanation; Aufbiss-/Entlastungstest | Weiterführende endodontische Befunde werden erhoben bei Verdacht auf endodontologische Problematik |
| | | | Aufbiss- und Entlastungstest ist indiziert bei Verdacht auf Zahninfraktion |
| | Sondierung | | |
| | Einsatz bildgebender Verfahren (Röntgeneinzelzahnaufnahmen, ggf. besondere Projektionen) | | Einsatz bildgebender Verfahren ist indiziert z.B. bei Verdacht auf Resorption, apikale Parodontitis (einschließlich periradikulärer Läsionen), Paro-Endo-Probleme, zur Beurteilung vorhandener Wurzelfüllungen, Wurzelfrakturen; zur Beurteilung von Zahn-, Wurzelanatomie einschl. umgebender Strukturen |
| Weiterführende parodontologische Befunde (s. Lehrbücher Parodontologie) | s. Lehrbücher Parodontologie | s. Lehrbücher Parodontologie | bei PSI > 2 |
| Weiterführende Funktionsbefunde/ Bewertung der Okklusion (s. Lehrbücher Funktionsdiagnostik) | s. Lehrbücher Funktionsdiagnostik | s. Lehrbücher Funktionsdiagnostik | Indiziert z.B. bei Parafunktionen, Vorkontakten in habitueller oder zentrischer Okklusion, Interferenzen in dynamischer Okklusion, deutlicher Änderung der Vertikaldimension, vor/nach umfangreichen Restaurationen oder funktioneller Vorbehandlung |

3

**Tabelle 3-2** Fortsetzung
**Befundbezogene Maßnahmen sind farbig unterlegt.**

| In der Regel zu erbringende Maßnahmen | Methoden | Ergänzende Maßnahmen und Methoden (fakultativ) | Erläuterungen |
|---|---|---|---|
| 7. Synoptische Auswertung der Ergebnisse von ärztlichem Gespräch, Anamnese und Befundung | | Bestimmung von Indizes Vornahme von Graduierungen; Score-Einstufungen Zuordnung zu Klassifikationen Erstellung von Risikoprofilen Bewertung weiterer Aspekte außerhalb des ZMK-Bereichs (z.B. allergologischer, toxikologischer und/oder psychosomatischer Art) nach Überweisung an den Spezialisten/Facharzt | Bewertung der Behandlungsbedürftigkeit nach Standards (soweit vorhanden) unter Würdigung der Gesamtsituation von Zahnhartsubstanzen, restaurativer Versorgung, Endodont und ggf. weiteren relevanten Merkmalen wie z.B. Parodont oder Funktion; Gegenüberstellung der Wünsche, Bedürfnisse, Erwartungen und Voraussetzungen des Patienten mit den Ergebnissen der vorgenommenen Diagnostik, Planung und Beratung |

Tabelle 3-2 wurde der **Neubeschreibung einer präventionsorientierten Zahnheilkunde** entnommen. Nachfolgend wird im Text eine vereinfachte klinische Vorgehensweise bei der erweiterten Untersuchung beschrieben. Sie beschränkt sich weitestgehend auf den Punkt 6 der Tabelle; dabei wird auf einzelne Maßnahmen speziell eingegangen.

Grundsätzlich erfolgt die Dokumentation der Befunde auf einem Formblatt oder EDV-gestützt (Zahnstatus). Ein vereinfachtes Formblatt ist in Abbildung 3-1 dargestellt.

**Präventive Initialbetreuung**

Zur Untersuchung müssen die Zähne sauber sein, d.h. störende Plaque und Zahnstein werden vor der eingehenden Untersuchung entfernt (**präventive Initialbetreuung**). Die Zähne werden mit Watterollen trocken gelegt und mit einem Luftpuster getrocknet.

**Klinische Untersuchung**

Die klinische Untersuchung der Zähne erfolgt systematisch mit Spiegel, Sonde, Parodontalsonde und Zahnseide. Man beginnt i.d.R. mit dem letzten Zahn im ersten Quadranten (von 18 nach 11), untersucht dann den zweiten Quadranten (von 21 nach 28),

**Abb. 3-1** Standardisierter zahnärztlicher Befundbogen im Rahmen der Kariestherapie. In den Zahnstatus werden folgende Befunde (bzw. Verdachtsdiagnosen) eingetragen:

- Karies und Zahnhartsubstanzdefekte, die invasiv behandelt werden müssen: rote Markierung der entsprechenden Zahnflächen.
- Vorhandene Füllungen: blaue Markierung der entsprechenden Zahnflächen.
- Erneuerungsbedürftige Füllungen (z.B. Sekundärkaries, Kariesrezidiv, Randspalt, Füllungsfraktur usw.): rote Umrandung der blau markierten Flächen.
- Initialkaries: grün.
- Krone: K, Brückenglied: B.
- Erneuerungsbedürftige Krone: mit roter Markierung.
- Zu extrahierender Zahn: X
- Fehlender Zahn: =
- Restaurationsart: C = Komposit, A = Amalgam, G = Gold, K = Keramik, P = Provisorium, Aufbaufüllung, AV = andere Versorgung, Fiss = Fissurenversiegelung
- Zahn im Durchbruch: i.D.

Behandler: _____ Datum: _____

Patient: _____ Geb.: _____

PlZ.: _____ Tel.: _____

Datum: _____

**Befundaufnahme**

PSI
Zahnlockerung (I–III)
Sondierungstiefen (mes/dist, bei Blutung rot unterstreichen)
Sensibilitätstest (blau + / rot –)
Diagnodent
Restaurationsart
Erosion/Abrasion (1 ohne, 2 mit Dentinbeteiligung)
Wurzelbefund (aktive Karies roter/inaktive grüner Punkt, Füllung blau)

Sonstiges (z.B. Finieren, Polieren): ............

| D | M | F | DMF/T |
|---|---|---|---|
|  |  |  |  |

Kariesaktivität

Wurzelbefund (aktive Karies roter/inaktive grüner Punkt, Füllung blau)
Erosion/Abrasion (1 ohne, 2 mit Dentinbeteiligung)
Restaurationsart
Diagnodent
Sensibilitätstest (blau + / rot –)
Sondierungstiefen (mes/dist, bei Blutung rot unterstreichen)
Zahnlockerung (I–III)
PSI

Fissurenkaries bis ins Dentin: o = ankreuzen; Approximalkaries-
ausdehnung C1–C4; Sekundärkaries = SEK; überstehender Füllungsrand = ÜF; wegen Überlappung nicht beurteilbar = X; Kariesrezidiv
= R; Randspalt= RS; Wurzelkaries = W

**Bissflügel-Röntgenbild**

Tooth numbers (oberer Bogen): 18 17 16 15 14 13 12 11 | 21 22 23 24 25 26 27 28
Tooth numbers (unterer Bogen): 48 47 46 45 44 43 42 41 | 31 32 33 34 35 36 37 38

Bissflügel-Röntgenbild Tabelle:

| o 17 m / d 17 m o | o 16 m / d 16 m o | o 15 m / d 15 m o | o 14 m / d 14 m o | m 24 d / m 34 d o | o 25 d / m 35 d o | m 26 d / m 36 d o | o 27 d / m 37 d o |

Die Befunde der Bissflügel-Röntgenaufnahmen werden entsprechend in das dafür vorgesehene Schema eingetragen. Alle Röntgenbefunde, die eine invasive Behandlung erfordern, werden anschließend in den Zahnstatus übertragen (rote Markierung). Die Graduierung der Kariesausdehnung C1–C4 ist in Kapitel 3.3.1 Kariesdiagnose und
in Abbildung 3-3 erklärt. Rein präventiv zu behandelnde Karies kann gesondert eingetragen werden. Weitere Zahnhartsubstanzdefekte (Erosionen, keilförmige Defekte usw.) sind ebenfalls gesondert aufzuzeichnen.
In die Zeile Erosion/Abrasion können dann die Lokalisation (v = vestibulär), o = okklusal, P = palatinal, l = lingual)
und der Schweregrad eingetragen werden.

fährt mit dem dritten Quadranten fort (von 38 nach 31) und beendet die Untersuchung mit dem vierten Quadranten (von 41 nach 48). Es ist dabei auf eine ausreichende Ausleuchtung der Mundhöhle und eine adäquate Position des Behandlungsstuhls zu achten. Der Spiegel sollte vorher angewärmt werden, um ein Anlaufen durch die Atemluft zu vermeiden. Während man allgemein im medizinischen Bereich streng zwischen Befund und Diagnose trennt, wird bei der klinischen Aufnahme des Zahnstatus vom erfahrenen Zahnmediziner oft die Diagnose gleich im Befundblatt vermerkt. So wird z.B. bei einer Karies nicht der Befund „dunkle, erweichte Zahnhartsubstanzveränderung mit eingebrochener Oberfläche" notiert, sondern die Diagnose „manifeste, behandlungsbedürftige Karies" aufgezeichnet.

### 3.2.1 Kariesdiagnose

> Der kariöse Prozess weist Phasen der Progression, Stagnation oder sogar Remission auf. Es ist daher heute die Aufgabe des Zahnarztes, nicht nur kariöse Läsionen von gesunder Zahnhartsubstanz, sondern auch aktive Kariesläsionen von inaktiven zu unterscheiden.

Die Kariesdiagnose sollte idealerweise auch die **Progression** einer kariösen Demineralisation und die Kariesaktivität bzw. das **Kariesrisiko** eines Patienten berücksichtigen. Anhand dieser diagnostischen Kriterien wird anschließend eine Behandlungsplanung für die jeweilige Zahnfläche erstellt, wobei prinzipiell zwischen invasiven und nicht-invasiven Vorgängen unterschieden wird.

**Fissuren- und Grübchenkaries**

*FOTI*

Für die Diagnose der **Fissuren- und Grübchenkaries** stehen folgende Methoden zur Verfügung: Inspektion (mit bloßem Auge oder Vergrößerungshilfe), Sondierung (stumpfe Sonde), Röntgen (Bissflügelaufnahme), Transillumination (Faseroptiktransillumination), Messung des elektrischen Widerstandes (Kariesmeter), Laserfluoreszenz-System (Diagnodent®).

> **Merke** Prinzipiell wird bei der Kariesdiagnose heute keine spitze Sonde mehr verwendet, da bei üblicher Sondierung die Oberflächenschicht einer bestehenden Initialkaries verletzt oder eingedrückt werden kann.

Das Haken einer Sonde in einer Fissur ist zudem kein Hinweis auf das Vorhandensein einer Karies, sondern spiegelt in erster Linie die Fissurenmorphologie wider. Eine spitze Sonde findet nach wie vor Verwendung zur Überprüfung der Kariesfreiheit bei der Exkavation, bei der Sondierung von Restaurationsrändern (Verdacht auf Sekundärkaries) und bei Sondierung im nicht einsehbaren Bereich (subgingival bei Verdacht auf Wurzelkaries).

Während eine offene Kavität leicht mit dem Auge zu erkennen ist, ist die Kariesdiagnose bei nicht eingebrochener Oberfläche schwierig. Während dunkelbraun oder schwarz verfärbte Fissuren bei Kindern und Jugendlichen nicht selten auf eine manifeste Dentinkaries hinweisen, trifft dies für Erwachsene nicht zu. Breitflächig entkalkte Zonen am Fissureneingang sind jedoch relativ oft mit einer Dentinkaries verbunden, und Opazitäten am Fissurenfundus stellen ebenfalls einen guten Indikator für Dentinkaries dar.

**Vier-Felder-Tafel**

Die Eignung eines entsprechenden Instrumentariums für die Diagnose wird üblicherweise anhand einer **Vier-Felder-Tafel** berechnet. Dabei werden die Sensitivität, Spezifität, der positive Vorhersagewert und der negative Vorhersagewert berechnet. Eine

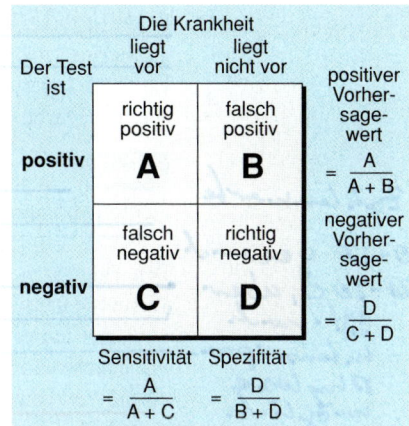

**Abb. 3-2** Vier-Felder-Tafel zur Berechnung von Sensitivität, Spezifität sowie positiven und negativen Vorhersagewerten.

**Tabelle 3-3** Spezifität, Sensitivität und richtige Entscheidungen bei der Diagnose scheinbar intakter Okklusalflächen (nach Lussi et al.)

| | Spezifität | Sensitivität | Richtige Diagnose |
|---|---|---|---|
| Inspektion | 93% | 12% | 57% |
| Inspektion mit Vergrößerungshilfe | 89% | 20% | 56% |
| Inspektion und Sonde | 93% | 14% | 58% |
| Inspektion und Bitewing-Röntgenbilder | 87% | 49% | 67% |
| Bitewing-Röntgenbilder | 83% | 45% | 63% |
| Elektrischer Widerstand | 77% | 93% | 83% |
| Deutliche Entkalkung der Fissuren | 60% | 71% | 65% |
| Braune oder schwarze Verfärbung der Fissur | 17% | 68% | 40% |

hohe **Sensitivität** bedeutet z.B., dass die Prognose behandlungsbedürftige Dentinkaries sich tatsächlich nach dem Aufziehen z.B. einer Fissur auch verifizieren lässt. Eine hohe **Spezifität** liegt vor, wenn man gesunde Flächen tatsächlich auch als gesund erkannt hat (Abb. 3-2). Anhand dieser statistischen Berechnungen lassen sich die verschiedenen Methoden zur Kariesdiagnostik für die Fissuren beurteilen (Tab. 3-3). Wie man erkennen kann, lässt sich durch reine Inspektion (gleichgültig, ob mit Sonde oder mit Vergrößerungshilfe) eine Karies selten richtig diagnostizieren. Eine Inspektion und die Zuhilfenahme von Bissflügelaufnahmen erhöhen die Diagnosesicherheit erheblich. Berücksichtigt man dann eine entsprechende Verfärbung bzw. Entkalkung in der Fissur nach sorgfältiger Plaqueentfernung mit einer stumpfen Sonde und sorgfältiger Trockenlegung, so erhöht sich die Sensitivität weiter. Gleichzeitig würden jedoch zahlreiche gesunde Fissuren als krank erkannt, und es würde eine Überbehandlung erfolgen (Abnahme der Spezifität).

**Laserfluoreszenz**

Mit dem **Laserfluoreszenz-System** (Diagnodent®) steht ein neues Instrument zur Kariesdiagnose zur Verfügung. Dabei wird ein gepulstes Licht mit einer definierten Wellenlänge (655 nm) abgegeben, das etwa 1 mm in die Zahnoberfläche eindringt. Sobald veränderte Zahnhartsubstanzen von dem ausgesandten Licht angeregt werden, fluoreszieren sie mit dem Licht einer anderen Wellenlänge. Karies fluoresziert stärker als gesunder Schmelz und gesundes Dentin und wird dadurch deutlich erkennbar.

Somit ist dieses Instrumentarium als zusätzliches Mittel bei Verdacht auf Fissurenkaries einsetzbar. Es ist allerdings bisher nicht genau geklärt, welche Bestandteile der kariös veränderten Zahnhartsubstanz fluoreszieren. Man nimmt an, dass es sich um spezielle „Farbmoleküle" (Chromophore) handelt.

> **Merke** Da auch Zahnstein und Plaque beim Einsatz von Diagnodent® fluoreszieren können, müssen die Fissuren vor der Messung möglichst sauber sein.

*[handschriftliche Notiz am Rand:]* Zahlenwerte 0–20 gesund 20–30 C, aber ggf. nach Intensivprophylaxe möglich >30 invasive Therapie

Den Fluoreszenzsignalen sind bestimmte Zahlenwerte zugeordnet. So entsprechen Werte von 0 bis 20 gesundem Zahnschmelz. Bei Werten von über 20 bis 30 muss man von einer Karies ausgehen, die je nach Kariesaktivität des Patienten entweder noch mit intensiven Prophylaxemaßnahmen oder restaurativ behandelt werden sollte. Ab einem Wert von 30 kann man davon ausgehen, dass eine restaurative Therapie erforderlich ist.

Diagnodent® sollte eingesetzt werden, wenn bei der Untersuchung ein Kariesverdacht vorliegt, der sich visuell nicht verifizieren lässt. Bei einer augenscheinlich gesunden Fissur ist der Einsatz von Diagnodent® nicht erforderlich.

Bei In-vitro-Untersuchungen konnte mit Diagnodent® eine Sensitivität von 76 bis 78% und eine Spezifität von 87 bis 100% erreicht werden. Ähnliches gilt für Geräte, die den elektrischen Widerstand bzw. die Impedanz messen (ECM = elektrisches Caries-Meter). Bei einer abwartenden (nicht-invasiven) Therapie der Fissurenkaries muss natürlich die Reproduzierbarkeit der unterschiedlichen diagnostischen Systeme gewährleistet sein. Diese liegt bei den neuen Verfahren wesentlich höher als bei rein visueller oder röntgenologischer Beurteilung.

Zusammenfassend lässt sich feststellen, dass zur Kariesdiagnose im Okklusalbereich eine sorgfältige **visuelle Prüfung der Fissuren** nach Entfernung der Plaque und Trockenlegung erfolgen sollte. Es empfiehlt sich, vorhandene **Bissflügelaufnahmen** auch sorgfältig auf Aufhellungen im Bereich der Fissur zu untersuchen. Ist eine Karies bereits bis ins Dentin vorgedrungen, so ist ein abwartendes Verhalten nicht mehr angezeigt. Bei unsicherem Befund können zusätzlich moderne Diagnosegeräte eingesetzt werden.

> **Merke** Man sollte zudem berücksichtigen, dass ca. 15% der vorhandenen Dentinläsionen im Bereich einer Fissur eine „intakte" Oberfläche besitzen (versteckte Karies). *[handschriftlich:] hidden Caries*

**Approximalkaries**

Zur Diagnose der Approximalkaries dienen die klinische Untersuchung, **Bissflügelröntgenaufnahmen** und die **Fiberoptiktransillumination** (FOTI). Eine ausgeprägte approximale Dentinkaries kann bei der klinischen Untersuchung oft durch eine opake Verfärbung des Randleistenbereichs erkannt werden. Eine offene Kavität mit Einbruch der Randleiste ist selbstverständlich auch klinisch gut zu erkennen. Eine approximale Schmelzkaries oder kleinere Dentinläsionen lassen sich klinisch aber nur erkennen, wenn der Nachbarzahn fehlt oder die Zähne separiert worden sind. Man kann heute davon ausgehen, dass nur etwa jede dritte Approximalkaries mit Dentinbeteiligung klinisch erkannt wird.

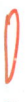

> **Merke** Lassen sich die Approximalkontakte der Zähne klinisch nicht beurteilen (geschlossene Zahnreihe), so ist die Anfertigung entsprechender Röntgenaufnahmen zur Befunderhebung und Sicherung der Diagnose kaum zu umgehen.

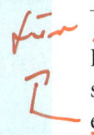
*für Appr.–C*

In zahlreichen Untersuchungen konnte nachgewiesen werden, dass eine alleinige klinische Diagnose auch mit zusätzlicher Durchleuchtung der Approximalkontakte durch eine **Faseroptik (FOTI)** häufig nicht ausreicht. Empfohlen werden kann der Einsatz von FOTI besonders für Situationen, in denen die Anfertigung von Röntgenbildern nicht möglich ist, oder als zusätzliches Hilfsmittel in der Praxis zur Diagnosesicherung.

**Röntgen** Zur Kariesdiagnostik werden i.d.R. **Bissflügelaufnahmen** (Paralleltechnik) beider Kieferhälften angefertigt (Abb. 3-3). Dabei muss der Zentralstrahl orthoradial durch

**3**

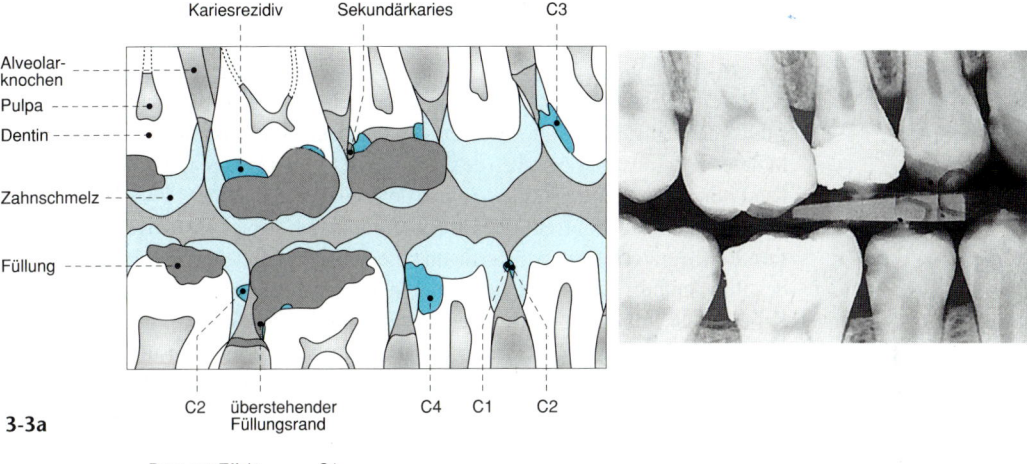

3-3a

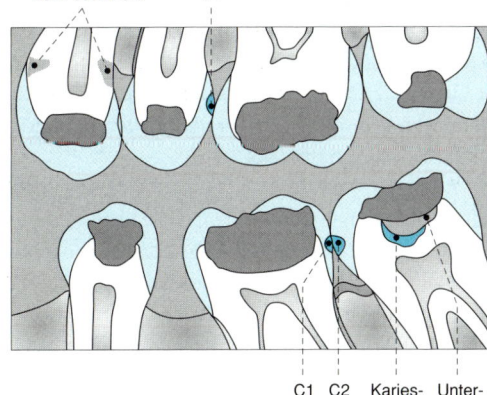
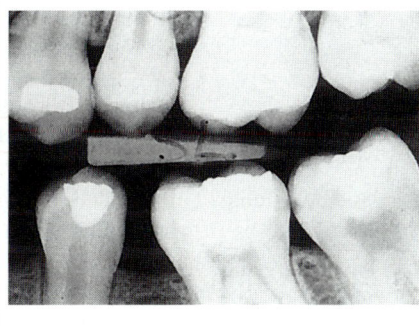

3-3b

**Abb. 3-3**   Bissflügelröntgenaufnahmen werden im Rahmen der Kariestherapie angefertigt, um den Zahnzustand im nicht einsehbaren Approximalraum zu untersuchen. Dabei wird die Ausdehnung der Approximalkaries wie folgt beurteilt:

C0 = keine approximale Karies zu erkennen (es kann jedoch histologisch durchaus eine frühe initiale Läsion vorliegen)

C1 = Radioluzenz in der äußeren Schmelzhälfte (entspricht histologisch initialer kariöser Läsion)

C2 = Radioluzenz bis zur inneren Schmelzhälfte (entspricht histologisch fortgeschrittener, initialer Läsion, Schmelzoberfläche kann noch „intakt" sein)

C3 = Radioluzenz bis zur äußeren Dentinhälfte

C4 = Radioluzenz bis zur inneren Dentinhälfte (entspricht histologisch einer Caries profunda)

Die röntgenologische Graduierung C1–C4 entspricht der Einteilung D1–4 in der Kariesepidemiologie.

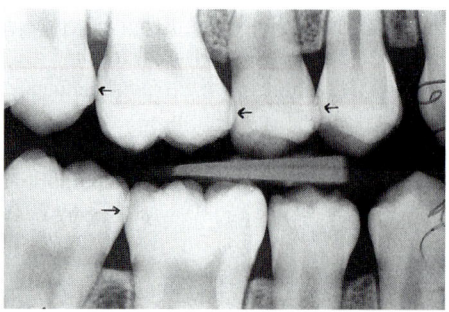

**Abb. 3-4** Bei falscher Röntgentechnik kommt es zu Verzerrungen und Überlagerungen der Zähne. Speziell im Approximalraum sind die Zahnflächen dann nicht mehr einwandfrei beurteilbar. Es empfiehlt sich daher, in beiden Kieferhälften je zwei Bissflügelaufnahmen anzufertigen (eine im Molarenbereich und eine im Prämolarenbereich)

den Interdentalraum der Zähne gehen, um Überlagerungen zu vermeiden (Abb. 3-4). Oft werden daher von jeder Seite zwei Bissflügelaufnahmen angefertigt, eine von den Molaren (Zentralstrahl zwischen dem ersten und zweiten Molaren) und eine zweite von den Prämolaren (Zentralstrahl zwischen den beiden Prämolaren).

Als Alternative zum konventionellen Zahnfilmröntgen stehen seit einigen Jahren **digitale Röntgenverfahren** zur Verfügung. Bei diesen Systemen wird entweder anstelle des Röntgenfilms ein Sensor verwendet, der einen CCD-Chip enthält und durch ein Kabel mit einem Rechner verbunden ist oder eine Speicherfolie, deren Informationen nach der Belichtung im Laserscanner abgetastet werden. Die **Vorteile** dieser Systeme sind, dass die Strahlendosis gegenüber dem konventionellen Röntgen bis zu 50 % reduziert werden kann und die chemische Entwicklung entfällt. Ein **Nachteil** der Sensorsysteme ist die geringe Größe des aktiven Feldes, das nur der eines Kinderzahnfilms entspricht. Im Röntgenbild lassen sich grundsätzlich Sekundärkaries, Randundichtigkeiten und Überhänge an Füllungsrändern und Konkremente im Approximalraum sowie Kariesrezidive unter Restaurationen beurteilen.

> **Merke**  Die Ausdehnung einer initialen Kariesläsion wird anhand der Bissflügelaufnahme grundsätzlich unterschätzt (Abb. 3-5).

**Auswertung**  Die Befunde der Bissflügelaufnahmen werden entsprechend ausgewertet (s. Abb. 3-3) und die Befunde in den Zahnstatus (s. Abb. 3-2) eingetragen. Die Befundung der Röntgenbilder wird manchmal durch strahlengeometrische und anatomische Faktoren erschwert (s. Abb. 3-4). Eine falsche Einstellung des Zentralstrahls kann zu Überlagerungen und Verzerrungen führen, die falsche Größe und Ausdehnung kariöser Läsionen vortäuschen. Zahnhalsregionen werden als Aufhellungszonen im Röntgenbild sichtbar **(Burn-out-Effekt)**, die dann als Kariesläsionen fehlinterpretiert werden. Insgesamt lässt sich feststellen, dass eine C1- und C2-Läsion sowohl klinisch als auch radiologisch schwieriger zu diagnostizieren ist als eine Läsion, die sich bereits im Dentin befindet.

> **Merke**  Zur Abwägung der Therapiemöglichkeiten ist es wichtig zu wissen, ob eine Kavitätenbildung vorliegt, da eine Läsion mit makroskopisch intakter Schmelzoberfläche bessere Chancen für eine nicht-invasive (abwartende) Therapie bietet.

Dabei ergibt sich folgendes Bild: Bei dem radiologischen Befund C1 fand sich nie eine Kavitätenbildung, bei dem Befund C2 in 10 bis 20 % der Fälle, bei C3 in 40 bis 80 % und bei C4 in allen Fällen. Kavitäten fanden sich häufiger bei Molaren als bei Prämolaren.

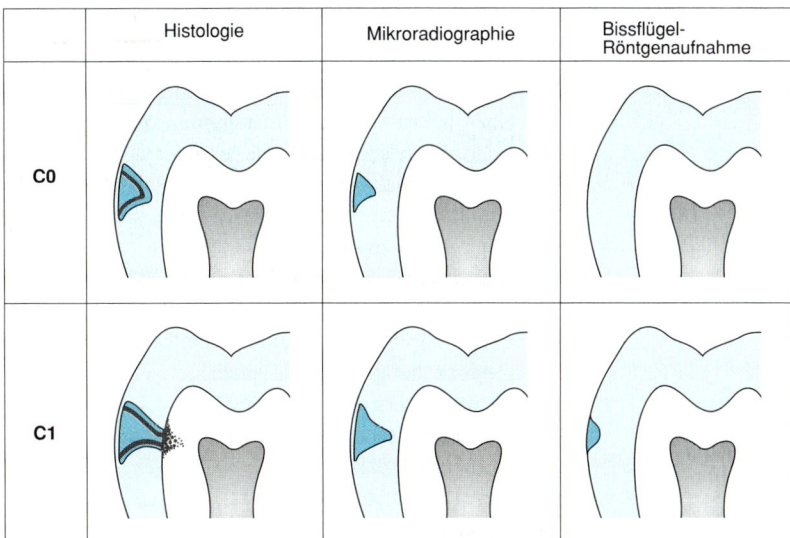

**Abb. 3-5** Bestimmung der Ausdehnung einer kariösen Schmelzläsion im histologischen Bild, anhand einer Mikroradiographie eines Zahndünnschliffs und mit einer Bissflügel-Röntgenaufnahme. In der Bissflügel-Röntgenaufnahme wird die tatsächliche Ausdehnung grundsätzlich unterschätzt.

Diese Daten gelten jedoch nur bei Patienten mit niedriger bzw. moderater Kariesaktivität. Bei Patienten mit hoher Kariesaktivität sind bereits mehr als 50% der C2-Läsionen und 90 bis 100% der C3-Läsionen eingebrochen. Die Reproduzierbarkeit einer Röntgendiagnose im Approximalbereich liegt bei ca. 80%, wenn die Karies das Dentin bereits erreicht hat (C3, C4).

**Orale und bukkale Glattflächen** An **oralen und bukkalen Glattflächen** lässt sich relativ einfach beurteilen, ob eine beginnende Kariesläsion mit oder ohne Kavitätenbildung vorliegt. Nach entsprechender Zahnreinigung kann man mit visueller Inspektion entweder weißlich opake Veränderungen (Zeichen einer fortgeschrittenen initialen Karies mit hoher Aktivität) oder bräunliche Verfärbungen (Zeichen für eine inaktive, arretierte Karies) diagnostizieren. Auch hier ist für den Einsatz invasiver Maßnahmen wieder von Bedeutung, ob die Schmelzoberfläche bereits Defekte (Einbrüche) aufweist oder nicht. Mit hoch sensiblen Methoden (quantitative lichtinduzierte Fluoreszenz = QLF) lassen sich in diesen Bereichen heute auch beginnende initiale Läsionen diagnostizieren. Es ist damit möglich, über längere Zeit ein **Monitoring** dieser Bereiche vorzunehmen, um Remineralisation oder weitere Demineralisation (Kariesaktivität) zu erkennen. Diese Methoden sind jedoch noch nicht für die Praxis ausgereift.

**Wurzelkaries** Die Diagnose der **Wurzelkaries** erfolgt überwiegend durch Inspektion und Sondierung. An approximalen Flächen lokalisierte Wurzelkaries kann auch mit Bissflügelröntgenbildern dargestellt werden. Bei der Inspektion werden die Lokalisation der Läsion, die Kontur der Oberfläche und die Farbe beurteilt, bei der Sondierung wird die Konsistenz der Läsion bestimmt. *Fehldiagnose Bei Braun-out Effekt*

**Merke** Während die Farbe einer solchen Läsion (gelb, hellbraun bzw. dunkelbraun) wenig darüber aussagt, ob die Karies aktiv oder inaktiv ist, ist die Bewertung der Oberfläche nach den Kriterien hart, ledern oder weich von großer Bedeutung.

Durch Abtasten der Oberfläche mit einer <u>stumpfen Sonde</u> kann die Oberflächenhärte bestimmt werden. Läsionen mit harter Oberfläche enthalten deutlich weniger Mikroorganismen als Läsionen mit lederner oder weicher Oberfläche und zeigen histologisch oft einen hohen Grad an Mineralisation, zuweilen sogar eine Hypermineralisation. Läsionen mit weicher Oberfläche gelten als aktiv und progredient, Läsionen mit harter Oberfläche als inaktiv und arretiert. Während weiche, aktive Läsionen i.d.R. am Gingivalsaum lokalisiert sind, finden sich harte, inaktive Läsionen häufig in größerer Entfernung vom Gingivalsaum.

Der **standardisierte Zahnstatus** enthält i.d.R. folgende Angaben (s. Abb. 3-1):

- Fehlende und ersetzte Zähne
- Behandlungsbedürftige kariöse Zahnflächen, unterschieden in rein präventiv und invasiv zu therapierende Läsionen
- Zerstörte und zu extrahierende Zähne
- Teilretinierte Zähne, im Durchbruch befindliche Zähne
- Kronen und Brücken
- Ergebnisse des Sensibilitätstests
- Lockerungsgrade
- Sondierungstiefen bzw. PSI
- Gefüllte Zahnflächen.

Sekundärkaries und -defekte bzw. überstehende Füllungsränder werden gesondert eingezeichnet.

Weitere Zahnhartsubstanzdefekte und Befunde sind schriftlich als zusätzliche Information gesondert festzuhalten.

Die Bissflügelaufnahmen können durch ein **Orthopantomogramm** (OPG) ergänzt werden, auf dem retinierte und verlagerte Zähne, osteolytische Prozesse im Kieferbereich, Zahnanlagen, Wurzelreste und anderes beurteilt werden können. Bei schmerzenden Zähnen, in der Endodontologie und in der Parodontologie sind für einen Röntgenbefund Einzelaufnahmen des Zahnes erforderlich.

**Pulpa**  Die Diagnostik der **Pulpa** (Sensibilitätstest mit Kälte, s. Kap. Endodontologie) ist schwierig. Man geht davon aus, dass vorhandene Kältesensibilität mit der Vitalität der Pulpa korreliert, fehlende Sensibilität jedoch nicht gleich fehlende Vitalität bedeutet. Hier sind dann zusätzliche Sensibilitätstests (Strom, Probetrepanation) erforderlich. Bei schmerzenden Zähnen ist zusätzlich ein Perkussionstest erforderlich.

Zu einem vollständigen Zahnstatus gehört auch die **Erhebung eines adäquaten Gingiva- und Plaqueindex**. Sie geben einen groben Überblick über die Mundhygienegewohnheiten und die parodontalen Verhältnisse. Dabei gilt heute die Erfassung des **PSI-Index** als obligat.

### 3.2.2 Bestimmung der Kariesaktivität und des Kariesrisikos

Wie bereits oben erwähnt, befasst sich die moderne Kariesdiagnostik nicht ausschließlich mit dem Feststellen des Status quo, sondern versucht, durch die Bestimmung der Kariesaktivität bzw. des Kariesrisikos beim jeweiligen Patienten die Prognose nicht-invasiver (präventiver) und invasiver Maßnahmen zu bestimmen.

**Kariesaktivität**  Während der Begriff **Kariesaktivität** einen aktuellen Zustand beschreibt, ist der Begriff <u>Kariesrisiko auf die Zukunft gerichtet und soll beschreiben, ob zukünftig ein niedriges</u> oder hohes Risiko für die Patienten besteht, kariöse Läsionen zu entwickeln.

**Tabelle 3-4**    Kariesrisikoabschätzung anhand bereits vorhandener Kariesläsionen (nach DAJ).

| Alter | Erhöhtes Kariesrisiko, wenn |
|-------|------------------------------|
| bis 3 Jahre: | nicht kariesfrei: dmf(t) > 0 |
| bis 4 Jahre: | dmf(t) > 2 |
| bis 5 Jahre: | dmf(t) > 4 |
| 6–7 Jahre: | dmf/DMF(t/T) > 5 oder D(T) > 0 |
| 8–9 Jahre: | dmf/DMF(t/T) > 7 oder D(T) > 2 |
| 10–12 Jahre: | DMF(S) an Approximal-/Glattflächen > 0 |

Für den Zahnarzt ist es einfacher, die aktuelle Kariesaktivität zu erkennen als das zukünftige Kariesrisiko vorauszusagen. Die Kariesaktivität gibt allerdings einen Hinweis auf ein mögliches Kariesrisiko. In diesem Zusammenhang hat die Deutsche Arbeitsgemeinschaft für Jugendzahnpflege e.V. (DAJ) vorgeschlagen, bei Kindern und Jugendlichen die zum Zeitpunkt der Untersuchung vorliegenden Kariesläsionen als groben Indikator für das zukünftige Kariesrisiko zu verwenden (Tab. 3-4). Die Kariesaktivität eines Patienten kann starken Schwankungen unterliegen. In einem bestimmten Lebensabschnitt oder -zeitraum (z.B. im Kindesalter) kann die Kariesaktivität sehr hoch sein, zu einem anderen Zeitpunkt kann vielleicht aktuell keine Kariesaktivität vorliegen.

**Merke**    Die Kariesaktivität ergibt sich aus dem Zusammenspiel von schützenden und kariogenen Faktoren in der Mundhöhle.

**Kariesrisiko**

Tabelle 3-5 gibt einen Überblick über die Risikofaktoren für Karies. Sucht der Patient seinen Zahnarzt regelmäßig auf, so bereitet es häufig keine Probleme, eine aktuell hohe Kariesaktivität zu erkennen. Hinweis darauf sind zahlreiche aktive kariöse Läsionen, die eine Tendenz zur raschen Progression zeigen. Die exakte Bestimmung des aktuellen Kariesrisikos ist jedoch häufig schwierig.

Neben der Erhebung eines **Ernährungsfragebogens** (Ernährungsanamnese z.B. in Form eines Dreitageprotokolls) kann die quantitative Erfassung der Zahnplaque z.B.

**Tabelle 3-5**    Risikofaktoren für Karies.

| Faktor | Hohes Risiko |
|--------|--------------|
| Ernährung | häufiges Angebot und hoher Anteil niedermolekularer Kohlenhydrate, speziell Zucker |
| Plaquemenge | große Plaquemenge durch schlechte Mundhygiene |
| Art der Bakterien | großer Anteil kariogener Bakterien |
| Speichel | reduzierter Speichelfluss, niedrige Pufferkapazität |
| Zahnstatus | ungünstige Zahnstellung und -morphologie, insuffiziente Restaurationen, aktive Kariesläsionen |
| Fluoride | ungenügende Fluoridsupplementierung |
| Indirekte Faktoren | Stress, Lifestyle, chronische Erkrankungen, Dauermedikationen |

durch die **24-Stunden-Plaque-Bildungsrate** (Plaque-Formation-Rate-Index) bestimmt werden. Da die Plaquebildungsrate mehr oder weniger von allen Faktoren beeinflusst wird, die in der Kariesätiologie eine Rolle spielen, hat dieser Test eine hohe Aussagekraft. Zusätzlich können **qualitative mikrobielle Speicheltests** zur groben Einschätzung des individuellen Kariesrisikos herangezogen werden. Hier ist in erster Linie die Bestimmung der Streptococcus-mutans- und Laktobazillenzahl im Speichel anhand spezieller Tests (z.B. Karies-Risiko-Test = CRT®) geeignet. Man geht bei dem Einsatz dieser Testmethoden davon aus, dass es einen Zusammenhang zwischen der Anzahl der Mutans-Streptokokken und der Laktobazillen im Speichel und dem Kariesbefall gibt. Die Einteilung erfolgt grob in vier Klassen (nach Kolonien bildenden Einheiten = kbE/ml Speichel). Dazu wird meistens ein mit Speichel benetztes Stäbchen mit einem Standard verglichen. Als Stellenwert für eine überdurchschnittliche Kariesgefährdung wird ein Wert von über 250 000 kbE Mutans-Streptokokken pro ml Speichel angegeben. Ein besonders hohes Kariesrisiko sollen Patienten mit Werten über 1 000 000 kbE pro ml Speichel haben. Die Tests lassen sich allerdings bei realistischer Einschätzung nur in einer Richtung interpretieren: Patienten mit geringen Keimzahlen im Speichel haben eine geringere Wahrscheinlichkeit, eine Karies zu entwickeln, als solche mit hohen Keimzahlen. Hohe Laktobazillenwerte gelten als Zeichen für einen hohen und häufigen Kohlenhydratkonsum und damit wieder indirekt als Indikator für ein hohes Kariesrisiko.

Als weitere Parameter zur Abschätzung des Kariesrisikos werden die Bestimmung der **Speichelfließrate** (3–5 min paraffinstimulierter Speichel) und die der **Speichelpufferkapazität** (anhand eines pH-Indikators 5 min nach Speichelstimulation) angegeben. Der Normalwert für die Speichelfließrate liegt bei 1 ml pro Minute. Zeigt das mit Säure imprägnierte Indikatorpapier einen pH-Wert von 6,0 an, so liegt eine hohe Speichelpufferkapazität vor.

> **Merke** Erst die Berücksichtigung aller vier Parameter und der Plaquebildungsrate, des momentanen Kariesbefalls und des Konsums kariogener Zwischenmahlzeiten zusammen erlaubt eine grobe Einschätzung des individuellen Kariesrisikos.

**Bewertung**

So besteht nach Axelsson **kein Kariesrisiko,** wenn der Test auf Streptococcus mutans negativ ist, die Plaquebildungsrate niedrig ist, die Mundhygienegewohnheiten optimal sind, die Laktobazillenzahl im Speichel niedrig ist (< 10 000 kbE/ml), die Zähne kariesfrei sind oder sehr geringen Kariesbefall haben, kein akuter neuer Kariesbefall vorhanden ist (DF = 0), die Speichelsekretionsrate > 1 ml/min ist und der Konsum kariogener Zwischenmahlzeiten gering ist.

Ein **hohes Kariesrisiko** hingegen besteht, wenn der Test auf Streptococcus mutans hoch ist (> 500 000 kbE/ml), die Plaquebildungsrate hoch oder sehr hoch ist, die Mundhygienegewohnheiten sehr schlecht sind, die Laktobazillenzahl im Speichel hoch ist (> 500 000 kbE/ml), der aktuelle Kariesbefall sehr hoch ist (Approximalkaries an den Frontzähnen, bukkale und linguale Läsionen), die Speichelsekretionsrate < 0,7 ml/min ist, der Konsum kariogener Zwischenmahlzeiten sehr hoch ist und die Pufferkapazität des Speichels < 4 ist.

> **Merke** Die alleinige Bestimmung der Bakterienzahlen im Speichel dient in erster Linie der Motivation und Remotivation im Rahmen individualprophylaktischer Maßnahmen.

## 3.3 Spezielle Untersuchungen

**Parodontalstatus**

Bei Verdacht auf parodontale Erkrankungen und bei aufwändigen Sanierungen (speziell mit Einlagefüllungen, Kronen und Brücken) ist der übliche Befund durch einen exakten **Parodontalstatus** zu ergänzen (s. Kap. 18.4). Die Anfertigung von Situationsmodellen und eine Fotodokumentation können zur Diagnosesicherung und Therapieplanung beitragen.

Die klinische Untersuchung wird bei Patienten mit Myoarthropathien und bei Verdacht auf Funktionsstörungen sowie bei geplanten umfangreichen zahnerhaltenden und prothetischen Maßnahmen durch eine klinische und instrumentelle **Funktionsdiagnostik** abgerundet.

**Klinische Funktionsdiagnostik**

Bei der **klinischen** Funktionsdiagnostik wird neben dem extraoralen und intraoralen Muskelbefund als einfachste Methode die statische und dynamische Okklusion der Zähne nach entsprechender Entspannung der Kaumuskulatur (ggf. nach Schienenvorbehandlung) beurteilt. Dabei dienen speziell eingefärbte Okklusionsfolien zur Orientierung.

Bei maximaler Interkuspidation (nach Auftasten aus der Ruhe-Schwebe-Lage) soll ein gleichzeitiger und gleichmäßiger Kontakt zwischen den Ober- und Unterkieferzähnen vorhanden sein. **Vorkontakte** zeichnen sich bei Verwendung der Okklusionsfolie als stärkere und größere Färbung ab. **Protrusion, Laterotrusion und Mediotrusion** werden ebenso mithilfe der gefärbten Folien überprüft. Man geht im Idealfall von einer Front-Eckzahnführung aus. Gruppenführung auf der Arbeitsseite wird bei gleichmäßiger Belastung der Zähne toleriert. **Balancehindernisse** sind durch Einschleifen oder entsprechend gestaltete Restaurationen zu beseitigen.

**Instrumentelle Funktionsdiagnostik**

Liegen Anzeichen für Störungen der statischen und dynamischen Okklusion vor, die nicht mehr nur klinisch zu beurteilen sind, wird eine **instrumentelle** Funktionsanalyse notwendig. Dazu werden Gipsmodelle in einen teil- oder volljustierbaren **Artikulator** eingebracht. Mindestanforderung ist dabei die Verwendung eines Schnellübertragungsbogens (arbiträre Scharnierachsenbestimmung). Es empfiehlt sich jedoch, die Scharnierachse individuell zu bestimmen und die Grenzbewegungen individuell zu registrieren. Die Modelle werden dann in einen voll justierbaren Artikulator eingebracht, in die Funktionsdiagnostik erfolgt. Der klinische Befund wird durch Auskultation und Palpation des Kiefergelenks, Mobilitätsmessungen des Unterkiefers usw. ergänzt (Einzelheiten zur Funktionsdiagnostik sind entsprechenden Lehrbüchern zu entnehmen).

Nach der vollständigen zahnärztlichen Befunderhebung wird die **Diagnose** und, wenn notwendig, die **Differentialdiagnose** gestellt. Es schließt sich eine Therapieplanung an (Abb. 3-6), die mit dem Patienten durchgesprochen werden muss. Es sollte dabei auch auf mögliche andere Therapiemöglichkeiten eingegangen werden (Differentialtherapie). Bei umfangreichen Sanierungsmaßnahmen schließt sich eine schriftliche Fixierung der geplanten **Therapie** und deren voraussichtlichen Kosten (Heil- und Kostenplan) an. Der Patient erklärt sich schriftlich mit der gewählten Therapieform und der Kostenübernahme einverstanden.

> **Merke**   Es empfiehlt sich grundsätzlich, die Patienten über geplante zahnärztliche Maßnahmen und die Folgen der Unterlassung der geplanten Maßnahmen aufzuklären und das Einverständnis des Patienten zu dokumentieren (Aufklärungspflicht).

**Behandlungsplan**

| Prophylaxemaßnahmen | | erforderliche invasive Behandlungsmaßnahmen | | | | Kontrollmaßnahmen |
|---|---|---|---|---|---|---|
| Maßnahme | Datum | Behandlungs-reihenfolge | Zahn | Fläche | Therapie | Mundhygiene: |
|  |  |  |  |  |  | Datum: ............... <br> PI/PBI: ............... |
|  |  |  |  |  |  | Datum: ............... <br> PI/PBI: ............... |
|  |  |  |  |  |  | Datum: ............... <br> PI/PBI: ............... |
|  |  |  |  |  |  | Datum: ............... <br> PI/PBI: ............... |
|  |  |  |  |  |  | Datum: ............... <br> PI/PBI: ............... |
|  |  |  |  |  |  | Datum: ............... <br> PI/PBI: ............... |
|  |  |  |  |  |  |  |

Mundhygiene (Mot + Inst), prof. Zahnreinigung (PZR)
Ernährungsberatung (EB), Mundhygienekontrolle (MH-Ktrl)
CHX-Therapie (CHX), Fluoridierung (F)
Füllung nacharbeiten (Fin), Fissurenversiegelung (FV)
Kariesmonitoring (KM)

AgF, Comp, GIZ, WF, Aufbaufüllung,
Inlay (Keramik, Gold)
Teilkrone (Keramik, Gold)

Patient konservierend durchsaniert am: _____

**Abb. 3-6** Standardisierter Bogen für die Behandlungsplanung im Rahmen der Karies-therapie.

## 3.4 Therapieplanung

> Die allgemeinen Grundsätze der Planung im Rahmen der Therapie von Zahn-hartsubstanzdefekten unterliegen sehr stark individuellen Entscheidungen des Zahnarztes. Diese wiederum sind abhängig von seinen therapeutischen Möglichkeiten und Fähigkeiten.

Grundsätzlich sollte ein Mediziner sich nie dazu verleiten lassen, Therapien anzuwenden, die er nicht gänzlich beherrscht. Natürlich ist die Entscheidung für ein bestimmtes Verfahren im Rahmen der Kariestherapie auch von Patientenparametern abhängig. Allgemeingesundheitszustand, parodontale und funktionelle Gebissverhältnisse und die Notwendigkeit weiterer prothetischer Maßnahmen sind nur einige Parameter, welche in die Therapieplanung mit einbezogen werden müssen. Für die Entscheidung, welche zahnerhaltenden Maßnahmen notwendig und sinnvoll sind, gibt es einige grobe Regeln, die nachfolgend schematisch aufgeführt sind.

Die Entscheidung, ob ein **invasives oder nicht-invasives Vorgehen** bei der Karies-therapie erforderlich ist, hängt von folgenden Faktoren ab:

- Kariesaktivität (-risiko)
- Kariesprogression
- Patientenalter (je älter der Patient, desto geringer ist i.d.R. die Kariesprogression)
- Zustand der entsprechenden Zahnoberfläche (eingebrochen, nicht eingebrochen)
- Tiefe der Karies
- Patientencompliance.

**3**

**Approximalkaries**

Für die Entscheidung, welche **zahnerhaltenden Maßnahmen** notwendig und sinnvoll sind, gibt es einige Regeln, die nachfolgend aufgeführt sind.

Bei der **Approximalkaries** kann bei Patienten mit guter Compliance (optimale Mundhygiene, ausreichende Prophylaxe, regelmäßiger Zahnarztbesuch) und geringer Kariesaktivität bei C1- und C2-Läsionen ein Kariesmonitoring vorgenommen werden. Man versteht darunter ein abwartendes Verhalten mit regelmäßiger Kontrolle und Bissflügelaufnahmen im Abstand von ein bis zwei Jahren. Sollte sich dabei herausstellen, dass die Karies nicht progredient ist, reichen Röntgenbilder in größeren Abständen.

Bei einer **C3-Karies** ist ein Vergleich mit bereits früher angefertigten Röntgenbildern erforderlich. Auch hier ist bei geringer Kariesaktivität und dann, wenn die Zahnoberfläche noch intakt ist, ein abwartendes Verhalten mit präventiver Vorgehensweise möglich. Es sollte bei diesen Patienten aber grundsätzlich auf eine ausgezeichnete Approximalraumhygiene geachtet werden.

Bei **C3-Läsionen mit eingebrochener Oberfläche** und bei einer **C4-Karies** ist ein invasives Vorgehen nicht zu vermeiden. Dabei sollte möglichst wenig gesunde Zahnhartsubstanz geopfert werden. Die entstandenen Defekte können i.d.R. mit klassischen Füllungsmaterialien (Komposit- bzw. Amalgamrestaurationen) versorgt werden.

Bei **hoher Kariesaktivität** bzw. **rapider Kariesprogression** ist neben einem engen Recall mit entsprechender präventiver Therapie eine invasive Behandlung der entsprechenden Läsionen bereits ab Kariesgrad C3 indiziert. Grundsätzlich sollen alle invasiven Maßnahmen von einer entsprechenden präventiven Therapie flankiert sein.

Bei schlechter Compliance und hoher Kariesaktivität sind aufwändige Restaurationen (z.B. Einlagefüllungen) nicht indiziert (bei wurzelkanalbehandelten Zähnen ist hier eine Vollkrone einer Teilkrone vorzuziehen).

**Fissurenkaries**

Eine **Fissur** wird invasiv behandelt, wenn eine deutliche Entkalkung im Bereich der Fissuren festzustellen ist und anhand neuerer diagnostischer Methoden (z.B. Diagnodent®, ECM) die Verdachtsdiagnose Karies mit Dentinbeteiligung bestätigt wird. In diesem Fall ist nicht selten klinisch eine intakte Oberfläche vorzufinden. Auch hier wird minimal-invasiv (kleine Eröffnung) vorgegangen und je nach Ausmaß der Karies eine entsprechend zierliche Restauration mit anschließender Fissurenversiegelung angestrebt. Eine **Aufhellung** im Bereich der Fissur auf einer Bissflügelaufnahme bzw. einem Einzelröntgenbild gibt immer Hinweis auf eine tiefe Dentinkaries. Hier sollte invasiv vorgegangen werden. Bei verfärbten Fissuren mit begrenzten Entkalkungen ohne Aufhellung im Röntgenbild und bei Fissuren, die mit üblichen Mundhygienemaßnahmen (z.B. Zahnbürste) nicht gesäubert werden können, sind **Fissurenversiegelungen** angezeigt.

**Glattflächenkaries**

Eine **Glattflächenkaries** wird nur dann invasiv behandelt, wenn großflächige Einbrüche vorhanden sind.

**Wurzelkaries**

Bei einer **Wurzelkaries** hängt die Therapie davon ab, wo sie lokalisiert ist, ob es sich um eine Primär- oder Sekundärkaries handelt und in welchem Zustand sie sich befindet. Bei einer weichen Oberfläche kann man nach entsprechender Politur mit prophylaktischen Maßnahmen eine Inaktivierung erreichen. Dabei sollten grundsätzlich erst antibakterielle Maßnahmen und anschließend Fluoridierungsmaßnahmen erfolgen. Es kann jedoch aus ästhetischen Gründen und aufgrund der Progredienz einer Karies erforderlich sein, diese invasiv zu behandeln und den resultierenden Defekt anschließend mit einem adäquaten Restaurationsmaterial (z.B. Komposit, Kompomer) zu verschließen.

**Defekte**

**Keilförmige Defekte** werden, so lange sie keine Beschwerden verursachen, ästhetisch nicht stören und eine bestimmte Tiefe nicht überschritten haben, nicht-invasiv behan-

**Tabelle 3-6** Therapie erosiver Zahnhartsubstanzveränderungen (mit freundlicher Genehmigung von Frau Dr. Ganss, Gießen).

| Merkmal | Therapie und Verlauf |
|---|---|
| **Kausale Therapie** | Identifikation und Vermeidung der sauren Noxe durch:<br>• Reduktion saurer Mahlzeiten<br>• Kombination von sauren mit kalzium- und phosphatreichen Lebensmitteln (z.B. Obst mit Jogurt, Fruchtsaft mit hohem Kalziumgehalt)<br>• Verzehr von Getränken mit einem Strohhalm |
| **Symptomatische Therapie** | hoch dosierte Applikation von Fluorid:<br>• 2 × wöchentlich Fluoridgel und/oder mehrmals täglich Fluoridspüllösung<br><br>bei schweren Befunden mit generalisierter Dentinbeteiligung außerdem Vermeidung zusätzlicher mechanisch bedingter Zahnhartstubstanzverluste durch:<br>• wenig-abrasive Zahnpaste<br>• geringen Putzdruck<br>• Putzen **vor** den Mahlzeiten; bei endogener Ätiologie nach dem Erbrechen nur Spülen |

delt (Umstellung der Putztechnik, d.h. keine vertikale Bürsttechnik, Ausschalten von Fehlbelastungen). Bei ausgeprägten Defekten kann eine restaurative Therapie erwogen werden.

Bei **Erosionen** (speziell im Glattflächenbereich) kommen die in Tabelle 3-6 aufgeführten Maßnahmen zum Einsatz. Bei großflächigen Erosionen mit entsprechender Abnutzung auch im Kauflächenbereich sind oft nur noch invasive Maßnahmen, häufig sogar prothetische Maßnahmen indiziert. Zahnhartsubstanzverluste anderer Genese, wie z.B. Amelogenesis imperfecta, erfordern zumeist eine umfangreiche prothetische Versorgung, um die verbleibende Zahnhartsubstanz vor weiterem „Zerfall" zu schützen. Im Milchgebiss ist hier die Anfertigung von Stahlkronen indiziert.

Dieses Behandlungsraster dient der groben Orientierung. Es ist in diesem Rahmen nicht möglich, für jeden denkbaren Fall eine Therapie vorzuschlagen. In den folgenden Kapiteln wird auf die einzelnen Therapiemöglichkeiten genauer eingegangen.

**Merke** Es gibt grundsätzlich also drei mögliche Therapievarianten. Bei kooperationsbereiten, präventionswilligen Patienten ohne Kariesaktivität muss eventuell überhaupt nicht behandelt werden. Bei Patienten mit geringer Kariesaktivität bzw. kleinen kariösen Läsionen ist eine reine präventive Vorgehensweise indiziert. Als dritte Option bleibt das invasive Vorgehen, wobei zwischen minimalinvasiver Therapie und konventioneller Kariestherapie unterschieden werden kann. Grundsätzlich sollten alle invasiven therapeutischen Maßnahmen durch entsprechende präventive Vorgehensweise ergänzt werden.

# 4 Kariesprophylaxe

 Der heutige Wissensstand zur Ätiologie und Pathogenese der Karies ist so gut, dass durch den Einsatz präventiver Maßnahmen ein deutlicher Kariesrückgang erzielt werden kann.

Die Anzahl klinisch diagnostizierbarer Kariesläsionen ist in Deutschland in den letzten 20 Jahren bei Kindern und Jugendlichen deutlich gesunken. Bei einzelnen Personen ist jedoch nach wie vor eine hohe Kariesprävalenz festzustellen (Kariesrisikogruppen). Auch bei Erwachsenen ist die Kariesprävalenz sehr hoch. Es gibt zudem in allen Altersgruppen zahlreiche kariöse Initialläsionen. Das liegt u.a. daran, dass der Kariesentstehung auch eine biosoziale Komponente zugrunde liegt.

Die Kariesentstehung unterliegt kulturellen, technologischen und ökonomischen Einflüssen unserer Gesellschaft. Einer der Hauptgründe für die weiterhin hohe Kariesmorbidität ist die mangelnde Bereitschaft bei einzelnen Menschen, bestimmte krankheitsfördernde Gewohnheiten zu ändern. Hinzu kommen jedoch zahlreiche gesellschaftlich bedingte Einflüsse. So erwartet der Patient vom Zahnarzt, dass er „aktiv" (restaurativ) tätig wird. Obwohl die zahnmedizinische Ausbildung vermittelt, dass häufig präventive Maßnahmen ausreichend wären, wird der Zahnarzt aufgrund dieser Zwänge restaurativ tätig. Wirtschaftliche Überlegungen unterstützen diesen Trend. Lokalanästhesie, bequeme Behandlungsweise und der Einsatz so genannter ästhetischer Restaurationsmaterialien lassen Kariesprävention als Zielvorstellung für den Patienten in den Hintergrund treten. Das zentrale Problem im öffentlichen Gesundheitswesen und in der Praxis ist also die Entscheidung, ob und wie Prävention besser in die zahnärztliche Behandlung integriert werden kann.

**Merke** Karies ist eine multifaktoriell bedingte Erkrankung, was den Einsatz variabler Präventionsmaßnahmen impliziert.

**Primärprävention**

Die **primären Präventionsmaßnahmen** zielen darauf ab, Neuerkrankungen zu verhindern. Das wird im Allgemeinen durch gesundheitsfördernde und protektive Maßnahmen erreicht (z.B. Fluoridapplikation, Ernährungsumstellung).

**Sekundärprävention**

Im Rahmen der **sekundären Prävention** sollen Schäden früh diagnostiziert werden (z.B. initiale Kariesläsionen durch Bissflügelaufnahmen) und damit die Anzahl der Manifestationen neuer Erkrankungen reduziert bzw. der Zahnhartsubstanzverlust begrenzt werden (Remineralisation, Fissurenversiegelung).

**Tertiärprävention**

Auf der **tertiären Präventionsebene** wird durch spezielle Behandlungsmaßnahmen (z.B. minimal-invasive Restaurationstechnik) schadensgerecht therapiert. Gleichzeitig

89

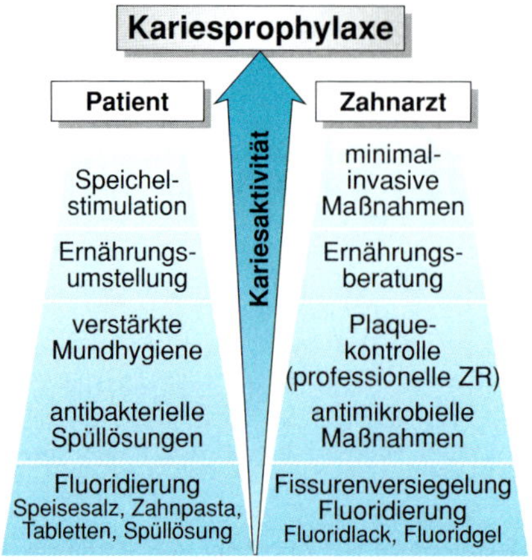

**Kariesprophylaxe**

| Patient | Kariesaktivität | Zahnarzt |
|---|---|---|
| Speichel-stimulation | | minimal-invasive Maßnahmen |
| Ernährungs-umstellung | | Ernährungs-beratung |
| verstärkte Mundhygiene | | Plaque-kontrolle (professionelle ZR) |
| antibakterielle Spüllösungen | | antimikrobielle Maßnahmen |
| Fluoridierung Speisesalz, Zahnpasta, Tabletten, Spüllösung | | Fissurenversiegelung Fluoridierung Fluoridlack, Fluoridgel |

**Abb. 4-1** Für den größten Teil der Bevölkerung sind Fluoridierungsmaßnahmen und die Fissurenversiegelung als Basisprophylaxe im Rahmen der Kariesprävention ausreichend. Mit zunehmender Kariesaktivität müssen weitere Maßnahmen (Intensivprophylaxe) ergriffen werden, um die Entstehung und Progression kariöser Läsionen zu verhindern (ZR = Zahnreinigung).

wird dabei einer weiteren Schädigung vorgebeugt (z.B. Vermeidung überhängender Füllungsränder durch Verwendung von Matrizen).

Aus didaktischen Gründen wird sowohl in Lehrbüchern als auch im studentischen Unterricht zwischen präventiven und restaurativen Maßnahmen unterschieden. Die Patienten sollen letztlich jedoch eine integrierte Gesundheitsfürsorge erhalten. Dabei spielen u.a. Präventionsverhalten und Präventionserwartung, familiäre und soziale Situationen, momentane Kariesaktivität, Ernährungsgewohnheiten, Fluoridanwendung und Einstellung zu Fluoridierungsmaßnahmen, Mundhygieneverhalten, Alter usw. eine Rolle.

Gruppenprophylaktische Maßnahmen (wie Speisesalzfluoridierung, Zahnputzprogramme usw.) müssen durch Individualprophylaxe (Zahnarzt, Dentalhygienikerin) ergänzt werden.

> **Merke**  Nicht für jeden Menschen kann die optimale Lösung die richtige Lösung sein. Es müssen individuelle Ziele formuliert werden, die für den einzelnen Patienten erreichbar sind.

Prophylaktische und restaurative Maßnahmen bilden also eine Einheit, auch wenn sie in den folgenden Kapiteln einzeln dargestellt werden.

**Pfeiler der Kariesprävention**

Die vier tragenden Pfeiler der Kariesprävention sind:
- Ernährungsumstellung
- Anwendung fluoridhaltiger Kariostatika
- Fissurenversiegelung
- Mundhygienemaßnahmen (Abb. 4-1).

Hinzu kommen eine Reihe zusätzlicher Präventivmaßnahmen, die jedoch in ihrer Wirksamkeit zum Teil noch kritisch beurteilt werden müssen.

## 4.1 Ernährungsberatung und -lenkung

### 4.1.1 Grundlagen

Grundsätzlich können bei der Betrachtung des Einflusses von Ernährungsverhalten auf die Zahnkaries systemische Effekte von lokalen Effekten unterschieden werden. Systemisch kann extreme **Mangel- oder Fehlernährung** indirekt die Kariesgefährdung durch Störung der Mineralisation, des Speichelflusses oder der Speichelzusammensetzung erhöhen. Insgesamt können diese möglichen Zusammenhänge jedoch nicht durch sichere Daten belegt werden.

> **Merke** Nach dem Zahndurchbruch kann nach dem heutigen Kenntnisstand jeder systemische Einfluss der Ernährung auf die Entstehung von Karies weitestgehend ausgeschlossen werden.

**Kohlenhydrate**

Dennoch kann durch eine zweckmäßige zahngesunde Ernährung die Kariesmorbidität erheblich reduziert werden. In zahlreichen tierexperimentellen Studien konnte nämlich gezeigt werden, dass ohne bakteriell abbaubare **Kohlenhydrate** und ohne Kontakt der Nahrung mit plaquebedeckten Zähnen keine Karies entsteht.

Es gibt zwar keine spezielle Diät, die Karies vollständig verhindert, durch die Einschränkung des Konsums zuckerhaltiger Nahrungs- und Genussmittel kann ihre Entstehung jedoch wesentlich eingeschränkt werden.

Es liegt letztlich in der Entscheidung jedes erwachsenen Menschen, ob er sich gesund ernähren will; der Zahnarzt steht jedoch in der Pflicht, die Patienten zu beraten und ihnen Alternativen zum bisherigen Ernährungsverhalten aufzuzeigen. Ergänzend sollten Erziehungspersonen wie Eltern, Kindergärtnerinnen, Lehrer usw. sowie Pflegepersonal (speziell in der Altenfürsorge) instruiert und motiviert werden, auf eine zahngesunde Ernährung bei den zu betreuenden Personen zu achten.

Aus zahlreichen Statistiken geht hervor, dass mit zunehmendem **Zuckerverbrauch** die Kariesmorbidität in der Gesamtbevölkerung steigt (Abb. 4-2).

Andererseits lässt sich aber heute in vielen Ländern ein Kariesrückgang bei nahezu gleich bleibendem Zuckerkonsum verzeichnen. Die meisten Kenntnisse über die kariogene Bedeutung der Saccharose sind aus Extremsituationen abgeleitet, und die einfache Relation „viel Zucker gleich viel Karies" gilt heute nicht mehr automatisch und für alle Individuen, da Ernährungsfehler durch eine Vielzahl von Prophylaxemaßnahmen kompensiert werden können. Entscheidender für die Kariesentstehung ist vielmehr die **Zeitspanne** pro Tag, in der sich leicht metabolisierbare Kohlenhydrate in der Mundhöhle befinden. In klassischen Studien konnte nachgewiesen werden, dass die Häufigkeit der Zuckerzufuhr eng mit der Kariesinzidenz korreliert (Abb. 4-3).

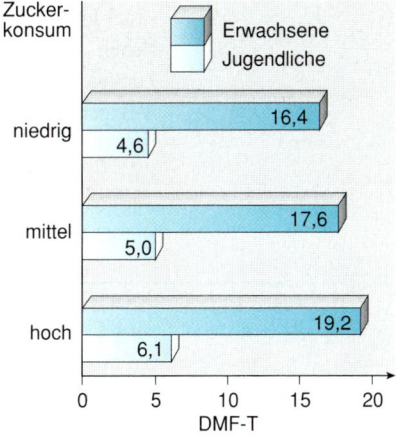

**Abb. 4-2** Beziehung zwischen Zuckerkonsum und Zahngesundheitszustand bei Erwachsenen (35–54 Jahre) und Jugendlichen (13–14 Jahre). Mit steigendem Zuckerkonsum steigt der DMF-T-Wert bei beiden Gruppen an. Die Unterschiede zwischen den Gruppen mit niedrigem, mittlerem und hohem Zuckerkonsum sind signifikant (nach BAUCH et al. 1991).

Anzahl neuer
kariöser Flächen

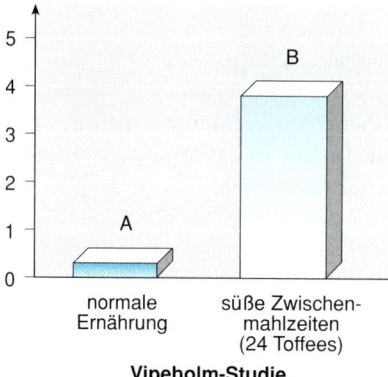

Vipeholm-Studie

**Abb. 4-3** Karieszunahme bei einer Versuchsgruppe (48 Männer) der Vipeholm-Studie. Die Männer nahmen im Jahr A die übliche zuckerhaltige Ernährung zu sich. Im Jahr B bekamen sie zusätzlich 24 Toffees pro Tag in Form von Zwischenmahlzeiten (nach NIKIFORUK 1985). Zur Kariesentstehung tragen alle vergärbaren Kohlenhydrate wie Saccharose, Glukose, Fruktose, Maltose, Laktose, weiterverarbeitete Stärke u.a. bei, wenn auch die Saccharose eine Sonderstellung einnimmt, da sie von kariogenen Mikroorganismen bevorzugt abgebaut wird.

Die **kleinste Menge Saccharose,** die zu einer zahnmedizinisch relevanten Säurebildung in der Plaque führt, beträgt ca. 15 mg. Mit 150–500 mg Saccharose kann eine maximale Säurebildung innerhalb der Plaque erreicht werden.

> **Merke** Süße Zwischenmahlzeiten, die eine Kombination aus hohem Zuckergehalt und häufiger Aufnahme darstellen, sind als besonders kariesfördernd einzustufen.

Insgesamt betrachtet ist aber die relative Kariogenität eines Nahrungsmittels schwer zu bewerten.

**Produktbezogene Faktoren**

Als **produktbezogene Faktoren** spielen der Typ und die Menge der Kohlenhydrate, die chemische Zusammensetzung (Fett-, Proteinanteil usw.), physikalische Eigenschaften (Klebrigkeit, Festigkeit) und möglicherweise schützende Bestandteile eine Rolle.

**Individuumbezogene Faktoren**

Von den **individuumbezogenen Faktoren** sind neben der Häufigkeit auch die Reihenfolge der Aufnahme, die „oral clearance rate" (Elimination aus der Mundhöhle pro Zeiteinheit in Minuten) und die Mundhygiene zu nennen. Die „oral clearance rate" wiederum hängt von Faktoren wie Speichelfluss, Zahnstellung u.a. ab.

Aufgrund dieser zahlreichen Faktoren liegen wenig verlässliche Daten über die relative Kariogenität von Nahrungsmitteln vor. Die Kariogenität von Nahrungsmitteln hängt in erster Linie von ihrem Gehalt leicht vergärbarer niedermolekularer Kohlenhydrate ab. Neben allen zuckerhaltigen Speisen und Getränken gelten aber auch Produkte, die **Zucker in Kombination mit weiterverarbeiteter Stärke** enthalten, als besonders kariogen.

Es lässt sich also festhalten, dass es wünschenswert ist, die Gesamtmenge niedermolekularer Kohlenhydrate, speziell von Saccharose, in der Nahrung zu reduzieren. Dabei sollte insbesondere die Frequenz der Zwischenmahlzeiten, die niedermolekulare Kohlenhydrate enthalten, gesenkt werden.

Zu den **empfehlenswerten Zwischenmahlzeiten** gehören z.B. Milch und Milchprodukte, Quark, Obst und Gemüse, Säfte und Nüsse, sofern ihnen kein Zucker zugesetzt wird. Es ist jedoch darauf hinzuweisen, dass auch diese Nahrungsmittel bei zu häufiger Zufuhr zahnschädlich sein können.

Mit diesen Vorgaben wird dem modernen Verständnis der Kariesentstehung Rechnung getragen. Es kommt selten, und wenn, dann zeitlich limitiert, zu Demineralisationsattacken auf die Zahnhartsubstanzen. Für die Remineralisation durch den Speichel stehen dadurch lange Zeiträume zur Verfügung.

### 4.1.2 Bestimmung der Zahngefährdung durch Nahrungsmittel

**Zucker**

In Deutschland beträgt der durchschnittliche Verbrauch von Zucker (Saccharose) nach Angaben der Zuckerindustrie 34,6 kg/Jahr. Zusätzlich werden 4,9 kg Glukose, 1,0 kg Isoglukose und 1,4 kg Honig pro Person verbraucht. Den meisten Menschen ist die Zuckerkonzentration, die verschiedene Lebensmittel besitzen, kaum bekannt (Tab. 4-1).

**Säure**

Man darf jedoch nicht vergessen, dass auch durch **säurehaltige Nahrungsmittel** Zahnschäden entstehen können (Erosionen). Während beim Genuss kariogener Nahrungsmittel die häufige Bildung organischer Säuren durch die Plaquebakterien im Vordergrund steht, bewirken säurehaltige Nahrungsmittel eine **direkte Demineralisation** der Zahnoberfläche. Auch derartige Säureschäden gilt es durch entsprechende Beratung zu vermeiden (Tab. 4-2).

Dabei müssen die **Häufigkeit** des Genusses und die **Verweildauer** saurer Nahrungsmittel reduziert werden, damit auch hier dem Speichel genügend Zeit zum Abpuffern und zur Remineralisation zur Verfügung steht. Es sollte beachtet werden, dass auch Fruchtsäfte, Vitaminpräparate, Buttermilch u.a., die prinzipiell als gesunde Nahrungsmittel betrachtet werden, bei exzessivem Genuss Erosionen erzeugen können.

**Beurteilung der Kariogenität**

Um die Kariogenität von Nahrungsmitteln zu beurteilen, wurden zahlreiche Testverfahren entwickelt. In-vitro-Studien oder Tierstudien unter gut protokollierten Bedingungen sind als Screening-Test geeignet, können aber Studien beim Menschen letztlich nicht ersetzen. Beim Menschen können Langzeit- oder gut kontrollierte Kurzzeitstudien durchgeführt werden, sofern sie ethisch vertretbar sind.

**Tabelle 4-1**   Zuckergehalt verschiedener kariogener Nahrungsmittel, die als Zwischenmahlzeiten ungeeignet sind (nach SCHRAITLE und SIEBERT 1987).

| Lebensmittel | Zuckergehalt in g/100 g |
|---|---|
| Süßwaren | |
| Bonbons | 90 |
| Schokolade | 60 |
| Eiscreme | 20 |
| Butterkekse | 20 |
| Brotaufstriche | |
| Honig | 75 |
| Marmelade | 60 |
| Nuss-Nugat-Creme | 50–60 |
| Obstkonserven | 16–44 |
| Fruchtsäfte | |
| gesüßt | 10–20 |
| Frischobst | |
| Bananen | 18 |
| Trockenfrüchte | 40–64 |
| Cola-Getränke | 8–11 |
| Tomatenketchup | 28–30 |

**Tabelle 4-2** Getränke mit niedrigem pH-Wert, deren häufiger Genuss zu Erosionen der Zahnhartsubstanzen führen kann (nach Hickel 1993).

| Getränk | pH-Wert |
| --- | --- |
| Zitronensaft | 2,0 |
| Cola | 2,5 |
| Orangensaft | 3,5 |
| Apfelsaft | 3,5 |
| Buttermilch | 4,4 |
| Mineralwasser mit | |
| – viel Kohlensäure | 5,2 |
| – wenig Kohlensäure | 6,3 |

Als besonders geeignet gelten heute die **intraorale Plaque-pH-Wert-Bestimmung** oder die Bestimmung des Demineralisationsgrades von in der Mundhöhle fixierten Schmelzproben. Mit der intraoralen Plaque-pH-Wert-Messung wird die potenzielle Kariogenität bestimmt. Fällt der pH-Wert in der Plaque nach Gabe eines Nahrungsmittels (beinhaltet auch Getränke) unter den kritischen pH-Wert, wird das Produkt als potenziell kariogen eingestuft. Als zahnschonend wird ein Nahrungsmittel bezeichnet, wenn der pH-Wert in der interdentalen Plaque bis zu 30 min nach dem Verzehr nicht unter 5,7 fällt. Der Begriff relative Kariogenität versucht zu beschreiben, wie stark oder schwach kariogen ein Nahrungsmittel ist.

Da bisher kein einzelnes verlässliches Testverfahren bekannt ist, versucht man die relative Kariogenität durch Kombination der genannten Methoden zu bestimmen.

## 4.1.3 Durchführung der Ernährungsberatung und -lenkung

Wie bei jeder ärztlichen Maßnahme benötigt man auch hier eine genaue Anamnese. Diese besteht aus einem adäquaten, validen und vertrauenswürdigen **Ernährungsprotokoll.** Dieses Protokoll sollte mindestens drei Tage lang geführt werden. Es kann in standardisierter vorgefertigter Form zum Ankreuzen mitgegeben werden oder wird vom Patienten nach entsprechenden groben Vorgaben selbst angefertigt (s.a. Kap. 3). Aufgrund dieses Ernährungsprotokolls analysiert der Zahnarzt die Ernährungsgewohnheiten und die Nahrungsmittelzusammensetzung. In einer speziell anberaumten Sitzung wird der Zusammenhang zwischen den speziellen Zahnproblemen des Patienten und seinen Ernährungsgewohnheiten erklärt. Grafische Darstellungen des Zusammenhangs helfen bei der Aufklärung. Dem Patienten muss dabei erklärt werden, welche kariogenen „Zuckerarten" es gibt (Glukose, Fruktose, Saccharose usw.). Der Patient wird dann aufgefordert, Vorschläge zu machen, wie er die hohe Frequenz der Zuckeraufnahme reduzieren kann. Der Zahnarzt macht seinerseits Vorschläge, wie die kariogenen Zwischenmahlzeiten durch nicht-kariogene ersetzt werden können. Das kann durch Verzicht auf Süßigkeiten zu den Zwischenmahlzeiten oder durch die Verwendung nicht-kariogener Süßungsmittel geschehen.

**Schwangerschaft** Eine **spezielle Ernährungsberatung** sollte bei Schwangeren durchgeführt werden. Der unüberwachte, ständige Genuss kariogener Getränke und Nahrungsmittel, speziell in Saugerflaschen aus Kunststoff, führt bei Kleinkindern zu einer extrem raschen Zerstörung der durchbrechenden Milchzähne mit der Folge des Zahnverlustes **(nursing bottle caries, early childhood caries = EEC).** Selbst der ständige Genuss von Milch aus Saugerfläschchen, speziell während der Nacht, kann zu einer solchen Karies führen.

Bei Zahnerosionen wird auf die Rolle saurer Getränke (z.B. Softdrinks), von Zitrusfrüchten, sauren Nahrungsmitteln, Vitaminprodukten, Medikamenten (z.B. ASS) usw. hingewiesen. Eine wenig abrasive Zahnputztechnik wird ebenfalls eingeübt.

### 4.1.4 Kalorische und nicht-kalorische Süßungsmittel

Zucker ist billig, leicht in reiner Form herzustellen und kalorienreich. Er ist angenehm süß, findet Verwendung als Konservierungsmittel, Füllstoff, Verzierung usw. Allein aus diesen Gründen ist es schwierig, auf Zucker zu verzichten bzw. einen Zuckerersatz- oder -austauschstoff zu finden. Die Suche nach einem solchen Stoff ist nicht nur aus zahnmedizinischer Sicht, sondern auch aus allgemeinmedizinischer Sicht wichtig. Immer mehr Menschen leiden nämlich an Diabetes und Übergewicht mit entsprechenden Folgeerkrankungen.

> **Merke** Ein zuckerfreies Süßungsmittel sollte nur langsam oder überhaupt nicht von kariogenen Mikroorganismen abgebaut werden können, ungefähr die Süßkraft des Zuckers besitzen und nicht teurer als Zucker sein.

Man unterscheidet heute zwischen kalorischen und nicht-kalorischen Süßungsmitteln. Unter die Rubrik kalorische Süßungsmittel lassen sich Mannit, Sorbit, Xylit u.a. einordnen. Sie werden auch als Zuckeraustauschstoffe bezeichnet.

**Xylit** kommt in Beeren und Gemüsen vor, wird kommerziell jedoch aus harten Hölzern wie Birke extrahiert. Da Xylit im Magen-Darm-Trakt nur teilweise absorbiert wird, kann es bei Genuss von mehr als 50 g pro Tag bei Erwachsenen (30 g bei Kindern) zu Diarrhö kommen. Xylit ist ein nicht-kariogenes Süßungsmittel (Abb. 4-4).

In neueren Untersuchungen wird Xylit sogar eine antikariogene Wirksamkeit zugesprochen, deren genauer Mechanismus bisher allerdings nicht bekannt ist. So soll Xylit eine Plaque reduzierende Wirkung besitzen und zudem die Streptococcus-mutans-Zahlen im Speichel und in der Plaque reduzieren. Es soll zudem die Remineralisation von initialen Kariesläsionen verbessern und zur Selektion einer Mutanspopulation mit geschwächter Virulenz beitragen.

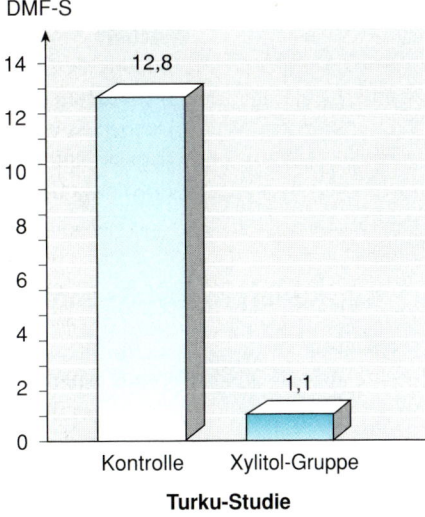

DMF-S

**Abb. 4-4** Kariesreduktion durch Verringerung der täglichen Zuckeraufnahme. In der Turku-Studie wurden Personen, die den Süßstoff Xylitol zum Süßen fast aller Nahrungsmittel verwendeten, mit einer Kontrollgruppe verglichen, die „normale" zuckerhaltige Ernährung erhielt (nach SCHEININ und MAKINEN 1975).

**Tabelle 4-3**  Relative Süßkraft von verschiedenen Zuckern und anderen Süßungsmitteln (die Süßkraft von Saccharose wurde mit dem Wert 1 zugrunde gelegt).

| | |
|---|---|
| Laktose | 0,16 |
| Galaktose | 0,32 |
| Sorbitol | 0,54 |
| Mannitol | 0,57 |
| Glukose | 0,74 |
| Saccharose | 1,00 |
| Invertzucker (G + F) | 1,30 |
| Fruktose | 1,73 |
| Natriumzyklamat | 30–80 |
| Aspartam (L-aspartyl-L-phenylalaninmethylester) | 150–200 |
| Saccharin | 200–700 |
| Monellin | 3000 |

Auch **Sorbit** ist Bestandteil vieler Pflanzen. Es wird durch Hydrogenation aus Glukose industriell gewonnen. Seine Süßkraft ist halb so groß wie die von Glukose (Tab. 4-3). Es wird langsam und unvollständig im Intestinaltrakt absorbiert, sodass es bei häufigem Genuss, ähnlich wie bei Xylit, zu Durchfallerkrankungen kommt. Sorbit wird zwar geringfügig von Streptococcus-mutans-Stämmen metabolisiert, es resultiert jedoch ein geringer pH-Abfall, sodass sorbitgesüßte Süßigkeiten als zahnschonend gelten.

**Nicht-kalorische Süßungsmittel**

*Saccharin*
*Cyclamat*
*Aspartam*

Als nicht-kalorische Süßungsmittel finden hauptsächlich **Saccharin, Cyclamat** und **Aspartam** (Phenylalanin) Verwendung. Diese Stoffe besitzen eine extrem hohe Süßkraft, sodass sie sich nicht als Füllstoff, z.B. beim Backen, eignen. Sie senken den interdentalen Plaque-pH-Wert nicht, sodass sie als nicht-kariogen eingestuft werden können. Die nicht-kalorischen Süßungsmittel sind immer wieder wegen angeblicher Gesundheitsgefährdung in die Diskussion geraten, sodass z.B. Cyclamat in den USA nicht mehr verwendet werden darf.

Es gibt zudem zahlreiche andere pflanzliche Süßungsmittel, die jedoch aufgrund ihrer extremen Süßkraft nur selten, z.B. bei der Herstellung von Pharmazeutika, Verwendung finden.

> **Merke**  Moderne Ernährungsberatung und -lenkung in der Zahnmedizin berücksichtigt die wissenschaftlichen Erkenntnisse zur Kariesentstehung. Es kann daher nicht darum gehen, den Zuckerkonsum vollständig zu unterbinden. Mäßiger Zuckergenuss während oder nach den Hauptmahlzeiten mit nachfolgender Mundhygiene und damit verbundener Speichelstimulation ist aus kariologischer Sicht dann nicht bedenklich, wenn auf kariogene Zwischenmahlzeiten verzichtet wird.

## 4.2 Kariesprophylaxe mit Fluoridverbindungen

> Fluoride nehmen eine zentrale Rolle in der Kariesprophylaxe ein. Wenige Maßnahmen der öffentlichen Gesundheitsfürsorge wurden so intensiv, über einen so langen Zeitraum und unter derartig verschiedenen wissenschaftlichen Gesichtspunkten untersucht wie die Anwendung der Fluoride bei der Kariesprävention.

Der Metabolismus, die Toxikologie und die Effektivität verschiedener Fluoridverbindungen gelten heute als wissenschaftlich weitestgehend erforscht. Die exakten Mechanismen der Karies reduzierenden Wirkung der Fluoride konnten bisher allerdings trotz zahlreicher Experimente nur in Teilbereichen geklärt werden.

### 4.2.1 Fluoridzufuhr, Fluoridaufnahme und Fluoridmetabolismus

**Vorkommen**

Fluorid kommt im Trinkwasser, Erdboden (80–100 ppm), in der Luft ($0,1$–$1,3$ $\mu g/m^3$) und in Nahrungsmitteln in unterschiedlich hoher Konzentration vor (ppm = parts per million; 1000 ppm entsprechen 0,1% bzw. 1000 mg/kg oder 1000 mg/l; Fluorid hat ein Molgewicht von 18,99 g).

So liegt der **Trinkwasserfluoridgehalt** in Deutschland zwischen 0,02 und 1,8 mg/l. Er erreicht allerdings nur in einigen Gebieten Werte über 0,5 ppm. In der Trinkwasserverordnung ist eine Höchstgrenze von 1,5 ppm F$^-$ festgelegt. Einige Mineralwässer weisen erheblich höhere Fluoridgehalte auf, die dann jedoch entsprechend kenntlich gemacht werden müssen (ab 5 ppm mit Warnhinweis).

> **Merke** Der erwachsene Mensch nimmt mit der täglichen Nahrung durchschnittlich 0,5–0,8 mg Fluorid auf (Tab. 4-4).

In Gegenden mit hohem Teekonsum, hohem Anteil von Seefisch in der täglichen Nahrung und fluoridiertem Trinkwasser kann die Fluoridzufuhr höher sein.

Zu dem mit der Nahrung aufgenommenen Fluorid kommt die über fluoridhaltige Kariostatika aufgenommene Menge hinzu. Sie ist je nach angewandtem Mittel und der Menge des dabei verschluckten Fluorids unterschiedlich hoch.

**Aufnahme und Resorption**

Man muss allerdings zwischen **Fluoridaufnahme und -resorption**, d.h. Bioverfügbarkeit, unterscheiden. Etwa 60–80% des Nahrungsfluorids gelangen über den Verdauungstrakt in das Blut und sind damit bioverfügbar. Wird anorganisches Fluorid im

**Tabelle 4-4** Fluoridaufnahme bei Erwachsenen über die tägliche Nahrung (mg/Tag). Die Zahlen der Deutschen Gesellschaft für Ernährung (DGE) stammen von 1980. Aufgrund verbesserter Analysemethoden mussten die Werte später nach unten korrigiert werden. Von den aufgeführten Fluoridmengen sind allerdings nur etwa 60–80% bioverfügbar (nach OEHLSCHLÄGER, 1983).

| | DGE | OEHLSCHLÄGER |
|---|---|---|
| Fleisch, Fisch | 0,222 | 0,058 |
| Eier, Milch, Fett | 0,102 | 0,035 |
| Backwaren, Nährmittel | 0,156 | 0,098 |
| Gemüse, Kartoffeln | 0,056 | 0,057 |
| Obst | 0,020 | 0,023 |
| Zucker, Süßwaren | 0,008 | 0,004 |
| **feste Nahrung gesamt** | **0,564** | **0,265** |
| Getränke | 0,238 | 0,175 |
| **insgesamt ohne Trinkwasser** | **0,802** | **0,440** |
| Trinkwasser | | 0,130 |
| **gesamt** | **0,802** | **0,570** |

Rahmen der Kariesprophylaxe zugeführt, so werden 80–100% der verschluckten Fluoridmenge resorbiert.

Die Fluoridresorption ist behindert, wenn die Fluoride in schwer löslicher Form, z.B. als Kalziumfluorid, vorliegen. Der Fluoridgehalt des Blutplasmas (ionisches Fluorid) beträgt in der Regel 0,7–2,4 µM/l (1 µM = 0,019 ppm).

Nach peroraler Fluoridaufnahme steigt die Plasmakonzentration kurzfristig an. Abhängig vom metabolischen Zustand des Körpers, pH-Wert des Urins und von der Höhe der Fluoridapplikation kommt es nach einer bestimmten Zeit wieder zum Absinken auf normale Werte. Unter Normbedingungen beträgt die **Halbwertszeit** – je nach Individuum und Höhe der applizierten Fluoriddosis – im Plasma 2–9 h.

Fluorid hat eine spezielle Affinität zum Knochen und zu Zahnhartgeweben. Es wird im **Knochen** in Abhängigkeit von der Bioverfügbarkeit und Häufigkeit der Aufnahme unterschiedlich hoch angereichert. Das Skelett ist der entscheidende Faktor für die Homöostase von Fluorid im Blut. Bei plötzlicher hoher Fluoridzufuhr ist das Skelett Auffang- und Ausgleichsreservoir. Ein kleiner Teil des täglich aufgenommenen Fluorids wird allerdings dauerhaft im Knochen retiniert. Der Fluoridgehalt des Knochens nimmt daher im Lauf des Lebens zu und erreicht mit 50 bis 60 Jahren ein Plateau. Der Fluorideinbau im Knochen bewirkt eine Vergrößerung der Apatitkristalle, mindert die Löslichkeit und stabilisiert das Skelettsystem.

**Fluoridbilanz** Während der Wachstumsphase besteht meistens eine **positive Fluoridbilanz**. Etwa 45% des zugeführten Fluorids werden retiniert. 1% wird mit dem Schweiß, 1% mit dem Speichel, 49% werden über die Nieren und 4% über die Fäzes ausgeschieden.

Beim Erwachsenen herrscht meistens eine **ausgeglichene Fluoridbilanz**, d.h., es werden etwa 30% des resorbierten Fluorids in den Knochen eingelagert, der gleiche Anteil jedoch auch wieder durch osteoklastische Tätigkeit freigesetzt. Letztlich wird dann die gleiche Menge Fluorid wieder ausgeschieden, die auch aufgenommen wurde (94% davon über die Nieren).

Bei Zufuhr hoher Fluoridkonzentrationen über einen längeren Zeitraum wird vermehrt Fluorid in den Knochen eingebaut; so erfolgt wieder die Einstellung der Homöostase im Blutplasma mit ausgeglichener Fluoridbilanz.

Wird anschließend die Fluoriddosierung wieder herabgesetzt, kommt es über einen bestimmten Zeitraum zu einer **negativen Fluoridbilanz**, d.h., es wird vermehrt Fluorid aus dem Knochen freigesetzt und ausgeschieden, um schließlich wieder in einer ausgeglichenen Bilanz zu enden. Im menschlichen Körper ist Fluorid in einer Größenordnung von 10 g fest eingebaut.

Durch die hohe Affinität von Fluorid zu Zahnhartgeweben kommt es während der primären Mineralisation und mehr noch während der präeruptiven Reifungsmineralisation zur Fluorideinlagerung in die Zahnhartgewebe (Abb. 4-5). Dabei wird Fluorid vornehmlich in das Kristallgitter des Hydroxylapatits eingebaut. Bei frisch durchgebrochenen Zähnen findet man an der Schmelzoberfläche die höchste Fluoridkonzentration. Sie nimmt zu den inneren Schmelzbereichen hin ab und steigt zur Schmelz-Dentin-Grenze hin wieder an (Abb. 4-6).

> **Merke**  Der präeruptive Fluorideinbau reicht jedoch nicht aus, um den Zahn vor Karies zu schützen.

Nach Zahndurchbruch bewirken die in Abbildung 4-5 genannten Fluoridierungsmaßnahmen eine weitere Zunahme der Fluoridkonzentration an der Oberfläche der Zahnhartgewebe.

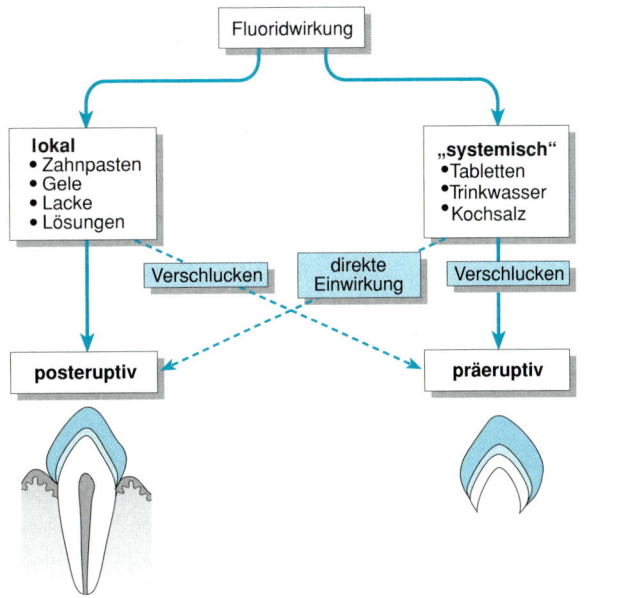

**Abb. 4-5** Möglichkeiten der Fluoridprophylaxe und ihre Wirkung auf Zahnhartsubstanzen. Bei so genannten systemischen Fluoridierungsmaßnahmen wird die gesamte applizierte Fluoridmenge verschluckt und Fluorid kann sich während der präeruptiven Schmelzbildung und -reifung in die Zahnhartsubstanzen einlagern. Gleichzeitig kommt es aber auch während der Aufnahme über den Speichel zur lokalen Fluoridierung bereits durchgebrochener Zähne. Umgekehrt können lokale Fluoridierungsmittel auch eine systemische Wirkung besitzen, wenn sie verschluckt werden. Die Hauptwirkung aller Fluoridierungsmittel liegt jedoch in der Beeinflussung von De- und Remineralisationsvorgängen an der Zahnoberfläche.

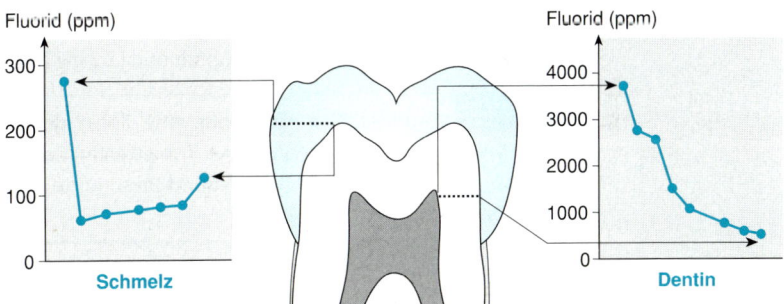

**Abb. 4-6** Fluoridprofil im Zahnschmelz und Dentin frisch durchgebrochener Zähne.

⇒ Im Dentin ist Sis zu 10x mehr Fl als im Schmelz

## 4.2.2 Fluoride als Kariostatika

In den 20er-Jahren des letzten Jahrhunderts stellten Black und McKay fest, dass in Gebieten mit einem erhöhten Trinkwasserfluoridgehalt (0,7–1 ppm Fluorid) bei überdurchschnittlich vielen Kindern und Jugendlichen weiße Schmelzflecken diagnostiziert werden konnten. Gleichzeitig wiesen diese Personen jedoch einen geringeren Kariesbefall auf als Kinder aus anderen Gebieten mit geringerem Trinkwasserfluoridgehalt. Es entstand die Vermutung, dass ein Trinkwasserfluoridgehalt in einer Größenordnung von 1 ppm eine kariesprophylaktische Wirksamkeit besitzt.

Diese Theorie wurde von DEAN 1938 in epidemiologischen Untersuchungen unterstützt. Er fand, dass es bei einem Trinkwasserfluoridgehalt von 0,6 ppm zu einer Kariesreduktion von 50% (bei 1,2 ppm von 60%) im Vergleich zu Gebieten mit 0,2 ppm kam. Zahlreiche epidemiologische Untersuchungen in Gebieten mit natürlich und „künstlich" fluoridiertem Trinkwasser kamen zu ähnlichen Ergebnissen.

Es konnte jedoch auch gezeigt werden, dass die Karies reduzierende Wirkung bei den Glattflächen der Zähne am höchsten war, gefolgt von den Approximalflächen. Die niedrigste Kariesreduktion (unter 40%) ließ sich in den Fissuren und Grübchen feststellen. Jugendliche, die seit Geburt in Gebieten mit einem optimalen Trinkwasserfluoridgehalt leben, weisen weniger kariöse Zahndefekte auf als solche, die nur kurze Zeit in solchen Gebieten leben.

Anfangs ging man davon aus, dass der präeruptive Fluorideinbau in den Zahnschmelz der Grund für die kariesprophylaktische Wirkung von Fluorid sei. Heute weiß man allerdings, dass die posteruptive, lokale Wirkung von Fluorid eine größere Rolle spielt. Insofern ist der Begriff Fluoridsupplementierung für die Gabe von Fluoridtabletten oder für die Verwendung fluoridierten Speisesalzes irreführend, da es sich genau genommen auch um eine lokale Fluoridierungsmaßnahme handelt. Da der Begriff jedoch nach wie vor in der Literatur zu finden ist, wird er nachfolgend für diese Fluoridierungsmaßnahmen verwendet.

Heute leben etwa 400 Millionen Menschen in Gebieten mit fluoridiertem Trinkwasser. In Deutschland hat sich die Trinkwasserfluoridierung aus unterschiedlichen Gründen jedoch nicht etabliert.

**Tablettenfluoridierung**

Als alternative „systemische" Fluoridierungsmaßnahmen stehen die Tablettenfluoridierung und die Salzfluoridierung zur Verfügung. Bei der **Tablettenfluoridierung** ist in Abhängigkeit vom Alter und von anderen Fluoridierungsmaßnahmen die Dosierung unterschiedlich zu gestalten. Hierbei ist besonders zu berücksichtigen, ob die Patienten in Gebieten mit natürlich erhöhtem Trinkwasserfluoridgehalt leben, fluoridhaltiges Speisesalz verwenden oder fluoridhaltige Mineralwässer zu einer erheblichen Fluoridaufnahme beitragen (Tab. 4-5a).

Tabletten enthalten meistens Natriumfluorid (2,2 mg NaF = 1 mg F⁻).

> **Merke** Grundsätzlich sollte nur eine Form der Fluorid„supplementierung" gewählt werden, also Salz- oder Tablettenfluoridierung. Es ist sicherzustellen, dass die Gesamtzufuhr von Fluorid bestimmte Grenzen nicht überschreitet (Tab. 4-5b).

**Tabelle 4-5a** Altersabhängige Dosierung von Fluoridtabletten (mg Fluorid/Tag; s. Text). (Quelle: Stellungnahme der DGZMK, 2000)

| Alter | Fluoridkonzentration im Trinkwasser (Mineralwasser), mg/l | | |
|---|---|---|---|
| | < 0,3 | 0,3–0,7 | > 0,7 |
| 0–6 Monate | – | – | – |
| 6–12 Monate | 0,25 | – | – |
| ab 1 – unter 3 Jahre | 0,25 | – | – |
| ab 3 – unter 6 Jahre | 0,50 | 0,25 | – |
| > 6 Jahre | 1,0 | 0,50 | – |

**Tabelle 4-5b**  Geschätzte Gesamtfluoridaufnahme (mg pro Tag) bei Einsatz unterschiedlicher Supplementierungsverfahren. Die Zahlen in Klammern geben die Fluoridmenge in mg pro kg Körpergewicht pro Tag an (nach BERGMANN und BERGMANN 1995).

| | Fluoridtabletten | Fluoridiertes Salz (250 mg/kg) | | |
| --- | --- | --- | --- | --- |
| | | Haushalts-salz | inkl. Brot | Empfohlene Tagesdosis |
| Vorschulkinder | 0,940 (0,047) | 0,343 (0,017) | 0,518 (0,026) | 1,0–2,5 (0,05–0,125) |
| Schulkinder | 1,230 | 0,453 | 0,748 | 1,5–2,5 |
| Jugendliche, Erwachsene | 1,500 | 0,695 | 1,240 | 1,5–4,0 |

**4**

**Speisesalz-fluoridierung**

**Fluoridiertes Speisesalz** ist seit 1991 in Deutschland erhältlich und wird seit 1992 auch in Deutschland produziert. Es enthält 250 mg Fluorid pro kg Salz. In 4 g Salz ist also 1 mg Fluorid enthalten. Selbst bei exzessiver Salzaufnahme ist eine Überdosierung im Sinne einer akuten Intoxikation ausgeschlossen. Die pränatale Gabe von Fluoridsupplementen bietet nach heutigem Wissensstand keinen vermehrten Kariesschutz für das Kind, wohl aber für die Mutter.

**lokale Fluoridierung**

Statt oder neben der „systemischen" Fluoridgabe stehen heute zahlreiche Methoden zur lokalen Fluoridierung der Zähne zur Verfügung. Gebräuchliche **Fluoridverbindungen** für die lokale Fluoridierung sind Natriumfluorid, Natriummonofluorphosphat, Aminfluorid und Zinnfluorid. Sie finden Anwendung in fluoridhaltigen Zahnpasten, Mundspüllösungen, Fluoridgelen und Fluoridlacken. Die Fluoridkonzentrationen einiger gebräuchlicher Fluoridierungsmittel sind Tabelle 4-6 zu entnehmen.

Bei der Anwendung der Fluoride gilt es, einerseits die optimale kariesprophylaktische Wirkung auszunutzen, anderseits das Risiko einer fluorotischen Schmelzschädigung während der Zahnentwicklung so gering wie möglich zu halten. Leichte fluorotische Veränderungen des Zahnschmelzes können allerdings auch schon bei relativ niedriger Fluoriddosierung festgestellt werden. Sie müssen als kosmetisches „Problem" in Kauf genommen werden, wenn man auf eine optimale Kariesprävention mit Fluoriden nicht verzichten will. Es sollte aber darauf geachtet werden, dass nicht über längere Zeit chronisch-toxische Dosen verabreicht bzw. durch Verschlucken nach lokaler Fluoridapplikation kurzzeitige Höchstkonzentrationen im Blutplasma erreicht werden. Der Zahnarzt muss hier entsprechende Dosierungsempfehlungen formulieren (Abb. 4-7). Dabei wird eine Aufnahme von 0,06 mg Fluorid pro kg Körpergewicht als optimale Konzentration angegeben.

**Empfehlung der DGZMK**

Die Deutsche Gesellschaft für Zahn-, Mund- und Kieferheilkunde (DGZMK) hat im Jahr 2000 folgende Empfehlungen veröffentlicht:

Eine ausgewogene Ernährung, zweckmäßige Zahn- und Mundpflege sowie die Anwendung von Fluoriden sind die drei Eckpfeiler zahnmedizinischer Prävention. Aufgrund aktueller wissenschaftlicher Erkenntnisse ist beim Einsatz von Fluoriden der lokalen Applikation gegenüber der systemischen Zufuhr der Vorrang einzuräumen. Zahlreiche Untersuchungen haben in den letzten Jahren herausgestellt, dass Fluoride in erster Linie durch direkten Kontakt mit Zahnhartsubstanzen (lokal) karieshemmend wirken. Diese Erkenntnisse sowie der deutliche Kariesrückgang insbesondere bei Kindern und Jugendlichen und die insgesamt höhere Verfügbarkeit von Fluorid erfordern eine Anpassung der Empfehlungen zur Kariesprophylaxe mit Fluoriden, so wie sie in anderen westlichen Industrieländern bereits erfolgt ist.

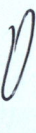

**Tabelle 4-6** Fluoridkonzentrationen üblicher fluoridhaltiger Kariostatika (1 mg NaF = 0,45 mg $F^-$; 1 mg $F^-$/l = 1 ppm [parts per million]; 1% $F^-$ = 10 000 ppm Fluorid).

| Fluoridkonzentration einiger Mittel zur Kariesprophylaxe | |
| --- | --- |
| **Kochsalzfluoridierung:** (4 g Salz tgl. = 1 mg Fluorid) | 250 ppm $F^-$ = 250 mg $F^-$/kg |
| **Zahnpasten:** | 0,1–1,15% $F^-$ = 1000-1500 ppm |
| Kinderzahnpasten: | 0,025% $F^-$ = 250–500 ppm |
| **Mundbäder/Spüllösungen:** | |
| Tägliche Anwendung: | 0,05% NaF = 0,0225% $F^-$ |
| Wöchentliche Anwendung: | 0,2–0,5% NaF = 0,09–0,225% $F^-$ |
| Zur Touchierung: | 2% NaF = 0,9% $F^-$ |
| **Gelees:** | |
| Elmex Gelee 20% Aminfluorid/80% NaF, pH-Wert 4–5 | 1,25% $F^-$ = 12500 ppm |
| Fluor Gel Blendax, pH-Wert 5,5 | 1,25% $F^-$ |
| Oral B Fluorgel, pH-Wert 2,3 | 1,25% $F^-$ |
| Elmex Fluid als Aminfluorid | 1% $F^-$ = 1000 ppm, pH-Wert 4–5 |
| **Duraphat®-Lack:** | 5 Gew.% NaF = 2,3% $F^-$ = 23 000 ppm, pH-Wert neutral |
| **Fluorprotektor:** | 0,1% $F^-$ = 1000 ppm (Fluorsilan in Polyurethanlack), pH-Wert 3,5 |
| **Trinkwasserfluoridierung:** | 1 mg $F^-$/l = 1 ppm $F^-$ |
| Tägliche Aufnahme mit der Nahrung: | ca. 0,5 mg $F^-$ |
| PTD (probably toxic dose): | 5 mg $F^-$/kg Körpergewicht bei Kindern |
| CTD (certainly toxic dose): | 32–64 mg $F^-$/kg Körpergewicht |

1. Vor dem 6. Lebensmonat sind aus zahnärztlicher Sicht keine Fluoridierungsmaßnahmen erforderlich. Mit dem Durchbruch der ersten Milchzähne sollten diese von den Eltern einmal am Tag mit einer höchstens erbsengroßen Menge fluoridhaltiger Kinderzahnpaste (maximal 500 ppm Fluorid) gereinigt werden. Dabei wird von der Anwendung von Zahnpasten mit Frucht- oder Bonbongeschmack abgeraten, um keinen Anreiz zum Herunterschlucken zu geben.
   Ab dem 2. Geburtstag sollten die Milchzähne auf diese Weise zweimal täglich geputzt werden. Neben einem karies- und gingivitisprophylaktischen Effekt wird damit auch eine frühzeitige Gewöhnung des Kindes an die tägliche Mundhygiene erreicht. Eltern müssen das Zähneputzen bei Kleinkindern überwachen und bis in das Schulalter hinein die Zähne ihres Kindes nachputzen.
2. Im Rahmen der kinderärztlichen Vorsorgeuntersuchungen und bei zahnärztlichen Kontrollterminen sollten die Eltern über die Bevorzugung der lokalen gegenüber der systemischen Fluoridanwendung aufgeklärt und beraten werden. Zusätzlich zum Zähneputzen mit fluoridhaltiger Kinderzahnpaste wird die Verwendung fluoridhaltigen Speisesalzes empfohlen. Weitere Fluoridsupplemente sind im Regelfall nicht nötig.
3. Wird die Zahnpflege nicht mit fluoridhaltiger Zahnpaste durchgeführt und auch kein fluoridhaltiges Speisesalz verwendet, kann eine Fluorid-Supplementierung mit Fluoridtabletten entsprechend dem angegebenen Dosierungsschema (s. Tab. 4-5a) erfolgen. Dabei muss gewährleistet sein, dass die empfohlene Tagesdosis nicht überschritten wird. Insbesondere

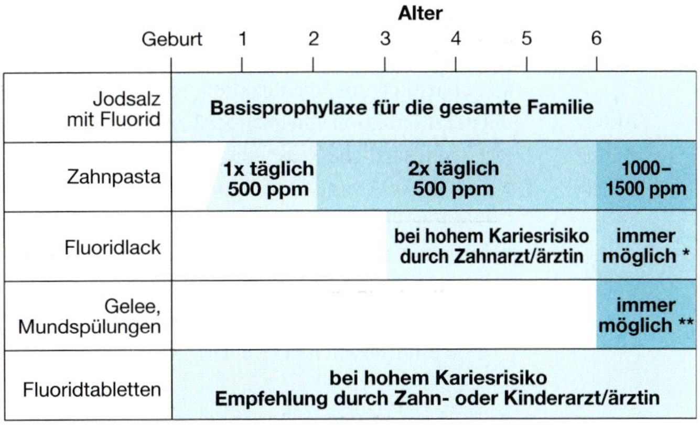

| | Alter | | | | | | |
|---|---|---|---|---|---|---|---|
| Geburt | 1 | 2 | 3 | 4 | 5 | 6 | |

| | | | | | | | |
|---|---|---|---|---|---|---|---|
| Jodsalz mit Fluorid | **Basisprophylaxe für die gesamte Familie** | | | | | | |
| Zahnpasta | **1x täglich 500 ppm** | | **2x täglich 500 ppm** | | | **1000– 1500 ppm** | |
| Fluoridlack | | | | **bei hohem Kariesrisiko durch Zahnarzt/ärztin** | | **immer möglich *** | |
| Gelee, Mundspülungen | | | | | | **immer möglich ** ** | |
| Fluoridtabletten | **bei hohem Kariesrisiko Empfehlung durch Zahn- oder Kinderarzt/ärztin** | | | | | | |

\* auf Anordnung des Zahnarztes 4–6x jährlich
\*\* auf Anordnung des Zahnarztes
(z.B. Einbürsten von Gelee 1x wöchentlich)

**Abb. 4-7** Empfehlungen zur Fluoridprophylaxe (Fluoridgehalt des Trinkwassers < 0,3 ppm). Grundsätzlich darf nur eine Art der zusätzlichen Fluoridverabreichung angewendet werden, entweder fluoridiertes Speisesalz oder Fluoridtabletten. Bei hohem Fluoridgehalt des Trinkwassers oder bei regelmäßigem Konsum von Mineralwässern mit hohem Fluoridgehalt erfolgt keine zusätzliche Fluoridierung).

ist dabei zu berücksichtigen, dass auch Sojanahrung, hypoallergene Nahrungsmittel, bilanzierte Diäten, Mineralwässer zur Herstellung von Säuglingsnahrung und evtl. auch andere fluoridhaltige Nahrungsmittel zur täglichen Fluoridaufnahme beitragen. Vor der Verordnung von Fluoridtabletten durch den Kinderarzt/Zahnarzt ist daher eine individuelle Fluoridanamnese zu erheben. Der Fluoridgehalt des lokalen Trinkwassers ist vom zuständigen Wasserwerk oder Gesundheitsamt zu erfahren.

4. Ab dem Schuleintritt sollten die Zähne mit einer Zahnpaste mit einem Fluoridgehalt von 1000 bis 1500 ppm geputzt werden. Fluoridhaltiges Speisesalz sollte regelmäßig verwendet werden.

5. Die lokale Anwendung von höher dosierten Fluoridlacken, -lösungen oder -gelen sollte nur nach zahnärztlicher Anweisung und unter zahnärztlicher Kontrolle erfolgen. Die häusliche Anwendung von Fluoridgelees und -lösungen sollte erst vom Schulalter an bei Kindern mit erhöhtem Kariesrisiko erfolgen.

6. Die Eltern sollten über das Nutzen-Risiko-Verhältnis von Fluoridsupplementen informiert sein und möglichst schriftliche Instruktionen für die sachgerechte Anwendung von Fluoriden erhalten.

Stellt der Zahnarzt bei einem Kind eine hohe Kariesaktivität bzw. ein hohes Kariesrisiko fest, so müssen zusätzliche Maßnahmen erfolgen, um die Kariesgefährdung zu senken. Hierzu zählen insbesondere eine individuelle Ernährungsberatung sowie die Anwendung von keimreduzierenden Lacken, Gelen oder Spüllösungen.

### 4.2.3 Reaktion von Fluoriden mit Zahnhartsubstanzen und Plaque

Bei fast allen anorganischen und organischen Fluoridverbindungen ist das **Fluoridion** das eigentliche kariesprophylaktische Agens. Bei der Beschreibung der **Schmelz-Fluorid-Wechselwirkung** nach lokaler Fluoridapplikation müssen dennoch verschiedene Parameter, wie pH-Wert, Fluoridkonzentration, Kontaktzeit mit der Zahnhartsubstanz, Art der Trägersubstanz, Kationenwirkung und lokale Zusammensetzung der Zahnhartsubstanz berücksichtigt werden.

Die Reaktion von Fluorid mit Zahnschmelz ist sehr genau untersucht, die Ergebnisse lassen sich jedoch auch auf die anderen Zahnhartsubstanzen übertragen, da es sich fast ausschließlich um eine Reaktion mit **Hydroxylapatit** handelt.

Bei der Interaktion von lokal appliziertem Fluorid mit Zahnschmelz unterscheidet man vier grundsätzliche Reaktionsmechanismen:

- Initiale Auflösung des Schmelzminerals an der Schmelzoberfläche und Repräzipitation eines kalziumfluoridhaltigen Niederschlags.
- Initiale Auflösung des oberflächlichen Schmelzes und Repräzipitation von fluoridiertem Hydroxylapatit bzw. Fluorapatit.
- Diffusion in den Zahnschmelz und spezifische Adsorption von Fluoridionen an freie Bindungsstellen (z.B. $OH^-$, $Ca^{2+}$ und $HPO_3^{2-}$) der Kristalloberflächen im Zahnschmelz.
- Diffusion in den Zahnschmelz und unspezifische Bindung, z.B. in der wässrigen Hülle um die Kristalle.

Das unter dem ersten Punkt beschriebene kalziumfluoridhaltige Präzipitat löst sich anschließend wieder auf, und die frei werdenden Fluoridionen erhöhen die Fluoridkonzentration im Speichel bzw. diffundieren in den Zahnschmelz und adsorbieren an den Kristalloberflächen.

Die adsorbierten Fluoridionen umgeben die Schmelzkristalle wie ein schützender Schirm und werden langfristig in das Kristallgitter integriert. Sie sollen dann allerdings ihre Schutzfunktion verlieren (Abb. 4-8).

Nach Applikation von Natriummonofluorphosphat **(kovalent gebundenes Fluorid)** verläuft die Reaktion mit Zahnschmelz anders als bei den ionisch gebundenen Fluoriden:

- Monofluorphosphat diffundiert in den Zahnschmelz und wird gegen Phosphat ausgetauscht.
- Hydrolyse des Monofluorphosphats durch Speichel- und Plaqueenzyme bzw. Säuren und anschließende Reaktion der freien Fluoridionen mit dem Zahnschmelz, wie bei anderen ionischen Fluoriden.

Alle Fluoridierungsmittel führen primär zu einer Fluoridanreicherung im **Oberflächenschmelz,** da die Diffusion von Fluorid in tiefere Schmelzschichten Zeit benötigt. Monofluorphosphat diffundiert sehr viel langsamer in den Schmelz als freies Fluorid, deshalb ist eine Fluoridanreicherung im Oberflächenschmelz nach lokaler Applikation geringer als nach Applikation ionisch gebundener Fluoride.

Die Anreicherung von Fluorid an der Oberfläche gesunden Zahnschmelzes ist ohnehin nur von kurzer Dauer, da das Fluorid relativ schnell wieder in den Speichel zurück diffundiert.

> **Merke** Im demineralisierten Schmelz einer beginnenden Kariesläsion wird nach lokaler Applikation von Fluoridverbindungen erheblich mehr Fluorid aufgenommen als im gesunden Schmelz. Dabei spielt die Art der verwendeten Fluoridverbindung keine entscheidende Rolle

Bei der Applikation ionisch gebundener Fluoride kommt es jedoch im Gegensatz zu Monofluorphosphat genau wie im gesunden Schmelz zur Ausbildung einer kalziumfluoridhaltigen Schicht an der Schmelzoberfläche. Diese ist im demineralisierten Schmelz jedoch erheblich dicker als im gesunden Schmelz. Aber genau wie im gesunden Schmelz geht ein großer Teil des einmal an der Schmelzoberfläche gebundenen Fluorids relativ schnell wieder verloren.

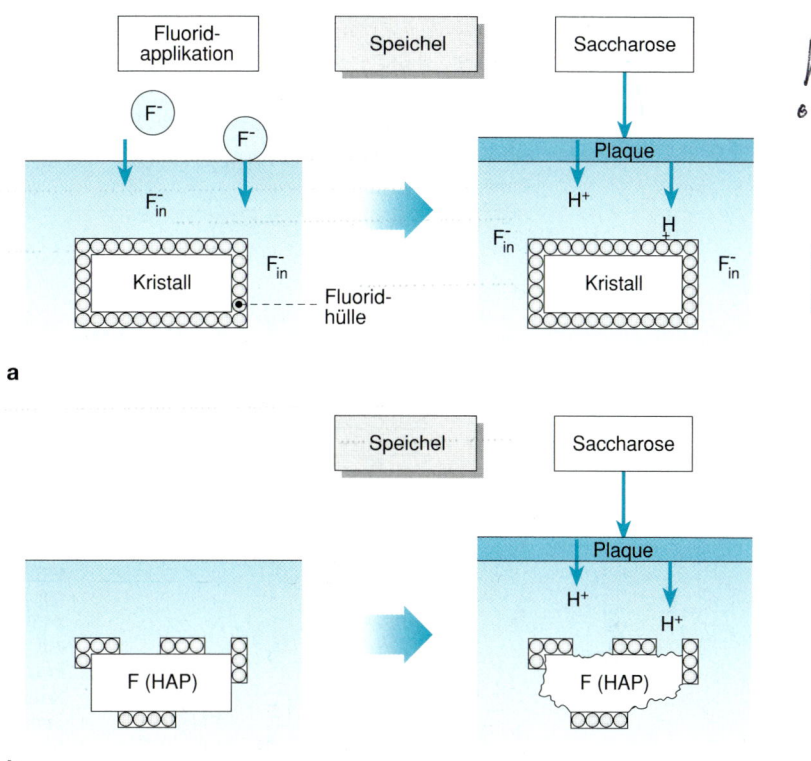

**Abb. 4-8** Bei häufiger Applikation niedrig dosierter Fluoridverbindungen oder nach Auflösung eines Fluoriddepots (z.B. Kalziumfluorid) in der Mundhöhle diffundieren Fluoridionen in die Zahnoberfläche. Sie verteilen sich in der Flüssigkeit zwischen den Kristallen der Zahnhartsubstanzen ($F^-_{in}$) und umgeben die Kristalle mit einer Schicht adsorbierter Ionen (entweder in der Hydrationshülle um die Kristalle oder als $CaF_2$). Dadurch verleihen sie dem Hydroxylapatit (HAP) fluorapatitähnliche Eigenschaften. Bei kariösen Angriffen werden die so geschützten Kristalle nicht aufgelöst (a). Bei einem Fluoriddefizit hingegen wird die Kristalloberfläche während einer kariösen Attacke partiell oder vollständig aufgelöst (b), auch wenn im Kristall Fluoridionen fest eingebaut sind.

Um den kariostatischen Effekt von Fluoriden auszunutzen, ist es also erforderlich, entweder erhebliche Mengen Kalziumfluorid zu etablieren (die Kalziumfluoridschicht dient anschließend als eine Art Depot, aus dem Fluoridionen abgegeben werden) oder kleine Fluoridmengen häufig zu applizieren (z.B. in Form von Zahnpasten).

**Fluorid und Plaque**  Der **Fluoridgehalt von Plaque** ist in Gegenden mit erhöhtem Trinkwasserfluoridgehalt (2 ppm $F^-$) höher als in Gebieten mit niedrigem Trinkwasserfluoridgehalt. In mehrere Tage alter Plaque ist nach regelmäßiger Fluoridapplikation ein erhöhter Fluoridgehalt festzustellen.

Der Fluoridgehalt von Plaque kann wesentlich höher sein als der Fluoridgehalt von Speichel. Der physiologische Normalwert ist abhängig von der Speichelsekretionsrate, zugeführter Nahrung oder Getränken (0,5–2,5 µM = 0,01–0,05 ppm). Der mittlere Fluoridgehalt von Plaque schwankt je nach Untersucher und angewandter Analysemethode und wird mit 55–85 ppm (bezogen auf Trockengewicht) und 5–25 ppm (bezogen auf Nassgewicht) angegeben. Plaque kann also Fluorid speichern.

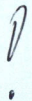

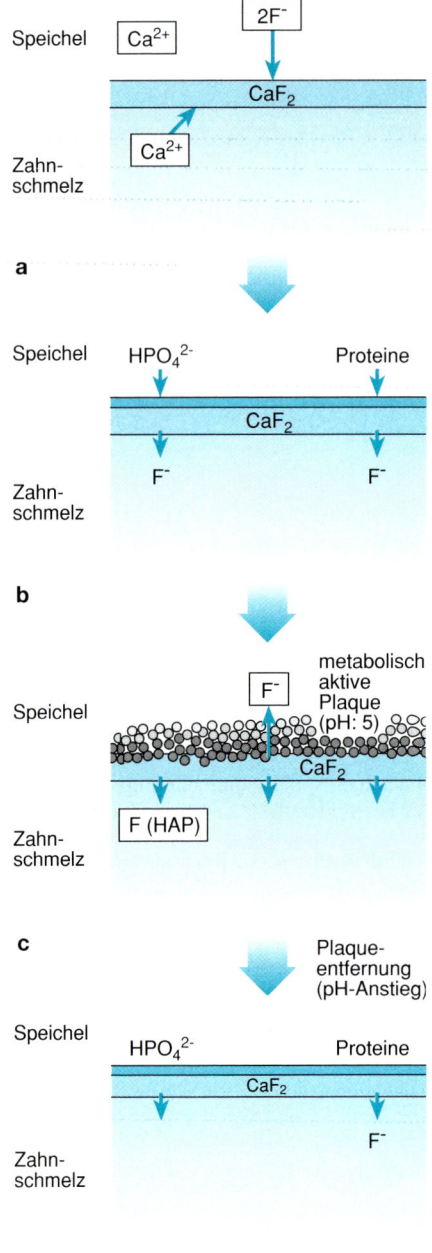

**Abb. 4-9** Nach lokaler Applikation von Fluorid kommt es, abhängig von der Fluoridkonzentration und dem pH-Wert der Fluoridlösung, zur Ausbildung eines mehr oder weniger starken $CaF_2$-Präzipitats auf der Zahnoberfläche (a). Dieses Präzipitat wird anschließend von Proteinen und Phosphat aus dem Speichel bedeckt. Aus der Kalziumfluoridschicht diffundieren jedoch geringe Mengen Fluorid in den Zahnschmelz (b).
Wird diese Kalziumfluoridschicht von einer metabolisch aktiven Plaque bedeckt, kommt es unter der Einwirkung der gebildeten organischen Säuren zum Verlust der schützenden Protein-Phosphat-Schicht und zur vermehrten Auflösung von Kalziumfluorid. Die austretenden Fluoridionen werden mit dem Speichel abtransportiert oder reichern sich in der Plaque bzw. im Schmelz (z.B. als fluoridiertes Hydroxylapatit) an (c). Nach Plaqueentfernung bzw. pH-Wert-Anstieg aufgrund der Pufferung durch den Speichel wird die verringerte $CaF_2$-Schicht wieder mit Phosphat und Proteinen aus dem Speichel bedeckt (d).

Dabei muss zwischen ionisiertem, ionisierbarem (schwach gebundenem) und fest gebundenem Fluorid unterschieden werden. Die fest gebundene Fluoridfraktion ist an Zellen oder an andere organische Bestandteile der Plaque gebunden. Der ionisierbare Anteil liegt überwiegend in Form von Kalzium-Phosphat-Fluorid-Komplexen vor. Ionisiert liegt in einer ruhenden Plaque nur ein sehr kleiner Anteil (unter 1 ppm) vor. Bei fallendem pH-Wert wird allerdings ein erheblicher Teil des ionisierbaren Fluorids frei und kann in den Speichel oder in den Zahnschmelz diffundieren.

Plaque reichert jedoch nicht nur Fluorid aus der Nahrung an, sondern auch aus dem Zahnschmelz. Gerade unter kariogenen Bedingungen kann eine stoffwechselaktive Plaque ein vorhandenes Fluoridreservoir (Kalziumfluorid) auf der Schmelzoberfläche rasch auflösen (Abb. 4-9).

Fluorid reichert sich auch unter bestimmten Bedingungen in **Bakterienzellen der Plaque** an. Versuche mit Streptococcus-mutans- und Streptococcus-sanguis-Stämmen konnten nachweisen, dass die Fluoridaufnahme in die Bakterienzellen von einem pH-Gradienten und nicht von einem Energie fordernden Prozess abhängig ist. So gelangt Fluorid bei niedrigem extrazellulärem pH-Wert als Fluorwasserstoff durch einfache Diffusion in das basische Zellinnere. Wird das extrazelluläre Milieu wieder basisch, kehrt sich die Diffusion um. Die Anreicherung erreicht relativ rasch (zwei Minuten) ihr Maximum und steigt dann kaum noch. Es ist allerdings bisher nicht bekannt, wo sich das Fluorid im Zellinneren bindet.

### 4.2.4 Kariostatischer Wirkungsmechanismus von Fluoriden

*Zahnhartsubstanzen*

Der kariostatische Wirkungsmechanismus von Fluorid konnte bisher nicht vollständig aufgeklärt werden. Es handelt sich um einen multifaktoriellen Mechanismus, bei dem allerdings zahlreiche Details bekannt sind. Da sich die meisten Studien zum Wirkungsmechanismus der Fluoride mit Zahnschmelz beschäftigen, beziehen sich die folgenden Passagen auf die Resultate dieser Untersuchungen. Die Wirkprinzipien sind jedoch ebenso auf die anorganischen Bestandteile von Dentin und Zement anwendbar.

> **Merke** Die antikariogene Wirkung der Fluoride bezüglich der Zahnhartsubstanzen beruht auf zwei grundsätzlich unterschiedlichen Prinzipien: Verminderung der Säurelöslichkeit und Hemmung der Demineralisation bzw. Förderung der Remineralisation.

**Verminderung der Säurelöslichkeit durch den festen Einbau von Fluorid in das Kristallgitter der Zahnhartsubstanzen.** Der anorganische Anteil der Zahnhartsubstanzen besteht zu einem großen Teil aus nicht-stöchiometrischem Apatit. Außerdem besitzen viele Kristalle Defekte und Fehlstellen. Beides bewirkt eine Erhöhung der Löslichkeit. Durch den Einbau von Fluorid während der präeruptiven Schmelzbildung und mehr noch während der präeruptiven Schmelzreifung wird die Kristallgitterstruktur stabiler und die Löslichkeit des Apatits herabgesetzt. Man spricht in diesem Zusammenhang auch von einer **Verbesserung der Kristallinität**, d.h., die Kristalle sind in ihrer Gitterstruktur perfekter aufgebaut, und sie sind größer.

*Verbesserung der Kristallinität*

Dabei besetzen die Fluoridionen jedoch nicht nur vakante Stellen im Kristallgitter, sondern werden auch in einer Substitutionsreaktion gegen **Hydroxylionen** ausgetauscht. Es war nahe liegend, den kariostatischen Wirkungsmechanismus der Fluoride mit der präeruptiven Bildung von Fluorapatit und der damit einhergehenden Säurelöslichkeitsverminderung zu erklären. Es galt daher lange das Dogma, dass eine hohe präeruptive Fluorideinlagerung die beste kariostatische Wirksamkeit vermittelt. Später stellte sich jedoch heraus, dass nur etwa 10% der Hydroxylionen des Apatits biologisch tatsächlich durch Fluoridionen substituiert werden.

107

> **Merke** Die Bildung von Fluorapatit während der Zahnentwicklung trägt also nur zu einem kleinen Teil zur Karieshemmung durch Fluoride bei.

Ein großer Teil des im Zahn vorhandenen Fluorids wird erst **posteruptiv** während der sekundären Schmelzreifung und später nach lokalen Fluoridierungsmaßnahmen auf und in der Zahnoberfläche abgelagert. Man versuchte nun, durch die lokale Applikation hoher Fluoridkonzentrationen eine Umwandlung von Hydroxylapatit in Fluorapatit zu erreichen. Es stellte sich jedoch heraus, dass die Höhe der Fluoridanreicherung in den oberflächlichen Schichten der Zähne nicht mit der erreichten Karieshemmung korreliert.

**De- und Remineralisation**

Man geht daher heute davon aus, dass der Hauptwirkungsmechanismus der Fluoride in einer **Hemmung der Demineralisation** bzw. einer **Förderung der Remineralisation** zu suchen ist. Die Zahnoberfläche unterliegt in der Mundhöhle ständigen Veränderungen. Sie wird sofort nach Durchbruch in die Mundhöhle mehr oder weniger stark von Mikroorganismen besiedelt. Deren metabolische Aktivität kann bei entsprechender Substratzufuhr zu einem pH-Wert-Abfall und damit zu Perioden der Demineralisation führen. Diese können wiederum von Zeiträumen der Remineralisation gefolgt sein, wenn durch Abtransport der Metaboliten und der Substrate durch den Speichel (Clearance) der pH-Wert wieder ansteigt.

Man kann also vereinfacht formulieren, dass an der Zahnoberfläche ein **dynamisches Gleichgewicht** herrscht, das in die eine oder die andere Richtung verschoben werden kann (Abb. 4-10).

Ist Fluorid in der flüssigen Phase zwischen und um die Kristalle an der Zahnoberfläche vorhanden, wird der Demineralisationsprozess modifiziert. Während der Demineralisationsperioden schützen an die Kristalloberfläche adsorbierte Fluoridionen die Kristalle, indem sie ihnen Eigenschaften von Fluorapatit verleihen. Die Löslichkeit der Kristalle wird dadurch herabgesetzt. Neuerdings geht man davon aus, dass die Kristalle teilweise von Kalziumfluorid bedeckt sind, das ihnen einen ähnlichen Schutz verleiht. Steigt der pH-Wert wieder an, so fällt in Anwesenheit von Fluoridionen wegen seiner geringeren Löslichkeit als erstes Fluorapatit in kristalliner Form aus. Erst später, wenn der pH-Wert weiter angestiegen ist, fällen auch Hydroxylapatit und andere Apatitformen aus.

Die Anwesenheit von Fluorid bedeutet also auch eine Verkürzung der Demineralisationperioden, da Mineralien wieder früher repräzipitieren. Die Erhöhung des Fluorapatitanteils an der Zahnoberfläche erhöht die Resistenz gegenüber nachfolgenden kariösen Attacken.

Bei lang andauernder oder/und heftiger Demineralisation und kurzer Remineralisationszeit resultiert insgesamt ein Mineralverlust und damit eine klinisch sichtbare **kariöse Initialläsion** (white spot). Wird nun durch Einsetzen einer optimalen Mundhygiene die Plaque beseitigt und durch Ernährungsumstellung nur noch wenig kariogenes Substrat zugeführt, so schreitet die kariöse Läsion nicht weiter voran. Der Mineralverlust aus der Zahnoberfläche stagniert, und es können sich sogar Mineralien aus dem Speichel, der mit Hydroxylapatit bzw. Fluorapatit gesättigt ist, einlagern (Remineralisation). Frühe initiale Läsionen können sich so zurückentwickeln **(caries reversal)** und sogar klinisch verschwinden (Abb. 4-11).

> **Merke** Allerdings findet eine komplette Remineralisation mit vollständigem Einbau verloren gegangener Mineralien außerordentlich selten statt.

4

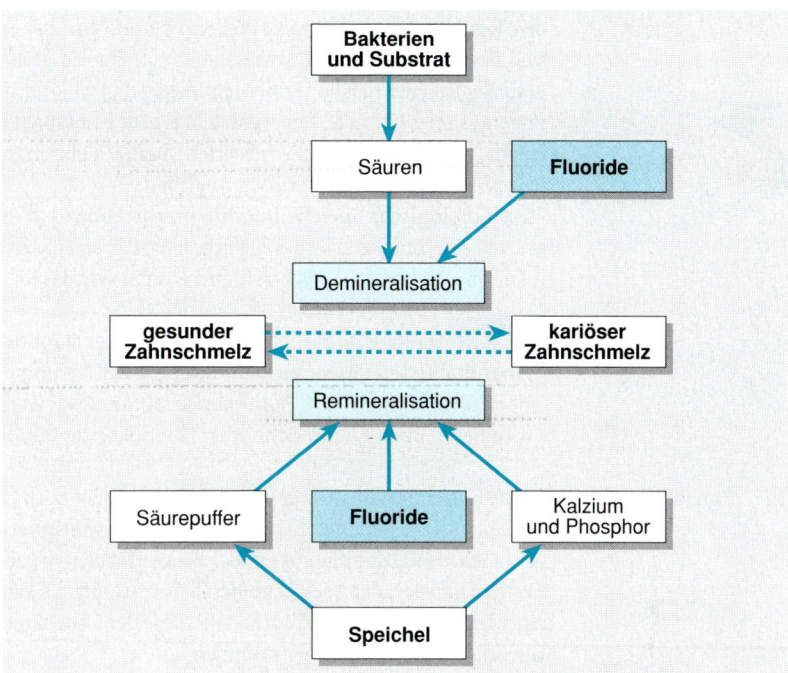

**Abb. 4-10**   An der Zahnoberfläche herrscht ein dynamisches Gleichgewicht zwischen De- und Remineralisation. Bei Nahrungsaufnahme (Substrat) entstehen in der Plaque organische Säuren, die das Gleichgewicht in Richtung Entmineralisierung verschieben. Durch die Pufferkapazität und die Übersättigung des Speichels mit Phosphat- und Kalziumverbindungen wird das Gleichgewicht wiederhergestellt. Fluoride greifen in dieses Gleichgewicht ein, indem sie die Demineralisation hemmen und die Remineralisation bereits entmineralisierter Bereiche fördern.

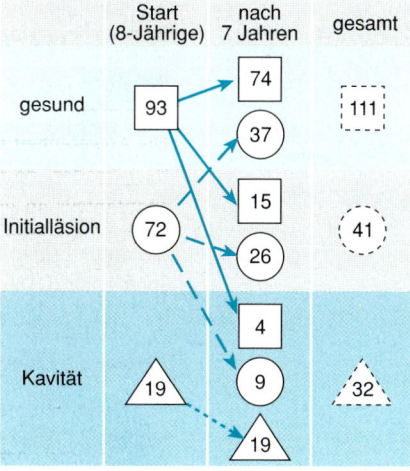

**Abb. 4-11**   In einer Studie an Kindern stellte sich heraus, dass von 184 bukkalen Zahnflächen 72 initiale kariöse Läsionen (white spots) aufwiesen. Bei einer Kontrolluntersuchung, die sieben Jahre später durchgeführt wurde, waren 37 dieser Läsionen remineralisiert und klinisch nicht mehr nachzuweisen, sodass die Anzahl gesunder Bukkalflächen in diesem Zeitraum anstieg (nach BACKER-DIRKS 1966).

**Histologie**   Histologisch lassen sich mehr oder weniger starke poröse und entmineralisierte Bereiche diagnostizieren. Tatsächlich handelt es sich um inaktive, partiell remineralisierte Läsionen **(arrested lesion),** die sich später durch Einlagerung exogener Farbstoffe (z.B. Lebensmittel, Tee, Teer usw.) braun verfärben können **(brown spot).** Auch in

109

den Remineralisationsprozess greifen Fluoride ein. Bei der Remineralisation bilden sich neue Kristalle, die in Anwesenheit von Fluorid größer und stabiler sind als die ursprünglichen Kristalle. Außerdem begünstigt Fluorid das Wachstum partiell entmineralisierter Kristalle. Dabei entsteht erneut Fluorapatit bzw. fluoridiertes Hydroxylapatit. Läsionen mit remineralisierter Oberfläche besitzen daher eine erhöhte Resistenz gegenüber späteren kariösen Angriffen.

Die **physiologische Speichelfluoridkonzentration** (0,01–0,05 ppm) reicht jedoch nicht aus, um eine Remineralisation zu fördern. Erst ab einer Konzentration von 0,1 ppm Fluorid in einer hydroxylapatitübersättigten Lösung wird das Kristallwachstum gefördert.

> **Merke** Häufige Applikation niedrig dosierter Fluoridverbindungen (Zahnpasta, Fluoridtabletten, Spüllösungen) oder die Etablierung eines Fluoridreservoirs, aus dem über längere Zeit Fluoridionen abgegeben werden (z.B. Kalziumfluorid), resultieren in einer ausreichenden Fluoridkonzentration im Speichel.

**Konzentration**

Ist die Konzentration des applizierten Fluorids sehr hoch (z.B. Gele, Lacke), kommt es primär zu einer Remineralisation in der **Läsionsperipherie,** da sich das Fluorid vornehmlich als Kalziumfluorid auf der Schmelzoberfläche ablagert und somit die Poren für die Diffusion der Speichelmineralien verstopft. Es kann dann über lange Zeit zu einer Diffusion von Fluorid auch in die Tiefe der Läsion mit nachfolgender Mineraleinlagerung in diesen Bereichen kommen.

Nach Applikation niedriger konzentrierter Fluoridierungsmittel kommt es in vitro primär zu einer Remineralisation im **Läsionskörper.**

In-vivo-Studien konnten allerdings auch unter diesen Bedingungen (z.B. Trinkwasserfluoridierung) keine vollständige Remineralisation initialer kariöser Läsionen feststellen. Neuere Untersuchungen konnten zudem zeigen, dass es unter extrem kariogenen Bedingungen nicht zu einer Behinderung der Progression kariöser Läsionen kommt. Plaquebeseitigung und Ernährungsumstellung sind also weiterhin wichtige Säulen der Kariesprophylaxe. Fluoride entfalten ihre höchste kariesprophylaktische Wirksamkeit nämlich bei geringer bis mittlerer Kariesaktivität.

> **Merke** Speichel und Fluorid bilden zusammen einen wichtigen natürlichen Abwehrmechanismus gegen Karies, indem sie den Zahnhartsubstanzen eine Adaptationsfähigkeit gegenüber kariösen Angriffen ermöglichen.

Wird diese Adaptationsfähigkeit jedoch durch ständige kariöse Angriffe ohne die notwendigen Erholungsphasen überschritten, so erfolgt eine Kavitätenbildung, die entsprechende Restaurationsmaßnahmen nach sich zieht.

## *Plaque*

Der Karies hemmende Effekt von Fluorid ist jedoch nicht nur auf Zahnhartsubstanzen beschränkt. Fluoride können modifizierend in die Adhärenz, das Wachstum und den Metabolismus von Plaquebakterien eingreifen.

Mit steigender Fluoridkonzentration wird dabei zuerst die metabolische Aktivität der Mikroorganismen beeinflusst, dann ihr Wachstum gehemmt, und zum Schluss werden die Mikroorganismen abgetötet. In der Plaque der menschlichen Mundhöhle werden allerdings nie Fluoridkonzentrationen erreicht, die zum Zelltod der Mikroorganismen führen.

**Wachstums-
hemmung von
Mikroorganismen**

*bei niedriger
ph ist die
bakteriostatische
Resis von F2
geringer*

Das Wachstum verschiedener Plaquebakterien wird durch unterschiedliche Fluorid-konzentrationen gehemmt. Dabei spielen der **pH-Wert der Umgebung** und die Anwesenheit von **Kationen** eine entscheidende Rolle. Während das Wachstum einiger Streptokokken-Stämme bei pH 7 erst durch 100–200 µg/ml Fluorid in der Suspension gehemmt wird, liegt die hemmende Wirkung im pH-Bereich 5,5–6,0 bei 15 µg/ml. Für Laktobazillen müssen bei neutralem pH-Wert 6000 µl/ml Fluorid, bei pH 4,4 100 µl/ml Fluorid vorhanden sein, um das Wachstum zu hemmen. Für eine bakterizide Wirkung ist die 30fache Konzentration nötig.

Es gibt offensichtlich eine Korrelation zwischen **Säuretoleranz** der Bakterien und ihrer Fluoridverträglichkeit (Fluoridresistenz). Je säuretoleranter sie sind, umso schwieriger ist es, ihr Wachstum durch Fluoridierungsmaßnahmen zu hemmen. Das gilt ebenso für Bakterien, die keinen oder nur einen geringen Kohlenhydratmetabolis-mus besitzen (z.B. einige Actimomyces-Stämme). Neben Fluorid besitzen Kationen eine wachstumshemmende Wirkung. So sind **Metallionen,** wie Zinn, Kupfer und Quecksilber, schon in geringen Konzentrationen für zahlreiche Mikroorganismen stark toxisch.

**Adaptation von
Mikroorganismen**

Zahlreiche Mikroorganismen können sich, auch wenn sie anfangs noch sensibel auf Fluorid reagieren, an hohe Fluoridkonzentrationen adaptieren. Sie verlieren diese Fähigkeit wieder, wenn sie nicht mehr mit Fluorid in Kontakt kommen. Diese Adapta-tion und die damit verbundene Fluoridresistenz ermöglicht ihnen ein Überleben und Wachstum unter den physiologischen Bedingungen der menschlichen Mundhöhle auch bei wiederholter Fluoridapplikation. Dabei verändert sich jedoch ihre metaboli-sche Aktivität; ihre Kapazität, niedermolekulare Kohlenhydrate zu verstoffwechseln, nimmt ab. Der pH-Wert-Abfall in der Plaque nach Zufuhr dieser Kohlenhydrate ist weniger stark und kürzer. Das wiederum hat zur Folge, dass säuretolerante Mikroorga-nismen wie Streptococcus mutans und Laktobazillen ihren ökologischen Vorteil gegenüber anderen, weniger kariesaktiven Mikroorganismen verlieren und sich nicht so stark vermehren, wie sie es ohne Fluorideinwirkung könnten.

Fluorid hat demnach unter physiologischen Bedingungen einen geringen wachstums-hemmenden Effekt auf Plaquebakterien. Über eine Beeinflussung der Stoffwechselakti-vität kann sich jedoch die **mikrobielle Zusammensetzung** der Plaque verändern.

**Metabolismus-
hemmung**

Fluorid nimmt an verschiedenen Stellen Einfluss auf den Metabolismus von Plaque-bakterien. Besonders betroffen ist der Kohlenhydratmetabolismus und hier speziell die **Glykolyse.** Hier wird das Enzym Enolase in seiner Aktivität gehemmt. Unter der Ein-wirkung von Enolase wird 2-Phosphoenolglycerat zu Phosphoenolpyruvat umgewan-delt. Die Enolase ist ein magnesiumabhängiges Enzym. Fluorid geht mit Magnesium eine Verbindung ein und hemmt so die enzymatische Aktivität.

Durch Fluorid wird zudem der **Transport von Glukose in die Bakterienzelle** gehemmt. Streptokokken können Glukose über zwei Transportwege in die Zelle ein-schleusen. Über das **Phosphoenolpyruvat-Phosphotransferase-System (PEP-PTS)** wird Glukose zu Glukose-6-Phosphat phosphoryliert und in die Zelle eingeschleust. Das aktivierte Phosphat entstammt dabei dem Phosphoenolpyruvat.

Bei niedrigem pH-Wert ($< 6,0$), in starken Wachstumsphasen und bei extrem hohem Substratüberschuss gelangt Glukose durch einen protonengetriebenen Transport in die Zelle, das PEP-PTS wird dann abgeschaltet. Dieser protonenabhängige Transport der unphosphorylierten Glukose wird durch einen elektrochemischen Protonengra-dienten vermittelt. Membrangebundene, Protonen ausschleusende ATPase-Aktivität und die Ausschleusung des Glykolyse-Endprodukts Laktat führen zu einem Protonen-überschuss im extrazellulären Raum und zu einem Protonenunterschuss im intrazellulären Raum und damit zu dem Protonengradienten, der die treibende Kraft für den Glukoseeinstrom in die Zelle ist.

Fluorid hemmt, wie bereits oben beschrieben, die Bildung von Phosphoenolpyruvat. Damit wird indirekt die Phosphorylierung der Glukose behindert und somit das PEP-PTS außer Kraft gesetzt. Bei niedrigem pH-Wert geht Fluorid eine Bindung mit den Protonen im Extrazellularraum ein und dringt dann als **Fluorwasserstoff** (HF) in die Zelle ein. Der Protonengradient wird geringer und der Glukosetransport dadurch vermindert. Durch die Dissoziation von Fluorwasserstoff (HF) im Zellinneren kommt es zu einer pH-Absenkung. Da die Enzyme der Glykolyse ihr pH-Optimum im alkalischen Bereich haben, findet auch auf diesem Wege eine Hemmung des Bakterienstoffwechsels statt.

**Hemmung der Bakterienadhärenz**

Fluorid hemmt außerdem die Bildung von Lipoteichonsäure und greift so hemmend in die Bakterienadhärenz ein.

Die intrazelluläre Polysaccharidsynthese wird durch Fluorid gehemmt, indem das zum Aufbau notwendige Glukose-6-Phosphat nicht oder nur vermindert gebildet wird **(Hemmung des PEP-PTS)**. Der Abbau der intrazellulären Speicherkohlenhydrate wird jedoch nicht beeinflusst.

Fluoride haben keinen nachweislich hemmenden Effekt auf die Synthese extrazellulärer Kohlenhydrate bzw. auf die dazu notwendigen membrangebundenen Glukosyltransferasen.

## 4.2.5 Wirksamkeit fluoridhaltiger Kariostatika

Die kariesprophylaktische Wirksamkeit von Fluorid wurde in epidemiologischen Querschnittsuntersuchungen, randomisierten klinischen Longitudinalversuchen und Feldstudien nachgewiesen. Sie ist für lokal applizierte Fluoride nicht bei allen Zahnflächen gleich hoch. So werden frei zugängliche Glattflächen durch Fluoridapplikation besser geschützt als Glattflächen im Approximalraum. Bei Grübchen und Fissuren ist die Karies hemmende Wirkung von Fluorid am geringsten ausgeprägt.

Der präeruptive kariostatische Effekt durch „systemische" Fluoridgaben ist geringer einzuschätzen als der posteruptive Kariesschutz durch lokale Fluoridierungsmaßnahmen.

Der kariespräventive Effekt hängt von der **Art** und der **Häufigkeit** der Fluoridapplikation ab. So konnte in diesem Zusammenhang im Konzentrationsbereich zwischen 1000 und 2800 ppm Fluorid bei Zahnpasten eine Dosis-Wirksamkeits-Relation gefunden werden, d.h. je höher die Konzentration ist, umso höher ist die Kariesreduktion. Zahnpasten mit Fluoridkonzentrationen über 1500 ppm sind in Deutschland jedoch nicht für den freien Verkauf zugelassen. Je länger im Leben Kariesprophylaxe mit Fluoriden betrieben wird, umso höher ist der Karies reduzierende Effekt, bezogen auf das Gesamtgebiss. Die einzelnen Fluoridierungsmaßnahmen resultieren natürlich in unterschiedlichen Karies hemmenden Effekten.

Man muss bei der Beurteilung der Effektivität der verschiedenen Fluoridierungsmaßnahmen jedoch beachten, dass die untersuchten Patienten eine sehr unterschiedliche Kariesaktivität aufwiesen. Insofern sind die nachfolgenden **Kariesreduktionsraten** nur relativ grobe Anhaltspunkte. Die Verwendung unterschiedlicher Fluoridpräparate macht es zudem heute außerordentlich schwierig, die Effektivität einer einzelnen Maßnahme zu bestimmen.

**Tabletten**

So wird durch **Tablettenfluoridierung** in kontrollierten Studien eine Kariesreduktion zwischen 28 und 61% angegeben. Die große Streubreite erklärt sich u.a. durch unter-

*Trinkwasser*
*Salz*

schiedliche Compliance selbst in diesen kontrollierten Studien. Die meisten Untersuchungen zur **Trinkwasserfluoridierung** resultierten in einer Karieshemmung von 50–60%. Ähnliche Reduktionsraten werden bei der **Salzfluoridierung** erreicht. Es ist in diesem Zusammenhang darauf hinzuweisen, dass bereits Kleinkinder, die nicht mehr gestillt werden bzw. keine Milchersatznahrung mehr bekommen, etwa 1,4 g Salz, bezogen auf 1000 kcal Nahrungsmittel, aufnehmen (US Health and Nutrition Survey).

*Fluoridspül-*
*lösungen*

Durch **Fluoridspüllösungen** (Natriumfluorid, Zinnfluorid, Aminfluorid) wird ein Karies hemmender Effekt zwischen 20 und 45% erreicht. Es gibt Hinweise darauf, dass ein zusätzlicher Karies hemmender Effekt kaum noch festzustellen ist, wenn die untersuchten Patienten regelmäßig ihre Zähne mit fluoridhaltiger Zahnpasta pflegen und eine niedrige Kariesaktivität aufweisen.

**4**

*Fluoridhaltige*
*Zahnpasten*

Die Karies reduzierende Wirkung durch **fluoridhaltige Zahnpasten** ist zwar unbestritten, es liegen jedoch stark abweichende Ergebnisse unterschiedlicher Studien vor. Man muss davon ausgehen, dass bei unüberwachtem Gebrauch fluoridhaltiger Zahnpasten die Karies hemmende Wirkung 20% kaum übersteigen dürfte. Untersuchungen zur Wirksamkeit fluoridhaltiger Zahnpasten beziehen sich meistens auf Zeiträume von zwei bis drei Jahren. Es ist daher durchaus möglich, dass bei lebenslanger Verwendung fluoridhaltiger Zahnpasta eine deutlich höhere Kariesreduktion resultiert.

*Fluoridlösungen*
*und -gele*

Auch die Verwendung hoch konzentrierter **Fluoridlösungen und -gele** zum Einbürsten führt je nach Art und Häufigkeit der Anwendung zu einer sehr unterschiedlichen Karieshemmung. So wird in der Literatur eine Karieshemmung zwischen 3 und 48% (Mittelwert 22%) beschrieben. Die professionelle Applikation dieser hoch konzentrierten Fluoride resultiert jedoch in einer deutlich erhöhten Karies hemmenden Wirkung. Durch zwei- bis viermalige Löffelapplikation kann eine Karieshemmung zwischen 20 und 40% erzielt werden.

*Lacke*

Für die professionelle Applikation fluoridhaltiger **Lacke** werden Kariesreduktionsraten zwischen 20 und 75% (für Duraphat®: Mittelwert 38%), je nach Häufigkeit der Applikation, gemessen.

### 4.2.6 Toxikologie der Fluoride

Fluorid ist in therapeutischer Dosis für den menschlichen Organismus unschädlich.

Wie bei jeder Substanz, die dem menschlichen Körper zugeführt wird, kann Fluorid jedoch bei Überdosierung auch Vergiftungserscheinungen hervorrufen. Dabei ist zwischen akuter Toxizität und latenter (chronischer) Toxizität zu unterscheiden.

Wird Fluorid in **großen Mengen** zugeführt, so kommt es zu akuten Vergiftungserscheinungen mit einer Reihe von Symptomen bis zum tödlichen Ausgang. Wird während der Zahnentwicklung kontinuierlich Fluorid in einer Dosis verabreicht, die über der empfohlenen Tagesmenge liegt, resultieren Veränderungen der Zahnhartsubstanzen **(Zahnfluorose)**. Werden extrem hohe Dosen über Jahre verabreicht, kann es zur **Skelettfluorose** (Verkrüppelungen, Verkalkungen von Bändern und Gelenken, Wachstumshemmung) kommen.

*Überdosierung*

Die **akute letale Dosis** für Fluorid ist von zahlreichen Variablen abhängig, wie der Art des Fluorids und dessen Löslichkeit, der Resorptionsgeschwindigkeit im Magen-Darm-Trakt, dem Säure-Basen-Haushalt und dem pH-Wert des applizierten Fluorids. Sie wird mit 32–64 mg Fluorid/kg Körpergewicht für Erwachsene angegeben. Diese Dosis wird heute als sichere toxische Dosis (**Certainly Toxic Dose** = CTD) angesehen.

Man sollte daraus jedoch nicht schließen, dass es nicht zu tödlichen Vergiftungserscheinungen kommt, wenn man knapp unter dieser Grenze bleibt. Aufgrund von einigen Vergiftungserscheinungen mit tödlichem Ausgang bei **Kleinkindern** kann man eine wahrscheinlich toxische Dosis (**Probably Toxic Dose** = PTD) von 5 mg Fluorid/kg Körpergewicht für Kinder annehmen. Ab dieser Dosis sollten Notfallmaßnahmen ergriffen werden. Bei einem dreijährigen Kind von 15 kg Körpergewicht entspräche diese Dosis 150 Tabletten à 0,5 mg. Man sollte daher nie mehr als 100 Fluoridtabletten in altersabhängiger Dosis verschreiben. Diese Dosis wird erreicht, wenn man 75 Liter Wasser mit einem Fluoridgehalt von 1 ppm oder 243 g fluoridiertes Salz zu sich nähme.

> **Merke**  Ein Zahnarzt sollte immer bei Verwendung lokaler Fluoridierungsmittel die Menge applizierten Fluorids und den Sicherheitsabstand zur wahrscheinlich toxischen Dosis kennen.

Alle fluoridhaltigen Kariesprophylaktika sind bei sachgerechter Anwendung auch im Hinblick auf die PTD unproblematisch.

> **Merke**  Kinder dürfen fluoridhaltige Produkte nicht unbeaufsichtigt anwenden.

So bedeutet der Verzehr einer Tube Erwachsenenzahnpasta (100 g) mit einer Fluoridkonzentration von 1000 ppm die Aufnahme von 100 mg Fluorid. Das hieße für ein 15 kg schweres Kind (drei Jahre) eine Überschreitung der PTD um 33%.

> **Merke**  Für hoch dosierte Fluoridpräparate gilt: Sie sollten nur vom Zahnarzt oder von ausgebildetem Hilfspersonal unter der Aufsicht eines Zahnarztes appliziert werden.

Dabei müssen die Patienten unter Aufsicht bleiben. Es sollten keine überschüssigen Mengen appliziert werden, und die Patienten müssen gut ausspucken, um wenig Fluorid zu verschlucken.

**Vergiftungssymptome**

Die **Charakteristika der akuten Vergiftung** sind Übelkeit, Erbrechen und Schmerzen im Abdominalbereich schon wenige Minuten nach Einnahme eines überdosierten Fluoridpräparats. Allgemeine Vergiftungssymptome wie exzessiver Speichelfluss, Tränenfluss, Kopfschmerz, kalte feuchte Hände usw. können auftreten. Nachfolgend kommt es zur generellen Schwächung, zu Spasmen und zur Tetanie.
Diese Symptome treten aufgrund des fallenden Kalzium- und des steigenden Kaliumgehalts im Plasma auf (Indikation für Zelltod). Der Puls rast und ist nicht mehr tastbar, Herzarrhythmien, Blutdruckabfall und Depression des Atemzentrums mit respiratorischer Azidose sind die Folgesymptome. Es kann dann innerhalb weniger Stunden zum Tod kommen.

**Maßnahmen bei Überdosierung**

Zur Reduzierung der Fluoridresorption im Magen-Darm-Trakt wird als Sofortmaßnahme mit einem **Emetikum** Erbrechen eingeleitet. Dann wird eine **kalziumhaltige Lösung,** wie z.B. Kalziumchlorid oder Kalziumglukonat (wenn nicht vorhanden, Milch) verabreicht. Der Patient sollte rasch in ein nahe gelegenes Krankenhaus eingeliefert werden. Ist der Schluckreflex behindert oder krampft der Patient (Aspirationsgefahr), sollte man Maßnahmen, die zum Erbrechen führen, nicht durchführen.

**Vorsichtsmaßnahmen**

Um der Gefahr subletaler, aber gefährlicher Dosen zu entgehen, sollten bei der professionellen Applikation von hochprozentigen Gelen (1,25% Fluorid) individuelle Löffel

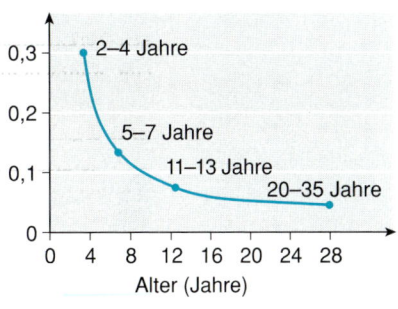

durchschnittliche Menge
verschluckter Zahnpasta (mg)

**Abb. 4-12** Durchschnittliche Zahnpastamenge, die nach einmaligem Zähneputzen in unterschiedlichen Altersgruppen verschluckt wird. Damit erhielten Zwei- bis Vierjährige bei Verwendung einer Erwachsenenzahnpasta mit einer Fluoridkonzentration von 1000 ppm eine Dosis von 0,3 mg Fluorid (nach BARNHART et al. 1974).

verwendet werden. Dabei kommen etwa 2 ml Gel pro Tray in Betracht. Mit einem Speichelsauger wird lingual und bukkal überflüssiges Fluoridgel abgesaugt, und die Patienten sitzen aufrecht im Stuhl. Anschließend wird der Patient aufgefordert, mehrfach auszuspucken.

**Nebenwirkungen**

Bei täglicher Fluoridzufuhr von mehr als 1,5 mg/Tag bis zum Alter von acht Jahren kann es zu **fluorotischen Schmelzflecken** im bleibenden Gebiss kommen. Diese Schmelzflecken bedeuten jedoch keine Gefahr für die betreffenden Zähne, sie stellen ausschließlich eine kosmetische Beeinträchtigung dar. Aber auch wiederholte oder einmalige Spitzenwerte (Verschlucken von Zahnpasta) können fluorotische Schmelzflecken zur Folge haben. Aus diesem Grund wurde die Dosis für fluoridhaltige Kinderzahnpasten auf 500 ppm Fluorid gesenkt (Abb. 4-12).

Eine Fluoridzufuhr von 0,05 mg/kg Körpergewicht/Tag ist aus toxikologischer Sicht völlig unproblematisch. **Skelettfluorose** als Folge chronischer Fluoridintoxikation tritt in Gebieten mit einem Trinkwasserfluoridgehalt von über 8 mg/l auf. Ab 4 mg/l Trinkwasser lassen sich jedoch die ersten Anzeichen einer Skelettveränderung diagnostizieren, wenn Menschen jahrelang in diesem Gebiet leben.

## 4.3 Fissurenversiegelung

Grübchen und Fissuren der Zähne sind kariesanfälliger als andere Zahnbereiche.

Während okklusale Zahnflächen nur 12,5% aller Zahnflächen ausmachen, entstehen mehr 50% aller kariösen Defekte bei Schulkindern in diesem Bereich, d.h., schon zwei bis vier Jahre nach Zahndurchbruch werden die Fissuren kariös.

Bei sieben- bis neunjährigen Kindern sind bereits bis zu 80% der bleibenden Molaren kariös oder gefüllt. Dabei beträgt der Anteil der Okklusalkaries 70–100%. Ein Grund für

**Morphologie**

die extreme Kariesanfälligkeit ist die Morphologie der Grübchen und Fissuren. Im Querschnitt von Seitenzähnen lassen sich unterschiedliche Fissurenformen und -tiefen erkennen (Abb. 4-13).

Oft reicht der Fissurenboden bis nahe an die Schmelz-Dentin-Grenze, sodass eine beginnende Karies rasch in das Dentin vordringen und sich unterminierend ausbreiten kann.

Bei einigen Fissurentypen kann die Zahnbürstenborste nicht bis zum Boden der Fissur gelangen, sodass sich bakterielle Plaque, Speisereste und Zellbestandteile ansammeln können. Die Puffer- und Remineralisationswirkung des Speichels nach kariösen Attacken ist dementsprechend reduziert. Die Entstehung und Progression der Fissuren-

115

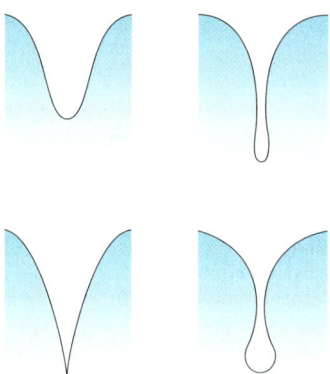

**Abb. 4-13**  Unterschiedliche Fissurenformen im Zahnquerschnitt. Bei tiefen spaltförmigen und ampullenförmigen Fissuren ist die Zahnreinigung extrem erschwert und damit die Kariesanfälligkeit stark erhöht.

karies kann zudem durch Fluoridierungsmaßnahmen nur sehr begrenzt beeinflusst werden, da Fluoride nach lokaler Applikation nur schlecht durch die Fissurenplaque hindurch diffundieren können. Selbst bei Bevölkerungsgruppen, die fluoridiertes Trinkwasser erhalten, ist Fissurenkaries weiterhin ein zahnmedizinisches Problem.

> **Merke**   Ziel der Fissurenversiegelung ist es, die Grübchen und Fissuren speziell der Seitenzähne dicht zu verschließen, sodass kariogene Mikroorganismen und kariogenes Substrat keinen Zugang mehr finden können. Zudem sollen noch vorhandene Mikroorganismen unter dem Fissurenversiegler zugrunde gehen.

### 4.3.1  Indikationen

Eine visuell-taktile Untersuchung der Fissuren mit stumpfer Sonde und Spiegel sowie eine röntgenologische Untersuchung mit Bissflügelaufnahmen sind Grundvoraussetzungen für die Kariesdiagnostik.

Man kann eine so genannte prophylaktische Fissurenversiegelung, eine Fissurenversiegelung mit vorherigem prophylaktischem Ausschleifen der Fissur und eine erweiterte Fissurenversiegelung (Abb. 4-14) unterscheiden.

Wird bei der Untersuchung eine **braune, schwarze oder kreidige Verfärbung** der Fissur mit einer fraglichen Karies diagnostiziert, kann dieser Fissurenabschnitt mit einem dünn auslaufenden oder sehr kleinen kugelförmigen Diamanten erweitert werden. Ist anschließend keine kariöse Erweichung des Fissurenbodens festzustellen, wird in üblicher Art und Weise eine Fissurenversiegelung durchgeführt.

**Erweiterte Fissurenversiegelung**

Lässt sich jedoch nach dem Ausschleifen der Fissur eine Karies diagnostizieren und muss diese bis ins **Dentin** exkaviert werden, kann eine erweiterte Fissurenversiegelung angezeigt sein. Grundvoraussetzung ist dabei, dass die Exkavation der Karies möglich wird, ohne dass eine breite Kavität im Schmelz präpariert werden muss.

**Prophylaktische Fissurenversiegelung**

Eine prophylaktische Fissurenversiegelung wird bei **tiefen, engen Grübchen** und Fissuren gerade durchgebrochener Seitenzähne durchgeführt. Die Patienten müssen bereit sein, sich in ein Recall-System aufnehmen zu lassen (Compliance), damit eine halbjährliche Kontrolle der versiegelten und der unversiegelten Zahnflächen erfolgen kann. Die Patienten sollten zudem lokale Fluoridierungsmaßnahmen durchführen und eine gute Approximalraumhygiene betreiben, um kariöse Defekte an anderen Stellen der Zähne zu vermeiden. Die Fissurenversiegelung ist bei Patienten mit Allergie auf die Bestandteile des Fissurenversieglers kontraindiziert.

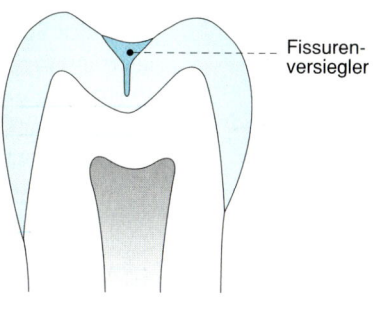

Fissuren-
versiegler

a

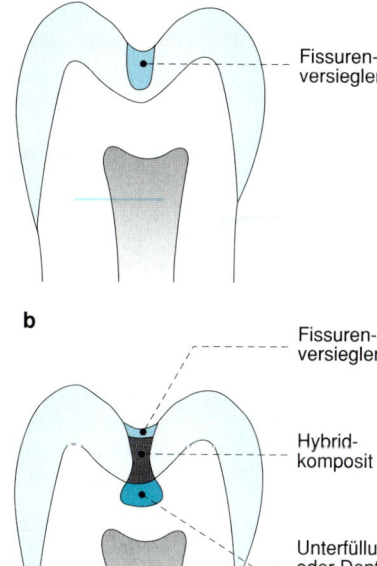

Fissuren-
versiegler

b

**Abb. 4-14** Die prophylaktische Fissurenversiegelung (a) wird kurz nach Durchbruch der bleibenden Seitenzähne bei kariesgefährdeten Fissuren durchgeführt. Bei verfärbten Fissuren mit der Verdachtsdiagnose Karies wird die Fissur prophylaktisch aufgeschliffen. Wird anschließend keine manifeste Karies diagnostiziert, erfolgt eine Fissurenversiegelung (b). Wird jedoch in umschriebenen Abschnitten des Fissurenreliefs eine Karies diagnostiziert, so kann eine erweiterte Fissurenversiegelung durchgeführt werden (c). Im Bereich der Exkavation wird eine kleine Kompositfüllung gelegt. Anschließend wird das Fissurensystem versiegelt.

Fissuren-
versiegler

Hybrid-
komposit

Unterfüllung
oder Dentin-
haftmittel

c

> **Merke**  Weite, gut zu säubernde Fissuren und Zähne, die länger als vier Jahre kariesfrei sind, werden nicht versiegelt.

Da die Fissurenversiegelung im Kindesalter durchgeführt wird, müssen die Eltern über die Notwendigkeit weiterer prophylaktischer Maßnahmen und regelmäßiger zahnärztlicher Kontrollen der versiegelten Zähne aufgeklärt werden.

### 4.3.2 Materialien

Als Versiegler finden heute allgemein halogen- bzw. blaulichthärtende **Kunststoffmaterialien** Verwendung. Es handelt sich dabei um ungefüllte Grundsubstanzen entsprechender Komposite (BISGMA, Urethandimethacrylat usw.). Es werden jedoch auch niedrig visköse Komposite mit geringem Fülleranteil verwendet. Neben den lichthärtenden Versieglern gibt es autopolymerisierende Materialien, die vor Applikation angerührt werden müssen.

Unabhängig von diesen Eigenschaften können Fissurenversiegler klar, durchsichtig oder opak (Farbstoffpigmente) sein. Die opaken Versiegler lassen sich in der Regel besser auf Randdichtigkeit und Defekte kontrollieren. Neuere Komposite zur Fissurenversiegelung geben Fluorid ab.

Auch **Glasionomerzemente** wurden als Versiegler eingesetzt. Sie gehen zwar eine chemische Haftung mit Schmelz ohne Anwendung der Schmelz-Ätz-Technik ein, sind jedoch gerade bei engen Fissuren aufgrund ihrer hohen Viskosität schlecht zu applizieren. Sie sind daher den bewährten Kunststoffversieglern nicht überlegen.

Die Fissurenversiegler sind u.a. wegen ihrer geringen Abrasionsfestigkeit nicht als Füllungsmaterial geeignet. Bei der Durchführung einer erweiterten Fissurenversiegelung werden daher im Bereich der exkavierten Karies **Feinpartikelhybridkomposite** als Füllungsmaterial verwendet. Die nichtkariösen Fissuren werden anschließend in üblicher Weise mit kompatiblen Versieglern verschlossen.

### 4.3.3 Durchführung bei bleibenden Zähnen

**Reinigung**
- Die vorgesehenen Zähne werden mit einer fluoridfreien Prophylaxepaste bzw. Bimsmehl und Bürstchen mechanisch gereinigt.
- Sie werden anschließend mit Wasser gut abgesprüht, und die Reste des Reinigungsmittels werden mit einer Sonde entfernt. Die Reinigung kann auch mit Pulverstrahlgeräten durchgeführt werden.

**Trockenlegung**
- Die Zähne müssen, falls möglich, mit Kofferdam absolut trocken gelegt werden. Da sich bei frisch durchgebrochenen Zähnen oft Probleme bei der Kofferdamapplikation ergeben (Äquator noch nicht vollständig über Gingivaniveau), kann bei einem gut eingespielten Praxisteam auch mit relativer Trockenlegung der Zutritt von Feuchtigkeit vermieden werden.
- Mit Natriumhypochlorit- (5%ig) oder Chlorhexidindiglukonat-Spülung (2%ig) kann die Keimzahl in der Fissurentiefe verringert werden.

**Konditionierung**
- Nach Trocknung der Schmelzoberfläche erfolgt entlang den Fissuren die Konditionierung der Schmelzoberfläche mit 37%iger Phosphorsäure. Da der Schmelz nach Durchbruch der Zähne noch nicht vollständig ausgereift ist und weniger Fluorid enthält als der Schmelz Erwachsener, sind 30 s Ätzzeit in der Regel ausreichend.

**Kontrolle**
- Nach Absprühen der Säure (30 s) wird das erzielte Ätzmuster kontrolliert. Es muss ein mindestens 0,5 mm breites kreidig-weißes Band um die Fissuren und Querfissuren zu erkennen sein. Andernfalls wird entsprechend nachkonditioniert.

**Versiegeln**
- Anschließend wird der Versiegler mit einer dünnen Kanüle oder einem feinen Pinsel aufgetragen. Es ist darauf zu achten, dass Luftblasen vor dem Aushärten (z.B. mit einer Sonde) entfernt werden. Der Versiegler wird mit einem Lichtpolymerisationsgerät mindestens 40 s lang ausgehärtet.

**Okklusionskontrolle**
- Nach Okklusionskontrolle und evtl. notwendiger Okklusionskorrektur mit einem feinstkörnigen Diamantschleifer (15 μm Korngröße) wird die Versiegelung noch einmal überprüft und anschließend eine lokale Fluoridierung (z.B. mit Duraphat®-Lack) durchgeführt. Damit wird die Remineralisation nicht bedeckter angeätzter Bereiche durch den Speichel verbessert.

Es werden heute auch **selbst ätzende Primer/Adhäsivpräparate** für die Fissurenversiegelung angeboten. Zu den Erfolgsquoten der Fissurenversiegelungen mit diesen Materialien liegen bisher jedoch keine ausreichenden klinischen Studien vor.

Wird nach prophylaktischem Aufschleifen einer Fissur keine Karies diagnostiziert, eignen sich **niedrig visköse Komposite** als Versiegler. → Teletc ✓lum !

**Vorgehen erweiterte Fissurenversiegelung**

Bei der erweiterten Fissurenversiegelung wird nach Exkavation der Karies und Konditionierung ein Adhäsionssystem appliziert (das genaue Verfahren wird in Kap. 6 beschrieben). Im Bereich der exkavierten Karies wird ein Feinpartikelhybridkomposit eingebracht und mit einem Lichtpolymerisationsgerät für mindestens 40 s ausgehärtet. Anschließend erfolgt eine Fissurenversiegelung des gesamten Fissurensystems.

Die Übergänge zu einer **Klasse-I-Restauration** mit Komposit sind fließend. Bei einem derartigen Vorgehen erspart man den Patienten einen erheblichen Zahnhartsubstanzverlust, der beim Legen einer Amalgamfüllung unausweichlich wäre. Werden bei der Okklusionskorrektur oder später Luftblasen im Versiegler freigelegt oder geht Versiegler verloren, so kann dieser nach entsprechender Schmelzkonditionierung ergänzt werden.

> **Merke** Nicht diagnostizierte beginnende Kariesläsionen in den Fissuren werden durch die Versieglerapplikation inaktiviert. Die Substratzufuhr für Mikroorganismen wird unterbunden, die Mikroorganismen gehen zugrunde. Bei der erweiterten Fissurenversiegelung kann die Kavitätengröße und damit der Zahnhartsubstanzdefekt sehr gering gestaltet werden, und die restlichen Fissuren werden vor Karies geschützt.

Bei gut kooperierenden Kindern lässt sich eine Fissurenversiegelung auch bei Milchmolaren durchführen.

> **Merke** Die Fissurenversiegelung ist eine non-destruktive und schmerzlose Maßnahme, die zur Verhinderung oder Reduktion von Fissurenkaries beiträgt, wenn regelmäßige Nachkontrollen eingehalten werden und verloren gegangener Versiegler vom Zahnarzt ergänzt werden kann.

**Effektivität**

Die Effektivität der Versiegelungsmaßnahme hängt von der adäquaten Verarbeitungstechnik und der Recallfrequenz der Probanden ab. Findet keine Erneuerung defekter Fissurenversiegler statt, so beträgt die Kariesreduktion für okklusale Kavitäten nach einem Jahr ca. 80% und fällt innerhalb der nächsten vier Jahre auf 58% ab. Wird der Fissurenversiegler in regelmäßigen Abständen kontrolliert und werden verloren gegangene Anteile erneuert, so beträgt die kariesprophylaktische Effektivität 100%.

## 4.4 Mundhygienemaßnahmen und chemische Plaquekontrolle

Die Beurteilung des Plaquebefalls, die Motivation und Instruktion zur zweckmäßigen Mundhygiene und die Durchführung der entsprechenden Mundhygienemaßnahmen werden in Kapitel 19.3 im dritten Teil dieses Buches ausführlich dargestellt. Durch eine optimale Mundhygiene wird der Entstehung einer kariogenen Plaque vorgebeugt, gleichzeitig wird durch die Applikation fluoridhaltiger Zahnpasten eine lokale Fluoridierungsmaßnahme der Zahnhartsubstanzen vorgenommen. Richtige und regelmäßige Zahnpflege (besonders Approximalraumhygiene) ist gleichermaßen eine karies- und parodontalprophylaktische Maßnahme.

## 4.5 Zusätzliche kariespräventive Maßnahmen

Betrachtet man Karies als eine Infektionserkrankung mit den Leitkeimen Streptococcus mutans und Laktobazillen, so ergibt sich zwangsläufig der Gedanke an Immunisierung. Es gibt zahlreiche Versuche, eine **„Impfung"** gegen Streptococcus mutans zu entwickeln. Da Karies jedoch nicht allein durch einen Keim der Mundhöhle verursacht wird, war Immunisierung als kariespräventive Maßnahme bisher erfolglos.

**Infektions-prophylaxe**

Es scheint jedoch möglich, in gewissem Umfang eine Infektionsprophylaxe zu betreiben. So sollten kariesaktive Mütter eine Übertragung ihrer kariogenen Keime über den Speichel, z.B. durch Ablecken der Saugerflasche o.Ä., vermeiden. Derartige Vorschläge erscheinen jedoch wenig realistisch, da durch den innigen Kontakt zwischen Kindern und Müttern eine Übertragung dieser Keime fast unausweichlich ist.

Sinnvoller ist es, wenn man die kariesätiologisch relevanten Keime schon bei der werdenden Mutter bekämpft. Dies geschieht durch Feststellung des Infektionsgrades und – falls notwendig – durch intensivprophylaktische Maßnahmen einschließlich einer Sanierung der Mundhöhle. Diese Maßnahmen werden heute insgesamt als Primär-Primärprävention bezeichnet.

**Primär-Primär-prävention**

Liegt einmal eine Infektion vor, ist man bestrebt, die Keimzahlen in der Mundhöhle zu verringern. Neben den schon beschriebenen prophylaktischen Maßnahmen wird heute versucht, die Keimzahlen durch das Auftragen von **Chlorhexidindiglukonat-Lack** in den Fissuren und Approximalräumen zu verringern.

**Chlorhexidin-diglukonat-Lack**

Auch wenn bisher noch groß angelegte Studien zur Kariesreduktion durch derartige Maßnahmen fehlen, scheinen erste Resultate viel versprechend zu sein.

**Chlorhexidin-therapie**

Bei **hoher Kariesaktivität** kann neben den üblichen Prophylaxemaßnahmen eine so genannte Chlorhexidintherapie erfolgen. Dabei wird über einen Zeitraum von 14 Tagen ein 1%iges Chlorhexidingel in einem Medikamententräger (Tiefziehschiene) für täglich fünf Minuten appliziert. Die Wirksamkeit dieser Maßnahme kann mit einem mikrobiellen Speicheltest auf Mutans-Streptokokken überprüft werden. Sollten die Keimzahl nach der Anwendung des Gels erneut ansteigen, wird die Maßnahme wiederholt. In einer klinischen Studie, die über drei Jahre durchgeführt wurde, konnte die Karies reduzierende Wirkung dieser Therapie nachgewiesen werden.

## 4.6 Konsequenzen für die Therapie

Die Kenntnis, dass unter dem Einsatz von Fluoriden in der Kariesprophylaxe bei niedrigem und mittlerem Kariesrisiko (Patienten mit wenigen offenen kariösen Läsionen, hoher Speichelpufferkapazität und -fließrate, guter Compliance, Einschränkung kariogener Zwischenmahlzeiten und optimaler Interdentalraumhygiene) kariöse Initialläsionen nicht weiter fortschreiten und z.T. remineralisieren bzw. arretieren können, hat Konsequenzen bezüglich der Therapie.

Man wendet sich heute von dem Prinzip „Nur eine Füllung schützt vor weiterer Karies" ab zugunsten einer primär atraumatischen Behandlung bzw. minimal-invasiven Therapie mit entsprechender Kontrolle der kariesgefährdeten Flächen.

Dabei gilt es natürlich auch, eine entsprechende präventive Übertherapie zu vermeiden. Es ist daher erforderlich, auch in diesem Bereich eine Ermittlung der notwendigen individuellen Prophylaxemaßnahmen in der Zahnarztpraxis vorzunehmen (Abb. 4-15).

4

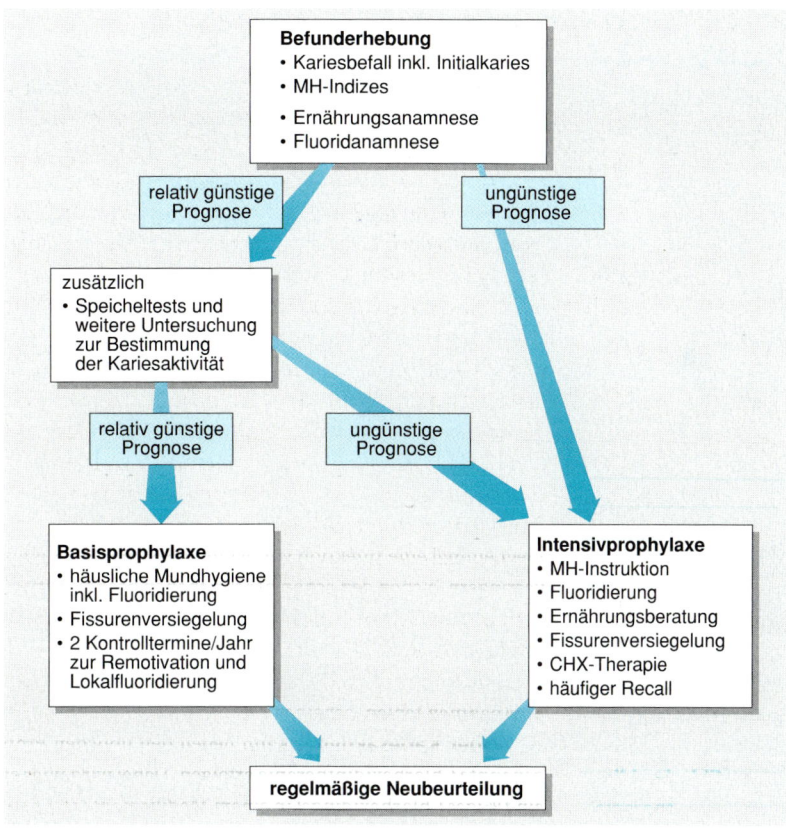

**Abb. 4-15**  Bestimmung der Notwendigkeit von individuellen Prophylaxemaßnahmen in der zahnärztlichen Praxis.

> **Merke**  Keine restaurative Maßnahme ist im eigentlichen Sinne eine heilende Maßnahme. Durch Karies verloren gegangene Zahnhartsubstanz (und damit verbunden auch immer gesunde Zahnhartsubstanz) wird nicht durch körpereigenes Gewebe ersetzt. Zudem gibt es kein Restaurationsmaterial, das zeitlebens die Zahnhartsubstanz randdicht vor weiteren destruktiven Prozessen schützt.

Das Prinzip einer medizinisch eingebetteten Zahnheilkunde muss also in erster Linie Schutz vor Destruktion sein, in zweiter Linie minimal-invasive Frühbehandlung, und erst zum Schluss als Ultima ratio kann die Restauration stehen, die zudem wieder unter dem Gesichtspunkt der Tertiärprophylaxe durchzuführen ist.

Aus allen bekannten Untersuchungen wird deutlich, dass zudem Frühläsionen mit den Maßnahmen der Primärprävention kontrolliert werden können. Dabei kann der Zahnarzt aus der Untersuchung seiner Patienten durchaus beurteilen, wie es um dessen Kariesaktivität steht, um adäquate Behandlungsmaßnahmen einzuleiten. Ärztliche Handlungsweise hängt in großem Maße davon ab, wie gut und wie lange man seine Patienten schon kennt. Insofern lassen sich nur begrenzt allgemeingültige starre Behandlungsrichtlinien formulieren. Mechanistische Denkweisen verhindern zudem die Anpassung der medizinischen Behandlung an sich verändernde Lebenssituationen der Patienten.

# 5 Grundlagen der invasiven Therapie

> Kann durch nicht-invasive Maßnahmen die kariöse Zerstörung eines Zahnes nicht verhindert werden oder wird bereits eine manifeste behandlungsbedürftige Karies diagnostiziert, so muss die kariöse Zahnhartsubstanz entfernt werden.

Der resultierende Defekt wird mit einem adäquaten Füllungsmaterial restauriert. Auch andere Zahnhartsubstanzschäden können bei entsprechender Indikationsstellung restaurativ angegangen werden. Die Füllung wird i.d.R. nach Präparation einer Kavität in den Zahn eingegliedert. Sie soll die ursprüngliche Form des Zahnes wiederherstellen. Die Präparation der Kavität muss möglichst zahnhartsubstanzschonend erfolgen. Gleichzeitig soll jedoch die Restauration dauerhaft verankert werden können. Sie darf das marginale Parodont, die Pulpa und den Gesamtorganismus nicht schädigen und gleichzeitig soll der Entstehung einer neuen Karies vorgebeugt werden.

## 5.1 Allgemeine Präparationstechnik

**Klassifikation Prädilektionsstellen**

BLACK teilte in Anlehnung an die **Kariesprädilektionsstellen** die Kavitäten in fünf Klassen ein:
- Klasse I: Kavitäten im Bereich der Grübchen und Fissuren.
- Klasse II: Kavitäten im Bereich approximaler Flächen im Seitenzahnbereich.
- Klasse III: Kavitäten im Bereich der Approximalflächen von Schneide- und Eckzähnen, wobei die inzisale Kante intakt bleibt.
- Klasse IV: Kavitäten im Bereich der Approximalflächen von Schneide- und Eckzähnen unter Einbeziehung der Schneidekante.
- Klasse V: Kavitäten der bukkalen und lingualen Glattflächen, meistens im gingivalen Drittel der Zahnkrone liegend (Abb. 5-1).

Es gibt im Prinzip **drei Möglichkeiten** der Verankerung von Restaurationsmaterialien im Zahn: Makroretentive, mikroretentive und chemisch-adhäsive Restaurationstechnik. Selbstverständlich sind auch Mischformen möglich. Bei der Kavitätenpräparation für rein makroretentiv verankerte Restaurationen mit konventioneller Präparation sind die von BLACK postulierten Präparationsregeln in modifizierter Form einzuhalten.

**Primärpräparation**

Merke Bei der Primärpräparation sind Umrissform, Widerstandsform, Retentionsform, Erleichterungsform und Extensionsform zu beachten.

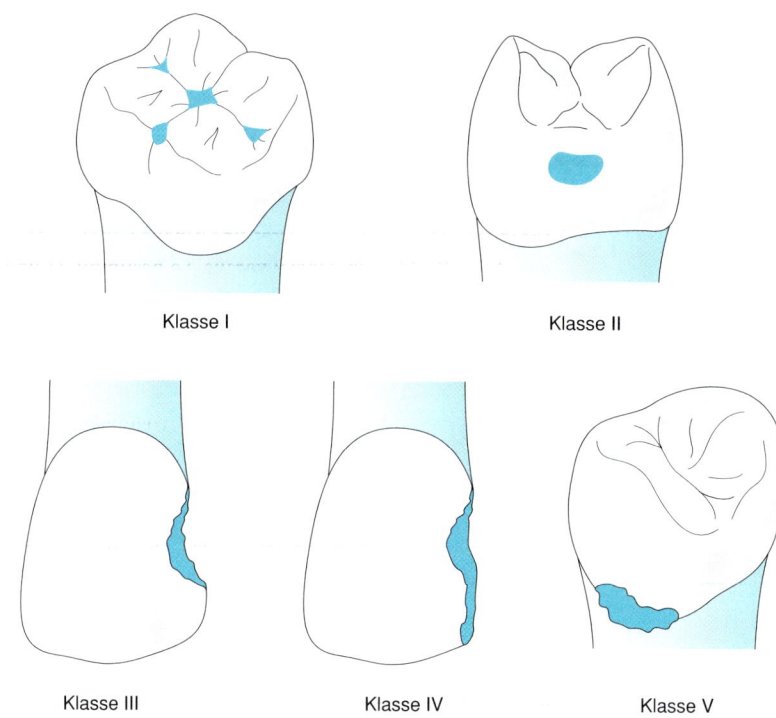

**Abb. 5-1**  Einteilung der Kavitäten in fünf Klassen (nach Black).

Die **Umrissform** (und **Extensionsform**) wird in erster Linie durch die Ausdehnung der Karies und die Auswahl des Restaurationsmaterials vorgegeben.

Das Ziel Blacks, die Präparationsränder in die Zone der natürlichen Selbstreinigung bzw. in kariesimmune Bereiche zu legen („extension for prevention"), ist heute nur noch eingeschränkt gültig. Man ist heute bemüht, die Kavitätenränder in Bereiche zu legen, die der Mundhygiene zugänglich sind. Dabei muss besonders der Lage des approximal-zervikalen Randes der Restauration Beachtung geschenkt werden. Es wird angestrebt, die Präparationsgrenze in diesem Bereich supra- bzw. äquigingival zu legen, um der Entstehung von Parodontopathien vorzubeugen.

Durch die **Widerstandsform** soll gewährleistet sein, dass weder die Restauration noch die Zahnhartsubstanz unter der Kaubelastung frakturieren.

Durch die **Retentionsform** einer Kavität soll verhindert werden, dass die Restauration durch Abzugskräfte verloren geht.

Die **Erleichterungsform** soll in erster Linie gewährleisten, dass die Karies leicht entfernt und die Restauration problemlos in die Kavität eingebracht werden kann.

Zur Primärpräparation gehört auch das Entfernen der Karies (Exkavieren).

Die Präparationsregeln von Black sind bei Anwendung mikroretentiver und chemisch-adhäsiver Verfahren, aber auch für einzelne makroretentive Verfahren, abhängig vom Restaurationsmaterial und -typ, modifiziert worden. Auf Details und Abweichungen von den ursprünglichen Präparationsformen wird in den einzelnen Kapiteln zur Füllungstherapie eingegangen. Ein Grundprinzip dieser – häufig auch als minimal-invasiv – bezeichneten Präparationstechnik ist die weitestgehende Schonung gesunder Zahnhartsubstanz, d.h. ihre Defektorientierung.

> **Merke** Werden minimal-invasive Präparationsverfahren mit der Adhäsivtechnik kombiniert, so ergeben sich neue Kavitätenkonfigurationen, die sich nicht immer an der Einteilung von BLACK orientieren.

Es gibt aber bisher keine allgemein gültige neue Einteilung, die alle möglichen Präparationsformen festen Kategorien zuordnet.

Die invasive Kariestherapie setzt eine genaue Kenntnis der Zahnhartgewebe, der Pulpa und deren Reaktionspotenzial voraus. So bestimmt gesunder Zahnschmelz im Randbereich der Kavität die Art der Präparationsinstrumente, die Arbeitsweise dieser Instrumente, die Kavitätenform und deren Randgestaltung. Die Lokalisation, Größe und Form der Kavität wird zusätzlich von der Lage und Größe des kariösen Defekts bestimmt.

Bei der Kavitätenpräparation entstehen definierte Flächen und Grenzbereiche, in denen diese Flächen aneinander stoßen. Im Einzelnen unterscheidet man bei einer standardisierten mehrflächigen Seitenzahnkavität die in Abbildung 5-2 aufgezeigten Flächen.

**Hilfsmittel zur Kariesentfernung**

Im Rahmen der Primärpräparation wird, wie bereits erwähnt, die Karies entfernt. Dies kann mit langsam rotierenden Werkzeugen (Rosenbohrer) oder Handinstrumenten (Löffelexkavatoren) erfolgen. Dabei sollten i.d.R. entkalkter opaker Schmelz und erweichtes Dentin vollständig entfernt werden.

Im Bereich der Kavitätenränder und an der Schmelz-Dentin-Grenze wird häufig Karies bzw. demineralisiertes Zahnhartgewebe übersehen. Hier kann eine 1%ige Säurerotlösung in Propylenglykol **(Kariesdetektor)** hilfreich sein. Diese Lösung färbt im kariösen Gebiet die Zone der Nekrose und Penetration an, während die Zone der Demineralisation, „dead tracts", die Zone des sklerotischen Dentins und unverändertes Dentin nicht angefärbt werden. Üblicherweise wird klinisch jedoch bei der Kariesentfernung mit spitzer Sonde und leichtem Druck überprüft, ob das verbliebene Dentin hart ist.

> **Merke** Verfärbtes, jedoch sondenhartes Dentin darf in der Kavität belassen werden.

Als weiteres Hilfsmittel zur Kariesentfernung gibt es eine eingefärbte Lösung, welche die kariöse Zahnhartsubstanz anlöst **(Carisolv®)**, sodass sie anschließend relativ leicht mit entsprechenden Handinstrumenten entfernt werden kann. Diese Lösung besteht aus 5%igem Natriumhypochlorit und drei Aminosäuren (Glutamin, Leucin, Lysin, Natriumchlorid, Erythrosin [E127], CMC, Wasser, Natriumhydroxid, pH = 11).

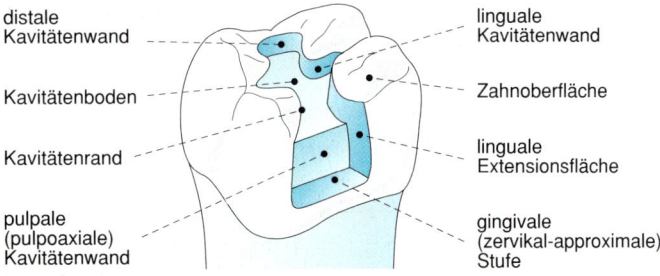

distale Kavitätenwand
linguale Kavitätenwand
Kavitätenboden
Zahnoberfläche
Kavitätenrand
linguale Extensionsfläche
pulpale (pulpoaxiale) Kavitätenwand
gingivale (zervikal-approximale) Stufe

**Abb. 5-2** Anatomische Details einer Klasse-II-Kavität.

**Sekundär-**
**präparation**

Grundsätzlich kommt es bei der Primärpräparation mit höchsttourigen Instrumenten zu Gefügeerschütterungen und Aussprengungen im Schmelz des Kavitätenrandbereichs. Deshalb muss ein **Nachbearbeiten der Schmelzränder** mit superfeinen Diamanten bei mittleren bis hohen Umdrehungszahlen bzw. Handinstrumenten oder oszillierenden Instrumenten erfolgen. Diese Maßnahme erfolgt im Rahmen der Sekundärpräparation. Dabei werden die Kavitätenwände und -ränder geglättet. Bei Kavitäten für Restaurationen, bei denen eine Unterfüllung gelegt wird, erfolgt die Sekundärpräparation erst im Anschluss an diese Maßnahme. Die Sekundärpräparation für adhäsiv befestigte Restaurationen ist in dem jeweiligen Kapitel beschrieben.

## 5.2 Präparationsinstrumentarium

> Für die Präparation und die Fertigstellung einer Kavität steht eine Vielzahl unterschiedlicher Instrumente zur Verfügung. Man kann diese grob in Handinstrumente, rotierende Instrumente und oszillierende Instrumente einteilen (Tab. 5-1).

### 5.2.1 Rotierende Instrumente

Rotierende Instrumente werden in Hand- und Winkelstücken bei unterschiedlichen Drehzahlen eingesetzt. Die einzelnen Arbeitsschritte bei der Kavitätenpräparation und der Ausarbeitung und Politur der Restaurationen erfordern unterschiedliche Instrumente und unterschiedliche Drehzahlen. Es gilt dabei die Maximaldrehzahl für bestimmte rotierende Instrumente zu beachten (siehe Herstellerangaben). Außerdem

**Tabelle 5-1**  Instrumentarium für die Kavitätenpräparation (nach HEIDEMANN 1992).

| Antriebe | Drehzahlen | Rotierende Instrumente |
|---|---|---|
| **Primärpräparation** | | |
| Turbine | bis 400 000 U/min | Diamantschleifer |
| Schnelllauf-Winkelstücke | *höchsttourig* | Hartmetallfräsen |
| – rot oder orange markiert (mit Wasserkühlung) | | |
| **Kariesentfernung** | | |
| Winkelstücke | | |
| – grün markiert | bis 4500 U/min | Rosenbohrer |
| – (ohne Wasserkühlung) | *hochtourig* | Fissurenbohrer |
| | *niedrigtourig* | Kegel |
| **Sekundärpräparation** | | |
| Winkelstücke | bis 10 000 U/min | feinkörnige Diamanten |
| – grün markiert (trocken) | | Hartmetallfinierer |
| | | Arkansassteinchen |
| – blau markiert (Wasserkühlung) | bis 45 000 U/min | |

Zusätzlich werden Handinstrumente (Schmelzmeißel, Gingivalrandschräger u.a.), oszillierende und ultraschallgetriebene Instrumente verwendet.

ist zu berücksichtigen, dass bei hohen Umdrehungszahlen und starkem Druck erhebliche Wärme entstehen kann, die wiederum schädliche Auswirkungen auf die vitale Pulpa haben kann. Deshalb ist hier besonders auf eine **gute Wasserkühlung** und **tupfende Arbeitsweise** zu achten.

**Drehzahlen**

Man unterscheidet höchsttourige (120 000–400 000 Umdrehungen pro Minute), hochtourige (20 000–45 000 Umdrehungen pro Minute), mitteltourige (4500–45 000 Umdrehungen pro Minute) und niedrigtourige (500–4500 Umdrehungen pro Minute) Drehzahlbereiche.

Während Turbinen im Bereich der höchsttourigen Instrumente arbeiten, kann durch unterschiedlich übersetzte Winkelstücke mit Mikromotoren der Drehzahlbereich von 500–160 000 U/min abgedeckt werden.

> **Merke** Während die Primärpräparation und das Finieren von Kavitätenwänden im hoch- und höchsttourigen Drehzahlbereich erfolgt, werden die Exkavation, das Finieren und Anschrägen von Schmelzrändern sowie die Politur der Restaurationen im niedrig- und mitteltourigen Bereich vorgenommen.

**Mikromotoren** lassen sich über Fußschalter, elektronische Tastaturen und Handschalter in ihrer Drehzahl regulieren.

**Bohrer**

Man unterscheidet bei den rotierenden Instrumenten Bohrer, Schleifer, Steine, Scheiben und schleifmittelbelegte Silikon- bzw. Gummipolierer. **Bohrer** sind schneidende Werkzeuge (eigentlich Fräsen), die aus Stahl oder Hartmetall (Wolframkarbid) gefertigt werden. Die Schneiden können gerade, gewendelt oder kreuzverzahnt sein. Auch die Anzahl der Schneiden kann verschieden sein. Zu dieser Gruppe zählen u.a. Rosenbohrer, Hartmetallbohrer/-finierer und Fissurenbohrer.

**Schleifinstrumente**

Schleifinstrumente sind Stahlinstrumente, an denen Diamantsplitter mit definierter oder nicht-definierter Körnung gebunden sind. Aber auch andere Schleifmittel (z.B. Aluminiumoxid, Siliziumkarbid usw.) können auf Scheiben oder Gummipolierern befestigt sein und zum Polieren und Finieren verwendet werden. Die Größe und Anordnung der Abrasivstoffe und Schneiden ist maßgebend für die Schneid- bzw. Schleifleistung und den Glättungseffekt der einzelnen Instrumente.

Bohrer und Schleifer gibt es in unterschiedlichen Formen. Die gebräuchlichsten sind Rosenbohrer, Zylinder, Kegel, umgekehrter Kegel, konische, birnenförmige, flammenförmige und torpedoförmige Bohrer und Schleifer. Grundsätzlich wird ab Drehzahlen von 4500 aufwärts immer mit Wasser präpariert und geschliffen.

> **Merke** Beim Einsatz des rotierenden Instrumentariums ist auf eine gute Abstützung zu achten, um bei Ausweichbewegungen des Patienten Verletzungen der Weichteile zu vermeiden und Präparationsfehlern vorzubeugen.

## 5.2.2 Handinstrumente

Bei der Kavitätenherstellung finden heute nur noch wenige Handinstrumente Anwendung.

**Kariesentfernung**

So werden **Exkavatoren** (löffelförmige, scharfe Instrumente) zur Kariesentfernung verwendet.

**Finieren**

**Gingivalrandschräger** und **Schmelzmeißel** sowie hauenförmige Instrumente finden beim Finieren der Kavitätenränder und dort, wo rotierende Instrumente Schäden an den Nachbarzähnen erzeugen könnten, Anwendung.

Die Handinstrumente sind oft **paarig** ausgelegt (mesial, distal). Ihre Handhabung wird bei den einzelnen Kavitätenklassen beschrieben.

Es dürfen nur scharfe Handinstrumente angewendet werden, d.h., sie müssen regelmäßig nachgeschliffen werden. Auch bei der Anwendung der Handinstrumente ist eine sichere Abstützung derjenigen Hand, welche die Instrumente führt, absolut notwendig.

### 5.2.3 Oszillierende und ultraschallgetriebene Instrumente

Nach zahnhartsubstanzschonender Präparation mehrflächiger Kavitäten im Seitenzahnbereich verbleiben oft im Bereich der Extensionsflächen und an der approximal zervikalen Stufe Schmelzbereiche, die sich ohne Schädigung des Nachbarzahnes mit rotierenden Instrumenten nicht beseitigen lassen.

**Oszillierende Instrumente**

Mit oszillierenden Instrumenten, z.B diamantierten Feilen, die in einem so genannten EVA®-Kopf fixiert werden können, lassen sich diese Schmelzpartien sauber und glatt entfernen. Da die Feilen nur einseitig mit Diamantsplittern belegt sind, wird der Nachbarzahn nicht beschädigt. Der Hub des EVA®-Kopfes beträgt dabei 0,4 mm, die Feilen gibt es in unterschiedlichen Körnungen (25 µm, 40 µm). Die oszillierenden Instrumente sind eine Alternative zu den üblichen Handinstrumenten für die **Kavitätenrandbearbeitung**.

**Sonoerosives Verfahren**

Für die **Primärpräparation** im Rahmen minimal-invasiver Therapie und zum **Abschrägen von Kavitätenrändern** eignet sich auch ein so genanntes sonoerosives Verfahren, bei dem speziell geformte, selektiv belegte Diamantansätze in einem speziellen luftgetriebenen Handstück in Schwingungen versetzt werden (SonicSys®). In ähnlicher Art und Weise lassen sich ultraschallgetriebene Instrumente (z.B. Siplus®) anwenden. Mit diesen Instrumenten kann eine Nachbarzahnverletzung weitestgehend vermieden werden. Diese Instrumente sind jedoch nicht universell einsetzbar, da im Vergleich zu herkömmlichen Schleifinstrumenten ein geringerer Substanzabtrag erfolgt und zudem keine Füllungen entfernt werden können.

### 5.2.4 Andere Präparationsverfahren

**Laserpräparation**

Laserpräparation spielt bisher in der Zahnerhaltung nur eine untergeordnete Rolle, da der Zahnhartsubstanzabtrag geringer ist als beim Einsatz rotierender Instrumente. Zudem lassen sich Füllungsmaterialien mit der Lasertechnologie noch nicht aus einer Kavität entfernen.

**Kinetische Kavitätenpräparation**

Unter kinetischer Kavitätenpräparation versteht man die Bearbeitung von Zahnhartsubstanzen mit **Pulverstrahlgeräten,** bei denen Aluminiumoxidpartikel ($Al_2O_3$) in einer Größe von 27–50 µm hoch beschleunigt werden. Die Kavitätenpräparation erfolgt wie beim Einsatz des Lasers berührungslos. Ähnlich wie beim Laser lassen sich jedoch auch mit dieser Technik nicht alle Kavitätenformen präparieren. Insbesondere größere Kavitäten und die Entfernung von Füllungsmaterialien stellen weiterhin Probleme dar.

**Nachteile**

Sowohl beim Einsatz von Laser als auch bei der Anwendung von Sandstrahlgeräten müssen Patient, Zahnarzt und Hilfspersonal geschützt werden (z.B. Augenschutz). Bei beiden Präparationstechniken müssen die erzielten Kavitäten i.d.R. mit rotierenden Instrumenten nachgearbeitet werden.

> **Merke**   Bei beiden Präparationsverfahren fehlt die taktile Kontrolle während der Präparation. Der Einsatz beider Verfahren ist daher auf die Behandlung kleiner, primärer Kariesläsionen im Approximalbereich der Frontzähne, der Fissuren und der Glattflächen (Klasse-I-, -III- und -V-Kavitäten) begrenzt.

## 5.3 Finieren und Kavitätentoilette

> Kavitäten müssen finiert werden, um einen günstigen Kavitätenrand zu erhalten, an dem das Füllungsmaterial in einem Winkel von 90–118° endet.

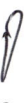

**Finieren**

Es handelt sich dabei um Idealvorstellungen, bei denen sowohl der Kavitätenrandbereich als auch das Füllungsmaterial eine **optimale Widerstandskraft gegenüber Kaudruck** aufweisen. Beim Finieren werden gelockerte und von Dentin nicht mehr unterstützte Schmelzbereiche entfernt. Zudem werden die **Präparationsgrenzen** genau definiert. Im Frontzahnbereich gilt dieses Prinzip nur noch eingeschränkt, da hier die einwirkenden Kräfte geringer sind als im Seitenzahnbereich.

**Kavitätenreinigung**

Im Anschluss an die Präparation werden Blut-, Dentin- und Schmelzreste mit Wasserspray entfernt. Mit Chlorhexidindiglukonat (0,2%), Wasser oder physiologischer Kochsalzlösung und Wattepellets wird eine zusätzliche Kavitätenreinigung vorgenommen. Andere desinfizierende Medikamente sind zur Kavitätentoilette nicht erforderlich. Zudem ist ihre Pulpafreundlichkeit nicht gewährleistet. Anschließend erfolgt eine kurze **Trocknung** der Kavität, die jedoch nicht zur Dehydrierung und damit Pulpaschädigung führen sollte.

**Schmierschicht**

Nach der Präparation der Zahnhartgewebe entsteht auf dem Dentin eine **Schmierschicht** (smear layer) aus Zelltrümmern, Bakterien, Zahnhartgewebetrümmern, Dentinliquor u.a. Diese Schmierschicht ist zwischen 1 und 5 μm dick und nicht mit Wasserspray oder Wattepellets zu entfernen. Die Erfahrung lehrt, dass sie bei zahlreichen Restaurationstechniken auch nicht entfernt werden muss. Sie schützt vor Eindringen von Füllungsmaterialbestandteilen, wie z.B. Monomeren bei Kompositfüllungen oder Quecksilber bei Amalgamfüllungen. Andererseits kann die Schmierschicht natürlich eine gute Adaptation bestimmter Restaurationsmaterialien verhindern.

> **Merke** Bei modernen Restaurationstechniken in der Zahnerhaltung (Adhäsivtechnik) wird die Schmierschicht teilweise oder vollständig mit Komplexbildnern bzw. Säuren entfernt oder sie wird modifiziert, um eine bessere Benetzung der Dentinoberfläche zu erreichen.

## 5.4 Auswirkungen der Präparation auf die Pulpa-Dentin-Einheit

> Die Kavitätenpräparation hat Auswirkungen auf die Pulpa-Dentin-Einheit. Die Reizintensität hängt von der Dicke des verbleibenden Dentins, der Art der rotierenden Werkzeuge und deren Drehzahlbereich, der Effektivität der Spraykühlung und der Nachbehandlung (wie Trocknung, Kavitätentoilette u.a.) ab.

Werden physiologische Reize überschritten, so kann es zu einem Trauma kommen, das zu einer Odontoblastenaspiration und/oder Verlagerung von Erythrozyten in die Dentinkanälchen führt.

Die **Aspiration der Odontoblastenzellkerne** ist Ausdruck einer Flüssigkeitsverschiebung aus der Pulpa in Richtung Peripherie durch z.B. ungenügende Kühlung oder Austrocknung des Dentins.

Ist der Reiz nur kurz und wenig traumatisch, heilt die Pulpa normalerweise wieder aus. Bei wiederholtem Reiz und/oder extremen Reizen kann sich aber eine Pulpitis oder Nekrose entwickeln, die zum Untergang des gesamten Pulpengewebes führt.

Ist nach Exkavation der Karies nur noch eine geringe Dentinschicht vorhanden, so kann eine indirekte Überkappung (CP-Behandlung) durchgeführt werden.

## 5.5 Indirekte Überkappung – CP-(Caries profunda-)Behandlung mit Kalziumhydroxid-Präparat

Nach einer Stellungnahme der DGZMK versteht man unter einer CP-Behandlung die Versorgung einer bis in das pulpennahe Dentin reichenden Kavität zum Schutze des vitalen Zahnmarks nach Entfernung einer tiefen Karies (auch indirekte Überkappung genannt). Das Ziel ist, die Pulpa vor exogenen Noxen zu schützen und sie gesund zu erhalten oder die Voraussetzung für die Heilung einer reversiblen Entzündung zu schaffen.

Das erweichte, infizierte Dentin wird exkaviert (evtl. Kontrolle mit basischer Fuchsinlösung).

Das verbliebene Dentin kann verfärbt sein, muss jedoch auf Sondenhärte überprüft werden. Diese Überprüfung kann auch mit einem scharfen Exkavator vorsichtig vorgenommen werden.

**Indirekte Überkappung** Erfolgt die indirekte Überkappung im Sinne einer **gezielten Abdeckung pulpanahen Dentins,** so werden bei der kompletten Exkavation einer Caries profunda Dentinbezirke frei gelegt, die aufgrund der anatomischen Struktur des Dentins besonders durchlässig sind. Da viele Unterfüllungsmaterialien irritierend auf die Pulpa wirken können, wird empfohlen, diese Bezirke mit einem Kalziumhydroxid-Präparat (im Engl. „subbase") zur Schonung der Pulpa abzudecken.

Zur Anwendung kommen zu diesem Zweck überwiegend erhärtende Kalziumhydroxid-Präparate. *= Calcicur*

Anschließend wird die Kavität definitiv mit einer Unterfüllung und einer Restauration verschlossen (Abb. 5-3).

Als weiterer Grund für diese Form der indirekten Überkappung wird angegeben, dass manchmal auch nach sorgfältigster Exkavation nicht mit letzter Sicherheit ausgeschlossen werden kann, dass nicht doch noch infiziertes Dentin zurückgeblieben ist.

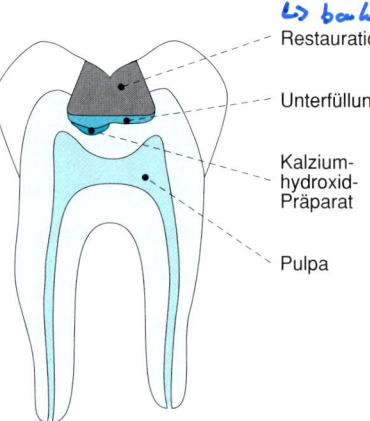

*↳ bakteriostatische Wirkung des Calcicur*

Restauration

Unterfüllung

Kalzium-hydroxid-Präparat

Pulpa

**Abb. 5-3** Versorgung einer Kavität nach Exkavation einer Caries profunda (CP-Behandlung, indirekte Überkappung). Als Überkappungsmaterial wird punktuell an der tiefsten Stelle der Kavität ein Kalziumhydroxid-Material („subbase") aufgebracht. Eine Unterfüllung („base") deckt das frei liegende Dentin ab. Erst darüber liegt die Hauptfüllung.

**Vorgehen indirekte Überkappung**

Das klinische Vorgehen in Stichworten:

- Vollständige Exkavation des kariösen Dentins
- Aufbringen eines erhärtenden Kalziumhydroxid-Präparats auf pulpanahe Bezirke in dünner Schicht
- Unterfüllung
- Deckfüllung.

Es wird in regelmäßigen Abständen eine Nachkontrolle (Vitalitätsprobe, Inspektion, Perkussion) durchgeführt. Die Prognose ist bei richtiger Indikationsstellung gut. Es kann zur Reizdentinbildung in der Pulpa kommen.

Bei Anzeichen einer Pulpanekrose wird eine Wurzelkanalbehandlung eingeleitet. Kann die Kavität nicht korrekt verschlossen werden und bestehen Zeichen einer irreversiblen Pulpitis, ist die beschriebene Behandlungsmethode kontraindiziert.

**Schrittweise Entfernung der Karies**

In der Literatur wird in diesem Zusammenhang eine **schrittweise Entfernung der Karies** beschrieben. Dabei wird bei einem symptomlosen (schmerzfreien) Zahn nach **Teilexkavation** im pulpanahen Bereich ein möglichst umschriebenes Areal erweichten Dentins belassen und mit einem Kalziumhydroxid-Präparat überdeckt. Die Kavität wird dann zwischenzeitlich für zwei bis drei Monate verschlossen, um eine Reizdentinbildung abzuwarten. Das **Kalziumhydroxid-Präparat** soll folgendes bewirken:

- Abtötung verbliebener Mikroorganismen
- Neutralisation von Kariessäuren
- Härtung und Austrocknung des erweichten Dentins
- Anregung der Tertiärdentinbildung.

Nach diesem Zeitraum wird der Zahn auf Sensibilität geprüft, die Restauration wieder entfernt und die Restkaries exkaviert. Anschließend wird der Zahn mit einer endgültigen Restauration versorgt.

In neueren Studien konnte bestätigt werden, dass es bei Anwendung dieser Methode sehr viel seltener zur Eröffnung der Pulpa kommt als bei der einzeitigen Exkavation. Nahezu ausgeschlossen werden kann eine ungewollte Pulpaeröffnung, wenn in der ersten Sitzung nur das stark erweichte Dentin entfernt und nach entsprechender Versorgung erst nach sechs bis zwölf Monaten die endgültige Exkavation der Restkaries durchgeführt wird.

Die schrittweise Kariesentfernung wird hauptsächlich zur Behandlung stark kariöser erster Molaren bei jugendlichen Patienten empfohlen.

**Klinisches Vorgehen schrittweise Kariesentfernung**

Das klinische Vorgehen in Stichworten:

**1. Sitzung:**

- Klinische und röntgenologische Untersuchung mit Sensibilitätsprüfung des betroffenen Zahnes
- Exkavation des kariösen Dentins bei Belassung einer kleinen Menge kariösen Dentins in Pulpanähe
- Auftragen eines weich bleibenden Kalziumhydroxid-Präparats auf das belassene kariöse Dentin
- Unterfüllung
- Deckfüllung.

**2. Sitzung:**

- Sensibilitätsprüfung
- Entfernen der Deckfüllung und Unterfüllung
- Exkavation des belassenen kariösen Dentins
- Abdeckung des pulpanahen Bezirks mit einem erhärtenden Kalziumhydroxid-Präparat in dünner Schicht

- Unterfüllung
- Deckfüllung.

Man ist dabei auf eine hundertprozentige Mitarbeit des Patienten angewiesen. Kommt der Patient nach der ersten Exkavation nicht wieder in die Praxis, weil er keine Schmerzen verspürt, führt die belassene kariöse Zahnhartsubstanz zu einem Kariesrezidiv und nachfolgend häufig zu einer Pulpitis.

**Wirkung von Kalziumhydroxid**

Bei einer indirekten Überkappung wird Kalziumhydroxid eingesetzt, da man eine **Alkalisierung des Dentins** erreichen will. Außerdem wirkt Kalziumhydroxid vorübergehend **bakterizid.** Durch die Anwendung des Kalziumhydroxids wird die Reaktionslage der Pulpa verbessert und der Säureschub durch die anschließend aufgebrachte Unterfüllung aufgefangen.

Kalziumhydroxid ist bis zu einem gewissen Grad wasserlöslich, es dissoziiert dabei und wirkt alkalisch. Aufgrund der Ionenabgabe besitzt es einen **antimikrobiellen Effekt,** der jedoch bei Austrocknung verloren geht. Gibt man zu einem ausgetrockneten Präparat wieder Wasser hinzu, so wird die antimikrobielle Wirksamkeit erneut hergestellt. Mit Kohlendioxid der Luft kann Kalziumhydroxid partiell Kalziumkarbonat bilden und damit inaktiviert werden. Wird Kalziumhydroxid auf Dentin aufgebracht, so diffundiert es durch die Dentinkanälchen und wirkt bei dünnen Dentinschichten auch auf das Pulpagewebe. Mit zunehmender Liegedauer kommt es jedoch zu Diffusionshemmung durch Ausfällung schwer löslicher Kalziumsalze in den Dentinkanälchen.

**Präparateformen**

Kalziumhydroxid gibt es in unterschiedlichen Präparateformen (Abb. 5-4). **Wässrige Lösungen** (Hypocal®, Calxyl®) werden aus Kalziumhydroxid-Pulver und Wasser bzw. Kochsalzlösung hergestellt. Das Pulver wird zum Teil von Herstellern zusätzlich mit Kalziumchlorid, Kaliumchlorid, Natriumchlorid und Natriumbikarbonat versetzt (Calxyl®). Es können zusätzlich Röntgenkontrastmittel (wie z.B. Titanoxid) beigemischt sein. Die rein wässrigen Kalziumhydroxid-Lösungen sind zum Teil schlecht applizierbar. Es wird ihnen deshalb bei industrieller Herstellung ein Verdickungsmittel zugefügt. Fertige Kalziumhydroxid-Lösungen und Kalziumhydroxid-Pulver müssen in gut verschließbaren Behältern aufbewahrt werden, damit sich kein Kalziumkarbonat durch Einwirkung des Luftkohlendioxids bildet.

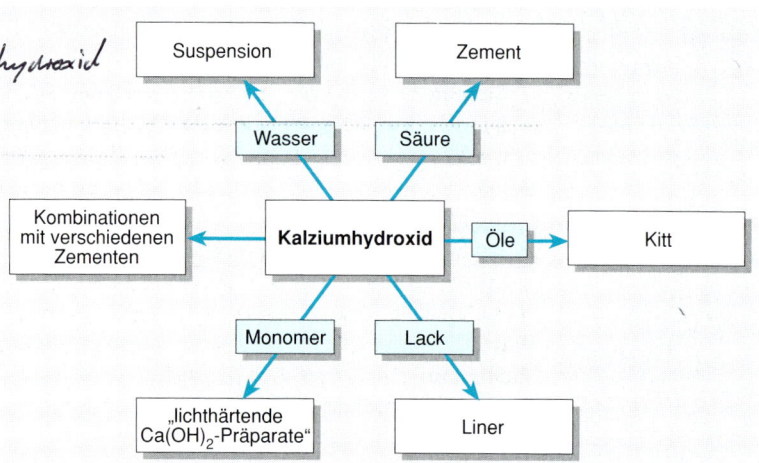

**Abb. 5-4** Einteilung der verschiedenen Kalziumhydroxid-Materialien nach ihrer Zusammensetzung (nur Hauptbestandteile) (nach Staehle 1990).

Unter **Linern** (Hydroxyline®, Tubulitec®) versteht man Kavitätenlacke, die mit Kalziumhydroxid versetzt sind.

**Kitte** (z.B. Gangraena Merz®) sind ölhaltige Substanzen, die mit Kalziumhydroxid versetzt sind. Durch Verseifung entstehen bei der Reaktion Glyzerin und schwer lösliche Kalziumsalze der Fettsäure. Als Beispiel für ein auf dem Markt befindliches Produkt ist die Verbindung von Rinderklauenöl mit Kalziumhydroxid zu nennen.

**Zemente** (Dycal®, Kerr-Life®) sind Säuren, die mit Kalziumhydroxid gemischt werden. Es handelt sich bei den gängigen Produkten um einen Salizylatester, welcher mit Kalziumhydroxid eine Chelatbindung eingeht. Es entsteht dabei Kalziumsalizylatzement. Zusätzlich können in diesen Produkten Füllstoffe, plastifizierende Substanzen (z.B. Ethyltoluolsulfonamid) und Farbpigmente enthalten sein. Es handelt sich bei diesen Zementen meistens um Paste/Paste-Produkte, die nach Zusammenrühren aushärten.

**Kunststoffpräparate** (sog. lichthärtende Kalziumhydroxid-Präparate): Als Hauptbestandteil dieser Präparate ist die Matrixsubstanz Urethandimethacrylat zu nennen. Man wollte mit diesen Präparaten die chemische Beständigkeit der Kalziumsalizylatzemente verbessern. Dabei wurde jedoch die Ionenabgabe so weit herabgesetzt, dass diese Präparate praktisch keine Kalziumhydroxid-Wirkung mehr aufweisen.

Zahlreiche Untersuchungen konnten zeigen, dass die **Kalzium- und Hydroxylionenabgabe** bei den verschiedenen Präparaten unterschiedlich hoch ist. Bei weich bleibenden Pasten ist sie am größten. Bei den Zementen ist sie schon erheblich geringer, und bei den Linern, Kitten und Kunststoffpräparaten lässt sich eine Kalzium- und Hydroxylionenabgabe kaum noch feststellen.

> **Merke**  Auch wenn bei den Kalziumsalizylat-Präparaten von Zementen gesprochen wird, eignen sich diese nicht als Einheitsunterfüllung.

Da sie nur eine **geringe Druckfestigkeit** aufweisen und sich auch unter Füllungen auflösen, dürfen sie nur kleinflächig im Bereich der indirekten Überkappung appliziert werden. Unter Kompositfüllungen ließen sich zudem **Farbveränderungen** dieser Präparate feststellen, die zu ästhetischen Problemen führten. Bei der Anwendung lösungsmittelhaltiger Dentinadhäsive (z.B. Azeton) können Kalziumhydroxidpräparate angelöst werden.

**Kombinationen**

Es gibt außer den genannten Präparaten weitere **Kombinationen** von Kalziumhydroxid mit anderen Materialien. Als Beispiel sei hier die Mischung eines Kalziumsalizylatzements mit Zinkoxid-Eugenol-Zement (Cp-Cap®) genannt. Die Druckfestigkeit dieser Präparate liegt jedoch nicht über denen des Kalziumsalizylatzements. Sie lassen sich also auch nicht als Unterfüllungsmaterial verwenden.

> **Merke**  Beim Einsatz von Kompositmaterialien in Verbindung mit Adhäsivsystemen (totale Adhäsivtechnik) wird auch bei tiefen Kavitäten häufig auf einen Pulpaschutz mit einem Kalziumhydroxid-Material verzichtet. Mann geht heute davon aus, dass durch den bakteriendichten Verschluss der Dentinwunde die Pulpa ausreichend geschützt ist.

## 5.6 Dentinwundversorgung *≙ Unter füllung*

Nach der Exkavation einer Karies und der Präparation einer Kavität resultiert eine mehr oder weniger große Dentinwunde, die mit einem geeigneten Dentinwundverband abgedeckt werden muss. Der Dentinwundverband soll die Pulpa schützen und gleichzeitig den Ausstrom von Dentinliquor aus den Dentinkanälchen unterbinden.

Mit zunehmender Tiefe der Kavität nimmt die Wundfläche zu.

Bei tiefen Kavitäten und bei makroretentiv verankerten Restaurationen wird die Wundfläche mit einer Unterfüllung abgedeckt.

> **Merke** Bei der minimal-invasiven Präparationstechnik, speziell in Verbindung mit der Adhäsivtechnik, ist keine Unterfüllung erforderlich.

**Anforderungen** Die Unterfüllung muss folgende Anforderungen erfüllen:
- Sie soll die Pulpa vor chemischen, thermischen und bakteriellen Reizen schützen.
- Sie soll alle zur Pulpa gerichteten Kavitätenwände abdecken.
- Sie muss biokompatibel sein.
- Sie soll im Seitenzahnbereich druckfest sein.
- Im Mundhöhlenmilieu soll sie eine geringe Löslichkeit besitzen.
- Bei Anwendung adhäsiv befestigter Materialien muss sie zudem säurefest sein und darf kein Eugenol enthalten.

Unterfüllungsmaterialien werden oft auch zum Ausblocken unter sich gehender Stellen bzw. als Aufbaumaterial für Kronenpräparationen verwendet. Bei großen Kompositrestaurationen lässt sich mit einer Unterfüllung die verwendete Kompositmenge verringern. Die Unterfüllung ermöglicht zudem eine restlose Entfernung einer zahnfarbenen Restauration ohne die Gefahr einer iatrogenen Pulpaeröffnung.

> **Merke** Kalziumhydroxid-Präparate eignen sich nicht als alleinige Unterfüllung, da sie durch den Dentinliquor desintegriert werden.

Es resultiert dann die **Fraktur** der Deckfüllung. Sie werden ausschließlich im Sinne einer direkten und indirekten Überkappung in sehr begrenzten Bereichen aufgebracht und müssen von einem druckfesten und/oder säurefesten Unterfüllungsmaterial überdeckt werden.

> **Merke** Es sollte nie Zahnhartsubstanz geopfert werden, um Platz für ein Unterfüllungsmaterial zu schaffen.

Die bekannten Dentinwundverbände für den oben genannten Indikationsbereich lassen sich in zwei Gruppen unterteilen: Lacke/Liner und Zemente. Adhäsivsysteme (Dentinhaftvermittler), die in Verbindung mit Kompositmaterialien als Dentinwundverband Anwendung finden, werden in Kapitel 6.1.4. beschrieben, da sie gleichzeitig die Aufgabe haben, als Haftvermittler zwischen Restaurationsmaterial und Dentin zu dienen.

## 5.6.1 Lacke und Liner →  nur noch selten

Unter Lacken versteht man in der restaurativen Zahnheilkunde Harze, die in einem organischen Lösungsmittel gelöst sind.

Nach Aufbringen des Lacks verdunstet das Lösungsmittel, und es verbleibt das Harz zurück. Liner haben außerdem therapeutische Zusätze, wie Kalziumhydroxid, Zinkoxid u.a. Da Lacke und Liner allenfalls temporär die Dentinpermeabilität verringern und sich zudem leicht im Speichel auflösen, finden sie heute nur noch selten bei **flachen Kavitäten** und **geringer Dentinwundfläche** Anwendung.

Es muss zudem berücksichtigt werden, dass die **Lösungsmittel** der Lacke und Liner nicht als pulpafreundlich einzustufen sind (z.B. Cavity-Liner®, Copalite®).

## 5.6.2 Zemente

> **Merke** Zemente sind Stoffgemische, die in Pulverform vorliegen und mit Wasser oder wässrigen Lösungen angemischt werden (Tab. 5-2).

Es entsteht eine plastische Masse, die anschließend aushärtet. Einige Bestandteile der Zemente verbleiben dabei ohne Reaktion in der ausgehärteten Masse. Die Zemente lassen sich einteilen in Zinkoxid-Phosphatzement, Silikatzement, Steinzement, Zinkoxid-Eugenolzement, Ethoxibenzoesäurezement, Carboxylatzement und Glasionomerzement, (Tab. 5-3).

*Phosphorsäure oder Polyacrylsäure*

**Tabelle 5-2** Einteilung der Zemente nach ihren Hauptbestandteilen.

| | Flüssigkeit | |
|---|---|---|
| | Phosphorsäure | Polyacrylsäure |
| **Pulver** | | |
| Zinkoxid | Phosphatzement | Carboxylatzement |
| Glas | Silikatzement | Glasionomerzement |

**Tabelle 5-3** Physikalische Eigenschaften gebräuchlicher Zemente im Vergleich zu Dentin und Amalgam (nach EICHNER 1981).

| | Wärmeleit-fähigkeit (W/K x m) | Abbindezeit bei 37 °C (min) | Druck-festigkeit (N/mm²) | Löslichkeit nach 24 h (Masse%) | Film-dicke (µm) |
|---|---|---|---|---|---|
| Zinkphosphat-zement | 1,3–3,1 | 6–9 | 80–140 | 0,05–0,2 | 10–60 |
| Zinkoxid-Eugenol-zement | 1,7 | – | 14–40 | 0,02–0,1 | 25 |
| EBA-Zement | – | 6–10 | 70–100 | 0,05 | 25–42 |
| Carboxylat-zement | 1,0 | – | 40–120 | 0,03–0,8 | 15–30 |
| Glasionomer-zement | – | 5 | 140–180 | 0,3–5 | 25 |
| Dentin | 0,6–2,2 | – | 200–350 | – | – |
| Amalgam | 21 | 150 | 300–500 | – | – |

**Zinkoxid-Phosphatzement**

*Hansard Zement ?*

Zinkoxid-Phosphatzement findet als **Unterfüllungs-** und **Befestigungszement** Anwendung. Er besitzt eine hohe Druckfestigkeit und geringe Löslichkeit in der Mundhöhle. Bei richtiger Anwendung ist eine mäßige Pulpareaktion zu beobachten, die jedoch reversibel ist.

Zinkoxid-Phosphatzemente reagieren nach dem Anmischen stark **sauer.** Erst nach Stunden wird ein neutraler pH-Wert erreicht. Je dünner angemischt wird, desto länger dauert die Neutralisation und damit die Pulpareizung. In **tiefen Kavitäten** sollte daher grundsätzlich an der tiefsten Stelle vor Anwendung des Zements ein Kalziumhydroxid-Präparat im Sinne einer indirekten Überkappung (CP-Behandlung) eingebracht werden, um die Säureeinwirkung auf die Pulpa zu reduzieren.

Das Pulver des Zinkoxid-Phosphatzements besteht zu 80 bis 90 Gewichtsprozent aus Zinkoxid und – je nach Produkt unterschiedlichen – zusätzlichen Beimengungen. Meistens wird bis 10% Magnesiumoxid zugegeben, um die Druckfestigkeit des Zements zu erhöhen. Als Füllstoffe werden u.a. Siliziumoxid und andere Oxide zugesetzt. Zusätzlich enthält das Pulver Pigmente zur Farbgebung.

Die Flüssigkeit besteht zu 52 bis 56 Gewichtsprozent aus **Orthophosphorsäure** ($H_3PO_4$) und Zusätzen von Zink und Aluminium zur Pufferung. Der Rest der Flüssigkeit ist Wasser.

Die **Verarbeitung** des Zements ist ein wichtiger Faktor für dessen qualitative Eigenschaften. Es sollte immer, gleichgültig ob der Zement sahnig zum Einsetzen von Kronen oder in dicker Konsistenz als Unterfüllungsmaterial angerührt wird, eine **pulverreiche Mischung** gewählt werden. Dazu wird der Zement auf einer leicht gekühlten Glasplatte angerührt, um die Reaktionswärme abzuleiten. Das Pulver wird portionsweise in die Säure eingemischt, bis die richtige Konsistenz erreicht ist (Pulver immer in Säure einrühren und nicht umgekehrt). Wurden Pulver und Flüssigkeit aus den entsprechenden Gefäßen entnommen, so sind diese sofort wieder zu verschließen, um eine Wasseraufnahme durch die Säure **(Hygroskopie)** zu verhindern. Durch die Wasseraufnahme würde sonst die Abbindegeschwindigkeit gesteigert, und es kann weniger Zementpulver in die Säure eingerührt werden. Bleibt das Pulver offen stehen, so reichert es sich mit Kohlendioxid aus der Luft an. Beim Anmischen entstehen dann Gase, die zu einem stark porösen Zement führen.

Nach dem Anmischen ist für einige Zeit noch freie Phosphorsäure im Zement vorhanden, die eine Wirkung auf die Pulpa besitzt. Über mehrere Vorstufen entsteht beim Abbinden bei den magnesiumoxid- und aluminiumoxidhaltigen Zementen nach 24 Stunden **tertiäres Phosphat**. Das tertiäre Phosphat bestimmt die Eigenschaften des abgebundenen Zements wesentlich, da es nur gering wasserlöslich ist. Die **Abbindereaktion** ist exotherm. Die **Abbindezeit** liegt normalerweise zwischen 5 und 9 min. Durch schnelle Pulverzugabe wird die Abbindezeit erheblich verkürzt. Die Filmdicke eines adäquat angerührten Zinkoxid-Phosphatzements, der zwischen zwei Glasplatten ausgepresst wurde, beträgt zwischen 15 und 40 µm. Es wurden allerdings auch kleinste Werte von 5 µm gemessen.

> **Merke** Da Zinkoxid-Phosphatzement in der Mundhöhle löslich ist, müssen beim Zementieren von Gussobjekten möglichst kleine Zementspalten angestrebt werden.

Beim Abbinden schrumpft der Zinkoxid-Phosphatzement (0,03–0,06% in sieben Tagen im feuchten Milieu; 2% im trockenen Milieu). Phosphatzement ist somit nicht als Füllungsmaterial bzw. Dauerprovisorium geeignet, da es Kavitäten nicht bakteriendicht verschließen kann.

Die **Wärmeleitfähigkeit** entspricht etwa der des Dentins, somit ist auch die Schutzwirkung des Zements vor thermischen Reizen nicht sehr ausgeprägt. Aufgrund seiner hohen Druckfestigkeit eignet sich Zinkoxid-Phosphatzement jedoch als **Unterfüllungsmaterial im Seitenzahnbereich.**

**Silikat- und Steinzemente**

*pulpatoxisch*

Da Silikat- und Steinzemente aufgrund ihrer Pulpatoxizität und ihrer mangelhaften physikalischen Eigenschaften (hohe Löslichkeit, geringe Druckfestigkeit) in der restaurativen Zahnheilkunde nur noch eine untergeordnete Rolle spielen, werden sie hier nicht dargestellt.

**Zinkoxid-Eugenolzemente**

*Tempband* Ⓒ

Das Pulver der Zinkoxid-Eugenolzemente enthält 70 Gewichtsprozent Zinkoxid und 29 Gewichtsprozent Harze, denen unterschiedliche Zinkverbindungen beigemischt sind.
Die Flüssigkeit ist bei diesen Zementen Eugenol (38 Gewichtsprozent), ein Phenolderivat. Zinkoxid-Eugenolzemente werden gewöhnlich in der Zahnarztpraxis frisch angerührt, es gibt jedoch auch vorgefertigte Zemente.

> **Merke** Zinkoxid-Eugenolzemente werden vornehmlich als provisorische Verschlussmaterialien und zum provisorischen Einsetzen von Kronen und Brücken verwendet.

Beim **Abbinden** entsteht Zinkeugenolat in Form nadelförmiger Kristalle. Beim Anmischen wird eine pulverreiche Mischung angestrebt. Es entsteht keine exotherme Reaktion, d.h., es ist genügend Zeit vorhanden, das Material adäquat anzumischen. Im Mund wird das Material aufgrund der Körperwärme schnell hart.
Zinkoxid-Eugenolzemente besitzen eine geringere **Druckfestigkeit** als Zinkoxid-Phosphatzemente. Sie eignen sich daher nicht als Unterfüllungsmaterial. Eugenol kann bei Kontakt mit Kunststoffen als Weichmacher wirken. Es hemmt zudem die Polymerisation von Kompositmaterialien. Zinkoxid-Eugenolzemente sind daher als provisorische Versorgung vor der Anwendung von Kompositen, Dentinhaftvermittlern, Kompositklebern usw. kontraindiziert.
Zinkoxid-Eugenolzemente sind primär dichte provisorische Verschlussmaterialien. Die Dichtigkeit nimmt jedoch schon nach wenigen Tagen signifikant ab. Eugenol ist zu 25–50% aus dem abgebundenen Zement verfügbar. Es besitzt einen **bakteriziden** Effekt und ist in geringen Konzentrationen **pulpasedierend.** Dieser lokalanästhesierende Effekt ist jedoch nur bei entsprechend dicker Dentinmasse bzw. sehr pulverreich angerührten Zementen zu erzielen.
Eugenol ist als Phenolderivat zytotoxisch und neurotoxisch. Es kann zudem Kontaktallergien erzeugen, da Eugenol auch in Parodontalverbänden und Wurzelfüllpasten vorhanden ist.

> **Merke** Eugenolhaltige Zemente sollten im Rahmen der Kariestherapie nur sehr begrenzt angewendet werden (z.B. Zahn teilexkaviert und aus zeitlichen Gründen nicht endgültig zu versorgen).

**Ethoxibenzoesäurezemente**

Um die **Festigkeit** der Zinkoxid-Eugenolzemente zu erhöhen, wurden dem Pulver Methylmethacrylat und Aluminiumoxid zugesetzt. Die Flüssigkeit wurde mit Ethoxybenzoesäure (ethoxybenzoicacid) versetzt. Es entstehen so **Ethoxibenzoesäurezemente (EBA-Zemente)** mit verringerter Löslichkeit und hoher Druckfestigkeit, die sich als provisorische Verschlussmaterialien eignen.

> **Merke** Zinkoxid-Eugenolzemente sind nicht als Material für direkte Überkappungen indiziert, da eine Dentinbrückenbildung unterbleibt und eine bestehende Pulpaentzündung insistiert.

**Carboxylatzemente**

Die Pulverzusammensetzung der Carboxylatzemente entspricht im Wesentlichen denen der Zinkoxid-Phosphatzemente. Die Flüssigkeit besteht zu 40 bis 50 Gewichtsprozent aus **Polyacrylsäure**. Die Polyacrylsäure ist visköser als die Phosphorsäure (Molekulargewicht 15 000–150 000). Daher ergeben sich Probleme beim Mischen des Zements.

Es sollte immer die Dosierungsvorschrift eingehend studiert werden, um die richtige pulverreiche Mischung zu erzielen, da sonst starke Schrumpfung und schlechte physikalische Eigenschaften resultieren. Es gibt Produkte, bei denen die Säure gefriergetrocknet wurde und dem Pulver im richtigen Mengenverhältnis beigefügt ist. Diese Produkte werden mit Wasser angerührt.

Carboxylatzemente härten unter Kettenbildung aus, dabei entsteht ein Metallionenkomplex mit Zink. Die Polyacrylsäure kann jedoch auch an das Kalzium der Zahnhartsubstanz binden und chemisch haften.

Carboxylatzemente sind besser **pulpaverträglich** als Zinkoxid-Phosphatzemente, da die Säure aufgrund der Molekülgröße nur langsam in Richtung Pulpa diffundiert. Außerdem ist die Menge freier Säure geringer. Die **Schrumpfung** des Zements ist jedoch um ein Mehrfaches höher als bei Zinkoxid-Phosphatzementen, die **Druckfestigkeit** geringer.

Die **Löslichkeit** der Carboxylatzemente entspricht der Löslichkeit von Phosphatzementen. Sie eignen sich jedoch aufgrund ihrer geringen Festigkeit nicht für Bereiche, die großen Belastungen ausgesetzt sind.

Carboxylatzemente besitzen **keine chemische Haftung an Gold und Platin** und sind wegen der starken Schrumpfung den Phosphatzementen beim Einsetzen von Goldrestaurationen nicht überlegen.

**Glasionomerzemente**

*Ketac Sand*

Glasionomerzemente werden nicht nur als Unterfüllungsmaterialien, sondern auch als Füllungsmaterialien verwendet (s.a. Kap. 6.2). Sie eignen sich als Unterfüllungsmaterialien unter Amalgam-, Komposit- und Keramikrestaurationen.

Unterfüllungsmaterialien werden nach dem Anmischen mit abgerundeten oder planen Stopfern in die Kavität eingebracht. Dabei muss die Kavität trocken gehalten werden. Sie härten je nach Material verschieden lang aus und können anschließend mit Finierern geglättet werden. Um Unterfüllungsreste an den nicht zur Pulpa gerichteten Kavitätenwänden zu entfernen, empfiehlt es sich daher, Kavitäten erst nach Einbringen der Unterfüllungen definitiv zu finieren. Unterfüllungsmaterialien dürfen nicht den dichten Verschluss einer Kavität behindern. Wurde beim Einbringen der Kavitätenrand mit einem Unterfüllungsmaterial kontaminiert, so muss dieses grundsätzlich vor Füllungstherapie entfernt werden.

> **Merke** Die Anwendung von Zementunterfüllungen beschränkt sich heute bei plastischen Füllungsmaterialien auf tiefe Kavitäten.

Sie erfüllen damit neben ihrer Funktion des Dentin- und Pulpaschutzes auch die Aufgabe, die einzubringende Menge an Füllungsmaterial zu reduzieren. Dies gilt auch für Einlagefüllungen. Hier werden sie aber zusätzlich zum Ausblocken unter sich gehender Stellen und zum Aufbau verloren gegangener Zahnhartsubstanz verwendet. Bei **flachen und mitteltiefen Kavitäten**, insbesondere bei minimal-invasiver Therapie von

Primärläsionen, lassen sich auch Dentinadhäsive (s. Kap. 6.1.4) zur Dentinwundversorgung anwenden. Bei richtiger Anwendung verschließen sich die Dentinkanälchen und können sowohl mit der Zahnhartsubstanz als auch mit Kompositmaterialien eine Bindung eingehen.

## 5.7 Vorbereitung des Arbeitsfeldes

Bei zahlreichen invasiven Behandlungsmaßnahmen muss das Arbeitsfeld trocken gehalten werden. Kontamination mit der Mundflüssigkeit verändert die Eigenschaften der Füllungswerkstoffe und behindert deren Insertion und Adaptation. Speichel enthält zudem unterschiedliche orale Mikroorganismen, die z.B. im Rahmen einer endodontischen Behandlung den Wurzelkanal besiedeln und zu einer Infektion des periapikalen Gewebes beitragen können. Es könnten zahlreiche andere Gründe für die Notwendigkeit einer optimalen Trockenlegung aufgeführt werden. Es soll hier jedoch darauf verzichtet werden, da diese bei den einzelnen therapeutischen Maßnahmen im Detail erläutert werden.

### 5.7.1 Relative Trockenlegung

Bei guter Mitarbeit des Patienten lassen sich die Exkavation kariöser Bezirke und konventionelle Füllungstherapie bei relativer Trockenlegung mit **Watterollen** gut durchführen. Dazu werden Watterollen je nach Behandlungssituation im Oberkiefer im Vestibulum und im Unterkiefer im Vestibulum und im Sublingualraum eingelegt. Haben sich die Watterollen mit Speichel voll gesogen oder werden sie mit Wasserspray vollständig durchnässt, müssen sie während der Behandlung gewechselt werden. Trockene Watterollen kleben an den Mundschleimhäuten. Es kann beim Entfernen dieser Watterollen zu breitflächigen Verletzungen der Mundschleimhaut kommen, daher müssen sie vorher mit Wasserspray durchfeuchtet werden.

### 5.7.2 Absolute Trockenlegung (Kofferdam)

Bei der Mehrzahl der restaurativen Maßnahmen empfiehlt sich das Legen von Kofferdam (absolute Trockenlegung).
Kofferdam wurde bereits 1894 von S.C. BARNUM in die Zahnheilkunde eingeführt. Dennoch findet die Technik der absoluten Trockenlegung mit Kofferdam in den deutschen Zahnarztpraxen bisher wenig Gegenliebe. Sie bietet aber gerade dem restaurativ tätigen Zahnarzt hervorragende Arbeitsbedingungen, weil sie einerseits eine saubere Verarbeitung von Füllungsmaterialien unter optimaler Sicht erlaubt, andererseits den Patienten vor Aspiration und Verschlucken von Instrumenten und Materialien schützt.
Dem angeblich erhöhten Zeitaufwand, der beim Anlegen von Kofferdam im Vergleich zum Legen von Watterollen notwendig ist, kann eine erhebliche Zeitersparnis gegenüberstehen. So fallen z.B. das zeitaufwändige Sichern endodontischer Kleininstrumente, der Zeitaufwand beim Wechseln der Watterollen und unnötige Unterbrechungen während der Behandlung durch „gesprächige" Patienten weg. Eine genaue Kenntnis des Instrumentariums und der Applikationstechniken ermöglicht es, die Kofferdam-Technik als Routineverfahren in die tägliche zahnärztliche Praxis Eingang finden zu lassen.

Folgende **Gründe, die absolute Trockenlegung mit Kofferdam zu wählen,** lassen sich anführen:

- Spezifische Eigenschaften eines zu verarbeitenden Werkstoffs, die nur unter absoluter Trockenlegung zu realisieren sind. Dies gilt z.B. für die Kohäsivität des Stopfgoldes, die nur bei absoluter Sauberkeit und Speichelfreiheit zu erreichen ist.
- Ähnliches gilt in der adhäsiven Restaurationstechnik mit Kompositmaterialien. So muss die konditionierte Schmelz- oder Dentinoberfläche vor Blut- und Speichelkontamination geschützt werden. Nur dann ist eine innige Verzahnung (Adhäsion) zwischen Komposit und Zahnhartsubstanz möglich.
- Gänzlich andere Überlegungen indizieren die Verwendung von Kofferdam z.B. in der Endodontologie oder bei der Behandlung von Patienten mit infektiösen Erkrankungen. Bei der endodontischen Behandlung steht die Keimfreiheit bzw. Keimarmut des Operationsfeldes bei der Wurzelkanalaufbereitung und -füllung im Vordergrund. Gleichzeitig bietet der Kofferdam aber auch Schutz vor Verschlucken und Aspiration der endodontischen Kleininstrumente.
- Bei der Behandlung infektiöser Patienten mit rotierenden Instrumenten ist der Kofferdam der effektivste Schutz für den Behandler vor speichelkontaminierten Aerosolen.
- Aber auch in der allgemeinen Füllungstherapie, z.B. beim Zementieren von Gussfüllungen, kann die Anwendung von Kofferdam der Garant für einen dauerhaften Erfolg der eingebrachten Restauration sein.

Es gibt natürlich auch Behandlungssituationen, in denen kein Kofferdam gelegt werden kann.

> **Merke** Da moderne adhäsive Materialien heute nicht selten selbst hydrophile Bestandteile enthalten, kann man in Einzelsituationen auch auf Kofferdam verzichten, wenn durch relative Trockenlegung verhindert werden kann, dass Blut oder Speichel während der Behandlung in die Kavität fließt.

**Grundinstrumentarium**

Das **Grundinstrumentarium** (Abb. 5-5) für die Kofferdam-Technik besteht aus Kofferdam-Gummi, Kofferdam-Lochzange, Lochschablone, Kofferdam-Klammern, Kofferdam-Klammerspannzange, Zahnseide, Heidemann-Spatel, Schere und Kofferdam-Spannrahmen.

**Kofferdam-Gummi**

**Kofferdam-Gummi** wird in vorgefertigten Stücken oder als Rolle geliefert. Es ist in vier Farben (Beige, Braun, Grün, Blau) und in fünf Stärken (dünn: 0,15 mm, mittel: 0,20 mm, stark: 0,25 mm, extrastark: 0,30 mm und spezialstark: 0,37 mm) erhältlich. Das für eine restaurative Behandlung vorbereitete Kofferdam-Stück sollte eine Seitenlänge von mindestens 15 cm haben. Dunkles Kofferdam-Gummi bietet einen hohen Farbkontrast zu den Zähnen. Beigefarbenes Kofferdam-Gummi hat nur geringen Farbkontrast zum Zahn und lässt tiefer liegende Weichteile des Mundes noch durchscheinen. Es erleichtert damit die Entfernung des Gummis nach erfolgter Behandlung ohne die Gefahr der Verletzung von Lippe oder Zunge. Dünnes und mittelstarkes Kofferdam-Gummi lässt sich leichter applizieren, reißt jedoch auch eher als starkes Gummi. Starkes Gummi legt sich besser an die Zähne an und besitzt eine stärkere Retraktionswirkung auf die Gingiva als dünnes Gummi. Für die **Routinebehandlung** in der restaurativen Zahnheilkunde eignet sich Kofferdam-Gummi der Stärke 0,25 mm. Es gibt spezielles latexfreies Kofferdamgummi für Patienten mit Latexallergie.

**Lochschablonen**

Im Dentalhandel sind verschiedene **Lochschablonen** erhältlich, auf denen stilisiert die Zahnreihen des Ober- bzw. Unterkiefers aufgezeichnet sind. Legt man das Koffer-

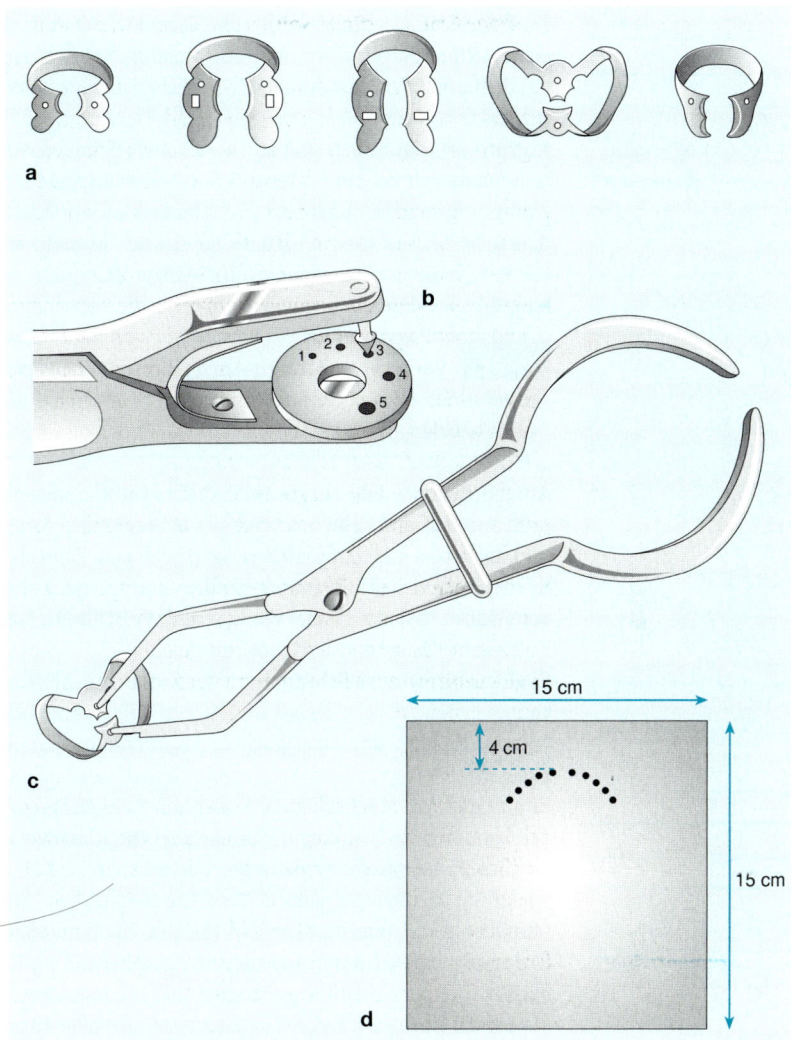

**Abb. 5-5** Instrumentarium für die Kofferdam-Applikation.
a) Auswahl unterschiedlicher Klammern.
b) Kofferdam-Lochzange.
c) Klammerspannzange.
d) Kofferdam-Gummi mit vorgestanzten Löchern für Restaurationen der Oberkiefer-Frontzähne.

dam-Gummi auf diese Schablonen, so lassen sich die Zähne, für die Löcher in das Gummi gestanzt werden sollen, auf dem Gummi markieren. Es gibt für diesen Zweck auch vorgefertigte Stempel, mit denen die Zahnreihen des Oberkiefers und Unterkiefers auf das Gummi gedruckt werden können.

Lässt die Zahnstellung des Patienten diese Vorgehensweise nicht zu, kann man das **Spannrahmen** Gummi auf den **Spannrahmen** aufspannen und die Zähne direkt am Patienten mar-**Kofferdam-** kieren. Anschließend wird mit der **Kofferdam-Lochzange** für jeden zu isolierenden **Lochzange** Zahn ein Loch entsprechender Größe gestanzt.

Die Kofferdam-Lochzange besitzt eine Trommel mit fünf Lochgrößen. Das größte Loch eignet sich im Allgemeinen für große Molaren, Prämolaren, Canini und obere Inzisivi, das drittgrößte Loch für die oberen, seitlichen und die unteren mittleren und seitlichen Inzisivi.

**Kofferdam-Klammern** gibt es in vielen Variationen. Aus Praktikabilitätsgründen sollte man sich auf ein begrenztes Sortiment beschränken. So benötigt man für alle Zahngruppen meist nur ein bis zwei Klammervariationen. Zusätzlich sollten für endodontische Maßnahmen noch „tief greifende" Klammern verfügbar sein. Natürlich lassen sich die im Dentalhandel erhältlichen Klammern individuell auf den Behandlungsfall modifizieren.

> **Merke** Vor der Kofferdam-Applikation müssen die approximalen Kontaktpunkte der entsprechenden Zähne mit Zahnseide auf Durchgängigkeit überprüft werden.

Anschließend wird die ausgewählte Kofferdam-Klammer auf ihren Sitz am Zahn überprüft. Sie muss am Zahn unterhalb des anatomischen Äquators einen **Vierpunktkontakt** aufweisen und darf weder wackeln noch vom Zahn abgleiten.

Es empfiehlt sich, die Klammer bei der Anprobe mit **Zahnseide zu sichern,** um zu verhindern, dass der Patient die Klammer verschluckt, falls sie versehentlich aus der Kofferdam-Klammerspannzange rutscht.

Die Klammer wird zur Anprobe mit der Kofferdam-Klammerspannzange in den dafür vorgesehenen Löchern gefasst und so weit aufgespannt, dass sie unter leichtem Kontakt zum Zahn nach zervikal geschoben werden kann. Ein Überdehnen der Klammer ist zu vermeiden.

Es gibt mehrere Möglichkeiten, Kofferdam zu applizieren. Man kann nach Platzieren der Klammer das Kofferdam-Gummi über die Klammer stülpen. Es ist jedoch auch möglich, erst das Kofferdam-Gummi und anschließend die Klammer zu platzieren. Die effektivste Methode ist jedoch die dritte Möglichkeit. Man platziert außerhalb der Mundhöhle das Gummi über den distalen Klammerbügel und appliziert dann die Klammer mit dem Gummi gemeinsam. Anschließend wird das Gummi mit geschlossener Pinzette oder einem Kugelstopfer über die mesialen Klammerfortsätze gebracht. Manchmal ist es auch möglich, statt einer Kofferdam-Klammer spezielle Gummibänder **(Wedjets®)** zur Fixierung des Kofferdams zu verwenden. Die dehnbaren Gummibänder werden dabei wie Zahnseide in den Approximalraum eingebracht und halten dort aufgrund ihrer Spannung das Kofferdam-Gummi in Position.

Bei restaurativen Maßnahmen empfiehlt es sich jedoch, ganze **Zahngruppen** aus der Mundhöhle zu isolieren. Dabei werden die Klammern, soweit möglich, nicht auf die zu behandelnden Zähne gesetzt, damit sie bei der Behandlung des Zahnes (z.B. beim Legen einer Matrize) nicht stören.

So wird man bei Behandlung der **Oberkiefer-Frontzähne** das Kofferdam-Gummi vom rechten Prämolar bis zum linken Prämolar applizieren. Dabei werden auf die Prämolaren die entsprechenden Klammern appliziert und das Gummi an den Canini und Inzisivi durch eine Ligatur mit gewachster Zahnseide fixiert. Das Kofferdam-Gummi sollte dabei in den Sulkus eingestülpt werden, um einen sicheren Sitz und eine optimale Abdichtung im Bereich des Zahnhalses zu gewährleisten.

Es gibt spezielle Techniken, die es auch bei Vorhandensein von **Brückenkonstruktionen** in der Mundhöhle erlauben, eine Abdichtung mit Kofferdam-Gummi zu erzielen.

**Entfernung** Die **Entfernung des Kofferdam-Gummis** muss ebenso sorgfältig erfolgen wie die Applikation. Es empfiehlt sich, nach Abnahme der Klammern zunächst die Gummistege zwischen den Zähnen mit einer Schere zu durchtrennen und erst dann das Gummi zu entfernen. Dabei wird vermieden, dass Gummireste im Sulkus verbleiben, die anschließend Ursache für eine akute lokale Entzündungsreaktion sein können.

> **Merke** Der auf Qualität bedachte Zahnarzt wird nach kurzer Eingewöhnungsphase auf die Anwendung von Kofferdam in der täglichen restaurativen Praxis kaum noch verzichten wollen, garantiert die Anwendung von Kofferdam doch ein effizientes Arbeiten bei Erhöhung des Behandlungskomforts für den Patienten.

Gleichzeitig kann eine Verbesserung der Qualität restaurativer Maßnahmen gewährleistet werden. Oft lässt sich bei endodontisch zu behandelnden Zähnen keine Kofferdam-Klammer applizieren, weil der Zahn bis zum Gingivalsaum zerstört ist. Dann muss dieser vor der Behandlung so aufgebaut werden, dass Kofferdam gelegt werden kann. Es kann sogar in Ausnahmefällen eine Kronenverlängerung durch eine modifizierte Lappenoperation erforderlich sein.

Ergibt sich nach Legen des Kofferdams eventuell ein minimales Leck, weil die Löcher zu weit auseinander gestanzt wurden, so lässt sich dieses mit Cavit® (provisorisches Füllungsmaterial aus Zinksulfat, Zinkoxid in Verbindung mit Calciumsulfat-Hemihydrat) abdichten. Dieses provisorische Füllungsmaterial ist hygroskopisch. Bei größeren Undichtigkeiten muss jedoch die Kofferdam-Applikation wiederholt werden.

5

# 6 Restaurationen mit plastischen Füllungsmaterialien

Für die Restauration kariös bedingter Zahnhartsubstanzdefekte stehen heute zahlreiche Materialien zur Verfügung. Sie lassen sich, wie in Tabelle 6-1 aufgeführt, einteilen. Die Indikation für das jeweilige Füllungsmaterial kann zahnbezogen (z.B. Größe und Lage des kariösen Defektes, Primärversorgung, Ersatzfüllung) oder patientenbezogen (z.B. gesundheitliche und toxikologische Risiken, Bruxismus, Ästhetik, finanzielle Situation) gestellt werden. Die Materialeigenschaften müssen dabei immer Berücksichtigung finden (Abb. 6-1).

## 6.1 Kompositrestaurationen

Der Wunsch nach zahnfarbenen Füllungsmaterialien, speziell für den Frontzahnbereich, führte anfangs zum Einsatz von **Polymethylmethacrylaten** (PMMA), die bei Mundtemperatur polymerisierten. Diese waren jedoch nicht genügend abrasionsstabil, besaßen eine hohe Polymerisationsschrumpfung und waren aufgrund des hohen Restmonomergehaltes pulpaschädigend. Außerdem traten schon nach kurzer Liegezeit Verfärbungen auf.

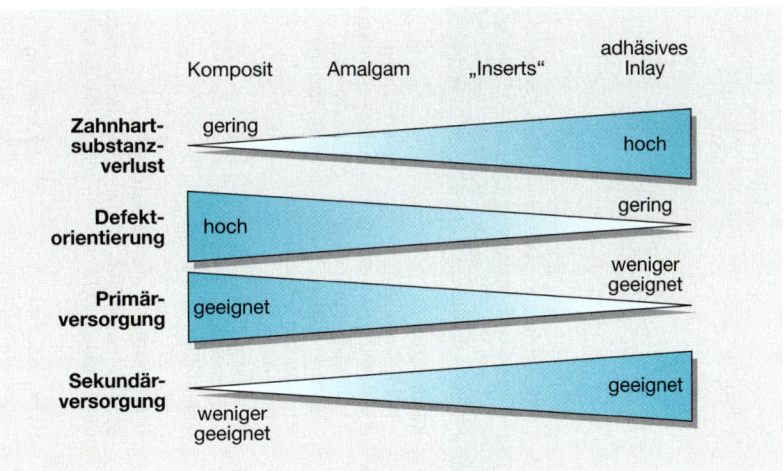

**Abb. 6-1**  Indikationsbereich von Restaurationstechniken (nach PETSCHELT et al. 2000).

**Tabelle 6-1**   Klassifizierung plastischer Füllungsmaterialien.

| | Material | Härtung | Komponenten | Haftung | Handling | Physikalische Eigenschaften |
|---|---|---|---|---|---|---|
| Zahnfarben | **Komposite**<br>– Hybridkomposite<br>– Makrofüllerkomposite<br>– Mikrofüllerkomposite<br>– niedrig visköse ("flowable") Komposite<br>– Poly(mer)glass<br>– Ormocere<br>– Kompomere<br>– fließfähige Kompomere | Lichthärtung (selten chemische Härtung oder Dualhärtung) | Ein-Komponenten-Materialien (Ausnahme: chemische oder dualhärtende Materialien: 2 Komponenten zum Anmischen) | mikromechanisch Adhäsivsystem erforderlich | techniksensitiv (Kofferdam) Schichttechnik Feuchtigkeitsempfindlichkeit | hohe thermische Expansion Polymerisationsschrumpfung |
| | **Glasionomerzemente (GIZ)**<br>konventionelle GIZ<br>hoch visköse GIZ | chemische Härtung Säure-Basen-Reaktion | 2 Komponenten zum Anmischen | chemisch (= adhäsiv) und mikromechanisch | initiale Feuchtigkeitsempfindlichkeit | thermische Expansion/Kontraktion ähnlich Zahnhartsubstanzen |
| | Hybridionomere (= resinmodifizierte GIZ) | Lichthärtung und chemische Härtung | 2 Komponenten zum Anmischen | chemisch (= adhäsiv) und mikromechanisch | verringerte Feuchtigkeitsempfindlichkeit | hohe thermische Expansion/Kontraktion Polymerisationsschrumpfung |
| Metallfaben | Amalgam | chemisch | 2 Komponenten zum Anmischen | makromechanisch | wenig feuchtigkeitsempfindlich | |
| | Stopfgold | – | 1 Komponente | makromechanisch | sehr feuchtigkeitsempfindlich | |
| | ~~metall~~verstärkte GIZ (Cerment-Zemente) | siehe GIZ | siehe GIZ | siehe GIZ | siehe GIZ | siehe GIZ |

Auf der Suche nach einem Material mit besseren physikalischen und chemischen Eigenschaften entwickelte BOWEN (1962) das Additionsprodukt eines Epoxidharzes und der Methylmethacrylsäure als Matrix für ein neuartiges Füllungsmaterial. Dieses aromatische **Dimethacrylat** (Bisphenol-A-Glycidylmethacrylat = **Bis-GMA**) wurde von BOWEN mit anorganischen Füllerpartikeln (Quarzmehl) versehen, die ihrerseits mit einer Silanverbindung überzogen waren. Diese Silanschicht sollte eine chemische Bindung sowohl mit der organischen Matrix als auch mit den anorganischen Füllern eingehen, um diese beiden Phasen miteinander zu verbinden.

*Epoxidharz + Methylmethacrylat*

### 6.1.1 Materialkunde der Komposite

Unter Kompositen versteht man dem Wortsinn nach zusammengesetzte Werkstoffe. Es kann sich dabei also um unterschiedliche Materialien im Bereich der Zahnmedizin und in anderen Bereichen handeln.

**6**

> **Merke**  In der Zahnmedizin werden unter Kompositen zahnfarbene, plastische Füllungswerkstoffe verstanden, die nach Einbringen in eine Kavität chemisch oder durch Energiezufuhr aushärten.

**Hauptbestandteile**  Moderne zahnärztliche Kompositmaterialien bestehen aus einer Vielzahl unterschiedlicher Komponenten, welche die Eigenschaften des Werkstoffs beeinflussen. Die drei Hauptbestandteile sind die organische Matrix, die disperse Phase (Füller) und die Verbundphase (Silane, Kopolymere). Die typischen Bestandteile eines Komposits sind in Tabelle 6-2 dargestellt.

**Tabelle 6-2**  Typische Hauptbestandteile eines Komposit-Restaurationsmaterials.

| Bestandteile Kunststoffmatrix | Abkürzung – Kurzbezeichnung | Chemische Bezeichnung |
|---|---|---|
| Monomer | Bis-GMA | Bisphenol-A-Glycidyl-Methacrylat sog. Bowen-Kunststoff |
|  | UDMA | Urethandimethacrylat |
| Komonomer | TEDMA | Triethylen-Glycol-Dimethacrylat |
|  | EDMA | Ethylen-Glycol-Dimethacrylat |
| Initiator (Autopolymerisat) | Peroxide | Benzoylperoxid |
| Initiator (Photopolymerisat) |  | Kampferchinon |
| Akzelerator |  | z.B. Dihydroxyethyl-p-Toluidin |
| Inhibitor |  | z.B. Eugenol |
| **Haftvermittler** |  |  |
| Haftvermittler | Silan | z.B. Methacryloxypropyl-trimethoxysilan |
| **Füllkörper** |  |  |
| Makrofüller | Quarz, Glas, Keramik | Lithium-Aluminium-Silikat |
| Mikrofüller | feinstteiliges $SiO_2$ | z.B. pyrogenes $SiO_2$ |

*Organische Matrix*

Die organische Matrix besteht im nicht ausgehärteten Zustand aus Monomeren, Initiatoren, Stabilisatoren, Farbstoffen, Pigmenten und anderen Additiva.

**Monomere**

Bei den verwendeten Monomeren handelt es sich fast ausschließlich um **mehrfunktionelle Methacrylate** mit der vereinfachten Grundformel: **MA-R-MA** (Abb. 6-2). Das mit **R** bezeichnete organische Zwischenglied können aliphatische Ketten, Urethanpräpolymere, aromatische Ringe und Polyäther sein. **MA** steht für die Methacrylsäureester-Reste. Diese Kompositmatrixmoleküle weisen eine relativ hohe Reaktivität auch bei niedrigen Temperaturen, gute physikalische Eigenschaften, eine relative Farbstabilität und geringe toxische Wirkungen auf. Sie sind toxikologisch unbedenklicher als reine Methacrylate, geruchs- und geschmacksneutral.

Das **zentrale Molekül** (R) ist für die **mechanischen Eigenschaften**, die Wasseraufnahme, die Schrumpfung, den Polymerisationsgrad, die Viskosität und zahlreiche andere Eigenschaften verantwortlich. Besitzen diese Molekülanteile viele Sauerstoffatome oder Hydroxylgruppen, so ist die Wasseraufnahme der Kompositmatrix hoch. Sind die Monomere langkettig, so wird beim Aushärten die Schrumpfung geringer sein als bei kurzkettigen Molekülen. Da aber langkettige Monomermoleküle zu einer erhöhten Viskosität führen, werden oft Verdünnermonomere für eine bessere Verarbeitbarkeit hinzugegeben. Diese führen jedoch, da sie kurzkettiger sind, wieder zur erhöhten Schrumpfung des Materials.

**Initiatoren**

Unter **Initiatoren** versteht man Matrixbestandteile, die durch Aktivierung (chemischer Aktivator, physikalischer Aktivator) in energiereiche Moleküle (Radikale) zerfallen, welche mit den Doppelbindungen der Monomere reagieren. Diese bilden dann Polymerketten. Die Reaktionsfreudigkeit der Initiatoren ist für die **vollständige Aushärtung** (Polymerisationsgrad, Konversionsgrad der Doppelbindungen) entscheidend.

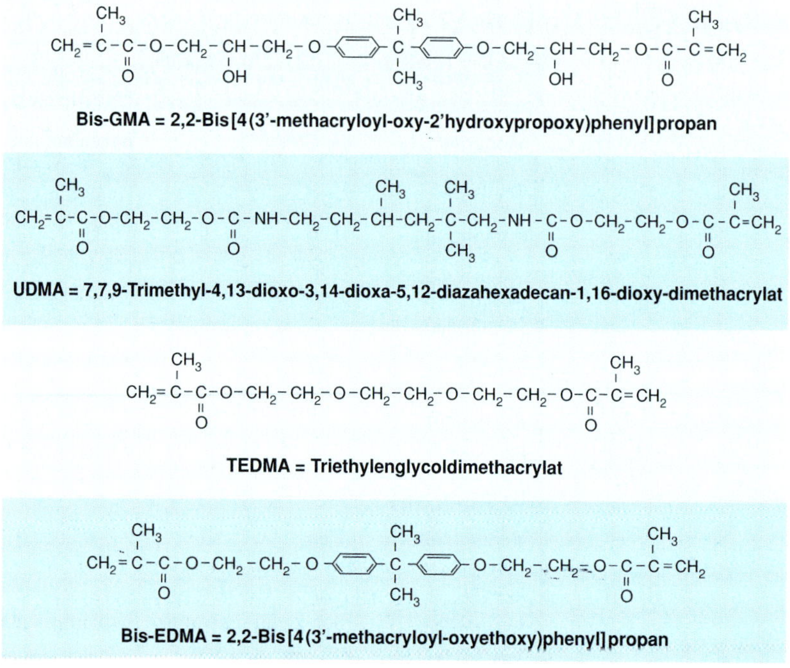

Bis-GMA = 2,2-Bis[4(3'-methacryloyl-oxy-2'hydroxypropoxy)phenyl]propan

UDMA = 7,7,9-Trimethyl-4,13-dioxo-3,14-dioxa-5,12-diazahexadecan-1,16-dioxy-dimethacrylat

TEDMA = Triethylenglycoldimethacrylat

Bis-EDMA = 2,2-Bis[4(3'-methacryloyl-oxyethoxy)phenyl]propan

**Abb. 6-2** Gebräuchliche Monomere in Kompositen.

> **Merke** Je höher der Umsetzungsgrad der Monomermoleküle ist, umso besser sind die mechanischen und physikalischen Eigenschaften der Kompositmatrix zu bewerten.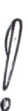

Gleichzeitig sind die Initiatoren für die **Farbstabilität** eines Kompositmaterials von Bedeutung. So können sie eine Eigenfarbe besitzen, die sich während der Polymerisationsreaktion verbraucht, oder Nebenprodukte bilden, die das Kompositmaterial verfärben.

**Stabilisatoren**

**Stabilisatoren** (Inhibitoren) sind zumeist sterische Phenole, wie z.B. Hydrochinomonomethyläther. Sie reagieren mit vorzeitig entstehenden Radikalen in der Monomerpaste und verhindern so eine vorzeitige Polymerisation. Sie erhöhen damit die Lagerfähigkeit der Füllungsmaterialien.

**Pigmente**

Organische und anorganische **Pigmente** werden den Kompositen zugesetzt, um unterschiedlich gefärbte Materialien produzieren zu können. Als Farbpigmente werden heute oft Eisenoxide verwendet.

**Additiva**

In die Kategorie anderer Additiva sind Weichmacher, Lichtschutzmittel und optische Aufheller einzuordnen.

### Disperse Phase (Füller)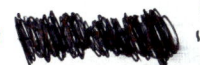

Die Kunststoffmatrix ist niedrig viskös und wird aufgrund ihrer guten Fließfähigkeit als Fissurenversiegler (meist gefärbt) oder als Schmelzhaftvermittler (ungefärbt) bei der Insertion von Kompositrestaurationen verwendet (Bonding).

> **Merke** Um die physikalischen und mechanischen Eigenschaften der Kunststoffmatrix zu verbessern, werden ihr anorganische Füller zugesetzt.

Damit sollen die Druck- und Zugfestigkeit, das Elastizitätsmodul und die Verschleißfestigkeit des Materials verbessert werden (Tab. 6-3).

Gleichzeitig sollen die Polymerisationsschrumpfung, der lineare thermische Expansionskoeffizient und die Wasseraufnahme verringert werden. Als anorganische Füllstoffe werden Quarz, Keramik und Siliziumdioxid verwendet. Die gängige Klassifikation der Kompositmaterialien basiert heute auf der Art und Größe der verwendeten Füllkörper (Abb. 6-3).

**Makrofüllerkomposite**

Es gibt **konventionelle Komposite,** die Makrofüller enthalten. Die rein anorganischen Partikel sind splitterförmig und bestehen aus Quarz, Glas oder Keramik. Die Gläser können zudem schwermetallhaltig sein (Barium-, Strontiumglas), um eine Röntgenopazität zu erzielen. Bei den heutigen konventionellen Kompositmaterialien finden Füllkörper in einem Größenbereich zwischen 0,1 und 100 µm Verwendung. Die durchschnittliche **Füllkörpergröße** liegt zwischen 1,5 und 15 µ, der Füllstoffgehalt bei ca. 75 Gew.-%. Konventionelle Komposite enthalten also **Makrofüller,** deren Größe über der Wellenlänge des Lichts liegt. Sie sind daher für das menschliche Auge erkennbar. Der Härteunterschied zwischen Füller und Matrix führt bei gleichzeitiger Hydrolyse der Verbundphase zum Herausbrechen der Füllkörper aus der Matrix. Die Oberfläche wird nach einer Politur rasch wieder rau. Konventionelle Komposite lassen sich also nicht polieren; damit ist eine **Plaqueanlagerung** begünstigt. Gleichzeitig bedeutet der Verlust der oberflächlichen Füllkörper, dass die weiche Kompositmatrix ungeschützt den Abrasionsvorgängen in der Mundhöhle ausgesetzt ist. Konventionelle Komposite besitzen demnach ein **schlechtes Verschleißverhalten.** Die Wasseraufnahme liegt bei 0,5%.

**Tabelle 6-3** Physikalisch-chemische Eigenschaften verschiedener Füllungsmaterialien nach Hickel. Die Haftwerte bei Komposit und Kompomer entstanden in Verbindung mit den jeweils zugehörigen Primern/Adhäsiven. Die Fluoridabgaben sind kumulativ Werte nach 90 Tagen. Man beachte die ähnlichen Werte für Mikrofüllerkomposite und Kompomere.

| Materialgruppe | Zugfestigkeit (MPa) | Biegefestigkeit (MPa) | Druckfestigkeit (MPa) | Vickershärte (kg/cm²) | E-Modul (GPa) | Schmelzhaftung (MPa) | Dentinhaftung (MPa) | Fluoridabgabe (µg/cm²) |
|---|---|---|---|---|---|---|---|---|
| Amalgam | 45–65 | 110–150 | 350–520 | (120) | 25–60 | 0 | 0 | 0 |
| Hybridkomposit | 35–60 | 100–145 | 280–480 | 70–130 | 10–25 | 20–28 | 12–25 | 0–10 |
| Mikrofüllerkomposit | 35–45 | 40–90 | 350–500 | 50–60 | 3–7 | 18–25 | 12–25 | 0–10 |
| Kompomer | 35–40 | 90–125 | 200–260 | 50–60 | 5–8 | 14–22 | 12–22 | 30–60 |
| Hybridionomere = lichthärtende GIZ | 20–400 | 30–60 | 100–200 | 35–45 | 5–20 | 6–20 | 5–18 | 50–600 |
| Hoch visköse GIZ | 12–15 | 30–35 | 140–220 | 60–90 | 12–20 | 3–12 | 2–8 | 150–600 |

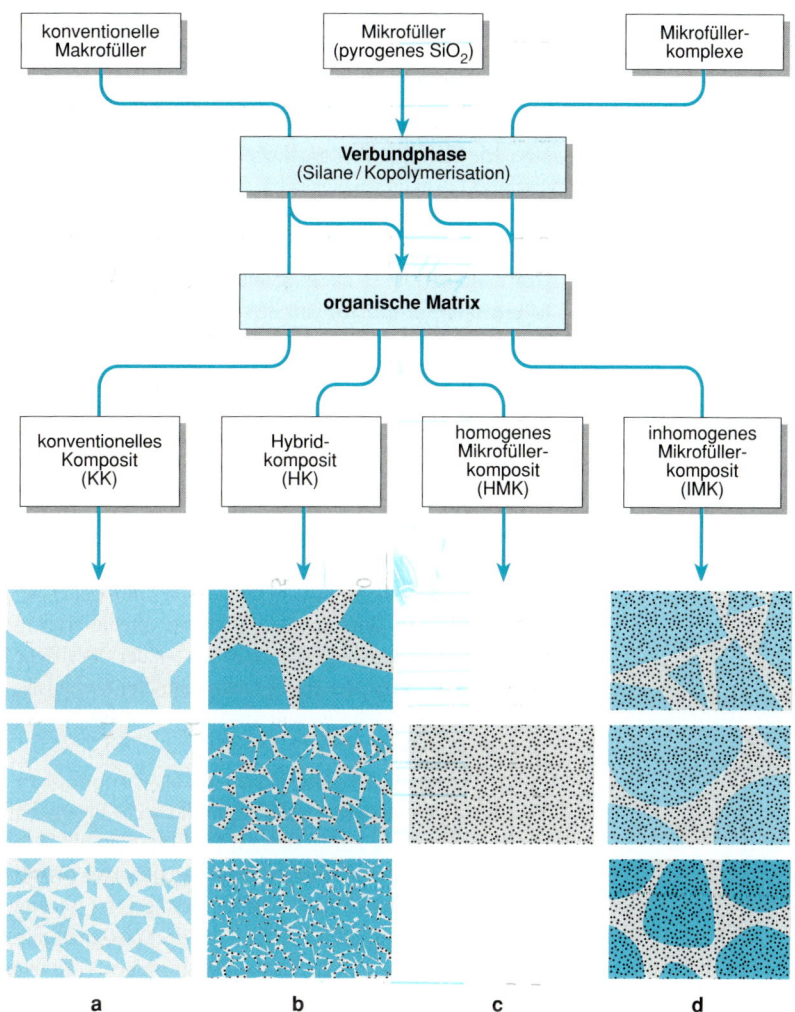

**Abb. 6-3** Einteilung der Komposite nach Art der Füller.
a) Konventionelle Komposite mit Makrofüllern aus Quarz, Glas oder Keramik. Die mittlere Teilchengröße beträgt je nach Komposit mehr als 10 µm und weniger als 5 µm.
b) Hybridkomposit mit Makrofüllern und Mikrofüllern aus $SiO_2$. Die mittlere Teilchengröße beträgt je nach Komposit mehr als 10 µm, zwischen 2 und 10 µm bzw. weniger als 2 µm. Bei modernen Feinpartikelhybridkompositen liegen die mittleren Füllergrößen unter 1 µm.
c) Homogene Mikrofüllerkomposite mit Teilchengrößen von 0,007–0,04 µm.
d) Inhomogene Mikrofüllerkomposite mit splitterförmigen und kugelförmigen Vorpolymerisaten (100–200 µm) bzw. Mikrofülleragglomeraten.

Bei modernen Materialien mit kleineren Makrofüllern ließ sich ein hoher Füllungsgrad erreichen. Diese Materialien haben eine geringe Schrumpfung, einen geringen thermischen Expansionskoeffizienten und eine geringe Wasseraufnahme. Aber auch diese Materialien behalten nach einer Politur ihren Hochglanz nicht. **Röntgenkontrastmittelzusätze** in den entsprechenden anorganischen Füllkörpern führen zu einer **erhöhten Löslichkeit** und damit zu einer Abgabe von Schwermetallionen in die Mundhöhle.

151

**Mikrofüller-komposite**

**Mikrofüllerkomposite** enthalten Füllstoffe, deren Partikelgröße unter 1 μm liegt. Die gängigen Mikrofüllerkomposite enthalten hochdisperse Kieselsäuren (Siliziumdioxid) mit einer Größenverteilung zwischen 0,007 und 0,04 μm und einer mittleren Teilchengröße von 0,05 μm. Der Füllstoffgehalt von homogenen Mikrofüllerkompositen beträgt 50%. Die Einzelpartikel sind kugelförmig und werden durch Hydrolyse von Siliziumtetrachlorid in einer Knallgasflamme gewonnen. Die Mikrofüller haben eine große spezifische Oberfläche (50–400 m²/g) und erhöhen bei Zugabe in eine organische Matrix die Viskosität sehr rasch.

**Inhomogene Mikrofüller-komposite**

Um dennoch einen akzeptablen Füllergehalt zu erreichen, wurden **inhomogene Mikrofüllerkomposite** von den Herstellern entwickelt. Dazu werden mikrogefüllte Kompositmaterialien zermahlen und man erhält splitterförmige Vorpolymerisate. Ein anderer möglicher Weg ist die Herstellung von Vorpolymerisaten in Kugelform, die man dann der Kompositmatrix zusammen mit weiteren Mikrofüllern zusetzt. Damit erhöht man den Füllstoffanteil, ohne dass die Konsistenz so zähflüssig wird, dass ein solches Material nicht mehr zu verarbeiten wäre. Ein weiterer Weg ist die Sinterung der Siliziumdioxidteilchen und die anschließende Zerkleinerung in gröbere Partikel. Werden derartige Mikrofülleragglomerate der Matrix zugesetzt, lässt sich ein **Füllstoffgehalt** von 70 bis 80% realisieren.

Die mikrogefüllten Kompositmaterialien sind polierbar und behalten ihren Oberflächenglanz. Ihr Durchmesser ist kleiner als die Wellenlänge des sichtbaren Lichts, und deshalb werden bei Füllerverlusten auf der Oberfläche keine Rauigkeiten sichtbar. Sie sind verschleißfester als die makrogefüllten Komposite, da die Partikel gleichmäßiger an der Oberfläche verteilt sind und abrasive Nahrung die weiche Matrix kaum angreifen kann.

Mikrofüllerkomposite sind jedoch **nicht röntgendicht** und besitzen eine höhere Wasseraufnahme und schlechtere physikalische Eigenschaften als makrogefüllte Materialien. Sie besitzen nur 50 Gew.-% Füllkörperanteil (Ausnahme agglomerierte Mikrofüller) und damit eine **erhöhte Polymerisationsschrumpfung,** eine geringere Biegefestigkeit und Vickershärte und ein geringeres Elastizitätsmodul als konventionelle Komposite. Sie sind jedoch in der Regel druckfester als diese. Ein Nachteil ist weiterhin, dass es an den Grenzflächen der splitterförmigen Vorpolymerisate zur Matrix während Kaubelastung oder während der Polymerisation zu **Rissen** kommt. Diese Risse führen zu einer sekundär verringerten Verschleißfestigkeit dieser Materialien im Seitenzahnbereich.

**Hybridkomposite**

Will man die positiven Eigenschaften beider Kompositsysteme miteinander verbinden, so muss man die Füllkörperpartikel in einem Material kombinieren. Dabei entstehen sog. **Hybridkomposite.** Bei den Hybridkompositen sind etwa 85–90 Gew.-% der Füllkörper Makrofüller und 10–15 Gew.-% Mikrofüller. Der Füllkörpergehalt des gesamten Materials lässt sich dadurch auf bis zu 85% steigern. Die Hybridkomposite lassen sich röntgenopak gestalten und besitzen hervorragende physikalische Eigenschaften. Die **Feinstpartikelhybridkomposite** besitzen Makrofüller mit einem Durchmesser von unter 1,5 μm und sind polierbar. Die Abriebfestigkeit ist geringer als bei konventionellen Kompositen und mit der von Mikrofüllermaterialien vergleichbar.

Durch Modifikation der Matrix wurden so genannte **stopfbare Komposite** entwickelt. Sie sollen sich ähnlich wie Amalgam stopfen und schnitzen lassen, bieten aber im Vergleich zu den anderen Hybridkompositen keinen großen Vorteil. Aufgrund der hohen Viskosität sind sie nicht für die Restauration kleiner Kavitäten geeignet.

**Fließfähige Komposite**

Durch Verringerung des Füllstoffanteils oder Zusatz von verdünnenden Matrixbestandteilen (z.B. TEGDMA) entstehen **fließfähige Komposite.** Sie sind insbesondere im Rahmen der minimal-invasiven Therapie für die oft schwer zugänglichen approxi-mal-zervikalen Bereiche und für erweiterte **Fissurenversiegelungen** geeignet. Die mechanischen Festigkeitswerte von fließfähigen Kompositen sind schlechter als die der Hybridkomposite, und die Polymerisationsschrumpfung ist höher. Zudem beträgt das Elastizitätsmodul nur 50% der Feinpartikelhybridkomposite und auch Transparenz, Vickershärte und Röntgenopazität sind verringert. Sie sind daher für die routine-mäßige Verwendung im Front- oder Seitenzahnbereich, speziell in Bereichen, die Kau-druck ausgesetzt sind, nicht geeignet.

Sie bieten jedoch die Möglichkeit, im Rahmen einer speziellen Fülltechnik **(CBF = Composite-bonded-to-flowable)** im Bereich der zervikal-gingivalen Stufe einer **Klasse-II-Kavität** zunächst eine dünne Schicht Komposit anfließen zu lassen. Damit wird die Adaptation der Füllung verbessert. Bei dieser Technik ist es unerlässlich, dass die verwendeten niedrig viskösen Komposite eine ausreichende Röntgenopazität besit-zen, damit etwaige Überhänge erkannt werden. Gleichzeitig wird damit verhindert, dass ein entsprechend gefüllter Zahn im Röntgenbild einen virtuellen zervikalen Spalt aufweist, der als Sekundärkaries interpretiert wird.

> **Merke** Für die einzelnen Indikationsgebiete lassen sich heute zwei Komposit-systeme empfehlen. Für plastische Restaurationen der Klassen I, II, III, IV und V lassen sich Feinpartikelhybridkomposite routinemäßig verwenden. Die margi-nale Adaptation und die Volumenbeständigkeit, das ästhetische Erscheinungs-bild, Röntgenopazität, Abriebfestigkeit und die Verarbeitbarkeit sprechen ein-deutig für die Verwendung dieser Materialgruppe.
> Kommt es jedoch nicht so sehr auf die guten physikalischen Eigenschaften an und steht die Ästhetik mehr im Vordergrund, so lassen sich nach wie vor Mikrofüllerkomposite verarbeiten. Für Aufbaufüllungen werden i.d.R. chemisch härtende Komposite verwendet.

### Verbundphase (Silane, Kopolymere)

Die Silanisierung von Füllstoffen ist ein entscheidender Faktor für den Verbund zur organischen Matrix. Als Silanisierungsmittel wird i.d.R. 3-Methacryloyloxypropyltri-metoxisilan verwendet. Es kommt dabei zu einer Hydrophobierung des Füllstoffs und anschließend zu einer Polymerisation der Monomere mit dem Methacrylsäurerest des Silans.

Durch die Einbindung des Füllstoffs in die Matrix werden die **mechanischen Werte** (Biegefestigkeit, Druckfestigkeit, Vickershärte) deutlich erhöht. Der Verbund zwischen Füllkörper und Matrix ist jedoch weiterhin eine Schwachstelle aller Kompositmateria-lien. Durch **saure Hydrolyse** kann der chemische Verbund gelöst werden, und es kommt anschließend zu einem Verlust der Füllkörper und damit verbunden zu einem höheren Verschleiß der Materialien.

Während der Polymerisation werden nicht alle Doppelbindungen der Kompositmate-rialien umgesetzt (Konversion). Es verbleiben bis zu 45% Restdoppelbindungen. Das deutet auf einen bestimmten Prozentsatz von **Restmonomeren** hin. Gleichzeitig ent-stehen während der Polymerisation **neue Reaktionsprodukte,** die im Ursprungsma-terial nicht vorhanden waren. Zugleich verbleiben Initiatoren und Stabilisatoren, z.T. unreagiert, in der Kunststoffmatrix enthalten. Diese Substanzen können ein **toxikolo-gisches Potential** besitzen. Besonders der Restmonomergehalt, der sich während der Liegedauer einer Kompositfüllung nicht verändert, kann zu Pulpairritationen führen.

Es gibt jedoch keine Hinweise darauf, dass es bei Zähnen, die mit Kompositrestaurationen versorgt wurden, bei richtiger Anwendung der entsprechenden Materialien in Verbindung mit der Adhäsivtechnik zu einem über das normale Maß hinausgehenden Vitalitätsverlust kam. Über die allergisierende und allgemein toxische Wirkung der Einzelkomponenten im ausgehärteten Material gibt es bisher nur wenige Untersuchungen. Das toxikologische Risiko lässt sich daher nicht abschätzen.

**Polymerisations-schrumpfung**

Moderne Kompositmaterialien besitzen eine **Polymerisationsschrumpfung** zwischen 1,7 und 6 Vol.-%. Dadurch bedingt entstehen während der Polymerisation im Material Spannungen, gleichzeitig kommt es zur Randspaltbildung im Bereich des Kavitätenrandes. Die Spannungen können zu Rissen entlang der Füllkörperoberfläche und damit zum Verlust der Füllkörper führen. Dies bedeutet einen erhöhten Verschleiß des Füllungswerkstoffes. Diese besonderen Materialeigenschaften erfordern eine spezielle Insertionstechnik bei der Verarbeitung von Kompositen.

Grundsätzlich lassen sich chemisch härtende und lichthärtende Kompositmaterialien bei der Füllungstherapie einsetzen. Man ging bisher davon aus, dass die chemisch härtenden Materialien beim Aushärten zum Mittelpunkt hin schrumpfen, während die Polymerisationsschrumpfung bei den lichthärtenden Materialien zur Lichtquelle bzw. zum angeätzten Schmelz gerichtet ist. Neuere Untersuchungen zeigen jedoch, dass es offensichtlich nur minimal unterschiedliche Schrumpfungsrichtungen bei chemisch oder lichthärtenden Kompositen gibt. Die **Schrumpfungsrichtung** scheint vielmehr vom Kavitätendesign und von der Art der Haftung an den Zahnhartsubstanzen abhängig zu sein.

Unabhängig von der Art der Aushärtung wird die Polymerisation durch Anregung eines Initiatormoleküls eingeleitet. Dieses kann durch energiereiche Strahlung (Licht) oder durch einen chemischen Aktivator in Radikale umgesetzt werden (Abb. 6-4). Die Radikale starten den Vernetzungsvorgang der Monomergruppen.

**Chemisch härtende Komposite**

**Chemisch härtende Komposite** enthalten als Initiator meistens **Benzoylperoxid**, das durch einen Akzelerator (tertiäres Amin) beim Anmischen aktiviert wird; dabei werden Radikale freigesetzt. Um das Komposit lagerfähig zu halten, werden spontan entstehende Radikale durch Inhibitoren (z.B. 4-Methoxyphenol) abgefangen.

Bei chemisch härtenden Kompositen müssen **zwei Pasten** zusammengerührt werden. Dabei kommt es zum Einmischen von Luftblasen in das Material. Beim Aushärten werden diese als Poren sichtbar, die zu einer Verfärbung des Komposits führen.

Die **Abrasionsfestigkeit** des Materials nimmt durch das Einmischen dieser Porositäten ab. Außerdem ist der Polymerisationsgrad (Konversionsgrad) geringer als bei lichthärtenden Materialien. Das führt zu einem erhöhten Restmonomergehalt mit **verrin-**

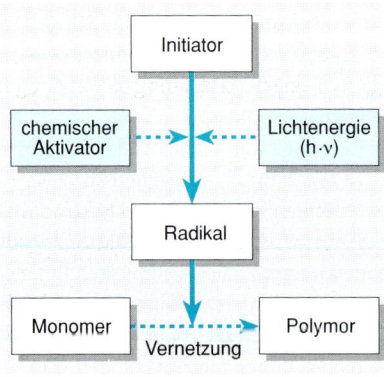

**Abb. 6-4** Für die Polymerisation von Kompositmaterialien wird ein Initiator durch chemische Aktivierung bzw. Bestrahlungsenergie in ein Radikal umgewandelt. Durch Einwirkung des Radikals kommt es zur Vernetzungsreaktion der Monomermoleküle.

**gerter Pulpaverträglichkeit.** Andererseits härtet bei chemischer Polymerisation das Material ohne weitere Energiezufuhr in der gesamten Dicke aus. Die Durchhärtungszeit beträgt 4–5 min.

Es gibt zusammengesetzte Systeme, die sowohl licht- als auch chemisch härtend sind (duale Systeme).

**Lichthärtende Komposite**

Bei **lichthärtenden Kompositen** kann man in UV-Licht-härtende und Halogenlicht-härtende unterscheiden. Da UV-Licht die Netzhaut schädigt und eine nur geringe Tiefenpolymerisation erlaubt, werden heute fast ausschließlich **Halogenlicht-härtende** Materialien verwendet. Als **Photoinitiator** findet dabei ein Diketon (z.B. Kampferchinon) Verwendung. Das Diketon wird durch die Energie der Lichtquanten angeregt und geht mit einem Reduktionsagens (aliphatisches Amin) eine Reaktion ein. Es entsteht ein angeregter Komplex, der in Radikale zerfällt und die Reaktion startet.

Bei **UV-Licht-Härtung** wird Benzoinmethyläther als Photoinitiator verwendet. Der **Photoinitiator** muss auf die Wellenlänge des verwendeten Lichts abgestimmt sein. Das Intensitätsmaximum sollte bei dieser Wellenlänge liegen.

Bei lichthärtenden Materialien ist der Polymerisationsgrad (umgesetzte Methacrylatgruppen) bei direkter Bestrahlung besser, die Aushärtung hängt jedoch von verschiedenen Faktoren ab.

> **Merke** Die Art der Lichtquelle (Intensität, Wellenlänge), der Abstand der Lichtquelle, die Zusammensetzung des Komposits und dessen Farbe haben Einfluss auf die Polymerisation.

Ein dunkles Komposit lässt sich nicht so tief aushärten wie ein helles. Mikrofüllerkomposite besitzen aufgrund des Lichtstreuungseffekts der kleinen Füllkörper und der damit verbundenen Absorption eine schlechtere Konversion als konventionelle Komposite. Die Lichtintensität ist umgekehrt proportional zum Quadrat der Entfernung Lichtaustrittsfenster – Füllungsoberfläche. Man sollte daher mit der Polymerisationsleuchte möglichst nahe an das Restaurationsmaterial herangehen.

**Sauerstoff** ist ein Polymerisationsinhibitor. Aber auch andere Bestandteile aus Unterfüllungs- oder provisorischen Verschlussmaterialien können als Inhibitoren wirken (z.B. Eugenolreste). Eine Polymerisationsinhibition an den Innenflächen der Restaurationen bedeutet einen erhöhten Restmonomergehalt und damit eine Gefährdung des Pulpagewebes.

Auch **Halogenlicht** (Blaulicht) gefährdet die Augen. Neben Blendwirkung werden auch Verletzungen der Retina beobachtet. Man sollte daher während der Lichtpolymerisation nie direkt in das Licht schauen bzw. einen Lichtschutz auf dem Lichtleiter oder eine Schutzbrille mit Filterwirkung verwenden.

Mit lichthärtenden Kompositen ist eine **Schichttechnik** möglich. Sie erlaubt eine optimale Farbgebung, eine bessere Gestaltung der Füllungsmorphologie und eine gute marginale Adaptation.

## 6.1.2 Neuere Kompositmaterialien

Die neueren Kompositmaterialien sind Modifikationen der ursprünglichen Fein- und Feinstpartikelhybridkomposite. Zu Ihnen zählen die Kompomere, die Ormocere und die so genannten Poly(mer)gläser.

> **Merke** Grundsätzlich lässt sich feststellen, dass es sich kaum um wesentliche Verbesserungen in den Materialeigenschaften handelt.

Die neu entwickelten Materialien bedeuten somit keinen „Quantensprung" in der Füllungstherapie. Die Polymerisationsschrumpfung der Kompositfüllungswerkstoffe erfordert nach wie vor eine Konditionierung von Schmelz und Dentin, um eine adäquate Lebensdauer zu garantieren. In Tabelle 6-4 sind die Indikationen für die verschiedenen Materialgruppen zusammengefasst dargestellt. Dabei sind auch die in Kapitel 6.2 beschriebenen Glasionomerzemente mit einbezogen.

## Kompomere

Kompomere (polyalkensäuremodifizierte Komposite) sind lichthärtende Komposite, die durch Glasionomerzement-Komponenten modifiziert wurden. Während Glasionomerzemente angerührt werden müssen und anschließend aufgrund einer Säure-Basen-Reaktion aushärten, handelt es sich bei Kompomeren i.d.R. um **Ein-Komponenten-Materialien**, die erst nach Lichtzufuhr polymerisieren. Die von den Herstellern anfangs postulierte Glasionomerzement-Reaktion kann ausschließlich an Grenzflächen erfolgen, die mit feuchten Medien (Wasser, Speichel, Dentinflüssigkeit) in Berührung kommen. Es handelt sich dabei also um eine Reaktion, die nur in sehr dünnen Schichten abläuft.

Neben Kompomer-Füllungsmaterialien gibt es auch Werkstoffe zur Zementierung von Restaurationen und orthodontischen Apparaturen. Diese sind selbst- bzw. dualhärtend. Es gibt zudem auch niedrig visköse, „flowable" Kompomere, zu denen bisher keine relevanten Studien bekannt sind.

**Matrixbestandteile** Die Matrix der auf dem Markt befindlichen Kompomermaterialien besteht aus verschiedenen polymerisierbaren „Kunststoffen" und Karbonsäuren. Im Unterschied zu konventionellen Glasionomerzementen besitzen die Karbonsäuren der Kompomere jedoch vernetzbare Doppelbindungen. Aufgrund dieser Zusammensetzung sollten die beiden möglichen Reaktionen – radikalische Polymerisation wie bei Kompositen und

**Tabelle 6-4** Indikation für die Verwendung zahnfarbener Füllungsmaterialien.

| Indikation | Klasse I | Klasse II s | Klasse II d | Klasse III | Klasse IV | Klasse V | Milchmolar |
|---|---|---|---|---|---|---|---|
| Hybridkomposit | + | + | (+)* | + | + | + | + |
| Kompomer | ? | ? | ? | (+) | – | + | + |
| Hybridionomer | – | – | – | – | – | + | + |
| Hoch visköse GIZ | – ? | – ? | – ? | – | – | + | + |

* wenn gute Trockenlegung möglich ist und die Präparationsgrenze gut zugänglich ist
s = schmelzbegrenzt
d = dentinbegrenzt

chemische Säure-Basen-Reaktion wie beim Glasionomerzement – ermöglicht werden. Da Kompomere jedoch in nicht abgebundener Form kein Wasser besitzen, kann die Säure-Basen-Reaktion erst dann in Gang gesetzt werden, wenn das Material Wasser aufnimmt. Während der radikalischen Polymerisation muss das Material allerdings vor Wasserzutritt geschützt werden.

> **Merke** Kompomere sind aufgrund der werkstoffkundlichen Eigenschaften ähnlich zu verarbeiten wie Komposite.

**Füllstoffanteil**

Kompomere besitzen wie Hybridkomposite einen hohen Füllstoffanteil (bis 80 Gew.-%). Die Füllpartikel entstammen sowohl der Glasionomerzement- als auch der Komposittechnologie. Es handelt sich um verschiedene Fluorosilikatgläser, die zum Teil silanisiert sind. Es können sich jedoch auch disperse Siliziumdioxid-Partikel und andere Füllkörper, wie z.B. Ytterbiumfluorid und Strontiumfluorid, im Kompomer befinden. Die Füllkörper weisen eine unterschiedliche **Partikelgröße** (0,1 µm bis zu 10 µm) auf. Da die Füllstoffe zum Teil mit Schwermetallen versetzt sind, weisen Kompomere eine **Röntgenopazität** auf. Aus der Komposittechnologie sind zudem Pigmente, Initiatoren und Stabilisatoren in der Matrix zu finden.

**Verarbeitung**

Kompomere werden, ähnlich wie Komposite, mit **Adhäsivsystemen** verarbeitet. Dabei empfehlen führende Hersteller Präparate mit selbstkonditionierenden Primern.

**Mechanische Eigenschaften**

Wie man Tabelle 6-3 entnehmen kann, ähneln **Biege-, Zug- und Druckfestigkeit** von Kompomeren den entsprechenden Werten für Mikrofüllerkomposite. Kompomere schrumpfen um ca. 2–3 Vol.-%. Eine anschließende Wasseraufnahme führt zu einer gewissen Quellung der Materialien. Sie weisen ein ähnliches **Elastizitätsmodul** auf wie die Mikrofüllerkomposite. Sie sind daher speziell für Restaurationen indiziert, bei denen es auf eine erhöhte Biegebeanspruchung ankommt (Klasse-V-Restaurationen). Kompomere sind nach dem bisherigen Stand der Forschung im Vergleich zu Hybridkompositen weniger abrasionsstabil. In einem sauren Umgebungsmilieu wird der Abrasionswiderstand zusätzlich geschwächt. Bedenkt man, dass es bei Milchzähnen im Verlauf der Jahre zu erheblichen Abrasionen der Zahnhartsubstanz kommt, so können Kompomere eventuell aufgrund dieser Tatsache speziell für **Restaurationen im Milchgebiss** gut geeignet sein. Bisher ist ungeklärt, ob man, ähnlich wie bei Kompositmaterialien, vor Aufbringen der entsprechenden Schmelz- und Dentinhaftvermittler mit Säure konditionieren sollte. Während die Hersteller dies bisher in Abrede stellten, wird neuerdings ein selbstkonditionierender Dentinhaftvermittler für das marktführende Kompomer (Dyract AP®) propagiert.

**Fluoridfreisetzung**

Kompomerfüllungen können **Fluorid** freisetzen. Diese Fluoridfreisetzung beruht in erster Linie auf dem Fluoridgehalt der beigefügten Füllkörper. Es ist bisher für die In-vivo-Situation nicht geklärt, in welcher Höhe und wie lange Fluorid aus einer Kompomeroberfläche freigesetzt wird. Es konnte bisher auch in klinischen Studien nicht nachgewiesen werden, ob die propagierte Fluoridfreisetzung tatsächlich zu einer, im Vergleich zu anderen Füllungsmaterialien, verminderten Sekundärkariesrate führt. Da die Restaurationstechnik der von Kompositen nahezu identisch ist, wird auf eine spezielle Beschreibung verzichtet.

### Ormocere

**Matrix**

Relativ kurz sind so genannte organisch modifizierte Keramikmaterialien (organically modified ceramic = Ormocere) auf dem Markt. Im Gegensatz zum herkömmlichen

Komposit besteht die Matrix bei diesem neuen Füllungsmaterial zum Teil aus einem anorganischen, bereits „vorpolymerisierten" Netzwerk, welches mit organischen Methacrylatgruppen „versetzt" ist, die nach dem Polymerisationsstart vernetzen. Diese Reaktion wird wie bei anderen Kompositen mit Licht in Gang gesetzt.

Der Ormocer-Matrix sind Füllstoffe und Additiva sowie zur besseren Verarbeitung Moleküle aus der ursprünglichen Komposittechnologie (Dimethacrylate) zugesetzt.

Die bisher erhältlichen Materialien sind nach Herstellerangaben in allen Indikationsbereichen, die bisher durch Kompomere, Komposite und Amalgam abgedeckt wurden, einzusetzen.

Aufgrund der speziellen Chemie lassen sich nach Aushärtung aus dem Füllungsmaterial **weniger Restmonomere** eluieren. Dies würde bedeuten, dass die toxikologischen Nebenwirkungen geringer wären. Andererseits müssen auch Füllungsmaterialien auf Ormocerbasis mit einem entsprechenden **Adhäsivsystem** verarbeitet werden, sodass das allergologische und toxikologische Potential des Gesamtkomplexes Matrix, weitere Bestandteile, Füller und Adhäsivsystem betrachtet werden muss.

**Füllstoff**

Als Füllstoff ist neben **Bariumglas** ein modifiziertes **Apatit** der Matrix beigegeben. Die auf dem Markt befindlichen Materialien setzen zudem wie die Kompomere **Fluorid** frei. Nach Herstellerangaben sind Abrasion und Polymerisationsschrumpfung geringer als bei den üblichen Kompositmaterialien. Eine abschließende Beurteilung des Füllungswerkstoffs ist jedoch erst nach Vorliegen von klinischen Langzeitergebnissen möglich. Man weiß jedoch heute, dass die Schrumpfung im Bereich moderner Feinpartikelhybrid-Komposite liegt.

**Polymerisations-schrumpfung**

### Poly(mer)gläser

**Matrix**

Ein weiteres neues Kompositmaterial basiert auf so genannten Poly(mer)gläsern. Die Matrix dieses Materials besteht aus tetra- bis hexafunktionellen Molekülen, die eine **höhere Vernetzungsdichte** aufweisen als die Matrix herkömmlicher bifunktioneller Monomere (z.B. Bis-GMA, TEGMA). Der Hersteller bezeichnet diese Matrix als **organische Glasmatrix** bzw. **Matrix aus mehrfunktionellen vitroiden Polygläsern**.

Dieser Matrix sind Fluorid freisetzende, volumenvergrößernde polyglobuläre Füllstoffe zugesetzt, die einen Volumenanteil von 92% (65 Gew.-%) ausmachen. Es handelt sich um infiltrierbare Silikat-Gläser mit einer durchschnittlichen Partikelgröße von 8–11 μm. Die Partikel sollen infiltrierbar sein, d.h., sie sollen einen Teil der Polyglasmatrix aufnehmen können. Als weitere Füllkörper sind herkömmliche Ba-Al-Si-F-Gläser (mittlere Größe 0,7 μm), Al-Si-F-Gläser (mittlere Größe 1 μm) und Sr-F-Gläser (mittlere Größe < 1 μm) enthalten.

**Anwendung**

Vom Hersteller werden die gute Stopfbarkeit und die Standfestigkeit des Materials bei der Modellation hervorgehoben. Das Material wird wie andere „stopfbare" hoch gefüllte Komposite verarbeitet.

### 6.1.3 Schmelzkonditionierung (Schmelz-Ätz-Technik)

Kompositrestaurationsmaterialien gehen keine chemische Verbindung mit Zahnhartsubstanzen ein.

Aufgrund der Polymerisationsschrumpfung kommt es beim Aushärten zu einem Volumenverlust. Ein **Randspalt** zwischen Kompositfüllung und Zahnhartsubstanz ist die Folge. Der unterschiedliche thermische Ausdehnungskoeffizient und andere chemische und physikalische Eigenschaften der Komposite sind weitere Kofaktoren für die Entstehung von Randspalten. In diese Spalten können Mikroorganismen der Mundhöhle mit dem Speichel eindringen. Unter Belastung wird die Mundhöhlenflüssigkeit regelrecht in den sich weiter öffnenden Randspalt „gepumpt" (**Perkolation**). Es kommt zu **marginalen Verfärbungen** der Restauration und zu Sekundärkaries. Diese mangelnde Randadaptation der Komposite lässt sich durch makromechanische Retentionen nicht kompensieren.

> **Merke** Damit sich Kompositmaterialien dauerhaft mit dem Zahnschmelz verbinden, wird er vor Einbringen des Füllungsmaterials konditioniert. Durch die Schmelzvorbehandlung werden eine bessere Benetzbarkeit, eine Oberflächenvergrößerung und ein Mikroretentionsrelief erzielt.

Es kommt zu einem verbesserten Kontakt zwischen Komposit und Zahnhartsubstanz. Die Schmelz-Ätz-Technik geht auf Buonocore (1955) zurück, der versuchte, mit dieser Technik einen niedrig viskösen Fissurenversiegler am Zahnschmelz dauerhaft und randdicht zu verankern.

Schmelzkonditionierung beinhaltet mehrere aufeinander folgende **Schritte:**

**Reinigung**
- Der Zahnschmelz wird mit einer Prophylaxepaste gereinigt, um organische und anorganische Auflagerungen zu entfernen.

**Anschrägung**
- Die Kavität wird im Schmelzrandbereich angeschrägt. Damit soll erreicht werden, dass die Schmelzprismen senkrecht angeschnitten werden. Die Ätzwirkung ist bei senkrecht angeschnittenen Schmelzprismen besser als bei lateral getroffenen. Gleichzeitig werden durch die Schmelzanschrägung bei jugendlichen Zähnen eventuell vorhandene aprismatische Schmelzbereiche entfernt. Aprismatischer Schmelz ergibt kein retentives Ätzmuster. Im Zahnhalsbereich, bei Milchzähnen und in den Fissuren ist aus diesem Grund eine Schmelzätzung oft nur unzulänglich möglich. Im Seitenzahnbereich wird bei Anwendung der Adhäsivtechnik insbesondere bei größeren Kavitäten im gesamten Füllungsrandbereich auf eine ausgeprägte Anschrägung verzichtet. Die Gründe dafür sind in den entsprechenden Kapiteln genannt.

**Trockenlegung**
- Durch eine adäquate Trockenlegung muss die Zahnoberfläche vor Speichel und Blut geschützt werden. Mit der Verwendung von Kofferdam lässt sich diese Anforderung sicher erfüllen.

**Ätzung**
- Der Zahn wird im angeschrägten Schmelzbereich mit 37%iger Phosphorsäure für mindestens 30 Sekunden angeätzt.

**Spülung**
- Anschließend muss die Säure ausreichend lang mit einem ölfreien Wasserspray abgesprüht und der Zahn anschließend sorgfältig getrocknet werden. Es resultiert klinisch eine weiße opake Ätzzone.

**Orthophosphorsäure** zwischen 30 und 40 Gew.-% zeigt eine konstante Ätzwirkung (Abb. 6-5).

**Säurekonzentrationen**
Säurekonzentrationen **unter 30%** führen zur Ablagerung von schwer löslichem Brushit ($CaHPO_4 \times 2\,H_2O$) auf dem Zahnschmelz. Diese Verbindung lässt sich mit Wasserspray schlecht entfernen und behindert den Verbund von Komposit mit Zahnschmelz.

Säurekonzentrationen **über 40%** führen zur raschen Präzipitation von Kalziumphosphatverbindungen, die eine Konditionierung des Schmelzes behindern. Aber auch bei Ätzungen mit 30- bis 40%iger Orthophosphorsäure kommt es zu Kalziumphosphatpräzipitaten auf dem Schmelz, die anschließend gut weggesprüht werden müssen.

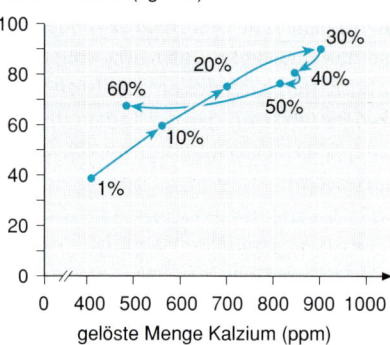

Adhäsionskraft (kg/cm²)

gelöste Menge Kalzium (ppm)

**Abb. 6-5** Die Adhäsionskraft von Komposit am angeätzten Zahnschmelz nimmt mit zunehmender Konzentration der Phosphorsäure zu. Gleichzeitig geht mehr Kalzium in Lösung. Ab einer Säurekonzentration von 40% nimmt die Adhäsionskraft wieder ab, da Kalzium-Phosphat-Präzipitate auf der Schmelzoberfläche ausfällen (nach OHSAWA 1972).

Auch Säurereste können in dem Verbund zwischen Adhäsiv und Zahnhartsubstanz stören. Sie müssen daher nach der Schmelzätzung sorgfältig entfernt werden.

Bei der Schmelzätzung entsteht ein **mikroretentives Relief** durch die unterschiedliche Auflösung der Schmelzprismen bzw. der interprismatischen Substanz (unterschiedliche räumliche Orientierung).

**Ätztypen**
- Werden die Schmelzprismen angelöst, so erhält man **Ätztyp I.**
- Wird die Peripherie (zwischenprismatische Substanz) durch die Säure angeätzt, so erhält man **Ätztyp II.**
- Werden Schmelzprismen und zwischenprismatische Substanz in ähnlicher Art und Weise angeätzt, so entsteht ein **Mischtyp (Typ III)** mit geringerer Retentionswirkung für Komposit (Abb. 6-6).

Beim Ätzen geht eine Schmelzschicht von ca. 10 µm irreversibel verloren. Die histologischen Veränderungen (Gruften, Gruben, Spalten) reichen bis in eine Tiefe von 30–50 µm. Wie bereits oben erwähnt, werden durch Konditionierung eine Oberflächenvergrößerung, eine Erhöhung der Reaktionsfähigkeit der Schmelzstrukturen und eine Verbesserung der Benetzbarkeit (um bis zu 400%) erreicht. Wird ein derartig veränderter Zahnschmelz mit einem niedrig viskösen Kompositmaterial bzw. mit

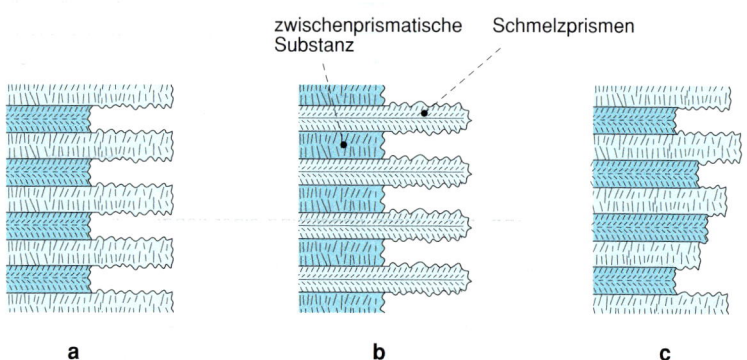

zwischenprismatische Substanz    Schmelzprismen

a          b          c

**Abb. 6-6** Nach Schmelzkonditionierung entsteht ein retentives Ätzmuster im Zahnschmelz. Durch die räumliche Ausrichtung der Schmelzkristalle entstehen unterschiedliche Ätzmuster.
a) Ätztyp I: vornehmlich Prismenzentren weggelöst.
b) Ätztyp II: vornehmlich zwischenprismatische Substanz weggelöst.
c) Ätztyp III: Mischtyp.

einem Schmelzhaftvermittler (Bonding) benetzt, so dringt dieser in die schwammartigen Strukturen ein und haftet mikromechanisch am Zahnschmelz aufgrund rheologischer und geometrischer Effekte (Abb. 6-7). Es resultiert nach dem Aushärten eine typische Schichtung, die bei einem Schnitt durch den Kavitätenrand im Mikroskop erkennbar ist (Abb. 6-8).

**Merke** Durch Konditionierung des Zahnschmelzes und Anwendung eines geeigneten niedrig viskösen Adhäsivs kommt es zu einer randspaltfreien Restauration aufgrund mikromechanischer Haftung.

**Chemische Adhäsion** im Sinne einer ionischen oder kovalenten Bindung ist zwischen Kompositmaterialien und Zahnhartsubstanzen bisher nicht nachgewiesen worden. Fluorotischer, fluoridreicher und aprismatischer Zahnschmelz lassen sich nicht im gleichen Maße konditionieren, da aufgrund der veränderten Löslichkeitseigenschaften kein ideales Ätzmuster entsteht.

Angeätzter Schmelz, der im Rahmen der Füllungstherapie nicht mit Kunststoff bedeckt wurde, kann sich leicht durch Eindringen exogener Farbstoffe (Kaffee, Tee, Teer) verfärben. Durch die Politur der Kompositfüllungen wird angeätzter, nicht bedeckter Zahnschmelz im Randbereich einer Kavität jedoch meistens entfernt. Außerdem werden versehentlich angeätzte Bereiche durch Kalziumphosphatpräzipitate aus dem

6

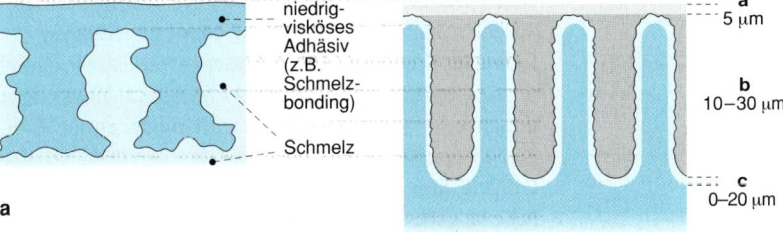

niedrig-visköses Adhäsiv (z.B. Schmelz-bonding)

Schmelz

a

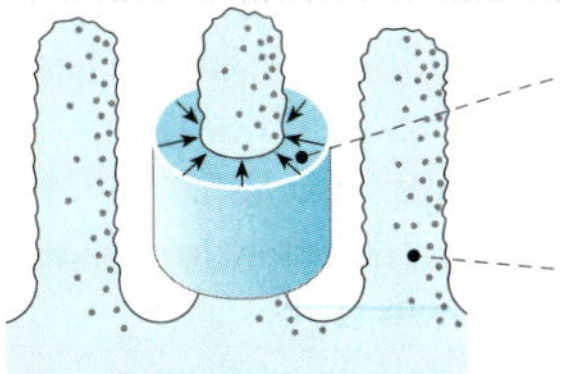

niedrig-visköses Adhäsiv (z.B. Schmelz-bonding)

retentives Ätzmuster

b

**Abb. 6-7** Nach Benetzung einer konditionierten Schmelzoberfläche mit einem niedrig viskösen Schmelzhaftvermittler (Bonding) kommt es beim Aushärten zu einer mikromechanischen Haftung durch geometrische Effekte (a) bzw. zum Aufschrumpfen des Adhäsivs auf die Schmelzzotten (rheologischer Effekt) (b) (nach Lutz et al. 1976).

a — 5 µm
b — 10–30 µm
c — 0–20 µm

**Abb. 6-8** Ein Schnitt durch den Randbereich einer Kompositrestauration lässt typische Schichten erkennen:
a) Die Zone der kompakten Schicht (entspricht der Versieglerschicht auf dem Zahnschmelz).
b) Die Zone der Zotten entsteht durch Penetration des Versieglers in die weggelösten Schmelzanteile. Die ausgehärteten Adhäsivausläufer werden auch als „tags" bezeichnet. Sie sind für die mikromechanische Haftung des Adhäsivs am Zahnschmelz verantwortlich.
c) Die Zone der Durchmischung entsteht nach Anätzen von Kristallen der Prismen und zwischenprismatischen Substanz. Es vermischen sich anschließend Adhäsiv und Kristalle. Diese Schicht verbleibt auch nach Verlust einer Kompositfüllung im Randbereich einer Kavität und muss bei erneuter Füllungstherapie durch Wegschleifen entfernt werden (nach Lutz et al. 1976).

Speichel mineralisiert und lagern sich Proteine des Speichels im Bereich dieser rauen Zahnoberflächen auf.

> **Merke** Fluoridierungsmaßnahmen nach erfolgter Kompositrestauration unterstützen die Remineralisation versehentlich angeätzter Bereiche.

Das hydrophobe Komposit geht mit dem feuchten Dentin keine Verbindung ein, und es entsteht beim Auspolymerisieren ein Randspalt mit den bekannten Folgen. Um dennoch zahnfarbene plastische Füllungsmaterialien in diesen Problembereichen anwenden zu können, muss auch Dentin adäquat vorbehandelt werden.

### 6.1.4 Dentinkonditionierung – Dentinhaftvermittler (Dentinbonding)

> Die chemische und strukturelle Zusammensetzung des Dentins (Dentinkanälchen mit Dentinliquor, organische Bestandteile, Schmierschicht) lässt eine mikromechanische Haftung eines hydrophoben Kompositmaterials nicht zu. Aufgrund der physikalischen und chemischen Eigenschaften der Komposite kommt es daher bei Anwendung des Materials zur Ausbildung eines Randspalts mit den bekannten Folgeerscheinungen (z.B. Sekundärkaries).

Für Kompositrestaurationen, die im Dentin verankert werden sollen, muss demnach ein Haftvermittlersystem verwendet werden, das es erlaubt, ein hydrophobes Material an einem hydrophilen Substrat (Dentin) zu befestigen.

**Chemische Zusammensetzung**
Daher wurden Dentinhaftvermittler entwickelt, die eine chemische Bindung mit dem organischen bzw. anorganischen Anteil des Dentins eingehen sollen. Ein solcher Dentinhaftvermittler lässt sich prinzipiell mit der Formel M-R-X darstellen. Dabei verkörpert **M** eine **Methacrylatgruppe, R** einen **Distanzhalter** und **X** eine **funktionelle Gruppe,** die mit dem Dentin reagieren soll. Es gibt dabei prinzipiell zwei unterschiedliche Möglichkeiten. So kann die funktionelle Gruppe als Phosphatester mit dem Kalzium des Hydroxylapatits im Dentin reagieren. Eine zweite Möglichkeit besteht in der Reaktion einer funktionellen Gruppe mit den Amino- bzw. Hydroxylgruppen der organischen Komponente, z.B. dem Kollagen des Dentins. Zahlreiche Untersuchungen konnten zeigen, dass eine derartige chemische Haftung mit dem Dentin unwahrscheinlich ist. Deshalb kommt heute den **Dentinhaftvermittlern der ersten Generation** klinisch keine Bedeutung mehr zu.

**Erste Generation**

**Zweite Generation**
Auch bei den Systemen der **zweiten Generation,** welche die Schmierschicht modifizierten, war die Haftung gering (Abb. 6-9).

**Dritte Generation**
Es wurden daher neue Dentinhaftvermittlersysteme entwickelt, die eine mikromechanische Verankerung des hydrophoben Kompositmaterials mit der feuchten Dentinoberfläche ermöglichen. Dazu muss das Dentin demineralisiert werden. Dabei wird das Kollagen mehr oder weniger stark frei gelegt. Es kommt zu einem irreversiblen Verlust von Dentin im Bereich von 10 µm. Das Kollagennetzwerk wird zusätzlich in einer Tiefe bis ca. 30 µm frei gelegt. Das frei gelegte Kollagen wird dann von einem **Primer,** welcher ein hydrophiles Monomer enthält, durchdrungen und anschließend durch ein **Dentinadhäsiv** stabilisiert (Abb. 6-10). Je nach Adhäsivsystem ist zusätzlich noch die Applikation eines speziellen **Schmelzbondings** (Schmelzadhäsivs) erforderlich.

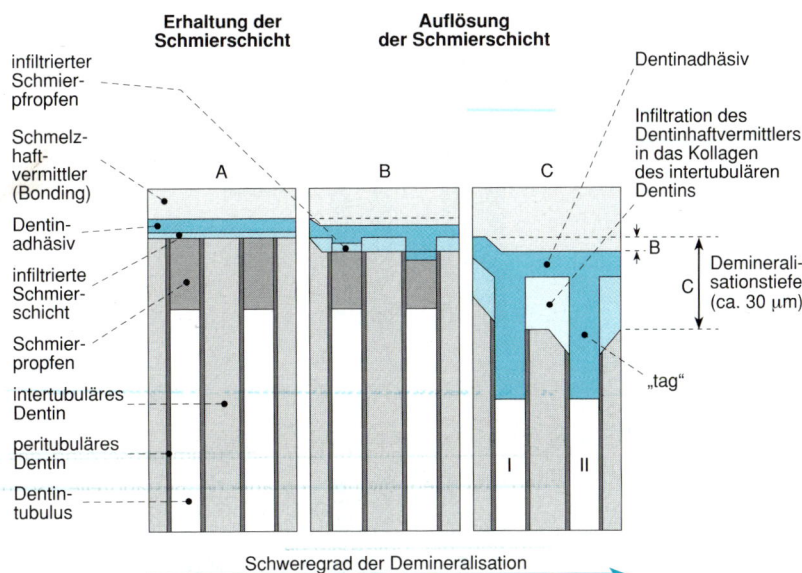

Abb. 6-9 Schematische Darstellung des Komposit-Dentin-Verbundmechanismus nach Vorbehandlung mit unterschiedlichen Dentinhaftvermittlern.

a) Dentinhaftvermittler (hydrophile Monomere) infiltrieren und verstärken die Schmierschicht (Entanglement). Diese Form der Dentinhaftung wurde verlassen, da die Haftung zu gering war.

b) Dentinhaftvermittler mit demineralisierenden Bestandteilen (z.B. Maleinsäure) lösen die Schmierschicht auf und demineralisieren das Dentin minimal. Ein Teil der Schmierschicht repräzipitiert. Es entstehen eine infiltrierte Schmierschicht, infiltrierte Schmierpfropfen und eine Verbindung zum oberflächlich frei gelegten Kollagen des intertubulären Dentins.

c) Nach Konditionierung mit einem Cleanser (EDTA, Säuren) kommt es zur vollständigen Auflösung der Schmierschicht. Die Dentintubuli sind geöffnet, und das intertubuläre Dentin wird demineralisiert (I). Dabei wird Kollagen frei gelegt. Bei einigen Mitteln wird auch das peritubuläre Dentin demineralisiert (II). Nach Einsickern des Dentinadhäsivs entsteht eine Hybridschicht aus hydrophilen Monomeren und Kollagen. Es entstehen zudem „tags" in den Dentintubuli (nach VAN MEERBECK et al. 1992).

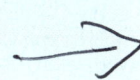

> **Merke** Ein modernes Adhäsivsystem besteht aus einem Konditionierer (Säuren, Komplexbildner), einem Primer (hydrophiles Monomer in einem Lösungsmittel) und einem Adhäsiv (verschiedene Monomere).

Als **Säuren** werden dabei Zitronensäure (10%ig), Phosphorsäure (10- bis 40%ig), Salpetersäure (4%ig), Maleinsäure (2- bis 4%ig) verwendet. Zusätzlich können auch Komplexbildner (EDTA, 5–16%) zur Konditionierung verwendet werden.

In **Primern** findet man wasserlösliche Mono- und Dimethacrylate wie z.B. Hydroxyethylmethacrylat (HEMA), Hydroxypropylmethacrylat (HPMA), Biphenyldimethacrylat (BPDM), Polyethylen-glycol-dimethacrylat (PEGDMA) sowie phosphonierte Mono-, Di- und Polymethacrylate wie z.B. Dipentaerytritolpentamethacryloyloxyphosphat (PENTA) sowie Säuremonomere und Lösungsmittel wie Wasser, Aceton und Alkohol.

Das **Dentinadhäsiv** besteht aus amphiphilen Mono- und Dimethacrylaten wie z.B. 4-Methacryloyloxyethyl-trimellitat-anhydrit (4-META), N-Phenyl-glycin-glycidylmethacrylat (NPGGMA) sowie Polymethylmethacrylat (PMMA) und phosphonierte

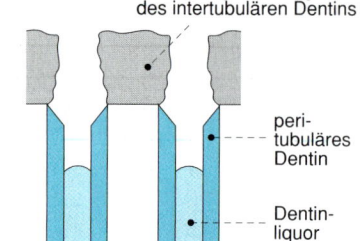

freigelegtes Kollagen
des intertubulären Dentins

peri-
tubuläres
Dentin

Dentin-
liquor

a

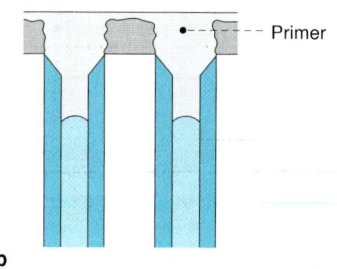

Primer

b

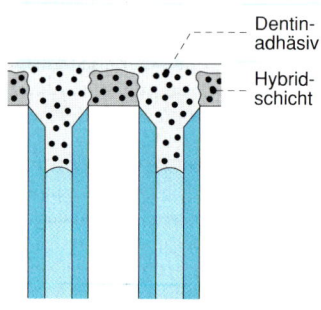

Dentin-
adhäsiv

Hybrid-
schicht

c

**Abb. 6-10** Schematische Darstellung der Dentinhaftvermittlung nach Anwendung dentinkonditionierender Adhäsivsysteme.
a) Nach Auftragen einer Säure (isoliert oder im Primer-Adhäsiv-System enthalten) kommt es zur Demineralisation des oberflächlichen Dentins und Freilegung von Kollagen. Dieses Kollagen ist aufgerichtet, solange Feuchtigkeit vorhanden ist. Gleichzeitig wird das peritubuläre Dentin der Tubulieingänge „angeätzt".
b) Anschließend wird ein Primer mit einem hydrophilen Monomer eingebracht, der in das Kollagen und das „feuchte" Dentin einsickert. Der Primer bereitet das Dentin für die Aufnahme eines Dentinadhäsivs vor, welches anschließend appliziert wird.
c) Nach Lichthärtung wird dieses gesamte System stabilisiert. Es entsteht eine Hybridschicht aus Kollagen, Primer und Adhäsiv.

Mono-, Di- und Polymethacrylate. Zusätzlich können Bisphenol-A-diglycidyl-methacrylat (Bis-GMA), Triethylenglycol-dimethacrylat (TEGDMA) bzw. Urethan-dimethacrylat (UDMA) enthalten sein. Als Lösungsmittel können wieder Wasser, Aceton oder Alkohol dienen. Auch Dentinadhäsive können wasserlösliche Mono- und Dimethacrylate wie HEMA und PEGDMA enthalten.

Als **Schmelzadhäsiv** wird ein ungefülltes, niedrig visköses Dimethacrylat verwendet. Klinisch kann das Grundprinzip der Realisierung einer Dentinadhäsion auf verschiedene Art und Weise erreicht werden. Dabei wird nachfolgend nur sehr allgemein auf die klinische Vorgehensweise eingegangen, da eine Vielzahl von Systemen auf dem Markt ist.

### Selektive Schmelzätzung und selektive Dentinkonditionierung (dritte Generation; Abb. 6-11a)

**Wirkprinzip**      Zunächst ging man noch davon aus, dass es nach Applikation von Phosphorsäure auf Dentin zur Pulpaschädigung kommt. Daher wurde der Schmelz selektiv mit **Phos-**

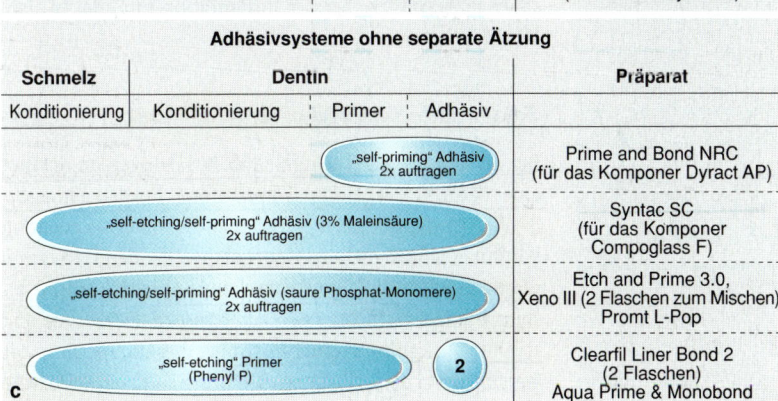

**Abb. 6-11** Anzahl der Applikationsschritte bei der Anwendung verschiedener Adhäsivsysteme. Die Präparate stellen eine selektive Auswahl der auf dem Markt befindlichen Adhäsivsysteme dar.

**phorsäure** in üblicher Art und Weise konditioniert. Anschließend wurde das angeschliffene Dentin mit einem Primer vorbehandelt, der eine milde Säure (z.B. Maleinsäure, Glutarsäure, Dicarbonsäuren oder anorganische Säuren) enthielt (**selbstkonditionierender Primer**). Durch Aufbringen des Primers wurde die Schmierschicht aufgelöst und das Dentin oberflächlich demineralisiert, wobei das Kollagen frei gelegt wurde. Im Primer befinden sich gleichzeitig hydrophile Monomere (z.B. HEMA), die in die Dentintubuli und das frei gelegte Kollagen eindringen. Damit das frei gelegte Kollagen nicht kollabiert, kann dem Primer Wasser als Lösungsmittel zugefügt sein. Der Primer soll nach einer Einwirkzeit von zirka 30 Sekunden verblasen werden, um das Lösungsmittel (Wasser, Aceton, Alkohol) zu entfernen. Nach Trocknen des Primers fällt die Schmierschicht partiell wieder aus.

Anschließend wird ein Dentinadhäsiv aufgetragen, das Methacrylate enthält. Das Adhäsiv dient als Vermittler zwischen dem hydrophilen Dentin und dem hydrophoben Komposit **(Amphiphilie)**. Das Adhäsiv kann zusätzlich Fixierungsmittel wie z.B. Glutaraldehyd enthalten. Es folgt bei einer derartigen Vorgehensweise das Aufbringen eines **Schmelzbonders**. Das Dentinadhäsivsystem und der Schmelzbonder werden nach dem Auftragen kurz ausgehärtet, um eine hohe initiale Haftfestigkeit des Dentinhaftvermittlers zu garantieren.

Anschließend erfolgt die Insertion des Kompositmaterials. Durch die Infiltration der aufgebrachten Primer in das frei gelegte Kollagen kommt es zur Ausbildung einer so genannten Hybridschicht zwischen Komposit und Dentinfläche. Gleichzeitig dringen Primer und Teile des Dentinadhäsivs in die Dentinkanälchen ein und bilden hier nach Aushärtung Zapfen **("tags")**. Man nimmt heute an, dass die Haftung der Dentinadhäsive in erster Linie auf einer mikromechanischen Retention im Bereich des intertubulären Dentins beruht und nicht auf der Ausbildung von „tags" in den Dentinkanälchen.

**Bewertung**  Diese klassischen **Mehr-Fläschchen-Systeme** führten in vitro zu relativ guten Haftwerten im Dentin und haben sich auch klinisch bewährt. Die Anwendung derartiger Systeme ist jedoch sehr kompliziert, sodass der Wunsch nach einfacherer Verfahrensweise zur Entwicklung neuer Verfahren führte. Zusätzlich war relativ schnell klar, dass eine selektive Schmelzätzung klinisch sehr schwierig zu erreichen ist, da die Phosphorsäure insbesondere bei der Restauration minimal-invasiver Defekte häufig auch das Dentin benetzte.

### Total-Ätz-Technik (Total-etch-Technik)

**Vierte Generation**  Bei der totalen Ätz-Technik (Abb. 6-11b) werden Schmelz und Dentin simultan mit einer Säure geätzt **(vierte Generation)**. Bei den gängigen Systemen wird dazu 20- bis 37%ige **Phosphorsäure** verwendet. Bei einer so genannten Überätzung des Dentins kommt es jedoch nicht zu einer entsprechenden Haftvermittlung; daher wird die Phosphorsäure erst auf den Zahnschmelz (Einwirkzeit 30 s) und anschließend auf das Dentin aufgebracht. Hier wirkt die Säure ca. 15–20 s ein und wird dann insgesamt abgesprüht. Die **Schmierschicht** wird bei diesem Vorgang vollständig entfernt. Es kommt genau wie bei den selbstätzenden Primern zu einer Demineralisation im Dentin, wobei wiederum Kollagen frei gelegt wird. Damit dieses **Kollagengeflecht** nicht kollabiert, sollte das Dentin nicht übertrocknet werden. Bei einigen Systemen, bei denen der nachfolgend aufgebrachte Primer **Azeton** enthält, ist es sogar erforderlich, dass das Dentin regelrecht feucht bleibt **(wet bonding, moist bonding)**. Darunter ist jedoch nicht zu verstehen, dass das konditionierte Dentin bzw. der konditionierte Schmelz mit Blut oder Speichel in Berührung kommen dürfen.

Um sicherzustellen, dass der Schmelz ausreichend geätzt wurde, ist man bestrebt, die Schmelzränder so lange zu trocknen, bis das oben genannte weißlich-opake Erscheinungsbild sichtbar wird. Dabei kollabiert das Kollagengeflecht unweigerlich und es muss bei der Anwendung azetonbasierter Adhäsivsysteme ein so genanntes „re-wetting" erfolgen. Dabei wird mit einem angefeuchteten Applikationsbürstchen (Wasser,

Chlorhexidin) die Kavität wieder befeuchtet. Beim Aufbringen des azetonhaltigen Primers wird anschließend das Wasser aus dem Kollagengeflecht verdrängt und verdunstet gemeinsam mit dem Lösungsmittel. Bei nicht ausreichender Penetration des Adhäsivsystems kommt es zur Ausbildung eines so genannten **„Nanoleakage"**. Man versteht darunter nicht-infiltrierte Bereiche des Kollagengeflechts.

Bei der Anwendung wasser- und wasser/alkoholbasierter Adhäsivsysteme besteht das Problem des Übertrocknens nicht. Hier verdunstet allerdings das Wasser nach Aufbringen des Primers erst durch Verblasen. Dabei kann die aufgebrachte Schicht sehr dünn werden und letztlich aufgrund der Sauerstoffinhibition nicht mehr richtig aushärten.

> **Merke** Zusammenfassend lässt sich feststellen, dass die genannten Präparate für die Total-Ätz-Technik außerordentlich techniksensibel sind und daher immer genau nach Herstellerangaben verarbeitet werden müssen.

Da bei der Total-etch-Technik sowohl Zahnschmelz als auch Dentin gleichzeitig mit **einem** Haftvermittlersystem versiegelt werden, ist es eigentlich in diesem Zusammenhang nicht richtig, von einem Dentinadhäsiv zu sprechen. Hier ist der Begriff (kombiniertes Schmelz-Dentin-)**Adhäsivsystem** sicherlich angebrachter.

Im Anschluss an die Schmelz- und Dentinkonditionierung wird bei den Mehr-Komponenten-Adhäsiven wieder ein Primer (hydrophil) und dann ein Schmelz-/Dentinadhäsiv (hydrophob) aufgebracht.

**Fünfte Generation**

Bei **Primer-Adhäsiv-Gemischen (selbstprimende Adhäsive)** handelt es sich um so genannte Ein-Komponenten-Materialien (fünfte Generation). Dabei wird das Primer-Adhäsiv-Gemisch zweimal appliziert. Die erste Schicht wirkt dabei eher als Primer, der zweiten Schicht kann man die Aufgabe des Adhäsivs zuschreiben.

**Sechste Generation**

Noch einen Schritt weiter gehen Systeme, bei denen so genannte **selbstkonditionierende, selbstprimende Adhäsive** (Abb. 6-11c) Verwendung finden (sechste Generation). Dabei müssen Schmelz und Dentin vor der Anwendung der entsprechenden Adhäsivsysteme nicht im Sinne einer Säureätzung konditioniert werden. Durch Aufbringen eines sauren Primer-Adhäsiv-Gemischs kommt es zu einer Konditionierung von Schmelz und Dentin. Durch eine zweite Schicht dieses Gemischs werden dann eine Stabilisierung der erzielten Hybridschicht, eine Bindung an den Zahnschmelz und eine Bindung an das Komposit ermöglicht. Die meisten dieser Adhäsivsysteme verwenden dabei **Phosphorsäureester-Verbindungen.** Diesen Verbindungen wird allerdings nachgesagt, dass sie nicht hydrolysestabil sind und der Verbund zum Dentin möglicherweise langfristig nicht garantiert werden kann. Mit diesen modernen Adhäsivsystemen liegen zurzeit noch keine ausreichenden klinischen Erfahrungen vor. Auch die **Schmelzhaftung** ist bisher nicht ausreichend klinisch überprüft. Sie scheinen jedoch in Verbindung mit Kompomerrestaurationen zu guten Ergebnissen zu führen. Da Kompomere aufgrund ihrer Eigenschaften ein anderes Schrumpfungsverhalten besitzen als Hybridkomposite, sind wahrscheinlich nicht so hohe Haftwerte der Adhäsivsysteme erforderlich.

> **Merke** Bei der Anwendung von Adhäsivsystemen sollte immer darauf geachtet werden, dass dem Präparat genügend Zeit gelassen wird (mindestens 10 s), um das Kollagen des Dentins und den angeätzten Schmelz zu penetrieren. Zusätzlich sollte darauf geachtet werden, dass das Haftvermittlersystem nicht zu dünn ausgeblasen wird, da es sonst nicht zu einer ausreichenden Haftvermittlung zwischen Dentin und Komposit kommt.

Da die Adhäsive nach dem Einbringen 20–40 s lichtgehärtet werden, entsteht an der Oberfläche eine **sauerstoffinhibierte Zone.** Ist der aufgebrachte Film zu dünn, besteht der auf dem Dentin liegende Film fast ausschließlich aus nicht polymerisierten Adhäsivbestandteilen, die keine Haftung ermöglichen. Neue Überlegungen gehen dahin, dass Dentinhaftvermittler auch als eine Art Stressabsorber dienen können. Man versucht daher, durch Beimengung von **Füllstoffen** zum Haftvermittlersystem eine gewisse Schichtdicke nach dem Aushärten zu erreichen.

**Kavitäten-präparation**

Bei der Anwendung von Komposit mit Adhäsivsystemen gilt es darauf zu achten, dass keine kastenförmigen Kavitäten präpariert werden. Hier kommt es nämlich aufgrund von Polymerisationsspannungen eher zum Abriss des Materials im Randbereich. Bei flachen und keilförmigen Kavitäten ist diese Problem geringer, da das Restaurationsmaterial nur auf einer freien Fläche „klebt" und von der Außenfläche beim Polymerisieren nachfließen kann. Dieses Phänomen wird mit dem so genannten **C-Faktor (configuration factor)** beschrieben. Er sagt aus, dass die Höhe der Schrumpfungskräfte vom Verhältnis der gebundenen zu den freien Kompositoberflächen abhängt. Je mehr gebundene Oberflächen vorhanden sind, desto größer wird der C-Faktor.

**Pulpa-verträglichkeit**

Die Pulpaverträglichkeit der neuen Adhäsivsysteme wird als gut bezeichnet. Das Aufbringen der Adhäsive nach Schmelz- und Dentinätzung verringert die **postoperative Sensibilität.** Diese lang andauernde Schmerzsensation entsteht nach versehentlichem Ätzen frei gelegten Dentins und anschließendem Ausstrom von Dentinliquor und damit verbundenen Reizungen der Nervenendigungen. Durch das Aufbringen des Haftvermittlers wird die Flüssigkeitsbewegung blockiert. Es werden auch Erfolge bei der Behandlung überempfindlicher Zahnhälse mit Adhäsivsystemen beschrieben.

Beim Einsetzen von **zahnfarbenen Einlagefüllungen** (Keramik- und Kompositinlays, Keramikkronen, Keramikbrücken) wird natürlich nach Aufbringen eines entsprechenden Haftvermittlersystems mit großer Schichtstärke keine separate Lichthärtung vorgenommen, da die entsprechenden Restaurationen sonst aufgrund der entstehenden Filmdicke nicht passen. Hier erfolgt die Aushärtung der Haftvermittlersysteme zusammen mit dem entsprechenden Kompositzement. Mit der Entwicklung neuer, selbstätzender Kompositzemente soll die Technik beim Einsetzen von zahnfarbenen Einlagerestaurationen noch einfacher werden. Zu diesen Produkten gibt es aber bisher keine aussagekräftigen, klinischen Erfahrungen.

### 6.1.5 Biokompatibilität der Kompositmaterialien

Die Verträglichkeit (Biokompatibilität) von Restaurationsmaterialien bezieht sich auf lokale Schädigungsmöglichkeiten (Pulpa, Gingiva, Mundschleimhaut) und auf systemische Nebenwirkungen.

**Lokale Auswirkungen**

Weder die verwendete Phosphorsäure noch die Restaurationsmaterialien sind direkt pulpatoxisch, wenn sie richtig angewendet werden. Durch die Ätzung des Dentins werden jedoch Dentinkanälchen so eröffnet, dass Mikroorganismen leicht in das pulpale Gewebe gelangen und dort eine Entzündung hervorrufen können. Daher ist die korrekte Anwendung der Adhäsivtechnik unabdingbar, um die Dentinkanälchen dicht zu versiegeln.

Eine gesunde Pulpa wird also durch die Materialien nicht geschädigt. Ob eine bereits vorgeschädigte Pulpa bei Vorliegen einer Caries profunda durch Kompositmaterialien oder die Adhäsivtechnik in Mitleidenschaft gezogen wird, kann aufgrund mangelnder Datenlage nicht eindeutig beantwortet werden.

Adhäsivsysteme können, insbesondere wenn sie einen niedrigen pH-Wert besitzen, die Gingiva kurzfristig schädigen (weißliche Veränderungen) und dabei eine Schmerzempfindung beim Patienten auslösen. Diese Veränderungen sind jedoch reversibel.

**Systemische Auswirkungen**

Systemische Effekte können unterschiedlicher Art sein. So können theoretisch mehrere der zahlreichen Inhaltsstoffe von Kompositmaterialien und Adhäsivsystemen mutagene, kanzerogene, toxische oder allergene Wirkung entfalten.

Es gibt zwar bisher nur wenige Beschreibungen **allergischer Reaktionen** auf Komposite, Adhäsivsysteme bzw. deren Inhaltsstoffe, man geht jedoch davon aus, dass diese zukünftig aufgrund der vermehrten Anwendung zunehmen könnten. Bei Verdacht auf eine Allergie muss der Patient zur Durchführung eines Allergietests zum Allergologen überwiesen werden.

Da Allergien auf Dentalmaterialien nicht nur beim Patienten, sondern auch beim zahnärztlichen Personal auftreten können, sollte der direkte Hautkontakt mit den Restaurationsmaterialien unterbleiben. In diesem Zusammenhang ist es wichtig zu wissen, dass Einzelkomponenten (speziell hydrophile Monomere) Schutzhandschuhe durchdringen können. Das Aufbringen von Überschüssen (insbesondere von Adhäsivsystemkomponenten) auf die Gingiva oder die Mundschleimhaut sollte ebenfalls unterbleiben. Die Verwendung von **Kofferdam** kann auch in diesem Zusammenhang empfohlen werden.

Weitere systemische Nebenwirkungen von Kompositen oder Adhäsivsystemen sind bisher nicht nachgewiesen.

### 6.1.6 Frontzahnrestaurationen mit Komposit

*Klasse-III-Kavitäten*

**Primärpräparation**

*[handschriftliche Notiz: Zugangs- kavität]*

Die Primärpräparation für die Versorgung von Klasse-III-Kavitäten mit Komposit beschränkt sich darauf, die Karies darzustellen und zu entfernen. Vor der Präparation werden die entsprechenden Zähne mit einer Prophylaxepaste und einem Bürstchen gereinigt. Aus ästhetischen Gründen wird der Zugang zur Kavität von palatinal bzw. lingual gewählt. Mit einem kleinen kugelförmigen Diamantschleifer wird der kariöse Defekt dargestellt (Abb. 6-12).

Es empfiehlt sich, keine höchsttourigen Präparationsinstrumente zu verwenden, um das Schmelzgefüge nicht unnötig aufzulockern und die Zugangskavität möglichst zierlich zu gestalten. Für die Präparation eignen sich daher auch **oszillierende** (z.B. Sonic-Sys®) oder **schallgetriebene Instrumente**. Anschließend wird mit einem Rosenbohrer die Karies entfernt.

Besondere Beachtung gilt hierbei der **inzisalen Ausdehnung** an der Schmelz-Dentin-Grenze. Hier zieht sich die Karies oft bis weit nach inzisal. Die rotierenden Instrumente werden so geführt, dass sie schräg in Richtung Pulpa zeigen. Sind die Kavitäten im zer-

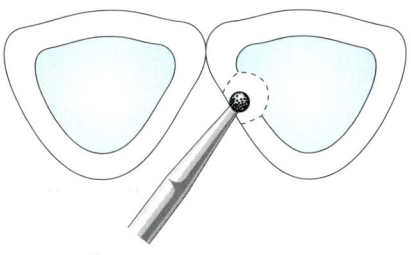

**Abb. 6-12** Bei der Primärpräparation einer Klasse-III-Kavität für Kompositrestaurationen wird ein kleiner Zugang zum kariösen Defekt von oral präpariert. Dabei wird ein kleiner kugelförmiger Diamant oder ein oszillierendes Instrument unter Schonung des gesunden Schmelzes schräg in Richtung des kariösen Defekts geführt.

*Excavation der Caries*

vikalen Bereich zement- bzw. dentinbegrenzt, endet der Kavitätenrand entweder rechtwinklig zur Zahnachse auf der Zahnoberfläche oder es ergibt sich nach der Kariesexkavation ein unter sich gehender Bereich im Sinne einer zusätzlichen Makroretention. Eine schwalbenschwanzförmige Verankerung auf der Palatinalfläche ist obsolet, da hier grundlos gesunde Zahnhartsubstanz geopfert werden muss. Es wird eine möglichst kleine Kavitätenöffnung angestrebt, der gesunde Zahnschmelz bleibt erhalten.

Nach Entfernung der Karies erfolgt die Farbbestimmung. Bei der Farbbestimmung spielen zahlreiche Faktoren eine Rolle.

> **Merke** Die Farbempfindung des Behandlers ist ebenso zu berücksichtigen wie die Lichtverhältnisse und die Zahnbeschaffenheit.

*Farbbestimmung*

Vorgefertigte **Farbringe** der Komposithersteller sind meistens wenig hilfreich, da sie die tatsächlichen Farben selten widerspiegeln und nach mehrmaligem Desinfizieren ihren Farbton verändern. Ist man sich nicht sicher, kann man zum Farbvergleich eine kleine Portion des ausgewählten Kompositmaterials auf dem Zahn polymerisieren. Der Zahn sollte bei der Farbbestimmung **feucht** sein, da ausgetrocknete Zähne heller wirken.

Anschließend werden die zu behandelnden Zähne mit **Kofferdam** absolut trockengelegt.

*Kofferdam*
*CP: Calcium sonst Unterfllg.*

Bei **tiefen Kavitäten** kann die Behandlung der Dentinwunde mit einem dichten Unterfüllungsmaterial erfolgen. Hier eignen sich Carboxylat-, Zinkoxid-Phosphat- und Glasionomerzemente mit einer kurzen Aushärtungsdauer (5 min). Diese Maßnahme dient in erster Linie der Verringerung der eingesetzten Kompositmenge. Als weiterer Grund wird häufig angegeben, dass der vollständige Austausch einer Kompositfüllung besser möglich ist, wenn in der Tiefe der Kavität eine (kontrastreiche) Unterfüllung vorzufinden ist. Bei sehr tiefen Kavitäten kann vor Legen der Unterfüllung eine Dentinwundversorgung mit einem Kalziumhydroxid-Präparat erfolgen. Meistens wird heute jedoch ausschließlich ein Adhäsivsystem als Dentinwundverband verwendet.

**Sekundär-**
**präparation**

Nach Legen einer Unterfüllung bzw. vor Anwendung eines Adhäsivsystems schließt sich eine **Sekundärpräparation** mit Diamantfinierern an. Dabei wird der Schmelzrand in einem Bereich von 0,5–1,0 mm angeschrägt. Es entsteht eine so genannte **Adhäsivpräparation** (Abb. 6-13).

*Anschrägung !*

Ist der **labiale Kavitätenrand** noch im Approximalkontakt zum Nachbarzahn, kann in diesem Bereich mit einem schleifmittelbelegten Metallstreifen (Stahl-Karbo-Streifen) angeschrägt werden. Man vermeidet so eine nach labial durchgängige Präparation mit rotierenden Werkzeugen und eine Verletzung des Nachbarzahnes.

Die adhäsive Präparation erfolgt an konkaven Flächen mit einer Kugel oder Knospe. An den Labialflächen, falls die Kavität bis dorthin reicht, wird mit einer Flamme oder einem Finierer präpariert.

**Präparations-**
**kriterien**

Die Adhäsivpräparation zeichnet sich durch folgende Charakteristika aus:
- Minimale Kavitätengröße (d.h. geringe Füllungsoberfläche)
- Exkavation des erweichten Dentins
- Schonung des gesamten noch strukturierten Schmelzes
- Breite Haftflächen am Zahnschmelz.

> **Merke** Die adhäsive Restauration führt in Verbindung mit der Adhäsivtechnik zu dichteren Füllungsrändern als andere Präparationsarten (Abb. 6-14).

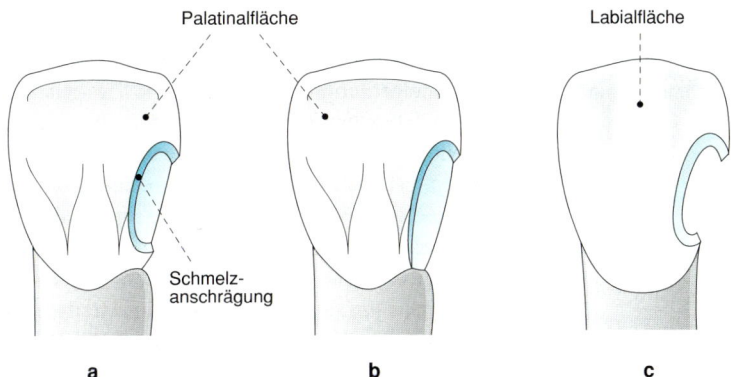

Palatinalfläche        Labialfläche

Schmelz-
anschrägung

a       b       c

**Abb. 6-13** Verschiedene Präparationsformen einer Klasse-III-Kavität.
a) Bei der klassischen Präparation erfolgt der Zugang von palatinal. Die Karies wird exkaviert und eine 0,5 mm breite Schmelzanschrägung mit Diamantfinierern angelegt. Der labiale Schmelz bleibt erhalten und wird z.B. mit einem schleifmittelbelegten Stahlband (z.B. Stahl-Karbo-Streifen) angeschrägt. Dabei wird gleichzeitig der Kontaktpunkt zum Nachbarzahn minimal aufgehoben.
Nach Konditionierung der Zahnhartsubstanz wird je nach Material ein entsprechender Haftvermittler aufgetragen. Dieser Bereich ist nach erfolgter Füllungstherapie versiegelt und damit vor Sekundärkaries geschützt.
b) Bei Klasse-III-Kavitäten, die zervikal im Zahnzement bzw. Dentin enden, wird im schmelzbegrenzten Bereich genauso präpariert, im zervikalen Bereich erfolgt jedoch keine Abschrägung.
c) Bei labial liegenden kariösen Defekten bzw. alten Füllungen, die eine labiale Begrenzung besitzen, wird der Zugang zur Kavität von labial gewählt und eine zirkuläre Abschrägung präpariert.

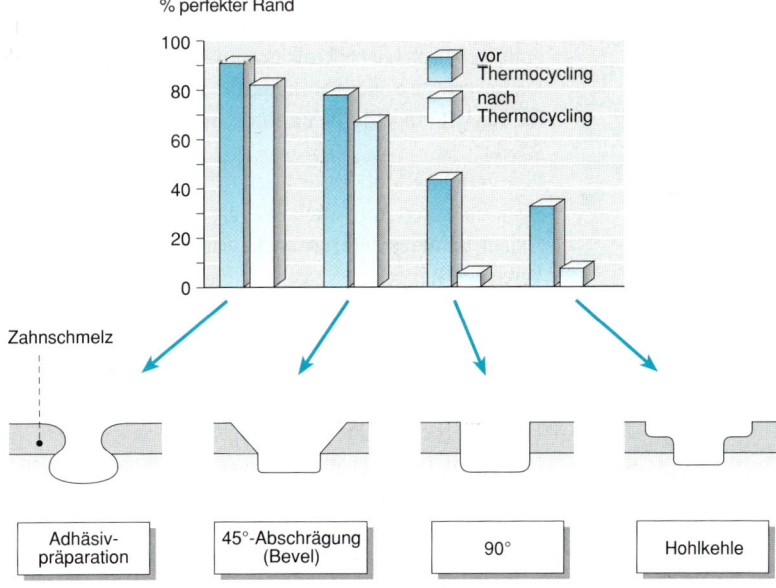

% perfekter Rand

vor Thermocycling

nach Thermocycling

Zahnschmelz

Adhäsiv-
präparation    45°-Abschrägung (Bevel)    90°    Hohlkehle

**Abb. 6-14** Die Adhäsivpräparation zeichnet sich durch eine kleine Kavitätenöffnung, unter sich gehende Stellen im Dentin und breite Haftflächen am Zahnschmelz aus. Andere Präparationsformen wie eine 45°-Abschrägung, eine Hohlkehlpräparation bzw. eine scharfkantig auslaufende Präparation (90°-Winkel mit der Schmelzoberfläche) führen zu einer schlechteren Randadaptation, die nach thermischer Wechselbehandlung weiter abnimmt (nach Lutz 1984).

6

**Alleinige
Schmelzätzung**

Die weitere Vorgehensweise richtet sich nach dem anschließend zur Füllung verwendeten Kompositmaterial, speziell dem entsprechenden Adhäsivsystem. Bei der **alleinigen Schmelzätzung** wird eine 30- bis 40%ige gefärbte Phosphorsäure auf den angeschrägten Zahnschmelz aufgebracht. Säure in Gelform verbleibt am Applikationsort und fließt nicht in die Kavität oder in andere Bereiche, die nicht konditioniert werden sollen. Ein gefärbtes Gel erlaubt zudem eine ausgezeichnete Kontrolle während der Applikation. Nach 30–60 s wird die Säure abgesprüht und der Zahnschmelz getrocknet.

**Total-etch-Technik**

Im Rahmen der so genannten **Total-etch-Technik** werden Schmelz und Dentin gemeinsam mit einer Säure vorbehandelt, wobei meistens die Säure erst auf den Schmelz und dann auf das Dentin aufgebracht wird, um ein „Überätzen" des Dentins zu vermeiden. Der Kontakt der Säure zum Dentin beträgt dann ca. 15–20 s.

Es empfiehlt sich, bereits hier eine **Kunststoffmatrize** zwischen den Zähnen mit einem Holzkeil zu verkeilen, um die Nachbarzähne vor Säurekontakt zu schützen. Außerdem werden die Zähne durch das Verkeilen aufgrund ihrer physiologischen Eigenbeweglichkeit auseinander gedrückt, sodass nach Fertigstellung der Restauration ein guter Approximalkontakt resultiert. Man kann den Holzkeil bereits vor dem Exkavieren applizieren **(pre-wedging)** und in dann vor der Insertion des Restaurationsmaterials noch einmal fest nachdrücken. Holzkeile müssen grundsätzlich nach dem Legen befeuchtet werden, damit sie quellen und somit die gewünschte Separationswirkung erzielen.

**Entfernung
alter Füllungen**

Bei **Entfernung alter Füllungen,** bei gedrehten Zähnen und entsprechender Lage der Karies muss eine Klasse-III-Kavität manchmal auch von labial eröffnet werden. Es gelten jedoch unabhängig von der Lage der Kavität die gleichen Präparationsprinzipien.

Nach Konditionierung wird ein entsprechendes Adhäsivsystem mit einer Kugel, einem Pinsel oder einem Schaumstoffschwämmchen auf die angeätzte Oberfläche aufgetragen. Bei den meisten Adhäsivsystemen erfolgt dabei eine Aushärtung der Einzelkomponenten nach kurzer Einwirkzeit (Penetration in das Mikrorelief des Schmelzes und die frei gelegte Kollagenstruktur des Dentins). Dann wird das ausgewählte Material in die Kavität eingebracht und mit einem Instrument (z.B. Heidemann-Spatel) angedrückt.

Eine **verkeilte Matrize** separiert dabei die Zähne so, dass nach Abschluss der Behandlung ein guter Approximalkontakt resultiert. Die Anwendung einer Matrize hilft zudem, unnötige Überschüsse zu vermeiden, wobei speziell Überschüsse im zervikalen Bereich später schwierig zu beseitigen sind. Es erfolgt zudem eine Konturierung der Füllungsoberfläche (Abb. 6-15). Als Matrizenbänder eignen sich Polyamid-, Polyester- und PVC-Folien. Bei **kleinen Kavitäten** erfolgt die Aushärtung in einem Arbeitsgang. Dazu wird die Matrize fest um den Zahn gelegt, sodass man mit der Polymerisationslampe sehr nah an das Füllungsmaterial gelangt. Bei **tiefen Kavitäten** werden ca. 1 mm starke Schichten aufgetragen und ausgehärtet. Die sauerstoffinhibierte Zone (s. Kap. 6.1.1) auf der ausgehärteten Oberfläche jeder Schicht erlaubt eine Anpolymerisation der nächsten Schicht, da sie nicht vollständig umgesetzte Monomerbestandteile enthält (5–100 µm). Die letzte Schicht wird wieder unter Anlegen der Matrize ausgehärtet. Dabei entsteht keine sauerstoffinhibierte Schicht.

**Klasse-III-Kavitäten**

Bei der Restauration von Klasse-III-Kavitäten finden Mikrofüller- und Feinpartikel-Hybridkomposite Anwendung. Sie sind hochglanzpolierbar und daher für ästhetisch sensible Bereiche indiziert. Es gibt Karpulensysteme, mit denen das entsprechende Komposit in die Kavität eingebracht werden kann. Mit ihnen lässt sich das Material exakt und sauber platzieren.

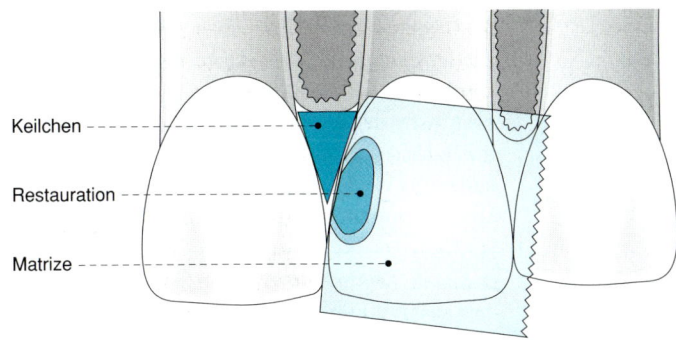

Keilchen

Restauration

Matrize

**Abb. 6-15**  Bei der Insertion von Komposit bei Klasse-III-Kavitäten wird eine Kunststoffmatrize verwendet, die interdental verkeilt ist. Dabei werden zervikale Überschüsse vermieden und die Morphologie der Füllungsoberfläche dem Zahn angepasst.

Bei **großen Kavitäten** empfiehlt es sich, ein opakes Material als Dentinersatz zu verwenden und darüber ein transluzentes Material zu schichten. Im Zweifelsfall ist ein dunklerer Farbton einem helleren vorzuziehen, da dieser im Schatten des Approximalraums ästhetisch weniger störend wirkt. Bei **stark verfärbten Zähnen** kann eine Schichtung von zervikal nach inzisal notwendig sein, um eine ästhetisch ansprechende Wirkung zu erzielen. Es empfiehlt sich nicht, verschiedenfarbige lichthärtende Kompositmaterialien zu mischen, um den richtigen Farbton zu erzielen. Dabei werden nämlich, wie bei chemisch härtenden Materialien, Porositäten durch Einrühren von Luftbläschen erzeugt.

**Verarbeitung**

Während der Verarbeitung muss lichthärtendes Material mit einem umgedrehten gefärbten Dappenglas oder einem speziellen Träger mit Lichtschutzdeckel geschützt werden. Aus hygienischen Gründen sollten Kompositmaterialien nicht direkt portionsweise aus den Tuben entnommen und in die Mundhöhle des Patienten gebracht werden. Es sollten nie Schichtdicken über 1–2 mm in die Kavität eingebracht werden. Die **Mindestbestrahlungszeit** mit einer konventionellen Halogenlampe beträgt sowohl von palatinal als auch von labial jeweils 40 s. Dabei sollte die Lichtquelle möglichst ruhig gehalten werden. Bei großflächigen Restaurationen muss mehrmals überlappend bestrahlt werden. Mit modernen Hochleistungs- und mit LED-Lampen kann die Bestrahlungszeit eventuell verringert werden. Hier ist jedoch zurzeit noch Vorsicht geboten, da über mögliche Begleiterscheinungen wie z.B. Hitzeentwicklung und Spannungsaufbau im Kompositmaterial noch keine ausreichenden Untersuchungen vorliegen. Insbesondere ist darauf zu achten, dass die Anregungswellenlänge, mit der die entsprechende Lampe arbeitet, tatsächlich in dem Bereich liegt, in dem der Initiator des Komposits bzw. Adhäsivsystems angeregt werden kann, sonst polymerisiert möglicherweise das Material nicht aus.

**Vorteile lichthärtender Komposite**

Die Vorteile lichthärtender Komposite sind:
● Der Anmischvorgang entfällt
● Es besteht eine relativ lange Verarbeitungszeit
● Sie sind für Schichttechnik geeignet
● Es kommt bei richtiger Anwendung zu einer schnellen und guten Durchhärtung.

**Nachteile**

Nachteilig ist, dass es zu einem unkontrollierten Polymerisationsbeginn durch Tageslicht oder OP-Leuchte kommen kann und dass die Durchhärtungstiefe begrenzt ist.

**Lichtgeräte**

Die marktüblichen Lichtgeräte lassen sich in Direktgeräte und Geräte mit glasfaserhaltigen flexiblen Lichtleitern unterteilen.

173

Die **Direktgeräte** besitzen einen starren Lichtleiter und einen Pistolengriff mit integrierter Lichtquelle. Sie sind robust und leicht zu handhaben. Bei den **flexiblen Lichtleitern** kann es zu Frakturen der Glasfasern kommen. Damit nimmt die Lichtmenge im Austrittsfenster ab. Eine vollständige Aushärtung der Komposite ist dann nicht mehr gewährleistet.

Komposite werden mit leichtem Überschuss in die Kavität eingebracht, damit bei der Ausarbeitung und Politur keine Unterschüsse entstehen.

> **Merke**  Die Instrumente für die Ausarbeitung und Politur sind so aufeinander abgestimmt, dass ihre Schleifleistung abnimmt, der Glättungseffekt gleichzeitig zunimmt und weder Kompositmaterial noch Zahnhartsubstanzen beschädigt werden.

Es empfiehlt sich, die Ausarbeitung und Politur in **zwei getrennten Sitzungen** vorzunehmen, auch wenn dies bei lichthärtenden Hybridkompositen vom Hersteller nicht empfohlen wird. Da nach der Insertion über mehrere Tage eine Wasseraufnahme erfolgt und damit nicht diagnostizierte hauchdünne Überschüsse aufquellen, werden sie erst in der zweiten Sitzung erkannt. Diese Überschüsse können ein Grund für marginale Verfärbungen von Kompositrestaurationen sein, da sich hier exogene Farbstoffe einlagern können.

**Erste Sitzung**  In der ersten Sitzung erfolgen **Überschussentfernung, Konturierung und Finieren** der Füllung. Für diese Arbeitsschritte eignen sich bei konkaven Flächen kugel- oder knospenförmige Diamantfinierer mit 30 bzw. 15 µm Korngröße. Überschüsse können auch mit schneidenden Handinstrumenten (Spezialinstrumente, scharfe Scaler, gebogene Skalpelle) entfernt werden. An konvexen und Glattflächen werden vorzugsweise flexible Scheiben (grob, mittel, fein) eingesetzt. Rotierende Steinchen sind nicht geeignet, da es zu einer Zertrümmerung der Schmelzränder kommen kann. Für das Finieren eignen sich auch spezielle Hartmetallinstrumente, die aber eine geringe Schneidleistung haben. Bei der Ausarbeitung mit Diamantfinierern wird mitteltourig mit Wasserkühlung gearbeitet.

**Zweite Sitzung**  Die **Politur** wird in einer zweiten Sitzung mit extrafeinen flexiblen Scheiben oder Silikonpolierern (nicht für alle Kompositmaterialien geeignet) oder diamantbeschichteten Filzscheiben bzw. Bürstchen durchgeführt.

Wird aus den Scheiben ein kleiner Keil ausgeschnitten, lässt sich aufgrund des Stroboskopeffekts der Zahn hinter der Scheibe bei der Politur erkennen. In der zweiten Sitzung erfolgt zudem eine erneute Kontrolle des Federrandes (Anfärben mit Erythrosin). Für den approximalen Bereich gibt es schleifmittelbelegte Streifen (Zirkoniumsilikat, Aluminiumoxid) in vier verschiedenen Körnungen. Sie sollten einen unbelegten Mittelteil besitzen, den man in den Zahnzwischenraum einführen kann, ohne den Approximalkontakt zu zerstören.

Die Erwärmung beim Ausarbeiten einer Kompositfüllung führt zur **Nachpolymerisation** des Materials.

**Politur**  Bei der Politur von konventionellen Kompositen und Hybridkompositen mit groben Füllkörpern sollten keine gewöhnlichen Polierpasten für die Endpolitur verwendet werden, weil dabei Füllkörper aus der Oberfläche herausgerissen werden und einer schnelleren Desintegration der Füllung Vorschub geleistet wird. Nach der Politur werden die behandelten Zähne mit einem neutralen **Fluoridierungsmittel** fluoridiert, damit versehentlich angeätzte Bereiche, die nicht von einem Komposit bedeckt sind, schneller remineralisieren.

> **Merke** Bei richtiger Verarbeitung von Kompositen und durch die Anwendung der Adhäsivtechnik werden ästhetisch zufrieden stellende Klasse-III-Restaurationen erzielt. Durch die Adhäsivpräparation lässt sich ein allmählicher Übergang von der Füllung zum Zahn realisieren. Die Adhäsivtechnik führt zudem zu einer Verbesserung der Randdichtigkeit von Kompositfüllungen und verhindert damit die Entstehung von Sekundärkaries.

### Klasse-IV-Kavitäten

Durch Traumata oder große kariöse Defekte kann es zum Verlust der Schneidekante bzw. von Ecken der Schneide- und Eckzähne kommen. Für die Restauration dieser großflächigen Kavitäten gelten die gleichen Regeln wie für Klasse-III-Restaurationen.

**Präparation** Die Primärpräparation beseitigt scharfe Kanten und stark unterminierte, frakturgefährdete Schmelzareale. Nach Exkavation der Karies erfolgen die Farbbestimmung und das Legen von Kofferdam. Der Dentinwundverschluss erfolgt je nach Größe des frei gelegten Dentinareals und Tiefe der Kavität mit einer Unterfüllung (Carboxylatzement, Zinkoxid-Phosphat-Zement, Glasionomerzement) oder einem Adhäsivsystem. Falls das Dentin pulpennah frei gelegt wurde, kann vorher punktuell ein härtendes Kalziumhydroxid-Präparat aufgebracht werden. Mit Diamantfinierern wird anschließend eine breite Anschrägung (1–2 mm) im Zahnschmelz präpariert (Abb. 6-16).

Für die oralen, konkaven Flächen werden knospenförmige Präparationsdiamanten, für die labialen und approximalen Flächen flammenförmige Diamanten verwendet. Da die Restauration mithilfe der Adhäsivtechnik retentiv am Zahnschmelz verankert wird, erübrigt sich i.d.R. das Anbringen einer Makroretention, wie z.B. parapulpärer Stifte. Endet die zervikale Begrenzung im Zahnzement bzw. im Dentin, gelten die gleichen Regeln wie bei Klasse-III-Kavitäten. Bei sehr großen Defekten kann eine Überkronung des Zahnes indiziert sein.

**Insertion des Kompositmaterials** Nach Konditionierung und Aufbringen des Adhäsivsystems folgt die Insertion des Kompositmaterials. Da Klasse-IV-Restaurationen großen Belastungen ausgesetzt sind, sollen **Feinpartikel-Hybrid-Komposite** verwendet werden. Sie können aus ästhetischen Gründen nach labial mit einem Mikrofüllerkomposit überschichtet werden.

Bei der Insertion kann eine vorgefertigte **Kunststoffhülse** verwendet werden (s. Abb. 6-16d). Diese gibt es in verschiedenen Größen und verschiedenen Zahnformen. Sie wird mit einer Schere entsprechend zurecht geschnitten und inzisal perforiert, damit beim Einbringen das überschüssige Komposit nach koronal abfließen kann. Die Kunststoffkrone wird mit Komposit gefüllt, über den Zahn geschoben und verkeilt. Anschließend werden die überquellenden Kompositüberschüsse mit einem Spatel entfernt. Lichthärtende Komposite lassen nur eine begrenzte Durchhärtung zu. Eine vorgefertigte Hülse kann daher bei Verwendung von lichthärtenden Kompositen nur bei kleinen Defekten bzw. nach vorherigem Aufbau des Füllungskerns verwendet werden. Bei großen Defekten sollten bei Verwendung der vorgefertigten Kronen im Rahmen einer Notfallbehandlung chemisch härtende Materialien bevorzugt verwendet werden.

**Aufbauten** Alternativ lassen sich **große Ecken- und Schneidekantenaufbauten** mit lichthärtenden Materialien frei modellieren. Dazu wird wie bei Klasse-III-Kavitäten ein Kunststoffmatrizenband zwischen den Zähnen verkeilt. Anschließend kann zuerst ein opaker Kern mit einem Hybridkomposit aufgebaut und von labial ein Mikrofüllerkomposit

175

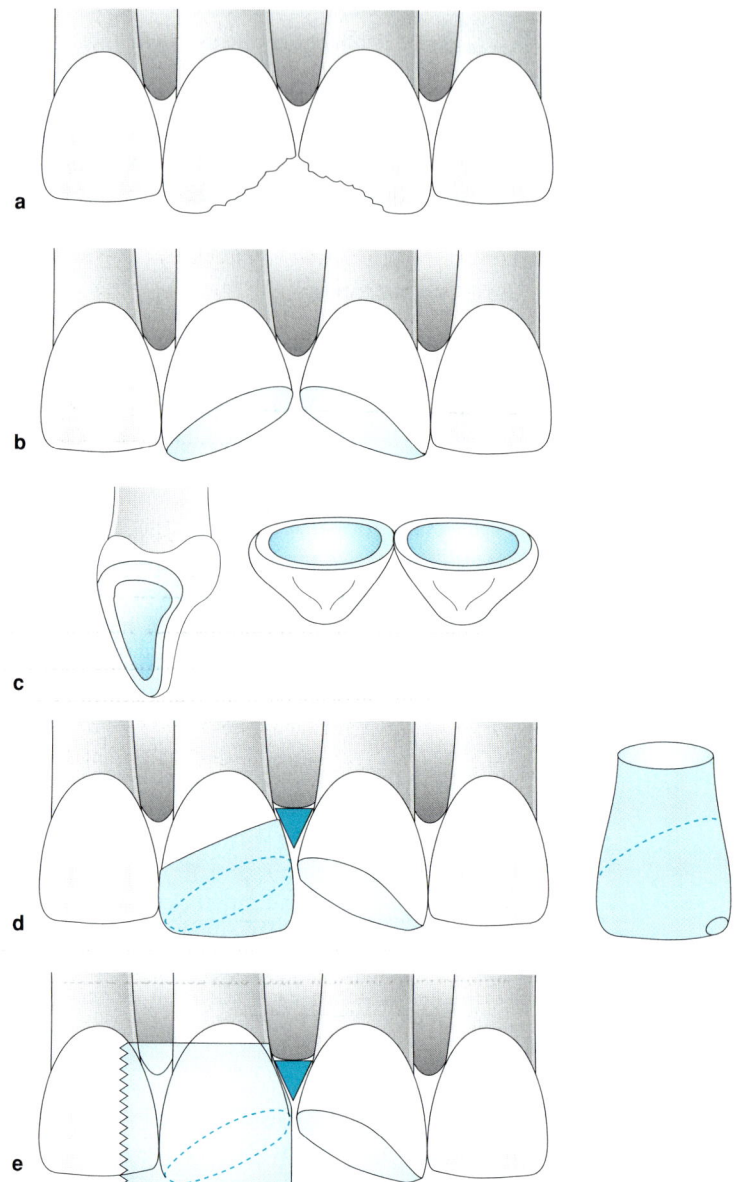

**Abb. 6-16** Versorgung einer Frontzahnfraktur (Klasse-IV-Kavität). Nach einem Frontzahntrauma werden die Bruchflächen (a) mit Diamantfinierern geglättet. Dabei wird durch Anschrägen (1–2 mm) eine breite Haftfläche am Zahnschmelz angelegt (b). Nach Aufbringen einer Unterfüllung bzw. eines Dentinhaftvermittlers (c) kann die Kompositrestauration mithilfe einer vorgefertigten, adaptierten Kunststoffkrone (d) bzw. einer Kunststoffmatrize (e) erfolgen.

überschichtet werden. Aus kosmetischen Gründen ist manchmal eine Schichtung von zervikal nach inzisal erforderlich. Die einzelnen Schichtdicken sollten 2 mm nicht überschreiten. Jede Schicht wird mindestens 40 s von oral und labial bestrahlt. Ausarbeitung und Politur erfolgen wie bei Klasse-III-Restaurationen.

## Klasse-V-Kavitäten

Restaurationen im zervikalen Glattflächenbereich sind aus unterschiedlichen Gründen indiziert. Erosive Veränderungen, keilförmige Defekte und Karies sind Gründe für Zahnhartsubstanzverluste in diesem Bereich.

**Nicht-invasives Vorgehen**

Bei Erosionen und keilförmigen Defekten wird primär ein nicht-invasives Vorgehen angestrebt. Umstellung der Ernährung (wenig erosive Nahrung), Veränderung der Putzgewohnheiten (z.B. Stillmann-Technik) und Ausschaltung von Überbelastungen während der Kaufunktion (Einschleifen, Beseitigung von Hyperbalancen und Vorkontakten) stehen hier im Vordergrund. Erst wenn die Schmerzsymptomatik oder ästhetische Aspekte restaurative Maßnahmen erfordern, ist ein invasives Vorgehen indiziert. Im **Wurzelzement bzw. -dentin** kann auch beim Vorliegen einer manifesten Karies durch Prophylaxemaßnahmen die Progression verhindert werden.

Bei **flachen kariösen Defekten** wird ausschließlich die Karies entfernt (mit Exkavator, Rosenbohrer oder Carisolv®) und anschließend mit hoch dosierten Fluoridlacken oder -gelen fluoridiert. Es erfolgt ein enges Recall mit erneuter professioneller Fluoridapplikation in vierteljährlichen Intervallen. Die tägliche Anwendung antibakterieller Spüllösungen (z.B. Zinnfluorid kombiniert mit Aminfluorid) ist indiziert.

Manifeste progrediente kariöse Defekte, speziell kariöse Läsionen im Schmelzbereich, bei denen die Oberfläche eingebrochen ist, werden restaurativ behandelt.

Eine **reine Zement- und Dentinkaries,** die sich in den Approximalbereich erstreckt, lässt sich häufig nur noch durch Anfertigung einer Krone therapieren. Bei Klasse-V-Kavitäten, die ausschließlich im Wurzelzementbereich liegen, werden häufig Glasionomerzemente als Restaurationsmaterial verwendet. In der Regel werden jedoch auch bei Klasse-V-Kavitäten Kompositfüllungen angefertigt.

**Präparation**

Bei der Präparation (Abb. 6-17) ist zu berücksichtigen, dass der Abstand zur Pulpa im Zahnhalsbereich nur gering ist. Die Kavitätenpräparation folgt daher der Krümmung der Zahnoberfläche. Die primäre Kavitätenpräparation beschränkt sich auf ein Minimum. Meistens ist nur eine Kariesentfernung erforderlich. Die Umrissform folgt entsprechend der Kariesausbreitung dem Verlauf der Gingiva, d.h., die Kavität ist annähernd nierenförmig. Durch die Exkavation der Karies ergibt sich zervikal meist automatisch ein leicht unter sich gehender Bereich, der für eine zusätzliche makromechanische Verankerung sorgt.

**Anschrägung**

Im **schmelzbegrenzten Bereich** erfolgen anschließend mit knospenförmigen oder kleinen spitzen Diamantfinierern eine Anschrägung des gesamten Kavitätenrandes (koronal mindestens 0,5 mm; lateral ist die Schmelzabschrägung nur dünn zu gestalten) und eine Konditionierung der Zahnhartsubstanzen wie oben beschrieben. Bei Zahnhalsdefekten, deren zervikaler Rand im Zahnzement bzw. -wurzeldentin liegt, wird kein spezielles Kavitätendesign angestrebt. Während der Kavitätenrandbereich bei Erosionen häufig nach zervikal abfallend ist, ergibt sich nach einer Kariesexkavation häufig ein Unterschnitt im zervikalen Bereich. (s. Abb. 6-17).

**Trockenlegung**

Die Applikation von **Kofferdam** gestaltet sich bei Klasse-V-Kavitäten oft schwierig. Man muss Klammern verwenden, die eine Retraktion der Gingiva erlauben (z.B. Ivory SA 212). Nicht selten muss vorher durch eine chirurgische Maßnahme der zervikale Rand der Kavität erst frei gelegt werden.

Ist Kofferdam nicht anwendbar (Latexallergie, Asthma, Würgereiz), kann alternativ eine spezielle **Zahnhalsmatrize** verwendet werden (Abb. 6-18). Diese Matrize wird in den Sulkus geschoben, und von außen wird ein Schmelzhaftvermittler im Bereich des Gingivalsaums aufgebracht und ausgehärtet. Es resultiert eine dichte und fest sitzende Matrize, die einen glatten, stufenlosen Übergang der Füllung zur Wurzeloberfläche garantiert.

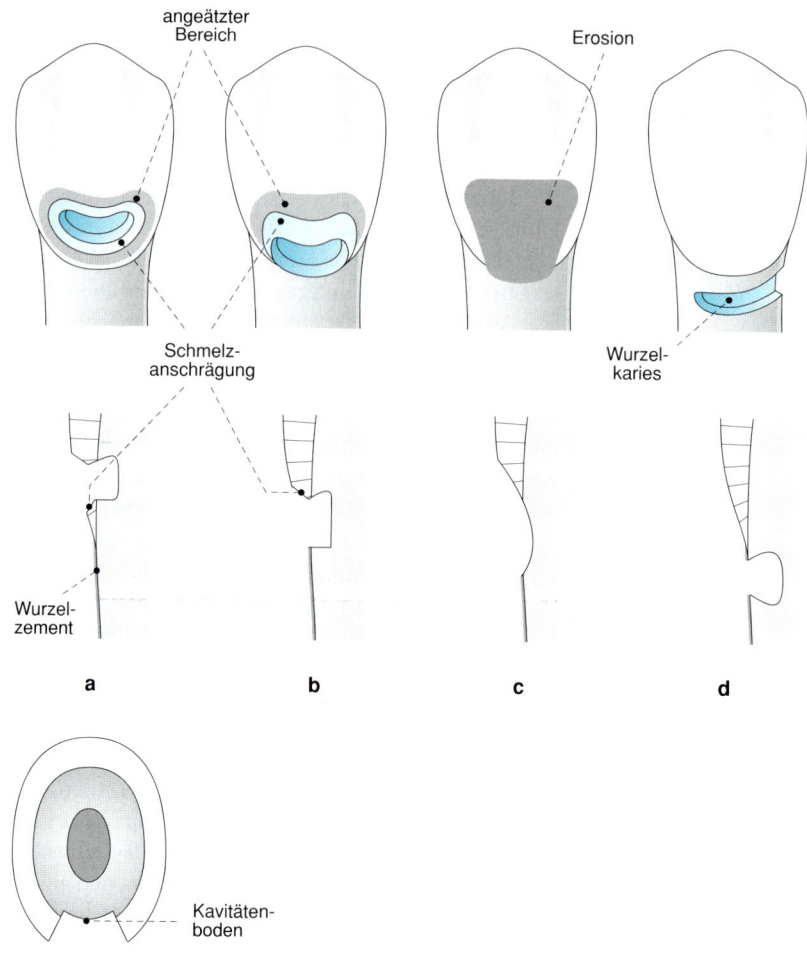

**Abb. 6-17** Kavitätengestaltung bei unterschiedlichen Klasse-V-Kavitäten.
a) Bei einer rein schmelzbegrenzten Kavität kann die Kompositrestauration nach zirkulärer Anschrägung mit der Adhäsivtechnik erfolgen.
b) Liegt der zervikale Kavitätenrand im Wurzelzement bzw. -dentin, erfolgt nur koronal eine Schmelzanschrägung.
c) Eine Erosion wird nur bei ausgeprägter Form oder aus ästhetischen Gründen invasiv behandelt. Dabei erfolgt keine zusätzliche Präparation, sondern nur die Anwendung eines entsprechenden Haftvermittlersystems.
d) Bei einer Wurzelkaries ergeben sich häufig nach der Exkavation zusätzlich makromechanische Retentionen.

Ein Unterfüllungsmaterial ist bei Anwendung der Adhäsivtechnik meistens nicht erforderlich.

**Insertion des Komposits**

Zur Vermeidung des zervikalen Randspalts wird bei großen und tiefen Kavitäten das Komposit in **zwei Schichten** eingebracht, wobei jede Schicht ausreichend (mindestens 40 s lang) polymerisiert werden muss. Für die Restauration von Klasse-V-Kavitäten eigenen sich auch **fließfähige (flowable) Komposite.** Für die Konturierung der Restauration können lichtdurchlässige Matrizen, die mit einer Pinzette an einem Haltedorn festgehalten werden, Verwendung finden (s. Abb. 6-18a).

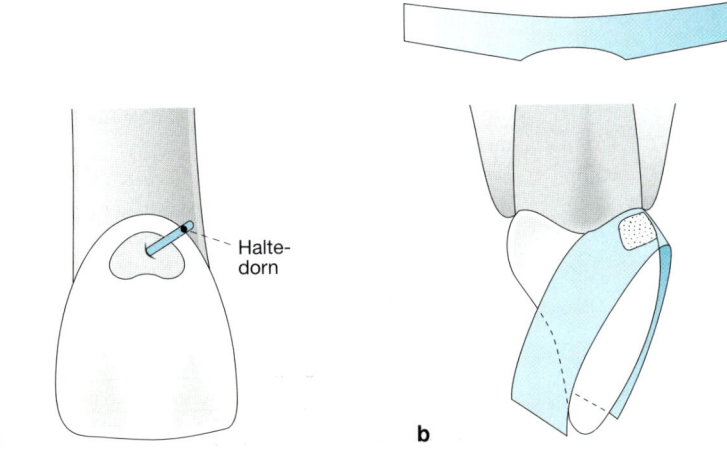

a                                            b

**Abb. 6-18** Bei der Insertion des Kompositmaterials können unterschiedliche Zervikalmatrizen angewendet werden. Endet die Kavität zervikal am Gingivalrand und lässt sich kein Kofferdam applizieren, so wird ein speziell geformtes Matrizenband in den Sulkus geschoben (b). Von außen wird Bonding mit einer Kugel aufgebracht und ausgehärtet. Es resultiert eine dichte und fest sitzende Matrize, die einen glatten, stufenlosen Übergang der Füllung zur Wurzeloberfläche garantiert.

**Ausarbeitung**

Die Ausarbeitung der Restauration erfolgt mit flammenförmigen oder spitzen, feinen und extrafeinen Diamantfinierern und flexiblen Scheiben, wie bei Klasse-III- und -IV-Restaurationen. Auf eine hochglanzpolierte Restauration ohne Überschüsse muss aus karies- und parodontalprophylaktischen Gründen besonders geachtet werden.

Bei **rein erosiven Veränderungen** sind die Defekte im Zahnhalsbereich schüsselförmig (s. Abb. 6-17). Hier erfolgt in der Regel keine Präparation. Nach Reinigung der Dentinoberfläche kann die Restauration mit der Adhäsivtechnik verankert werden. Die Haftfestigkeit von Adhäsionssystemen scheint in diesem speziellen Fall aufgrund des geringen C-Faktors ausreichend.

**Alternativen**

Als Alternativen zu Kompositrestaurationen bieten sich die reine Glasionomerzementfüllung, die Goldstopffüllung und verschiedene Einlagerestaurationen (Keramik, Komposit, Gold) an, die heute jedoch in der Regel keine Anwendung finden.

### 6.1.7 Seitenzahnrestaurationen mit Komposit

 Kompositmaterialien werden im Seitenzahnbereich für kleine und mittelgroße Klasse-I- und -II-Kavitäten verwendet. Die Anwendung bei Klasse-II-Kavitäten ist eingeschränkt, wenn der approximal-zervikale Kavitätenrand schlecht erreichbar und damit eine Trockenlegung über den gesamten Behandlungszeitraum nicht gewährleistet ist.

Es muss zudem gewährleistet sein, dass der Patient den Füllungsrandbereich im Rahmen der täglichen Mundhygiene gut reinigen kann.

**Kontraindikationen**

Falls Einziehungen im zervikalen Bereich das sichere Anlegen einer Matrize nicht mehr ermöglichen und somit die Gefahr des Überstopfens von Füllungsmaterial gegeben ist und wenn die Wiederherstellung eines Approximalkontakts zum Nachbarzahn durch eine Kompositrestauration nicht erzielt werden kann, sind Kompositrestaurationen kontraindiziert. Auch wenn vermehrt dentinbegrenzte Kavitäten mit Kompositrestaurationen versorgt werden, kann bis heute nicht mit absoluter Sicherheit garantiert werden, dass bei großen, nicht schmelzbegrenzten Klasse-II-Kavitäten der Restaurationsrand im Zahnzement bzw. Dentin dauerhaft so dicht ist, dass keine Mikroorganismen eindringen können.

**Einsatz im Milchgebiss**

Der Einsatz im **Milchgebiss** unterliegt den gleichen Indikationen wie im Erwachsenengebiss. Das verwendete Kompositmaterial muss röntgenopak sein, eine ausreichende Zug- und Druckfestigkeit besitzen und verschleißfest sein. Im Seitenzahnbereich werden daher aufgrund ihrer physikalischen Eigenschaften Feinpartikelhybrid-Komposite verwendet. Da während des Füllens weder Blut noch Speichel in die Kavität eindringen darf, empfiehlt sich die Anwendung von Kofferdam.

**Abrasionsgebiss**

Im **Abrasionsgebiss** ist die Anwendung von Komposit für Klasse-I- und -II-Kavitäten in der Regel nicht indiziert; hier müssen auch im Rahmen einer Bisshebung nicht selten Teilkronen angefertigt werden.

### Klasse-I-Kavitäten

**Primärpräparation**

Die Primärpräparation für eine Klasse-I-Kavität erfolgt mit einem kugelförmigen, birnenförmigen oder zylindrischen Diamanten. Die Kavitätenform wird allein durch die Größe des kariösen Defekts bestimmt (Abb. 6-19). Die Zugangskavität muss so groß sein, dass die Karies problemlos unter guter Sicht entfernt werden kann. Überhängende, nicht von Dentin unterstützte Schmelzareale werden dann entfernt, wenn sie frakturgefährdet sind. Nach Farbauswahl und absoluter Trockenlegung erfolgt die Entfernung der Karies (auch hier empfiehlt sich die Anwendung von Kariesdetektor) mit einem Rosenbohrer.

**Unterfüllung**

Bei **tiefen Kavitäten** kann anschließend eine **Unterfüllung** (Phosphatzement, Carboxylatzement, Glasionomerzement) gelegt werden, um zum einen die Pulpa vor eventuell austretenden Monomerbestandteilen aus der Kompositfüllung zu schützen und zum anderen das Gesamtvolumen des eingebrachten Komposits zu verringern.

> **Merke**  In der Regel wird heute ein rein adhäsives Vorgehen (Total-etch-Technik, total bonding) bevorzugt.

Die Schmelzränder werden mit Handinstrumenten bzw. kleinen spitzen Diamantschleifern minimal angeschrägt. Dabei werden Schmelzbereiche, deren Gefüge durch die Präparation geschädigt wurde, entfernt. Eine breite Anschrägung ist im okklusalen Bereich nicht indiziert, da bei der anschließenden Restauration dünn auslaufende Kompositränder im okklusalen Kontaktbereich resultieren und damit einem deutlichen Verschleiß unterliegen.

Wie bereits oben erwähnt, erfolgt eine Präparation nur in den Fissurenabschnitten, die tatsächlich kariös sind. Das an die Kavität angrenzende Fissurenrelief kann nach erfolgter Restauration mit einem **Fissurenversiegler** vor Karies geschützt werden. Die adhäsive Präparation ist auch hier durch minimalen Zahnhartsubstanzverlust und kleine Füllungsoberfläche gekennzeichnet.

Für die Restauration einer kleinen Klasse-I-Kavität im kariesinaktiven Gebiss mit Amalgam müsste wesentlich mehr Zahnhartsubstanz geopfert werden. Amalgamfüllungen sind daher nur noch bei großen Klasse-I-Kavitäten im okklusionstragenden Bereich und dort, wo eine Trockenlegung bei der Füllungstherapie nicht gewährleistet ist, indiziert.

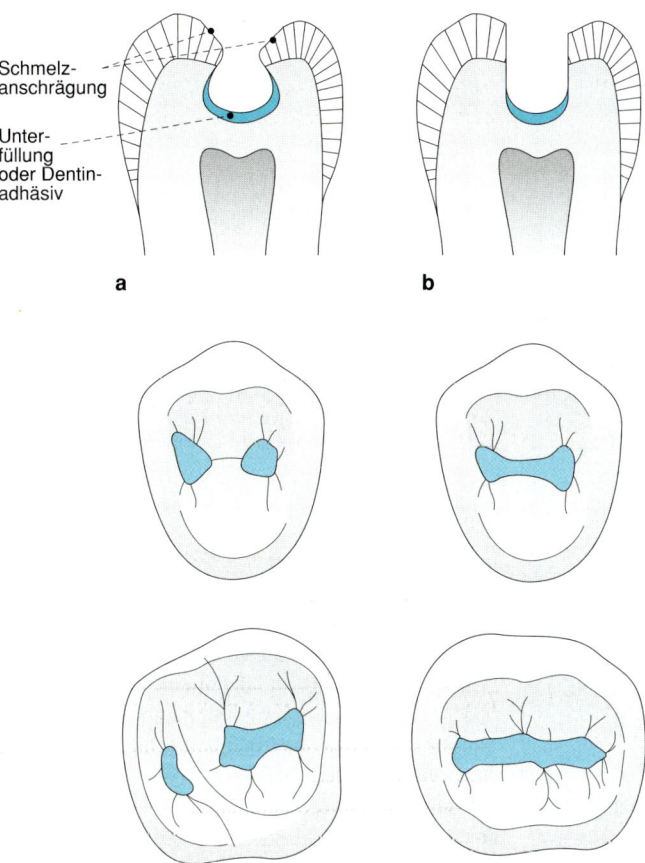

Schmelz-
anschrägung

Unter-
füllung
oder Dentin-
adhäsiv

a                                            b

**Abb. 6-19** Verschiedene Umrissformen von Klasse-I-Kavitäten für Kompositrestaurationen. Bei kleinem Kavitätenzugang und konvergenten Kavitätenwänden erfolgt eine
zierliche Schmelzanschrägung der Kavitätenränder, dabei werden die Schmelzprismen
zwischen 45 und 90° angeschnitten (a). Bei größeren Kavitäten und parallelen oder
leicht divergierenden Wänden ist keine Anschrägung erforderlich (b).

**Konditionierung**  Nach Einbringen der Unterfüllung erfolgt die Konditionierung der Zahnhartsubstanzen. Anschließend wird ein zum Füllungsmaterial gehörendes Adhäsivsystem aufgetragen und das Kompositmaterial mit einem planen Stopfer in Schichtstärken von
1–2 mm eingebracht und polymerisiert (Abb. 6-20).

**Modellation**  Eine akzeptable **Modellation** kann mit speziellen Komposit-Modellierinstrumenten
durchgeführt werden. Es ist dabei darauf zu achten, dass speziell bei hoch viskösen
Hybridkompositen keine **Lufteinschlüsse** „eingearbeitet" werden. Diese Porösitäten
führen zu einer erhöhten Desintegration und damit erhöhtem **Verschleiß** der Kompositoberfläche beim Kauen. Auf der Kompositoberfläche entsteht eine sauerstoffinhibierte Zone. Eine geringfügige **Überkonturierung** der Füllung ist daher unumgänglich, um genügend Material zum Ausarbeiten und Polieren zur Verfügung zu
haben.

**Ausarbeitung
und Politur**  Die Ausarbeitung und Politur erfolgt je nach Art der zu bearbeitenden Flächen mit
unterschiedlichen Instrumenten. Konvexe Flächen (z.B. zugängliche Anteile der
Approximalflächen) können mit schleifmittelbelegten Scheiben ausgearbeitet und

181

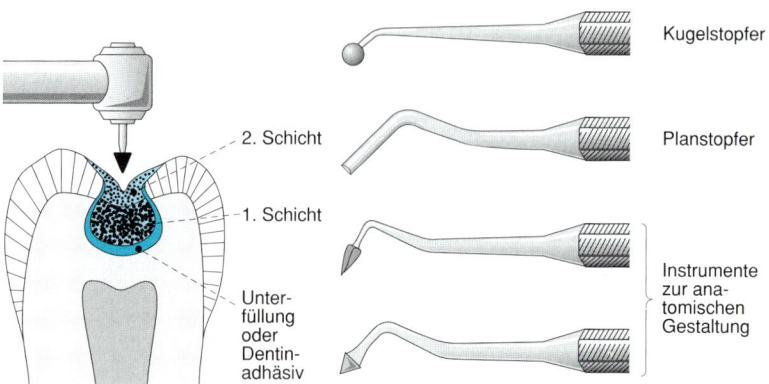

2. Schicht

Planstopfer

1. Schicht

Instrumente
zur ana-
tomischen
Gestaltung

Unter-
füllung
oder
Dentin-
adhäsiv

**Abb. 6-20**  Instrumente zum Füllen und Konturieren von okklusalen Kompositrestaurationen. Das Komposit wird in Schichttechnik eingebracht und polymerisiert.

poliert werden. Strukturierte, anatomisch geformte Areale (z.B. Kauflächen) werden mit kegelförmigen Diamantfinierern ausgearbeitet und mit Hartmetallfinierern geglättet. Die Politur kann mit diamantbeschickten Filzscheiben bzw. Bürstchen erfolgen. Dabei wird die sauerstoffinhibierte Schicht entfernt. Einige Autoren empfehlen abschließend das Auftragen eines Bondingmaterials, das in frei gelegte Porösitäten und Mikrorisse eindringt und damit zu einer Oberflächenverbesserung führt. Da oft nicht das gesamte Fissurensystem in die Präparation mit einbezogen wird, kann anschließend auf die Füllung und nach Anätzen auf die Fissuren ein Fissurenversiegler aufgebracht werden. Er erfüllt den gleichen Zweck wie das Bondingmaterial.

### Klasse-II-Kavitäten

**Primärpräparation**

Auch bei der Primärpräparation für Klasse-II-Kavitäten wird gesunde Zahnhartsubstanz so weit wie möglich geschont. Bei frei zugänglichen approximalen Kavitäten (z.B. im Wechselgebiss) erfolgt die Restauration wie bei Klasse-V-Kavitäten mit einem röntgensichtbaren Komposit. Bei kleinen rein approximalen Kavitäten und geschlossener Zahnreihe wird eine so genannte **Slot-Präparation** durchgeführt (Abb. 6-21c).

Die okklusale Struktur bleibt vollständig erhalten. Die Größe der approximalen Kavität wird erneut ausschließlich durch die Kariesausdehnung vorgegeben. Oft ist eine **Separation des Nachbarzahnes** durch einen Holzkeil indiziert, um ein versehentliches Anschleifen zu vermeiden. Mit kleinen kugel- oder birnenförmigen Diamantschleifern bzw. oszillierenden oder schallgetriebenen Instrumenten wird die kariöse Läsion von okklusal eröffnet.

**Sekundär-
präparation**

Nach Exkavation der Karies, Farbbestimmung, absoluter Trockenlegung und evtl. Unterfüllung erfolgt die Sekundärpräparation. Der approximale Kontakt wird dabei aufgehoben. Liegt zugleich eine okklusale Fissurenkaries vor, so wird diese mit einbezogen (s. Abb. 6-21b). Ging man früher davon aus, dass der Isthmus im Idealfall nur so breit sein sollte, dass eine Schmelzabstützung der antagonistischen Kontakte gewährleistet ist (s. Abb. 6-21d), so ist es heute aufgrund der besseren Abrasionsresistenz der Hybridkomposite auch erlaubt, bei Einzelzähnen größere Restaurationen herzustellen, wenn nicht die gesamte Okklusion auf Kompositrestaurationen abgestützt ist. Die okklusalen **Kavitätenränder** werden wie bei Klasse-I-Kavitäten gestaltet. Alle internen Kavitätenwinkel sind abgerundet.

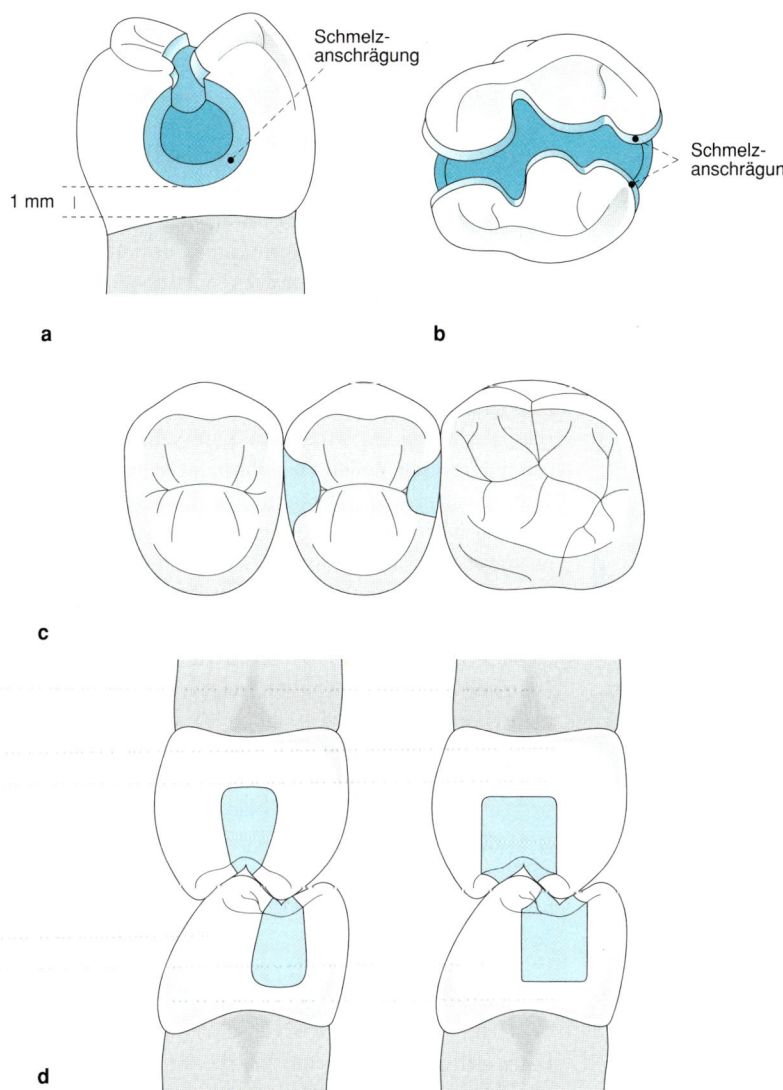

**Abb. 6-21** Klasse-II-Kavitäten für Kompositrestaurationen. Der approximal-zervikale Kavitätenrand sollte gut zugänglich sein (möglichst im Schmelz liegen) (a und b). Bei einer rein approximalen Karies wird bei einer Primärversorgung eine Slot-Präparation ohne Einbeziehung der Fissuren durchgeführt (c). Die Isthmusbreite sollte auch bei großen Austauschfüllungen so gewählt werden, dass die Okklusion im entsprechenden Quadranten nicht allein auf Komposit abgestützt ist (d).

**Matritzen-Adaptation**

Nach erfolgter Präparation kann eine **lichtdurchlässige Kunststoffmatrize** adaptiert werden. Dabei können verschiedene Techniken angewendet werden. Es gibt Matrizenbänder, die vorkonturiert sind und in einen üblichen Matrizenhalter (z.B. Tofflemire®) eingespannt werden können. Da die Matrizenhalter jedoch aus Metall sind, ziehen sie das Matrizenband aufgrund ihres Gewichtes sehr leicht nach koronal vom Zahn ab. Bei einem anderen Matrizensystem wird die Kunststoffmatrize durch eine Metallvorrichtung am Zahn festgeklemmt. Auch hier ist eine optimale Adaptation nicht gewährleistet. Man kann bei kleinen Kavitäten jeweils mesial und distal gekürzte Matrizenbänder für Frontzähne zwischen den Zähnen verkeilen. Damit lässt sich jedoch kein stufenloser Übergang der Restauration zur Zahnoberfläche an den Extensionsflächen erzielen. Kunststoffmatrizen sind zudem relativ dick, sodass bei ihrer Verwendung die Erzielung eines ausreichenden Approximalkontakts erschwert ist.

Oft wird daher eine für die Amalgamfüllungstechnik verwendete **Metallmatrize** verwendet. Dabei kann das Kompositmaterial beim Einbringen jedoch nur von okklusal polymerisiert werden. Nach Abnehmen des Matrizenbandes muss daher die fertige Restauration noch einmal von allen Seiten für 40 s **nachpolymerisiert** werden. Neuerdings gibt es bleitote, formbare sehr dünne Metallbänder, die in den Zahnzwischenraum eingebracht und mit einem speziellen Haltesystem (Metallring) im Zahnzwischenraum gehalten werden. Bei Verwendung dieser Matrizen kann ein guter Approximalkontakt erzielt werden.

Häufig wird bei der Arbeit mit Kunststoffmatrizen die Verwendung von **seitlich reflektierenden Keilen** empfohlen. Sie sollen das Licht in den Zahnzwischenraum leiten und damit die Schrumpfung des Komposits nach zervikal lenken. Neuere Untersuchungen bezweifeln diese Wirkung. Mit Kunststoffkeilen lässt sich zudem nur eine unzureichende Separation der Zähne und damit ein schlechter Approximalkontakt erzielen. Bei Verwendung von Holzkeilen ist die Separation besser. Die Kavität muss dann jedoch von zervikal nach okklusal in kleinen Schichten (1–2 mm) gefüllt werden, da nur von okklusal polymerisiert werden kann.

**Einbringen des Komposits**

Das Einbringen des Komposits erfolgt grundsätzlich in **Schichttechnik,** um die Polymerisationsschrumpfung zu minimieren. Dabei können unterschiedliche Techniken angewendet werden (Abb. 6-22). **Fließfähige Komposite** werden in Kunststoffkompulen geliefert. Sie können dann direkt in die Kavität „eingespritzt" werden. Bei sorgfältiger Insertion entstehen dabei keine Lufteinschlüsse, die bei der Anwendung zäher Hybridkompositmaterialien in kleinen, unter sich gehenden Kavitäten kaum zu vermeiden sind. Sie sind daher für die Restauration kleiner Klasse-II-Restaurationen (Slot-Präparation) und als erste (zervikale) Schicht bei größeren, unter sich gehenden Präparationen geeignet.

**Ausarbeitung und Politur**

Die Ausarbeitung und Politur erfolgt okklusal wie bei Klasse-I-Restaurationen. Linguale, bukkale und zervikale **Überschüsse** lassen sich gut mit schneidenden Handinstrumenten (gebogenes Skalpell, Scaler, Spezialinstrumente) entfernen. Anschließend lassen sich diese Bereiche mit flammenförmigen Diamantfinierern und Polierscheiben so konturieren, dass kein Übergang zwischen Restauration und Zahnhartsubstanz zu tasten ist. Besondere Aufmerksamkeit gilt **Füllungsüberschüssen im Approximalraum.** Sie müssen vollständig entfernt werden, um Parodontalerkrankungen vorzu-

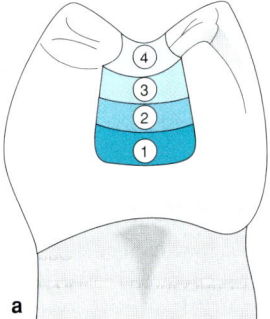
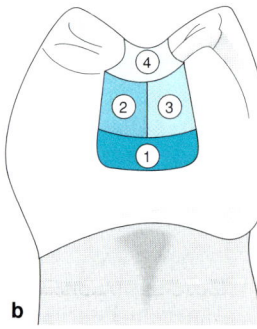

a  b

**Abb. 6-22** Zur Verringerung der Polymerisationsschrumpfung und wegen der begrenzten Durchhärtungstiefe wird das Kompositmaterial in kleinen Schichten in die Kavität eingebracht und ausgehärtet (a und b).

beugen. Bei richtiger Farbgebung ist eine Ausarbeitung und Politur im okklusalen Bereich sehr schwierig. Die Restauration lässt sich dann oft nicht von der Zahnhartsubstanz unterscheiden.

Eine sorgfältige Kontrolle der statischen und dynamischen Okklusion sowie eine Fluoridierung mit einem neutralen Fluoridierungsmittel schließen die Behandlung ab.

**Entfernung einer Amalgamfüllung**

Nach Entfernung einer Amalgamfüllung ist die Kavität oft approximal-zervikal nicht mehr schmelzbegrenzt bzw. im Bereich des okklusalen Isthmus zu groß. In diesem Fall ist eine Kompositrestauration nur nach sorgfältiger Abwägung indiziert. Der zervikal-approximale Kavitätenrand sollte gut zugänglich sein, und die Okklusion im entsprechenden Quadranten sollte überwiegend auf Zahnschmelz abgestützt sein.

### 6.1.8 Weitere Indikationsgebiete für die Anwendung von Kompositmaterialien

Ausgedehnte Frontzahnfüllungen, Verfärbungen und Strukturanomalien des Zahnschmelzes können zu erheblichen **ästhetischen Problemen** führen, wenn diese Veränderungen speziell an oberen Frontzähnen die gesamte Fazialfläche betreffen. Komposite in Verbindung mit der Adhäsivtechnik ermöglichen ästhetische Korrekturen von Schmelzdefekten und Schmelzverfärbungen und die Schließung von Diastemata. Dabei können direkte und indirekte **Verblendungen** (Veneers) Anwendung finden (Abb. 6-23).

**Direkte Verblendtechnik**

Nach adäquater Schmelzpräparation wird bei der direkten Verblendtechnik nach Konditionierung die gewünschte Korrektur mit Kompositmaterialien in einer Sitzung vorgenommen.

**Indirekte Verblendtechnik**

Bei der indirekten Verblendtechnik wird nach Abformung und Modellerstellung eine zahnfarbene **Verblendschale** aus Komposit hergestellt. Die Befestigung der Schale im Mund des Patienten erfolgt mit einem so genannten Kompositkleber unter absoluter Trockenheit. Bei verfärbten Zähnen kann vorher ein gefärbtes niedrig visköses Komposit (Opaker) auf die verfärbte Fläche aufgetragen und ausgehärtet werden. Hier wird auf weiterführende Literatur verwiesen.

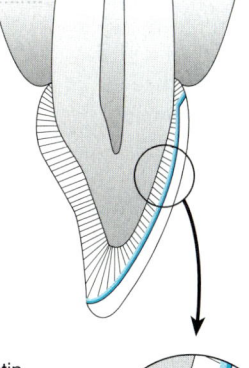

| Dentin |
| Schmelz |
| Bonding |
| Opaker |
| Komposit |

**Abb. 6-23** Approximale Aufsicht auf einen Zahn mit einem Veneer.

Temporäre **Schienungen** nach Zahnfrakturen bzw. temporäre **Lückenversorgungen** nach Zahnextraktionen lassen sich ebenso mit der Adhäsivtechnik und Kompositen durchführen wie der semipermanente Aufbau einer therapeutischen Eckzahnführung und die Eingliederung von Klebebrücken (sog. Maryland-Brücken).

### 6.1.9 Bewertung der Kompositrestaurationen

Die Anwendung von Kompositen in Verbindung mit Adhäsivtechnik führt bei richtiger Indikation zu randspaltfreien und ästhetisch anspruchsvollen Restaurationen.

**Indikationsbereich** Ein **eingeschränkter Indikationsbereich** liegt dann vor, wenn Präparationsgrenzen von Klasse-II-, -IV- und -V-Kavitäten zervikal im Zahnzement bzw. -dentin enden.
Bei reiner Wurzelkaries, okklusionstragenden Klasse-I- und -II-Kavitäten und bei approximalen Seitenzahnläsionen, die zervikal-approximal zementbegrenzt sind, ist die Anwendung von Kompositmaterialien nach heutiger Ansicht limitiert.

> **Merke** Mit Entwicklung der adhäsiven Präparationstechnik sind die Black-Präparationsregeln nur noch eingeschränkt gültig.

**Kavitätenränder** Es wird nicht mehr angestrebt, die Kavitätenränder in die Zonen der Selbstreinigung bzw. aus kariesprophylaktischen Gründen in den gingivalen Sulkus zu legen. Eine eigene Retentionsform wird überflüssig, da das Restaurationsmaterial mikromechanisch an den Zahnhartsubstanzen haftet. Einzig die **Übersichtsform** und die **Widerstandsform** gelten weiterhin. Die kariöse Läsion muss bei guter Sicht exkaviert werden können, und weder Zahn noch Füllung sollten unter Kaubelastung frakturieren bzw. übermäßig abradieren.
**Komposit ist nach wie vor kein ideales Restaurationsmaterial für die Routineversorgung von Seitenzahnkavitäten.** Durch **Hydrolyse der Silanverbindungen** kommt es zum Füllerverlust und damit zu verstärktem Substanzverlust im okklusalen (Attrition) und approximalen Kontaktpunktbereich. Im okklusionstragenden Bereich ist der Materialverlust ca. dreimal größer als im okklusionsfreien Bereich (Abrasion durch Nahrungsaufnahme).

**Polymerisationsschrumpfung** Die **Polymerisationsschrumpfung** führt zusätzlich zu inneren Spannungen und damit zur Ausbildung von Mikrorissen, die für eine Desintegration des Materials mitverantwortlich sind. Da eine Konversion aller vorhandenen Doppelbindungen bei der Aushärtung nicht erfolgt, nimmt das Material in der Mundhöhle Wasser auf und quillt.

**Farbstabilität** Eine **Farbstabilität** kann nicht sicher gewährleistet werden.

**Zeitaufwand** Der **Zeitaufwand** bei der Restauration von Klasse-II-Kavitäten mit Kompositen ist größer als bei Verwendung von Amalgam. Das Beherrschen der **Kofferdam-Technik** zur absoluten Trockenlegung ist eine Grundvoraussetzung für die Anwendung der Adhäsivtechnik.

**Lebensdauer** Mit modernen Feinpartikelhybridkompositen lassen sich heute jedoch bei richtiger Indikationsstellung und richtiger Verarbeitung Restaurationen herstellen, deren Lebensdauer an die von Amalgamfüllungen heranreicht.

### 6.1.10 Reparatur von Kompositrestaurationen

Bei der Erneuerung einer Kompositrestauration ergeben sich zwei Probleme: Sie ist sehr **zeitaufwändig**, da das Restaurationsmaterial sich farblich häufig kaum von der Zahnhartsubstanz unterscheidet und man bei adhäsiv befestigten Restaurationen am Boden tiefer Kavitäten sehr vorsichtig vorgehen muss, um die Pulpa nicht zu eröffnen. Zudem hat sich gezeigt, dass der **Zahnhartsubstanzverlust** bei Entfernung einer Kompositrestauration häufig erheblich größer ist als beim Austausch einer Amalgamrestauration.

**Verbund**  Da Kompositrestaurationen aufgrund einer Sekundärkaries oder einer Füllungsfraktur häufig nur teilweise entfernt werden müssen, stellt sich die Frage, ob sich der neue Restaurationsteil ausreichend mit dem noch vorhandenen verbindet. Es steht fest, dass diese Verbindung nicht immer sicher herzustellen ist. Man kann allerdings im Einzelfall die Kompositfläche des noch verbliebenen Füllungsteils mit einem Steinchen oder mit einem Sandstrahlgerät aufrauen, die Kavitätenwände im zu erneuernden Bereich nachpräparieren und dann wie üblich den neuen Füllungsteil adhäsiv verankern. Es gibt allerdings bisher nur wenige aussagekräftige Langzeitstudien zum Verbund der beiden Restaurationsteile.

## 6.2 Restaurationen mit Glasionomerzementen

### 6.2.1 Materialkunde der Glasionomerzemente

> Glasionomerzement (Polyalkenoatzement) besteht aus den für Dentalzemente typischen Komponenten Pulver und Flüssigkeit, welche durch eine Säure-Basen-Reaktion aushärten.

#### Konventionelle Glasionomerzemente

**Bestandteile**  Bei den konventionellen Glasionomerzementen finden **Polycarbonsäuren** (Polymere der Alkensäuren) wie z.B. die Polyacrylsäure und heutzutage deren **Kopolymere mit Itakon-** oder **Maleinsäure** Verwendung. Diese neueren Kombinationen setzen die Viskosität der Flüssigkeitskomponente herab, verhindern ein vorzeitiges Gelieren (hierdurch verlängerte Lagerungsmöglichkeit) und verbessern die Abbindegeschwindigkeit. Durch **Gefriertrockung** ist es darüber hinaus möglich, diese Anteile dem Pulver bereits zuzugeben, wodurch eine exakte Dosierung der Flüssigkeits- und Pulveranteile erleichtert wird.

Der **Flüssigkeitsanteil** dieser so genannten wasserhärtenden Glasionomerzemente besteht aus destilliertem Wasser bzw. wässriger Weinsäure.

Der **Pulveranteil** besteht aus Kalzium-Aluminium-Silikat-Glas mit eingesprengten kalziumfluoridreichen kristallisierten Tröpfchen, die beim Schmelzvorgang der Ausgangskomponenten als Flussmittel dienten. Die Fluoride werden nach dem Legen der Füllung über einen längeren Zeitraum an die Umgebung abgegeben und sollen so einen begrenzten Kariesschutz im Füllungsrandbereich bieten.

Der Silikatanteil wurde inzwischen leicht modifiziert, um optimal mit der Säurekomponente reagieren zu können. Durch Vorbehandlung der gemahlenen Gläser mit mineralischer Säure entsteht an der Oberfläche eine ca. 100 nm dicke Kieselgelschicht. Diese Schicht muss nach dem Anrühren des Zements von der Säure durchdrungen werden.

Hierdurch verlängert sich die Verarbeitungszeit und verringert sich die Erhärtungszeit. Gleichzeitig wird die Wasserempfindlichkeit stark vermindert.

**Abbindereaktion**

Die Abbindereaktion der beiden Hauptkomponenten verläuft in drei Schritten (Abb. 6-24): Durch die Säure werden aus dem Silikatglas Kalzium- und Aluminiumionen herausgelöst (I). Da die **Kalziumionen** schneller gelöst werden, reagieren diese zuerst mit der Säure. Durch Vernetzung der Polyacrylsäure über Kalziumbrücken entsteht ein **Kalziumpolykarboxylatgel** (II), welches extrem empfindlich gegenüber Feuchtigkeit und Austrocknung ist. Die Folge einer initialen Feuchtigkeitskontamination sind verzögerte Abbindung, reduzierte Druckfestigkeit und Härte, Verlust der Transluzenz, poröse und raue Oberflächen und beschleunigte Erosion der Füllung. Die **Austrocknung** hat zur Folge, dass Glasionomerzemente matt-opak aussehen, dass sie krakelieren und eine erhöhte Abbindekontraktion aufweisen. Deshalb muss durch Lacke, Versiegler (Bonding) oder Matrizen ein Schutz erfolgen.

**Stabilisierung**

Erst im Lauf von Stunden kommt es anschließend zur zusätzlichen Einlagerung von **Aluminiumionen** in die Matrix, wodurch ein wasserunlösliches **Kalzium-Aluminium-Karboxylat-Gel** entsteht (III). Durch Einlagerung von Wasser erfolgt über einen längeren Zeitraum eine weitere Stabilisierung des Zementgefüges.

### Cermetzemente

Durch **Sinterung** ist es möglich, in die Glaspartikel Metall einzuschmelzen. Das dabei überwiegend verwendete Silber dient als Stressabsorber und ermöglicht eine erhöhte Biege- und Abriebfestigkeit. Werden derartig veränderte Gläser verwendet, spricht man von Cermetzementen (Ceramik-Metall-Glasionomerzemente).

### Hoch visköse Glasionomerzemente

Als Weiterentwicklung der konventionellen Glasionomerzemente sind so genannte hoch visköse (stopfbare) Glasionomerzemente entwickelt worden. Alle drei Gruppen haben ihr Indikationsspektrum bei der Versorgung von Klasse-V-Kavitäten (speziell im Dentin), bei der Versorgung von Klasse-II-Kavitäten in Milchzähnen bzw. zur Interimsversorgung bei bleibenden Zähnen und bei der so genannten **ART-Technik** (atraumatic restorative treatment). Diese Technik wird in Entwicklungsländern verwendet, da es hier häufig aufgrund fehlender Technik nicht möglich ist, adäquate Kavitäten zu präparieren bzw. eine vollständige Exkavation der Karies vorzunehmen. Die Fluoridabgabe der Glasionomerzemente soll dann Kariesrezidiven bzw. einer Sekundärkaries vorbeugen.

### Kunststoffmodifizierte Glasionomerzemente

**Bestandteile**

Als vierte Gruppe sind **lichthärtende** Glasionomerzemente (kunststoffmodifizierte Glasionomerzemente, resin-modified glass ionomers, Hybridionomere) auf dem Markt, die in der Flüssigkeit neben Säure zusätzliche Bestandteile, wie z.B. hydrophile Monomere (Hydroxyäthylmethacrylat = HEMA), Bis-GMA und Fotoakzeleratoren, enthalten. Den Polyacrylsäuremolekülen werden zusätzliche Methacrylatgruppen angehängt. Durch lichtgesteuerte Kopolymerisation des Methacrylats mit den angehängten Gruppen der Polyacrylsäure kommt es zu kovalenten und ionischen Bindungen und damit zur Erhärtung des Materials. Die Polymerisation der zugesetzten Monomere überlagert dabei die Polyacrylsäure-Glas-Reaktion.

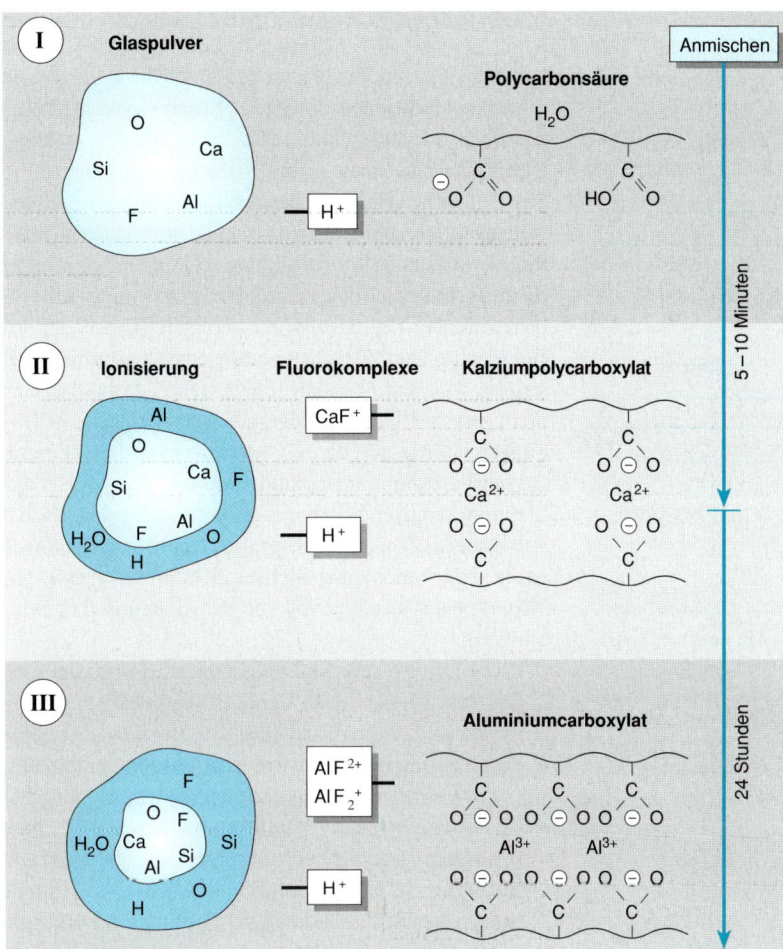

**Abb. 6-24** Aushärtungsreaktion von Glasionomerzement.

Seit es möglich geworden ist, die Carboxylgruppen der Polyacrylsäure aus dem initialen Polymerisationsprozess herauszuhalten, ermöglichen auch einzelne lichthärtende Glasionomerzemente eine chemische Bindung an die Zahnhartsubstanz.

**Indikation** Auch diese Materialgruppe ist in erster Linie für **Klasse-V-Kavitäten** und die Versorgung von **Milchzahnkavitäten** geeignet.

**Vorteil** Der Vorteil gegenüber den anderen Glasionomerzementen ist ihre geringere Krakelierung. Sie müssen während des Aushärtens nicht mit einer Schutzschicht (z.B. Bonding) versehen werden.

**Nachteile** Nachteilig ist, dass sie in kleinen Schichten auspolymerisiert werden müssen und dass aufgrund der relativ großen Füllkörper eine Hochglanzpolitur noch nicht möglich ist. Hybridionomere expandieren in den ersten 24 h durch Wasseraufnahme (bis 5%). Die Polymerisationsschrumpfung liegt in einem Bereich von 7%. Randundichtigkeiten bis hin zum Haftungsverlust resultieren aus diesem Verhalten.

**Lebensdauer** **Klinische Langzeiterfahrungen** zur Haltbarkeit lichthärtender Glasionomerzemente liegen bisher nicht vor. Für alle Glasionomerzemente sollten die nachfolgend aufgeführten Richtlinien für die Präparation befolgt werden.

189

### 6.2.2 Präparation und Kavitätenkonditionierung

Neben der Feuchtigkeitsänderung werden die Materialeigenschaften der Glasionomerzemente entscheidend durch das **Mischungsverhältnis Pulver/Flüssigkeit** beeinflusst. Das Anrühren sollte innerhalb von 30 s mit einem speziellen beschichteten Hartmetallspatel oder einem nichtmetallischen Instrument erfolgen. Das Zement sollte nach dem Anmischen eine hochglänzende Oberfläche aufweisen, nur so ist die ausreichende Benetzung der Zahnhartsubstanz und damit genügend hohe Haftung gewährleistet.

**Dosierung**

Die Auswirkungen von Dosierungsfehlern sind gravierend. Ist der **Pulveranteil zu hoch,** so resultieren eine verringerte Verarbeitungszeit, erhöhte Viskosität, verringerte Benetzung der Kavitätenwände, geringere Haftung an den Zahnhartsubstanzen und eine erhöhte Opazität. Bei **zu niedrigem Pulveranteil** sind Abbindekontraktion, Wasserlöslichkeit und Abrasion erhöht, während Oberflächenhärte und Erosionsresistenz verringert sind. Um die Fehlerquoten zu verringern, helfen an dieser Stelle vordosierte **Kapselsysteme** und die sog. **wasserhärtenden Zemente.** Bei diesen muss vorher das Gefäß sorgfältig aufgeschüttelt werden, damit später die pulverisierte Säure und die Gläser im richtigen Mischungsverhältnis vorliegen. Nach dem Applizieren des Materials kann das Zement durch Anlegen einer Matrize vor Austrocknung bewahrt werden.

**Dehydratation und Feuchtigkeitskontamination**

Ist die Applikation einer Matrize nicht praktikabel, so gibt es drei unterschiedliche Möglichkeiten, das Material vor Dehydratation und Feuchtigkeitskontamination zu schützen:

- Von den Herstellern wird oft ein mitgelieferter **Lack** empfohlen. Diese Lacke haben den Nachteil, dass nach Verdunstung des Lösungsmittels keine dichte homogene Schicht auf der Oberfläche verbleibt. Sie sind daher ungeeignet.
- Als preisgünstige Alternative wird **Vaseline** empfohlen, die jedoch aufgrund von Körperwärme und Reibung schnell wieder verloren geht.
- Am besten geeignet sind **Bondingmaterialien,** die, direkt nach der Zementapplikation aufgetragen, nicht polymerisieren, den initialen Feuchtigkeitszutritt verhindern und bei der Entfernung grober Überschüsse als Gleitmittel für das rotierende Werkzeug dienen. Nach Abschluss der Konturierung wird erneut Bondingmaterial aufgetragen und polymerisiert, um das Wassergleichgewicht innerhalb des Glasionomerzements bis zum endgültigen Aushärten zu erhalten.

**Politur**

Die Kombination von weichem Polycarboxylatgel und hartem Silikatglas macht die Politur von Glasionomerzementfüllungen unmöglich. Die beste Oberfläche resultiert nach Anwendung einer Matrize. So wird auch die erforderliche Ausarbeitung der Füllung auf ein Minimum reduziert. Ist die Bearbeitung mit rotierenden Instrumenten notwendig, dann sollte sie niedertourig, ohne Spraykühlung und unter Verwendung von Bonding oder Vaseline als Dehydratationsschutz durchgeführt werden. Nach dem endgültigen Aushärten (24 h) kann dann die Ausarbeitung mit Wasser und Feinkorndiamantfinierern sowie mit aluminiumoxidbeschichteten Scheiben abnehmender Körnung erfolgen.

### 6.2.3 Haftmechanismus

Glasionomerzemente können eine chemische Verbindung mit Zahnhartsubstanzen eingehen.

Dabei spielen sowohl ionische als auch kovalente Bindungen zwischen den Carboxylgruppen der Polyacrylsäure und anorganischen Schmelz- bzw. Dentinbestandteilen eine Rolle. Eine Bindung an das Kollagen des Dentins ist bisher nicht bewiesen. Beachtenswert ist, dass die Haftungskräfte am Schmelz doppelt so hoch sind wie am Dentin. Die Verbindung Kunststoff/Schmelz nach Adhäsionstechnik ist jedoch sechsmal höher als zwischen Glasionomerzement und Zahnschmelz.

Für den einwandfreien chemischen Verbund zwischen Glasionomerzement und Zahnhartsubstanz muss eine saubere, glatte und gut benetzbare Oberfläche vorliegen. Außerdem ist eine ausreichend niedrige Viskosität des Zements Grundvoraussetzung. Um eine entsprechende Zahnoberfläche zu erzielen, sollte die Kavität mit Diamantfinierern oder Poliermitteln, welche keine Schmierschicht erzeugen (Bimsmehl), vor der Füllungstherapie bearbeitet werden. Eine kurze Konditionierung der Kavität mit Polyacrylsäure für 10 s entfernt eine eventuell vorhandene Schmierschicht und verbessert damit die Haftung.

### 6.2.4 Pulpaverträglichkeit

> **Merke** Wird Glasionomerzement direkt auf die Pulpa aufgebracht, so wirken sowohl der Zement selbst als auch seine Einzelkomponenten pulpatoxisch.

Diese Toxizität verringert sich jedoch erheblich, wenn zwischen Zement und Pulpa eine **Dentinbarriere** liegt, wenn das Material abgebunden ist und wenn ein **wasserhärtendes Glasionomerzement** verwendet wird.

Bei tiefen Kavitäten mit einer vermuteten Restdentinschicht von weniger als 1 mm sollte ein punktueller Pulpaschutz mit einem **Kalziumhydroxidpräparat** vorgenommen werden.   ⤷ Calcicur

Klinisch beobachtete Hypersensibilität nach Anwendung von Glasionomerzementen wird auf chemisch-toxische Einflüsse des Zements und auf mangelnde antibakterielle Eigenschaften zurückgeführt.

### 6.2.5 Indikationen für die Anwendung von Glasionomerzementen

Die materialspezifischen Eigenschaften der Glasionomerzemente führen zwangsläufig zu einem eng definierten Indikationsspektrum.
Hauptanwendungsgebiet ist die reine zement- bzw. dentinbegrenzte Wurzeloberflächenkaries. Aber auch Klasse-V-Kavitäten, deren zervikale Begrenzung im Wurzelzement bzw. -dentin endet, werden als Indikation angegeben.

Im **kariesaktiven Gebiss** und in der **Kinderzahnheilkunde** werden die Glasionomerzemente aufgrund ihrer Fluoridabgabe eingesetzt. Die Entstehung und die Progredienz von Sekundärkaries kann auf diese Weise reduziert werden.

Die Verwendung von Glasionomerzement bei **Klasse-II-Kavitäten von Milchmolaren** wird größtenteils positiv beurteilt. Aufgrund der geringen Kanten- und Abrasionsfestigkeit sollten größere Kavitäten jedoch weiterhin mit anderen Restaurationsmaterialien, z.B. Konfektionskronen, versorgt werden.

Da die positiven Materialeigenschaften in sehr hohem Maße von der einwandfreien Verarbeitung abhängig sind, muss die ausschließliche Verwendung von Glasionomerzementen in der Füllungstherapie bei Milchzähnen weiterhin in Frage gestellt werden.

> **Merke** Wenn keine vollständige Trockenlegung der Kavität aufgrund anatomischer Gegebenheiten oder mangelnder Patientencompliance gewährleistet werden kann, ist das Ergebnis hinsichtlich Qualität und Verweildauer in der Mundhöhle fraglich.

Untersuchungen zeigen, dass bei Klasse-II-Kavitäten im Milchgebiss bereits nach einem Jahr 10% der Füllungen erneuerungsbedürftig waren. Dabei wurden die Restaurationen unter Beachtung der Verarbeitungsvorschriften gelegt. Bei Noncompliance dürfte die Zahl der erneuerungsbedürftigen Füllungen stark ansteigen.

Als weitere Indikationsgebiete für Glasionomerzemente werden approximale Mikrokavitäten, Reparaturen defekter Kronen und Füllungsränder (provisorische Versorgung bis zur Erneuerung) und Aufbaufüllungen genannt.

Die **Aufbaufüllungen** sollten in einer gesonderten Sitzung vor endgültiger Präparation (z.B. für eine Teilkrone) erfolgen, da die Härte des Materials im Lauf der Zeit deutlich zunimmt. Verwendet werden sollten in erster Linie Glasionomerzemente, die eine **Röntgenopazität** besitzen. Große Stumpfaufbauten aus Glasionomerzement sind jedoch aufgrund der geringen Biegefestigkeit des Materials abzulehnen.

Da Glasionomerzement auch als Befestigungs- und Unterfüllungsmaterial angeboten wird, ergeben sich weitere Indikationen wie Befestigung von Kronen, Brücken und kieferorthopädischen Bändern.

Die **Befestigungszemente** werden als Glasionomerzement Typ I bezeichnet und besitzen meist die Endung „-cem".

**Füllungszemente** sind Typ-II-Zemente und durch die Endung „-fill" gekennzeichnet.

**Unterfüllungszemente** gibt es in verschiedenen Konsistenzen. Sie sind an der Endung „-bond" (Typ III) zu erkennen. Dabei gibt es schnell härtende Versionen, die sich schon nach 5 min Härtungszeit bearbeiten lassen. Aufgrund mangelnder Transluzenz sind Glasionomerzementfüllungen für ästhetisch auffällige Restaurationen kontraindiziert. Bei chronischen Mundatmern sollten sie aufgrund der Austrocknungsgefahr nicht verwendet werden. Für Klasse-II-Kavitäten im bleibenden Gebiss sind Restaurationen aus Glasionomerzement aufgrund mangelnder Abrasionsstabilität nicht geeignet.

### 6.2.6 Präparation und Kavitätenkonditionierung bei Klasse-V-Kavitäten

**Kavitätenpräparation**

Bei der Verwendung von Glasionomerzementen bei zervikalen Läsionen muss auf eine ausreichende **Feuchtigkeitskontrolle** (Kofferdam) geachtet werden. Da Glasionomerzement eine **geringe Kantenfestigkeit** besitzt, sollte die Kavität keine fein auslaufenden Ränder besitzen. Es wird eine möglichst rechtwinklige Präparation mit einer mindestens 1 mm tiefen zirkulären Stufe angestrebt. Unter sich gehende Bereiche werden lediglich für Aufbaufüllungen sowie Klasse-II-Füllungen an Milchmolaren empfohlen. Makro- und Mikroretentionen sind nur in den genannten Fällen notwendig.

**Unterfüllung**

Eine **zusätzliche Unterfüllung** ist im Allgemeinen nicht erforderlich und würde nur die notwendige Bindungsfläche Dentin/Glasionomerzement verringern.

Lediglich bei sehr tiefen Kavitäten, wenn die Dentinschicht vermutlich < 1 mm beträgt, wird das punktuelle Aufbringen von **Kalziumhydroxid-Präparaten** angeraten. Verbleibt nach der Präparation eine Schmierschicht auf dem Dentin, ist die Benetzbarkeit stark reduziert. Mit 25%iger Polyacrylsäure kann das Dentin wie oben bereits beschrieben konditioniert werden. Die Touchierung für 10 s bewirkt sowohl eine Reinigung als auch eine erhöhte Benetzbarkeit der Oberfläche, ohne die Dentinkanälchen zu eröffnen.

**Keilförmige Defekte**

**Keilförmige Defekte** weisen bereits glatte Oberflächen auf, sodass eine zusätzliche Präparation nicht erforderlich ist. Die dem Zahn aufliegende Schicht aus Speichelproteinen muss jedoch entfernt werden, da sie Benetzbarkeit und Haftung herabsetzt. Hier kann mit rotierenden Bürstchen und Bims eine besser benetzbare Oberfläche erzielt werden. Aufgrund der geringen Biegefestigkeit von Glasionomerzementen sind sie jedoch für die Restauration von keilförmigen Defekten nur bedingt geeignet. Es wird heute empfohlen, bei keilförmigen Defekten eine Stufe im zervikalen Randbereich von 0,5–1 mm niedrig tourig mit einem umgekehrten Kegel zu präparieren.

**Zervikale Bereiche**

Die oben erwähnte Problematik beim Anmischen von Glasionomerzementen entfällt bei der Verwendung vordosierter Kapselpräparate. Bei richtiger Indikationsstellung und exaktem klinischen Vorgehen sind Glasionomerzemente in **zervikalen Bereichen,** da sie ästhetisch unauffällig sind, durchaus als Füllungsmaterial geeignet (Abb. 6-25). Sie sind hier jedoch aufgrund der „einfacheren" Anwendbarkeit in den letzten Jahren in diesem Indikationsgebiet von Kompomeren verdrängt worden.

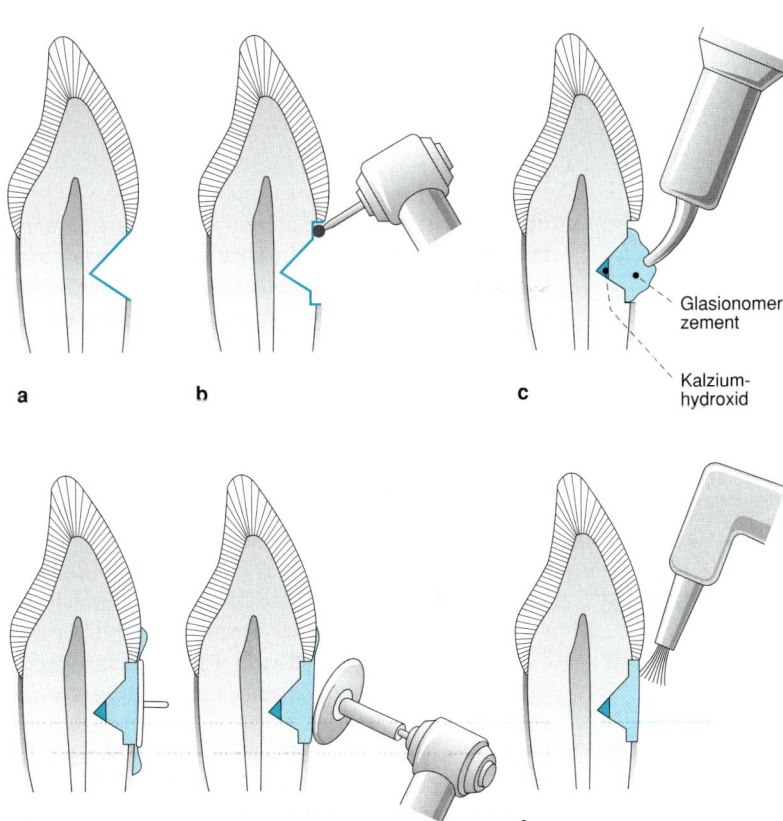

a       b       c

Glasionomerzement

Kalziumhydroxid

d       e       f

**Abb. 6-25** Restauration einer Klasse-V-Kavität mit Glasionomerzement (a). Nach Exkavation und Reinigung der Kavität wird der Kavitätenrand rechtwinklig präpariert (b). Auslaufende dünne Ränder werden vermieden. An der tiefsten Stelle wird ein Kalziumhydroxid-Präparat aufgetragen und anschließend der Glasionomerzement eingebracht (c). Nach Aushärten unter einer Zervikalmatrize (d), die auch der Konturierung dient (5–10 min), wird ein Bonding aufgebracht, und mit rotierenden Instrumenten werden trocken die Überschüsse entfernt (e). Anschließend wird erneut ein Schmelzbonding aufgebracht und ausgehärtet (f).

## 6.3 Goldhämmerfüllung

 Unter einer Goldhämmerfüllung versteht man eine Füllung aus direkt im Zahn verdichtetem Gold.

**Eigenschaften**
Dabei finden hoch reine Goldpellets (24 Karat) Verwendung. Eine Goldhämmerfüllung ist eine hochwertige Füllung, die sich durch dauerhafte, optimale Wandständigkeit, Randdichtigkeit und Oberflächenpolierbarkeit auszeichnet. Sie zeigt ein chemisch neutrales Verhalten in der Mundhöhle, ist gewebefreundlich gegenüber der Gingiva, zeigt keine Korrosion und ist auch nach Jahren noch nachpolier- und nachkonturierbar.

**Indikationen**
Goldhämmerfüllungen sind für **kleine kariöse Defekte** in Grübchen und Fissuren (BLACK-Klasse I) sowie für **Zahnhalsdefekte** (BLACK-Klasse V) indiziert.

**Voraussetzungen**
Grundbedingungen für die Anwendung dieser aufwändigen Restaurationstechnik sind gute Mundhygiene, geringe Kariesaktivität und entsprechende Patientencompliance.

**Kontraindikationen**
Goldhämmerfüllungen sind bei großen kariösen Defekten, pulpanahem Kavitätenboden, im okklusionstragenden Bereich, bei starken Abrasionsflächen, bei nicht abgeschlossenem Wurzelwachstum, bei parodontal geschädigten Zähnen (ab Lockerungsgrad 2) und beim Verschluss von großen Trepanationsdefekten an Kronen kontraindiziert.

### 6.3.1 Materialien

Es wird unterschieden in Blattgold (Goldfoil) und Schwammgold (Matgold).

**Blattgold**
Die **Goldfolie** besteht aus 24-karätigem gewalztem Gold, das als hauchdünne Folie (Dicke 1,5 µm) mit Zwischenlagen aus feinem Papier zu einem Heftchen zusammengefügt ist. Aus den einzelnen Blättern werden Stücke herausgeschnitten und zu kleinen **Pellets** zusammengerollt. Um die Kohäsion der Folien zwischen Herstellung und Verarbeitung zu vermeiden, wird ihre Oberfläche vom Hersteller mit Schutzgas (Ammoniak) beschichtet. Diese Schutzschicht wird durch Erhitzen über einer Flamme mit reinem, unvergälltem (99,9%) Alkohol entfernt. Das Gold wird dadurch auch im **Kaltzustand kohäsiv**. Die Pellets werden vor Beginn der Behandlung hergestellt und in einer speziellen Box aus Holz aufbewahrt. Es gibt industriell gefertigte Goldpellets, die jedoch teurer sind und deren Kohäsivität aufgrund der Oberflächenkontamination nicht immer gewährleistet ist.

**Schwammgold**
**Schwammgold** (Matgold) ist elektrolytisch ausgefälltes Goldpulver, welches gesintert (agglomeriert) wird. Dadurch kleben die Partikel besser aneinander und zerkrümeln beim Kondensieren nicht so leicht. Eine dichte, homogene und porenfreie Oberfläche kann mit Schwammgold allerdings nicht erzielt werden, sodass es nur als **Kernaufbau** verwendet werden kann.

Die Oberfläche einer Goldhämmerrestauration muss mit Blattgold aufgebaut werden. Um ein Zerkrümeln des Schwammgoldes während der Verarbeitung zu verhindern und damit eine bessere Verarbeitbarkeit zu erzielen, wurden verschiedene Wege beschritten. So wurde elektrolytisch ausgefälltes Goldpulver zwischen zwei Lagen Blattgold gelegt und dann gesintert, sodass die Matgold-Partikel am Blattgold haften. Die Blattgoldstreifen halten auf diese Weise das Schwammgold zusammen, sodass es besser kondensiert werden kann. Das Material wird für Kernaufbauten verwendet und muss wie bei normalem Schwammgold anschließend mit einer Schicht Blattgold furniert werden.

WILLIAMS mischte 1966 **Kalzium** (0,1–0,5%) dem Schwammgold bei, um eine bleibende Härte zu erzielen und dennoch die leichte Bearbeitbarkeit zu erhalten. Zusätzlich ist das Material von Blattgold umhüllt und soll von allen Materialien für die Goldhämmerfüllung die härteste Oberfläche ergeben. Es ist für den Kernaufbau und angeblich auch als Deckschicht geeignet.

**Goldent®**

Um das Zerkrümeln des Goldpulvers bei der Verarbeitung zu verhindern, wurde ihm als Bindemittel Wachs zugesetzt. Dieses als **Goldent®** bezeichnete Produkt ist zusätzlich in Blattgold eingewickelt. Goldent® wird vor der Verarbeitung erhitzt, sodass das Wachs und verunreinigende Gase verbrennen. Durch die Erhitzung wird das Gold außerdem gesintert und kann so beim Stopfen nicht mehr krümeln.

Ein Goldent®-Pellet enthält etwa zehnmal mehr Gold als ein gleich großes Blattgold-Pellet. Füllungen aus Goldent® müssen nicht mit Blattgold furniert werden. Goldent® ist allerdings schwer zu verarbeiten, teuer, und es entstehen beim Verarbeiten zwar weniger, aber größere Poren.

## 6.3.2 Kavitätenpräparation

> Bei der Präparation einer Klasse-V-Kavität für eine Goldhämmerfüllung müssen die Kavitätenwände möglichst senkrecht zur Zahnoberfläche auslaufen. Es werden keine Randabschrägungen präpariert, und der Kavitätenboden hat einen konvexen Verlauf (Abb. 6-26).

Da die Retention der Füllung durch Verkeilung des Goldes erreicht wird, sind keine Unterschnitte erforderlich.

**Primärpräparation**

Die Primärpräparation erfolgt mit zylindrischen Diamantschleifern und Diamantfinierern. Alle internen Kavitätenwinkel werden anschließend mit Handinstrumenten so bearbeitet, dass scharfe Kanten entstehen. Falls der zervikale Füllungsrand im Schmelz

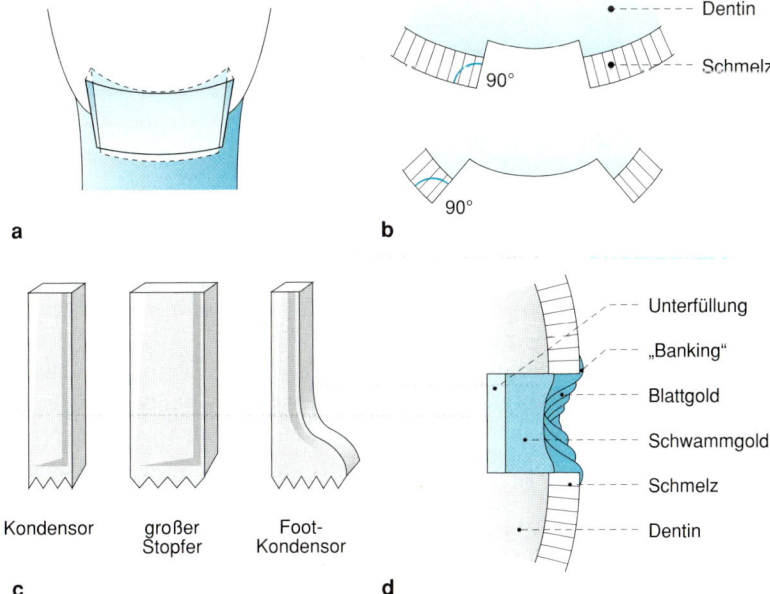

**Abb. 6-26**  Klasse-V-Kavität für Goldhämmerfüllung (a). Die Kavitätenwände verlaufen rechtwinklig auf die Zahnoberfläche (b). Mit speziellen Kondensatoren wird bei der Furniertechnik erst ein Füllungskern aus Schwammgold aufgebaut. Anschließend wird mit maschinellen Kondensatoren härteres Blattgold überschichtet (c). Dabei wird der Kavitätenrand primär durch Überstopfen (Banking) vor Fraktur geschützt (d).

liegt, wird er mit Handinstrumenten (Schmelzmeißel) gebrochen, da die Schmelzprismen im Zahnhalsbereich sonst leicht herausbrechen und ein Randspalt entsteht.

> **Merke** Nach Fertigstellung der Kavität wird Kofferdam gelegt, wobei auf eine gute Retraktion der marginalen Gingiva zu achten ist.

Die absolute Trockenlegung ist erforderlich, da Feuchtigkeit die Kohäsivität des Goldes behindert. Bei tiefen Kavitäten wird eine Unterfüllung aus Phosphatzement gelegt.

Die Füllung der Kavität kann mit zwei Methoden durchgeführt werden:

**Kohäsive Methode**

- Bei der **kohäsiven Methode** wird die gesamte Kavität ausschließlich mit Blattgold-Pellets gefüllt. Für die erste Portion muss dazu am Kavitätenboden eine Retention (Haftpunkt) vorhanden sein. Das Blattgold wird in der Alkoholflamme erhitzt, um es kohäsiv zu machen. So kann es durch Krafteinwirkung kalt verschweißt werden.

**Furniertechnik**

- Um den Zeitaufwand beim Füllen zu verkürzen, wird heute jedoch die **Furniertechnik** bevorzugt.

Dabei wird Schwammgold (Matfoil, Matgold) als Kern und Blattgold (Goldfoil) als Deckschicht verwendet. Man benötigt dabei **keine Haftpunkte** in der Kavität. Die verwendeten Stopfer sollten möglichst klein sein, um einen ausreichenden Druck zu erzielen, damit das Gold kalt verschweißt werden kann. Alle Instrumente, die mit dem Gold in Berührung kommen, müssen vorher durch die Flamme gezogen werden, damit Verunreinigungen beseitigt werden. Das Schwammgold wird nach Erkalten in die Kavität eingebracht. Es wird mit einem Handstopfer festgehalten und mit einem Kondensor in Richtung Kavitätenboden kondensiert. Dabei dürfen die Kavitätenwände und Präparationsgrenzen nicht beschädigt werden. Nachfolgend wird mit weiteren Portionen der Füllungskern aufgebaut. Etwa zwei Drittel der Kavität werden mit Schwammgold gefüllt. Anschließend wird eine Furnierschicht aus Goldfoil-Pellets aufgebracht. Die beiden ersten Pellets werden so verarbeitet, dass Gold über die Kavitätenränder ragt („**Banking**", s. Abb. 6-26).

Sobald die gesamte Präparationsgrenze mit einer dünnen Goldschicht belegt ist, wird der Goldanteil, der auf dem nicht präparierten Zahnabschnitt liegt, also außerhalb der Präparationsgrenze, mit einem **Burnisher** bis zum Hochglanz verdichtet. Es erfolgt dann ein Auffüllen der Kavität mit Blattgold. Die gesamte Füllung wird schließlich intensiv mit einem Burnisher verdichtet. Anschließend werden die Überschüsse mit speziellen Handinstrumenten weggeschnitten, die Oberfläche wird mit schleifmittelbelegten Scheiben (z.B. Soflex) ausgearbeitet und poliert. Bei der Endpolitur kann mit Gummipolierern und Kelchen sowie Polierpasten ein matter Hochglanz erreicht werden.

**Kondensation**

Da die Handkondensation sehr zeitaufwändig ist und zu einer ungleichmäßigen Verdichtung führt, wurden **maschinelle Kondensierer** entwickelt. Dabei zeigte sich, dass ultraschallgetriebene und mechanische Kondensierer zu einer Überhärtung des Goldes führen, sodass eine Kohäsion unzureichend ist. Sie sind daher nicht für die Goldhämmerfüllung geeignet. Ein **elektromagnetisches** Gerät (Elektro-Mallet) mit gedämpfter Schwingung kann, wenn der Kavitätenboden mit Schwammgold belegt ist und die Kavitätenränder mit Blattgold geschützt sind, zur weiteren Kondensation verwendet werden. Dabei sollte mit geringer Intensität und maximaler Frequenz (36 Schwingungen/s) gearbeitet werden.

> **Merke** Mit der Furniertechnik lassen sich randspaltfreie und aufgrund des matten Glanzes auch ästhetisch unauffällige Restaurationen erzielen. Die Nach-

teile der Goldstopffüllung sind die schwierige Füllungstechnik und die lange Behandlungszeit.

Bei falscher Anwendung der Kondensatoren kann es zudem zu **Pulpaschädigungen** kommen. Es gilt weiterhin zu beachten, dass Goldstopffüllungen eine hohe thermische Leitfähigkeit besitzen und ihre Oberflächenhärte nicht mit der gegossener Goldrestaurationen vergleichbar ist.

## 6.4 Restaurationen mit Amalgam

### 6.4.1 Werkstoffkunde

 Silberamalgam wird seit über 100 Jahren als Füllungsmaterial verwendet. Amalgam entsteht, wenn Feilungspulver (Alloy) und Quecksilber vermischt werden.

**Amalgamformen**

Das **Alloy** besteht aus einer Silber-Zinn-Kupfer-Legierung mit Zusätzen von Zink und Quecksilber. Es kann auf verschiedenen Wegen hergestellt werden. Die Legierungsbestandteile werden abgewogen, eingeschmolzen und in Formen gegossen. Nach Erkalten werden die Barren zerspant. Es entstehen nadelförmige Teilchen unterschiedlicher Größe **(Splitteramalgam)**. Die Schmelze kann jedoch auch in einer Schutzgasatmosphäre verdüst werden. Beim plötzlichen Erkalten entstehen dabei kugelförmige **(Kugelamalgam)** oder tropfenförmige Partikel **(sphäroidales Amalgam)**. Es gibt zudem Alloys, die sowohl splitterförmige als auch kugelförmige Partikel verschiedener Zusammensetzung enthalten **(Mischamalgame, Blendamalgame)**.

Die Form und Größenverteilung der Späne wirkt sich auf das Schüttvolumen der Alloys aus (Volumenbedarf von 100 g Feilung in cm³). Das Schüttvolumen ist wiederum wichtig für das Mengenverhältnis von Quecksilber und Alloy beim Anmischen. Das Verhältnis sollte bei der Anwendung von Dosiergeraten zum Mischen immer entsprechend den Herstellerangaben eingestellt werden. So besitzen Kugelamalgame ein niedrigeres Schüttvolumen bei geringerer spezifischer Oberfläche als Splitteramalgame. Sie benötigen daher weniger Quecksilber zum Amalgamieren.

Nach dem **Zerspanen** oder **Verdüsen** enthalten die Metallpartikel innere Spannungen. Es kommt nach dem Anmischen mit Quecksilber zu einer raschen Reaktion und damit kurzen Verarbeitungszeit. Durch künstliche Alterung (Wärmebehandlung unter Schutzgas bzw. Beizung mit verdünnten Säuren) kann die Reaktionsgeschwindigkeit gesteuert und die Lagerungsdauer verlängert werden.

**Eigenschaften**

In den letzten zehn Jahren haben sich die Eigenschaften der Amalgame durch veränderte metallurgische Qualitäten stark verbessert. Sog. **Gamma-2-freie** Amalgame oder Alloys mit erhöhtem Kupfergehalt haben Einzug in die Zahnmedizin gehalten. Die neuen Amalgame zeigen eine erhöhte Korrosionsresistenz und damit verbesserte klinische Eigenschaften. Die Einteilung erfolgt nach der Morphologie und der Zusammensetzung des Alloys (Tab. 6-5).

**Zusammensetzung**

Die Zusammensetzung der Ausgangslegierung schwankt je nach Typ in einem breiten Bereich. Wurden ursprünglich Amalgame mit einem Silbergehalt von mindestens 65%, einem Kupfergehalt von maximal 6%, einem Zinngehalt von maximal 29% und einem Zinkgehalt von maximal 2% hergestellt **(ADA-Spezifikation Nr. 1)**, so ist die Zusammensetzung der modernen Gamma-2-freien Legierungen mit einem Kupfergehalt zwischen 12 und 30% und einem Silbergehalt zwischen 40 und 70% erheblich verändert worden.

**Tabelle 6-5**  Einteilung der marktüblichen Amalgame.

|  | Konventionell | Gamma-2-frei |
|---|---|---|
| **Splitteramalgam** (lathe cut) | geringer Kupferanteil (z.B. Standalloy®) | bis 25% erhöhter Kupferanteil (z.B. Epoque 2000) |
| **Mischamalgam** (blend) | konventionelle Splitter und ein geringer Silber-/Kupferanteil | konventionelle Splitter und ein Drittel Silber-/Kupferkugeln (72%/28%), Splitter und Kugeln mit erhöhtem Kupferanteil (z.B. Artalloy®) |
| **Kugelamalgam** (sphärisch) | geringer Kupferanteil | erhöhter Kupferanteil bis 25% |
| **Kugelartiges Amalgam** (sphäroidal) |  | erhöhter Kupferanteil bis 25% |

Wird ein Feilungspulver mit Quecksilber vermischt, so entsteht eine plastische Masse, die bei Zimmertemperatur erhärtet. Die Plastizität, die zum Stopfen nötig ist, geht **Abbinde-** jedoch schon innerhalb von 10 bis 20 min verloren. Die **Abbindegeschwindigkeit** des **geschwindigkeit** Amalgams hängt von der Zusammensetzung der Legierung, der Partikelform, der Partikelgröße und dem Ausmaß der natürlichen und künstlichen Alterung ab. Nach 10 h hat Amalgam eine Härte erreicht, die sich nur noch unwesentlich ändert (90% der Endhärte). Mit steigendem Silbergehalt steigt die Quecksilberaufnahmefähigkeit an. Mit niedrigerem Silbergehalt ist die Erhärtungszeit verlängert.

Im Folgenden wird der Reaktionsmechanismus der verschiedenen Legierungspulver mit Quecksilber beschrieben (Abb. 6-27). Dabei bleiben Alloybestandteile, die nur in Spuren enthalten sind, unberücksichtigt, da sie keinen Einfluss auf den prinzipiellen Reaktionsmechanismus besitzen.

### Konventionelle Alloys

Bei den konventionellen Alloys (I) mit einem Kupfergehalt von weniger als 6% bestehen die Metallpartikel aus zwei homogenen metallischen Phasen, der Gamma-Phase ($Ag_3Sn$) und der Epsilon-Phase ($Cu_3Sn$). Aufgrund des geringen Kupfergehalts der Alloypartikel kann die Epsilon-Phase bei der Reaktion mit Quecksilber vernachlässigt werden.

**Quecksilberzugabe** Bei **Quecksilberzugabe** werden Silber und Zinn aus den Partikeln herausgelöst, und es bilden sich die **Gamma-1-Phase** ($Ag_5Hg_6$) und die **Gamma-2-Phase** ($Sn_8Hg$). Das Mischungsverhältnis von Alloypulver und Quecksilber beträgt i.d.R. 1:1. Da aber eigentlich etwa die doppelte Menge Quecksilber notwendig wäre, um eine vollständige Umsetzung der Phasen zu erzielen, bleiben in der abgebundenen Legierung unreagierte Feilungspartikel (Gamma-Phase) in einer Gamma-1-Matrix eingeschlossen. In dieser Matrix befindet sich jedoch auch die Gamma-2-Phase, die korrosionsanfällig ist.

**Korrosion** Bei der Korrosion bilden sich unlösliche **Zinnoxide** auf der Oberfläche der Füllung. Das während der Korrosionsvorgänge frei werdende Quecksilber diffundiert zum Teil in die Tiefe des Füllungsmaterials und bildet zusammen mit dem Silber aus den noch vorhandenen Ursprungspartikeln erneut eine **Gamma-1-Phase.** Dabei expandiert die Füllung, die Füllungsränder wölben sich auf und frakturieren letztlich unter Kaudruck (merkuroskopische Expansion). Aufgeworfene und frakturierte Füllungsränder können eine Prädilektionsstelle für Sekundärkaries sein.

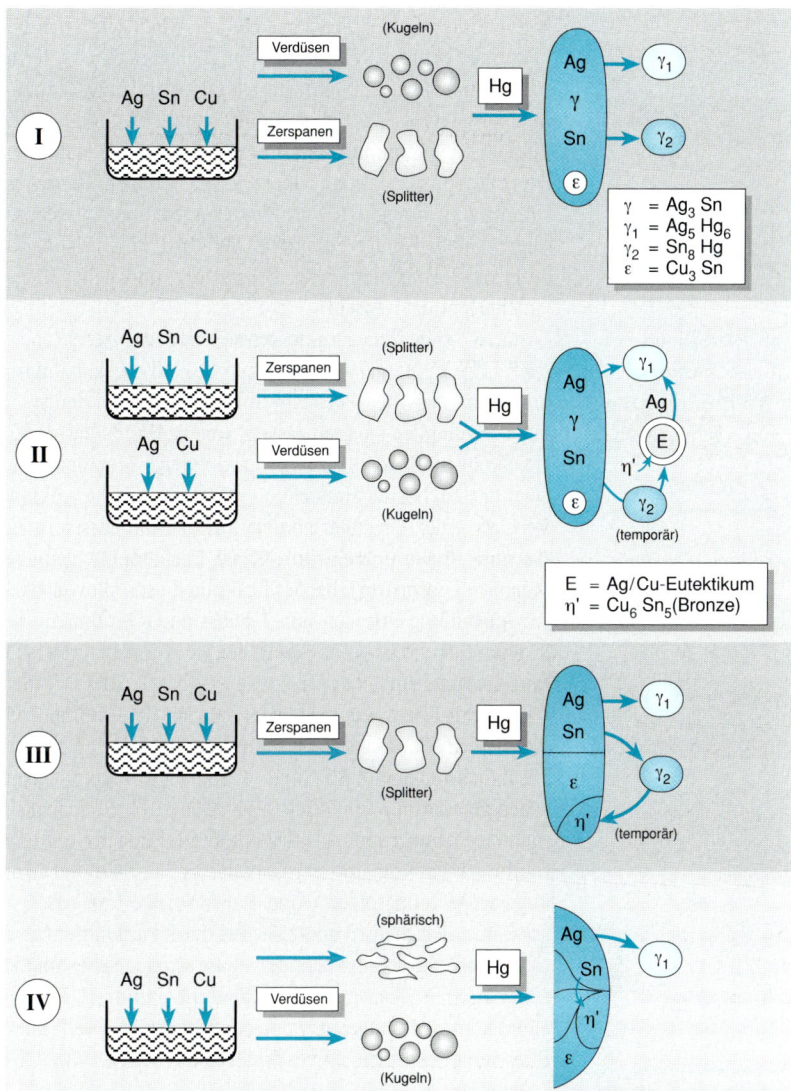

**Abb. 6-27** Reaktionsmechanismus unterschiedlicher „Amalgamfeilungen" mit Queck-silber. Bei Typ I entsteht Gamma-2-haltiges, konventionelles Amalgam, bei Typ II Gamma-2-freies Blendamalgam, bei Typ III Gamma-2-freies Splitteramalgam und bei Typ IV sphärisches bzw. sphäroidales Gamma-2-freies Amalgam.

### Gamma-2-freie Amalgame

**Erhöhung des Kupfergehalts**

Diese Erkenntnis führte zur Entwicklung Gamma-2-freier Amalgame (II). Durch **Erhöhung des Kupfergehalts** auf 12% oder mehr gelingt es, die Gamma-2- Phase zu unterdrücken oder sie innerhalb kurzer Zeit wieder aufzulösen. Bei den ersten Legie-rungen dieser Art wurde den Alloypartikeln aus konventioneller kupferarmer Silber-Zinn-Legierung ein Drittel fein verdüster Kugeln zugemischt. Diese Kugeln bestehen aus einem **Silber-Kupfer-Eutektikum** (72% Silber und 28% Kupfer). Sie besitzen **1. Reaktion** unterschiedliche Größen bis maximal 30 µm. Bei Reaktion von Quecksilber mit den

199

konventionellen Feilungspartikeln entstehen wie oben beschrieben eine Gamma-1- und eine Gamma-2-Phase. Es wird jedoch auch aus der oberflächlichen Schicht der Silber-Kupfer-Kugeln Silber herausgelöst und eine Gamma-1-Phase gebildet.

**2. Reaktion**

In einer zweiten Reaktion kann das Kupfer aus den kugelförmigen Partikeln mit dem Zinn aus der Gamma-2-Phase reagieren und die stabilere η′-**Phase** ($Cu_6Sn_5$) bilden. Diese Festkörperreaktion dauert ca. vier Wochen. Danach ist die Gamma-2-Phase vollständig aufgebraucht. Die η′-Phase liegt im abgebundenen Amalgam um die kugelförmigen Silber-Kupfer-Eutektika. Sie wird auch als **Asgar-Mahler-Reaktionszone** bezeichnet. Zwischen dieser Bronzezone und dem Silber-Kupfer-Eutektikum liegen zudem Gamma-1-Inseln.

**Erhöhung des Kupfergehalts, Verringerung des Silbergehalts**

Gamma-2-freie Amalgame lassen sich auch dann erzielen, wenn bei Einzelpartikeln des Alloys der Kupfergehalt auf Kosten des Silbergehalts massiv erhöht wird (III). Dabei muss man zwischen Partikeln unterscheiden, bei denen sich die Metallphasen relativ gut voneinander trennen lassen, und solchen, bei denen herstellungsbedingt eine gleichmäßige Durchmischung verschiedener Metallphasen vorliegt.

So entstehen bei der Herstellung splitterförmiger hochkupferhaltiger Alloys nach dem Vergießen der Einzelbestandteile und anschließendem Zerspanen Partikel, die eine **Gamma-Phase und Epsilon-Phase** in einem Mengenverhältnis von 1,5 : 1 enthalten **(ternäre Legierung)**. Bei der Reaktion dieser Alloypartikel mit Quecksilber kommt es zur Ausbildung einer Gamma-1-Phase und temporär zu einer Gamma-2-Phase.

In einer Sekundärreaktion zwischen der Gamma-2-Phase und der Epsilon-Phase der Einzelpartikel entsteht erneut eine η′-Phase an der Oberfläche der Einzelpartikel, d.h., die Epsilon-Phase ($Cu_3Sn$) nimmt Zinn aus der Gamma-2-Phase ($Sn_8Hg$) auf und bildet die η′-Phase ($Cu_6Sn_5$). Nach zehn Tagen ist diese Festkörperreaktion abgeschlossen.

Lässt sich herstellungsbedingt (schnelles Abkühlen) keine deutliche Trennung zwischen der Gamma- und Epsilon-Phase in den Einzelpartikeln mehr feststellen, so erhält man eine Alloygruppe, bei der schon direkt nach der Reaktion mit Quecksilber keine Gamma-2-Phase mehr festzustellen ist (IV). Zu dieser Gruppe gehören in erster Linie kugelartige (sphäroidale) und kugelförmige (sphärische) Alloys. Der Kupfergehalt schwankt zwischen 13 und 25%. Bei der Reaktion mit Quecksilber werden an der Partikeloberfläche aus der Gamma-Phase wieder Silber und Zinn herausgelöst. Es bildet sich zwischen Silber und Quecksilber die Gamma-1-Phase, zwischen Zinn und Quecksilber kommt es jedoch nicht zu einer Reaktion. Das Zinn wird direkt von der Epsilon-Phase aufgenommen, und es bildet sich erneut Bronze (η′-Phase).

> **Merke** Die Gamma-2-freien Amalgame sind weniger korrosionsanfällig, polierbeständiger, sie weisen eine geringere oder keine merkuroskopische Expansion auf und sind damit randdichter.

**Volumen**

Während der **Erhärtung** ändert sich das **Volumen** der meisten Amalgame. Es gibt Amalgame, die ausschließlich kontrahieren, andere, die in den ersten zwei bis drei Stunden kontrahieren, dann expandieren, und solche, die schon zu Beginn der Aushärtung expandieren. Die kontrahierende Oberflächenspannung des Quecksilbers führt beim Eindringen in Risse und Spalten der noch nicht vollständig abgebundenen Legierung zur Anfangskontraktion.

Anschließend kommt es durch **Kristallwachstum** der Gamma-1-Phase zur Expansion und durch „Ausheilung von Poren" zur Kontraktion. Silberreiche Amalgame neigen mehr zur Expansion als silberärmere. Die Expansion nimmt mit kleiner Korngröße, höherem Stopfdruck, geringerem Quecksilbergehalt und verlängerter Anmischzeit ab.

Eine geringfügige Expansion von 20 µm pro cm ist erwünscht, um einen guten Randschluss zu gewährleisten, ohne dass ein zu großer Druck auf die Kavitätenwände erfolgt.

**Physikalische Eigenschaften**

Die physikalischen Eigenschaften der Gamma-2-freien Amalgame unterscheiden sich erheblich von denen Gamma-2-haltiger. Um verschiedene Amalgame miteinander vergleichen zu können, wurden von der American Dental Association (ADA), der International Organisation for Standardisation (ISO) und dem Deutschen Institut für Normung (DIN) bestimmte Anforderungen definiert.

So darf der **Flow-Wert** nicht mehr als 3% betragen. Unter Flow versteht man die Längenabnahme eines Amalgamprüfzylinders von 4 mm Durchmesser und 8 mm Höhe bei einer Belastung von 10 MPa für 21 h bei 37 °C.

Der **Creep-Wert** muss unter 3% liegen. Dazu wird ein sieben Tage alter Prüfzylinder gleicher Größe für 4 h bei 37 °C mit 36 MPa belastet. Die Längenabnahme muss nach 3 h unter 3% liegen. Es gibt eine Korrelation der Zahl und Größe von Randeinbrüchen mit dem Creep-Wert.

Ein weiterer häufig benannter physikalischer Wert ist die **Druckfestigkeit.** Erneut wird ein standardisierter Amalgamzylinder (s.o.) nach 24 h einer Druckbelastung ausgesetzt, bis der Körper bricht. Der Mindestdruck muss dabei 300 MPa betragen.

## 6.4.2 Indikation für Amalgamrestaurationen

Amalgam ist heute nicht mehr das alleinige plastische Füllungsmaterial für den Seitenzahnbereich. Seine Indikation ist daher auf große okklusionstragende Klasse-I- und -II-Füllungen begrenzt, wenn andere Restaurationsmaterialien nicht in Betracht kommen.

**Indikationen**

Speziell Klasse-II-Kavitäten, die nicht allseits schmelzbegrenzt sind, werden nach wie vor häufig mit Amalgam restauriert, wenn Einlagerestaurationen kontraindiziert sind oder vom Patienten abgelehnt werden.

**Kontraindikationen**

Obwohl es keine toxikologisch begründeten Fakten gibt, die ein gesundheitliches Risiko durch Amalgam belegen (mit Ausnahme selten vorkommender Allergien gegen Amalgam und seine Bestandteile), sollte Amalgam bei Kindern und Schwangeren sowie bei Patienten mit Nierenerkrankungen nicht angewendet werden. Ebenso ist Amalgam im direkten Kontakt zu Metallrestaurationen (Inlays, Teilkronen, Kronen) kontraindiziert, weil durch elektrogalvanische Korrosion eine erhöhte Quecksilberfreisetzung zu erwarten ist.

Es wird auch diskutiert, ob Amalgam bei Frauen im gebärfähigen Alter nicht mehr empfohlen werden kann, obwohl keine Anhaltspunkte für eine Schädigung des Fötus durch Quecksilber vorliegen.

**Merke** Durch eine materialspezifische Präparations- und Verarbeitungstechnik lassen sich kaufunktionell anspruchsvolle und langlebige Restaurationen herstellen.

## 6.4.3 Klasse-I-Kavitäten

Die Primärpräparation umfasst die Herstellung der Umrissform, Retentionsform und Widerstandsform. Sie kann mit einem einzigen Diamantschleifer hergestellt werden.

Dabei soll die von BLACK postulierte **Extensionsform** (extension for prevention) nicht exakt befolgt werden. Es lassen sich nicht alle Fissuren und Parafissuren in die Präparation einbeziehen. So werden heute ausschließlich die kariösen Hauptfissuren und Grübchen aufgezogen und nur die wichtigsten kariesgefährdeten Nebenfissuren mit einbezogen (Abb. 6-28a).

Die Kavität hat eine **Mindesttiefe** von 2–2,5 mm und ist leicht unter sich gehend. Dabei sind die **Übergänge** zwischen Kavitätenwand und Kavitätenboden abgerundet, damit bei Belastung der Restauration keine Spannungen in diesem Bereich entstehen, die zu Höckerfrakturen führen könnten (Abb. 6-28b). Im Bereich der **Randleisten** darf nicht unter sich gehend präpariert werden, da sie sonst zu stark geschwächt werden (s. Abb. 6-28a). Alle Bereiche, die nicht von Dentin unterstützt sind, müssen entfernt werden, da sie bei Kaubelastung frakturieren. Im **Unterkiefer** muss bei der Präparation die **Kronenflucht** der Zähne berücksichtigt werden. Die **Breite** der Kavität sollte so gewählt werden, dass Höckerfrakturen vorgebeugt wird. Sie beträgt im Bereich der Dreieckswülste höchstens die Hälfte der Höckerbreite. Eine Zahnhartsubstanz schonende Präparation umfährt die Dreieckswülste und lässt die Randleiste intakt. Ein Aufziehen der großen bukkalen oder palatinalen Fissuren der Molaren ist nur notwendig, wenn sie kariös sind. Dabei bleiben wichtige Zahnstrukturen, wie die Crista transversa der Oberkiefermolaren, intakt, wenn sie nicht kariös unterminiert sind (Abb. 6-28c).

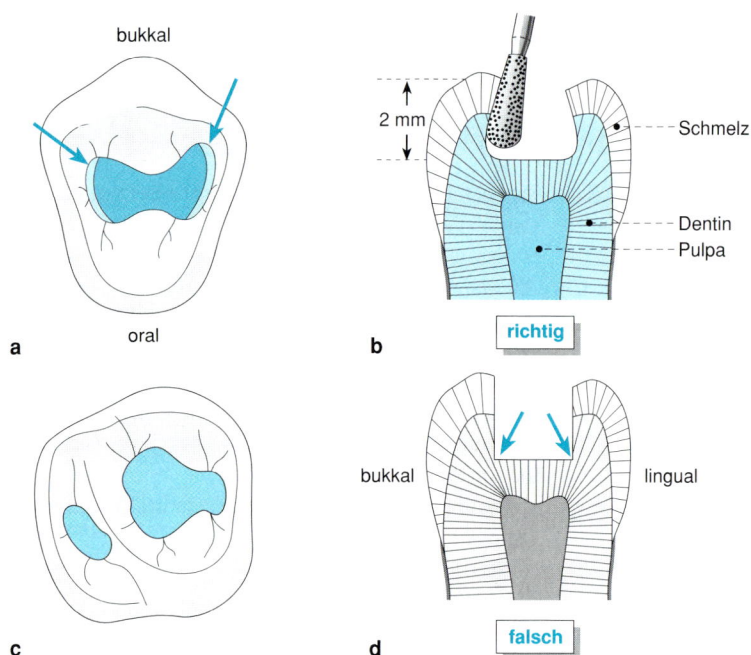

**Abb. 6-28** Präparation einer Kavität für eine Amalgamfüllung. Mit einem birnenförmigen Diamantschleifer wird eine intern abgerundete, leicht unter sich gehende Kavität (Retentionsform) präpariert (b). Damit werden Kerbspannungen zwischen Kavitätenboden und Kavitätenwand vermieden, die zu Infrakturen führen könnten (d). Nur im Bereich der Randleiste erfolgt die Präparation nach okklusal divergierend (a), um eine Fraktur der Zahnhartsubstanz in diesem Bereich zu verhindern. Bei oberen Molaren können unter Schonung der Crista transversa zwei getrennte Kavitäten präpariert werden (c).

**Sekundär-
präparation**

Nach Kariesentfernung werden alle Kavitätenwände mit einem Diamantfinierer feinster Körnung (15 μm) hochtourig finiert (bis höchstens 120 000 Umdrehungen pro Minute). Alternativ können gewendelte Hartmetallfinierer verwendet werden. Die Finierer weisen die gleiche Form auf wie die Diamantschleifer. Es werden abgerundete bzw. birnenförmige Präparationsinstrumente verwendet.

Die Karies gibt die Kavitätengröße und Kavitätentiefe vor. Bei tiefen Kavitäten wird vor der Sekundärpräparation (Finieren) eine Unterfüllung aus einem druckfesten Material (Phosphatzement) eingebracht und anschließend finiert. Man erhält einen glatten Kavitätenboden mit gleichmäßiger Kavitätentiefe. Die Unterfüllung dient zum Ausblocken der Unregelmäßigkeiten im Kavitätenboden nach erfolgter Kariesentfernung.

**Unterfüllung**

### 6.4.4 Klasse-II-Kavitäten

Eine **approximale Karies** wird bei Seitenzähnen, die in einer geschlossenen Zahnreihe stehen, von okklusal eröffnet. Die resultierende Kavität ist also immer mehrflächig, wobei der okklusale Anteil in Abhängigkeit von der Kariesausdehnung unterschiedlich groß gestaltet wird. Ist die gesamte Hauptfissur kariös erkrankt, wird sie, wie im vorherigen Kapitel beschrieben, in die Kavitätenpräparation mit einbezogen. Sind nur Teile der Fissur kariös, wird beim kariesinaktiven Patienten die **Umrissform** minimalinvasiv gestaltet (Abb. 6-29).

**Zugang**

Der **Zugang** zur approximalen Karies erfolgt mit einem birnenförmigen Diamantschleifer. Dabei muss der intakte Nachbarzahn vor einem **Präparationstrauma** geschützt werden. Das kann durch Anlegen einer **Matrize** um den Nachbarzahn, Einlegen eines Stahlstreifens oder geschickte Präparationstechnik gewährleistet werden.

**Approximal-
kontakte**

Lage und Morphologie der **Approximalkontakte** bestimmen die Ausdehnung der bukkalen und oralen Extensionen. Die Approximalkontakte sind beim Jugendlichen eher punktförmig, beim älteren Patienten flächenförmig, da es durch die physiologische Zahnbeweglichkeit zum Einschleifen der Kontaktflächen benachbarter Zähne

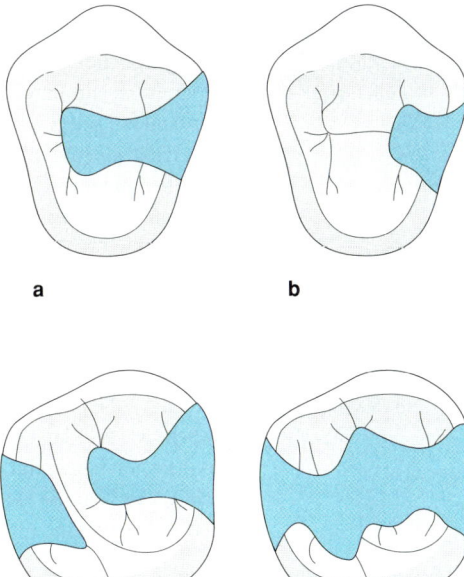

a          b

**Abb. 6-29** Die Kavitätengröße richtet sich nach der Kariesausdehnung. Es werden bei guter Mundhygiene und guter Patientencompliance nicht alle Fissuren in die Präparation mit einbezogen.

c          d

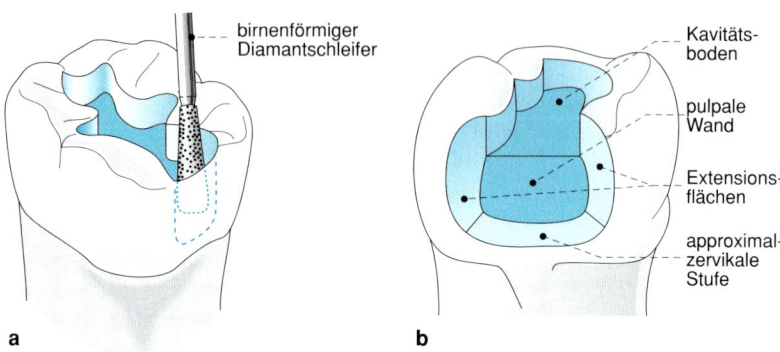

a          b

**Abb. 6-30** Bei der Präparation für eine mehrflächige Amalgamfüllung (Klasse-II-Kavität) wird zur Schonung des Nachbarzahnes erst eine Schmelzlamelle stehen gelassen, die anschließend mit einem Handinstrument (z.B. Exkavator) weggebrochen wird. Nach Fertigstellung der Präparation weist der approximale Kasten eine eigenständige Retentionsform auf.

kommt. Sie liegen im Oberkiefer mehr bukkal und im Unterkiefer zentral der Verbindungslinie der Hauptfissuren. Der Präparationsdiamant wird von okklusal in die jeweilige Randleiste eingeführt und unter leichten Lateralbewegungen versenkt. Dabei bleibt eine Schmelzlamelle zum Nachbarzahn stehen, die anschließend mit einem Handinstrument (Exkavator, Schmelzmeißel) herausgebrochen wird (Abb. 6-30).

Der Kontakt zum Nachbarzahn wird vollständig aufgehoben, um den approximal-zervikalen Kavitätenrand nicht in den Bereich der Kariesprädilektionsstelle zu legen. Außerdem lässt sich so beim Füllen die Matrize besser einbringen und adaptieren.

Nach Aufheben des Approximalkontakts werden **Konkremente,** die evtl. trotz parodontologischer Vorbehandlung noch vorhanden sind, entfernt und vorhandene Füllungen an den Nachbarzähnen kontrolliert bzw. nachgearbeitet.

Die Forderung, den Füllungsrand in den Sulkus („kariesimmune Zone") zu verlegen, wird heute nicht mehr befolgt. Aus parodontalprophylaktischen Gründen wird ein **Supragingivaler Füllungsrand** / **supragingivaler Füllungsrand** angestrebt. Eventuell muss bei tief reichender Karies vorher durch eine parodontalchirurgische Maßnahme der approximal-zervikale Kavitätenrand frei gelegt werden.

Die Kavität wird anschließend nach bukkal und oral gerade so weit extendiert, dass die Kavitätenränder auch hier mit Mundhygienemitteln erreicht werden können. Die Präparationsgrenzen liegen also nicht, wie von Black gefordert, in den Zonen der Selbstreinigung (außer beim kariesaktiven Patienten). Der Kontakt zum Nachbarzahn wird daher nur ca. 0,5 mm aufgehoben. Das lässt sich jedoch nur mit Handinstrumenten bzw. oszillierenden Präparationswerkzeugen (z.B. Cavishape-Feilen, SonicSys®) bewerkstelligen, ohne den Nachbarzahn zu verletzen (Abb. 6-31).

**Approximal-zervikale Stufe** Die approximal-zervikale Stufe ist senkrecht zur Kronenachse ausgerichtet, plan oder leicht von außen nach innen abfallend. Nach Kariesexkavation werden alle Kavitätenbereiche wie bei Klasse-I-Kavitäten finiert. Die Extensionsflächen und der approximal-zervikale Kavitätenrand werden mit Handinstrumenten oder oszillierenden Feilen leicht gebrochen. Die Extensionsflächen laufen in einem Winkel von 90° auf die Zahnoberflächen zu. Eine Anschrägung der Stufe ist bei Amalgam kontraindiziert, da das Material sonst unter Kaudruck wie auf einer schiefen Ebene aus der Kavität in den Sulkus „kriechen" und letztlich Füllungsrandfrakturen resultieren würden. Außerdem lässt sich das Material in diesen Bereichen nicht dicht adaptieren.

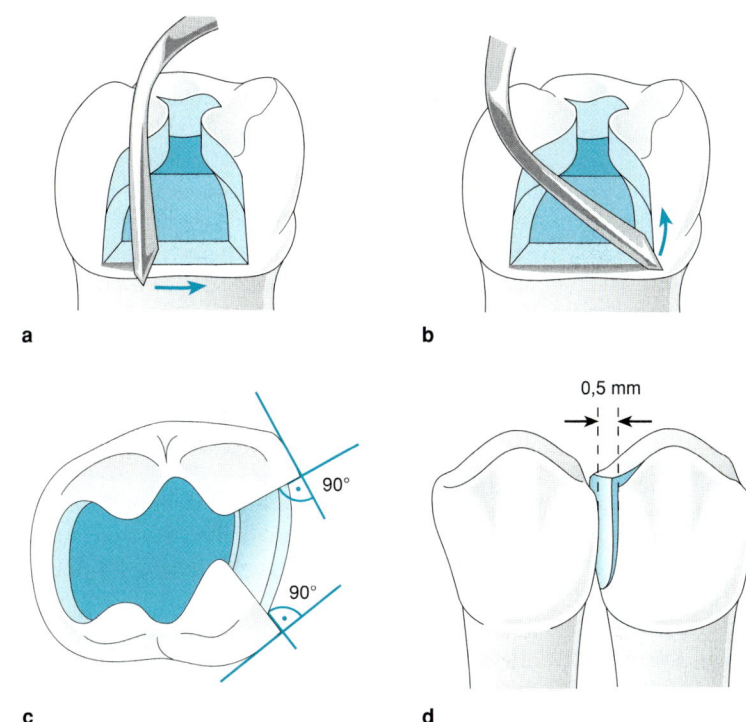

**Abb. 6-31** Mit Gingivalrandschrägern bzw. Schmelzmeißeln werden die Ränder an der approximal-zervikalen Stufe und an den Extensionsflächen gebrochen (a und b). Es resultiert eine Kavität, deren approximale Extensionen in einem Winkel von 90° auf die Zahnoberfläche zulaufen und in Bereichen enden, die der Mundhygiene zugänglich sind (0,5 mm Abstand zum Nachbarzahn, c und d).

Auch für Klasse-II-Kavitäten gilt, dass Schmelzbereiche, die nicht genügend von Dentin unterstützt sind, entfernt werden müssen **(Widerstandsform)**.

Zusammenfassend lassen sich für die Präparation von Klasse-II-Kavitäten für Amal-

**Kriterien** gamrestaurationen folgende Kriterien festlegen:
- Die Kavitätengröße wird durch die Kariesausbreitung vorgegeben.
- Die Präparationsgrenzen liegen in Bereichen, die der Mundhygiene zugänglich sind.
- Alle Kavitätenbereiche sind selbstretentiv.
- Nach der Primärpräparation werden die Kavitätenwände finiert.
- In den Bereichen, wo rotierende Instrumente nicht angewendet werden können (z.B. bei zierlichen Kavitäten), werden Handinstrumente eingesetzt.
- Alle Übergänge zwischen horizontalen und vertikalen Kavitätenflächen sind abgerundet, um Kerbspannungen zu vermeiden.

### 6.4.5 Amalgamrestaurationen mit Höckerersatz

Wird bei der Exkavation der Karies ein Höcker so unterminiert, dass er frakturgefährdet ist, so muss er abgetragen und durch Füllungsmaterial ersetzt werden.

**Indikationen** In der Regel sind in diesem Fall **Teilkronen** oder **Kronen** indiziert. In Ausnahmefällen kann jedoch als semipermanente Lösung auch eine Amalgamaufbaufüllung in Betracht kommen. In diese Kategorie gehören Zähne mit unsicherer parodontaler und endodontischer Prognose, **semipermanente Versorgungen** während einer parodontologischen Vorbehandlung sowie Patienten, die aus Zeit- oder Kostengründen Einlagefüllungen und Kronen ablehnen.

Der entsprechende Höcker wird ausreichend gekürzt (3–4 mm), und es werden Retentionen in Form von **Hilfskavitäten** angebracht (Abb. 6-32).

**Hilfskavitäten**
**Retentionshilfe**

Bei Verlust des gesamten Höckers kommen meistens **Zapfenbohrungen** (Slots) bzw. **parapulpäre Stifte** und **Schrauben** als Retentionshilfe zum Einsatz. Dabei wird pro verloren gegangenem Höcker ein Stift gesetzt. Die Stifte bestehen aus Titan bzw. einer Kobalt-Chrom-Legierung, da andere Stifte korrodieren. Die parapulpären Stifte aus den genannten Materialien dürfen nicht verbogen werden. Heute werden in erster Linie **selbstschneidende Stifte** (Thread Mate System) verwendet. Zementierbare Stifte, geklebte Stifte und Stifte, die in einem vorgebohrten Loch klemmen (friction-locked), sind weniger gut geeignet.

> **Merke** Parapulpäre Stifte sollten nicht verwendet werden, wenn die Amalgamrestaurationen einer erhöhten Belastung ausgesetzt sind (Okklusions- und Artikulationsveränderungen, Klammerzähne, Bruxismus usw.).

**Einbringen selbstschneidender Stifte**

Selbstschneidende Stifte werden nach **Vorbohrung** mit einem 1–2 mm tiefen Bohrer (Tiefenanschlag) niedertourig eingebracht. Erfolgt die Vorbohrung mit einer zu hohen Drehung, werden die Bohrlöcher ausgeweitet, und die Stifte haben anschließend keine Friktion. Die Stifte bestehen i.d.R. aus einem Schräubchen, das durch eine Sollbruchstelle von der Fassung, welche im Winkelstück sitzt, getrennt ist. Beim Eindrehen schert dann der Stift an dieser Stelle ab. Die Vorbohrung erfolgt etwa 0,5–1 mm von der Schmelz-Dentin-Grenze im Dentin. Die **Richtung der Bohrung** hängt von der Krümmung der Außenfläche des Zahnes ab. Sie erfolgt entweder senkrecht oder im Bereich von Zahneinziehungen im subgingivalen Bereich (approximaler Kasten, Furkation) leicht schräg in Richtung Pulpa. Der Stift ragt anschließend ca. 2 mm aus dem Dentin heraus. Der Amalgamaufbau über dem Stift sollte auch 2 mm betragen.

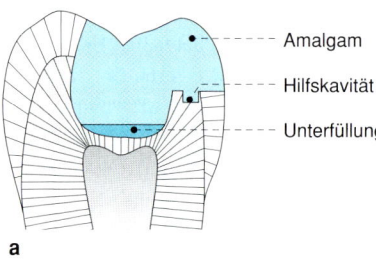

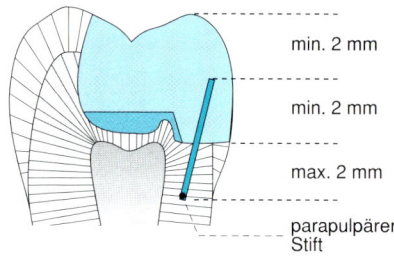

a

**Abb. 6-32** Amalgamaufbau nach Kürzung eines stark unterminierten Höckers oder nach Verlust eines Höckers. Der Aufbau wird mit Hilfskavitäten (a) oder mit parapulpären Stiften (b) retentiv verankert.

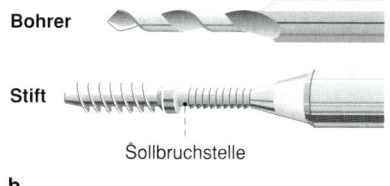

b

Als Komplikationen können Perforationen der Pulpa, Perforationen zum Parodont, Schmerzsensationen durch Mikrorisse und Spannungen im Dentin, Füllungsfraktur, Fraktur des Bohrers, Fraktur des Stiftes und Lösen der Restauration vom Stift auftreten.

> **Merke** Die Anwendung von parapulpären Stiften in Verbindung mit Kompositen ist selten indiziert. Falls sie zum Einsatz kommen, sollten Stifte mit einer Haftvermittler-Opaker-Schicht verwendet werden.

### 6.4.6 Matrizentechnik

 Bei mehrflächigen Amalgamfüllungen ist die Anwendung eines adäquaten Matrizensystems obligat.

**6**

Matrizen sind Formgebungshilfen und dienen der Wiederherstellung der äußeren Zahnform. Sie schützen das marginale Parodont vor überstopften Restaurationsmaterialien und damit vor Parodontopathien. Aber auch bei Unterkonturierung von Füllungsmaterialien kann es zu parodontalen Veränderungen kommen, da sich Plaque ansammelt. Zusätzlich kann eine Sekundärkaries in diesem Bereich entstehen.

**Anforderungen** Matrizen müssen folgenden Anforderungen genügen:

- Sie müssen dem Kondensationsdruck beim Füllen der Kavität standhalten.
- Sie dürfen beim Kondensieren nicht stören.
- Sie müssen nach Anlegen an den Zahn eine konische Form besitzen (zervikal enger als okklusal).
- Sie müssen so adaptierbar sein, dass der Kontaktpunkt zum Nachbarzahn wieder hergestellt werden kann. Die Dicke des Matrizenbandes sollte 50 µm nicht überschreiten.

**Systeme** Alle diese Forderungen erfüllt das **Tofflemire-Matrizen®-System** (Abb. 6-33).

Als Alternative bieten sich **Matrizensysteme ohne Halter,** z.B. das Automatrixsystem, an, welches bei besonders ausladenden Zahnformen oder dann, wenn ein Matrizenhalter stört, Anwendung findet. Beim Anlegen einer Matrize kann es zu einer Verformung der Höcker kommen, deshalb darf das Matrizenband nicht zu stark angezogen werden.

**Adaptation** Bei keinem Matrizensystem liegt das Matrizenband so dicht am Zahn, dass ein Überstopfen des Füllungsmaterials sicher verhindert werden kann. Die zervikale Adaptation der Matrize mit einem **Interdentalkeil** ist daher unumgänglich (s. Abb. 6-33). Der Keil sollte aus Holz sein, damit er in der Mundhöhle bei Zutritt von Feuchtigkeit quillt. Er separiert dabei die benachbarten Zähne um Matrizenbandstärke, sodass nach Entfernen der Matrize durch die Rückstellbewegung der Zähne ein satter Approximalkontakt resultiert. Interdentalkeile sind im Querschnitt der Anatomie des Interdentalraums angepasst. Sie sind in verschiedenen Größen erhältlich.

Da Interdentalkeile mit Pinzetten schlecht zu fassen sind und damit die Gefahr der Aspiration besteht, sollten entsprechend geformte Zangen (z.B. How-Zange) zur Applikation und Entfernung der Interdentalkeile verwendet werden.

Unter bestimmten Bedingungen (zu großer oder zu kleiner Interdentalraum, Einziehungen im Wurzelbereich) müssen die Keilchen mit Compound-Masse individualisiert werden. Nach Verkeilen der Matrize wird mit der Sonde überprüft, ob sie im Bereich der approximal-zervikalen Stufe dicht anliegt. Das Band überragt dabei die Stufe nur geringfügig.

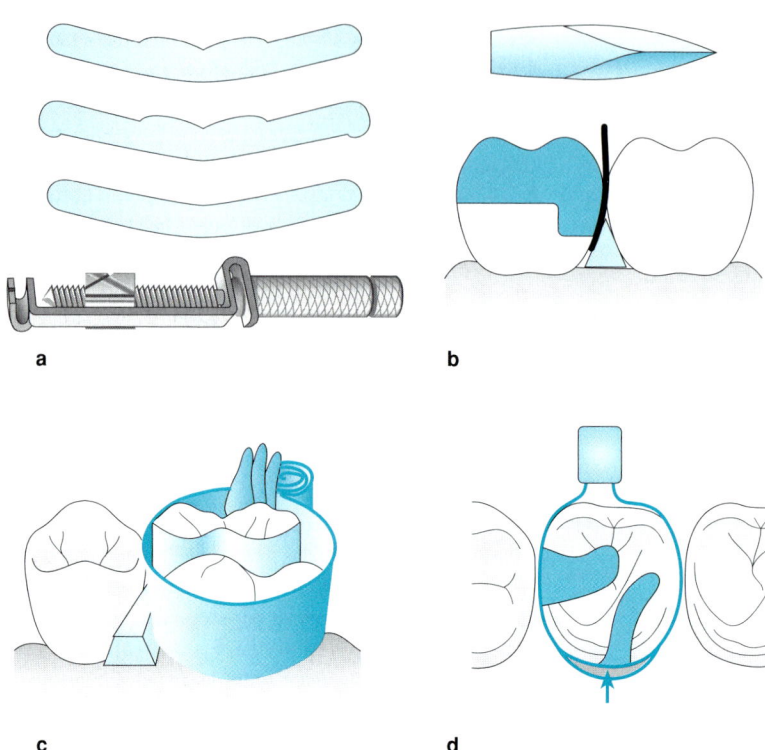

**Abb. 6-33** Die Tofflemire-Matrize® hat sich in der Amalgamfüllungstechnik bewährt (a). Sie muss gut approximal verkeilt werden, um ein Überstopfen von Füllungsmaterial zu verhindern (b). Bei stark divergierenden Approximalflächen kann alternativ eine Automatrix® hilfreich sein (c). Bei bukkalen Kavitäten erfolgt mit einem zusätzlich eingelegten Matrizenband (siehe Pfeil, d) eine Vorkonturierung der Füllung.

Zur anatomischen Gestaltung des Approximalkontaktes wird das Matrizenband mit einem Kugelstopfer an den Nachbarzahn anrotiert. Der Anatomie des Kontaktpunktareals muss dabei Rechnung getragen werden. Der **Kontaktpunkt** liegt im oberen Drittel der Approximalflächen. Bei älteren Patienten findet man eine Approximalfläche, die mesial konkav und distal konvex ist.

**Entfernung**  Das Matrizenband sollte nach dem Legen der Füllung vom Matrizenhalter gelöst und separat entfernt werden können, um eine Fraktur der frisch gelegten Füllung zu vermeiden. Bei umfangreichen Kavitäten müssen die Matrizenbänder individualisiert werden. Dazu wird ein Teil eines zweiten Matrizenbandes mit einer Schere abgeschnitten und gesondert eingelegt (s. Abb. 6-33).

### 6.4.7 Trituration und Kondensation des Amalgams

Die Trituration (Anmischen) des Amalgams kann in unterschiedlicher Form durchgeführt werden.

**Merke**  Beim Anmischen ist die genaue Dosierung von Feilung und Quecksilber wichtig.

Wird zu viel Quecksilber verwendet, so resultieren schlechtere mechanische und chemische Eigenschaften der fertigen Füllung (Anstieg des Creeps, erhöhte merkuroskopische Expansion, Randfrakturen). Wird zu wenig Quecksilber verwendet, kommt es zu erhöhter Porösität, beschleunigter Korrosion und schlechterer Adaptation des Materials. Das genaue Mischungsverhältnis ist den jeweiligen Herstellerangaben zu entnehmen. Als grobe Richtlinie gilt, dass frisch angemischtes Amalgam nicht bröckelig zerfallen darf, sondern mit einem Spatel durchgeschnitten werden kann **(Marzipankonsistenz).**

**Dosier- und Mischgeräte**

Bei **Dosier- und Mischgeräten** (Amalgamatoren) werden Pulver und Quecksilber in eine aufgeschraubte Mischkapsel in entsprechender Menge gegeben und trituriert. Dabei müssen die Triturationszeiten nach Herstellerangaben genau befolgt werden. Wird zu kurz trituriert, so werden die Alloypartikel nicht vollständig mit Quecksilber benetzt. Bei zu langer Trituration wird das Amalgam so stark erhitzt, dass es bereits kristalliert und eine bröckelige Konsistenz erhält. Eine reguläre Kondensation in der Kavität ist dann nicht mehr möglich. Die kombinierten Dosier- und Mischgeräte haben den Nachteil, dass die aufgeschraubte Kapsel undicht wird (speziell die Dichtung) und dass beim Einfüllen Quecksilber verschüttet werden kann. Außerdem müssen die Kapseln regelmäßig gereinigt werden.

**Tabletten**

Das Alloy kann auch in **Tablettenform** und damit bereits vordosiert vorliegen. Diese Tabletten werden in einem **„Dispenser"** (Dosiervorrichtung) mit der entsprechenden Menge Quecksilber in eine verschraubbare Kapsel gegeben. In einem **Amalgamvibrator** (Schüttelautomat) erfolgt dann die Trituration. Auch hier ist die Quecksilberhygiene beim Einfüllen in das Dosiergerät und beim Dosieren nicht optimal. Die Kapseln werden zudem nach mehrmaligem Gebrauch undicht.

**Kapseln**

Moderne Gamma-2-freie Amalgame werden i.d.R. heute vordosiert in Kapseln angeboten. Im Prinzip lassen sich dabei zwei Kapselsysteme unterscheiden. Bei **aktivierbaren Kapseln** muss vor der Trituration eine Trennhaut zwischen Alloy und Quecksilber durchstoßen werden. Bei selbstaktivierenden Kapseln durchdringt ein Pistill während des Anmischvorgangs diese dünne Trennwand zwischen den beiden Kammern. Die Kapselsysteme garantieren eine relativ gleichmäßige Dosierung von Alloy und Quecksilber.

**Verschraubbare und verschweißte Systeme**

**Verschraubbare und verschweißte Systeme** sind i.d.R. dichter als andere Kapseln. Während der Trituration tritt kaum noch Quecksilberdampf aus. In der Praxis entfällt die Manipulation mit reinem Quecksilber.

Auch bei den Kapselsystemen müssen die Triturationszeiten entsprechend Herstellerangaben genau eingehalten werden. Sie sind je nach Anmischgerät unterschiedlich lang, da diese mit unterschiedlichen Schüttelfrequenzen und -bewegungen arbeiten.

**Kondensation**

Die Kondensation (Stopfen) des Amalgams erfolgt nach Trockenlegung und Säuberung der Kavität. Auch hier bietet Kofferdam eine Arbeitserleichterung. Durch eine Kontamination mit Speichel werden die werkstoffkundlichen Eigenschaften des Amalgams verschlechtert. Das Amalgam wird nach Trituration in einem glattwandigen Metall- oder Glasgefäß zum Patienten gebracht und dort mit einer **Amalgampistole** aufgenommen (Abb. 6-34a).

> **Merke**  Ein Kontakt mit dem Finger ist obsolet (Quecksilberkontamination der Haut, Kontamination des Amalgams mit Schweiß u.Ä.).

Die Pistolen sollen leicht zu reinigen und zu sterilisieren sein. Das Amalgam wird portionsweise in die Kavität eingebracht und kondensiert. Die Verarbeitungszeit beträgt je

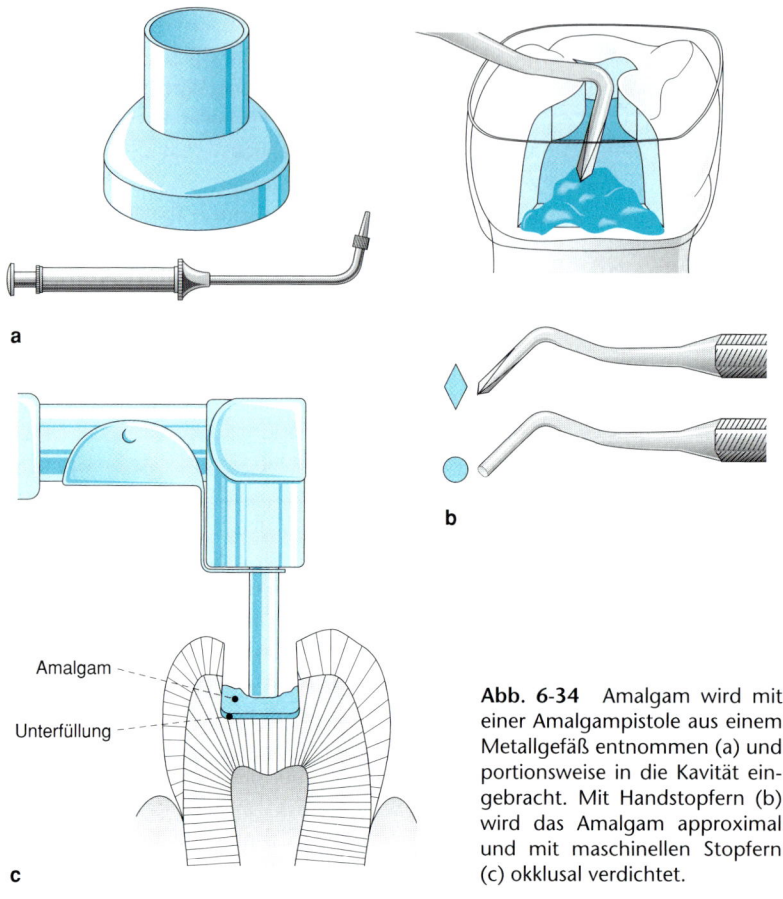

Amalgam

Unterfüllung

a

b

c

**Abb. 6-34** Amalgam wird mit einer Amalgampistole aus einem Metallgefäß entnommen (a) und portionsweise in die Kavität eingebracht. Mit Handstopfern (b) wird das Amalgam approximal und mit maschinellen Stopfern (c) okklusal verdichtet.

nach Produkt zwischen 3 und 10 min. Die ersten Portionen werden sorgfältig im Approximalraum verdichtet, die Okklusalfläche wird zuletzt gefüllt. Die Stopfer besitzen ein planes Arbeitsende und sind im Querschnitt rund-, rhomboid- oder trapezförmig (Abb. 6-34b).

Gerade im Bereich der Extensionsflächen (Kontakt Matrizenband-Zahn) entsteht ein Winkel, in dem das Amalgam mit rautenförmigen Instrumenten besser verdichtet werden kann. Durch die Kondensation sollen eine gute Adaptation des Amalgams an die Kavitätenwand ohne Poren, ein geringer Restquecksilbergehalt und eine hohe Endhärte der Füllung erzielt werden.

**Stopfdruck**

Als **Stopfdruck** werden Werte zwischen 1 und 2 N/mm$^2$ angegeben. Für Kugelamalgam wird ein niedrigerer Stopfdruck (niedrig visköser) angegeben als für Blendamalgame. Die Kondensation kann manuell (mit Handstopfer) oder maschinell erfolgen.

Unter standardisierten Bedingungen muss sich die Auswahl der Kondensationsmethode nach dem jeweiligen Amalgam richten, d.h., es kann nicht allgemein formuliert werden, dass eine Stopfmethode überlegen ist. Der Vorteil maschineller Kondensation liegt jedoch in einer gleichmäßigen Verdichtung des Amalgams auch in schwer zugänglichen Bereichen der Mundhöhle.

Die maschinelle Kondensation kann mit pneumatisch angetriebenen Geräten (Speedomatic), Ultraschallgeräten oder Vibratoren (Winkelstückeinsätzen) durchgeführt werden.

**6**

Ultraschall-
kondensation
Pneumatische
Verdichtung

Die **Ultraschallkondensation** wird wegen schlechter Verdichtung, Porenbildung durch Kavitationseffekt und hoher Quecksilberdampfabgabe nicht empfohlen.

Bei der **pneumatischen Verdichtung** wird mit gedämpften Impulsen (bis 1700/min) das Arbeitsende vertikal bewegt. Pneumatische Kondensation führt zu ähnlich guten Ergebnissen wie Handkondensation. Ansätze für Winkelstücke gibt es in unterschiedlichen Formen (Bergendahl, J. S. Vibrator, Intra-Kondensierkopf u.a.). Sie sollen bei Gamma-2-freien Amalgamen niedertourig eingesetzt werden (Abb. 6-34c). Eine zu starke Quecksilberverringerung während des Stopfens ist zu vermeiden, um eine ausreichende Reaktion des Materials zu gewährleisten. Das Amalgam wird überstopft, um einen Überschuss für die Gestaltung der Kaufläche zur Verfügung zu haben.

### 6.4.8 Schnitztechnik und Politur

 Die Kauflächengestaltung nimmt bei der Amalgamfüllungstechnik eine zentrale Rolle ein.

**Ziele**

Durch Beseitigung von Überschüssen und Wiederherstellung einer physiologischen Kaufläche werden die **antagonistische Kontaktpunktbeziehung** und die **reguläre, dynamische Okklusion** der restaurierten Zähne wiederhergestellt. Dabei wird Kaufunktionsstörungen und Kiefergelenksproblemen prophylaktisch entgegengewirkt. Außerdem wird ein glatter, stufenloser Übergang zwischen Füllungsmaterial und Zahnhartsubstanz gewährleistet. Vorkontakte und Hyperbalancen sind bei der Füllungstherapie zu vermeiden. Die Amalgamfüllungen dürfen jedoch auch nicht so tief ausgeschnitten werden, dass der entsprechende Zahn in Infraokklusion steht und später durch Extrusion eine neue Okklusionsbeziehung „sucht". Auf die Wichtigkeit der approximalen Kontaktpunktbeziehung zum Nachbarzahn wurde bereits im vorherigen Kapitel hingewiesen.

Eine genaue Kenntnis der **Zahnanatomie** und der **Höcker-Fossa-Beziehung** bzw. Höcker-Randleisten-Beziehung ist Grundlage jeglicher Füllungstherapie. Da die Zahnanatomie und Funktion des Kauorgans wichtige Bestandteile des vorklinischen Unterrichts und ein eigenständiger Bestandteil des prothetischen Teilgebiets sind, muss an dieser Stelle auf Fachbücher aus diesem Bereich verwiesen werden.

**Merke** Bei großen Amalgamfüllungen müssen die Randleistenkomplexe, die Höckerabhänge und andere wichtige anatomische Strukturen wie die Crista transversa bei Oberkiefermolaren durch Schnitzen entsprechend herausgearbeitet werden.

Die wichtigsten Haupt- und Nebenfissuren werden gleichzeitig dargestellt. Durch ein systematisches Vorgehen lässt sich das Schnitzen einfach und zeitsparend durchführen. Die Zeitspanne, in der Amalgam schnitzbar ist, beträgt zwischen 15 und 20 min.

Noch während die Matrize liegt, werden mit einem **groben Schnitzinstrument** (z.B. Frahminstrument) die tiefsten Stellen der Restauration (mesiale, distale, zentrale Gruben) herausgearbeitet (Abb. 6-35a). Anschließend wird mit einem scharfen **Scaler** die Randleiste gestaltet. Anhaltspunkt ist die Höhe des Randleistenkomplexes am Nachbarzahn. Der Scaler fährt dabei schräg abfallend an der Matrize entlang (Abb. 6-35b).

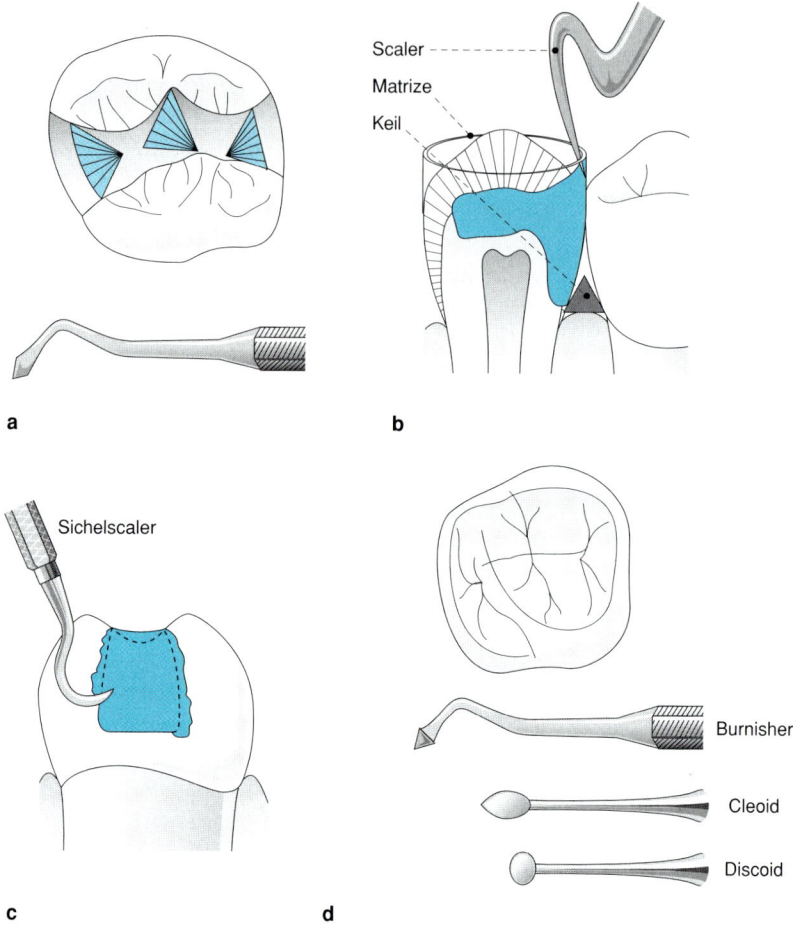

**Abb. 6-35** Die Okklusalfläche einer Amalgamfüllung wird mit Schnitzinstrumenten funktionell gestaltet (Erklärung siehe Text).

Anschließend werden der Holzkeil, der Matrizenhalter und die Matrize vorsichtig entfernt. Der Holzkeil und das Band lassen sich mit der bereits erwähnten **How-Zange** sicher fassen. Füllungsüberschüsse im Bereich der Extensionsflächen und am zervikalen Füllungsrand werden mit einem scharfen, schmalen **Sichelscaler** entfernt (Abb. 6-35c). Anschließend werden mit kleinen **Frahminstrumenten** und **Cleoid**- bzw. **Discoidinstrumenten** die Grübchen und Fissuren sowie Parafissuren angelegt (Abb. 6-35d).

## 6.4.9 Amalgamtoxizität

Ausgehärtetes Amalgam ist eine Legierung des Quecksilbers mit anderen Metallen und besteht aus unterschiedlichen metallischen Phasen.

> **Merke** Amalgamfüllungen geben Metallionen in die Mundhöhle ab.

Dabei wird dem frei werdenden Quecksilber die toxikologisch bedenklichste Rolle zugeschrieben. Quecksilber kommt in verschiedenen Aggregatzuständen vor und tritt in Form unterschiedlicher Verbindungen auf.

**Elementares Quecksilber** ist bei Raumtemperatur flüssig, geht aber bereits in Dampfform über ($Hg^0$).

Quecksilber geht mit zahlreichen Metallen Verbindungen ein. Dabei kann es in einwertiger ($Hg_2^{2+}$) und in zweiwertiger ($Hg^{2+}$) ionischer Form vorliegen. In der Natur kommen außerdem organische Quecksilberverbindungen (z.B. Methylquecksilber) vor.

**Organische Queck-silberverbindungen**

Quecksilber findet sich überall in der Umwelt. Durch Vulkanismus, Verwitterung, Bodenerosionen und durch industrielle Freisetzung werden jährlich zwischen 5000 und 10 000 t Quecksilber freigesetzt (WHO). Die industrielle Verwendung von Quecksilber ist rückläufig, sodass die Umweltbelastung mit dem Schwermetall abnimmt. Der jährliche Quecksilberverbrauch für Dentalamalgame beträgt 20 t.

> **Merke** Über die Nahrungskette gelangt Quecksilber meist in organischer Form (Fisch, Fleisch) in den menschlichen Organismus. Aber auch anorganisches Quecksilber wird aufgenommen. Die Angaben über die tägliche Quecksilberaufnahme differieren je nach geografischer Lage und Ernährungsgewohnheiten.

**WHO-Richtlinien**

Während die WHO eine durchschnittliche Aufnahme von 4,3 µg pro Tag anorganisches Quecksilber und 2,4 µg pro Tag Methylquecksilber aus Fischverzehr angibt, werden die Werte für Deutschland mit 10–20 µg Gesamtquecksilber pro Tag angegeben. Der Anteil organischen Quecksilbers beträgt dabei 1,6–2,4 µg pro Tag.

Die wöchentliche Quecksilberaufnahme mit der Nahrung sollte laut WHO-Richtlinien nicht mehr als 350 µg betragen. Der Anteil organischen Quecksilbers sollte dabei 200 µg nicht übersteigen. Diese Zahlen sind empirisch abgeleitet; dabei wird unterstellt, dass bei Zufuhr dieser Quecksilbermenge keine Zeichen einer chronischen oder akuten Intoxikation auftreten. Sie gelten jeweils für eine 70 kg schwere Person.

Bei der Bearbeitung und beim „Tragen" von Amalgamfüllungen erfolgt eine Belastung des Patienten mit Quecksilber in unterschiedlicher Form. **Metallisches, flüssiges Quecksilber,** wie es bei der Trituration verwendet wird, hat toxikologisch nur geringe Bedeutung. **Dampfförmiges, elementares Quecksilber** hingegen tritt bei der Verarbeitung und beim Herausbohren von Amalgam auf. Aber auch aus fertig abgebundenem Amalgam treten kleine Mengen **Quecksilberdampf** aus, die eingeatmet werden können. Das inhalierte Quecksilber gelangt über die Lungen ins Blut (ca. 80%). Es wird dort zu $Hg^{2+}$ oxidiert. Es kann jedoch auch in elementarer Form die Blut-Hirn-Schranke passieren und so in das Gehirn gelangen und dort erst oxidiert werden. Es gelangt dann nicht mehr über die Blut-Hirn-Schranke in das Blut zurück.

**Quecksilberdampf**

Das resorbierte $Hg^0$ wird in ionisierter Form ($Hg^{2+}$) über die Nieren und zum Teil über den Stuhl wieder ausgeschieden. Die durchschnittliche Halbwertszeit beträgt 60 Tage.

> **Merke** In den Nieren und in bestimmten Arealen des Gehirns erfolgt eine Quecksilberakkumulation.

Quecksilberionen treten bei Korrosionsprozessen, beim Kauen (Abrasion) und beim Herausbohren von Amalgamfüllungen auf. Sie werden mit dem Speichel verschluckt. Im **Magen-Darm-Trakt** wird zwischen 7 und 10% der verschluckten Menge resorbiert. Quecksilberionen sind nicht lipidlöslich, sie haben jedoch eine hohe Affinität zu Sulfhydril-Gruppen. Anorganisches Quecksilber reichert sich daher intrazellulär

**Magen-Darm-Trakt**

213

in Leber und Nieren an. Anorganisches Quecksilber wird nach Aufnahme nicht methyliert.

**Methyliertes Quecksilber** wird ausschließlich über die Nahrung aufgenommen und zu 90% im Magen-Darm-Trakt resorbiert. Es ist lipophil, wird an Erythrozyten gebunden und verteilt sich nahezu gleichmäßig über den gesamten Körper. Es wird zum Teil in den Organen zu $Hg^{2+}$-Ionen demethyliert.

> **Merke** Methylquecksilber ist wesentlich toxischer als anorganisches Quecksilber.

Zielorgan ist auch hier wieder das Gehirn.

Quecksilberintoxikationen werden in akute und chronische Formen unterschieden.

**Akute Quecksilberintoxikationen**

Akute Quecksilberintoxikationen sind selten. Die akute Quecksilbervergiftung ist je nach Quecksilberverbindung von charakteristischen Symptomen begleitet. Bei akuter Vergiftung mit **Quecksilberdampf** ist in erster Linie die Lunge betroffen. **Quecksilbersalze** schädigen vornehmlich den Gastrointestinaltrakt und die Nieren, **organische Quecksilberverbindungen** das Zentralnervensystem. Parästhesien, Bewegungs-, Sprach- und Hörstörungen sind die Folge.

Durch Verzehr von extrem quecksilberhaltigem Tunfisch kam es in Japan in den 50er-Jahren zu einer Massenvergiftung **(Minimata-Erkrankung)**. Durch den Genuss von quecksilberhaltigem Saatgetreide erkrankten in Pakistan und im Irak zahlreiche Menschen.

**Chronische Quecksilbervergiftungen**

Bei chronischen Quecksilbervergiftungen ist eine eindeutige Zuordnung der Exposition zu Krankheitssymptomen schwierig. Insbesondere lässt sich nicht mehr nachvollziehen, welche Expositionsform im Einzelnen zu den festgestellten Symptomen führte (Amalgamfüllungen, Fischverzehr u.a.). Die chronische Quecksilbervergiftung ist durch objektivierbare Symptome gekennzeichnet:

- **Tremor mercurialis:** Intentionstremor der Finger, Augenlider, Lippen
- **Erethismus:** Persönlichkeitsveränderungen, die durch Reizbarkeit, Befangenheit, Stimmungslabilität, Gedächtnisschwund u.a. gekennzeichnet sind
- **Psellismus:** Verwaschene Sprache
- **Nephritis** und **Proteinurie.**

Bei milderer Ausprägung spricht man von einem unspezifisch, asthenisch-vegetativen Syndrom **(Mikromerkurialismus)**. Die Symptome können jedoch auch bei Personen ohne Quecksilberexposition auftreten (Schwächegefühl, schnelle Ermüdbarkeit, Abgeschlagenheit, Appetitmangel, Nervosität, schlechte Merkfähigkeit, Kopfschmerzen, Arbeitsunlust u.a.). Die weiter oben angegebenen Grenzwerte für die Quecksilberaufnahme (WHO) dienen daher der Prävention derartiger Schäden.

**Berufliche Exposition**

Für beruflich exponierte Personen, nicht jedoch für die Langzeitexposition der Bevölkerung mit Quecksilber wurden **arbeitsmedizinisch tolerierbare Grenzwerte** definiert, bei deren Überschreitung mit einer chronisch-toxischen Symptomatik gerechnet werden muss. So beträgt die maximale Arbeitsplatzkonzentration (MAK-Wert) 100 µg/m³, der biologische Arbeitsstofftoleranzwert (BAT-Wert) 200 µg/l Urin bzw. 50 µg/l Blut. Es gibt neuerdings Hinweise darauf, dass bei empfindlichen Personen erste Auswirkungen einer erhöhten Quecksilberexposition ohne erkennbare Krankheitssymptomatik bereits bei niedrigeren Werten erkennbar sind, wenn diese Personen beruflich dauerhaft exponiert sind. Eine exakte Dosis-Wirkungs-Beziehung lässt sich nicht angeben.

**Allergien**

In einzelnen Fällen kann es durch Amalgamfüllungen zu allergischen Reaktionen **(Kontaktallergie)** kommen. Dabei können generalisierte Reaktionen der Haut (z.B.

Ekzem, Dermatitis), allgemeine Krankheitssymptome (z.B. Gastroenteritiden) bzw. Schleimhautreaktionen (z.B. Gingivostomatitis) auftreten. Die Symptome treten kurz nach Legen bzw. Entfernen einer Amalgamfüllung auf und klingen i.d.R. nach zwei bis drei Wochen wieder ab.

Bei einer Allergie gegen anorganische Quecksilbersalze bzw. organisches Quecksilber liegt nicht immer gleichzeitig eine Allergie gegen Amalgam vor. Eine Allergie lässt sich durch **Epikutantest** beim Allergologen nachweisen (0,1% $HgCl_2$-Lösung, 5% Hg-Präzipitatsalbe, metallisches Quecksilber aus abgebundenem Amalgam). Bei nachgewiesener Amalgamallergisierung sollten keine neuen Amalgamfüllungen gelegt werden.

> **Merke** Immer mehr Patienten führen Beeinträchtigungen des allgemeinen Gesundheitszustandes auf die toxikologische Wirkung von Amalgam bzw. Quecksilber zurück. Zahlreiche Studien konnten nachweisen, dass es sich dabei meistens um psychosomatische Probleme handelt, die natürlich unabhängig von ihrer tatsächlichen Ursache ernst genommen werden müssen.

**Entfernung von Amalgamfüllungen**

Es ist bisher nicht geklärt, ob bei diesen Patienten eine Besserung des Allgemeingesundheitszustandes nach Entfernen der Amalgamfüllungen von Dauer ist. In seltenen Fällen kann der Kontakt zu Amalgamfüllungen zu lokalen Schleimhautreaktionen (lichenoide Veränderungen) führen.

Durch Korrosion und durch Verletzungen der Schleimhaut beim Entfernen von Amalgamfüllungen kann es zur Einlagerung von Amalgampartikeln in die Mundschleimhaut kommen (Amalgamtätowierung). Sie stellen eine ästhetische Beeinträchtigung dar.

Bei Kontakt von Amalgam zu anderen metallischen Werkstoffen, aber auch beim Kontakt von frisch gelegtem Amalgam zu alten Amalgamfüllungen kann es zu „metallischem" Geschmack und elektrischen Empfindungen aufgrund kurzfristiger elektrochemischer Vorgänge kommen (oral galvanism). Nach Passivierung der Füllungsoberfläche klingen diese meistens ab.

> **Merke** Die Quecksilberkonzentration im Blut und Urin korreliert mit der Zahl der Amalgamfüllungen und mit der Zahl der Füllungsflächen (pro Füllungsfläche wird eine durchschnittliche Erhöhung des Urinwertes um 0,07 µg/l diagnostiziert).

Nach Legen von Amalgamfüllungen steigt der Quecksilberspiegel um einige µg/l im Blut und Urin an. Nach einigen Wochen werden wieder Ausgangswerte erreicht. Nach Entfernen aller Amalgamfüllungen kommt es nach einigen Monaten zu einer Verringerung des Quecksilberspiegels im Blut und Urin um einige µg Quecksilber pro Liter.

**Therapie**

Bei der Behandlung von akuten und chronischen Quecksilberintoxikationen werden **Komplexbildner** (z.B. Dimaval = Natriumsalz der 2,3-Dimercapto-1-Propansulfonsäure) verwendet. Sie binden mit SH-Gruppen an Schwermetalle, die dann mit dem Urin ausgeschieden werden. Die Messung der Quecksilberkonzentration im Urin (24-h-Sammelurin) erlaubt einen Rückschluss auf die Quecksilberbelastung der jeweiligen Person. Der Rückschluss auf daraus resultierendes Krankheitsgeschehen ist nur dann in begrenztem Maße gerechtfertigt, wenn es sich um ein spezifisches Symptom einer Quecksilbervergiftung handelt.

**Quecksilberkonzentrationen im Blut**

**Quecksilberkonzentrationen im Blut** korrelieren mit der Quecksilberluftkonzentration (bei beruflicher Exposition) und mit dem Quecksilbergehalt im Urin. Normalwerte sind weniger als 5 µg Quecksilber/l Blut und weniger als 5 µg Quecksilber/l Harn (ohne Differenzierung nach Patienten mit oder ohne Amalgamfüllungen). Nach neuesten Untersuchungen tragen Amalgamfüllungen zur Quecksilberbelastung des Menschen bei. Berufliche Exposition oder vermehrte Quecksilberaufnahme mit der Nahrung oder durch andere Quellen können den Quecksilberspiegel im Blut und Urin vollständig überlagern. Die Quecksilberwerte im Blut und Urin bei Menschen, die angeblich gesundheitliche Schäden durch Amalgamfüllungen beklagen, unterscheiden sich nicht signifikant von denen einer Kontrollgruppe. Sie liegen zudem im Streubereich der Normalbevölkerung.

> **Merke** Bei Autopsiepräparaten findet sich eine Korrelation des Quecksilbergehalts in den untersuchten Geweben (Gehirn, Niere, Leber) zur Zahl der Amalgamfüllungen und zur Anzahl der Füllungsflächen.

**Quecksilberdepots der Niere**

Dabei sind die **Quecksilberdepots der Niere** in erster Linie durch Amalgamfüllungen bedingt. Quecksilber scheint als relativ untoxischer Selenkomplex in den Lysosomen gespeichert zu sein. Die Quecksilberkonzentration in den einzelnen Organen liegt jedoch im Normalbereich und unterhalb der Konzentration von Patienten mit gesicherter Quecksilbervergiftung. Die Depots können zum Teil durch oben genannten Komplexbildner abgebaut werden, d.h., sie sind partiell reversibel gebunden.

> **Merke** Auch wenn Amalgamfüllungen zu einem erheblichen Teil an der Aufnahme anorganischen und elementaren Quecksilbers beteiligt sind, gibt es bisher keinen Hinweis auf ein gesundheitliches Risiko, wenn Amalgamfüllungen sorgfältig verarbeitet werden.

Während früher ein durch berufliche Exposition bei Zahnärzten und Helferinnen bedingter erhöhter Quecksilbergehalt im Blut, Urin und in verschiedenen Geweben festgestellt werden konnte, dürfte heute bei Beachtung aller Verarbeitungsrichtlinien eine erhöhte Aufnahme nicht mehr zu finden sein.

**Entsorgung**

Die **Entsorgung** von Amalgam ist durch Gesetze geregelt (Amalgamabscheider, Recycling der Amalgamreste u.a.), sodass auch ökologische Risiken minimiert wurden.

# 7 Restaurationen mit Einlagefüllungen

 Einlagerestaurationen sind solide Körper, die in einer Kavität mit Zement konventionell fixiert (Metallrestaurationen) oder adhäsiv befestigt werden (Keramik- und Kompositrestaurationen).

Sie werden direkt (im Mund des Patienten) oder indirekt (z.B. im zahntechnischen Labor) hergestellt. Es gibt zusätzlich für zahnfarbene Restaurationen semidirekte Verfahren (z.B. CAD-CAM-Verfahren). Die Herstellung von Einlagerestaurationen ist aufwändig; sie sind daher teurer als direkte plastische Füllungen.

**Indikationen**
Die Indikation für Einlagerestaurationen ist eng umrissen. Sie sind bei mittelgroßen und großen **Klasse-I- und -II-Kavitäten** indiziert, insbesondere dann, wenn die Ausdehnung des approximalen Defekts zervikal die Schmelz-Zement-Grenze überschreitet und die gingivale Stufe so schlecht zugänglich ist, dass eine sichere Matrizentechnik bei der Anfertigung von Restaurationen aus plastischen Füllungsmaterialien nicht mehr möglich ist. Einlagerestaurationen sind auch dann indiziert, wenn mit plastischen Füllungen kein ausreichender Approximalkontakt mehr herzustellen ist.

**Voraussetzungen**
Grundvoraussetzungen für die Eingliederung von Einlagerestaurationen sind eine optimale Mundhygiene des Patienten, geringe momentane Kariesaktivität und parodontal gesunde bzw. sanierte Verhältnisse. Auch bei Allergien gegen plastische Füllungsmaterialien und deren Bestandteile finden Einlagerestaurationen Anwendung.

Mit kauflächendeckenden Metall- bzw. Keramikrestaurationen lassen sich **Okklusionskorrekturen** durchführen. Sie sind daher oft im Rahmen funktionstherapeutischer Maßnahmen indiziert.

Nach einer **Wurzelkanalbehandlung** werden bei großen mehrflächigen Kavitäten im Seitenzahnbereich wegen der erhöhten Frakturanfälligkeit kauflächendeckende Restaurationen gefordert. Hier sind Teilkronen aus Metall oder Keramik indiziert.

Einlagerestaurationen sind formstabiler als Restaurationen aus plastischen Füllungsmaterialien und besitzen bei richtiger Indikationsstellung und sorgfältiger Anfertigung eine hohe Lebensdauer (Tab. 7-1).

**Merke** Für die Herstellung von Einlagerestaurationen muss allerdings in vielen Fällen mehr Zahnhartsubstanz geopfert werden als für plastische Füllungsmaterialien. Bei der Versorgung primärer kariöser Defekte ist daher eine sorgfältige Abwägung der Vor- und Nachteile von Einlagerestaurationen vorzunehmen.

Lässt sich aufgrund der kariösen Zerstörung der Zahnhartsubstanz (z.B. große Zahnhalsdefekte, Fehlen des bukkalen bzw. lingualen Kronenanteils) oder aus anatomi-

**Tabelle 7-1**  Indikation restaurativer Maßnahmen in Abhängigkeit von der okklusalen bzw. approximalen Defektausdehnung (modifiziert nach Klaiber et al. 1992).

| | okklusale Defektausdehnung | | | | approximale Defektausdehnung | | | |
|---|---|---|---|---|---|---|---|---|
| | klein | mittel | groß | Höcker-ersatz | zervikal Schmelz | zervikal Dentin | weit apikal | weit bukko-lingual |
| Amalgamfüllung | – + | + | – | – (+) | + | + | – | – |
| Goldguss: | | | | | | | | |
| – Inlay | – | + | – | – | + | + | + | + |
| – Teilkrone | – | – | + | + | + | + | + | + |
| Direkte Kompositfüllung | + | + | (+) | – (+) | + | (+) | – | – |
| Adhäsiv befestigtes Inlay aus Keramik bzw. Komposit | – | + | + | + (Keramik) | + | (+) | – | + |

+ geeignet
– ungeeignet
(+) bedingt geeignet

schen Gründen keine ausreichende Verankerung der Einlagerestauration an der Zahnhartsubstanz erzielen, ist die Anfertigung einer Krone indiziert. Bei kleinen okklusalen und approximalen Defekten muss bei der Anfertigung von Einlagerestaurationen zu viel Zahnhartsubstanz entfernt werden. Hier sollte plastischen Füllungsmaterialien der Vorzug gegeben werden.

**Definitionen**  Unter dem Überbegriff Einlagerestaurationen sind Inlays, Onlays und Overlays zusammengefasst (Abb. 7-1).

oral  vestibulär

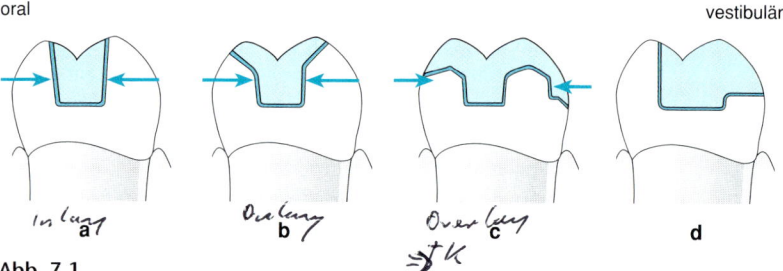

a  b  c  d

**Abb. 7-1**
a) Rein intrakoronal fixierte Einlagerestaurationen (Inlays) erhalten ihre Retention durch eine okklusale bzw. approximale Kastenverankerung.
b) Ein Onlay bedeckt die gesamte Kaufläche, erhält jedoch nur durch okklusale und approximale Kastenverankerung Retention.
c) Bei Overlays werden meist nur die okklusionstragenden Höcker gefasst, dabei hat sich die Stufe mit Abschrägung bewährt. Die nicht tragenden Höcker sind mit einem Außenschliff versehen, die retentive Verankerung erfolgt so zusätzlich durch perikoronale Verankerung. Ein spezielles Augenmerk ist auf mögliche Allergien gegen Metalle, Zemente und Kunststoffe zu richten.
d) Bei Keramikrestaurationen sind die Begriffe Overlay und Onlay in der ursprünglichen Form nicht mehr verwendbar, da hier der Übergang beider Präparationsformen fließend ist, und aufgrund der adhäsiven Befestigung auf eine makroskopische perikoronale Verankerung verzichtet werden kann.

- Ein **Inlay** ist eine rein intrakoronal fixierte Einlagerestauration. Dabei wird die Kaufläche eines Zahnes nicht bedeckt.
- Ein **Onlay** bedeckt die gesamte Kaufläche eines Zahnes.
- Ein **Overlay** fasst mindestens einen Höcker, meist aber alle Höcker, wobei beide Approximalflächen in die Präparation mit einbezogen werden. Der Übergang zur Teilkrone ist fließend.

## 7.1 Vorbereitende Maßnahmen

Vor der Anfertigung von Einlagerestaurationen, insbesondere bei der Neugestaltung bzw. Wiederherstellung von Kauflächen, sind bestimmte Vorbehandlungsmaßnahmen erforderlich.

Primär werden wie bei jedem anderen Patienten eine **Anamnese** und ein **Befund** erhoben.

Neben der intraoralen zahnärztlichen Untersuchung wird ein Funktionsbefund (z.B. Krough-Poulson) aufgezeichnet. Bei auffälligen Befunden können eine Schienenvorbehandlung und eine Einschleiftherapie indiziert sein.

Es wird je nach Patient eine unilateral balancierte Okklusion (Gruppenführung) oder eine organische Okklusion mit Front-Eckzahn-Führung angestrebt. Rekonturierung von Restaurationen, parodontale Sanierung und evtl. kieferorthopädische Vorbehandlung sind weitere vorbereitende Maßnahmen. Eine detaillierte Darstellung der Vorbehandlung würde jedoch den Rahmen dieser Einführung sprengen. Es wird daher auf entsprechende Lehrbücher verwiesen.

Die Herstellung **diagnostischer Gipsmodelle,** die mit einem Gesichtsbogen in einen halbindividuellen Artikulator montiert werden, ist hilfreich. Mit ihnen kann eine genaue Planung und evtl. eine diagnostische Präparation erfolgen.

Grundsätzlich erfolgt zuerst die Entfernung kariöser Zahnsubstanz und, falls notwendig, die Anfertigung von **Aufbaufüllungen** (Glasionomerzement, Komposit). Oft lässt sich dann erst endgültig klären, ob ein Inlay oder eine Teilkrone erforderlich ist, endodontische Vorbehandlungen notwendig sind oder eine Verlängerung der klinischen Krone vorgenommen werden muss. Auch ästhetische Gesichtspunkte können jetzt berücksichtigt werden, und besonders bei Oberkieferprämolaren kann die Versorgung mit zahnfarbenen Restaurationsmaterialien (Keramikinlay) erwogen werden.

> **Merke** Die Herstellung optimaler Mundhygieneverhältnisse vor Anfertigung von Einlagerestaurationen ist eine selbstverständliche Maßnahme.

Anhand der Anamnese, des zahnärztlichen Befundes, des Funktionsbefundes und mithilfe der diagnostischen Modelle kann die endgültige Planung erfolgen, die mit dem Patienten durchgesprochen wird.

Bei der Herstellung und Eingliederung von Einlagerestaurationen und Teilkronen entstehen erhebliche Kosten. Eine detaillierte, schriftliche **Kostenaufstellung** sollte daher dem Patienten vor Beginn der Behandlung ausgehändigt werden. Es wird außerdem eine **schriftliche Einverständniserklärung** des Patienten zu den geplanten Behandlungsmaßnahmen eingeholt. Der Zahnarzt fixiert dann den detaillierten Behandlungsplan mit entsprechenden Terminvorgaben.

Bei der Präparation für Einlagerestaurationen und Teilkronen steht, wie bei allen restaurativen Maßnahmen, die Erhaltung der gesunden Zahnhartsubstanz im Vorder-

7

grund. Bei gegossenen metallischen Einlagerestaurationen muss zusätzlich durch entsprechende Präparation für eine Retention gesorgt werden, die eine Lockerung bzw. ein Abgleiten des Gussobjektes bei Kaubelastung verhindert. Bei adhäsiv befestigten Keramik- bzw. Kompositinlays tritt dieser Gesichtspunkt eher in den Hintergrund.

Auf einen guten Randschluss und genügende Stabilität ist bei allen Einlagerestaurationen zu achten.

Zu den vorbereitenden Maßnahmen gehört in erster Linie bei der Herstellung von Teilkronen auch die **Abformung** der vorbereiteten Zähne mit einem Silikon. Diese Abformung wird nach erfolgter Präparation für die Herstellung von **Kunststoffprovisorien** verwendet. Die Herstellung dieser Provisorien kann auch mithilfe einer Tiefziehschiene, die mithilfe des Planungsmodells primär hergestellt wurde, erfolgen.

## 7.2 Einlagefüllungen aus metallischen Werkstoffen

### 7.2.1 Präparation

**Klasse-I-Kavität**

Bei einer manifesten, mittelgroßen Fissurenkaries ohne Beteiligung der Approximalflächen kann eine Klasse-I-Kavität für ein okklusales Inlay präpariert werden. Dabei darf die **Breite** der Kavität nicht mehr als die Hälfte des bukkolingualen Höckerabstandes betragen, da es sonst aufgrund der Keilwirkung des Inlays bzw. der Scherwirkung beim Kauen zu Infraktionen oder Frakturen der Zahnhartsubstanz kommen kann (Abb. 7-2).

Die **Kavitätentiefe** beträgt mindestens 1,5 mm. Der Kavitätenboden ist plan. Die **Umrissform** der Kavität umfasst die Hauptfissuren. Die Kavitätenwände sind bei flachen Kavitäten leicht divergierend (Abb. 7-3a), sie können bei tiefen Kavitäten jedoch im oberen Drittel stärker divergieren (Abb. 7-3b). Alle inneren Kanten der Kavität sind leicht abgerundet. Es sind keine unter sich gehenden Stellen vorhanden.

Es wird häufig empfohlen, den okklusalen Randbereich der Kavität abzuschrägen. Im Abrasionsgebiss ist diese **Abschrägung** breiter als bei steiler verlaufenden Höckern im jugendlichen Gebiss. Die Abschrägung wurde früher unter anderem angelegt, um mit entsprechenden Instrumenten weiche Goldlegierungen anfinieren zu können. Nach

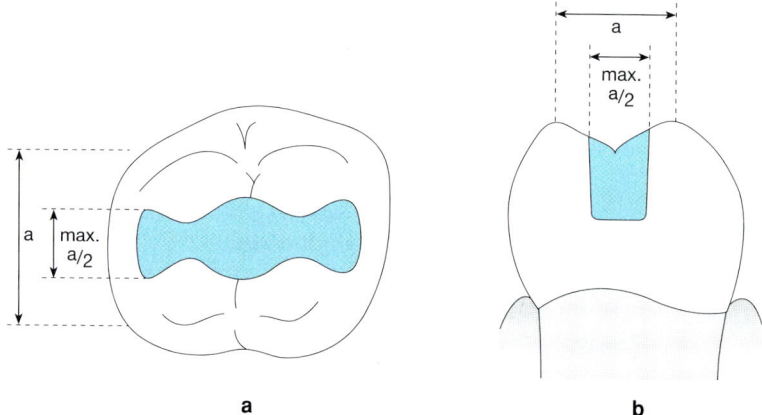

**a**                    **b**

**Abb. 7-2** Okklusale Klasse-I-Kavität für Metall-Einlagerestaurationen. Die Breite der Kavität darf maximal die Hälfte des transversalen Höckerabstandes betragen. Die Kavitätentiefe beträgt mindestens 1,5 mm.

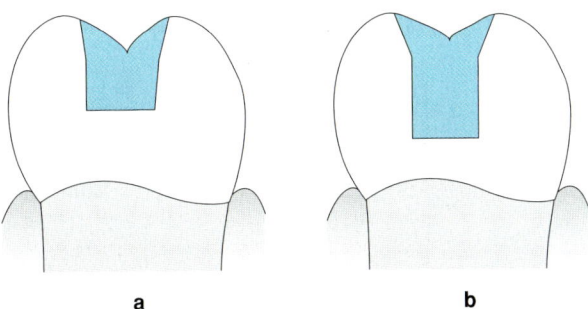

|  |  |
| :-: | :-: |
| a | b |

**Abb. 7-3** Verschiedene Möglichkeiten der Kavitätenpräparation für Metall-Einlage-restaurationen.
a) Bei flachen Kavitäten divergieren die Kavitätenwände leicht (ca. 10°). Wird eine Abschrägung angelegt, so ist sie kurz und beträgt ca. 20% zur Einschubrichtung.
b) Bei tieferen Kavitäten wird das obere Drittel stärker divergierend präpariert. Der Rand wird nicht abgeschrägt.

heutigen Erkenntnissen führt ein derartiger Finiervorgang jedoch klinisch nach einer gewissen Tragedauer zu schlechteren Randbedingungen, da die dünn auslaufenden Metallränder unter Kaubelastung abbrechen. Man verzichtet daher heute i.d.R. auf den okklusalen Federrand.

> **Merke** Die Restaurationsränder sollen nicht im Bereich statischer Okklusionskontakte liegen.

Der antagonistische Kontakt darf auf keinen Fall in Bereichen der Restauration liegen, die einen dünn auslaufenden Rand aufweisen. Der Rand wird sonst durch die mechanische Belastung beschädigt. Antagonistische Kontakte müssen entweder vollständig auf dem Zahnschmelz oder auf der Metallfläche der Restauration liegen.
Die **Primärpräparation** wird mit einem zylindrischen oder leicht konischen Diamanten mit abgerundeten Kanten durchgeführt. Es wird eine Kavität angestrebt, deren Wände leicht konisch (3–6°) sind.
Bei tieferen Kavitäten wird stärker divergierend präpariert als bei flacheren Kavitäten. Durch die Präparation soll erreicht werden, dass die Metallfüllung einerseits leicht in die Kavität eingebracht werden kann, andererseits jedoch genügend Retention gegen Abzugskräfte aufweist. Nach der Primärpräparation erfolgt ein **Finieren** der Kavitätenwände und des Kavitätenbodens mit formgleichen Diamantfinierern.
Durch das Legen der **Unterfüllung** z.B. aus Phosphatzement kann bei tiefen Kavitäten eine Reduktion des Gesamtvolumens der späteren Restauration erfolgen. Leicht unter sich gehende Stellen können mit Unterfüllungsmaterial ausgeblockt werden.

**Klasse-II-Kavitäten**  Bei der Präparation für Klasse-II-Kavitäten werden die Präparationsregeln für plastische Füllungsmaterialien in modifizierter Form berücksichtigt. Die okklusale Kavität wird, wie für die Klasse-I-Kavität beschrieben, angelegt. Der approximale kariöse Defekt gibt die Ausdehnung des approximalen Kastens vor.
Bei der Präparation werden die Kontakte zum Nachbarzahn ausreichend aufgehoben.
Die **Extensionsflächen** divergieren leicht in okklusaler Richtung und laufen bei idealer Präparation in einem Winkel von 40° auf die äußere Zahnwölbung aus. Die **zervikal-approximale Stufe** bleibt wenn möglich supragingival.
Die **Divergenz** der Kavitätenwände hängt von der Tiefe der Kavität ab. Um ausreichend Retention für die Einlagerestauration zu bieten, beträgt sie bei flachem approxi-

7

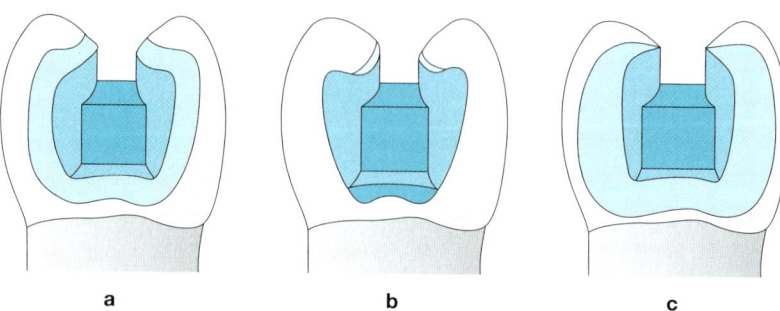

a                                    b                                    c

**Abb. 7-4** Randgestaltung des approximalen Kastens bei mehrflächigen Metall-Einlagerestaurationen.
a) Kasten mit Hochschliffpräparation.
b) Kasten mit zervikaler Abschrägung.
c) Kasten mit Scheibenschliff.

malem Kasten ca. 10°. Bei langen Approximalflächen beträgt sie mehr, um eine ausreichende Einschubmöglichkeit zu gewährleisten. Die Inlaybreite darf bei einem dreiflächigen Inlay (MOD) okklusal nicht mehr als ein Drittel des Höckerabstandes betragen, da sonst kein ausreichender Schutz gegen eine Höckerfraktur vorhanden ist. Zur Randgestaltung des approximalen Kastens und der Extensionsflächen gibt es unterschiedliche Ansichten (Abb. 7-4).

Es kann ein **Kasten mit Hohlschliff** angelegt werden, der sowohl die approximal-zervikale Stufe als auch die Extensionsflächen einbezieht. Weiterhin ist die Präparation eines Kastens mit nur approximal-zervikaler Abschrägung möglich. Die Extensionsflächen werden dabei im Randbereich nicht angeschrägt. Ihre auslaufenden Kanten werden nur mit einem Handinstrument gebrochen.

Die früher häufig propagierte **Scheibenschliffpräparation** hat sich nicht durchgesetzt, da bei dieser Präparationsform approximal zu weit extendiert wird.

> **Merke**  Aus kariesprophylaktischer Sicht sollte ein möglichst kleiner Spalt zwischen Restauration und Zahnhartsubstanz angestrebt werden (< 50 µm).

Dies lässt sich sowohl mit der Hohlschliffpräparation als auch mit der Stufenpräparation mit entsprechender Abschrägung erreichen. Abschrägungen und Hohlschliffpräparationen müssen so angelegt werden, dass eine deutlich sichtbare Präparationsgrenze resultiert. Die Abschrägungen liegen, wie auch bei den Kronen beschrieben, zwischen 30 und 45°. So resultiert ein geringer Zementspalt und damit eine gute Passgenauigkeit im Randbereich.

Während bei dreiflächigen Inlays i.d.R. genügend Retention vorhanden ist, muss ein zweiflächiges Inlay durch eine **okklusale Schwalbenschwanzpräparation** oder durch zusätzliche Retentionselemente (z.B. Zapfenverankerung) gegen einwirkende Abzugs- oder Kippkräfte gesichert werden (Abb. 7-5).

**Overlay-/Onlay-Präparation**

Bei größeren kariösen Defekten, die eine Unterminierung und Schwächung der Zahnhartsubstanz erzeugt haben, bei Okklusionskorrekturen im Rahmen funktionsverbessernder Maßnahmen und bei der Versorgung von wurzelkanalbehandelten Prämolaren und Molaren sind Inlays kontraindiziert.

Hier erfolgt eine **Overlay- bzw. Onlaypräparation**. Die Erkenntnis, dass es nach Restauration mehrflächiger Kavitäten mit gegossenen Metallrestaurationen häufig zu

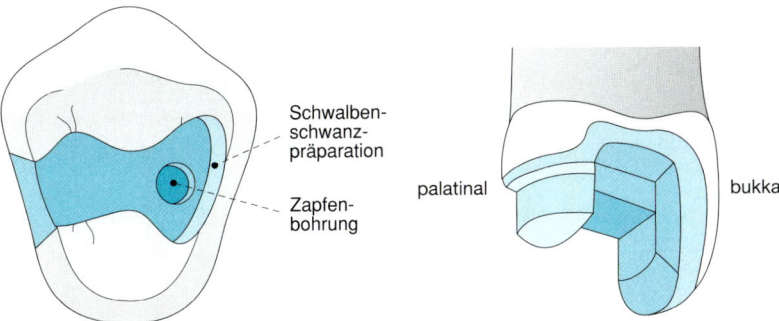

**Abb. 7-5**  Zweiflächige Einlagerestaurationen werden durch Schwalbenschwanzpräparation oder zusätzliche Zapfenbohrung verankert.

**Abb. 7-6**  Bei der Overlay-Präparation wird bei den okklusionstragenden Höckern eine Stufe mit Abschrägung präpariert, die Scherhöcker werden mit einem einfachen Außenschliff überkuppelt.

Dentininfrakturen bzw. Höckerfrakturen kommt, ließ die Indikation für rein intrakoronal verankerte Restaurationen immer mehr in den Hintergrund treten. Vielfach wird heute bei der oralen Rehabilitation mit metallischen Einlagerestaurationen gänzlich auf Inlays verzichtet. Es werden ausschließlich Overlays und Teilkronen angefertigt.

Die Vorteile liegen dabei in der Vermeidung von Antagonistenkontakten im Füllungsrandbereich und der Verhinderung elastischer Deformationen durch Kaukräfte.

Bei der Overlaypräparation wird die MOD-Kavität einer Inlaypräparation angelegt. Die zu überdeckenden okklusionstragenden Höcker werden i.d.R. in Form einer Stufenpräparation mit Abschrägung, die zu überdeckenden nicht tragenden Höcker mit einem einfachen Außenschliff gefasst (Abb. 7-6).

Die **Präparationsgrenze** liegt bei den tragenden Höckern meistens im Bereich des Zahnäquators, umfasst aber auf jeden Fall vorhandene bukkale bzw. linguale Grübchen (Plaqueretentionsstellen), um einer Sekundärkaries vorzubeugen. Die Stufe ist ca. 1 mm breit und wird abgeschrägt.

Die **Präparationsform** hängt jedoch von den anatomischen Gegebenheiten, der Tiefe des okklusalen Defekts und der Lage der Karies ab. So können bei sehr weiten und tiefen okklusalen Kavitäten dünne, spitz auslaufende Kavitätenwände resultieren. Dann werden auch die tragenden Höcker nur mit einem einfachen Außenschliff versehen.

Während für die Reduktion der tragenden Höcker sowie die Präparation der approximalen Kästen und des Isthmus zylindrische bzw. konische Diamantschleifer und -finierer verwendet werden, werden für die Abschrägung des approximalen Kastens und der Stufe an den tragenden Höckern meist schlanke, flammenförmige Diamantfinierer oder entsprechend gestaltete oszillierende Instrumente verwendet (Abb. 7-7, systematisches Vorgehen bei der Präparation eines Overlays bzw. einer Teilkrone).

Beim Onlay wird die gesamte Kaufläche in die Präparation mit einbezogen. Dies erfordert eine Reduktion der Okklusalfläche um mindestens 1 mm. Ansonsten gelten die gleichen Präparationsregeln wie bei Overlays. Es wird jedoch keine Stufe mit Abschrägung bzw. ein Außenschliff präpariert.

**Stark zerstörte Zähne** lassen primär keine klassische Kavitätenpräparation zu. Oft muss dann vor der Präparation durch einen Kernaufbau aus plastischen Füllungsmaterialien (z.B. Glasionomerzement oder Komposit) erst die Möglichkeit für eine Präparation geschaffen werden.

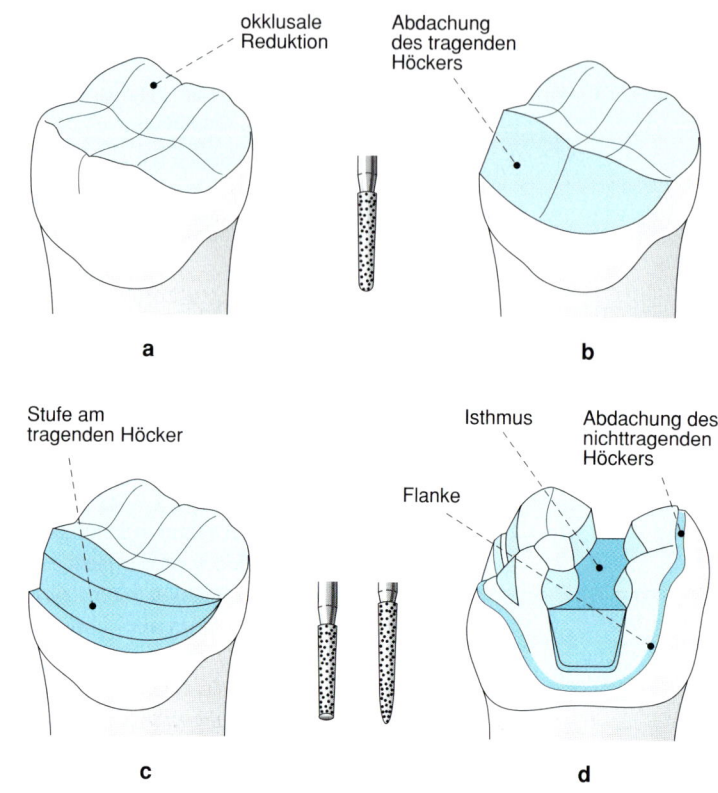

**Abb. 7-7** Die Teilkronenpräparation (Overlay) erfolgt mit wenigen Instrumenten.
a) Die Okklusalfläche wird mit abgerundeten, konischen Diamantschleifern um 1 bis 1,5 mm gekürzt.
b) Der tragende Höcker wird anschließend abgedacht, wobei auf einen ausreichenden Substanzabtrag geachtet werden muss.
c) Mit einem konischen, abgeflachten Diamantschleifer wird an der Außenfläche des tragenden Höckers eine 1 mm breite Stufe präpariert.
d) Mit dem gleichen Instrument werden Isthmus und die Approximalkästen angelegt. Anschließend werden die approximalen Flanken und die Abschrägung approximal-zervikal und an der okklusalen Stufe mit einem flammenförmigen Diamanten oder mit oszillierenden Instrumenten präpariert. Der Außenschliff an den nicht tragenden Höckern kann ebenfalls mit einer Flamme präpariert werden. Alle Kavitätendetails werden mit den entsprechenden Diamantfinierern nachgearbeitet. Natürlich richtet sich die Größe der Diamantschleifer nach der Zahngröße.

> **Merke** Alle Ränder der Metalleinlagerestauration müssen dann aber auf jeden Fall im Bereich gesunder Zahnhartsubstanz liegen. Sie dürfen nicht im Aufbaumaterial enden.

Nach endodontischer Behandlung kann eine Verankerung des Kernaufbaus mit einem **adhäsiv befestigten intrakanalären Stift** (z.B. Glasfaserstift) oder die Anfertigung eines gegossenen Stiftaufbaus erforderlich sein.

**Klasse-V-Kavitäten**  Metalleinlagerestaurationen werden bei der Versorgung von Klasse-V-Kavitäten nur selten eingesetzt. Hier finden heute meistens (speziell bei Frontzahnrestaurationen aus ästhetischen Gründen) andere Restaurationsmethoden Anwendung (z.B. Kompositfüllung). Bei Versorgung von Klasse-V-Kavitäten mit metallischen Einlagerestaurationen wird eine nierenförmige Präparation mit leicht divergierenden Kavitätenwänden angestrebt. Der Boden der Kavität folgt der Wölbung der Zahnoberfläche und umfährt so überall die Pulpa in gleich großem Abstand.

Der Randbereich wird angeschrägt. Die Wachsmodulation kann im Mund des Patienten erfolgen. Da die Restaurationen sehr zierlich sind, sind die Gussrestaurationen auch schwer zu bearbeiten und anzupassen. Klasse-V-Einlagerestaurationen aus Metall haben jedoch bei korrekter Anfertigung eine lange Lebensdauer.

### 7.2.2 Abformung und Modellherstellung

Nach der Präparation wird das Operationsgebiet mit Watterollen und approximal mit Wattepellets trocken gelegt. Liegt die Präparationsgrenze supragingival, sind keine weiteren Maßnahmen notwendig.

Bei äquigingivaler und gering subgingivaler Präparation müssen vor der Abformung Baumwollfäden zur leichten Eröffnung des Sulkus gelegt werden. Die Fäden werden mit einem Heidemann-Spatel vorsichtig in den Sulkus appliziert. Dabei wird eine Traumatisierung soweit wie möglich vermieden. Damit die Fäden vor der Abdrucknahme schnell entfernt werden können, ragt ihr Ende aus dem Sulkus heraus. Der Baumwollfaden nimmt die Sulkusflüssigkeit auf und kann Blutungen verhindern, wenn er vorher mit einem **Hämostatikum** (z.B. Aluminium-Kalium-Sulfat, Aluminiumchlorid) getränkt wurde. Bei tief reichender Karies wird elektrochirurgisch oder mittels parodontalchirurgischer Maßnahmen (s. Teil III, Parodontologie) die Präparationsgrenze frei gelegt.

**Fäden**

Es folgt anschließend die **Auswahl** des passenden Abdrucklöffels. Werden konfektionierte Löffel (z.B. Rim-Lock-Löffel bei Korrekturabformung) verwendet, so sollten diese individualisiert werden (distale Abdämmung mit thermoplastischem Material). Bei der Verwendung gummielastischer Abformmaterialien bzw. einzeitigen Abdrucktechniken sollten **individuelle Löffel** aus Kunststoff verwendet werden, um eine gleichmäßig dicke Abformmassenschicht zu erhalten. Sie dürfen aber erst nach vollständiger Auspolymerisierung (24 h) verwendet werden, sonst führen sie zu einer Deformierung der Abformung.

**Abdrucklöffel**

> **Merke** Die Abformung muss den präparierten Zahn, alle anderen Zähne und die angrenzenden Weichgewebe exakt und blasenfrei wiedergeben.

Die Löffelinnenwände werden mit einem **Adhäsiv** bestrichen, damit das Abformmaterial zum Löffel hin schrumpft. Das Adhäsiv muss gut trocken sein, sonst haftet das Abformmaterial nicht an der Löffelwand.

Das Abformmaterial sollte **biokompatibel** sein und eine **geringe Schrumpfung** während der Aushärtung und anschließenden Lagerung aufweisen. Neben der primären Dimensionsstabilität muss das Material mit gängigen **Abformdesinfektionsmitteln** (z.B. Impresept®, Mucalgin®) desinfizierbar sein, ohne seine Dimension zu verändern.

**Abformmaterial**

- **Hydrokolloide** sind umständlich zu verarbeitende Abformmaterialien. Man benötigt spezielle Abformlöffel. Außerdem ist das Material schwer zu verarbeiten. Man benötigt auch spezielle Geräte zum Erwärmen und zum Kühlen der Abformmasse. Die Abformung muss nach Entfernen aus der Mundhöhle kurzfristig in Kaliumsulfatlösung eingelegt und spätestens 15 min später ausgegossen werden.
- **Additionsvernetzende Silikone** eignen sich sehr gut für die verschiedenen Abformtechniken im Rahmen der Gussfüllungstherapie.

- **Polyäther** stehen im Dimensionsverhalten den Silikonen nicht nach. Sie sind verhältnismäßig schwer aus der Mundhöhle und vom Modell zu entfernen, wenn Unterschnitte vorhanden sind.
- **Polysulfide** finden heute im Rahmen der Gussfüllungstechnik keine Anwendung mehr. (Zu den werkstoffkundlichen Parametern von Abdruckmaterialien sollten Lehrbücher der Werkstoffkunde zurate gezogen werden.)

Als **Abformtechnik** werden heute entweder die Korrekturabformung (zweizeitig) bzw. Ergänzungsabformung oder die Doppelmischabformung (einzeitig) bzw. der Einphasenabdruck angewendet.

Bei der Korrekturabformung wird nach Legen der **Retraktionsfäden** eine Situationsabformung mit einem knetbaren, zähplastischen Silikon (putty) genommen. Anschließend werden alle unter sich gehenden Stellen ausgeschnitten und nach Entfernen des Retraktionsfadens mit einem dünn fließenden Silikon bei der Korrekturabformung (Korrektur) genommen.

**Korrektur-**
**abformung**

Um zu verhindern, dass bei der Korrekturabformung das Putty-Material verdrängt wird und anschließend „zurückfedert", muss genügend ausgeschnitten und müssen **Abflussrillen** geschaffen werden. Eine Rückstellung bedingt ein enges Abdrucklumen und damit zu kleine Modellstümpfe. Das bedeutet schlecht passende Einlagerestaurationen. Ein zu starker Druck während der Aushärtung ist daher zu vermeiden. Die Abformung wird nur kurz nach Einsetzen der Korrekturmasse fest angedrückt, dann unter leichtem Druck bis zur endgültigen Erstarrung gehalten.

**Doppelmisch-**
**abformung**

Die Doppelmischabformung ist ein **einzeitiges** Verfahren. Der präparierte Zahn wird mit einem dünn fließenden Silikonmaterial umspritzt. Während das Material noch fließfähig ist, erfolgt eine Situationsabformung mit einer zähflüssigen Abdruckmasse. Nach Abbinden des Abformmaterials (siehe Herstellerangaben) wird der Abdrucklöffel rasch in Richtung der Längsachse der Zähne entfernt (also nicht abgekippt). Anschließend erfolgen eine gründliche Reinigung mit Wasser (Blut und Speichel sollten vollständig entfernt werden) und eine Desinfektion (z.B. 10 Minuten in Impresept®). Das Desinfektionsbad sollte ein großes Keimspektrum abdecken, besonders Tuberkulosebakterien und HI- bzw. Hepatitis-Viren.

Die Abformung wird im Labor mit einem **Spezialhartgips** blasenfrei ausgegossen. Einfache Verarbeitung, gute Detailwiedergabe und gutes Dimensionsverhalten (Abbindeexpansion < 0,1%) zeichnen diesen Gips aus. Die Herstellung des **Meistermodells** soll hier nicht im Einzelnen dargestellt werden. Hier muss auf die Lehrbücher der Prothetik und Werkstoffkunde verwiesen werden.

Es ist empfehlenswert, ein zweites, ungesägtes Modell herzustellen, auf dem die Approximalkontakte der fertigen Einlagerestauration kontrolliert werden können.

Nach der Abformung wird je nach Patientenfall eine **individuelle Registrierung** der Kaubewegung (Kiefergelenkaktion) mit anschließender Übertragung in einen voll justierbaren Artikulator durchgeführt oder ein **arbiträrer Gesichtsbogen** angelegt, mit dessen Hilfe das Oberkiefermodell schädelbezüglich in einen teiljustierbaren Artikulator einartikuliert wird. Dabei wird rosa Wachs oder thermoplastisches Material erwärmt und auf eine Bissgabel gebracht. Der aufrecht sitzende Patient beißt vorsichtig in die weiche Masse, sodass die Höckerspitzen abgedrückt werden. Anschließend wird der Gesichtsbogen angelegt. Der Patient hält währenddessen die Bissgabel, indem er auf Watterollen beißt. Das Oberkiefermodell muss exakt in die entstandenen Impressionen passen.

Die **Zuordnung des Unterkiefermodells** erfolgt mit einem Registrat (Wachs, Gipsschlüssel, Kunststoffregistrat). Mithilfe von Protrusions- und Laterotrusionsregistraten kann der Artikulator teiljustiert werden.

**Einzelzahn-
präparationen**

Bei Einzelzahnpräparationen bedeckt ein Wachsbiss den präparierten Zahn. Es wird erweicht, und der Patient beißt zu. Das Wachs härtet aus und kann anschließend mit einer Zinkoxid-Eugenol-Paste „unterfüttert" werden. Dabei wird die habituelle Interkuspitation in den Artikulator übernommen. Nach dem Einartikulieren wird die Okklusion im Artikulator überprüft. Sie muss mit der im Mund des Patienten übereinstimmen. Es ist daher sinnvoll, die intraoralen Okklusionskontakte auf einem vorgefertigten Okklusionsschema zu markieren.

Nach der Abformung werden die präparierten Zähne mit einem **Kunststoffprovisorium** auf Methacrylatbasis geschützt. Das Provisorium kann u.a. mit einer primär über die unpräparierten Zähne gewonnenen Silikonabformung direkt hergestellt werden. Auch **Tiefziehfolien,** die über das Studien-(Planungs-)modell gezogen wurden, können dazu dienen. Es kann jedoch auch indirekt nach Abformung im Labor hergestellt werden. Dieses Verfahren wird selten praktiziert, da es aufwändig und teuer ist.

> **Merke**  Die provisorische Versorgung sollte randdicht sein, den Zahn vor Kippung und Extrusion schützen und die Kaufunktion bis zur Eingliederung garantieren. Sie sollte zudem glatt poliert sein und darf die Gingiva nicht reizen, muss haltbar sein und genügend Retention besitzen. In bestimmten Bereichen der Mundhöhle (z.B. Oberkieferprämolaren) sollte sie zudem ästhetisch unauffällig sein.

Das Material wird bei der individuellen, direkten Herstellung angerührt und mit der oben angesprochenen Primärabformung in den Mund eingesetzt. Wenn es gummiartig wird, muss es aus der Mundhöhle herausgenommen werden und nach grober Trimmung mit einer Schere zurück auf den präparierten Stumpf gesetzt werden, da es schrumpft. Nach der endgültigen Aushärtung wird es mit einer Fräse getrimmt, poliert, angepasst und mit einem provisorischen Zement eingesetzt.

Die Einlagerestauration wird im Labor nach kaufunktionellen Gesichtspunkten aufgewachst und anschließend gegossen. Um bei der späteren Anprobe die Gussfüllungsränder nicht zu verletzen, werden Abzugshilfen mit anmodelliert. Für die Anprobe sind die Kauflächen mattiert, um die Okklusions- und Artikulationskontakte besser überprüfen zu können.

### 7.2.3 Anprobe und Einzementieren

Die Gussrestauration wird im Labor ausgebettet und gesäubert. Die Politur erfolgt mit adäquaten Schleif- und Polierinstrumenten (z.B. Aluminiumoxidsteinchen, Sandpa-

**Politur**

pierscheiben, Gummipolierern). Eine Politur der **Metalloberfläche** ist erforderlich, da sie nach dem Ausbetten rau ist und damit Plaqueanlagerung und nachfolgend Sekundärkaries begünstigen würde. **Gussperlen** an der Innenseite werden mit einem kleinen Rosenbohrer bzw. kugelförmigen Diamanten entfernt. Das Gussstück muss auf dem Arbeitsstumpf randdicht passen. Die Approximalkontakte werden auf dem ungesägten Modell überprüft. Artikulation und Okklusion werden im Artikulator eingeschliffen.

**Anprobe**

Vor der Anprobe am Patienten sollten die Kauflächen und Approximalflächen noch nicht hochglanzpoliert werden. Die Okklusion und Artikulation sowie die Approximalkontakte lassen sich dann beim Patienten besser kontrollieren. Alle anderen Bereiche, speziell die Übergänge zum Zahn, sollten hochglanzpoliert sein.

> **Merke** Die Anprobe beim Patienten erfolgt, wenn möglich, ohne Anästhesie. Nur so ist ein ausreichender Tastsinn beim Aufbeißen gewährleistet.

Nach Entfernen des Provisoriums und Reinigung der Kavität wird das Gussobjekt beim Patienten anprobiert. Zuerst werden störende **Approximalkontakte** entfernt. Beim Test mit Zahnseide bzw. einem Metallmatrizenband (z.B. Tofflemire®) muss ähnlicher Widerstand zu spüren sein wie bei den natürlichen Approximalkontakten. Anschließend kann mit einem dünn fließenden Silikon die **Innenpassung** kontrolliert werden. Klemmstellen drücken sich durch und sind nach Abnehmen des Gussobjektes als glänzende Metallstellen sichtbar, die entfernt werden müssen. Ist die Innenfläche von einem gleichmäßig dünnen Silikonfilm bedeckt, der an den Rändern „abgeschnitten" erscheint, lässt sich klinisch kein Randspalt oder Metallüberhang mehr erkennen (visuell und taktil mit der Sonde), so werden die statische und dynamische Okklusion mit Okklusionsfolie überprüft.

Bei der Anprobe sollte der Patient wenn möglich sitzen, um ein Verschlucken oder Aspirieren des Gussobjekts zu vermeiden und die Okklusionskontrolle regelrecht durchführen zu können. Bei Oberkiefermolaren ist diese Forderung jedoch unrealistisch. Aus Sicherheitsgründen sollte hier eine Mullgaze locker auf den Zungengrund appliziert werden.

**Eingliederung**

Nach erfolgter Anprobe werden die Abzugsknöpfchen entfernt. Nach Hochglanzpolitur erfolgt die Eingliederung des Gussobjektes. Bei aufwändiger Sanierung mit Metallkronen empfiehlt sich ein **Probetragen** über mehrere Wochen. Auf den mattierten Kauflächen sieht man dann glatte Schliff-Facetten im Bereich okklusaler Indifferenzen. Diese lassen sich vor dem Eingliedern beseitigen. Wurden Okklusionskorrekturen mit Metallkronen durchgeführt, empfiehlt sich eine **Remontage** (siehe Lehrbücher der Gnathologie).

Die Gussrestaurationen werden mit einem Zement in der Kavität befestigt. Zinkoxid-Phosphat-Zement, Carboxylatzement und Glasionomerzement sind die bevorzugten

**Befestigungs-materialien**

Befestigungsmaterialien.

*Harvard Cement*

- **Zinkoxid-Phosphat-Zement** hat sich über Jahrzehnte zur Befestigung von Einlagerestaurationen bewährt. Er ist druckfest, ermöglicht einen geringen Zementierungsspalt (geringe Filmdicke), kann jedoch aufgrund seines niedrigen pH-Wertes (3,5) **Pulpairritationen** mit anschließenden lang andauernden Kälteempfindlichkeiten (Hyperämie, reversible Pulpitis) erzeugen. Durch eine Vorbehandlung der pulpanahen Wände (wenn z.B. keine Unterfüllung gelegt wurde) mit einem Adhäsivsystem kann die pulpairritierende Wirkung reduziert werden.
- **Carboxylatzement** haftet schlecht an Edelmetalllegierungen, ist jedoch pulpafreundlicher. Wegen der geringen Druckfestigkeit wird er seltener verwendet.
- **Glasionomerzemente** weisen insgesamt gute Eigenschaften auf. Aufgrund ihrer großen Endhärte sind sie jedoch nach dem Zementieren schwierig zu entfernen. Da sie Fluoridionen abgeben, können sie eine kariostatische Wirksamkeit im Randbereich der eingesetzten Restauration entfalten. Klinische Langzeitstudien zur Beständigkeit von Glasionomerzement stehen jedoch noch aus.

Da Zinkoxid-Phosphat-Zement als Standardmaterial zum Einzementieren von Metalleinlagerestaurationen gilt, wird daher an dieser Stelle nur auf das Einsetzen von Gussrestaurationen mit diesem Zement eingegangen.

> **Merke** Relative (Watterollen) oder absolute Trockenlegung (Kofferdam) sind Grundvoraussetzung für das Zementieren von Einlagerestaurationen.

**Befestigung** Die Kavität wird vor dem Einsetzen mit Chlorhexidindiglukonat gereinigt, getrocknet und wenn notwendig mit einem Dentinhaftvermittler vorbehandelt. Das Zinkoxid-Phosphat-Zement wird anschließend nach Herstellerangaben bis zu einer sahnigen Konsistenz angerührt. Üblicherweise wird erst eine kleine Portion Zementpulver mit der Säure verrührt und eine Minute gewartet, bis die Säure neutralisiert ist („slacken"). Dann wird das Zement bis zur gewünschten Konsistenz angerührt. Mit einem Pinsel werden die Innenseite der Gussrestauration und die Kavität gleichmäßig dünn mit Zement beschickt. Das Gussobjekt wird anschließend unter Druck langsam in die Kavität eingebracht. Der Patient beißt zum Schluss mit kontinuierlich ansteigendem Druck auf ein Holzstäbchen, das bis zum endgültigen Aushärten des Zements unter Kaudruck belassen werden kann.

> **Merke** Nach Aushärten des Zements erfolgt die sorgfältige Entfernung aller Zementreste mit Scalern und im Approximalbereich mit Zahnseide.

Nach einer letzten Okklusionskontrolle kann der Patient entlassen werden.

**Lebensdauer** Gegossene Einlagerestaurationen weisen bei richtiger Indikation und Anfertigung i.d.R. eine lange Lebensdauer auf. In Langzeitstudien werden durchschnittliche Erfolgsquoten von 10 bis 15 Jahren beobachtet. Eine längere Lebensdauer ist im Einzelfall keine Seltenheit.

## 7.3 Restaurationen mit zahnfarbenen Einlagerestaurationen

Aus toxikologischen, ökologischen und ästhetischen Bedenken lehnen zahlreiche Patienten Amalgamfüllungen und gegossene Metall-Einlagerestaurationen ab. Der Wunsch nach **ästhetisch anspruchsvollen Seitenzahnrestaurationen** steht dabei im Vordergrund. Komposite sind aufgrund ihrer chemischen und physikalischen Eigenschaften im Seitenzahngebiet nicht universell einsetzbar, daher sollen häufig Keramik- und Komposit-Einlagerestaurationen den ästhetischen Ansprüchen der Patienten Rechnung tragen.

Grundlage für den Einsatz zahnfarbener Einlagerestaurationen ist die Beherrschung der **Adhäsivtechnik** und der **Kofferdamapplikation**. Die Grundregeln für die Kavitätenpräparation unterscheiden sich bei Einlagerestaurationen aus Komposit und Keramik nur unwesentlich, sie werden daher gemeinsam beschrieben.

### 7.3.1 Präparationstechnik

Wie bei allen anderen Restaurationsmaterialien wird primär durch Präparation mit diamantierten Schleifern die Karies dargestellt. Nach Exkavation der kariösen Zahn-

**Unterfüllung** hartsubstanz wird häufig eine **Unterfüllung** mit einem druck- und säurefesten Zement gelegt. Geeignet sind Zinkphosphat- oder Glasionomerzement.

Es empfiehlt sich, nach Grobpräparation und Entfernung der kariösen Zahnhartsubstanz den gesamten Defekt unter Zuhilfenahme einer Matrize vollständig mit Zement oder einem Komposit aufzufüllen und anschließend nach Aushärten die eigentliche Präparation mit konischen Diamantschleifern (6°-Konuswinkel) durchzuführen. Geeignet sind auch zylindrische Diamantschleifer mit abgerundeten Stirnflächen. Die Präparation folgt im Prinzip den Präparationsregeln für gegossene Einlagerestaurationen.

Bei mehrflächigen Kavitäten muss der **Approximalkontakt** sowohl im Bereich der Extensionsflächen als auch an der approximal-zervikalen Stufe zum Nachbarzahn aufgehoben werden.

**Kavitätenränder** Die Ränder der Kavität sollten, da die Einlagerestaurationen adhäsiv befestigt werden, gut zugänglich (möglichst schmelzbegrenzt) sein. Die okklusale Kavität muss eine Tiefe und Breite von mindestens 1,5 mm aufweisen. Die Kavitätenwände divergieren leicht nach okklusal (6°). Die approximalen Kästen und alle internen Winkel sind leicht abgerundet.

Die Kavitätenränder dürfen **nicht abgeschrägt** werden, da die Restaurationen sonst mit dünn auslaufenden Rändern hergestellt werden müssten, die sehr bruchgefährdet wären. Die Kavitätenränder müssen für Mundhygienemaßnahmen gut zugänglich sein. Genau wie bei anderen Restaurationen werden nach erfolgter Präparation alle Kavitätendetails mit einem Diamantfinierer gleicher Konfiguration finiert.

> **Merke** Komposit- oder Keramikinlays benötigen sowohl in der Tiefe als auch in der Breite eine Mindeststärke von 1,5 mm, da sie sonst frakturieren. Spitze Winkel im Bereich der Extensionsflächen sind bei der Präparation zu vermeiden (Abb. 7-8).

**Approximaler Kasten** Im Bereich des approximalen Kastens muss die Stufe eine Mindestdicke von 1,5 mm aufweisen. In Einzelfällen kann mit keramischen Einlagerestaurationen auch ein **Höckerersatz** vorgenommen werden (Teilkrone). Auch hier muss für eine Schichtstärke von mindestens 1,5 mm Rechnung getragen werden. In dem Bereich des zu ersetzenden Höckers muss eine Stufe ohne Abschrägung angelegt werden. Die Präparationsmöglichkeiten sind vielfältig, da mit Keramikeinlagerestaurationen auch Höcker- und Zahnteile ersetzt werden können (s. Abb. 7-2). Es ist sogar möglich, abradierte Kau- und Führungsflächen nahezu ohne Präparation durch Aufkleben neu zu gestalten.

### 7.3.2 Indikationen und Kontraindikationen für zahnfarbene Einlagefüllungen

> Keramik- und Komposit-Einlagerestaurationen sind in erster Linie für die Restauration mittelgroßer und großer Klasse-I- und -II-Kavitäten geeignet und speziell im ästhetisch sichtbaren Prämolarenbereich eine Alternative zu gegossenen Restaurationen.

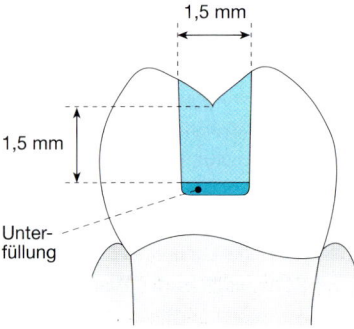

1,5 mm

1,5 mm

Unterfüllung

**Abb. 7-8** Die Kavität für Komposit- und Keramik-Einlagefüllungen muss mindestens 1,5 mm breit und tief sein. Die Kavitätenränder werden nicht abgeschrägt.

**Voraussetzungen**

Voraussetzung für den Einsatz zahnfarbener Einlagerestaurationen ist wie bei Kompositrestaurationen die gute **Zugänglichkeit der approximalen-zervikalen Stufe.** Der adhäsive Verbund zwischen dem Kompositzement, der zum Eingliedern verwendet wird, und der Zahnhartsubstanz ist nur zu gewährleisten, wenn die Kavität während des Eingliederns absolut trocken gehalten werden kann.

Vielfach wird vorgeschlagen, adhäsiv befestigte Inlays zur Versorgung wurzelkanalbehandelter Zähne zu verwenden. Sie sollen eine höckerstabilisierende Wirkung ausüben. Auch in diesem Bereich fehlen klinische Langzeituntersuchungen, sodass zum jetzigen Zeitpunkt eine derartige, allgemein gültige Indikationsstellung verfrüht erscheint.

> **Merke** Endodontisch behandelte Zähne mit großen Klasse-II-Kavitäten sollten daher nach wie vor mit einer kauflächendeckenden Restauration versorgt werden.

**Indikationen**

Klasse-V-Kavitäten lassen sich prinzipiell mit zahnfarbenen Einlagerestaurationen versorgen. Es treten hier jedoch ähnliche Probleme auf wie bei der Verwendung von Kompositfüllungen.

Sobald der zervikale Kavitätenrand zement- bzw. dentinbegrenzt ist, ist kein dauerhafter Verbund zwischen Kompositkleber und Zahnhartsubstanz gewährleistet.

Zur Indikationsstellung verschiedener Restaurationstechniken wurde von KLAIBER et al. (1992) die in Tabelle 7-1 dargestellte Entscheidungshilfe formuliert.

**Kontraindikationen**

Kontraindikationen für zahnfarbene Seitenzahnfüllungen sind okklusale Interferenzen, wie z.B. Bruxismus, ungenügende Restzahnhartsubstanz, stark verfärbte Restzahnhartsubstanz, zu kurze Zähne, zu kleine Defekte, bei denen bevorzugt plastische Füllungsmaterialien verwendet werden sollten. Komposit- und Keramikinlays sollten nicht bei Zähnen Verwendung finden, an denen eine Klammerprothese befestigt wird.

### 7.3.3 Komposit-Einlagefüllungen

Komposit-Einlagerestaurationen werden i.d.R. aus hoch gefüllten **Feinpartikelhybridkompositen** hergestellt. Die Herstellung erfolgt entweder direkt im Mund des Patienten oder nach vorheriger Abformung und Modellherstellung indirekt im zahntechnischen Labor.

Vor der Herstellung erfolgt eine **Farbbestimmung** mit speziellen, von den Kompositproduzenten empfohlenen Farbringen. Mit Intensivfarben können spezielle Effekte z.B. in den Fissuren erzielt werden.

**Direkte Herstellung**

Bei der direkten Herstellung wird nach der Präparation die Kavität mit einem speziellen Mittel isoliert. Anschließend wird mit einem lichthärtenden Komposit eine Füllung in **Schichttechnik „modelliert".** Bei mehrflächigen Kavitäten wird vorher eine Matrize gelegt und gut verkeilt. Die statische und dynamische Okklusion kann direkt am Patienten eingeschliffen werden. Das fertige Inlay wird aus der Kavität entfernt, poliert und anschließend mit Licht oder Hitze bzw. einer Kombination aus beidem **nachvergütet.** Dabei wird eine zusätzliche Konversion von Monomerbestandteilen in eine Polymerstruktur erreicht. Die Anzahl freier Bindungsstellen nimmt dabei ab. Nachvergütete Einlagerestaurationen aus Komposit weisen eine maximale Polymerisation, keine Polymerisationsschrumpfung, verbesserte physikalische Eigenschaften (Elastizitätsmodul, Biegefestigkeit, Härte) und verringerte Wasseraufnahme auf. Gleichzeitig werden bei der Nachvergütung Materialspannungen abgebaut.

Bei **größeren Restaurationen** ist die indirekte Technik rationeller. Im Artikulator lassen sich die statische und dynamische Okklusion optimal gestalten. Die Approximalkontakte werden auf einem ungesägten Approximalkontaktmodell überprüft. Bei dem ersten auf dem Markt erhältlichen System (SR-Isosit®) wurde das Inlay unter Druck- und Hitzeeinwirkung polymerisiert. Heute werden auch im zahntechnischen Labor meistens lichthärtende Feinpartikelhybridkomposite zur Herstellung von Komposit-Einlagerestaurationen verwendet und anschließend nachvergütet (z.B. lang andauernde Lichteinwirkung in einer Lichtbox). Im Einzelfall entscheidet das Praxiskonzept über den Herstellungsweg.

Während bei der direkten Methode das Inlay in einer langen Sitzung hergestellt wird, muss der Patient bei der indirekten Methode zwei Behandlungstermine wahrnehmen. Eine Zwischenstellung nehmen Systeme ein, bei denen zwar eine Abformung der Kavität erfolgt, die Herstellung jedoch „chair-side" in der Zahnarztpraxis an einem Modell aus Silikon mit großer Endhärte erfolgt. Diese „semidirekte" Technik hat sich jedoch nicht durchgesetzt.

Rein **heiß polymerisierte** Komposite zeigen eine Konversionsrate von 90%. Das bedeutet jedoch auch, dass nur wenige Doppelbindungen verbleiben, an die anschließend das Befestigungskomposit anbinden kann. Schon nach wenigen Monaten lassen sich bei diesen Systemen im Bereich der Kompositfuge Defekte erkennen.

Rein **lichtgehärtete** Kompositinlays weisen eine geringere Konversionsrate mit einem Restdoppelbindungsgehalt von 25 bis 40% auf. Hier ist die Anbindung an das Befestigungskomposit besser.

Obwohl die Komposit-Einlagerestaurationen adhäsiv befestigt werden, soll auch hier eine gute primäre Passgenauigkeit angestrebt werden, da die Kompositfuge weniger abrasionsstabil ist als das Kompositinlay bzw. der Zahnschmelz. Randimperfektionen, Randverfärbungen und Plaqueanlagerungen können die Folge sein. Sowohl bei direkt als auch bei indirekt hergestellten Kompositinlays zeigt sich eine große Variationsbreite in der Passgenauigkeit (Zementspaltbreite zwischen 20 und 120 µm).

Vergütete Feinpartikelhybridkomposit-Einlagerestaurationen weisen bei richtiger Indikation primär eine gute Abrasionsstabilität auf. Es zeigte sich jedoch, dass mit zunehmender Tragedauer ein rascherer Substanzverlust zu beobachten ist als bei Amalgamfüllungen. Gleichzeitig kommt es aufgrund des hohen thermischen Expansionskoeffizienten von Komposit im Vergleich zu Zahnschmelz in relativ kurzer Zeit zu Qualitätsverschlechterungen im Randbereich (Kompositfuge).

> **Merke** Kompositinlays sollten ausschließlich für Einzelzahnrestaurationen verwendet werden, wenn die Okklusion ausreichend auf gesunder Zahnhartsubstanz abgestützt ist. Für den Ersatz von tragenden Höckern sind Komposit-Einlagerestaurationen nicht geeignet.

Als relativ neuer Werkstoff steht ein so genanntes **Ceromer** (Ceramic Optimized Polymer) zur Verfügung. Dieses mit dem Namen Targis® auf dem Markt erhältliche Kompositmaterial besitzt einen hohen keramischen Füllstoffanteil von 75 bis 85 Gew.-%. Die Füllkörper sind silanisiert und weisen eine Größe von 0,03−1 µm auf. Bei In-vitro-Versuchen zeigt das Material ein schmelzähnliches Abrasionsverhalten. Inlays aus Ceromeren werden in der indirekten Technik hergestellt. Über das klinische Langzeitverhalten kann bisher noch keine Aussage getroffen werden.

### 7.3.4 Keramik-Einlagefüllungen

Die Indikation für Keramik-Einlagerestaurationen entspricht im Prinzip der für Komposit-Einlagerestaurationen. Man kann jedoch aufgrund der physikalischen Eigenschaften der Keramik die Indikation auch auf **okklusionstragende Overlays** (Teilkronen) ausdehnen.

> **Merke** Die gebräuchlichen Keramiken und Glaskeramiken sind bezüglich ihrer Härte, des Elastizitätsmoduls und des thermischen Expansionskoeffizienten dem Zahnschmelz ähnlicher als Komposite.

Die Plaqueanlagerung ist im Vergleich zur natürlichen Zahnoberfläche verringert und die ästhetischen Belange können mit Keramik-Einlagerestaurationen besser berücksichtigt werden als mit Komposit-Einlagerestaurationen.

Bei den in der Zahnerhaltung üblicherweise verwendeten Keramiken lassen sich Sinterkeramik, gegossene und gepresste Glaskeramik unterscheiden.

**Sinterkeramiken** Die üblichen Sinterkeramiken bestehen aus Quarz, Feldspat und Kaolin. Durch das Mischungsverhältnis und die Sintertemperatur (660–980 °C) wird die Art des Endprodukts bestimmt (s. Lehrbücher der Werkstoffkunde). Beim Sintern bildet sich eine Glasmatrix, in die verschiedene Kristalle eingebettet sind. Wird der Kristallanteil durch Beimischung von z.B. **Aluminiumoxid** erhöht, entstehen mechanisch optimierte Dentalkeramiken mit verringerter Tendenz zur Rissbildung.

**Herstellung** Nach Abformung der präparierten Kavität werden im Labor ein **Meistermodell** und ein Dupliermodell aus feuerfesten Stümpfen hergestellt. Die feuerfesten Stümpfe müssen eine hohe Kantenfestigkeit besitzen. Die thermische Expansion der Stumpfmassen muss auf die entsprechende Keramikmasse abgestimmt sein, um die Spannungsbildung in der Keramik beim Brennen zu verringern.

Das Modell mit den feuerfesten Stümpfen kann in einem **Artikulator** fixiert werden, sodass funktionelle Gesichtspunkte beim Aufbrennen berücksichtigt werden können. Die Keramik wird schichtweise aufgetragen und gebrannt, um die Sinterschrumpfung zu minimieren. Nach Fertigstellung wird die Stumpfmasse abgestrahlt und die Einlagerestauration auf dem Meistermodell angepasst.

Laborgefertigte, gesinterte Keramikrestaurationen weisen eine gute primäre Passung (Kompositfuge: 45–70 µm) auf. Es lässt sich eine individuell adaptierte Kaufläche bei guter bis sehr guter Farbgebung erreichen.

**Hydroxylapatit- und Glaskeramik** Hydroxylapatit- und Glaskeramik werden im **Gussverfahren** (1350 °C) hergestellt. Im Labor aufgewachste Inlays werden in einem Schleuderguss dabei in Glas überführt. Der durchsichtige, amorphe Glaskörpcr wird anschließend durch eine Wärmebehandlung (über 1000 °C, 6 h) in einen halbkristallinen Zustand überführt (keramisiert). Spezielle Verunreinigungen in Glas (z.B. Magnesiumfluorid) wirken dabei als Kristallisationskeime.

Bei der Glaskeramik **(Dicor®)** liegen schließlich 55 Vol.-% in kristalliner Form vor. Durch die Kristallstruktur werden Mikrorisse beim Belasten aufgefangen und pflanzen sich nicht in das Innere des Inlays fort. Die Frakturanfälligkeit nimmt somit ab.

Gegossene Glaskeramik sieht weißlich opak aus, kann jedoch durch Keramikmalfarben individuell umgestaltet werden.

Das Abrasionsverhalten entspricht dem von Zahnschmelz.

**Semidirektes Verfahren** Ein **semidirektes Verfahren** wurde von Jäger et al. (1988) vorgestellt. Dabei wird aus einem rückstandslos verbrennbaren, lichthärtenden Kunststoff (Palavit GLC®) ein

Inlay direkt im Mund des Patienten modelliert und anschließend in Glaskeramik überführt. Die zahntechnischen Kosten werden dabei erheblich gesenkt, da keine Abformung, keine Modellherstellung und damit ein minimaler technischer Aufwand im Labor erforderlich sind. Nachteilig sind die aufwändigen Modellationen im Mund des Patienten und die Neuanfertigung bei Fehlgüssen.

**IPS-Empress®-Verfahren**

Beim IPS-Empress®-Verfahren wird eine vom Hersteller vorgefertigte **leucitverstärkte Glaskeramik** verwendet. Auch hier erfolgt nach Wachsmodellation eine Überführung in Keramik. Dabei werden die vorgefertigten Rohlinge bei 1050 bis 1180 °C und einem Druck von 5 bar in eine Hohlform gepresst.

Anschließend können Farbgebung und Glasur erfolgen. Auch diese Inlays zeichnen sich durch schmelzähnliches Abrasionsverhalten und gute werkstoffkundliche Parameter aus. Die primäre Passgenauigkeit liegt im Bereich von gegossenen Metallrestaurationen. Neben diesen formgebenden Verfahren gibt es Herstellungsverfahren, bei denen der Inlaykörper aus einem bereits vorgefertigten Keramikrohling durch Abtrag hergestellt wird.

**CEREC®-Verfahren**

So wird beim CEREC®-Verfahren (CAD-CAM-Verfahren) in semidirekter Technik ein Inlay hergestellt. Die präparierten Kavitäten werden nach Auftragen eines weißen Puders mit einer speziellen Videokamera optisch „abgeformt".

Durch Aufnahme und Transformation der Profildaten nach dem Prinzip der **aktiven Triangulation** (Verzerrung eines auf den Zahn projizierten Streifenmusters) mit Auflösung von 680 × 480 Bildpunkten (Pixelgröße 25 × 29 m) entsteht ein dreidimensionales Videostandbild der Präparation auf einem Computermonitor. Mit einer Zeichenkugel werden Grenz- und Rahmenlinien (bukkaler, lingualer Kavitätenboden, Approximalkontakt) eingezeichnet. Die Füllungsunterfläche wird dann automatisch von einem Computer berechnet, anschließend werden die Konstruktionsdaten an eine mikroprozessorgesteuerte Schleifmaschine mit Diamantscheiben weitergeleitet.

Innerhalb von vier bis sieben Minuten schleift eine 6-Achsen Zwillings-Schleifeinheit für die simultane Bearbeitung der Restauration mittels zwei Fingerschleifern aus einem Vollkeramikblock (Feldspatkeramik, Glaskeramik) ein Inlay.

Die okklusale Gestaltung erfolgt erst nach dem Einsetzen durch den Zahnarzt mit Diamantschleifern. Die primäre Passgenauigkeit schwankt je nach Übung zwischen 0 und 250 µm Fugenbreite.

**Weitere Systeme**

Zwei weitere Systeme sind bisher nicht zur Marktreife gelangt. Das **Duret-System** arbeitet mit einer 3-D-Kamera mit einer Auflösung von 20 µm. Mittels einer Kombination aus Holographie und Moirétopographie wird über einen CCD-Sensor ein Profilbild des präparierten Kronenstumpfes erstellt, das in ein dreidimensionales Datenmodell umgerechnet wird. Aus einer Datenbank können Kronenformen abgerufen und angepasst werden. Über eine Dreiachsenschleifmaschine kann dann aus verschiedenen Materialblöcken vollautomatisch eine Krone angefertigt werden.

Auch beim **Rekow-System** wird mit einem optischen Verfahren (35-mm-Fotokamera mit endoskopartigem Stereoaufsatz) ein Stereobild der Präparation gewonnen und weiterverarbeitet.

Beim **Kopierschleifverfahren (Celay-System®)** wird ein direkt in der Kavität oder auf dem Gipsmodell modelliertes und ausgehärtetes Kunststoffinlay mit einem Taster mechanisch abgetastet. Die Abtastnadel ist direkt mit der Schleifeinheit (Diamantschleifer verschiedener Konfiguration) verbunden und erlaubt eine direkte Kopie des Kunststoffinlays und damit eine Überführung in Keramik. Es resultieren Inlays mit hoher Präzision, wobei auch die Kaufläche exakt übertragen wird. Auch diese Keramikinlays können anschließend bemalt und glasiert werden.

Ein relativ neues Verfahren ist die **Sonoerosivübertragung** eines Kunststoffinlays in Keramik. Der Abtrag erfolgt hier durch ultraschallaktivierte Borkarbidsuspensionen. Das System befindet sich allerdings noch in der Erprobungsphase.

### 7.3.5 Provisorische Versorgung der Kavität

Wie bei gegossenen Metallrestaurationen muss auch bei zahnfarbenen Einlagerestaurationen eine mundbeständige, provisorische Versorgung der Kavität erfolgen. Auch hier wird vorher über den unpräparierten Zahn eine **Vorabformung** mit Silikon hergestellt (alternativ Tiefziehschiene von einem Planungsmodell).

Aus selbsthärtendem Acrylharz (z.B. Protemp®) kann dann ein provisorisches Inlay hergestellt werden, indem die Abformung im Bereich des präparierten Zahnes mit der angerührten, noch weichen Masse gefüllt und in den Mund zurückgesetzt wird. Wenn das Material eine gummielastische Konsistenz erreicht, wird es entfernt, mit einer Schere getrimmt und anschließend in die Kavität zurückgesetzt.

Eine **Nachhärtung** im heißen Wasserbad verbessert die werkstoffkundlichen Eigenschaften. Anhand des Provisoriums kann auch ermittelt werden, ob eine genügende Kavitätentiefe und -breite präpariert wurde. Das Provisorium wird mit einem **eugenolfreien Zement** oder einem selbsthärtenden **Kalziumhydroxidpräparat** in der Kavität befestigt.

> **Merke** Eugenolhaltige Zemente sollten nicht verwendet werden, da später beim Einsetzen der zahnfarbenen Einlagerestauration die Polymerisation des lichthärtenden Befestigungskomposits durch verbliebene Eugenolreste behindert würde.

Als Alternative werden weich bleibende, lichthärtende Kunststoffe angeboten (Fermit®), die direkt in die Kavität eingebracht und ausgehärtet werden. Ein Zementieren ist dabei nicht nötig. Diese Materialien eignen sich allerdings nicht für die Herstellung von Langzeitprovisorien, da sie rasch bakteriell besiedelt werden und nicht dicht sind.

### 7.3.6 Anprobe und Eingliederung

Die Anprobe zahnfarbener Einlagerestaurationen erfolgt nach Entfernen des Provisoriums und Reinigung der Kavität. Dabei müssen alle Zementreste vollständig entfernt werden.

**Kontrollen** Zunächst wird die Überprüfung der **Passgenauigkeit** eines Komposit- bzw. Keramikinlays vorgenommen. Dabei lässt sich eine bessere **Farbkontrolle** durchführen, da die Zähne nicht ausgetrocknet sind und ihre Ursprungsfarbe besitzen. Die Einlagerestauration muss ohne Druck vorsichtig in die Kavität eingebracht werden. Zur besseren Handhabung kann okklusal eine **Abnehmhilfe** aus lichthärtendem Kunststoff aufgebracht sein. Es gibt jedoch auch spezielle plane Instrumente, an denen eine doppelseitige Klebefolie angebracht ist, an die das Inlay angeklebt werden kann (Accu-Placer®).

Neben der Passgenauigkeit (Silikonprobe) werden die **Approximalkontakte** überprüft. Falls notwendig, kann an der Innenfläche und an den Approximalflächen mit einem feinkörnigen Finierdiamanten (z.B. Composhape®) entsprechend eingeschliffen werden. Beschliffene Approximalflächen müssen anschließend mit einem speziellen

Keramikpolierer oder mit flexiblen Schleifscheiben (z.B. Sof-Lex-Polierscheiben®) poliert werden, um einer Plaqueanlagerung vorzubeugen.

Die **Randdichtigkeit** wird mit einer spitzen Sonde kontrolliert. Dabei muss die Kontur zwischen Inlay und Zahn übergangslos sein.

Eine **Okklusionskontrolle** darf zu diesem Zeitpunkt nicht durchgeführt werden, da bei zu starken Okklusionskontakten oder Vorkontakten die zahnfarbene Einlagerestauration frakturieren kann.

Anschließend wird Kofferdam gelegt und werden die zu versorgenden Zähne mit einer möglichst fluoridfreien Polierpaste gereinigt und erneut gesäubert.

> **Merke**  Absolute Trockenlegung mit Kofferdam ist beim Einsetzen zahnfarbener Einlagerestaurationen obligat.

Auch wenn es kleine Unterschiede beim Einkleben der Komposit- und Keramik-Einlagerestaurationen gibt, ist die Technik prinzipiell ähnlich und wird hier vereinfacht gemeinsam dargestellt.

Sowohl Keramik- als auch Komposit-Einlagerestaurationen werden an der Innenseite vorbehandelt, um eine bessere Verbundfestigkeit zum Befestigungskomposit zu erzielen. Komposit-Einlagerestaurationen werden dazu sandgestrahlt bzw. mit einem Diamantfinierer aufgeraut.

**Ätzvorgang**

Keramik-Einlagerestaurationen werden mit einer speziellen Säure angeätzt und anschließend silanisiert. Diese Arbeitsschritte dürfen erst **nach der Anprobe** erfolgen. Sie sollten vom Zahnarzt selbst durchgeführt werden und nicht vom Zahntechniker, um dem Patienten eine weitere Sitzung zu ersparen. Als **Ätzmittel** werden i.d.R. Fluss-Säure (5%) und Ammoniumbifluorid (4–5%) verwendet. Für die einzelnen Keramiken werden von den Herstellern verschiedene Ätzzeiten angegeben. So wird für die Empress®-Keramik 2 min Ätzzeit nach Applikation eines Ammoniumbifluoridgels empfohlen. Bei Sinterkeramiken wird eine Zeit von 2 min bei Ätzung mit Fluss-Säure angegeben.

Eine Benetzung der äußeren Keramikoberfläche beim Ätzen ist zu vermeiden. Nach Absprühen des Ätzmittels (mindestens 1 min) wird das Inlay gründlich getrocknet. Dabei kann die Benetzung mit 96%igem Alkohol hilfreich sein. Eine Kontamination anderer Keramikflächen (z.B. Waschbecken) mit Ätzgel ist zu vermeiden. Die Ätzung kann mit einem thixotropen Gel gezielter erfolgen als mit einer Flüssigkeit, da es nach Auftragen nicht verläuft. Der Ätzvorgang sollte immer getrennt von anderen Maßnahmen am Patienten erfolgen, da das Ätzgel hochgiftig ist. Das Tragen einer Schutzbrille ist ratsam.

Durch den Ätzvorgang entsteht ein **retentives Ätzmuster** an der Unterseite der Keramik-Einlagerestauration bei gleichzeitig erhöhter Benetzbarkeit. Die Unterfläche darf anschließend nicht kontaminiert werden. Da zwischen Keramik und Kompositkleber keine chemische Verbindung entsteht, wird das angeätzte Keramikinlay mit einem „**Haftsilan**" beschickt. Auch hier gibt es zahlreiche Präparate, wobei den Ein-Komponenten-Materialien wegen der einfachen Handhabung der Vorzug gegeben wird.

**Silanisierung**

Silan geht sowohl mit dem Keramikinlay (hydrophiler Anteil) als auch mit dem Kompositkleber (hydrophober Anteil) eine Bindung ein. Die Silanflüssigkeit wird mit einem Einmalpinsel auf die Unterfläche des Inlays aufgetragen, verblasen und anschließend über einen Zeitraum von 3–5 min am besten in einem Wärmeschrank getrocknet.

> **Merke** Eine Kontamination der nunmehr hoch reaktiven Oberfläche, z.B. mit Speichel, ist unbedingt zu vermeiden. Flüssigkeitskontamination führt zu hydrolytischer Spaltung des Verbundes zwischen Silan und Keramik.

Zahlreiche Studien konnten zeigen, dass durch die Silanisierung der Verbund zwischen Befestigungskomposit und Keramik-Einlagerestauration deutlich verbessert wird.

Auch Komposit-Einlagerestaurationen können vor dem Einsetzen noch einmal mit Alkohol entfettet werden. Von einigen Herstellern wird auch die Ätzung der aufgerauten Unterfläche mit Phosphorsäure zur Verbesserung der Benetzbarkeit empfohlen.

**Konditionierung von Schmelz und Dentin**

Nach der Vorbereitung der Einlagerestauration werden der Zahnschmelz und das Dentin konditioniert (s. Kap. 6.1.4 Dentinhaftvermittler) und ein entsprechendes Adhäsivsystem aufgetragen. Dabei werden die Nachbarzähne mit einer verkeilten Matrize geschützt. Das Adhäsivsystem richtet sich nach dem zur adhäsiven Befestigung gewählten Komposit. Wird ein Adhäsivsystem verwendet, das nach Aushärten zu einer erhöhten Schichtstärke führen würde, so sollte vor dem Einbringen des Kompositklebers diese Schicht nicht ausgehärtet werden, da sonst die Einlagefüllung nicht passt.

**Befestigung**

Anschließend erfolgt die eigentliche Befestigung der Einlagerestauration in der Kavität. Sie kann mit unterschiedlichen Befestigungskompositen (Kompositklebern) erfolgen. Es gibt niedrig visköse und mittel bzw. hoch visköse Mikrofüller- bzw. Feinpartikelhybridkomposite. Wichtig ist, dass eine vollständige Aushärtung des Befestigungskomposits gewährleistet ist.

**Befestigungskomposite**

Für die adhäsive Befestigung von Keramikrestaurationen werden **dualhärtende** (chemisch und lichthärtend) und **rein lichthärtende Komposite** angeboten. Bei Keramikinlays, deren Schichtstärke 2–3 mm nicht überschreitet, können **fotopolymerisierende** Komposite verwendet werden, bei dunkler Zahnfarbe bzw. bei größeren Schichtdicken empfiehlt es sich nach wie vor, Kompositkleber zu verwenden, die nach Fixierung des Inlays durch Lichtpolymerisation eine chemische Umsetzung der Monomerbestandteile auch in tieferen Kavitätenabschnitten garantieren.

Feinpartikelhybridkomposite besitzen bessere physikalische Eigenschaften und sind daher zu bevorzugen.

Bei einer sehr **guten primären Passung** führen jedoch niedrig visköse Kompositkleber zu besseren Ergebnissen, da die Schichtdicke und damit die Kompositfuge gering gehalten werden kann. Auf die Anwendung von Matrizen beim Einsetzen kann bei richtiger und rascher Arbeitsweise verzichtet werden.

Befestigungskomposite gibt es in verschiedenen Farben. Bei guter primärer Passung spielt jedoch die Farbauswahl der Kompositkleber eine untergeordnete Rolle. Interessant sind Befestigungskomposite, bei denen es nach dem Aushärten zu einem Farbumschlag kommt.

Das jeweilige Komposit wird auf der Unterseite der Einlagefüllung bzw. in die Kavität eingebracht. Die Einlagerestauration wird mit vorsichtigem Druck in Position gebracht und mit einem Kugelstopfer festgehalten. Während des Eingliederns sollte die OP-Leuchte nicht auf die Restauration gerichtet sein, um eine vorzeitige Polymerisation des Befestigungskomposits zu vermeiden.

Bei der Verwendung **mittel visköser** Kompositkleber werden Überschüsse mit Heidemann-Spatel, Scaler, Sonde, Zahnseide oder Schaumstoffpellet entfernt. Dabei ist darauf zu achten, dass kein Material aus der Fuge gezogen wird.

Bei **niedrig viskösen** Kompositklebern ist die Überschussentfernung im Approximalraum mit Zahnseide schwierig. Dabei wird das Material oft verschmiert.

237

Um eine Sauerstoffinhibition während der Polymerisation zu vermeiden, wird die Kompositfuge mit einem Glyzeringel bedeckt, und es erfolgt anschließend die Lichthärtung von okklusal und von approximal (Lichtkeil) für jeweils 40 bis 60 s.

**Hoch visköse** (hoch gefüllte) Kompositkleber lassen sich mit einer speziellen Technik ebenfalls zum Einsetzen von zahnfarbenen Einlagerestaurationen verwenden. Dabei wird das Komposit nach Anmischen mit einem Heidemann-Spatel appliziert, das Inlay eingebracht und mit einem Ultraschallgerät mit kunststoffbeschichtetem Arbeitsende in die endgültige Position gebracht. Das primär starre Komposit wird durch die Ultraschallschwingung niedrig viskös und erlaubt damit eine Positionierung der Einlagerestauration. Bei dieser Technik lassen sich Überschüsse vor dem Aushärten sehr gut entfernen, sodass sich eine weitere Ausarbeitung auf wenige Arbeitsschritte reduzieren lässt.

**Ausarbeitung**   Die Ausarbeitung und die Beseitigung von okklusalen Interferenzen erfolgen mit fein- und feinstkörnigen Diamantfinierern. Dabei ist auf die Beseitigung überschüssiger Kompositfahnen besonderes Augenmerk zu richten. Speziell im Approximalbereich können diese zu Gingivareaktionen Anlass geben. Die approximalen Randbereiche können mit diamantbelegten Feilen (Proxoshape®) feinster Körnung ausgearbeitet werden. Mit den aus der Frontzahnfüllungstechnik bekannten Finier- und Polierstreifen kann anschließend eine Politur in diesem Bereich erfolgen. Für die Politur frei zugänglicher Kavitätenabschnitte stehen aluminiumoxidbeschichtete Scheiben (Sof-Lex®) verschiedener Körnung und Silikonpolierer zur Verfügung. Eine abschließende Politur kann mit Hochglanzpolierpaste erfolgen.

Bei Anwendung des **CEREC®-Systems** wird mit Diamantschleifern die Kaufläche erst im Mund des Patienten und nach dem Einsetzen gestaltet, anschließend ausgearbeitet und poliert.

Nach Fertigstellung der Einlagerestaurationen werden die entsprechenden Zähne mit einem Fluoridlack oder -gel lokal fluoridiert.

Mithilfe der Adhäsivtechnik können in ähnlicher Art und Weise Keramik-Verblendschalen zur kosmetischen Korrektur im Frontzahnbereich eingesetzt werden.

## 7.3.7 Konfektionierte Einlagefüllungen aus Keramik

Neben den beschriebenen Komposit- und Keramikeinlagefüllungen gibt es die Möglichkeit, konfektionierte Keramikstümpfe **(Inserts)** verschiedener Form und Größe in Verbindung mit Kompositen und der Adhäsivtechnik einzusetzen. Damit lassen sich die Kosten für Keramikeinlagefüllungen erheblich senken. Zudem sollen die Polymerisationsschrumpfung und die damit verbundenen Nachteile von Kompositfüllungsmaterialien im Seitenzahnbereich reduziert werden.

Die Inserts sind meist vom Hersteller bereits durch Ätzen, Silanisieren und eventuell auch Versieglervorstrich vorbereitet. Ist dies nicht der Fall, so müssen sie i.d.R. wie Keramikinlays vorbehandelt werden. Die vorgefertigten Formkörper können so gestaltet sein, dass sie nach Lage und Größe der Kavität ausgesucht und anschließend mit einem entsprechenden Kompositmaterial in die Kavität eingebracht werden (Abb. 7-9).

Parallel dazu gibt es **kegelstumpfförmige Inserts,** die in Form und Größe auf konusförmige diamantierte Präparationswerkzeuge abgestimmt sind. Nach Einsetzen derartiger Inserts resultiert eine sehr schmale Kompositfuge.

Mit vorgefertigten Keramikformkörpern arbeitet auch das **Sonic-Sys-approx.®-System.** Hierbei wird mit oszillierenden Präparationsinstrumenten ohne Gefahr der Schädigung des Nachbarzahnes eine standardisierte Kavität präpariert oder werden bereits bestehende Kavitäten im Randbereich standardisiert. Anschließend wird ein

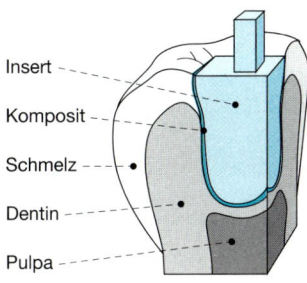

Insert

Komposit

Schmelz

Dentin

Pulpa

**Abb. 7-9** Schematische Darstellung eines vorgefertigten Keramikeinlagekörpers (Insert) nach Eingliedern mit einem Kompositfüllungsmaterial.

genau zu diesem Präparationsinstrument passendes Keramikinsert mit Komposit adhäsiv an der Zahnhartsubstanz befestigt. Bei diesem System müssen die Formkörper vorher nicht einprobiert werden, und ein physiologischer Approximalkontakt ist fast immer garantiert. Es ist jedoch darauf zu achten, dass gerade im zervikalen Bereich der Formkörper nicht aus der Kavität herausgekippt wird, sodass eine approximal-zervikale Stufenbildung entsteht.

**Indikation** Die Indikation für den Einsatz von Keramikinserts entspricht der Indikation für plastische Füllungsmaterialien, d.h., es werden kleine bis mittlere Kavitäten der Klassen I und II damit versorgt. Zusätzlich können Keramikinserts auch zur Restauration von Klasse-V-Kavitäten und zum Verschluss von Trepanationsöffnungen verwendet werden. Bei großen dreiflächigen Molarenfüllungen ist der erforderliche Zeitaufwand häufig so hoch, dass der Einsatz von Inserts an die Grenze der Wirtschaftlichkeit stößt. Mit Keramikinserts lässt sich die Randqualität von Kompositfüllungen verbessern.

Ein Nachteil von konfektionierten Präparationswerkzeugen und formkongruenten Keramikkörpern ist, dass nicht selten eine erhebliche Menge gesunder Zahnhartsubstanz geopfert werden muss.

> **Merke** Inserts sind daher bei der Erstversorgung von kleinen kariösen Läsionen nicht indiziert.

Zum Einsetzen von Inserts können wie bei der Restauration mit Keramikinlays die üblichen Feinpartikelhybridkomposite oder aber bei formkongruenten Keramikkörpern niedrig visköse, fließfähige Materialien Verwendung finden. Dabei ist festzustellen, dass bei der Anwendung hoch visköser Kompositmaterialien die Überschussentfernung besser gelingt als bei der Verwendung niedrig visköser Komposite.

## 7.3.8 Kritische Wertung

> **Merke** Der Einsatz zahnfarbener Einlagerestaurationen ist auf Patienten mit guter Mundhygiene, geringer Kariesanfälligkeit und guter Compliance begrenzt.

Die Patienten müssen zudem bereit sein, den **Mehraufwand** und damit die **Mehrkosten** einer solchen Behandlung zu tragen.

Die Bedingungen der bisher durchgeführten klinischen Langzeituntersuchungen zu Keramikinlays lassen sich häufig nicht auf die Praxissituation übertragen. Sie wurden von hoch qualifizierten Spezialisten durchgeführt, die bei der Anfertigung der Restaurationen unbegrenzt Zeit hatten. Die Untersuchungen fanden ohne wirtschaftliche und zeitliche Begrenzung an einem selektiven Patientengut statt.

**Tabelle 7-2** Jährliche Versagensrate (Medianwert in %) von unterschiedlichen Restaurationen aus Longitudinal- und Querschnittsstudien (nach HICKEL und MANHART, 2002).

| Restaurationstyp | Jährliche Versagensrate (%) | | | |
| --- | --- | --- | --- | --- |
| | Alle Studien (Bereich) | Alle Studien (Median-werte) | Longitudinal-Studien (Median-werte) | Querschnitts-studien (Median-werte) |
| Amalgam-restaurationen | 0–7 | 3,3 | 1,1 | 3,7 |
| Direkte Komposit-restauration | 0–9 | 2,2 | 2,1 | 3,3 |
| Glasionomerzement-restauration | 1,4–14,4 | 7,7 | 7,7 | – |
| Komposit-Inlays und Onlays | 0–11,8 | 2,0 | 2,3 | 0,6 |
| Keramik-Inlays und Onlays | 0–7,5 | 1,6 | 1,3 | 3,2 |
| CAD/CAM-Inlays und Onlays | 0–4,4 | 1,1 | 1,1 | – |
| Goldguss-Inlays und Onlays | 0–5,9 | 1,2 | 1,0 | 1,3 |

Aus diesen Untersuchungen lässt sich jedoch ableiten, dass bei geeigneter Indikationsstellung die Prognose von zahnfarbenen Einlagefüllungen gut sein dürfte und bei Beachtung der angegebenen Indikation und der notwendigen Sorgfalt bei der Insertion sogar die Lebensdauer anderer Restaurationen übertreffen kann (Tab. 7-2).

> **Merke** Keramik- und Komposit-Einlagerestaurationen sind eine Alternative zu gegossenen Restaurationen, keinesfalls jedoch als Amalgamersatz zu betrachten.

Will man Amalgam mit einem anderen Restaurationsmaterial ersetzen, muss bei gleicher Behandlungsdauer und bei gleichen Kosten eine Restauration gleicher Güte resultieren. Dies ist beim Einsatz zahnfarbener Einlagerestaurationen nicht der Fall.

**Vorteile**  Zu den positiven Eigenschaften gehören:
- Schmelzähnliche Abrasion von Keramikrestaurationen
- Fehlen von Korrosion und Galvanismus
- Geringe Löslichkeit der Werkstoffe
- Ästhetische Kompatibilität
- Geringe thermische Leitfähigkeit.

**Fragliche Aspekte**  Demgegenüber sind zahlreiche Aspekte des Einsatzes von zahnfarbenen Einlagerestaurationen nicht geklärt:
- Biokompatibilität der Einzelkomponenten des adhäsiven Systems
- Lang andauernde Randdichtigkeit
- Dentinadhäsion
- Vollständige Entfernung überschüssigen Kompositmaterials, speziell im Approximalraum

- Hydrolyseanfälligkeit der Silanverbindungen
- Anschrägen des Kavitätenrandbereichs vor dem Anätzen. Während einerseits die bessere Anätzbarkeit der Schmelzprismen nach Anschrägung nicht geleugnet werden kann, resultiert andererseits eine breite Kompositfuge mit den bekannten Problemen. Bei Keramikrestaurationen wird dabei meist der Verbund zwischen Zahnschmelz und Kompositfuge zerstört, da sie den Kaudruck auf die Fuge übertragen. Bei Komposit-Einlagerestaurationen resultieren Randdefekte eher zwischen Restauration und Befestigungskomposit.

Diese Problembereiche bedürfen weiterer wissenschaftlicher Klärung.

**Eingeschränkte Indikation**

Eine eingeschränkte Indikation liegt vor:

- Wenn keine Kofferdamapplikation möglich ist
- Wenn der zervikale Rand unzugänglich ist.

Ein Ausweg könnten hier konventionell zementierbare Keramiken sein. Diese befinden sich jedoch zurzeit noch in der Entwicklung.

7

# II Endodontologie

# 8 Einleitung

Die Endodontologie beschäftigt sich mit Form und Funktion des Endodonts und der Ätiologie, Epidemiologie, Pathologie, Prävention, Diagnose und Behandlung von Erkrankungen des Endodonts.

Da Zahnpulpa und umgebendes Dentin entwicklungsgeschichtlich eine anatomisch-funktionelle Einheit bilden, wird der Begriff **Endodont** für diese gesamte Einheit verwendet.

Vom klinisch-praktischen Standpunkt aus steht neben Ätiologie und Diagnose von Zahnschmerzen die Behandlung der erkrankten Pulpa im Vordergrund. Da besonders die Wurzelkanalaufbereitung und Wurzelkanalfüllung hohe Ansprüche an die manuelle Geschicklichkeit stellen, soll hierauf besonders ausführlich eingegangen werden.

Das Endodont steht über das Foramen apicale der Wurzelspitze und auch über akzessorische Wurzelkanäle mit dem Parodontium in Verbindung. Erkrankungen der Pulpa greifen deshalb häufig, besonders im Bereich des Periapex, auf das Parodontium über. Aus diesem Grund befasst sich die Endodontologie auch mit der Ätiologie und Behandlung von Erkrankungen der periapikalen Region.

Ziele jeder endodontischen Behandlung sind die Erhaltung des erkrankten Zahnes und die dauerhafte Verhütung von schädlichen Auswirkungen auf den Gesamtorganismus, die von einem erkrankten Zahn ausgehen könnten.

Zu den **endodontischen Behandlungsmaßnahmen** zählen auch die postendodontischen Maßnahmen, die hier kurz beschrieben werden, und die endochirurgischen Maßnahmen, die nicht Gegenstand dieses Buches sind.

In der zahnärztlichen Praxis gewinnt nicht nur die Gesunderhaltung der Zähne, sondern auch der Erhalt erkrankter Zähne durch Wurzelkanalbehandlungen immer mehr an Bedeutung. Den KZBV-Jahrbüchern lässt sich entnehmen, dass in den alten Bundesländern die Anzahl von Wurzelkanalbehandlungen bzw. Wurzelkanalfüllungen im Zeitraum von 1970 bis 2000 von 3,2 auf 6,8 Mio. zugenommen hat. Im gleichen Zeitraum ging die Anzahl der Extraktionen von ca. 17 auf 11,5 Mio. zurück.

Die **Prävalenz wurzelkanalbehandelter Zähne** dürfte in Deutschland momentan bei etwa 4–5% liegen. Damit liegt die Prävalenz allerdings noch deutlich niedriger als z.B. in der Schweiz oder Schweden, wo ein prozentualer Anteil wurzelkanalbehandelter Zähne von 10–20% gefunden wurde. Dies kann als Hinweis dafür dienen, dass in Deutschland zukünftig noch mit einem weiteren Zuwachs von Wurzelkanalbehandlungen zu rechnen ist.

**Langzeiterfolge** für Wurzelkanalbehandlungen werden in der internationalen Literatur mit etwa 70–95% angegeben. Das Alter der Patienten, der Zahntyp und die Zahl der

Wurzelkanäle spielen per se bei der Prognose keine Rolle. Dies steht allerdings im Kontrast zu jüngeren Untersuchungen aus Deutschland, in denen die technische Qualität von Wurzelkanalfüllungen nahezu übereinstimmend zu 60% als unzureichend bewertet wurde. Dies verdeutlicht letztlich, wie wichtig es ist, die technisch korrekte Durchführung einer Wurzelkanalbehandlung im Studium zu erlernen. Darüber hinaus müssen aber sicherlich die erlernten Grundfähigkeiten im Lauf der Praxistätigkeit erweitert und vertieft werden.

# 9 Strukturen der Pulpa und des umgebenden Gewebes

## 9.1 Topografie der Pulpa

Der Weichgewebekern eines Zahnes wird als **Zahnpulpa** oder Zahnmark bezeichnet und besteht aus gut vaskularisiertem und innerviertem Bindegewebe.

Der Raum, den das Pulpagewebe ausfüllt, wird als **Pulpakammer** bezeichnet.

Topografisch kann man Kronenkavum und Wurzelkanäle und entsprechend **Kronenpulpa** und **Wurzelpulpa** unterscheiden. Die Pulpakammer ist von Dentin umgeben, und ihre Ausdehnung entspricht in verkleinerter Form dem jeweiligen Zahnumriss.

Die Kronenpulpa hat inzisale bzw. okklusale Ausweitungen, die als **Pulpahörner** bezeichnet werden und von ihrer Form den Kauflächenhöckern entsprechen.

Die Dentinschicht, die das Kronenkavum bedeckt, wird als **Pulpadach** bezeichnet.

Das Pulpagewebe kommuniziert durch das Foramen apicale, die **Seitenkanäle, akzessorische Kanäle** und **Pulpaperiodontalkanäle** mit dem Parodontium (Abb. 9-1). Aufgrund seiner Lage kann die Pulpa vom praktisch-klinischen Standpunkt als Endorgan ohne kollaterale Zirkulation bezeichnet werden.

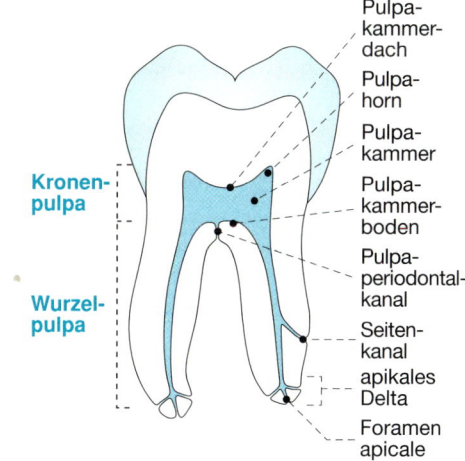

**Abb. 9-1** Nomenklatur und Topografie des Endodonts.

247

## 9.2 Grundsubstanz, Bindegewebe und Zellen der Pulpa

**Grundsubstanz**

Die Grundsubstanz der Pulpa hat eine gelartige Konsistenz und dient als Matrix, in die Zellen, Fasern und Blutgefäße eingebettet sind. Sie enthält neben anderen molekularen Komponenten in der Hauptsache Glykosaminoglykane bzw. Proteoglykane.

**Bindegewebe**

In der ganzen Pulpa verteilt finden sich **Kollagenfasern,** die ein Netzwerk bilden. **Elastische Fasern** finden sich nur in den Wänden größerer Blutgefäße.

**Zellen**

Die charakteristischen Zellen der Pulpa sind die Odontoblasten, neben denen sich in verschieden großer Anzahl Fibroblasten, Ersatzzellen und Abwehrzellen finden lassen. Die dentinbildenden **Odontoblasten** bedecken dicht gepackt das Prädentin. Während sich die Zellkörper im Bereich der Kronenpulpa säulenförmig mit basal liegendem Kern darstellen, ändert sich die Form im mittleren und apikalen Wurzelabschnitt zu kubischer und flach-länglicher Form.

Zum Prädentin hin scheinen die Zellwände verdickt und ohne Unterbrechung von Zelle zu Zelle zu sein. Diese mikroskopische Struktur entspricht aber nicht einer echten Membran, sondern ist nur Ausdruck der dichten Packung und Verschachtelung der Odontoblasten. Obwohl die Zellen im histologischen Bild als übereinander geschichtet erscheinen, besitzt doch jede Zelle einen Zytoplasmafortsatz (Odontoblastenfortsatz), der in die Dentinkanälchen hereinragt und sich bis zur Peripherie des Dentinmantels erstreckt.

Die **Fibroblasten** sind der häufigste Zelltyp der Pulpa, und sie sind verantwortlich für die Produktion der Grundsubstanz und der Kollagenfasern. Ihre Form ist flach und spindelartig, und sie sind nahezu gleichmäßig über das gesamte Pulpagewebe verteilt.

Als **Ersatzzellen** werden undifferenzierte Mesenchymzellen bezeichnet. Diese Zellen werden für multipotenziell gehalten. Nach entsprechender Stimulation sollen sich ihre Tochterzellen zu jedem in der Pulpa vorkommenden Zelltyp, auch Odontoblasten, entwickeln können.

Neben den genannten, häufig vorkommenden Zelltypen finden sich in der Pulpa stets einzelne freie Zellen wie Histiozyten, Monozyten, Lymphozyten und Makrophagen, die dem Abwehrsystem zuzurechnen sind.

## 9.3 Gewebezonen der Pulpa

 Das Pulpagewebe ist nicht einheitlich strukturiert, sondern zeigt besonders im Bereich der Kronenpulpa einen schichtartigen Aufbau (Abb. 9-2).

Ein Bindegewebestrang, in dem zentral Blutgefäße und Nervenfasern verlaufen, wird von einer Zone umgeben, die reich an undifferenzierten Zellen und Fibroblasten ist. Diese Zone wird als kernreiche oder bipolare Zone bezeichnet. Hier finden sich auch starke Verzweigungen des zentralen Nervenbündels, die als **Raschkow-Plexus** bezeichnet werden.

Zur Pulpaperipherie hin schließt sich die kernarme oder **Weil-Zone** an. Diese Zone ist zwar auffallend zellarm, enthält aber doch zytoplasmatische Fortsätze der Fibroblasten der kernreichen Zone und auch Endäste der Nervenfasern.

Zwischen der Weil-Zone und dem Prädentin befindet sich die **Odontoblastenschicht.**

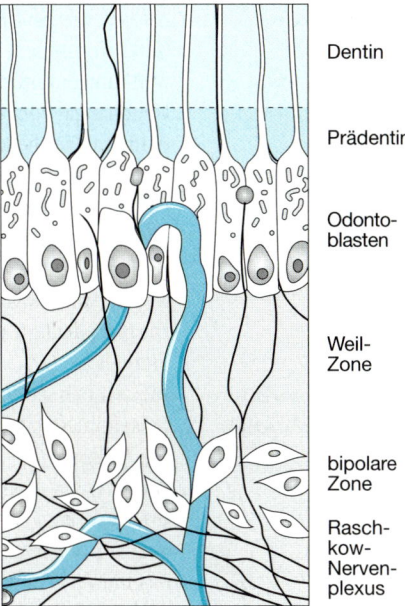

Dentin

Prädentin

Odonto-
blasten

Weil-
Zone

bipolare
Zone

Rasch-
kow-
Nerven-
plexus

**Abb. 9-2** Schematische Darstellung der Gewebezonen der Pulpa (nach Avery 1973).

9

## 9.4 Funktionen der Pulpa

Das Pulpagewebe führt die vier Basisfunktionen aller lockeren Bindegewebe aus:
- Formative Funktion — *Bildung von Dentin (Primär + Sekundär*
- Nutritive Funktion
- Sensorische Funktion
- Defensive Funktion.

**Formative Funktionen**

Die formativen Funktionen bestehen typischerweise aus der Bildung von Dentin durch die Odontoblasten. Odontoblasten synthetisieren neben Typ-I- und Typ-III-Kollagen auch nicht-kollagene Bausteine der organischen Dentinmatrix wie Proteoglykane, Glykosaminoglykane, Glykoproteine, Phosphoproteine und Osteokalzin. Als physiologisch anzusehen sind die Bildung von Primärdentin (Orthodentin) und die alterungsbedingte Sekundärdentinbildung, die während des gesamten Zahnlebens erfolgt. Durch die Sekundärdentinbildung kommt es zu einer zunehmenden Verkleinerung der Pulpakammer und damit auch des Wurzelkanallumens.

Die Bildung von Tertiärdentin (Reizdentin) gehört zu den defensiven Funktionen.

**Nutritive Funktion**

Die nutritive Funktion wird durch das Gefäßsystem und seine Innervation gewährleistet. Die Pulpa ist sehr gut vaskularisiert und bildet in ihrer Gesamtheit ein funktionelles **Endstromgebiet.**

Die größeren **Gefäße** entsprechen von ihrem Durchmesser Arteriolen und Venolen. Eine kleine Anzahl von Arteriolen tritt durch das Foramen apicale und auch durch akzessorische Kanäle in die Pulpakammer ein. Innerhalb der Pulpa bilden die großen Gefäße ein zentrales, stammartiges Bündel und verlaufen in dieser Form bis in die Kronenpulpa.

An der Peripherie der Wurzel- und Kronenpulpa bilden Äste der Arteriolen einen dichten **Kapillarplexus,** über den Odontoblasten und andere Pulpazellen ausreichend mit Nährstoffen und Sauerstoff versorgt werden können.

Ausgehend von diesem Kapillarplexus, sammelt sich das abfließende Blut in venösen Gefäßen zunehmender Größe. Die größten Venolen verlaufen mittelständig und sind weitlumiger und in größerer Anzahl vorhanden als Arteriolen.

Unabhängig vom peripheren Kapillarplexus finden sich in der Wurzel- und Kronenpulpa zahlreiche **arterio-venöse Anastomosen.** Diese direkten Verbindungen zwischen Arteriolen und Venolen spielen eine wichtige Rolle bei der Regulation des pulpalen Blutflusses, weil so systemisch bedingte Blutdruckschwankungen, die die Pulpa schädigen könnten, ausgeglichen werden können. Für die Regulation des Blutflusses sorgen Fasern des autonomen Nervensystems.

Neben dem Blutgefäßsystem besteht ein System aus dünnwandigen **Lymphgefäßen.** Die prinzipielle Verlaufsform und die Anordnung der Lymphgefäße ähneln denen der Blutgefäße.

**Sensorische Funktion**

Die sensorische Funktion wird durch die afferenten Nerven der Pulpa, die Schmerzsensationen weiterleiten, gewährleistet. Es kommen A-Beta, A-Delta und C-Fasern vor. Die **A-Fasern,** bei denen es sich überwiegend um A-Delta-Fasern handelt, entstammen dem Nervus trigeminus, sind myelinisiert und umgeben von Schwann-Zellen. Die **C-Fasern** sind nicht-myelinisiert. Insgesamt ist der Anteil der nicht-myelinisierten deutlich höher als der der myelinisierten Nervenfasern. Weiterhin finden sich unmyelinisierte Nervenfasern, die zum vegetativ-autonomen Nervensystem gehören und an der Regulation des Blutflusses beteiligt sind.

Die A-Delta-Fasern haben den größten Durchmesser und die höchste Leitungsgeschwindigkeit (> 30 m/s). Die dünnen C-Fasern haben eine Leitungsgeschwindigkeit von < 2 m/s.

Die Nervenfasern treten gemeinsam mit den Blutgefäßen in Bündeln durch das Foramen apicale in die **Pulpakammer** ein. Während es in der Wurzelpulpa nur wenige Verzweigungen gibt, kommt es im Bereich der Kronenpulpa zu ausgedehnten Verzweigungen. Beim Erreichen der peripheren Randzone verlieren die Nervenfasern ihre Myelinscheide.

Unterhalb der zellreichen Zone bildet sich der **Raschkow-Plexus,** der aus einer großen Anzahl hauptsächlich nicht-myelinisierter Nervenaxone besteht. Vom Raschkow-Plexus aus erreichen einige sensible Fasern – ohne ihre Myelinscheide, aber noch innerhalb der Schwann-Zellen – die **Odontoblastenschicht.** In diesem Bereich verlieren die terminalen Axone auch ihre Schwann-Zellen und gelangen benachbart zu den Odontoblastenfortsätzen bis in das Prädentin.

Vereinzelte Faserenden gelangen bis in das mineralisierte Dentin, möglicherweise sogar bis zur Schmelz-Dentin-Grenze. Die Anzahl der Endäste ist im Bereich der Pulpahörner am größten und nimmt in der Wurzelpulpa nach apikal zunehmend ab.

Für die **Dentinempfindlichkeit** sind die **A-Fasern** verantwortlich. Sie werden wahrscheinlich durch Flüssigkeitsbewegung in den Dentintubuli (hydrodynamische Theorie) aktiviert. **C-Fasern** können durch **thermische, mechanische oder chemische Reize** aktiviert werden und ihre funktionellen Charakteristika weisen auf eine wichtige Rolle bei der Entwicklung von Schmerzsymptomen bei der Pulpitis hin.

Die sensorischen Nervenfasern der Pulpa spielen auch eine wichtige Rolle bei der Regulation des **pulpalen Blutflusses.** Sie werden bei Irritationen der Pulpa-Dentin-Einheit aktiviert und setzten vasoaktive Neuropeptide frei. Diese Neuropeptide induzieren eine Vasodilatation mit nachfolgender Erhöhung des Gewebedrucks. Der erhöhte Gewebedruck verhindert eine Diffusion von toxischen Substanzen aus den Dentinkanälchen in die Pulpa.

**Defensive Funktion**

Die defensive Funktion besteht aus den zellulären und humoralen Abwehrleistungen der Pulpa und letztlich auch der Pulpa-Dentin-Einheit.

> **Merke** Als wichtigste Abwehrleistung wird die Bildung von Reizdentin durch die Odontoblasten nach Einwirkung unphysiologischer Reize wie karies- oder nicht-kariesbedingtem Zahnhartsubstanzverlust betrachtet.

**Reizdentin** wird auch als Tertiärdentin, irreguläres Dentin, Osteodentin, Reaktionsdentin oder reparatives Dentin bezeichnet. Die Dentintubuli sind irregulär, verschlungen oder können ganz fehlen. Die Mineralisation ist unregelmäßig.
Die Bildung von Reizdentin erfolgt immer im Bereich der Reizeinwirkung. Geht durch Verletzung ein Teil der Odontoblastenschicht verloren, ist die Pulpa grundsätzlich in der Lage, den Defekt mit neu gebildeten Odontoblasten zu füllen.
Die Antwort der Pulpa-Dentin-Einheit auf eine infektiöse Pulpitis wird in Kapitel 10.5.1 näher beschrieben.

## 9.5 Regressive Veränderungen der Pulpa

Mit zunehmendem Alter kommt es zu Veränderungen in der Pulpa. Kontinuierliche Bildung von **Sekundärdentin** bewirkt eine Verkleinerung der Pulpakammer. Dies kann die Eröffnung, das Auffinden und das Erschließen des Wurzelkanalsystems deutlich erschweren. Die **regenerative Leistungsfähigkeit** der Pulpa nimmt mit zunehmendem Alter ab. Bei Zähnen älterer Patienten kann die Odontoblastenschicht sehr stark reduziert sein.
Weitere altersbedingte Veränderungen des Pulpagewebes sind die Abnahme der Fibroblastendichte, die Zunahme der kollagenen Fasern und die Abnahme der Gefäßdichte.

**Arteriosklerotische Veränderungen**

**Arteriosklerotische Veränderungen** können zu einer Verkalkung kleiner Gefäße führen, und auch Nervenendigungen können verkalken. Bei Verkalkung der Nervenendigungen kommt es zu einer Abnahme der Sensibilität.
Regressive Veränderungen der Pulpa treten nicht nur altersbedingt, sondern auch traumatisch bedingt, bei Heilungsvorgängen oder nach zahnärztlichen therapeutischen Eingriffen auf. In der gesamten Pulpa kann es zu diffusen Verkalkungen kommen, die häufig zuerst in Nachbarschaft der Blutgefäße lokalisiert sind. Zu den regressiven Veränderungen wird auch überwiegend die **Bildung von Dentikeln** gerechnet.

**Dentikel**

Dentikel (Pulpasteine) bilden sich häufiger in der Kronenpulpa als in der Wurzelpulpa. Dentikel können entsprechend ihrer Lokalisation (frei, adhärent, interstitiell) oder entsprechend ihrer histologischen Struktur (echt, falsch) klassifiziert werden. Isoliert im Pulpagewebe auftretende freie Dentikel können bei zunehmender Dentinbildung mit der inneren Dentinwand verwachsen (adhärent) oder von Dentin eingebettet werden (interstitiell).
**Echte Dentikel** sind selten und treten überwiegend im apikalen Bereich der Wurzelkanäle auf. Sie ähneln von der Struktur dem Primärdentin und werden durch dislozierte Zellnester der Hertwig-Epithelscheide, die odontogene Potenz besitzen, gebildet.
**Falsche Dentikel** kommen sehr häufig vor und treten vorwiegend in der Kronenpulpa auf. Degeneriertes Pulpagewebe bildet hierbei die Matrix für die Ablagerung konzentrischer Lagen verkalkten Gewebes.
Klinisch sind Dentikel und andere diffuse Verkalkungen asymptomatisch, können aber durch Verlegung oder Einengung der Wurzelkanäle bei der praktischen Behandlung Probleme bereiten.

## 9.6 Strukturen des apikalen Parodontiums

 Das apikale Parodontium ist der Teil des Parodontiums, der die Wurzelspitze umgibt. Es enthält drei verschiedene Gewebearten: Das Zement, das Desmodont und den Alveolarknochen. Das desmodontale Gewebe bildet den etwa 0,1–0,2 mm breiten Parodontalspalt.

Neben den zement- und knochenbildenden Zementoblasten und Osteoblasten finden sich verschiedene andere **Zelltypen** wie Fibroblasten, Mastzellen und Makrophagen. Die Fibroblasten bilden die Bindegewebefasern und die Grundsubstanz des Desmodonts. Im Bindegewebe finden sich regelmäßig die aus den Resten der Hertwig-Epithelscheide stammenden Malassez-Epithelreste.

Das apikale Parodontium ist gut vaskularisiert und besitzt eine hohe Regenerationsfähigkeit. Im Gegensatz zur Pulpa verfügt das Parodontium über einen gut entwickelten **Kollateralkreislauf.** Lymphgefäße folgen den Blutgefäßen und münden in regionale Lymphknoten.

Im Desmodont finden sich sowohl myelinisierte wie auch nicht-myelinisierte **Nervenfasern.** Das sensorische System entstammt dem Trigeminus. Die Nervenendigungen sind sowohl propriozeptiv wie schmerzempfindlich und reagieren schnell auf schon geringe Anstiege des Gewebedrucks.

Bei einer Erkrankung der Pulpa reagiert das Desmodont relativ frühzeitig mit einer Entzündungsreaktion als Folge der in der Pulpa frei gesetzten denaturierten Proteine und Bakterientoxine.

# 10 Erkrankungen der Pulpa und des Periapex

 Die gesunde Pulpa reagiert auf Irritationen in der Regel mit einer Entzündung, der Pulpitis. Bei anhaltenden Reizen können sich verschiedene Formen der Pulpitis ausbilden, die letztlich zu einer Nekrose der Pulpa und nachfolgend zu Erkrankungen des periapikalen Gewebes führen können.

## 10.1 Pulpitis

Auf genügend starke Irritationen reagiert die Pulpa mit einer Entzündung. Prinzipiell verläuft eine Pulpitis nach den gleichen Gesetzmäßigkeiten wie Entzündungen in anderen Bindegeweben des Körpers. Allerdings verursacht die besondere Topografie, die Ummantelung der Pulpa mit Hartgewebe, charakteristische Verlaufsformen.

**Entstehung und Verlauf**

Der Beginn jeder Entzündung ist durch eine **Hyperämie,** eine Dilatation der Gefäße, gekennzeichnet. Aus der vermehrten Durchblutung resultiert eine **Rötung** (Rubor) des Gewebes.

Wird der einwirkende Reiz jetzt nicht vermindert, folgt aufgrund erhöhter Permeabilität der postkapillären Venolen die Plasmaextravasation und damit die **Schwellung** (Tumor) des betroffenen Gewebes. Da eine räumliche Ausdehnung des Pulpagewebes aufgrund der genannten Umstände nicht möglich ist, führen sowohl Vasodilatation wie auch Plasmaextravasation zu einem **erhöhten Gewebedruck.**

In den klassischen Theorien wurden diese Gesichtspunkte in den Vordergrund gestellt, und man nahm an, dass es durch die Druckerhöhung und die damit verbundene Kompression der Venolen zu einer **Strangulation** und in der Folge zu einer Nekrose der Pulpa kommen müsse.

Neuere Forschungsergebnisse können die Strangulationstheorie aber nicht unterstützen. Selbst ernste entzündliche Veränderungen von umschriebenen Pulpaarealen müssen nicht mit einem kompletten Verlust der Blutzirkulation verbunden sein. In modernen Theorien wird die **Hämodynamik der Pulpitis** folgendermaßen beschrieben:

Die gesunde Pulpa hat einen relativ hohen Blutfluss, der nicht maßgeblich durch vasodilatatorische Substanzen beeinflusst wird. Bei generalisiertem oder lokalisiertem Druckanstieg können arteriovenöse Anastomosen eine rasche Umverteilung des Blutflusses bewirken.

Beim Auftreten einer Entzündung kommt es nur zu einem relativ geringen Anstieg des Blutflusses, und zwar nur im Bereich des entzündeten Gebiets. Die aktive Steigerung der Kapillarpermeabilität spielt eine größere Rolle als der Anstieg des Blutflusses.

Für den **Abtransport von ödematösen Flüssigkeiten** aus dem entzündeten Gebiet gibt es zwei Möglichkeiten:

- Über das Lymphsystem
- Über Blutgefäße im benachbarten, nicht entzündeten Gewebe.

Ein **generalisiertes Ödem** der Pulpa während einer Entzündung kann aus folgenden Gründen verhindert werden:

- Weil der Anstieg des Gewebedrucks auf das Entzündungsgebiet beschränkt ist
- Weil eine erhöhte Drainage durch Zunahme des Lymphflusses erfolgt
- Weil eine Absorption der Flüssigkeiten in die Kapillaren des benachbarten gesunden Gewebes möglich ist.

> **Merke** Die Pulpa reagiert also i.d.R. auf Irritationen mit einer lokalen Entzündung, die auf das Gebiet des einwirkenden Reizes beschränkt ist.

Lokal kann eine solche Entzündung für lange Zeit, manchmal für Jahre, bestehen, wenn der Reiz mild ist. Nach Entfernung des Reizes, z.B. einer Karies, kann die Entzündung ausheilen. Die Widerstandsfähigkeit der Pulpa ist erstaunlich groß. Nur wenn ein Reiz nicht nur lange anhält, sondern auch intensiv genug ist, kann sich die Entzündung auf die ganze Pulpa ausbreiten. In den meisten Fällen schreitet der Prozess dann von der Peripherie her langsam zur zentralen Pulpa und Wurzelpulpa fort. Dem Entzündungsprozess kann dann schrittweise eine Nekrose des Gewebes bis zum Apex folgen.

## 10.2 Pathogenese der Pulpitis

 Die Pulpitis entwickelt sich pathogenetisch wie jede andere Entzündung eines Gewebes.

**Zelluläre Phase**
Die zelluläre Phase wird zuerst von **neutrophilen Granulozyten** dominiert. Lymphozyten, Makrophagen und Plasmazellen erscheinen später, wenn die Entzündung einen eher chronischen Charakter annimmt.

**Vaskuläre Phase**
Die vaskuläre Phase wird, wie beschrieben, charakterisiert durch einen leichten **Anstieg des Blutflusses, Dilatation** und **erhöhte Permeabilität der Kapillaren** und durch die **Ansammlung von Flüssigkeit im Gewebe.** Die Wanderung der Leukozyten aus den Gefäßen an den Reaktionsort wird durch chemokinetische und chemotaktische Faktoren reguliert. Wenn zu diesem frühen Zeitpunkt der ursächliche Reiz entfernt werden kann, kommt es i.d.R. zur Ausheilung.

Wenn der Reiz anhält, wandern möglicherweise mehr neutrophile Granulozyten ein. Diese Zellen haben eine kurze Lebensdauer und setzen nach ihrem Absterben toxische zelluläre Komponenten und proteolytische Enzyme frei, die ihrerseits dann andere Zellen, Bindegewebefasern und Grundsubstanz der Pulpa zerstören können. Bei starker Gewebezerstörung stellt sich dies klinisch bei Eröffnung der Pulpa als Eiter (Pus) dar. Wenn dieser Prozess insgesamt langsam verläuft, kann sich ein abgekapselter **eitriger Abszess** bilden. Es ist nicht bekannt, ob in diesem Stadium noch eine Heilung möglich ist.

**Chronischer Zustand**
Wenn eine Entzündung vom akuten in den chronischen Zustand übergeht, wird die Szene nicht länger von neutrophilen Granulozyten beherrscht, sondern es treten Lymphozyten und später Makrophagen und Plasmazellen auf.

Die **Lymphozyten** repräsentieren die humorale und zellvermittelte Immunantwort. Antigene Substanzen in der Pulpa können komplexiert und ihrerseits durch Makrophagen phagozytiert werden.

**Lymphozyten und Makrophagen** können wiederum durch zytotoxische Aktivität oder durch die Bildung von Zytokinen zu Gewebezerstörungen führen.

Die Immunantwort kann also der entzündeten Pulpa eine weitere Schädigung zufügen.

Diese **Gewebezerstörungen** in der chronischen Phase können zu wiederum erhöhter chemotaktischer Aktivität und zur Anziehung von neutrophilen Granulozyten führen.

Auf die chronische Entzündung kann so eine akute Entzündung aufgepfropft werden. Dies kommt wahrscheinlich sehr häufig vor, und vielfach wird so eine akute Episode durch einen neuen starken Reiz verursacht.

> **Merke** Insgesamt betrachtet, ist also die Entzündung der Pulpa ein dynamischer Prozess, wobei häufig verschiedene Entzündungsstadien nebeneinander in verschiedenen Bezirken der Pulpa beobachtet werden können.

Diese Ausführungen machen klar, dass die klassische Einteilung der Pulpitiden in
- Hyperämie
- Pulpitis serosa partialis und totalis
- Pulpitis purulenta partialis und totalis

nicht nur diagnostisch, wie später gezeigt wird, sondern auch pathogenetisch problematisch ist.

Selbst akute und chronische Stadien können schwer voneinander abgegrenzt werden, da sie häufig nebeneinander existieren.

Ohne Behandlung breitet sich die Entzündung der Pulpa immer mehr nach apikal aus und kann letztlich zur Nekrose der Pulpa führen (Abb. 10-1).

**10**

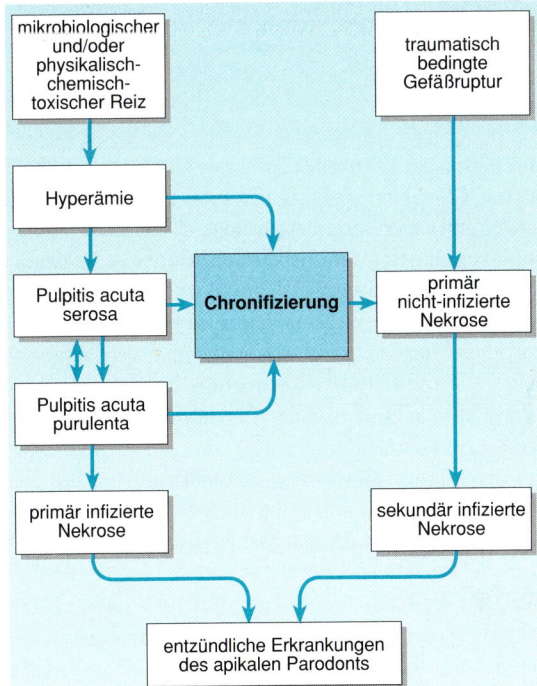

**Abb. 10-1** Schematische Darstellung der Entzündungsabfolge einer Pulpitis (nach einem Vorschlag der deutschen Hochschullehrer für Zahnerhaltungskunde, RAAB 1993).

255

Eine verhältnismäßig selten auftretende Form der Pulpitis kann sich dann entwickeln, wenn es zur spontanen oder traumatischen Eröffnung der Pulpakammer kommt. Es entwickelt sich dann eine offene ulzerierende Pulpitis (Pulpitis chronica ulcerosa aperta), die in eine proliferierende Verlaufsform, die Pulpitis chronica aperta granulomatosa (Pulpapolyp), übergehen kann.

*Offene ulzerierende Pulpitis*

Dies kommt vorwiegend bei Milchzähnen und seltener bei bleibenden Zähnen vor. Pulpapolypen können das ganze Lumen eines tief zerstörten Zahnes ausfüllen oder sogar aus der Kavität herauswachsen. Die Oberfläche ist normalerweise von einer nekrotischen Schicht bedeckt, kann aber auch bei langer Verweildauer epithelisiert sein. Pulpapolypen sind nicht schmerzhaft, gerade Jüngere neigen aber bei Berührung zu starker Blutung.

## 10.3 Pulpanekrose

 Unter Nekrose versteht man den lokalen Zelltod.

*Genese*

Zu Nekrosen kann es in der Pulpa als Konsequenz einer partiellen Entzündung in umschriebenen Bereichen oder in der gesamten Kronen- und Wurzelpulpa kommen. Eine Nekrose der Pulpa kann nicht nur **entzündungsbedingt** entstehen, sondern auch dann, wenn aus **traumatischen** Gründen die Blutversorgung unterbrochen wird. Bei der durch Bakterien oder bakterielle Produkte verursachten **Kolliquationsnekrose** kommt es zu einer Verflüssigung des Gewebes durch Autolyse.

Eine traumatische Unterbrechung der Blutzufuhr führt zu einer Ischämie und nachfolgender **Koagulationsnekrose** des Gewebes.

*Klinik*

Während normalerweise eine Pulpanekrose schmerzlos ist, sind Schmerzhaftigkeit und übler Geruch (Gangrän) häufig mit dem Auftreten von bestimmten Bakterien, speziell Bacteroides-Arten, verbunden.

## 10.4 Internes Granulom

Eine sehr selten auftretende Form (Morbidität: 0,1–1,6 %) der Pulpaerkrankung ist das interne Granulom (Pulpitis chronica granulomatosa clausa). Interne Granulome werden mit einer lange bestehenden chronischen Pulpitis in Verbindung gebracht.

*Entstehung und Verlauf*

Voraussetzung ist wahrscheinlich die bakterielle Infektion und Nekrose eines koronalen Anteils der Pulpa, wobei dann bakterielle Produkte durch Dentinkanälchen vitales, i.d.R. weiter apikal gelegenes Pulpagewebe erreichen.

Ausgehend von einer chronisch granulomatösen Pulpitis kommt es zu einer sich meist zentrifugal ausbreitenden **Resorption des umgebenden Dentins** (Abb. 10-2). In Extremfällen kann es zu einem Durchbruch nach außen und zur Fraktur des betroffenen Zahnes kommen.

*Histologie*

Das **Granulationsgewebe** ist gefäßreich und mit Lymphozyten, Makrophagen, Plasmazellen und neutrophilen Granulozyten durchsetzt. In den umgebenden Dentinwänden lassen sich Dentoklasten nachweisen.

*Klinik*

Klinisch lässt sich ein internes Granulom, wenn es im sichtbaren Bereich des Zahnes lokalisiert ist, durch seine rötliche, durchscheinende Farbe erkennen. Die betroffenen Zähne reagieren auf eine Sensibilitätsprüfung zumeist positiv.

Röntgenologisch stellen sich interne Granulome i.d.R. deutlich als rundliche Vergrößerung der Pulpahöhle dar.

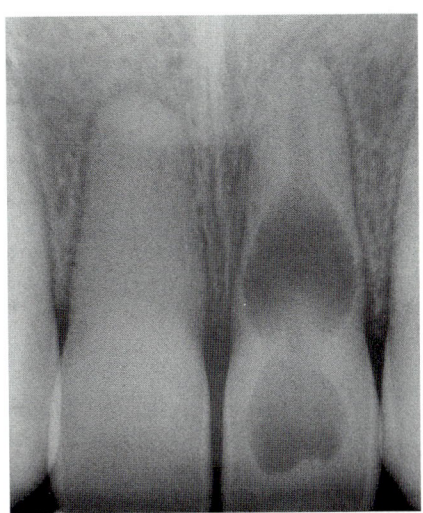

**Abb. 10-2** Internes Granulom (innere Resorption) bei einem oberen Schneidezahn.

## 10.5 Ätiologie der Pulpitis

10

 Entzündungen der Pulpa können durch zahlreiche natürliche oder iatrogene Ursachen ausgelöst werden.

Die möglichen Ursachen für eine Pulpitis sind in Tabelle 10-1 dargestellt. Alle zeitlebens erlittenen kleinen Irritationen oder Schädigungen der Pulpa-Dentin-Einheit können akkumulieren und letztlich zu einer irreversiblen Schädigung der Pulpa führen. Aus klinisch-praktischen Gründen bietet sich folgende grobe Klassifizierung an:

- Infektiöse Pulpitis
- Traumatische Pulpitis
- Iatrogene Pulpitis.

### 10.5.1 Infektiöse Pulpitis

Merke Infektiöse Pulpitiden werden hauptsächlich durch Karies verursacht.

**Tabelle 10-1** Übersicht zu den Ursachen der Pulpaerkrankungen

| Infektiös-toxisch | Traumatisch | Iatrogen |
|---|---|---|
| **Karies** | Kronenfrakturen | **Präparatorische Maßnahmen** |
| Parodontopathien | Wurzelfrakturen | Reinigung, Trocknung der Kavität |
| Nicht-kariesbedingter Zahnhartsubstanz-verlust | Kontusion, Luxation Infraktion | Andere restaurative Maßnahmen |
| Hämatogen | Traumatische Okklusion | Kieferorthopädische Behandlung |

Histologisch lässt sich manchmal schon bei einer fortgeschrittenen Schmelzkaries eine erste Reaktion der Pulpa nachweisen. In der Regel kommt es aber erst zur Reaktion der Pulpa-Dentin-Einheit, wenn die Karies das Dentin erreicht hat und durch die Dentinkanälchen ein Weg zur Pulpa offen steht. So lange die Karies die Pulpa nicht erreicht hat, lösen hauptsächlich bakterielle Stoffwechselprodukte einen Reiz aus. Erst in sehr fortgeschrittenem Stadium, wenn der kariöse Prozess die Pulpa erreicht hat, richtet sich die Reaktion direkt gegen eindringende Bakterien. Eine bakterielle Besiedlung der Pulpakammer ist aber erst möglich, wenn die Pulpa nekrotische Bezirke aufweist. Die ursächliche Rolle der Bakterien und ihrer Produkte für die Auslösung einer Pulpitis konnte experimentell eindeutig nachgewiesen werden.

Die **bakterielle Invasion** des Dentins weist **zwei Zonen** auf:

- In der ersten, pulpanahen Zone finden sich hauptsächlich grampositive Laktobazillen und Stäbchen.
- In der zweiten Zone, der sekundären Welle, liegt eine bunte Mischinfektion vor.

**Bakterielle Produkte**

Bei den **bakteriellen Produkten,** die durch die Dentinkanälchen zur Pulpa gelangen, handelt es sich um Enzyme, Endotoxine, Polysaccharide, Peptide, somatische Antigene, Mitogene, Chemotaxine, Immunkomplexe, organische Säuren und andere vergleichbare Substanzen. Neben diesen bakteriellen Produkten spielen möglicherweise auch Speichelbestandteile oder Abbauprodukte der zerstörten Zahnhartsubstanz eine Rolle.

> **Merke** Die Pulpa-Dentin-Einheit reagiert auf diesen Reiz
> - im Dentin mit einer tubulären Sklerose
> - an der Pulpa-Dentin-Grenze mit der Bildung von Tertiärdentin
> - in der Pulpa mit einer Entzündung.

**Sklerosierung**

Bei der ersten Reaktion, der **Sklerosierung** der Dentintubuli, kommt es durch Zunahme des peritubulären Dentins zu einer Verengung der Kanälchen. Durch intratubuläre Ausfällung von Kalziumphosphatkristallen (Apatit, Whitlockit, Oktakalziumphosphat) kann es zu einem vollständigen Verschluss der Dentinkanälchen kommen.

**Bildung von Tertiärdentin**

Schon sehr früh wird bei einem entsprechenden Reiz **Tertiärdentin** gebildet. Wenn sich ein kariöser Prozess bis in das Tertiärdentin ausgebreitet hat, ist aufgrund der irregulären Struktur des Tertiärdentins keine Sklerosierung mehr möglich.

**Entzündung**

In der Pulpa treten erste **Veränderungen in der Odontoblastenschicht** und den peripheren Pulpazonen auf. Die Anzahl und Größe der Odontoblasten scheint reduziert, die Palisadenanordnung ist gestört. Der weitere Ablauf der Entzündung entspricht den vorhergehenden Erläuterungen und kann individuell sehr unterschiedlich verlaufen.

Seltener können auch Parodontalerkrankungen zur Entstehung einer Pulpitis beitragen oder allein verantwortlich sein.

**Parodontopathien**

**Marginale Parodontopathien** können aufgrund des parodontalen Attachmentverlusts und besonders nach Verlust der Zementschicht zu einer geringgradigen bakteriellen Invasion der Pulpa führen. Auch durch Seitenkanäle kann ein Zugang zur Pulpa bestehen. Ist eine **profunde Parodontitis** bis an die Wurzelspitze vorgedrungen, kann über den Parodontalspalt und das Foramen apicale eine bakterielle Invasion der Pulpa erfolgen (retrograde Pulpitis).

Aufgrund der topografischen Verhältnisse sollen in seltenen Fällen Entzündungen der Kieferhöhle auf die Seitenzähne des Oberkiefers übergreifen können. Dieser Übertragungsweg ist aber sehr fragwürdig.

**Anachorese**

Nach einer Bakteriämie können über die Blutbahn Bakterien in die Pulpa gelangen. Dieser Infektionsweg wird als **Anachorese** bezeichnet und ist unter anderem für Tuberkelbazillen und Aktinomyzeten beschrieben worden. Klinisch spielt die Anachorese keine wichtige Rolle.

Die Exposition von Dentin zur Mundhöhle aufgrund von Attrition, Abrasion und Erosion führt nur in seltenen Fällen zu ernsthaften Pulpitiden. Es ist möglich, dass Bakterien oder bakterielle Produkte durch die frei liegenden Dentinkanälchen zur Pulpa vordringen können und dort eine milde Entzündungsreaktion auslösen. In der Regel wird dies aber durch Sklerosierung und Bildung von Tertiärdentin verhindert.

### 10.5.2 Traumatische Pulpitis

**Dentinfrakturen**

Traumatische Verletzungen der Zähne können in Abhängigkeit vom Ausmaß zu Pulpitiden oder zur Nekrose der Pulpa führen. Während Schmelzsprünge oder Schmelzrisse zu keiner nachweislichen Reaktion führen, kann durch **Dentinsprünge** oder **Infraktion** dann eine Reaktion der Pulpa ausgelöst werden, wenn Bakterien in das Dentin eindringen. Eine besonders starke Gefährdung der Pulpa liegt vor, wenn durch die **Dentinfraktur** ein direkter Zugang zur Pulpa besteht.

**Kronenfrakturen**

Bei **einfachen** Kronenfrakturen ohne Eröffnung der Pulpahöhle kann in schweren Fällen durch die Eröffnung zahlreicher Dentinkanälchen eine akute Pulpitis ausgelöst werden und posttraumatisch eine Nekrose der Pulpa entstehen. Bei **komplizierten** Kronenfrakturen mit Eröffnung des Pulpakavums bildet sich rasch ein Blutgerinnsel, das als idealer Nährboden für Bakterien dienen kann. Bereits nach 24 Stunden zeigt die Pulpa Anzeichen einer akuten Entzündung, und eine totale Pulpanekrose konnte in Einzelfällen schon nach einer Woche nachgewiesen werden.

> **Merke** In jedem Fall hängt das Ausmaß der auftretenden Schädigung von Zeitpunkt und Art der zahnärztlichen Versorgung ab.

**Wurzelfrakturen**

Wurzelfrakturen, deren Bruchspalt nicht in Verbindung mit der Mundhöhle steht, können nach Bildung eines Blutgerinnsels und einer vorübergehenden Entzündung der Pulpa spontan ausheilen. Die Fragmente werden hierbei durch Kallusbildung wiedervereinigt. Bei einer stärkeren Dislokation der Fragmente ist mit einer Unterbrechung der Blutzufuhr und mit einer nachfolgenden ischämischen Nekrose des koronalen Fragments zu rechnen.

**Kontusion oder Luxation**

Ähnlich verhält es sich bei Kontusion oder Luxation von Zähnen. Bei ernster Schädigung der Blutgefäße im Bereich des Apex kommt es zu einer Unterbrechung der Blutzirkulation mit kompletter ischämischer Nekrose der Pulpa. Wenn sekundär keine Infektion auftritt, kann der Zustand über lange Zeit unverändert beibehalten werden. Die beste Prognose für die Pulpa besteht bei Zähnen mit nicht abgeschlossenem Wurzelwachstum, weil dann unter günstigen Umständen eine Revaskularisierung der Pulpa möglich ist.

### 10.5.3 Iatrogene Pulpitis

> **Merke** Zahnärztliche präparative oder restaurative Maßnahmen, die an vitalen Zähnen vorgenommen werden, können eine mehr oder weniger große Irritation der Pulpa verursachen.

**10**

Eine Einschätzung der ursächlichen Wirkung ist zumeist sehr schwer, da die behandelten Zähne zumeist in einem diagnostisch nicht verifizierbaren Maß durch eine Karies vorgeschädigt sind.

Die bei zahnärztlichen Maßnahmen auftretenden Irritationen sind grundsätzlich physikalischer oder chemischer Natur.

Zu den **physikalischen** Ursachen gehören:
- Präparatorische Maßnahmen
- Trocknung der Kavität
- Diagnostische Applikation von Kälte oder Wärme
- Mechanisches Einbringen von Füllungsmaterialien und Abformungen.

Zu den **chemischen** Ursachen zählt die Anwendung von Reinigungs-, Desinfektions- und Trocknungsmitteln, Lacken, Linern, Unterfüllungsmaterialien, Füllungsmaterialien, Säuren und adhäsiven Mitteln.

Besonders häufig entstehen Schädigungen der Pulpa bei der Kronen- und Kavitätenpräparation. Schädigend wirken können hierbei:
- Vibration
- Druck
- Temperaturerhöhung
- Austrocknung des Dentins.

**Präparation**

Bei der Präparation des Dentins werden oft großflächig Dentinkanälchen eröffnet. Durch die Durchtrennung der Odontoblastenfortsätze können Entzündungsmediatoren frei gesetzt werden, die eine vaskuläre Reaktion in der Pulpa auslösen.

**Überhitzung und Austrocknung**

**Ungenügende Wasserkühlung** bei der Präparation führt zu Überhitzung und Austrocknung des Dentins. Da Dentin ein schlechter Temperaturleiter ist, ist die Temperaturänderung an der pulpalen Dentinwand in Abhängigkeit von der Restdentindicke wesentlich geringer als die von außen einwirkende Temperatur. Bei trockener Kavitätenpräparation kann es in der Pulpa zu einer Temperaturerhöhung von 2–3 °C kommen, die aber allein für sich nicht schädigend sein muss. Nachweislich führt erst ein Temperaturanstieg in der Pulpa von ca. 10 °C zu einer irreversiblen Schädigung im Sinne einer Nekrose.

Als besonders problematisch wird die **Austrocknung** des Dentins angesehen. Durch Flüssigkeitsentzug und Veränderung der Druckverhältnisse in den Dentinkanälchen können Odontoblastenkerne in die Kanälchen gesaugt werden. Dieser Vorgang wird häufig als **Odontoblastenaspiration** bezeichnet. Wenn keine ernsthafteren Schädigungen erfolgen, ist die resultierende Entzündungsreaktion der Pulpa allerdings weitgehend reversibel.

**Zahnärztliche Materialien**

Zahlreiche gebräuchliche **zahnärztliche Materialien** können die Pulpa irritieren, wobei Dauer und Intensität der Reizwirkung und die Dicke und Beschaffenheit der Restdentinschicht den Grad der Schädigung stark beeinflussen. Besonders bei dünner Restdentindicke sollte zum Beispiel auf die Anwendung von chemisch aktiven Reinigungs-, Desinfektions- und Trocknungsmitteln verzichtet werden. Während die **biologische Verträglichkeit** von klassischen Unterfüllungsmaterialien wie Zinkoxid-Phosphat-Zement und von Füllungsmaterialien wie Amalgam weitgehend bekannt ist, herrscht besonders hinsichtlich zahnfarbener Materialien wie Kompositen und Glasionomerzementen Unsicherheit.

**Merke** Vorsichtshalber sollte unter nicht ausreichend geprüften Materialien immer ein bekanntermaßen nicht schädigend wirkendes Mittel zum Pulpaschutz eingebracht werden.

**Kieferorthopädi-
sche Behandlungen**
Eher selten können **kieferorthopädische Behandlungen,** wenn zu große Kräfte zur Anwendung kommen, zu einer Schädigung der Pulpa führen. In Extremfällen kann die in die Pulpa laufende Gefäßversorgung am Foramen apicale gestaucht oder sogar abgerissen werden, was eine Nekrose der Pulpa zur Folge haben kann.

## 10.6 Parodontitis apicalis

 Unter Parodontitis apicalis versteht man eine Entzündung des apikalen Gewebes, die zur Resorption des den Apex umgebenden Knochen und zur reaktiven Bildung von Granulomen oder Zysten führen kann. Das Pulpagewebe ist über das Foramen apicale und Seitenkanäle direkt mit dem apikalen Parodont verbunden. Eine Parodontitis kann sich nicht nur im Bereich des Apex, sondern auch an den Mündungen von Seitenkanälen und Pulpa-Periodontalkanälen entwickeln. In den meisten Fällen geht deswegen einer Parodontitis apicalis eine unbehandelte Pulpitis voraus. Weitere Ursachen können Traumen, Parodontopathien oder endodontische Behandlungsmaßnahmen sein. Letztlich entsteht erst eine Parodontitis apicalis, wenn eine Infektion der Pulpa bzw. bakterielle Besiedlung des Wurzelkanals vorliegt.

Im Parodont bestehen günstigere Abwehrchancen als in der Pulpa. Deswegen stellt sich häufig ein Gleichgewicht zwischen Angriff und Abwehr ein, und es kommt zu chronischen Verlaufsformen.

**Einteilung**
Vereinfacht lassen sich apikale Parodontitiden in folgende Formen unterteilen:
- Parodontitis apicalis acuta
- Parodontitis apicalis chronica (Granulom, Zyste)
- Akuter apikaler Abszess
- Chronischer apikaler Abszess.

Häufig wird auch die eher selten auftretende sklerotische Ostitis (Osteosklerose, condensing ostitis) als eigene Klasse aufgeführt.

**Differential-
diagnose**
Apikale Parodontitiden müssen differentialdiagnostisch abgegrenzt werden zu spezifischen Erkrankungen, die in keinem Zusammenhang mit vorausgegangenen Erkrankungen der Pulpa stehen. Hierzu können die periapikale Osteofibrose, das Zementoblastom, das sklerosierende Fibrom und als unspezifische Erkrankungen das zentrale Riesenzellgranulom und Neoplasien zählen.

### 10.6.1 Ätiologie und Pathogenese der Parodontitis apicalis

Die möglichen Ursachen einer Parodontitis apicalis sind in Tabelle 10-2 dargestellt. In den meisten Fällen entsteht eine Parodontitis apicalis in der Folge einer **Pulpitis.** Wenn sich eine unbehandelte Entzündung der Pulpa durch den Apex in das Parodont ausbreitet, können nebeneinander eine Pulpitis und eine Parodontitis apicalis acuta existieren.

**Röntgen**
Röntgenologisch lassen sich dann oft schon eine Erweiterung des Parodontalspalts und klinisch eine starke Aufbissempfindlichkeit des betroffenen Zahnes diagnostizieren. Häufig befindet sich die Pulpitis dann aber schon in einem Übergangsstadium zur Pulpanekrose. Wenn Mikroorganismen in die periapikale Region gelangen, entwickelt sich eine akute **Parodontitis periapicalis.**

10

**Tabelle 10-2** Übersicht zu den Ursachen der Parodontitis apicalis.

| |
|---|
| **Pulpitis/Pulpanekrose**<br>mit Infektion des Wurzelkanals |
| **Trauma**<br>akut, chronisch, traumatische Okklusion |
| **Parodontopathien** |
| **Endodontische Behandlungsmaßnahmen** |
| **Überinstrumentierung, Perforationen**<br>• Überpressen von Spüllösung<br>• Überfüllen des Wurzelkanals<br>• Unvollständige Aufbereitung und Füllung des Wurzelkanals |

**Ursachen**

Häufig sind auch **endodontische Behandlungsmaßnahmen** die Ursache für eine akute Parodontitis apicalis. Wenn der Wurzelkanal infiziert ist und Wurzelkanalinstrumente über den Apex hinausgeschoben werden, kann auf diesem Weg das zuvor gesunde periapikale Gewebe infiziert werden. Insgesamt kann jede endodontische Behandlungsmaßnahme, bei der Instrumente oder Materialien in das periapikale Gewebe gelangen, wie das Überpressen von Spüllösungen und Medikamenten, eine Überfüllung des Wurzelkanals oder eine Perforation der Wurzel, eine entsprechende Reaktion auslösen.

Wenn der Wurzelkanal nicht infiziert ist, halten die Irritationen des apikalen Gewebes, die durch zahnärztliche Behandlungsmaßnahmen ausgelöst werden, i.d.R. nur kurze Zeit an.

Ein durch einen Stoß oder Schlag ausgelöstes **Trauma, zu hohe Restaurationen** oder übergroße **kieferorthopädische Kräfte** können zu einer zumeist reversiblen Schädigung der apikalen Parodontalfasern führen. Tritt keine Infektion ein, kann bei Abklingen oder Beseitigung des Reizes mit einer raschen Heilung gerechnet werden.

Wie unter 10.5.1 beschrieben, können **Parodontopathien** eine Pulpitis und so auch nachfolgend eine Parodontitis apicalis auslösen.

Ist die Pulpa nekrotisch geworden, aber nicht oder noch nicht bakteriell infiziert, enthält die Pulpakammer abgestorbene Zellen und Gewebe, stagnierende Gewebeflüssigkeit und zelluläre Abbauprodukte. Viele dieser Abbauprodukte sind zytotoxisch und können einen Reiz auf das gesunde periapikale Gewebe auslösen. So lange allerdings keine Besiedelung der Pulpakammer mit Bakterien stattgefunden hat, bleibt der Reiz mild und der Zahn klinisch unauffällig.

> **Merke** Nach heutigem Kenntnisstand kann eine sterile Pulpanekrose keine Parodontitis apicalis auslösen.

**Infektion des Wurzelkanals**

Voraussetzung für die Infektion des Wurzelkanals ist eine **Verbindung zur Mundhöhle.** Diese Verbindung kann verschiedene Ursachen haben, so z.B. undichte Restaurationen und Dentinrisse, oder über parodontale Taschen und Seitenkanäle erfolgen. In seltenen Fällen kann auch nicht ausgeschlossen werden, dass eine Infektion auf hämatogenem Weg (Anachorese) erfolgt.

In grundlegenden neueren Untersuchungen konnte gezeigt werden, dass eine apikale Parodontitis zumeist durch **Bakterien im Wurzelkanal** ausgelöst wird. Der nekrotische Inhalt des Wurzelkanals und möglicherweise eindringender Speichel bilden das Substrat für die Bakterien. Die Bakterien entstammen der normalen Mundhöhlenflora. Wenn der Zugang zwischen Mundhöhle und Wurzelkanal weit offen ist, entwickelt sich im Wurzelkanal zumeist noch keine Bakterienflora, die destruktive Vorgänge im apikalen Parodont auslöst. Erst wenn der Zugang nach erfolgter Infektion weitgehend verschlossen ist, entwickelt sich oft eine besonders **pathogene Flora**.

Die in infizierten Wurzelkanälen vorkommenden Bakterien stellen im Vergleich zur Gesamtflora der Mundhöhle nur ein beschränktes Spektrum dar. Tabelle 10-3 gibt einen Überblick über Bakterienstämme, die häufig aus infizierten Wurzelkanälen bei einer bestehenden Parodontitis apicalis isoliert werden konnten. Besonders hervorgehoben sind wichtige Spezies, die sich vermehrt bei symptomatischen Infektionen finden. Die speziellen ökologischen Verhältnisse im Wurzelkanal führen zu einem selektiven Wachstum bestimmter Bakterienspezies. Es wurde nachgewiesen, dass etwa 90% aller in infizierten Wurzelkanälen gefundenen Bakterien **obligat anaerob** sind. Je länger ein Wurzelkanal infiziert ist, desto mehr dominieren die Anaerobier. Bestimmte Bakterien entwickeln sich erst im Zusammenwirken mit anderen.

Es können eine oder auch mehr als zehn unterschiedliche Bakterienarten vorhanden sein. Die Zahl der einzelnen Bakterien variiert zwischen weniger als $10^2$ bis hin zu mehr

**Tabelle 10-3** Bakterienstämme und Spezies, die am häufigsten bei bestehender Parodontitis apicalis aus Wurzelkanälen isoliert wurden. Hervorgehoben sind wichtige Spezies, die sich bei symptomatischen Infektionen finden (nach DAHLÉN und HAAPASALO, 1998).

| Gramnegative Anaerobier | Grampositive Anaerobier |
|---|---|
| *Stäbchen* | *Kokken* |
| **Prevotella** | **Peptostreptococcus** |
| P. intermedia | P. micros |
| P. nigrescens | P. anaerobius |
| P. buccae | P. magnus |
| P. oris | |
| P. oralis | *Stäbchen* |
| P. denticola | |
| P. dentalis | **Eubacterium** |
| | |
| | **Propionibacterium** |
| | P. acnes |
| **Porphyromonas** | **Actinomyces** |
| P. gingivalis | A. viscosus |
| P. endodontalis | A. israelii |
| | A. naeslundii |
| **Fusobacterium** | **Lactobacillus** |
| F. nucleatum | |
| | *fakultativ anaerobe Kokken* |
| **Campylobacter** | |
| C. rectus | **Streptococcus** |
| | S. anginosus |
| | S. intermedius |
| | S. constellatus |
| **Selenomonas** | S. mitis |

10

als $10^7$. Zähne mit großen apikalen Läsionen weisen häufiger mehr verschiedene Bakterienarten auf und haben auch eine höhere Bakteriendichte. Vermutlich spielen **bestimmte Bakterienarten** wie schwarz pigmentierte Porphyromonas gingivalis und endodontalis, Prevotella buccae und dentalis sowie einige andere Spezies (s. Abb. 10-1) eine besonders wichtige Rolle bei der Entwicklung einer symptomatischen apikalen Parodontitis.

Bei auch nach mehrmaliger Behandlung **persistierender apikaler Parodontitis** konnte manchmal eine atypische Flora gefunden werden. Hier konnten Bakterien der Enterococcus-faecalis/faecium-Gruppe, Enterobacter cloacae, verschiedene Pseudomonas-Spezies und auch Hefen isoliert werden.

*Splg. m. CHX* ←

**Chronische apikale Parodontitiden**

Bei chronischen apikalen Parodontitiden lassen sich selten Bakterien innerhalb der periapikalen Läsion finden. Die Bakterien im Wurzelkanal sind zumeist durch eine dichte Ansammlung neutrophiler Leukozyten oder durch Epithelzellen am Foramen apicale von der periapikalen Region getrennt.

Wenn Bakterien jenseits des Apex gefunden werden, handelt es sich klinisch i.d.R. um akute Verlaufsformen wie akute apikale Abszesse.

**Abszesse**

In **Abszessen** herrschen zu 90–100% anaerobe Bakterien vor. Typischerweise handelt es sich um Kombinationen von anaeroben gramnegativen Stäbchen, grampositiven Kokken und fakultativ anaeroben Streptokokken.

## 10.6.2 Formen der apikalen Parodontitiden

Apikale Parodontitiden werden vorrangig nach histologischen Gesichtspunkten in akute und chronische Formen eingeteilt.

Berücksichtigt man mehr die klinischen Gesichtspunkte, bietet sich eine Einteilung nach schmerzhaften und nicht schmerzhaften Parodontitiden an.

Eine klinisch akute Entzündung ist i.d.R. kurz dauernd und mit starken Schmerzen und anderen klinischen Entzündungszeichen verbunden. Eine klinisch chronische Entzündung verläuft sehr langsam und kann ohne klinische Symptome über Jahre bestehen.

> **Merke** Zwischen der histopathologischen Einteilung und dem klinischen Erscheinungsbild besteht häufig keine Übereinstimmung.

### *Parodontitis apicalis acuta*

Eine akute apikale Parodontitis ist eine lokalisierte Entzündung des periapikalen Desmodonts und der direkt benachbarten Knochenmarkräume.

**Histopathologie**

Histopathologisch ist die akute Entzündung durch Gefäßerweiterung, perivaskuläres Ödem und ein zelluläres Exsudat aus überwiegend neutrophilen Granulozyten und Makrophagen gekennzeichnet.

**Röntgen**

Röntgenologisch sind akute Parodontitiden meist **unauffällig**, wenn auch manchmal eine geringe Verbreiterung des apikalen Desmodontalspalts diagnostiziert werden kann.

**Klinik**

Klinisch bestehen zumeist **starke Schmerzen**. Typisch sind das Gefühl der **Zahnelongation** und Schmerzen bei axialer Belastung. Wenn der ursächliche Reiz beseitigt wird, kann die Entzündung narbig ausheilen.

Bei anhaltendem Reiz erfolgt eine Überführung in andere Formen der Parodontitis.

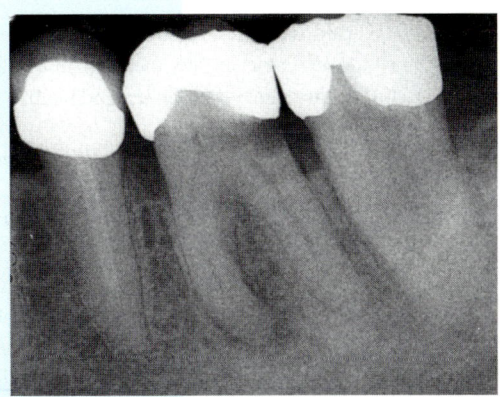
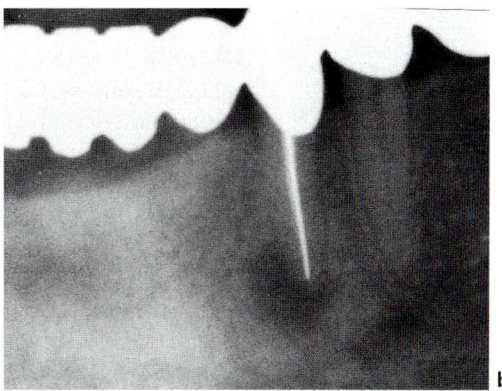

a
b

**Abb. 10-3**
a) Parodontitis apicalis bei einem unteren ersten Molaren in Form einer diffusen Radioluzenz um die mesiale Wurzelspitze.
b) Parodontitis apicalis bei einem unteren Prämolaren in Form einer umschriebenen Radioluzenz. Ursächlich ist eine undichte Wurzelkanalfüllung mit einem Silberstift.

### Parodontitis apicalis chronica

Die chronische apikale Parodontitis ist eine zumeist abgekapselte Entzündung des periapikalen Parodonts (Abb. 10-3a und b).

**Lokalisation** Sie ist gewöhnlich in direkter Nachbarschaft zum Foramen apicale lokalisiert, kann in Ausnahmefällen aber auch im Bereich der Mündung lateraler Kanäle entstehen. Der chronische Verlauf erfolgt, wenn sich ein Gleichgewicht zwischen bakterieller Irritation und Körperabwehr einstellt.

**Klinik** Klinisch ist die chronische Parodontitis meist **unauffällig.**

**Röntgen** Röntgenologisch zeigt sich neben der **Erweiterung des Desmodontalspalts** eine variabel große **Knochenläsion.**

**Ursachen** Neben den genannten möglichen anderen Ursachen geht die Entstehung der Läsion zumeist vom **infizierten Wurzelkanal** aus. Die Mikroflora im Wurzelkanal bildet Antigene und Toxine, die über den Apex hinaus auf das apikale Gewebe einwirken und dort zu einer Abwehrreaktion führen.

Die Rolle, die die verschiedenen, im Wurzelkanal vorhandenen Bakterien für die Pathogenese spielen, ist noch weitgehend unklar. Einige Bakterien lösen direkt toxische Effekte durch Enzyme und Zytotoxine aus. Große Bedeutung wird auch der Aktivierung des Immunsystems durch bakterielle Antigene zugeschrieben.

Da die Körperabwehr die im Wurzelkanal lokalisierten Mikroorganismen nicht erreichen kann, führen Entzündung und Immunreaktion nicht zur Ausheilung, sondern der Prozess wird in Abhängigkeit von speziellen Eigenschaften der bakteriellen Flora und dem Abwehrvermögen des Wirtes in verschiedene Verlaufsformen überführt.

### Apikales Granulom

Bei anhaltendem chronischem Verlauf wird das ursprüngliche Gewebe im apikalen Bereich durch Granulationsgewebe ersetzt.

Um das Foramen apicale kommt es zu einer kugelförmigen Ansammlung von Granulationsgewebe, dem Granulom. Durch das Wachstum des Granuloms kommt es zur **Knochen-** und – in geringem Umfang – **Wurzelresorption.**

10

265

Das Granulationsgewebe enthält Gefäße, Nerven und Fibroblasten und ist von einer Kollagenfasern enthaltenden Bindegewebekapsel umgeben. Im meist kernförmigen Infiltrat dominieren Makrophagen neben Lymphozyten, Plasmazellen und neutrophilen Granulozyten.

Manchmal finden sich von Malassez-Epithelresten abstammende proliferierende Epithelstränge.

### Apikale Zyste

**Histopathologie**

Eine Zyste ist ein mit flüssiger oder breiiger Substanz gefüllter pathologischer Hohlraum, der von einem mehrschichtigen Plattenepithel ausgekleidet und von einer Kapsel aus Granulationsgewebe umgeben ist. Zumeist als Folgeerscheinung eines Granuloms kann sich durch Zellproliferation im Entzündungsgebiet eine apikale (radikuläre) Zyste entwickeln.

**Entstehung**

Eine Zyste entsteht, wenn durch anhaltenden Reiz Granulationsgewebe nekrotisch wird und Epithelzellen, die den **Malassez-Epithelresten** entstammen, zur Proliferation angeregt werden und den entstandenen Hohlraum auskleiden. Die Zellproliferation wird vermutlich durch bakterielle Antigene angeregt. Der flüssige oder breiige Zysteninhalt enthält nekrotische Zellen, neutrophile Granulozyten, Makrophagen und Cholesterinkristalle. Etablierte Zysten können Größen von einigen Millimetern bis zu 1,5 cm Durchmesser haben.

**Röntgen**

Durchschnittlich große Zysten können röntgenologisch nicht von Granulomen unterschieden werden.

Neuere Untersuchungen haben gezeigt, dass periapikale Läsionen nicht, wie früher angenommen, mit einer Wahrscheinlichkeit von 1 : 1 einer der beiden Formen zugeordnet werden können, sondern radikuläre Zysten tatsächlich nur ca. 15% aller entzündlichen periapikalen Veränderungen ausmachen. Sowohl Granulom wie auch Zyste sind i.d.R. die Antwort der Abwehrkräfte auf Reize, die durch die Infektion des Wurzelkanals ausgelöst werden.

> **Merke** Beseitigt man die Ursache durch eine Wurzelkanalbehandlung, kann gewöhnlich mit einer Ausheilung gerechnet werden.

Nur wahre Zysten, deren Inzidenz in der Gruppe der radikulären Zysten unter 10% liegt, können vermutlich nicht durch eine konventionelle endodontische Therapie ausgeheilt werden.

### Sklerosierende Ostitis

Eine sklerosierende Ostitis stellt sich im Röntgenbild als **lokalisierte Osteosklerose** des Knochens im periapikalen Bereich dar (Abb. 10-4). Man vermutet, dass die klinisch symptomlose Sklerosierung durch schwache, lang anhaltende Reize, die von einer Pulpitis oder Parodontitis apicalis ausgehen, ausgelöst wird.

Die **Verdichtung** (engl.: **condensing apical periodontitis**) kommt durch Anlagerung von Knochen auf Kosten der Markräume zustande. Nach Beseitigung des Reizes normalisiert sich die Knochenstruktur langsam wieder.

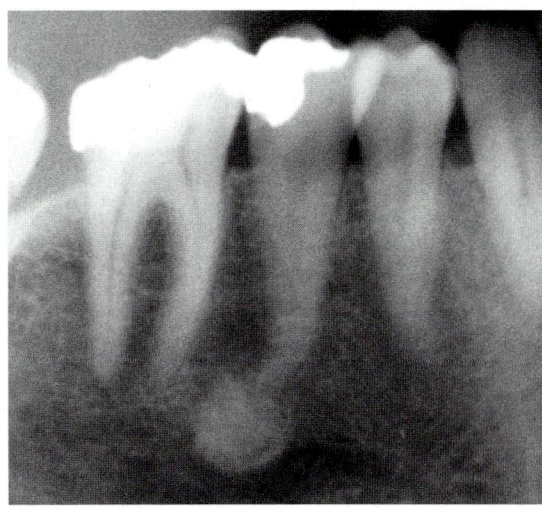

**Abb. 10-4** Sklerosierende Ostitis bei einem unteren Prämolaren.

## Akuter und chronischer apikaler Abszess

Wenn der Reiz, der zur Auslösung einer Parodontitis apicalis führt, besonders groß oder die körpereigene Abwehr reduziert ist, kann es zu einer extrem schmerzhaften, akuten eitrigen Entzündung kommen. Hierbei werden nekrotisches Gewebe und abgestorbene Entzündungszellen verflüssigt.

**Ursachen** Verursacht werden apikale Abszesse zumeist durch **Invasion pathogener Bakterien.** Akute Abszesse können auf der Basis einer chronischen apikalen Parodontitis entstehen, wenn sich die Virulenz der Bakterien oder die Abwehrlage ändert **(Phönixabszess).** Häufig werden iatrogene Ursachen (Überinstrumentierung, Überfüllung) als Ursache angegeben.

Fast immer lassen sich aus Abszessen Bakterien isolieren, die aus der Flora des Wurzelkanals stammen.

**Verlauf** Der entstandene Eiter kann vom Wirtsorganismus nicht abgebaut werden, sondern muss nach außen abfließen können. Der Durchbruch eines Abszesses nach außen, der

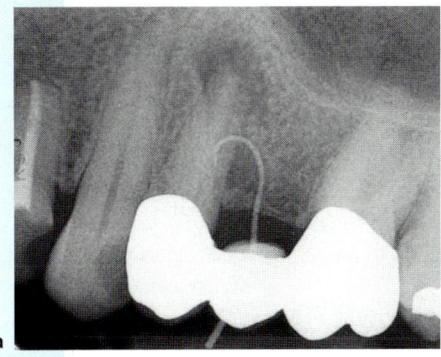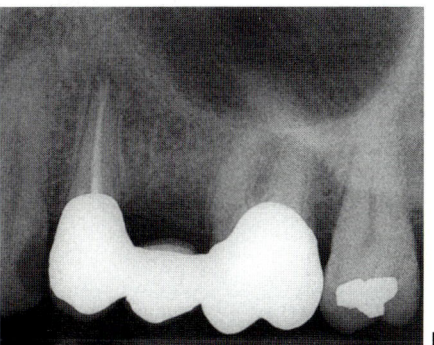

a                                                                b

**Abb. 10-5**
a) Parodontitis apicalis chronica mit dargestellter Fistel (eingeführter Guttaperchastift) bei einem oberen Prämolaren.
b) Zustand neun Monate später nach erfolgter Wurzelkanalfüllung.

10

267

oft mit einer Verminderung der starken Schmerzen verbunden ist, erfolgt zumeist auf dem kürzesten Weg in die umgebenden Weichteile.

Bei besonders heftigem Verlauf und ungünstiger Ausbreitung des Abszesses kann es zu ernsten gesundheitlichen Beeinträchtigungen kommen.

Bei chronischem Verlauf kann es zur Abkapselung des Abszesses und zur Ausbildung einer **Fistel** kommen, durch die der Eiter abgeführt werden kann. Diese Verlaufsform eines Abszesses ist für die Patienten selten schmerzhaft.

---

**Merke** Bei Beseitigung des ursächlichen Reizes kann es zur Ausheilung der Knochenläsion und zur Rückbildung der Fistel kommen (Abb. 10-5a und b).

---

# 11 Schmerzsymptomatik, Diagnostik und Behandlung der erkrankten Pulpa

 Eine korrekte Diagnose ist die Voraussetzung für eine erfolgreiche Therapie. Besonders bei unklaren Schmerzbildern sind ein systematisches Vorgehen und die Kombination aller erhobenen Befunde erforderlich.

## 11.1 Endodontische Schmerzsymptomatik

 Schmerz ist ein subjektives Phänomen, das durch Reizung der Nervenendigungen ausgelöst wird.

Der Nervenimpuls wird durch physische, emotionelle und kulturelle Faktoren modifiziert. Dies bedeutet, dass vergleichbare Reize von verschiedenen Personen sehr unterschiedlich empfunden werden können. Die Angaben der Patienten über Art und Intensität von Schmerzen können also nur mit Einschränkungen bei der Diagnosestellung helfen.

**Schmerzvermittlung** Für die Schmerzvermittlung eines hellen, umschriebenen Schmerzes, wie er bei hypersensiblem Dentin auftritt, werden die schnellen **A-Delta-Fasern** verantwortlich gemacht. Dumpfe Schmerzen wie bei einer symptomatischen Pulpitis werden in Verbindung mit den **C-Fasern** gebracht.

**Schmerzauslösung** Als Mechanismus für die Schmerzauslösung bei einer Pulpitis werden hauptsächlich zwei Wege diskutiert: Eine **direkte Erregung** freier Nervenendigungen durch Noxen (z.B. mikrobielle Toxine) oder eine durch **Mediatoren** (Kinine, Prostaglandine) ausgelöste Vasodilatation und Plasmaextravasation, die dann zu einer Erhöhung des lokalen Gewebedrucks und zum pH-Abfall führen. Entzündungsmediatoren können aber auch direkt eine Reizung freier Nervenendigungen verursachen.

Bei wiederholten Reizen kann es zum Einsprießen von neuen Nervenendigungen im Bereich der Reizeinwirkung kommen. Dies kann innerhalb eines Zeitraums von wenigen Tagen zu einer Verstärkung der Schmerzsensationen führen.

**Merke** Aus klinischer Sicht bietet sich bei pulpitischen Schmerzen eine Unterteilung in reversible und irreversible Pulpitis an. Davon abzugrenzen ist die Hypersensibilität des Dentins.

269

### 11.1.1 Hypersensibilität des Dentins

Wenn der Zahnschmelz als Schutzmantel der Pulpa und des Dentins aus physiologischen oder unphysiologischen Gründen verloren geht oder Wurzeldentin zur Mundhöhle exponiert ist, können schon geringe Reize zu einer erheblichen Schmerzempfindung führen. Beispiele hierfür sind frei liegende Zahnhälse, keilförmige Defekte, Erosionen, Karies oder undichte Füllungen. In den meisten Fällen ist die Pulpa eines hypersensibel reagierenden Zahnes gesund und entzündungsfrei.

**Schmerzauslösung** Zu den **Schmerz auslösenden Reizen** zählen thermische, mechanische, osmotische und elektrische Reize. Obwohl eine Beziehung zwischen neuralen Strukturen und Odontoblasten demonstriert werden konnte, ist der genaue Mechanismus der Schmerzübertragung vom Dentin auf die neuralen Strukturen der Pulpa nicht ganz geklärt.

Theorien, die von einer direkten Nervenstimulation ausgehen oder dem Odontoblastenfortsatz eine Rezeptorfunktion zuschreiben, konnten bisher nicht erhärtet werden.

**Schmerzentstehung** Am besten lässt sich die Schmerzentstehung mit der **hydrodynamischen Theorie** erklären. Danach wird der Schmerz durch mechanische Stimulation der Nerven im zirkumpulpalen Dentin und in den peripheren Pulpabereichen ausgelöst. Der Reiz wird durch Flüssigkeitsbewegung in den Dentinkanälchen verursacht. Pulpa und Dentinkanälchen enthalten Gewebeflüssigkeit mit einem hydrostatischen Druck von etwa 30 mm Quecksilbersäule und damit ein Druckgefälle nach außen. Die Flüssigkeit in den Dentinkanälchen ist durch Kapillarkräfte fixiert. Durch physikalische, chemische oder osmotische Reize kann eine **Flüssigkeitsbewegung** ausgelöst werden. Typische Ursachen für die Auslösung von Flüssigkeitsbewegungen in die eine oder andere Richtung sind das Trockenpusten der Kavität, Applikation von Kälte oder Wärme oder die Einwirkung osmotisch aktiver Substanzen wie z.B. Zucker. Charakteristisch für diesen reizabhängigen Zahnschmerz ist der offensichtliche **Zusammenhang zwischen auslösendem Reiz und Schmerzempfindung.** Die Wahrnehmung des Schmerzes tritt spontan oder nur leicht verzögert auf und verschwindet relativ schnell wieder, sodass die Schmerzen die Zeit der Reizeinwirkung nur wenig überdauern.

### 11.1.2 Symptomatische Pulpitis und Parodontitis apicalis

> Eine Entzündung der Pulpa oder des apikalen Parodonts kann mit Schmerzen verbunden sein oder völlig asymptomatisch verlaufen.

Wenn pulpitische Beschwerden auftreten, können diese durch eine akute Pulpitis oder die Exazerbation einer chronischen Pulpitis verursacht worden sein.

Für die weiteren Therapiemaßnahmen ist es zuerst einmal zweckmäßig, aufgrund der vorliegenden Schmerzsymptomatik eine Abgrenzung zwischen einer reversiblen und irreversiblen Pulpitis vorzunehmen (Tab. 11-1).

Der Begriff reversible Pulpitis beschreibt eher klinische Erfahrungswerte als eine wirkliche Diagnose des Zustands der Pulpa. Am ehesten möglich ist eine Ausheilung, wenn das Stadium der Hyperämie noch nicht überschritten ist, aber auch in späteren Stadien ist eine Defektheilung oder zumindest Schmerzfreiheit nicht ausgeschlossen (s. Kap. 10.2).

**Reversible Pulpitis** **Klinisch** wird die Diagnose reversible Pulpitis dann gestellt, wenn bei einwirkenden Reizen wie heiß, kalt, süß oder sauer die Schmerzempfindung die Reizeinwirkung nicht oder nur kurz überdauert. Die **Schmerzqualität** wird oft als stechend beschrieben und die Schmerzen können i.d.R. einem bestimmten Zahn zugeordnet werden. Oft findet

**Tabelle 11-1**  Schmerzsymptome bei reversiblen und irreversiblen Pulpitiden

| Reversible Pulpitis | Irreversible Pulpitis |
| --- | --- |
| stechend | pulsierend, pochend |
| kurz dauernd (Sekundenschmerz) | anhaltend |
| reizabhängig auf heiß, kalt, süß oder sauer | reizüberdauernd |
|  | Schmerzen auf Wärmereiz |
|  | Nachtschmerz |
| lokalisiert | ausstrahlend |

sich ein solches Schmerzbild auch bei undichten Restaurationen und bei einer Dentin-karies. Eine Abgrenzung zur Hypersensibilität des Dentins ist schwierig, da sich die Schmerzbilder stark ähneln.

**Irreversible Pulpitis**

Die **Schmerzqualität** bei einer irreversiblen Pulpitis wird oft als anhaltend, dumpf, ausstrahlend, pulsierend oder bohrend beschrieben. Häufig kann der Pulpaschmerz nicht richtig lokalisiert werden. In der Regel kann vom Patienten zumindest eine Gruppe von Zähnen als Ausgangsort der Schmerzen angegeben werden. Als besonders charakteristisch wird auch der reizunabhängig auftretende **Nachtschmerz** bezeichnet.

Traditionell werden anhaltende Schmerzen nach einem Kältereiz mit einer **akuten serösen Entzündung** in Verbindung gebracht. Bei **eitrigen Entzündungsformen** erhöht Wärme die Schmerzen, und Kälte verschafft Linderung.

Die so gestellte klinische Diagnose steht aber in den meisten Fällen nicht in Übereinstimmung mit dem histologischen Befund, wie vielfach deutlich gezeigt werden konnte.

In der Anfangsphase einer **akuten Parodontitis apicalis** kann es schwierig sein, anhand der Symptome zwischen pulpalem oder periapikalem Schmerz zu differenzieren. Das typische Schmerzbild der akuten Parodontitis apicalis ist dann dadurch gekennzeichnet, dass der betroffene Zahn berührungsempfindlich wird und vom Patienten beim Zubeißen als zu hoch empfunden wird. Dies wird verursacht, weil das entzündungsbedingte Ödem den Zahn aus der Alveole drückt. Diagnostisch weisen Schmerzen bei der vertikalen Perkussion des Zahnes, z.B. mit dem Griff eines zahnärztlichen Instruments, auf eine Entzündung des apikalen Parodonts hin.

Die apikale Entzündung kann primär akut sein, oder es kann sich um die Exazerbation eines chronischen Prozesses handeln. Wenn ein akuter apikaler **Abszess** entsteht, kommt es zumeist bis zum Durchbruch des Abszesses nach außen zu sehr intensiven, anhaltenden Schmerzen.

### 11.1.3  Differentialdiagnose pulpaler und periapikaler Schmerzen

Schmerzen, die durch eine Pulpitis oder Parodontitis apicalis verursacht werden, müssen differentialdiagnostisch von zahlreichen anderen vergleichbaren, Schmerzen verursachenden Erkrankungen abgegrenzt werden.

**Parodontalabszess**

Besondere Probleme kann die Abgrenzung zu parodontalen Erkrankungen, wie einem **Parodontalabszess,** machen. Die klinische Untersuchung, die eine Sensibilitätsprüfung und Sondierung des Parodontiums beinhalten muss, und das Röntgenbild können Aufschluss über die Art der Erkrankung geben. Liegt isoliert ein Parodontalabszess vor, ist die Pulpa in der Regel vital.

Es können aber auch Formen von kombinierten parodontalen und periapikalen Läsionen auftreten.

**Vorkontakte** Eine Restauration, die Vorkontakte aufweist, kann zur Überlastung und Schädigung der parodontalen Strukturen bzw. zur traumatischen Okklusion führen. Infolge der Gewebeschädigung kann es zu einer sterilen Entzündung und zu Schmerzen kommen, die bei Beseitigung der Störung reversibel sind. **Klinisch** gekennzeichnet sind solche Fälle häufig durch eine kürzlich angefertigte Restauration, Schliff-Facetten auf der Restauration und Perkussionsempfindlichkeit in Richtung der Überbelastung.

**Sinusitis maxillaris** Bei einer bestehenden Sinusitis maxillaris werden vom Patienten oft Überempfindlichkeit auf kalte Reize und Perkussionsempfindlichkeit mehrerer benachbarter Zähne angegeben. Neben der Vitalitätsprüfung sollte auf typische **Sinusitissymptome** – Schmerzen beim Vornüberbeugen des Kopfes, Schmerzen bei Druck auf die Suborbitalregion oder die Fossa canina, Erkältungskrankheiten – geachtet werden.

**Benachbarte Strukturen** Ausstrahlende Schmerzen von den Zähnen benachbarter Strukturen können mit Zahnschmerzen verwechselt werden. Hierzu zählen vom **Kiefergelenk** ausgehende Schmerzen beim temporomandibulären Schmerzdysfunktionssyndrom, **neurologische** Schmerzen bei einer Trigeminusneuralgie oder Neuritis und ausstrahlende Schmerzen aufgrund von Otitis, Osteomyelitis, Zysten und Neoplasien, Erkrankungen der Speicheldrüse, Migräne, Phantomschmerzen u.a.m.

Eine Abgrenzung muss auch zu Dentininfrakturen sowie Wurzel- und Kronenfrakturen aufgrund eines **Traumas** vorgenommen werden.

## 11.2 Klinische Diagnostik

 Die Untersuchung des Patienten umfasst die Erhebung der allgemeinmedizinischen und speziellen zahnmedizinischen Krankengeschichte, die klinische Untersuchung und die Röntgendiagnostik.

### 11.2.1 Allgemeinmedizinische Krankengeschichte

Die allgemeinmedizinische Krankengeschichte soll Klarheit verschaffen, ob der Gesundheitszustand des Patienten durch die zahnärztliche Behandlung oder aber der Behandlungsverlauf durch den Gesundheitszustand beeinflusst werden kann. Der Patient soll in schriftlicher Form Auskunft geben, ob Herz- und Kreislauferkrankungen, Stoffwechselerkrankungen, Allergien oder Infektionserkrankungen – speziell Hepatitis und HIV-Infektion – vorliegen und ob zurzeit Medikamente eingenommen werden.

Beim Vorliegen bestimmter schwerer Erkrankungen kann es erforderlich sein, die Behandlung unter **Antibiotikaschutz** vorzunehmen. In vielen Fällen ist die endodontische einer chirurgischen Therapie aufgrund der geringeren Belastung vorzuziehen.

### 11.2.2 Zahnmedizinische Krankengeschichte

Wenn der Patient Beschwerden hat, sollen nicht nur die aktuellen Beschwerden, sondern auch die in der Vergangenheit aufgetretenen Beschwerden und Therapiemaßnahmen erfragt werden.

**Schmerzanamnese**

Die **Schmerzanamnese** beinhaltet folgende Fragen:
- Wann und unter welchen Einflüssen traten die Schmerzen erstmals auf?
- Wodurch wird der Schmerz ausgelöst oder gelindert (Kälte, Wärme, Druck), oder tritt er spontan auf?
- Wie lange hält der Schmerz an?
- Wie ist die Schmerzqualität (hell, dumpf, pulsierend usw.)?
- Sind die Schmerzen lokalisierbar, diffus oder ausstrahlend?

> **Merke**　Bei der Erhebung der Schmerzanamnese ist zu berücksichtigen, dass die vorhergehende Einnahme von Analgetika, Barbituraten oder Psychopharmaka das Schmerzempfinden deutlich verändern kann.

Fragen zur Schmerzqualität müssen immer kritisch bewertet werden, da Schmerzen individuell oft sehr unterschiedlich empfunden und beschrieben werden.

## 11.2.3 Klinische Untersuchung

Die allgemeine klinische Untersuchung erfolgt extra- und intraoral.

**Extraoral**

Bei der **extraoralen Untersuchung** wird vor allem auf folgende Punkte geachtet:
- Asymmetrien
- Schwellungen in der Kopf- und Halsregion
- Lymphknoten
- Nebenhöhlen
- Kiefergelenk.

**Intraoral**

Die **intraorale Untersuchung** umfasst:
- Oralhygiene
- Schleimhäute
- Zähne
- Parodont
- Qualität und Quantität von Restaurationen
- Schwellungen
- Fisteln
- Zahninfrakturen und Zahnfrakturen.

**Endodontisch**

Zu den speziellen **endodontischen Untersuchungen** gehören Palpation, Perkussion, Prüfung der Zahnbeweglichkeit, Sondierung des Parodonts, Prüfung der Okklusionsverhältnisse, Sensibilitätstest und Röntgenuntersuchung. In seltenen Fällen können die Transillumination, die Testkavität, der Aufbisstest und die selektive Lokalanästhesie angewendet werden.

Von den genannten Tests sind die Perkussionsprobe und die Sensibilitätstestung zumeist die wichtigsten Maßnahmen.

### Perkussionstest

Der Perkussionstest ist besonders wichtig zur Abgrenzung und Diagnose einer **Parodontitis apicalis**. Die Perkussionsempfindlichkeit eines Zahnes wird mit der Fingerkuppe oder, wenn kein Resultat auftritt, mit dem Griff eines zahnärztlichen Instruments durchgeführt. Ein Beklopfen der Kauflächen wird als **vertikale** Perkussion, ein Beklopfen der Seitenflächen als **horizontale** Perkussion bezeichnet. Zu Vergleichszwecken sollten benachbarte Zähne ebenfalls mit untersucht werden.

11

273

> **Merke** Ein positives Ergebnis bei vertikaler Perkussion weist zumeist auf eine apikale Parodontitis, bei horizontaler Perkussion auf parodontale Ursachen hin.

Auch eine gelockerte Füllung, ein desmodontales Trauma oder vertikale Zahnfrakturen und Zahninfrakturen können zu positiven Resultaten führen.

### Sensibilitätsprüfung

Die bekanntesten Verfahren zur Sensibilitätsprüfung der Pulpa sind die Anwendung von Kälte, Wärme und Strom. Die Verfahren basieren darauf, dass eine gesunde Pulpa auf die einwirkenden Reize normal reagiert, während eine entzündete Pulpa überempfindlich und eine nekrotische Pulpa unempfindlich reagiert. Bei der thermischen Sensibilitätsprüfung kommt es aufgrund der schnellen Temperaturänderung zu einer Flüssigkeitsbewegung in den Dentinkanälchen und nachfolgender Stimulation der A-Delta-Fasern.

**Kältetest** Für den Kältetest ist die Anwendung von **Kohlensäureschnee** (−78,5 °C) oder **Dichloridfluormethan** (ca. −25 °C) üblich. Die Anwendung von Kohlensäureschnee gilt als sicherste Methode.

Die Kälte soll möglichst an Stellen des Zahnes aufgebracht werden, die der Pulpa nahe sind (Abb. 11-1). Bei korrekter, kurzzeitiger Applikation ist mit keiner Schädigung der Pulpa oder der Zahnhartsubstanz zu rechnen. Nach Anwendung von Kohlensäureschnee für wenige Sekunden kommt es zu einer Temperaturveränderung von nur ca. 2,5 °C an der Pulpa-Dentin-Grenze.

**Wärmetest** Der Wärmetest wird in der Regel mit heißer **Stangen-** oder **Plattenguttapercha** durchgeführt. Der Test eignet sich mit Einschränkungen zur Diagnose einer **eitrigen Pulpitis**. Die Reizschwelle für Wärme ist allerdings sehr hoch, sodass dieses Testverfahren mit großen Ungenauigkeiten verbunden ist. Insgesamt werden die thermischen Testverfahren durch Faktoren wie Dicke des Dentins und Sekundärdentins und die Empfindlichkeit des Patienten beeinflusst.

**Elektrische Testung** Werden elektrische Impulse durch den Zahn geleitet, wird ein Schmerz verspürt. Zur elektrischen Testung sind monopolare oder bipolare Gerätearten verwendbar. Bei den für die Praxis besser geeigneten **monopolaren** Geräten wird der Stromkreis über den Zahnarzt geschlossen.

Die zu testenden Zähne werden trocken gelegt und mit einem leitenden Medium, zum Beispiel Zahnpasta, benetzt. Bei Berührung der Zahnoberfläche ist darauf zu achten, dass kein Kontakt der Elektrode zu Nachbarzähnen, Restaurationen, Gingiva oder Schleimhaut der Wange oder Lippe vorhanden ist, da dies zu falschen Resultaten führen kann.

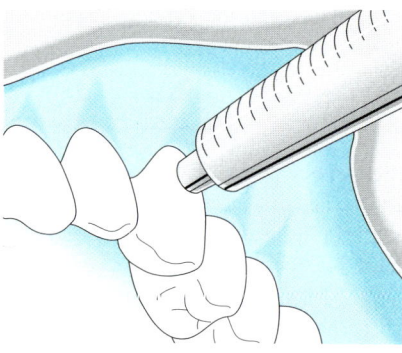

**Abb. 11-1** Das Vorgehen bei der Sensibilitätsprüfung mit Kohlensäureschnee.

Die Spannung wird nun kontinuierlich aufgebaut, bis der Patient bei **positiver Antwort** ein leichtes Kribbeln verspürt. Als **negative Antwort** wird gewertet, wenn die Skala des Geräts ein Maximum erreicht hat, ohne dass der Patient einen Reiz verspürt hat.

Trotz zahlreicher Faktoren, die zu falsch-positiven oder falsch-negativen Ergebnissen führen können, gelten elektrische Testverfahren als sinnvolle Hilfsmittel, besonders zur Diagnose einer **Pulpanekrose.**

### *Röntgendiagnostik*

Die Anfertigung von Röntgenbildern ist ein wichtiger Bestandteil der endodontischen Diagnostik, und ein qualitativ hochwertiges Röntgenbild – möglichst mit der Langtubustechnik angefertigt – hat einen hohen Informationswert (Abb. 11-2).

Die diagnostische Aussagekraft eines einzelnen Bildes ist dadurch limitiert, dass ein dreidimensionales Objekt zweidimensional dargestellt wird. So kann es in bestimmten Fällen empfehlenswert sein, Bilder aus **verschiedenen Projektionsrichtungen** anzufertigen. Man unterscheidet hierbei das orthograde, mesial oder distal exzentrische Bild (Abb. 11-3).

Das Röntgenbild kann folgende **Informationen** liefern:

- Ausdehnung kariöser Defekte und Füllungen in Relation zur Pulpa
- Ausdehnung des Pulpakavums
- Ausmaß der Sekundär- und Tertiärdentinbildung
- Verkalkungen oder größere Dentikel im Pulparaum
- Annähernde Zahnlänge
- Anatomie der Wurzeln und Wurzelkanäle
- Wurzelkrümmung in möglichst allen Richtungen
- Lokalisation des Foramen apicale
- Wurzelresorptionen
- Periapikale Läsionen
- Zustand des Parodonts
- Perforationen
- Zahnfrakturen.

Als **unerlässlich** gilt die Röntgenuntersuchung zur Diagnostik der Pulpa und des apikalen Parodontiums bei der Erstuntersuchung:

- Zur Bestimmung der Arbeitslänge bei der Wurzelkanalbehandlung
- Bei Verdacht auf Via falsa
- Nach Abschluss der Wurzelkanalbehandlung.

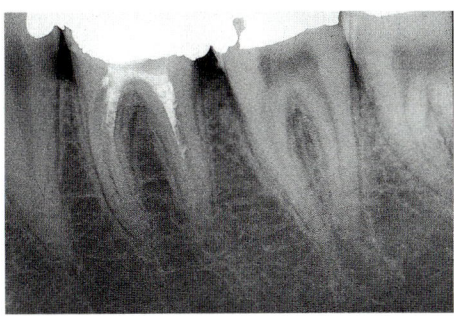

**Abb. 11-2** Diagnostisches Röntgenbild. Unvollständige Wurzelkanalfüllung bei einem unteren Molaren.

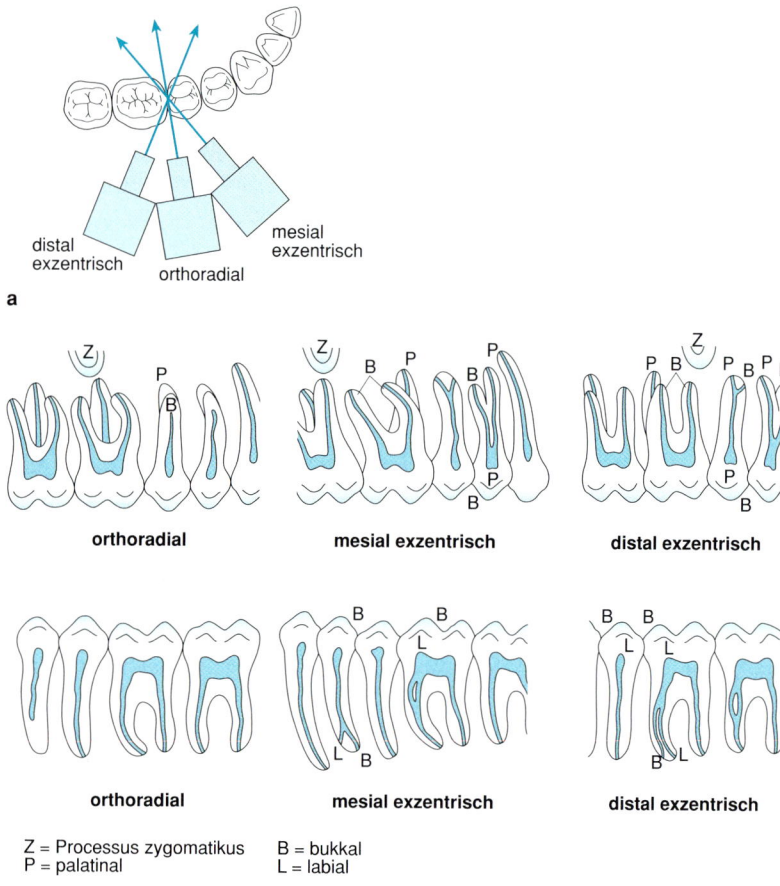

**Abb. 11-3**
a) Der Strahlengang bei orthoradialer, distal und mesial exzentrischer Projektion.
b) Darstellung der Wurzeln und Wurzelkanäle der Prämolaren und Molaren des Ober- und Unterkiefers bei orthograder, distal und mesial exzentrischer Projektion (nach GOERIG und NEAVERTH 1987).

Bei der Beurteilung von Röntgenbildern muss bedacht werden, dass die Interpretation abhängig vom Betrachter und von den Umständen ist. Die Interpretation variiert sowohl zwischen verschiedenen Betrachtern wie auch bei einzelnen Betrachtern zwischen verschiedenen Zeitpunkten.

**Digitale Röntgentechnik**
Als Alternative zum herkömmlichen Röntgenbild hat die digitale Röntgentechnik zunehmend an Bedeutung gewonnen.

**Vorteile** der digitalen Röntgentechnik sind die geringere Dosisbelastung (Reduktion von 50–80%), schnellere Verfügbarkeit der Aufnahme, variable Bilddarstellung, der Verzicht auf Chemikalien sowie die Möglichkeit der elektronischen Archivierung mit Einbindung in Netzwerke.

Grundsätzlich kann man zwischen direkten und indirekten digitalen Röntgentechniken unterscheiden. Bei den **direkten Systemen** wandelt ein Sensor, der einen CCD-Chip enthält, im Mund des Patienten die auftreffenden Röntgenstrahlen in ein elektronisches Signal. Der Sensor ist durch ein Kabel mit einem Computer verbunden, und das digitale Röntgenbild kann sofort auf dem Monitor betrachtet werden. **Nachteilig** an den direkten Systemen sind die geringe Größe des Sensors, die nur einem Kinderzahnfilm entspricht, und die manchmal störende Kabelverbindung.

Beim **indirekten Verfahren** dient eine Speicherfolie (Phosphorschicht, Bariumfluorid, Brom) als Bildzwischenspeicher. Die Speicherfolien entsprechen von ihrer Größe etwa den üblichen Zahnfilmen. Durch Röntgenstrahlen wird die Halogenidschicht angeregt. Anschließend wird in einem Scanner die Oberfläche mit einem Laserstrahl abgetastet, und das resultierende Signal wird in ein digitales Bild umgewandelt.

Insgesamt ist bei den digitalen Systemen die Ortsauflösung gegenüber den konventionellen Mundfilmen (Stufe D) noch etwas verringert. Dieser Nachteil wird aber durch die zahlreichen Möglichkeiten zur **Bildnachbearbeitung** (z.B. Helligkeits- und Kontrastkorrekturen, 3-D-Darstellung, Dichte-, Abstands- und Winkelmessung, Pseudocolorierung) weitgehend wieder aufgehoben.

### *Übersicht zur Differentialdiagnose nach klinischen Gesichtspunkten*

- **Gesunde Pulpa und symptomlose Pulpa:** Die Pulpa ist vital, schmerzlos und reagiert normal auf die Sensibilitätsprüfung. Klinisch ist es nicht möglich, zwischen einer gesunden Pulpa und einer symptomlosen Pulpitis zu unterscheiden.
- **Reversible – irreversible Pulpitis:** Die beiden Formen können anhand der klinischen Untersuchung nicht sicher voneinander unterschieden werden, und beide Formen können asymptomatisch oder symptomatisch sein. Wichtig: Krankengeschichte und Schmerzsymptomatik (s. Tab. 11-1).
Sensibilität: i.d.R. (+), Perkussion: i.d.R. (–), Röntgen: o.B.
- **Pulpanekrose:** Voraussetzung: Die Pulpanekrose kann asymptomatisch oder symptomatisch sein, wobei in der Regel die sterile Pulpanekrose schmerzlos und die infizierte Pulpanekrose schmerzhaft verläuft.
- **Sterile Pulpanekrose:** Sensibilität: (–), Schmerzen: (–), Perkussion: (–), Röntgen: o.B.
- **Infizierte Pulpanekrose:** Sensibilität: (–), Schmerzen: stark (+), Perkussion: stark (+), Palpation: oft (+), Röntgen: o.B. oder schwach erweiterter Parodontalspalt.
- **Akute, symptomatische Parodontitis apicalis:** Die akute, schmerzhafte apikale Parodontitis ist häufig mit einer Pulpitis verbunden. Das typische klinische Zeichen ist die Perkussionsempfindlichkeit des Zahnes. Lässt sich bei der röntgenologischen Untersuchung eine apikale Läsion darstellen, handelt es sich um die akute Exazerbation einer chronischen Parodontitis apicalis.
Sensibilität: (–) oder (+), Schmerzen: stark (+), Perkussion: stark (+), Palpation: (+), Zahnbeweglichkeit oft erhöht, Röntgen: o.B. oder schwach erweiterter Parodontalspalt.
- **Chronische, asymptomatische Parodontitis apicalis:** Die chronische apikale Parodontitis zeigt in der Regel keine oder nur geringe klinische Symptome. Röntgenologisch lässt sich aber eine periapikale Läsion nachweisen.
Sensibilität: (–), Schmerzen: (–), Perkussion: (–), Palpation: (–), Röntgen: apikale Aufhellung.
- **Akuter apikaler Abszess:** Diagnostische Sicherheit besteht dann, wenn Pus durch den Wurzelkanal abfließt oder ein subperiostaler bzw. submuköser Abszess auftritt.
Sensibilität: (–), Schmerzen: stark (+), Perkussion: stark (+), Palpation: (+), Röntgen: apikale Aufhellung.

**11**

- **Chronischer apikaler Abszess:** Bei der chronischen Verlaufsform tritt oft eine Fistel auf. Der Fistelgang kann nach Einführung eines Guttaperchapoints oft röntgenologisch dargestellt werden.
  Sensibilität: (–), Schmerzen: (–), Perkussion: (–), Palpation: (–) oder (+), Röntgen: apikale Aufhellung, Fistelgang.

## 11.3 Therapiemaßnahmen zur Vitalerhaltung der Pulpa

> Die Erhaltung der vitalen Pulpa ist eines der wichtigsten Anliegen der zahnärztlichen Therapie.

Folgende endodontische **Maßnahmen** dienen der Erhaltung oder der teilweisen Erhaltung der Vitalität der Pulpa:
- Indirekte Pulpaüberkappung
- Direkte Pulpaüberkappung
- Vitalamputation.

### 11.3.1 Indirekte Pulpaüberkappung

Voraussetzung für eine indirekte Pulpaüberkappung ist, dass die Pulpa noch nicht eröffnet, vital und asymptomatisch ist. Der Begriff „indirekte Pulpaüberkappung" wird verschiedenartig ausgelegt.

*[handschriftliche Notiz am Rand: ≙ CP-Beh. bei uns! Calcicur]*

>  Man versteht unter indirekter Pulpaüberkappung entweder die Maßnahme der zweiphasigen, schrittweisen Kariesentfernung oder die gezielte Abdeckung pulpanahen Dentins nach einzeitiger kompletter Exkavation bei vorliegender Caries profunda. (s. Kap. 5.5).

### 11.3.2 Direkte Pulpaüberkappung

> Unter der direkten Pulpaüberkappung versteht man die Abdeckung der akzidentiell frei gelegten Pulpaoberfläche.

Zu einer Eröffnung der Pulpa kann es bei **zahnärztlichen Maßnahmen** wie der Kariesentfernung und der Kronenpräparation oder im Zusammenhang mit einem **Trauma** kommen.

**Indikation**  Die Indikation für eine direkte Überkappung besteht bei Zähnen, deren Pulpa klinische **Symptomfreiheit** oder nur dezente Hinweise auf das Bestehen einer geringgradigen, reversiblen Entzündung zeigt. Entzündungsfreiheit der Pulpa kann besonders dann angenommen werden, wenn die Pulpa im gesunden Dentin eröffnet wurde. Typische Beispiele sind hierfür die akzidentelle Eröffnung der Pulpa bei der Präparation oder bei einer komplizierten Kronenfraktur.

**Prognose**  Weniger Einfluss auf die Prognose als früher angenommen scheinen die Größe der Perforationsstelle und das Alter der Patienten zu besitzen. Die Forderung, die maximale Größe der Perforation solle einen Durchmesser von 1 mm nicht überschreiten, ist nach neuerer Auffassung nicht mehr aufrechtzuerhalten. Auch ein fortgeschrittenes Alter der Patienten kann nicht als Kontraindikation gelten, obwohl dann die Heilungsprozesse, bedingt durch eine allgemein reduzierte restitutive Potenz des Gewebes, verzögert ablaufen können.

> **Merke** Wird die Pulpa durch ein Trauma frei gelegt, sollte die Überkappung möglichst rasch, maximal aber zwei Tage nach dem Trauma vorgenommen werden, da sonst mit einer Infektion des Pulpagewebes gerechnet werden muss.

Wird die Pulpa im Rahmen der **Exkavation kariösen Dentins** eröffnet, ist die Prognose sehr unsicher. Wenn das kariöse, infizierte Dentin bis zur Pulpa reicht, muss angenommen werden, dass eine Entzündung vorliegt. Wird um die Eröffnungsstelle kariöses Dentin belassen, ist mit einer zusätzlichen Wundinfektion mit sehr ungünstiger Prognose zu rechnen.

**Kalziumhydroxid**

Obwohl viele verschiedene Materialien und Techniken, wie z.B. Cyanoacrylate, Kalzium-Phosphat-Keramiken, Zytokine, Dentinbondingsysteme oder Laserstrahlung, zur Pulpaüberkappung erprobt worden sind, wird heute fast ausschließlich **Kalziumhydroxid** verwendet. Kalziumhydroxid ist stark alkalisch (pH > 12) und gibt Hydroxylionen ab. Nach Aufbringen von Kalziumhydroxid auf die Wundfläche kommt es zu einer scharf begrenzten Gewebenekrose an der Berührungsfläche. Im darunter liegenden Gewebe zeigt sich eine leichte Entzündungsreaktion, und es kommt durch erhöhte Stoffwechselaktivität zu zahlreichen Kapillarneubildungen.

Die nekrotische Zone induziert pulpawärts eine Differenzierung von Fibroblasten und Mesenchymzellen zu Hartsubstanz bildenden Zellen und die Bildung eines kollagenen Faserwerks. Dieses Faserwerk wird zu Fibrodentin mineralisiert.

Schon nach sieben Tagen ist eine Hartsubstanzbarriere nachweisbar. Nach ein bis zwei Monaten entsteht sekundär tubuläres Dentin, das sich pulpawärts an das Fibrodentin anschließt.

> **Merke** Die besten Erfolgsaussichten bestehen, wenn das Überkappungsmittel direkt auf das Gewebe gelegt werden kann, ohne dass sich an der Eröffnungsstelle ein Blutgerinnsel gebildet hat. Sehr wichtig ist auch der dauerhaft dichte Verschluss der Kavität.

Obwohl es nicht immer zur Ausbildung einer Tertiärdentinschicht kommt, sind die in klinischen Studien ermittelten Erfolgsquoten für die direkte Überkappung sehr hoch (70–95%).

**Klinisches Vorgehen**

Das klinische Vorgehen in Stichworten:

- Absolute Trockenlegung des Zahnes mit Kofferdam
- Reinigung und Trocknung der Kavität
- Drucklose Applikation eines weich bleibenden Kalziumhydroxidpräparats *Calxyl*
- Überschichtung mit einem erhärtenden Kalziumhydroxidpräparat *Calcicur / Kerr-Life*
- Unterfüllung *Ketac bond*
- Deckfüllung. *Komposit*

## 11.3.3 Vitalamputation *= Pulpotomie*

> Unter der Vitalamputation oder Pulpotomie versteht man die teilweise Entfernung der vitalen Pulpa.

**Indikation**

Eine Indikation für diese Maßnahme besteht bei einer nur partiellen Pulpitis oder bei großflächig akzidentiell frei gelegter Pulpa aufgrund zahnärztlicher Maßnahmen oder einer komplizierten Kronenfraktur.

Bei **permanenten Zähnen** gilt die Vitalamputation nur dann als Methode der Wahl, wenn das Wurzelwachstum des betroffenen Zahnes nicht abgeschlossen ist und somit keine reguläre Wurzelkanalbehandlung durchgeführt werden kann. Dies impliziert, dass die Vitalamputation oft als semipermanente Maßnahme bis zum Abschluss des Wurzelwachstums durchgeführt wird.

*Gerät: steriler Diamant mit hoher Dreh- zahl (lt. OA Hoth)*

Die Kronenpulpa wird mit sterilen Instrumenten, vorzugsweise Exkavator und Rosenbohrer, im Bereich der Wurzelkanaleingänge oder einige Millimeter im Wurzelkanal (hohe Amputation) entfernt. Die Stillung der Blutung erfolgt mit physiologischer Kochsalzlösung, und die weitere Versorgung der Amputationswunde wird im Sinne der **direkten Überkappung** durchgeführt.

**Prognose**

Die Prognose der Vitalamputation ist deutlich schlechter als die vergleichbarer endodontischer Maßnahmen. Deswegen sollen in kurzen Zeitabständen (drei, sechs und zwölf Monate) klinische und röntgenologische Kontrolluntersuchungen durchgeführt werden.

**Klinisches Vorgehen**

Das klinische Vorgehen in Stichworten:
- Absolute Trockenlegung des Zahnes mit Kofferdam
- Desinfektion des gesamten Arbeitsfeldes
- Entfernung der Kronenpulpa mit sterilen Instrumenten
- Stillung der Blutung mit physiologischer Kochsalzlösung
- Weiteres Vorgehen wie bei der direkten Überkappung (s.o.).

*↳ Bei gesunder Pulpa ist mit schnellem Sistieren der Blutung zu rechnen*

# 12 Anatomische Grundlagen für die Wurzelkanalbehandlung

Die genaue Kenntnis der Anatomie der Zähne und speziell des Wurzelkanalsystems ist Voraussetzung für die erfolgreiche Durchführung von Wurzelkanalbehandlungen.

Die Wurzeln weisen typischerweise verschiedene Krümmungen auf, die Wurzelkanäle haben verschiedenartige Querschnitte, und neben dem Hauptkanal finden sich mehr oder wenig häufig Seitenkanäle.

Seitenkanäle, die senkrecht oder schräg zum Hauptkanal stehen, werden oft als **laterale** oder **sekundäre Kanäle** bezeichnet.

Wenn sie den Hauptkanal im Bereich des Apex in schräger Richtung verlassen, werden sie als **akzessorische Kanäle** bezeichnet.

Bei mehrwurzeligen Zähnen sind sekundäre Kanäle sehr häufig am Pulpakammerboden im Bereich der Bifurkation oder Trifurkation anzutreffen. Sie werden auch als Pulpaperiodontalkanäle bezeichnet.

## 12.1 Foramen apicale

Das Foramen apicale bildet den natürlichen Zugang zur Pulpahöhle.

Vielfach gibt der Wurzelkanal im apikalen Teil zahlreiche akzessorische Kanäle ab, sodass ein sog. **apikales Delta** (apikale Ramifikation) entsteht.

**Physiologischer Apex**

Die engste Stelle des Wurzelkanals am Apex wird als **physiologischer Apex** (Foramen physiologicum) oder **endodontischer Apex** bezeichnet. An dieser Stelle findet sich i.d.R. die Zement-Dentin-Grenze. Der Durchmesser des Wurzelkanals beträgt an dieser Stelle etwa 0,15–0,25 mm, wobei sich die Konstriktion mit zunehmendem Alter verengt.

**Anatomischer Apex**

Die anatomische Wurzelspitze wird als **anatomischer Apex** bezeichnet, und die Stelle des Zahnes, die sich im Röntgenbild als Wurzelspitze darstellt, wird als röntgenologischer (radiologischer) Apex bezeichnet.

Der Abstand vom Foramen physiologicum zum Foramen apicale (Strecke AB) beträgt durchschnittlich 0,6 mm, der Abstand vom Foramen physiologicum zum röntgenologischen Apex (Strecke AC) beträgt durchschnittlich 1 mm. Diese Werte schwanken von 0,8 mm bei jüngeren Zähnen bis zu 1,2 mm bei älteren Zähnen (Abb. 12-1).

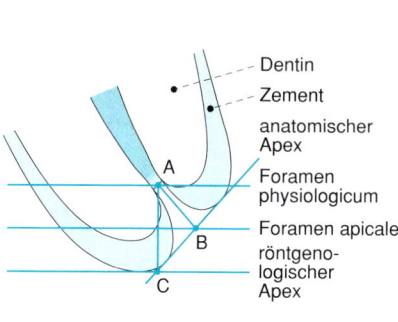

AB = Distanz
For. physiologicum – For. apicale
AC = Distanz
For. physiologicum – röntgenologischer Apex

**Abb. 12-1** Anatomie und Topographie der Wurzelspitze.

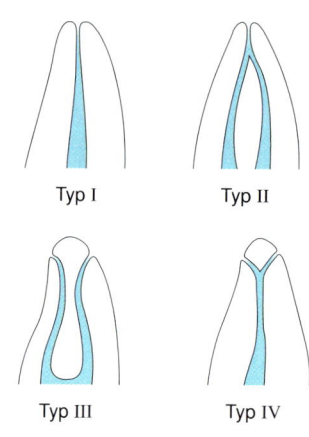

Typen der
Wurzelkanalfiguration

**Abb. 12-2** Die vier verschiedenen Typen der Wurzelkanalkonfiguration in einer Wurzel (nach WEINE 1989).

## 12.2 Wurzelkanalkonfiguration

Innerhalb einer Wurzel bestehen zahlreiche Kombinationsmöglichkeiten hinsichtlich der Lage und Form der Wurzelkanäle. Man kann die Kanalkonfigurationen grob in vier Grundtypen einteilen (Abb. 12-2, Tab. 12-1).

**Tabelle 12-1** Grundtypen der Kanalkonfiguration innerhalb einer Wurzel.

| | |
|---|---|
| Typ I | 1 Kanal |
| Typ II | 2 Kanäle, die sich vor dem Apex vereinigen |
| Typ III | 2 Kanäle mit getrennten apikalen Foramina |
| Typ IV | 1 Kanal, der sich im mittleren oder apikalen Wurzelabschnitt in 2 Kanäle verzweigt |

## 12.3 Altersbedingte Veränderungen des Wurzelkanals

Bei noch nicht abgeschlossenem Wurzelwachstum findet sich ein weites Lumen des Wurzelkanals. Im frühen Entwicklungsstadium ist die apikale Öffnung größer als das Wurzelkanallumen und verkleinert sich mit Fortschreiten des Wachstums. Während des Alterungsprozesses wird fortwährend Sekundärdentin angelagert, und das Lumen der Pulpahöhle und der Wurzelkanäle nimmt kontinuierlich ab. In Extremfällen kann es zu einer teilweisen oder vollständigen Obliteration des Wurzelkanals kommen, die eine Aufbereitung unmöglich macht.

## 12.4 Die einzelnen Zahntypen

Zur **Längenbestimmung bei der Wurzelkanalbehandlung** kann es hilfreich sein, Informationen über durchschnittliche Zahnlängen zu besitzen. Alle Angaben zur Zahnlänge sind aber sehr behutsam zu betrachten, da die Variationsbreite sehr groß ist. Sie kann zwischen dem kleinsten und größten Wert oft 10 mm betragen.

### 12.4.1 Der mittlere und seitliche obere Schneidezahn
(Abb. 12-3 und 12-4)

Beide Zähne haben nur eine Wurzel und einen zumeist rundlich ovalen Wurzelkanal. Die Wurzel des mittleren Schneidezahnes verläuft fast immer gerade, während der seitliche Schneidezahn oft eine Wurzelkrümmung nach distal bzw. palatinal aufweist.

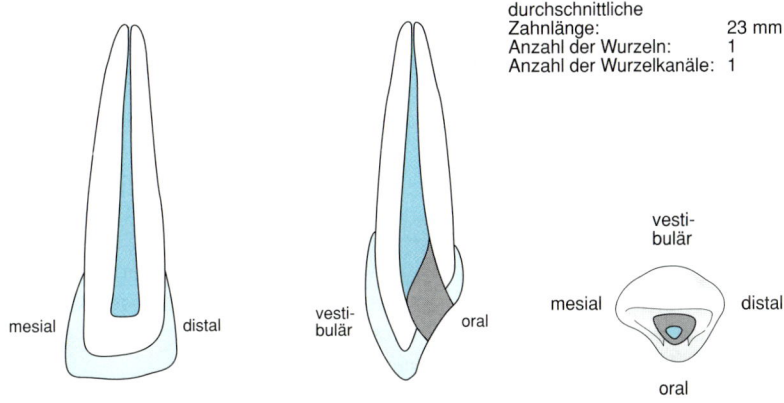

durchschnittliche
Zahnlänge:              23 mm
Anzahl der Wurzeln:      1
Anzahl der Wurzelkanäle: 1

**Abb. 12-3** Der mittlere obere Schneidezahn. Schnitt in mesio-distaler und oral-vestibulärer Richtung und in okklusaler Ansicht mit Darstellung der Zugangskavität.

12

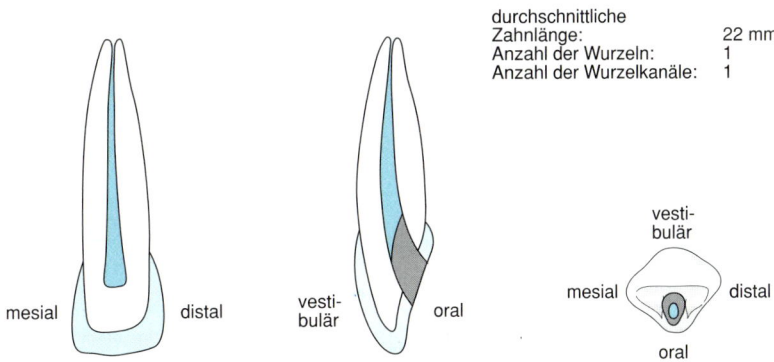

durchschnittliche
Zahnlänge:              22 mm
Anzahl der Wurzeln:      1
Anzahl der Wurzelkanäle: 1

**Abb. 12-4** Der seitliche obere Schneidezahn.

### 12.4.2 Der mittlere und seitliche untere Schneidezahn (Abb. 12-5)

Die unteren Schneidezähne haben eine Wurzel, die in mesio-distaler Richtung stark abgeplattet ist. Der Wurzelkanal hat einen ovalen bis hantelförmigen Querschnitt. Besonders stark abgeplattete Wurzeln können zwei Kanäle haben, die in einem gemeinsamen Foramen apicale münden (Konfigurationstyp II).

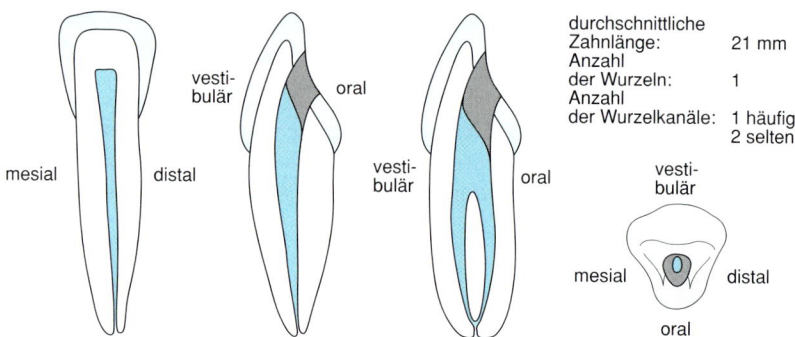

| durchschnittliche | |
| --- | --- |
| Zahnlänge: | 21 mm |
| Anzahl der Wurzeln: | 1 |
| Anzahl der Wurzelkanäle: | 1 häufig |
| | 2 selten |

**Abb. 12-5** Der mittlere und seitliche untere Schneidezahn.

### 12.4.3 Der obere Eckzahn (Abb. 12-6)

Der obere Eckzahn hat eine Wurzel und einen zumeist ovalen Wurzelkanal. Im apikalen Bereich ist die Wurzel oft nach labial oder palatinal gekrümmt. Die manchmal extreme Länge des Zahnes (bis weit über 30 mm) kann technische Schwierigkeiten bei der Aufbereitung mit sich bringen.

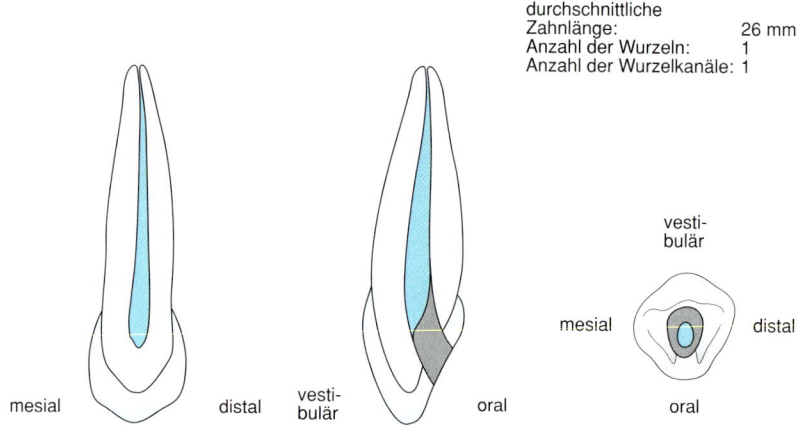

| durchschnittliche | |
| --- | --- |
| Zahnlänge: | 26 mm |
| Anzahl der Wurzeln: | 1 |
| Anzahl der Wurzelkanäle: | 1 |

**Abb. 12-6** Der obere Eckzahn.

### 12.4.4 Der untere Eckzahn (Abb. 12-7)

Der untere Eckzahn hat i.d.R. eine Wurzel und einen Wurzelkanal. Selten finden sich in einer Wurzel zwei Kanäle (meist Konfigurationstyp II) oder zwei eigenständige Wurzeln. Die Morphologie des Zahnes entspricht insgesamt dem oberen Eckzahn.

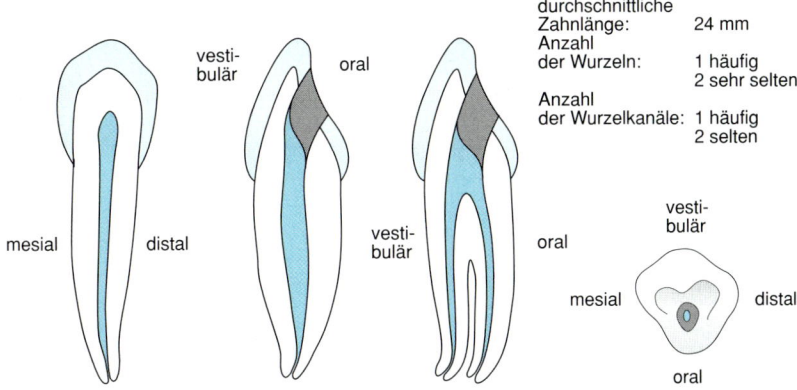

durchschnittliche
Zahnlänge: 24 mm
Anzahl
der Wurzeln: 1 häufig
2 sehr selten

Anzahl
der Wurzelkanäle: 1 häufig
2 selten

**Abb. 12-7** Der untere Eckzahn.

### 12.4.5 Der erste obere Prämolar (Abb. 12-8)

Der erste obere Prämolar kann eine (40%) oder zwei (60%) und in seltenen Fällen sogar drei Wurzeln haben. Bei zweiwurzeligen Zähnen finden sich eine bukkale und eine palatinale Wurzel. Einwurzelige Zähne haben i.d.R. zwei Wurzelkanäle variabler Konfiguration. Die Wurzeln sind häufig gekrümmt. Die Wurzelspitzen können bei mehrwurzeligen Zähnen sehr zierlich sein. Die bukkale Wurzel hat oft eine stark konkave Form, was die Perforationsgefahr bei der Wurzelkanalaufbereitung erhöht.

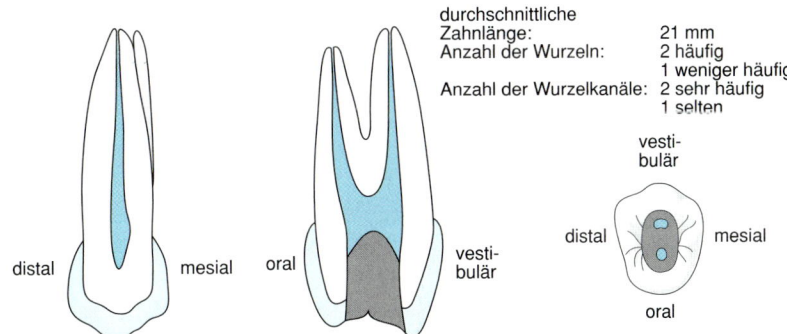

durchschnittliche
Zahnlänge: 21 mm
Anzahl der Wurzeln: 2 häufig
1 weniger häufig
Anzahl der Wurzelkanäle: 2 sehr häufig
1 selten

**Abb. 12-8** Der erste obere Prämolar.

### 12.4.6 Der zweite obere Prämolar (Abb. 12-9)

Der zweite obere Prämolar hat zu etwa 90% eine Wurzel und zu 30% in dieser Wurzel zwei Kanäle variabler Konfiguration. Bei den meisten zweiwurzeligen Zähnen trennen sich die Wurzeln erst im unteren Drittel. Die Grundform der Wurzel ähnelt der des ersten Prämolaren.

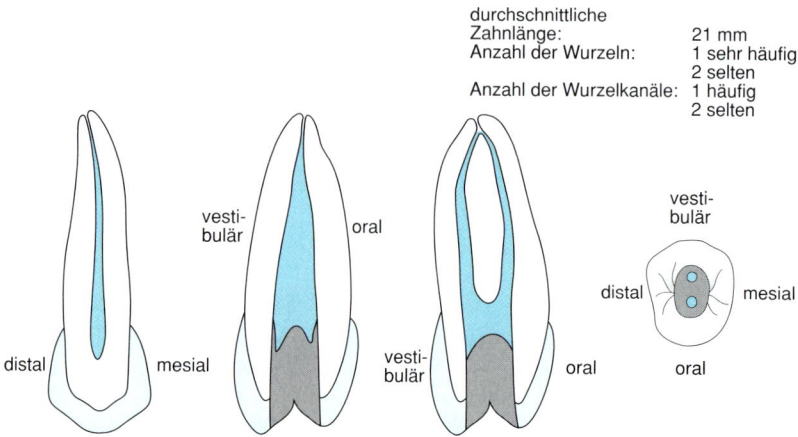

| durchschnittliche | |
|---|---|
| Zahnlänge: | 21 mm |
| Anzahl der Wurzeln: | 1 sehr häufig |
| | 2 selten |
| Anzahl der Wurzelkanäle: | 1 häufig |
| | 2 selten |

**Abb. 12-9**    Der zweite obere Prämolar.

### 12.4.7  Der erste und zweite untere Prämolar (Abb. 12-10)

Beide untere Prämolaren haben fast immer nur eine Wurzel. Der erste Prämolar weist zu 25% mehr als einen Wurzelkanal auf, der zweite nur in seltenen Fällen. Wenn zwei Kanäle vorliegen, finden sie sich bukkal und lingual, wobei der linguale Kanal häufig erst im unteren Wurzeldrittel abzweigt.

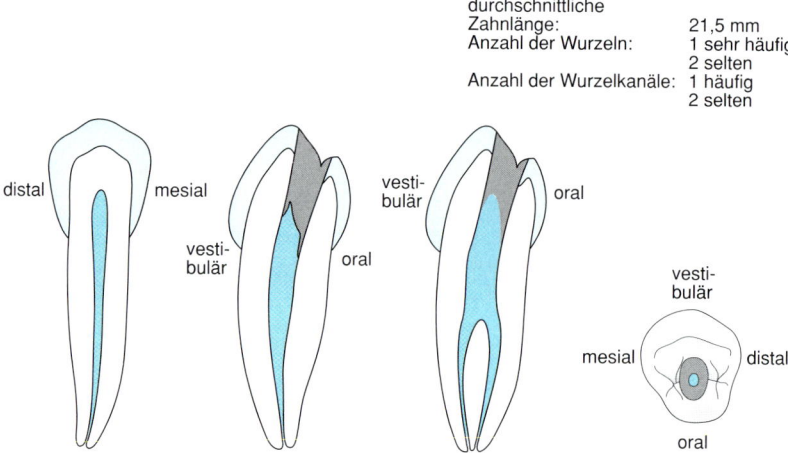

| durchschnittliche | |
|---|---|
| Zahnlänge: | 21,5 mm |
| Anzahl der Wurzeln: | 1 sehr häufig |
| | 2 selten |
| Anzahl der Wurzelkanäle: | 1 häufig |
| | 2 selten |

**Abb. 12-10**    Der erste und zweite untere Prämolar.

### 12.4.8  Der erste und zweite obere Molar (Abb. 12-11 und 12-12)

Die ersten und zweiten oberen Molaren haben i.d.R. drei Wurzeln, die mesio-bukkal, disto-bukkal und palatinal lokalisiert sind. Beim zweiten Molaren finden sich zu 20% zweiwurzelige Zähne. Die mesio-bukkale Wurzel hat eine abgeplattete Form, die beiden anderen Wurzeln eine rundlich-ovale Form. Die mesio-bukkale Wurzel ist meist nach distal gekrümmt, die palatinale Wurzel kann nach bukkal gekrümmt sein, und die distale Wurzel ist i.d.R. gerade.

Während die disto-bukkale und die palatinale Wurzel fast immer nur einen Wurzelkanal haben, finden sich zu etwa 40% zwei Kanäle in der mesio-bukkalen Wurzel. Zumeist münden die beiden Kanäle in ein gemeinsames Foramen apicale (Konfigurationstyp II). Oft ist die Dentinschicht zwischen den beiden Wurzelkanälen so dünn, dass es bei der Aufbereitung zu einer Vereinigung der beiden Kanäle mit dann hantelförmigem Querschnitt kommt.

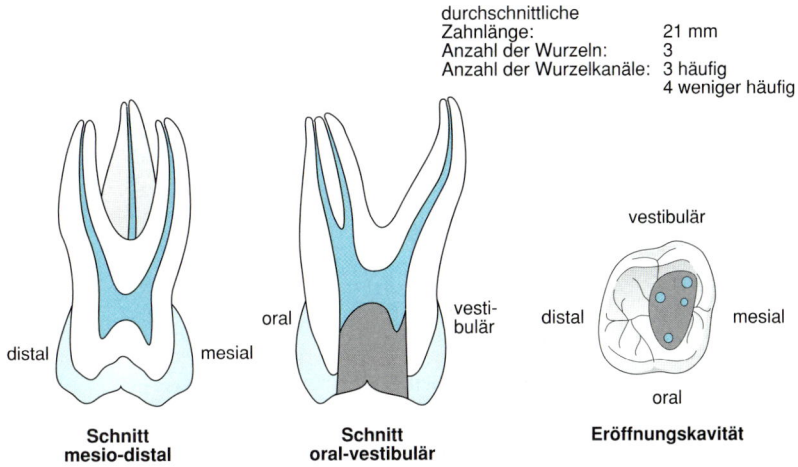

durchschnittliche
Zahnlänge: 21 mm
Anzahl der Wurzeln: 3
Anzahl der Wurzelkanäle: 3 häufig
4 weniger häufig

**Abb. 12-11** Der erste obere Molar.

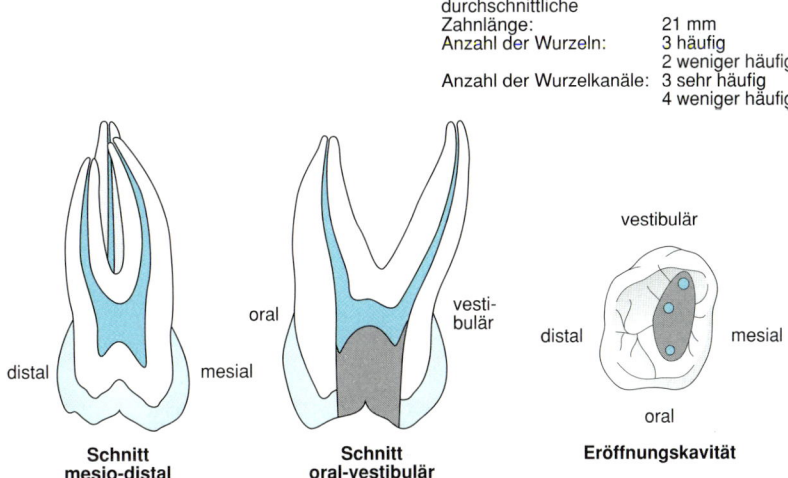

durchschnittliche
Zahnlänge: 21 mm
Anzahl der Wurzeln: 3 häufig
2 weniger häufig
Anzahl der Wurzelkanäle: 3 sehr häufig
4 weniger häufig

**Abb. 12-12** Der zweite obere Molar.

### 12.4.9 Der erste und zweite untere Molar (Abb. 12-13 und 12-14)

Die unteren Molaren haben fast immer zwei Wurzeln, die mesial und distal lokalisiert sind. Während die mesiale Wurzel meistens eine distale Krümmung aufweist, verläuft die distale Wurzel fast immer gerade und ist nur in seltenen Fällen nach distal gekrümmt.

287

Die mesiale Wurzel enthält überwiegend (ca. 85%) zwei Wurzelkanäle, die sehr häufig dem Konfigurationstyp III entsprechen. Die distale Wurzel hat zumeist nur einen Wurzelkanal. Beim zweiten Molaren findet man häufiger als beim ersten Molaren nur einen Wurzelkanal in der mesialen Wurzel.

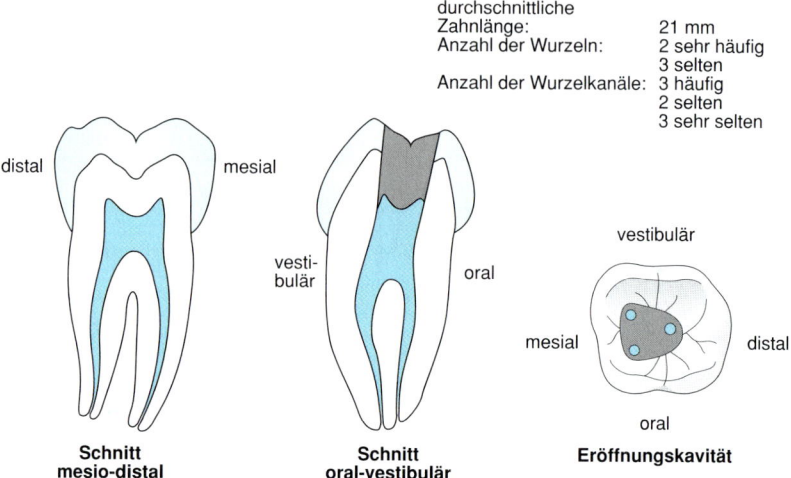

durchschnittliche
| | |
|---|---|
| Zahnlänge: | 21 mm |
| Anzahl der Wurzeln: | 2 sehr häufig |
| | 3 selten |
| Anzahl der Wurzelkanäle: | 3 häufig |
| | 2 selten |
| | 3 sehr selten |

**Abb. 12-13**　Der erste untere Molar.

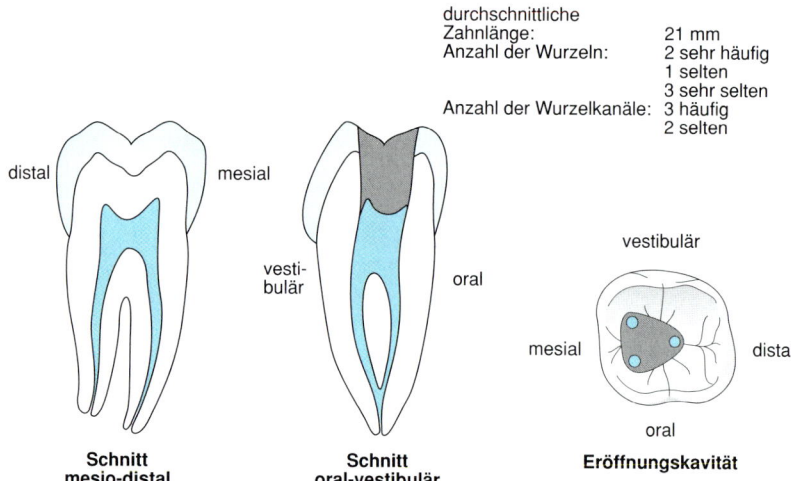

durchschnittliche
| | |
|---|---|
| Zahnlänge: | 21 mm |
| Anzahl der Wurzeln: | 2 sehr häufig |
| | 1 selten |
| | 3 sehr selten |
| Anzahl der Wurzelkanäle: | 3 häufig |
| | 2 selten |

**Abb. 12-14**　Der zweite untere Molar.

# 13 Die Wurzelkanalbehandlung

## 13.1 Behandlungsplanung

 Eine Wurzelkanalbehandlung umfasst die Aufbereitung und Füllung des Wurzel-kanalsystems nach sachgerechter Vorbereitung. Der prinzipielle Ablauf einer Wurzelkanalbehandlung ist in Tabelle 13-1 dargestellt.

### 13.1.1 Indikationen zur Wurzelkanalbehandlung

Eine Wurzelkanalbehandlung kann grundsätzlich bei allen Patienten ausgeführt werden, die auch andere zahnärztliche Maßnahmen tolerieren.
Spezifische Indikationen sind:
- eine irreversibel geschädigte oder nekrotische Pulpa mit oder ohne klinische und/oder röntgenologische Hinweise auf eine Beteiligung periradikulärer Gewebe
- die intentionelle Devitalisation, um beispielsweise einen Wurzelstift verankern zu können, ein zweifelhafter Pulpazustand vor restaurativen Maßnahmen, drohende Pulpaeröffnung während der Präparation eines Zahnes (mit Fehlstellung) und eine geplante Wurzelresektion oder Hemisektion.

### 13.1.2 Kontraindikationen zur Wurzelkanalbehandlung

- Zähne, die nicht funktionell wiederhergestellt oder restauriert werden können
- Zähne mit ungenügendem parodontalen Halt
- Zähne mit schlechter Prognose, nicht kooperative Patienten oder Patienten, bei denen eine zahnärztliche Behandlung ausgeschlossen ist (z.B. ein Allgemeinzustand Grad IV/ASA)
- Zähne von Patienten mit einem mangelhaften Mundgesundheitszustand, der innerhalb eines adäquaten Zeitraums nicht verbessert werden kann.

### 13.1.3 Indikationen zur Revision von Wurzelkanalbehandlungen

- Zähne mit unzureichender Wurzelkanalfüllung und röntgenologischen Befunden und/oder Symptomen
- Zähne mit unzureichender Wurzelkanalfüllung, wenn die koronale Restauration erneuert werden muss oder die Zahnkrone gebleicht werden soll.

**Tabelle 13-1**   Prinzipieller Ablauf einer Wurzelkanalbehandlung

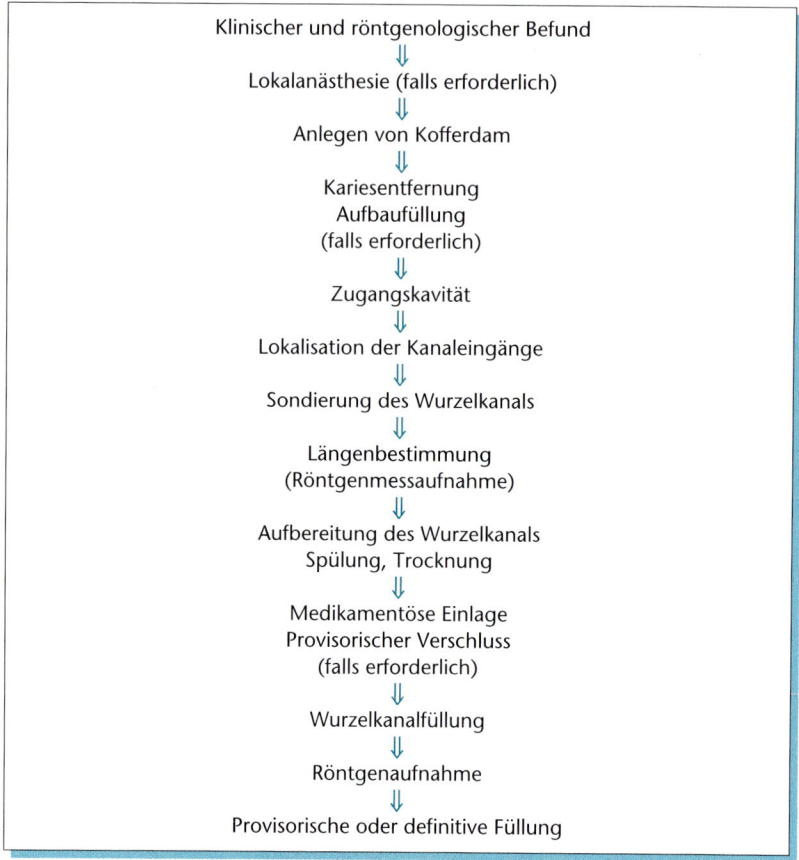

Klinischer und röntgenologischer Befund
⇓
Lokalanästhesie (falls erforderlich)
⇓
Anlegen von Kofferdam
⇓
Kariesentfernung
Aufbaufüllung
(falls erforderlich)
⇓
Zugangskavität
⇓
Lokalisation der Kanaleingänge
⇓
Sondierung des Wurzelkanals
⇓
Längenbestimmung
(Röntgenmessaufnahme)
⇓
Aufbereitung des Wurzelkanals
Spülung, Trocknung
⇓
Medikamentöse Einlage
Provisorischer Verschluss
(falls erforderlich)
⇓
Wurzelkanalfüllung
⇓
Röntgenaufnahme
⇓
Provisorische oder definitive Füllung

## 13.2 Vorbereitende Maßnahmen

### 13.2.1 Kofferdam

**Merke**   Bei der Wurzelkanalbehandlung ist das Anlegen von Kofferdam obligatorisch.

In der Regel muss nur der zu behandelnde Zahn mit Kofferdam isoliert werden. Der Zeitaufwand für diese Maßnahme ist sehr gering, die Effektivität sehr hoch. Kofferdam bietet folgende Vorteile:

**Vorteile**

- Schutz des Patienten vor Verschlucken oder Aspiration der Wurzelkanalinstrumente
- Schutz des Behandlers vor infektiösen Erkrankungen (Hepatitis, Aids) des Patienten
- Schutz des Weichgewebes (Gingiva, Zunge, Lippe, Wange, Mundboden, Gaumen), besonders bei der Anwendung desinfizierender Lösungen
- aseptisches, absolut trockenes Arbeitsfeld
- ungestörtes, stressfreies Arbeiten.

*Klausur-frage !*

### 13.2.2 Präparation und Rekonstruktion des Zahnes

> **Merke** Vor Beginn einer Wurzelkanalbehandlung müssen vorhandene kariöse Läsionen grundsätzlich exkaviert werden. Jedes Belassen von kariösem Material kann dazu führen, dass Bakterien in den Wurzelkanal verschleppt werden.

Bei Zähnen, deren Krone weitgehend zerstört ist, ist manchmal keine absolute Trockenlegung mit Kofferdam ohne vorbereitende Maßnahmen möglich.
Besonders häufig treten Probleme auf, wenn der **approximale Kavitätenrand** nach Entfernung der Karies **unterhalb des Gingivaniveaus** liegt. In solchen Fällen muss der Zahn vor Beginn der Behandlung mit einer Aufbaufüllung versehen werden. Eine Aufbaufüllung bietet auch den Vorteil, dass so ein verlässlicher **Referenzpunkt für die Längenbestimmung** gefunden werden kann.
Bei der Herstellung einer Aufbaufüllung muss beachtet werden, dass schon frei gelegte Wurzeleingänge nicht verlegt werden dürfen. Zu diesem Zweck werden die Kanaleingänge mit einem leicht wieder zu entfernenden Material, z.B. Guttapercha, abgedeckt (Abb. 13-1).
Weiterhin sollte beachtet werden, dass die Krone **achsengerecht** wieder aufgebaut wird, da es sonst bei gekippten Zähnen zu einer Desorientierung über die Lage der Kanaleingänge kommen kann.

## 13.3 Zugangskavität und Lokalisation der Wurzelkanaleingänge

### 13.3.1 Prinzipien der Zugangskavität

Die Zugangskavität muss grundsätzlich folgende Anforderungen erfüllen:

> **Merke**
> - Die Zugangskavität muss so gewählt werden, dass das Pulpakammerdach vollständig entfernt werden kann.
> - Die Neigung der Wände soll so gewählt werden, dass eine vollständige Übersicht über den Pulpakammerboden besteht, die Kanaleingänge lokalisiert werden können und für einen späteren (provisorischen) Verschluss Retention geboten wird.

**13**

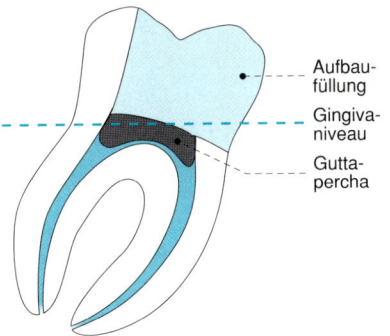

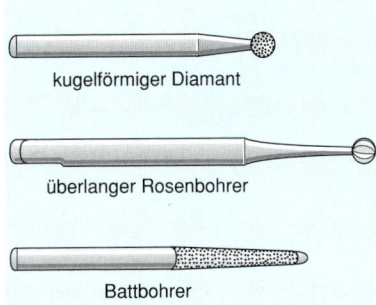

**Abb. 13-1**   Aufbaufüllung mit Abdeckung der Wurzelkanaleingänge als vorbereitende Maßnahme für die Wurzelkanalbehandlung bei tief zerstörten Zähnen.

**Abb. 13-2**   Instrumente zur Eröffnung und Gestaltung der Zugangskavität. Kugelförmiger Diamant, überlanger Rosenbohrer und Battbohrer mit unbelegter Spitze.

● Die Zugangskavität muss so gestaltet sein, dass Wurzelkanalinstrumente spannungsfrei eingeführt werden können.

Das empfohlene Instrumentarium zur Anfertigung und Gestaltung der Eröffnungskavität ist in Abbildung 13-2 dargestellt.

**Eröffnung**  Die **Eröffnung** der Kavität wird mit kugelförmigen Diamanten oder vergleichbaren Instrumenten bis tief in das Dentin vorgenommen (Abb. 13-3a und 13-4a). Spätestens zu diesem Zeitpunkt muss Kofferdam angelegt werden.

Das **Pulpakammerdach** wird dann mit einem Rosenbohrer eröffnet. Bei besonders tiefen Kavitäten ist die Verwendung von überlangen Rosenbohrern sinnvoll. Das Pulpakammerdach wird von innen nach außen abgetragen, um einen vollständigen Abtrag zu gewährleisten (Abb. 13-3b und 13-4b).

**Gestaltung**  Zur **endgültigen Gestaltung** der Zugangskavität sind Battbohrer mit unbelegter Spitze empfehlenswert, weil so eine Beschädigung des Pulpakammerbodens vermieden werden kann (Abb. 13-4c).

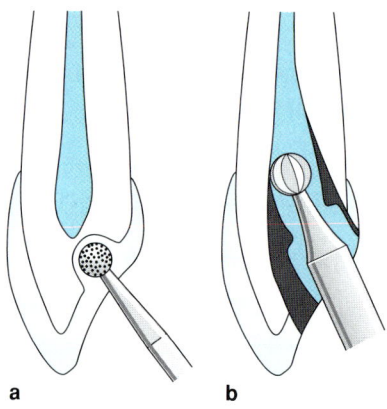

**Abb. 13-3**   Präparation der Zugangskavität bei Frontzähnen.
a) Eröffnung der Kavität bis tief in das Dentin mit einem kugelförmigen Diamanten.
b) Eröffnung der Pulpakammer und Abtragung des Pulpakammerdachs von innen nach außen mit einem Rosenbohrer.

a          b

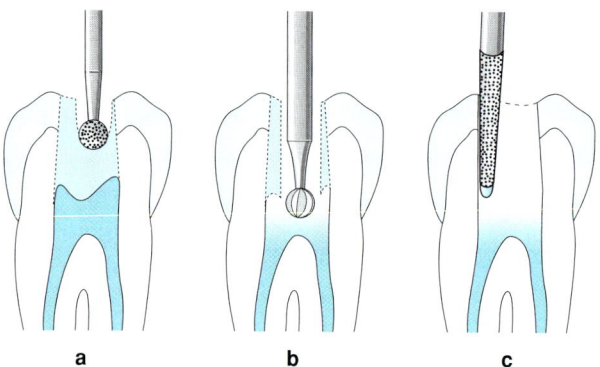

a                    b                    c

**Abb. 13-4**   Präparation der Zugangskavität bei Seitenzähnen.
a) Eröffnung der Kavität bis tief in das Dentin mit einem kugelförmigen oder zylindrischen Diamanten.
b) Eröffnung der Pulpakammer und Abtragung des Pulpakammerdachs von innen nach außen mit einem Rosenbohrer.
c) Formgebung der Kavität unter Schonung des Pulpakammerbodens mit einem Battbohrer.

| Merke | Eine Beschädigung des Pulpakammerbodens soll vermieden werden. |
|---|---|

**Typische Fehler** beim Anlegen der Zugangskavität entstehen, wenn die Zahnachse nicht beachtet oder falsch eingeschätzt wird und wenn nicht genügende Kenntnisse über die anatomischen Verhältnisse vorhanden sind (Abb. 13-5).

Besonders beim **mesio-bukkalen Kanal der oberen Molaren** ist der direkte Zugang zum Wurzelkanal oft durch Dentinüberhänge versperrt. In diesen Fällen ist es sinnvoll, zur Erleichterung des Zugangs vor der Sondierung des Kanals die entsprechenden Übergänge vorsichtig abzutragen (Abb. 13-6).

**Stabilität**

Die Entfernung des Pulpakammerdachs bedeutet für den betreffenden Zahn den Verlust einer wichtigen Querverstrebung und damit eine **verminderte Stabilität.** Dem ist bei Prämolaren und Molaren mit großen MOD-Kavitäten Rechnung zu tragen, indem die verbliebenen Anteile der Zahnkrone eingeschliffen bzw. gekürzt werden.

Nach Abschluss der Wurzelkanalbehandlung müssen solche Zähne mit einem Overlay oder einer Krone versorgt werden.

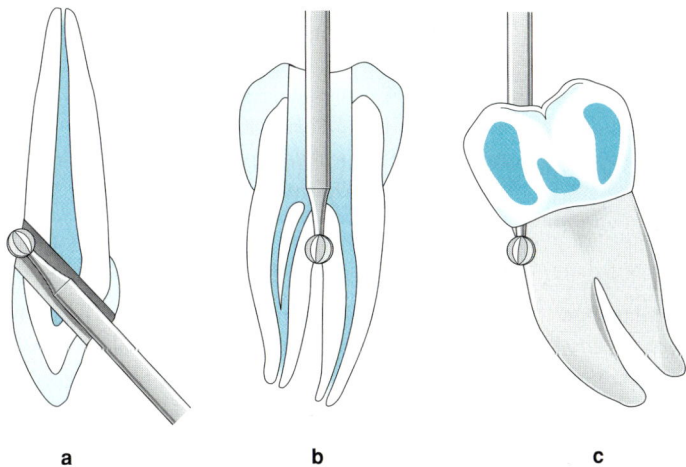

a           b           c

**Abb. 13-5** Typische Fehler bei der Trepanation eines Zahnes.
a) Nichtbeachtung der Zahnachse.
b) Perforation des Pulpakammerbodens im Bereich der Bifurkation.
c) Falsche Einschätzung der Zahnachse bei überkronten Zähnen.

**13**

**Abb. 13-6** Erleichterung des Zugangs zum mesio-bukkalen Kanal oberer Molaren durch Abtragung von Dentinüberhängen im Bereich des Kanaleingangs.

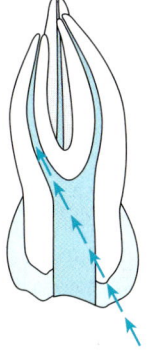 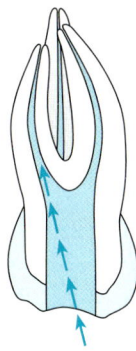

**Praktisches Vorgehen:**
- Trepanation bis tief in das Dentin mit einem kugelförmigen Diamanten
- Anlegen des Kofferdams und Desinfektion des Arbeitsfeldes
- Trepanation des Pulpakammerdachs mit einem Rosenbohrer
- Entfernung des gesamten Pulpakammerdachs mit dem Rosenbohrer von innen nach außen
- Gestaltung des Kavitätenumrisses mit einem Battbohrer oder vergleichbarem Instrument unter Schonung des Pulpakammerbodens
- Entfernung der koronalen Pulpa mit einem Exkavator (bei vitaler Pulpa) oder mit einem Rosenbohrer (bei nekrotischer Pulpa)
- Stillung der Blutung, Reinigung und Trocknung der Kavität.

## 13.3.2 Lokalisation der Kanaleingänge

Die Lokalisation der Kanaleingänge sollte immer unter guter Sicht erfolgen. Besonders geeignet zum Austasten ist eine doppelendige, gerade Endosonde mit zwei verschiedenen Abwinkelungen.

Können die Kanaleingänge aufgrund von Verkalkungen, Dentikeln oder Dentinüberhängen nicht sicher lokalisiert werden, empfiehlt sich die **Abtragung von Dentin** im Bereich der Kanaleingänge mit einem überlangen Rosenbohrer oder einem Müller-Bohrer. Um Perforationen zu vermeiden, sollte in besonders schwierigen Fällen ein zusätzliches Röntgenbild angefertigt werden. Sehr hilfreich kann in solchen Fällen auch der Einsatz eines **Operationsmikroskops** sein.

## 13.3.3 Vorgehen bei den verschiedenen Zahntypen

Die Trepanation der Schneide- und Eckzähne erfolgt immer von der **oralen Seite** her, vom Tuberkulum ausgehend nach inzisal bei Erhaltung der Schneidekante. Es ist besonders darauf zu achten, dass das gesamte Pulpadach entfernt und die Kronenpulpa gründlich ausgeräumt wird, da verbleibendes Gewebe zu kosmetisch unerwünschten Verfärbungen der Zahnkrone führen kann.

Die Trepanation der Seitenzähne erfolgt immer von **okklusal.** Bei den Prämolaren, die i.d.R. zwei Wurzelkanäle haben, wird die Zugangskavität in vestibulär-oraler Richtung bis kurz vor die Höckerspitzen ausgedehnt.

> **Merke** Findet sich bei gewöhnlich einwurzeligen Zähnen ein Kanaleingang nicht direkt unterhalb der zentralen Fissur, sondern nach vestibulär oder oral versetzt, muss nach einem zweiten Kanal gesucht werden.

Beim ersten unteren Prämolaren ist besonders darauf zu achten, dass der zierliche **linguale Höcker** nicht zu sehr geschwächt wird.

Das Zentrum der Zugangskavität befindet sich bei oberen Molaren im **mesialen Anteil der okklusalen Fläche.** Die Kavität wird distal durch die Crista transversa und mesial durch den Randwulst begrenzt.

Der Eingang zum mesio-bukkalen Kanal (ein oder zwei Kanäle) findet sich i.d.R. sehr weit mesio-bukkal lokalisiert, der Eingang des palatinalen Kanals findet sich etwas unterhalb des großen mesiopalatinalen Höckers, der Eingang des distalen Kanals etwas versetzt nach bukkal vor der Crista transversa. Bei falscher Präparation der Zugangskavität (zu weit distal) kann es passieren, dass der distale Kanaleingang für den mesio-bukkalen Kanaleingang gehalten und dann die Zahnkrone distal perforiert wird.

In schwierigen Fällen kann es sinnvoll sein, für einen besseren direkten Einblick den mesio-bukkalen Höcker zu kürzen.

**Kanaleingänge der unteren Molaren**

Die Kanaleingänge der unteren Molaren liegen im **mesialen** und **zentralen Teil** der Krone. Um beide mesialen Kanäle darstellen zu können, muss die Kavität mesial vor allem **nach bukkal erweitert** werden, sodass die Form eines Dreiecks mit der Basis nach mesial und der Spitze nach distal entsteht.

Der distale Anteil darf nicht spitz, sondern muss abgerundet sein, da sonst ein manchmal vorkommender zweiter distaler Kanal übersehen wird.

Auch bei den unteren Molaren kann es hilfreich sein, den mesio-bukkalen Höcker zur Verbesserung der Sichtverhältnisse zu kürzen.

## 13.4 Sondierung des Wurzelkanalsystems und Bestimmung der Arbeitslänge

Vor Beginn der Sondierung des Wurzelkanalsystems und der Längenbestimmung sollte ein diagnostisches Röntgenbild vorliegen, das Informationen über die Form und Krümmung der Wurzeln und die Länge des Zahnes liefert.
Vor der Wurzelkanalaufbereitung ist es unbedingt erforderlich, die Zahnlänge möglichst genau zu bestimmen und den Punkt festzulegen, bis zu dem der Wurzelkanal aufbereitet und gefüllt werden soll.

Idealerweise sollen Wurzelfüllungen an der apikalen Konstriktion, dem **endodontischen Apex**, oder sehr kurz davor enden. So wird bei Zähnen mit einer vitalen Pulpa vermieden, dass das gesunde Gewebe jenseits der Konstriktion mechanisch oder chemisch traumatisiert wird und bei Zähnen mit infizierter Pulpa eine Verschleppung von Keimen in das nicht infizierte periapikale Gebiet verhindert. Bei einer unnötigen Erweiterung der Konstriktion entsteht zusätzlich das Problem einer möglichen **Überfüllung** des Kanals.

### 13.4.1 Sondierung des Wurzelkanalsystems

Eine erste Sondierung des Kanalsystems verschafft Informationen über Weite und Krümmung sowie über mögliche Hindernisse im Wurzelkanal.

Ein erfahrener Behandler kann durch Austasten auch eine Teilung des Kanals im Sinne des Konfigurationstyps IV feststellen.

**Instrumente**

Die Größe des zur Sondierung ausgewählten Instruments (Reamer oder K-Feile) hängt von der Anatomie des betreffenden Zahnes ab. Bei Wurzelkanälen mit relativ weitem Lumen erfolgt die Sondierung mit einem Instrument der Größe 15, bei engen oder gekrümmten Kanälen werden Instrumente der Größe 08 oder 10 gewählt.

Die Sondierung soll immer mit einem **vorgebogenen Instrument** erfolgen. So können Unregelmäßigkeiten und Einengungen umgangen werden, und es wird vermieden, dass schon bei der ersten Sondierung eine später nicht mehr zu überwindende Stufe erzeugt wird.

**Vorgehen**

Das Instrument wird ohne Druck mit **vorsichtigen, alternierenden Rotationsbewegungen** von maximal 90° bis in die Nähe des Apex eingeführt. Ein Herausschieben

13

des Instruments über den physiologischen Apex (Überinstrumentierung) ist unbedingt zu vermeiden. Wenn das Sondierungsinstrument bis in die Nähe des Apex gebracht werden kann und eine **leichte Klemmpassung** aufweist, kann es zur Anfertigung einer Röntgenmessaufnahme verwendet werden.

### 13.4.2 Röntgenologische Längenbestimmung

 Die Längenmessung und Festlegung der Arbeitslänge kann röntgenologisch oder mithilfe der Endometrie erfolgen.

**Instrumente**     Folgende Instrumente werden für die röntgenologische Längenbestimmung (wird auch gerne als **Nadelmessaufnahme** bezeichnet) benötigt (Abb. 13-7 und 13-8):

- Reamer oder K-Feile (meist der Größe 15)
- röntgensichtbare Stopper aus Metall oder Silikon
- Messlineal oder Messblock.

Das für die Röntgenmessaufnahme verwendete Instrument ist so auszuwählen, dass einerseits **ohne Kraftaufwand** ein Punkt nahe des endodontischen Apex erreicht werden kann, andererseits eine leichte **Klemmpassung** vorhanden ist, damit das Instrument während des Röntgens nicht verrutschen kann.

Um zu gewährleisten, dass auch die Spitze des Instruments auf dem Röntgenbild deutlich sichtbar ist, müssen Reamer oder Feilen **mindestens Größe 15,** Hedström-Feilen Größe 20 haben. Wenn Instrumente mit kleinerem Querschnitt verwendet werden, kann es zu Fehlinterpretationen kommen, da die Spitze dann nicht deutlich dargestellt wird. Als Ausweg bietet sich hier in besonderen Fällen die Verwendung von Silberstiften an.

Der **Stopper** soll festen Halt auf dem Wurzelkanalinstrument haben und muss in Kontakt zu einem sicher wieder auffindbaren koronalen Referenzpunkt stehen. Je nach Erfahrung wird die Länge des Instruments mit einem **Sicherheitsabstand von 1–3 mm** zum endodontischen Apex entsprechend dem vorliegenden diagnostischen Röntgenbild eingestellt. Bei Oberkiefermolaren, bei denen die palatinale Wurzel

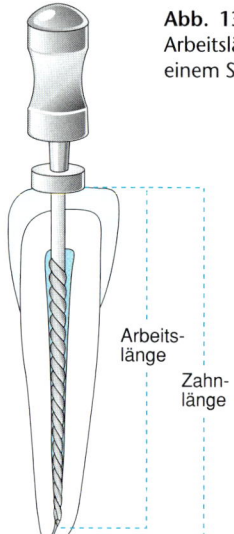

**Abb. 13-7**   Röntgenologische Bestimmung von Zahnlänge und Arbeitslänge. Das in den Wurzelkanal eingeführte Instrument ist mit einem Stopper versehen.

Arbeits-
länge

Zahn-
länge

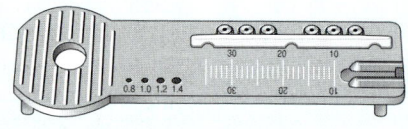

**Abb. 13-8**   Messlehre zur Längeneinstellung von Wurzelkanalinstrumenten.

zumeist am stärksten verzerrt dargestellt ist, misst man die Länge der bukkalen Wurzeln und addiert für die palatinale Wurzel 1 mm.

Nach Anfertigung der Messaufnahme wird die Lage des Instruments im Wurzelkanal beurteilt (Abb. 13-9a bis c).

**Beurteilung** Findet sich die Spitze des Instruments 1 mm vor dem röntgenologischen Apex, ist die Arbeitslänge gefunden. Bei einer Abweichung von bis zu 3 mm kann die Länge korrigiert werden, bei Abweichungen von mehr als 3 mm soll zur Sicherheit eine zweite Messaufnahme angefertigt werden.

Da auch bei orthoradialer Projektion besonders bei gekrümmten Wurzeln noch mit einem Projektionsfehler zu rechnen ist, wird vielfach empfohlen, zur Sicherheit bei der endgültigen Festlegung der Arbeitslänge noch einmal 0,5 mm abzuziehen.

### 13.4.3 Endometrie

Bei der Endometrie wird der elektrische Widerstand zwischen einem in den Wurzelkanal eingeführten Instrument und einer Gegenelektrode bestimmt (Abb. 13-10).

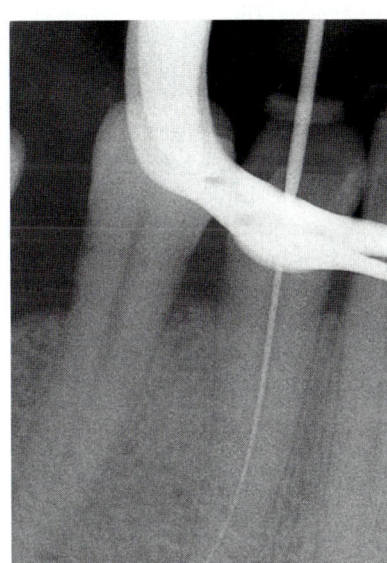

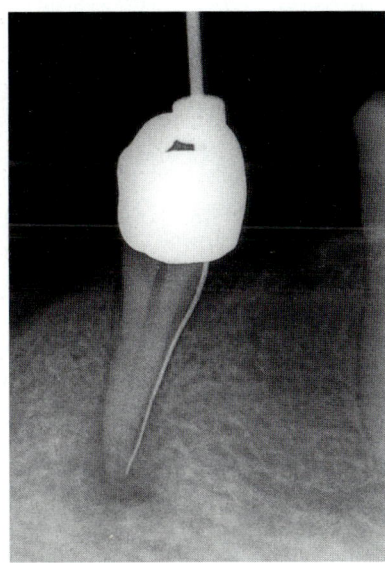

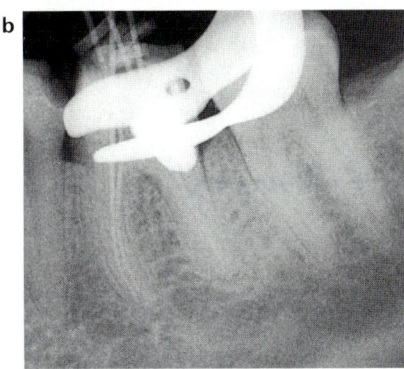

**Abb. 13-9**
a) Korrekte Messaufnahme zur röntgenologischen Längenbestimmung mit röntgensichtbarem Stopper bei einem unteren Prämolaren.
b) Korrekte Messaufnahme mit röntgensichtbaren Stoppern bei einem unteren Molaren mit vier Wurzelkanälen.
c) Misslungene Messaufnahme bei falscher Einschätzung der Zahnachse.

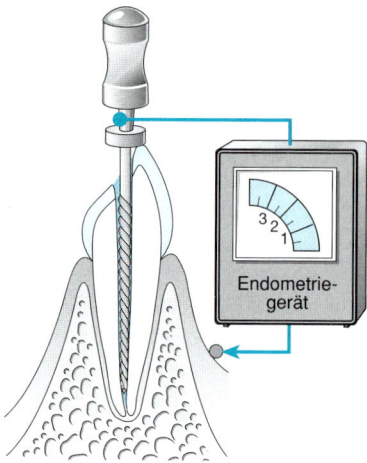

**Abb. 13-10** Schematische Darstellung der Längenbestimmung mithilfe der Endometrie. Das Endometriegerät misst die Potenzialdifferenz zwischen Desmodont und Mundschleimhaut.

Die Konstruktion dieser Geräte beruht auf der Erkenntnis, dass der elektrische Widerstand zwischen Mundschleimhaut und Desmodont unabhängig von Zahntyp und Alter des Patienten immer konstant ist. Wenn eine Messsonde in den Wurzelkanal eingeführt wird und mit dem Desmodont in Berührung kommt, stellt sich immer ein bestimmter Widerstand ein. Die handelsüblichen Geräte sind nun so geeicht, dass sie kurz vor oder bei Erreichen dieses Widerstandes ein Signal geben.

Seit den 1960er Jahren hat sich die elektrische Lagebestimmung der apikalen Konstriktion zu einem Verfahren mit immer höherer Messgenauigkeit entwickelt. Bei den ersten Gleichstrom- und Wechselstrom-Messgeräten führte Feuchtigkeit im Wurzelkanal, die sich nahezu nie ganz beseitigen lässt, zu unzuverlässigen Ergebnissen. Ebenso war keine zuverlässige Messung möglich, wenn die desmodontalen Fasern durch eine Parodontitis apicalis zerstört waren oder das Wurzelwachstum noch nicht abgeschlossen gewesen ist.

Bei Geräten der neuesten Generation wird der **Impedanzenquotient** ermittelt. Hierbei werden gleichzeitig die Wechselstromwiderstände bei zwei unterschiedlichen Frequenzen gemessen. Durch dieses Messprinzip kann der elektrolytische Einfluss von Feuchtigkeit oder Flüssigkeiten im Wurzelkanal vernachlässigt werden. Auch entzündliche Veränderungen des Desmodonts oder ein weites Foramen apicale stören die Messung nicht mehr, da das Desmodont nicht mehr als Referenzgewebe für die Widerstandsmessung dient.

Die Vorteile der endometrischen Längenbestimmung bestehen in der Hauptsache in dem stark **verringerten Zeitaufwand** und der **fehlenden Strahlenbelastung**. Weiterhin können die Geräte hilfreich sein, fragliche Perforationen während der Behandlung abzuklären.

Die Endometriegeräte der neuesten Generation sollen eine **Messgenauigkeit** von 90 bis nahezu 100 % bei der Lokalisation des endodontischen Apex aufweisen.

*Root ZX + Propex*

## 13.5 Instrumente zur Aufbereitung des Wurzelkanals

 Die mechanische Reinigung und Formgebung des Wurzelkanals erfolgt mit Handinstrumenten und/oder maschinengetriebenen Instrumenten.

**Legierung**

Wurzelkanalinstrumente werden aus verschiedenen Rohlegierungen hergestellt. Üblich sind heute **Chrom-Nickel-Edelstahl, Titan** und **Nickel-Titan.** Die Legierungen haben unterschiedliche physikalische Eigenschaften und unterscheiden sich besonders deutlich hinsichtlich ihrer Elastizität.

**Querschnitte**

Die **Querschnitte** der Instrumente können dreieckig, viereckig, rhombisch, rund oder S-förmig sein. Die Querschnitte beeinflussen ebenfalls die physikalischen Eigenschaften. Die Schneidekante eines Wurzelkanalinstruments entsteht entweder durch Drehen entlang der Achse oder durch Fräsen des Rohmaterials. Gedrehte Instrumente mit dreieckigem Querschnitt sind flexibler als Instrumente mit viereckigem Querschnitt. Bei gefrästen Instrumenten bestimmt die Tiefe der Schneidekanten bzw. die **Dicke des Kerns** die Flexibilität und Bruchgefährdung. In der Regel sind gefräste Instrumente bruchgefährdeter als gedrehte Instrumente.

**Auswahl**

Die Auswahl der Instrumente ist abhängig von der Aufbereitungstechnik, Form und Krümmung der Wurzel und letztlich den Vorlieben des Behandlers.

### 13.5.1 Handinstrumente

*Normierung*

Ein Handinstrument besteht aus Griff, Schaft und Arbeitsteil. Die Größenangabe für ein Instrument bezieht sich auf den Durchmesser in Hundertstel Millimeter in 1 mm Abstand von der Instrumentenspitze ($D_1$-Wert). Die **Länge des Arbeitsteils** beträgt immer 16 mm. Der **Durchmesser** nimmt bei jedem Instrument kontinuierlich von der Spitze ($D_1$) zum Ende des Arbeitsteils ($D_2$) um 0,32 mm zu. Ein Instrument mit der Größe 15 hat also bei $D_1$ einen Durchmesser von 0,15 mm und bei $D_2$ von 0,47 mm (Abb. 13-11).

**Länge des Arbeitsteils**
**Durchmesser**

**Schaft**

Der **Schaft** ist variabel zwischen 5 und 15 mm lang, woraus sich Instrumentenlängen von 21, 25, 28 und 31 mm ergeben. Kurze Instrumente sind gut geeignet zur Behandlung von Molaren, besonders lange Instrumente werden zur Behandlung von Eckzähnen gebraucht.

Die Griffe sind entsprechend der Größe farbig markiert und zusätzlich mit der Größennummer versehen. Einige Hersteller markieren den Kopf der Griffe mit einem Symbol in dreieckiger, quadratischer oder runder Form, was die Instrumententypen Reamer, K-Feile und Hedström-Feile kennzeichnet (Abb. 13-12).

**Handgriffe**

Die Handgriffe sind von Größe 15 bis 40 systematisch mit den Farben Weiß, Gelb, Rot, Blau, Grün und Schwarz gekennzeichnet. Die Untergrößen 6, 8 und 10 sind Rosa, Grau

**13**

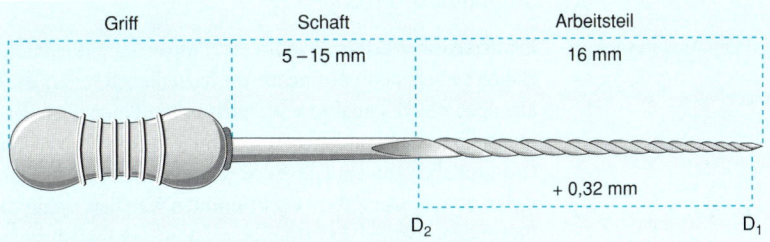

**Abb. 13-11** Maße für Wurzelkanalinstrumente entsprechend der ISO-Norm.
$D_1$ = Durchmesser des theoretisch bis zur Spitze verlängerten Kegels des Arbeitsteils. Der Durchmesser bei $D_1$ entspricht der ISO-Stärke des Instruments in 1/100 mm.
$D_2$ = Durchmesser am Ende des 16 mm langen Arbeitsteils. $D_2 = D_1 + 0{,}32$ mm.

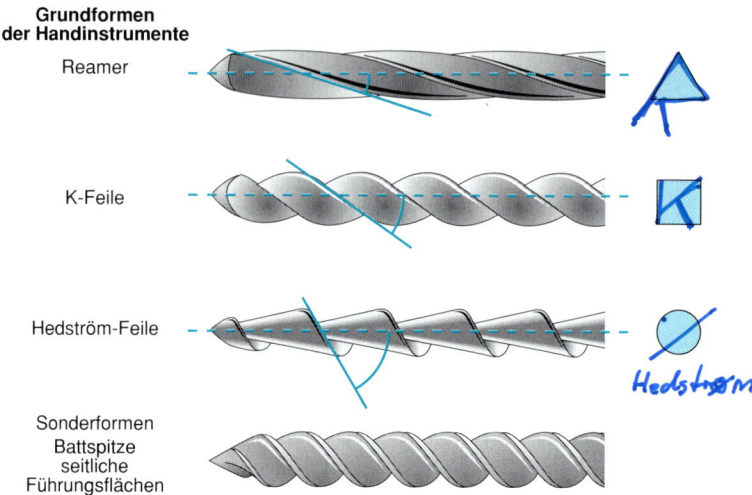

**Grundformen
der Handinstrumente**

Reamer

K-Feile

Hedström-Feile

Sonderformen
Battspitze
seitliche
Führungsflächen

**Abb. 13-12** Grundformen der Handinstrumente zur Aufbereitung des Wurzelkanals mit Darstellung des Schneidekantenwinkels und typische Merkmale neu entwickelter Instrumente. Die Grundinstrumente sind auf dem Kopf des Handgriffs mit Symbolen gekennzeichnet.

und Violett gekennzeichnet. Zwischen den Nummern 10 und 60 beträgt der Zuwachs des Instrumentendurchmessers an der Spitze jeweils 0,05 mm, ab Größe 60 jeweils 0,10 mm. Von einigen Herstellern sind Reamer und Feilen auch in Zwischengrößen (Gr. 12, 17, 22 usw.) erhältlich. Die Form der Handgriffe unterscheidet sich geringfügig zwischen den verschiedenen Herstellern, wobei ergonomische Gesichtspunkte eine Rolle spielen.

Um die Aufbereitung **enger und gekrümmter Kanäle** zu erleichtern, wurden unter dem Namen ProFile Series 29® Instrumente entwickelt, deren Durchmesser am Messpunkt $D_1$ von Größe zu Größe konstant um 29,17% zunimmt. Dies hat zur Folge, dass die absolute Zunahme des Durchmessers in Millimetern bei diesen Instrumenten einer parabolischen Funktion folgt. Die Instrumentengrößen der ProFile Series 29 sind kontinuierlich von 00 bis 11 gekennzeichnet, wobei Größe 1 der ISO-Größe 10 entspricht.

**Konizität**
Während die **Konizität** der Instrumente nach ISO-Norm immer 2% beträgt, werden ProFile-Instrumente auch mit einer Konizität von 4% und 6% angeboten (Abb. 13-13).

### Standardinstrumente

**Exstirpationsnadeln**
**Exstirpationsnadeln** (Synonyme: Pulpaexstirpatoren, Nervnadeln) sind mit kleinen Haken versehene Instrumente, die dazu dienen sollen, die Pulpa in einem Arbeitsgang aus dem Wurzelkanal zu exstirpieren. Die Pulpa wird bei Verwendung dieses Instruments abgerissen und nicht abgeschnitten, was als Nachteil betrachtet werden kann.

Grundsätzlich kann auf die Verwendung dieses Instruments verzichtet werden, da es in vielen Fällen, wie z.B. bei gekrümmten Kanälen, seine Aufgabe nicht erfüllen kann. Empfohlen werden Exstirpationsnadeln von manchen Autoren zur Entfernung von Papierspitzen oder Fremdkörpern aus dem Wurzelkanal.

**Reamer
und K-Feilen**
**Reamer** (Synonyme: Erweiterer, Räumer, Kerr-Bohrer) und **K-Feilen** (Synonyme: Kerr-Feile, Trepan-Feile) werden aus Rohlingen mit dreieckigem oder viereckigem Querschnitt durch Verwinden hergestellt (s. Abb. 13-12). Hauptsächlich unterscheiden

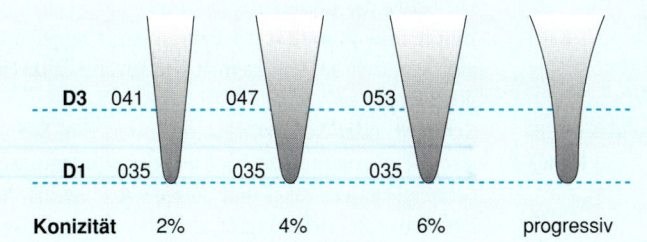

| | | | |
|---|---|---|---|
| **D3** 041 | 047 | 053 | |
| **D1** 035 | 035 | 035 | |
| **Konizität** 2% | 4% | 6% | progressiv |

**Abb. 13-13** Die Konizität der Instrumente nach ISO-Norm beträgt immer 2%. Neu entwickelte Instrumente werden mit Konizitäten von 4% und 6% oder sogar 12% und 20% sowie progressiver Konizität innerhalb jeder einzelnen Feile angeboten.

≈ *Taper*

sich Reamer und K-Feilen durch die Anzahl von Windungen pro Längeneinheit und dadurch auch durch den Schneidekantenwinkel (auch Tangentenwinkel, Winkel der Schneide zu seiner Längsachse). Die Reamer besitzen mit einer halben bis einer ganzen Verwindung pro Millimeter des Arbeitsteils weniger Windungen pro Längeneinheit als die K-Feilen. Instrumente mit geringem Durchmesser haben mehr Windungen als solche mit großem Durchmesser. Je nach Stärke des Instruments weisen Reamer acht bis 16 Schneiden, Feilen 24 bis 36 Schneiden auf. Kleine Instrumentengrößen werden aus Gründen der Stabilität gerne aus Rohlingen mit quadratischem Querschnitt, größere Instrumente aus Rohlingen mit dreieckigem Querschnitt gefertigt. Der **Schneidekantenwinkel** beträgt für Reamer etwa 10–30° und für K-Feilen etwa 25–40°.

**Hedström-Feilen**

**Hedström-Feilen** werden aus runden Rohlingen durch Herausfräsen hergestellt. Die Anzahl der spiralförmig umlaufenden Schneiden beträgt etwa 14 bis 31 und ist bei kleineren Instrumentengrößen höher als bei größeren. Der **Schneidekantenwinkel** beträgt für Hedström-Feilen etwa 60–65°.

### Merkmale

Charakteristisch sind für jedes Instrument Querschnitt, Spanraum und Kern (Abb. 13-14) sowie der Schneidekantenwinkel (s. Abb. 13-12).

**Querschnitt**

**Schneidleistung, Bruchsicherheit** und **Flexibilität** eines Instruments werden vom Querschnitt beeinflusst. Dreikantige Instrumente schneiden i.d.R. besser und sind flexibler, vierkantige Instrumente sind bruchsicherer.

**Spanraum**

Die Größe des Spanraums entscheidet, wie viel **Material** aus dem Wurzelkanal heraustransportiert werden kann. Einen großen Spanraum weisen Reamer und Hedström-Feilen auf, einen kleinen K-Feilen.

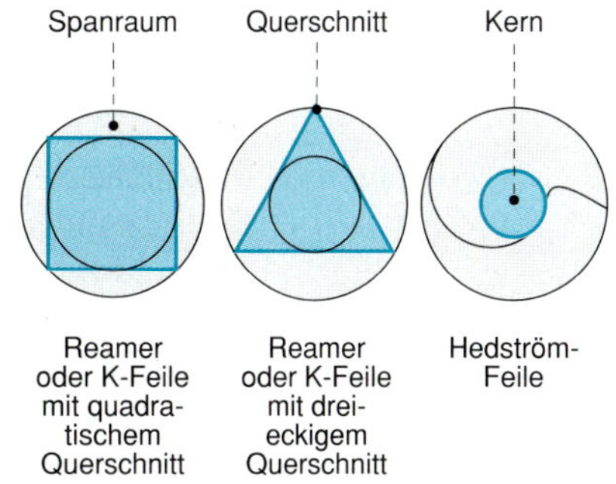

Spanraum   Querschnitt   Kern

Reamer oder K-Feile mit quadratischem Querschnitt   Reamer oder K-Feile mit dreieckigem Querschnitt   Hedström-Feile

**Abb. 13-14** Querschnitt, Spanraum und Kern bei Reamer, K-Feile und Hedström-Feile.

**Kern**

Die Größe des Kerns beeinflusst neben der Qualität des verwendeten Stahls die **Flexibilität und Stabilität** der Instrumente. Den kleinsten Kern weisen Hedström-Feilen auf, wodurch bei den kleinen Größen dieser Instrumente eine erhöhte Bruchgefahr gegeben ist.

**Schneidekanten-winkel**

**Schneid-** oder **Schabwirkung** werden vom Schneidekantenwinkel bestimmt. Hedström-Feilen weisen die höchste Schneidleistung auf, K-Feilen die geringste. Aus dem Schneidekantenwinkel und dem daraus resultierenden Arbeitsvektor, der senkrecht zur Tangente steht, ergibt sich die Arbeitsweise der verschiedenen Instrumente. Reamer sollen drehend-schabend verwendet werden, wobei eine viertel bis eine halbe Drehung im Uhrzeigersinn empfohlen wird. K-Feilen können ebenfalls drehend-schabend oder nur im Sinne einer zirkulären Feilung angewendet werden. Hedström-Feilen dürfen ausschließlich ziehend verwendet werden.

### Flexible Instrumente aus Edelstahl

Um unerwünschte Formabweichungen vom ursprünglichen Kanalverlauf bei der Aufbereitung zu vermindern, wurden Instrumente aus Edelstahl mit geringeren Biegemomenten und höherer Flexibilität entwickelt. Dies gelang durch Veränderungen der Querschnitte und die Verwendung von **Spezialstählen,** wie z.B. mehrfach im Hochvakuum verschmolzenem Chrom-Nickel-Stahl. Die meisten Instrumente wie die Flexicut-Feilen®, Flexoreamer® und K-Flexofeilen® weisen **dreieckige Querschnitte** auf. K-Flex-Feilen weisen einen **rhombischen Querschnitt** auf. Beim Verdrillen entstehen so abwechselnd hohe und niedrige Windungen.

Durch diese Querschnittsformen kann bei drehend-schabender Arbeitsweise eine **höhere Abtragsleistung** erreicht werden. Durch den vergleichsweise geringen Kerndurchmesser ist allerdings die **Bruchfestigkeit vermindert.** Obwohl es bei Anwendung dieser flexiblen Instrumente zu weniger Formabweichungen kommt, kann doch bei stärker gekrümmten Wurzelkanälen trotzdem keine ideale Kanalform erreicht werden.

Bei weiter gehenden Entwicklungen wurde die Spitzengeometrie der Instrumente verändert, da die scharfen Schneidekanten an der Spitzenschulter hauptsächlich für unerwünschte Formabweichungen bei der Aufbereitung verantwortlich gemacht werden. Die Flex-R-Feile sowie der Flexoreamer und die K-Flexofeile® weisen **nicht schneidende Spitzen** auf, die analog zum Battbohrer modifiziert worden sind. Die **parabolisch** oder **kuppenartig** geformte Spitze sorgt für eine bessere zentrische Führung der Instrumente im Wurzelkanal und hilft, Stufenbildungen zu vermeiden.

Als Nachteil der Flex-R-Feile ist anzusehen, dass sie durch Fräsen hergestellt werden und gegenüber verdrillten Feilen **ungünstigere Torsions- und Deflexionswerte** aufweisen. Insgesamt werden aber die flexiblen Instrumente mit nicht schneidender Spitze als entscheidende Verbesserung gegenüber den herkömmlichen Instrumenten angesehen.

### Instrumente aus Titanlegierungen

**Nickel-Titan-Legierungen**

Nickel-Titan-Legierungen (Ni-Ti) bestehen aus etwa 55% Nickel und 45% Titan. Der Elastizitätsmodul von Ni-Ti beträgt nur ein Fünftel des entsprechenden Wertes für Chrom-Nickel-Stahl, das Biegemoment ist geringer und die Torsionsfestigkeit größer. Die Instrumente besitzen ein **pseudoelastisches Verhalten.** In einem gekrümmten Wurzelkanal werden sie nicht irreversibel verbogen, sondern nehmen nach der Verformung wieder ihre Ausgangsgestalt an **(memory effect).** Dies bedeutet aber auch, dass Ni-Ti-Instrumente nicht vorgebogen werden können.

Die Instrumente werden durch Fräsung der Rohlinge hergestellt. Da Ni-Ti schwer zu bearbeiten ist, resultieren oft Instrumentenschneiden von geringer Güte. Hergestellt werden K-Feilen, H-Feilen sowie S- und U-Feilen sowohl für die manuelle wie auch für die maschinelle Anwendung. Im Vergleich zu Instrumenten aus Edelstahl ist die Schneidleistung der Ni-Ti-Instrumente geringer.

**Mikrotitan-Instrumente**

Die neu entwickelten Mikrotitan-Instrumente bestehen aus 95% Titan und 5% Aluminium. Sie haben bei vergleichbarer Schneidleistung und ähnlicher Frakturresistenz eine höhere Flexibilität als Edelstahlinstrumente. Allerdings hat das Material keine Pseudoelastizität.

### Instrumente mit verkürztem Arbeitsteil

Bei diesen Instrumenten wurde die Länge des Arbeitsteils, das nach ISO-Norm 16 mm lang sein soll, auf 1–5 mm verkürzt. Konzipiert wurden diese Instrumente (z.B. Canal Master U®, Flexogates®, Heliapical®) ausschließlich zur Aufbereitung **gekrümmter Wurzelkanäle**. Die Instrumente besitzen i.d.R. eine nicht schneidende Spitze und einen dünnen, zylindrischen Schaft, der sehr flexibel ist.

## 13.5.2 Geräte und Instrumente zur maschinellen Aufbereitung des Wurzelkanals

Da die Aufbereitung und Formgebung des Wurzelkanals mit Handinstrumenten mühsam und zeitaufwändig ist, wurden zahlreiche maschinell angetriebene Geräte entwickelt, die zu einer Erleichterung und Zeitersparnis führen sollen.

Eine Klassifikation kann nach der Art des Antriebssystems und den Eigenschaften der verwendeten Aufbereitungsinstrumente erfolgen. Grundsätzlich können spezielle Endodontologiewinkelstücke, Schallvibrationssysteme und Ultraschallsysteme unterschieden werden.

### Geräte mit rotierender Arbeitsweise

Gates-Glidden, Peeso- und Canal-Master-Bohrer können bei langsamen Umdrehungszahlen in herkömmlichen Winkelstücken eingesetzt werden, um den **koronalen,** geraden Teil eines Wurzelkanals zu erweitern. Das gebräuchlichste Instrument ist der **Gates-Glidden-Bohrer,** der aus einem langen Schaft, einem kurzen, länglich ovalen Kopf und einer stumpfen, selbst zentrierenden Spitze besteht. Die Instrumente sind in verschiedenen Größen (1–6) erhältlich. Diese und vergleichbare Instrumente werden häufig auch nur zur Erweiterung der Kanaleingänge eingesetzt.

### Maschinelle Nickel-Titan-Systeme

**Konstruktionsmerkmale**

In letzter Zeit wurden viele verschiedene Instumente und Systeme auf Nickel-Titan Basis für die maschinelle Aufbereitung eingeführt. Wichtige Konstruktionsmerkmale sind nach HÜLSMANN (2002):

- **Nicht-schneidende Instrumentenspitzen** (Battspitze):
  Die Ausformung der Spitze bewirkt, dass die Instrumente besser im Wurzelkanal zentriert bleiben. Hierdurch werden Häufigkeit und Ausmaß einer Kanalbegradigung sowie das Risiko von Perforationen reduziert (s. Abb. 13-12).

13

303

- **Variierende Konizitäten:**
  Während die Konizität der Instrumente nach ISO-Norm immer 2% über 16 mm Länge beträgt, werden neu entwickelte Ni-Ti-Instrumente mit Konizitäten von 2, 4 und 6% oder sogar 12 und 20% angeboten. Ganz neu entwickelt wurden Instrumente mit variierender Konizität innerhalb eines Instruments (s. Abb. 13-13).
- **Variierende Länge des Arbeitsteils:**
  Einige Systeme verfügen über separate Instrumente für die Aufbereitung des koronalen, mittleren und apikalen Kanalanteils. Zur Reduzierung der einwirkenden Kraft haben Instrumente mit sehr großen Konizitäten zur Erweiterung des koronalen Kanalanteils ein stark verkürztes Arbeitsteil. Zur Aufbereitung der tieferen Kanalteile nimmt die Konizität der Instrumente ab und die Länge des Arbeitsteils zu.
- **Seitliche Führungsflächen** (radial lands):
  Manche Instrumente haben breite seitliche Führungsflächen, die eine bessere Zentrierung im Wurzelkanal sichern soll. Häufig haben diese Instrumente einen U-förmigen Querschnitt (s. Abb. 13-12).

**Systeme**

Zu den bekannteren Systemen zur maschinellen Aufbereitung des Wurzelkanals gehören LightSpeed- und ProFile-04/06, GT Rotary, ProTaper, Hero 642, FlexMaster und Mity-Rotofiles. Auf einige Systeme soll exemplarisch etwas näher eingegangen werden.

Bei den **LightSpeed-Instrumenten** handelt es sich um eine Weiterentwicklung der Canal-Master-Handinstrumente und sie ähneln modifizierten Gates-Glidden Bohrern. Sie haben ein Arbeitsteil von 0,25–1,75 mm, eine nicht schneidende Spitze (Pilotnase) und werden aus Nickel-Titan hergestellt. Der verkürzte Arbeitsteil besitzt einen zylinderförmigen, 23–24 mm langen Schaft. Die hohe Flexibilität des Schafts soll es ermöglichen, auch mehr als 40° gekrümmten Wurzelkanälen zu folgen und sie zentriert aufzubereiten. Die Instrumente werden im Winkelstück bei Drehzahlen von 750–2000 U/min eingesetzt (Abb. 13-15).

Die **ProFile-Instrumente** haben einen U-förmigen Querschnitt, eine nicht schneidende Battspitze und weisen breite Führungsflächen auf. Das wesentliche Merkmal ist die Konizität von 4 bzw. 6% (s.o. Abschnitt „Normierung"). Die Instrumente sind für die Verwendung mit einem Motor mit niedriger Drehzahlsteuerung und hohem Drehmoment bei kontinuierlichen Geschwindigkeiten von 150–350 U/min konzipiert. Weiterentwicklungen sind GT Rotary mit Konizitäten von 4–12% zur Aufbereitung nach der Step-down-Technik und ProTaper mit variablen Konizitäten.

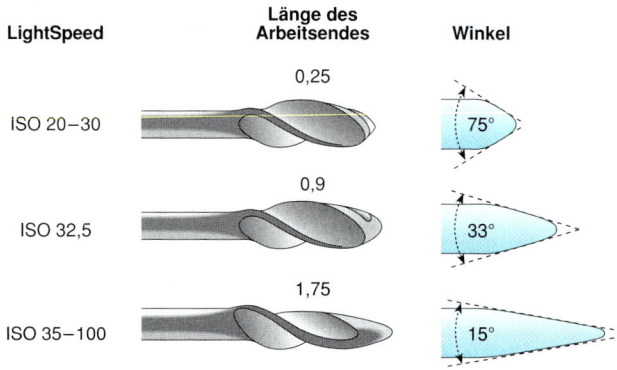

**Abb. 13-15** LightSpeed®-Instrumente zur maschinellen Aufbereitung des Wurzelkanals. Die abgebildeten verkürzten Arbeitsteile haben einen zylinderförmigen, sehr flexiblen, 23–24 mm langen Schaft.

> **Merke** Bei allen Ni-Ti-Instrumenten zur maschinellen Aufbereitung muss auf die systemspezifische Umdrehungszahl geachtet werden. Überhöhte Umdrehungszahlen oder abrupte Wechsel der Drehzahl erhöhen das Frakturrisiko der Instrumente.

Neuere Motoren haben eine programmierbare individuelle **Torque-Kontrolle** für das jeweilige Ni-Ti-System oder -Instrument. Bei Erreichen des vorgegebenen Grenzwertes bleibt der Motor stehen oder ändert die Drehrichtung.

*Biegebeanspruchung bei großen ⌀ größer, dafür aber bessere Torsionsstabilität!*

### Endodontie-Winkelstücke

Ältere Endodontie-Winkelstücke führen zumeist eine reziproke Rotationsbewegung und/oder eine Hubbewegung aus. Bekannte Beispiele hierfür sind Giromatic, Endolift und Racer.

Später entwickelte Geräte wie Canal-Finder oder Excalibur arbeiten mit komplizierten Bewegungsabläufen. Beim Excalibur werden Feilen in multilaterale Pendelbewegungen (aleatorische Schwingungen) versetzt, beim Canal-Finder ist eine gesteuerte Hubbewegung mit der Möglichkeit freier Rotation bei Friktion der Instrumente kombiniert.

Bei den älteren Modellen war die Kanalreinigung schlechter als bei der manuellen Aufbereitung, und es bestand eine **erhöhte Gefahr von Stufenbildung und Perforation.** Bei neueren Systemen konnten bessere Ergebnisse erreicht werden.

Allen Endodontie-Winkelstücken ist aber der Verlust des Tastgefühls gegenüber der manuellen Aufbereitung gemeinsam. In der Regel kann keine Zeitersparnis durch Verwendung dieser Instrumente nachgewiesen werden.

Insgesamt haben diese Endodontie-Winkelstücke aufgrund der neu entwickelten Ni-Ti-Systeme zur maschinellen Aufbereitung sehr an Bedeutung verloren.

### Ultraschallsysteme

Ultraschallsysteme zur Aufbereitung und Reinigung des Wurzelkanals erzeugen hochfrequente Schwingungen im Bereich von 25 000–40 000 Hz. Die Installation der Geräte ist aufwändig, da i.d.R. ein spezieller Generator erforderlich ist. *25 – 40 kHz*

Der Effekt von Ultraschallsystemen soll gleichzeitig auf mechanischer Bewegung, physikalischer Kavitation und chemischer Spülmittelwirkung beruhen. Hauptsächlich wird die Reinigung des Wurzelkanals wohl dadurch bewirkt, dass Flüssigkeitspartikel um die schwingende Feile in schnelle Bewegung versetzt werden.

> **Merke** Bei gekrümmten Wurzelkanälen besteht bei der Anwendung von Ultraschallsystemen eine erhöhte Gefahr der Stufenbildung. Hier sollten Schallvibrationssysteme sicherer sein.

Allgemein können Ultraschallsysteme nützlich sein bei der Entfernung von Wurzelstiften, Silberstiften, frakturierten Instrumenten und harten Pastenfüllungen.

### Schallvibrationssysteme

Schallvibrationssysteme arbeiten in einem Frequenzbereich von 1500–6500 Hz und können direkt an die Behandlungseinheit gekoppelt werden. *1,5 – 7 kHz*

**13**

Bei beiden Systemen ist die kontinuierliche Zufuhr von Wasser, physiologischer Koch-salzlösung oder 0,5- bis 3%iger Natriumhypochlorit-Lösung erforderlich. Als größter Vorteil dieser Systeme wird insgesamt die verbesserte Reinigungswirkung besonders im Zusammenhang mit der Verwendung von Natriumhypochlorit-Lösungen gesehen. Häufig werden diese Systeme als **Ergänzung zur manuellen Aufbereitung** emp-fohlen.

### 13.5.3 Hilfsmittel zur Längeneinstellung und zur Aufbewahrung der Wurzelkanalinstrumente

Alle Instrumente, die zur Aufbereitung und Reinigung des Wurzelkanals verwen-det werden, müssen eine definierte Längenmarkierung aufweisen.

Auf Handinstrumente können **Stopper** aus Metall, Silikon oder Gummi aufgesetzt werden. Den sichersten Sitz haben Metallstopper. Vorzugsweise sollen Stopper **rönt-gensichtbar** sein. Alternativ zu den aufsetzbaren Stoppern sind Instrumente mit Messgriffen erhältlich.

Zur **Längeneinstellung** eignen sich Messlehren, Messlineale oder Messblöcke.

Messblöcke haben den Vorteil, dass damit auch wenig zeitaufwändig Papierspitzen und Guttaperchapoints längenmarkiert werden können.

Zur Aufbewahrung und Bereithaltung der Wurzelkanalinstrumente stehen zahlreiche verschiedene Modelle sog. **Endoboxen** zur Verfügung. In einigen dieser Boxen kann ein umfangreicher Satz von Instrumenten unterschiedlicher Größe und Länge nebst Hilfsmitteln für die Wurzelkanalfüllung untergebracht werden. Kleine Boxen bieten nur Platz für einen ausgewählten Instrumentensatz für eine geplante Behandlung.

Sehr geeignet zur Ablage der Instrumente bei der Behandlung sind kleine, mit desinfi-zierender Lösung gefüllte Töpfchen, bei denen mithilfe eines Klemmringes ein Stück Gaze oder Kofferdamgummi eingespannt werden kann.

Insgesamt soll der endodontische Arbeitsplatz nach **ergonomischen Gesichtspunk-ten** aufgebaut sein. Ein schneller Zugriff auf die vorbereiteten Instrumente, eine kontrollierte Ablage und eine klare Trennung von sterilem und unsterilem Instrumen-tarium sind anzustreben.

## 13.6 Allgemeine Richtlinien der Wurzelkanalaufbereitung

Unter dem Begriff „Aufbereitung" werden hier die Arbeitsgänge Erweiterung, Reinigung und Formgebung des Wurzelkanals zusammengefasst. Wird die instrumentelle, mechanische Aufbereitung mit gleichzeitiger Anwendung von Spüllösungen vorgenommen, spricht man von „biomechanischer Aufberei-tung". In jüngster Zeit werden diese Arbeitsvorgänge auch unter dem Begriff „Präparation des Wurzelkanalsystems" zusammengefasst.

Ausgehend vom Zustand der Pulpa, kann man zwischen der Pulpektomie der vitalen Pulpa (Vitalexstirpation) und der nicht vitalen Pulpa unterscheiden. Der Zustand der Pulpa hat aber prinzipiell keinen Einfluss auf die Vorgehensweise bei der Aufbereitung.

*Ziele*  Die **Ziele** der Wurzelkanalaufbereitung sind (nach GROSSMAN 1988):
- vollständige Entfernung von vitalem und nekrotischem Pulpagewebe

- mechanische Entfernung von Mikroorganismen aus dem Wurzelkanal und der Wurzelkanalwand
- Erhöhung der desinfizierenden Wirkung von Spüllösungen durch Vergrößerung des Wurzelkanallumens
- Formgebung des Wurzelkanals zur Ermöglichung der vollständigen Obturation des Wurzelkanalsystems.

Die Arbeitsgänge Erweiterung, Reinigung und Formgebung laufen überwiegend parallel zueinander ab. Die Reinigung des Wurzelkanals ist vielleicht von größter Bedeutung, da alles im Wurzelkanal verbliebene organische Material das Wachstum von Bakterien fördern könnte.

Die Aufbereitung des Wurzelkanals beginnt, wenn die Arbeitslänge festgelegt und das Arbeitsfeld entsprechend vorbereitet worden ist.

Die Arbeitslänge entspricht i.d.R. der Zahnlänge minus 1 mm. Dies ist unabhängig davon, ob die Pulpa vital oder nekrotisch ist. Die endgültige Formgebung des Wurzelkanals hängt davon ab, nach welcher Methode später das Wurzelkanalsystem gefüllt werden soll.

**Anforderungen an die Formgebung**

Folgende **Anforderungen** sollen bei der **Formgebung** aber immer erfüllt werden:
- Der aufbereitete Wurzelkanal muss den ursprünglichen Wurzelkanal vollständig einschließen.
- Die apikale Konstriktion muss erhalten bleiben.
- Der aufbereitete Wurzelkanal muss apikal eine Verengung oder Schwelle aufweisen, gegen die die Wurzelkanalfüllung kondensiert werden kann.
- Der Wurzelkanal soll von der Krone zum Apex insgesamt eine konische Form haben.

> **Merke** Unabhängig von der Methode muss der Wurzelkanal – ausgehend vom ersten im Kanal bindenden Instrument – um drei bis fünf Größen erweitert werden, um den mechanischen Abtrag infizierten Materials von der Wurzelkanalwand zu gewährleisten.

**Bearbeitung der Wurzelkanalwände**

Bei der Bearbeitung der Wurzelkanalwände ist die spezielle anatomische Form der Wurzeln zu beachten, um eine zu große Schwächung der Dentinwand oder sogar eine seitliche Perforation der Wurzel zu vermeiden.

Bei **stark gekrümmten Wurzeln** soll stets versucht werden, die konkave Wand stärker zu bearbeiten als die konvexe Wand. Auch bei Beachtung dieser Empfehlung kommt es oft durch Begradigung des Kanals zu einer Verkürzung der Arbeitslänge, die 0,5 mm oder sogar mehr betragen kann. Um eine Überinstrumentierung zu vermeiden, muss die Arbeitslänge in diesen Fällen entsprechend verkürzt werden.

Um eine gründliche Reinigung zu erreichen, erfolgt die Aufbereitung im feuchten Milieu. Dies erfordert die häufige Spülung mit einer geeigneten Spüllösung.

## 13.7 Spülung des Wurzelkanals

> Um sicherzustellen, dass durch die Aufbereitung auch Gewebereste, Detritus und Bakterien, die in den Dentinkanälchen, Seitenkanälen oder anderen unzugänglichen Bezirken zurückgeblieben sind, beseitigt werden, muss eine unterstützende Spülung mit geeigneten Lösungen erfolgen.

Zu diesem Zweck wird der Einsatz von verschiedenen Mitteln (wie z.B. NaCl, $H_2O_2$, NaOCl, EDTA), organischen Säuren oder Alkohol empfohlen. Ein geeignetes Mittel zur Spülung soll folgende **Eigenschaften** haben:

- geringe Toxizität
- bakterizide Wirkung
- Auflösung von vitalem und nekrotischem Pulpagewebe
- niedrige Oberflächenspannung
- Schmiereffekt.

Zusätzlich werden manchmal die Entfernung der Schmierschicht und ein Bleicheffekt gefordert.

Das einzige Mittel, das diese Anforderungen zumindest weitgehend erfüllt, ist das **Natrium-hypochlorit** **Natriumhypochlorit (NaOCl).** Die aktive Wirkung von Natriumhypochlorit beruht auf seinem Gehalt an undissoziierten HOCl-Molekülen, die eine oxydierende und chlorierende Wirkung haben.

Üblicherweise wird Natriumhypochlorit in wässrigen Lösungen von 0,5–5,0% angewendet. Die antibakterielle Wirkung ist in diesem Konzentrationsbereich annähernd gleich stark.

Die gewebelösenden Eigenschaften von Natriumhypochlorit sind sehr gut. Sowohl vitales wie auch nekrotisches Pulpagewebe wird bei einem Überschuss von Natriumhypochlorit weitgehend abgebaut.

**Chelat-verbindungen** Die dem Dentin aufliegende Schmierschicht kann aber allein mit Natriumhypochlorit nicht entfernt werden. Hier sind **Chelatverbindungen** wie EDTA oder z.B. Zitronensäure besonders effektiv. Ob es sinnvoll und notwendig ist, die Schmierschicht vor der Wurzelkanalfüllung zu entfernen, ist allerdings nicht geklärt.

Der Zusatz oberflächenaktiver Substanzen zur Verminderung der Oberflächenspannung hat sich nicht bewährt. Es konnte auch kein Vorteil durch alternierende Spülungen mit Wasserstoffperoxid ($H_2O_2$) zur Erzeugung naszierenden Sauerstoffs nachgewiesen werden.

Die **Effektivität** der Spülungen mit Natriumhypochlorit hängt in der Hauptsache von der **Eindringtiefe** in den Wurzelkanal und damit von dem Lumen des Kanals, der eingebrachten Menge und einer angemessenen Einwirkdauer ab.

Die Spülung erfolgt mit Einwegspritzen, die mit einer zierlichen, stumpfen Kanüle bestückt sind. Oft ist es sinnvoll, die Kanüle in einem leichten Winkel vorzubiegen. Der Druck muss so dosiert werden, dass ein tiefes Eindringen der Lösung in den Wurzelkanal gewährleistet ist, wobei allerdings ein **Überpressen** der Lösung über den Apex ausgeschlossen werden muss.

Eine Irritation der Mundschleimhaut oder ein Verschlucken der Lösung kann ausgeschlossen werden, da die Behandlung unter Kofferdam erfolgt.

## 13.8 Methoden der manuellen Wurzelkanalaufbereitung

Die Methoden der manuellen Wurzelkanalaufbereitung können anhand der verwendeten Instrumente, nach der angestrebten Form des Wurzelkanals oder nach der Art des Vorgehens unterschieden werden.

Vorwiegend von den **Instrumenten** ausgehend, können die Räummethode und die Feilmethode unterschieden werden.

Nach **Art des Vorgehens** können die Methoden grob in zwei Gruppen eingeteilt werden.

Apikal-koronale Methoden: Hier wird nach Festlegung der Arbeitslänge der gesamte Wurzelkanal sukzessiv mit zunehmenden Instrumentengrößen konisch in koronaler Richtung aufbereitet.
Koronal-apikale Methoden: Hier wird der koronale Anteil des Wurzelkanals zuerst erweitert, bevor die endgültige Arbeitslänge festgelegt wird. Erst anschließend wird die Arbeitslänge bestimmt und konisch in apikaler Richtung aufbereitet.

Zur Formgebung des apikalen Kanalabschnitts wird häufig in Kombination mit einer der Methoden die Step-back-Technik angewendet. Eine klare Abgrenzung zwischen den vielen in der Literatur beschriebenen Techniken ist schwer möglich, da oft Kombinationen verschiedener Techniken empfohlen werden.

Grundsätzlich ist festzustellen, dass die konventionellen apikal-koronalen Methoden bei Verwendung von Reamern eher für die Aufbereitung gerader, **rundlicher** Wurzelkanäle geeignet sind; die weiterentwickelten apikal-koronalen Methoden wie die konische Aufbereitungstechnik unter Verwendung von Feilen für **leicht gekrümmte** Kanäle und die koronal-apikalen Methoden sind letztlich besonders für die Aufbereitung **stark gekrümmter** Kanäle geeignet.

### 13.8.1 Apikal-koronale Methoden

*Konventionelle Techniken*

Bei der konventionellen Technik wird der Wurzelkanal in voller Arbeitslänge mit Instrumenten aufsteigender Größe bearbeitet. Die Technik kann allein mit Reamern oder wechselseitiger Verwendung von **Reamern** und **Hedström-Feilen** durchgeführt werden.

**Räummethode**  Arbeitet man mit den Instrumenten stoßend-drehend, spricht man von der Räummethode.

Ein kleiner Reamer wird in den Kanal eingeführt, unter Beachtung der Arbeitslänge eine viertel bis eine halbe Umdrehung rotiert, wieder aus dem Kanal entfernt und gereinigt. Dieser Arbeitsvorgang wird wiederholt, bis der Reamer widerstandslos bis zur Arbeitslänge eingeführt werden kann. Mit Instrumenten aufsteigender Größe wird der Vorgang wiederholt, bis die gewünschte Kanalgröße erreicht ist.

Häufig wird empfohlen, bei dieser konventionellen Technik wechselseitig Reamer und Hedström-Feilen gleicher Größe zu benutzen. Bei der Anwendung von Feilen ist sicherzustellen, dass es nicht zur Ansammlung von Spänen im apikalen Drittel des Kanals und damit zu einer Verbolzung des Weges kommt. Dies kann durch die sog. **Rekapitulation** verhindert werden. Hierbei wird ein ein oder zwei Größen kleinerer Reamer in den Kanal eingeführt, um die Späne nach oben zu transportieren.

Als **Vorteil** der konventionellen Methode wird angesehen, dass der fertig aufbereitete Kanal einen runden Querschnitt besitzt und damit direkt geeignet ist zur Aufnahme eines genormten Guttaperchapoints. Weiterhin kann gegenüber anderen Methoden ein leichter Zeitvorteil erreicht werden.

Dem gegenüber stehen aber zahlreiche **Nachteile.** Bei Kanälen mit ovalem oder hantelförmigem Querschnitt können bei weitem nicht alle Bereiche der Wurzelkanalwand erreicht werden. Würde man versuchen, die gesamte Kanalwand in die runde Aufbereitungsform einzubeziehen, bestünde die große Gefahr einer seitlichen Perforation.

13

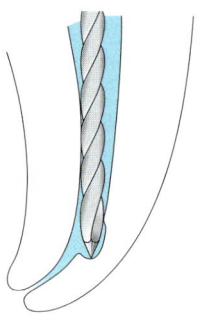

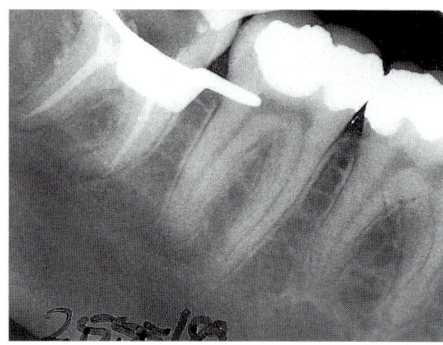

**Abb. 13-16** Abweichung vom ursprünglichen Kanal im apikalen Drittel bei der ersten Phase der Instrumentierung.

**Abb. 13-17** Abweichung vom ursprünglichen Wurzelkanal durch falsche Aufbereitungstechnik.

> **Merke** Wird diese Methode bei gekrümmten Wurzeln angewendet, besteht schon in der ersten Phase der Instrumentierung die Gefahr der Stufenbildung oder der Abweichung vom ursprünglichen Kanal im apikalen Drittel (Abb. 13-16 und 13-17).

Während der Aufbereitung kann es durch den Ausschlag der Instrumentenspitze bei Drehungen zur Ausbildung des sog. **„Elbow-Zip"-Effekts** kommen, der eine korrekte Wurzelkanalfüllung nahezu unmöglich macht. In welchem Ausmaß eine **Trichter-** oder **Sanduhrform** entsteht, hängt vom Ausmaß der Wurzelkrümmung, von der Größe und Flexibilität der Instrumente und der Art des Vorgehens ab (Abb. 13-18).

Werden zur Aufbereitung überwiegend Feilen benutzt, mit denen schabend und ziehend gearbeitet wird, spricht man von der Feilmethode.

**Feilmethode**

Als erstes Instrument wird eine dünne Feile in den Kanal eingeführt, die ohne Widerstand bis zur Arbeitslänge gelangen muss. Die Kanalwand wird so lange bearbeitet, bis die nächst größere Feile wiederum ohne Widerstand bis zur Arbeitslänge eingeführt werden kann. Durch **zirkuläres Feilen** kann nun auch die gesamte Kanalwand von Wurzelkanälen mit unregelmäßigem Querschnitt bearbeitet werden (Abb. 13-19 und 13-20). Bis zu welcher Instrumentengröße aufbereitet wird, hängt von den anatomischen Verhältnissen und der geplanten Wurzelfülltechnik ab.

Die besonderen **Vorteile** dieser Methode sind die intensive Reinigung des Wurzelkanals und die Möglichkeit, auch unregelmäßig geformte Kanäle problemlos aufzubereiten.

Als **Nachteil** ist anzusehen, dass Feilen das gelöste Material nicht so gut aus dem Kanal abtransportieren und somit zur Verhinderung einer Verbolzung häufige Rekapitulationen notwendig sind. Weiterhin erfordert der unregelmäßige Querschnitt des aufbereiteten Kanals eine aufwändigere Füllungstechnik.

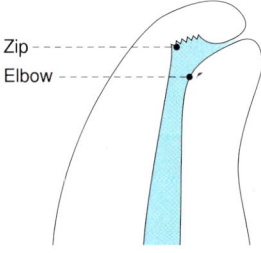

Zip
Elbow

**Abb. 13-18** Elbow-Zip-Effekt bei der Instrumentierung gekrümmter Kanäle. Die Verwendung nicht genügend flexibler oder nicht vorgebogener Instrumente führt dazu, dass nahe dem Apex ein Trichter (Zip) entsteht und nach diesem eine Einengung (Elbow).

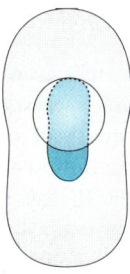

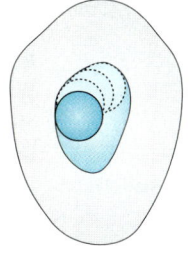

**Abb. 13-19** Problematik der konventionellen Aufbereitungstechnik. Ist der Kanalquerschnitt nicht annähernd rund, werden einerseits Teilbereiche nicht aufbereitet, andererseits wird viel gesundes Dentin geopfert.

**Abb. 13-20** Zirkuläres Feilen. Mithilfe dieser Technik können auch bei unregelmäßig geformten Kanälen alle Bereiche bearbeitet werden.

## Step-back-Technik

Den oben genannten Anforderungen an die richtige Formgebung des Wurzelkanals kann man in den meisten Fällen mit der konventionellen Technik nicht gerecht werden.

> **Merke** Eine konische Kanalform des apikalen Wurzelkanaldrittels, die die Anfertigung einer exakten Wurzelkanalfüllung erleichtert, kann zumeist nur mit der Step-back-Technik erreicht werden. Da die Step-back-Technik aber nur das apikale Wurzelkanaldrittel betrifft, gilt sie weniger als eigenständige Aufbereitungstechnik, sondern ist Bestandteil verschiedener apikal-koronaler und auch koronal-apikaler Methoden.

Hierbei werden nach der Aufbereitung des apikalen Kanalabschnitts um drei bis fünf Größen nach dem ersten klemmenden Instrument die folgenden Instrumente nicht mehr in voller Arbeitslänge eingeführt, sondern die **Länge wird sukzessiv verkürzt**. Je nach Weite des Wurzelkanals erfolgen so drei bis fünf Schritte mit zunehmend verkürzter Arbeitslänge. Während kleine Schritte von je 0,5 mm bei geraden Kanälen angebracht sind, werden bei gekrümmten Kanälen Schritte von je 1 mm bevorzugt (Abb. 13-21).

**Vorteil** Ein **Vorteil** der Step-back-Technik gegenüber der konventionellen Technik ist auch darin zu sehen, dass die mit zunehmender Größe immer weniger flexiblen Instrumente nicht im Bereich der größten Krümmung zum Einsatz kommen. Somit kann auch der einseitige Abtrag von Material an einer Kanalseite und damit die Ausbildung des Elbow-Zip-Effekts weitgehend verhindert werden.

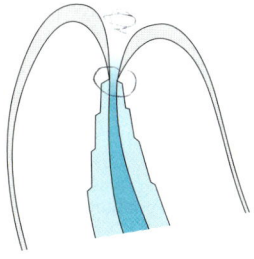

**Abb. 13-21** Konische Wurzelkanalaufbereitung mit der Step-back-Technik.

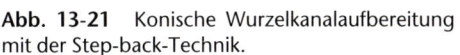

311

### Konische Wurzelkanalaufbereitung

Aus der breiten Palette der Aufbereitungstechniken wird nachfolgend die konische Wurzelkanalaufbereitung ausführlicher beschrieben, da diese Technik häufig in der Studentenausbildung als Standardmethode eingesetzt wird.

**Initialfeile**

Das **erste Instrument,** das bis zur vorher bestimmten Arbeitslänge eingebracht wird und dort bindet, wird als Initialfeile (initiale apikale Feile) bezeichnet. Je nach Durchmesser des Wurzelkanals kann es sich dabei zum Beispiel um ein Instrument der ISO-Größe 15 oder bei sehr weiten Kanälen um ein Instrument der ISO-Größe 35 handeln.

**Erweiterung**

Von der initialen Feile ausgehend, erfolgt die **Erweiterung des Kanals um drei bis fünf Größen.** Um eine dichte Füllung des Wurzelkanals zu ermöglichen, soll der apikale Anteil des Wurzelkanals i.d.R. zumindest bis zur ISO-Größe 30 oder 35 aufbereitet werden.

Die zuletzt in voller Arbeitslänge eingebrachte Feile wird als apikale Masterfeile (gebräuchliche Abkürzungen: AMF, MAF oder MAI) bezeichnet.

**Konische Aufbereitung**

Anschließend erfolgt die **konische Aufbereitung** des apikalen Wurzelkanaldrittels nach der **Step-back-Technik.** Die nachfolgenden drei bis vier jeweils größeren Instrumente werden in um jeweils 1 mm verkürzter Länge verwendet. Das letzte dieser Instrumente wird als Finalfeile (FF) bezeichnet.

Abschließend wird das koronale Wurzelkanaldrittel mit Gates-Glidden-Bohrern so weit erweitert und geglättet, bis durchgehend eine konische Form des Wurzelkanals entstanden ist.

> **Merke** Der gesamte Aufbereitungsvorgang wird im feuchten Milieu durchgeführt. Dies bedeutet regelmäßige Spülungen mit Natriumhypochlorit zu Beginn und zwischen den Arbeitsgängen.

Um besonders bei gekrümmten Kanälen eine Verbolzung von Spänen in Apexnähe zu vermeiden, ist eine **häufige Rekapitulation** erforderlich. Bei besonders engen Kanälen wird neben den Spülungen der Einsatz eines **Gleitmittels** (z.B. RC-Prep) empfohlen. Zusätzlich kann die Aufbereitung solcher Kanäle erleichtert werden, wenn Instrumente in Zwischengrößen eingesetzt werden.

Grundsätzlich sollen bei engen, stark gekrümmten Kanälen besonders flexible Feilen eingesetzt werden, die ohne apikalen Druck verwendet werden (Abb. 13-22a und b und Tab. 13-2).

**Spülen**

Nach dem letzten Aufbereitungsschritt wird der Wurzelkanal noch einmal gründlich mit Natriumhypochlorit gespült. Manchmal wird eine zusätzliche abschließende Spülung mit 95%igem Alkohol empfohlen, um die Trocknung des Kanals zu beschleunigen.

**Trocknen**

Die **Trocknung** des Kanals erfolgt mit genormten und auf die Arbeitslänge minus 1 mm eingestellten sterilen Papierspitzen. Die Papierspitzen werden entsprechend der Längenmarkierung ohne Druck in den Kanal eingeführt. Durch genaue visuelle Prüfung der Papierspitzen muss sichergestellt werden, dass der Kanal völlig trocken ist. Anschließend erfolgt entweder eine provisorische Einlage oder die definitive Wurzelkanalfüllung.

### 13.8.2 Koronal-apikale Methoden

**Vorteile**

Die koronal-apikalen Methoden haben grundsätzlich folgende **Vorteile** (STOCK et al. 1997):

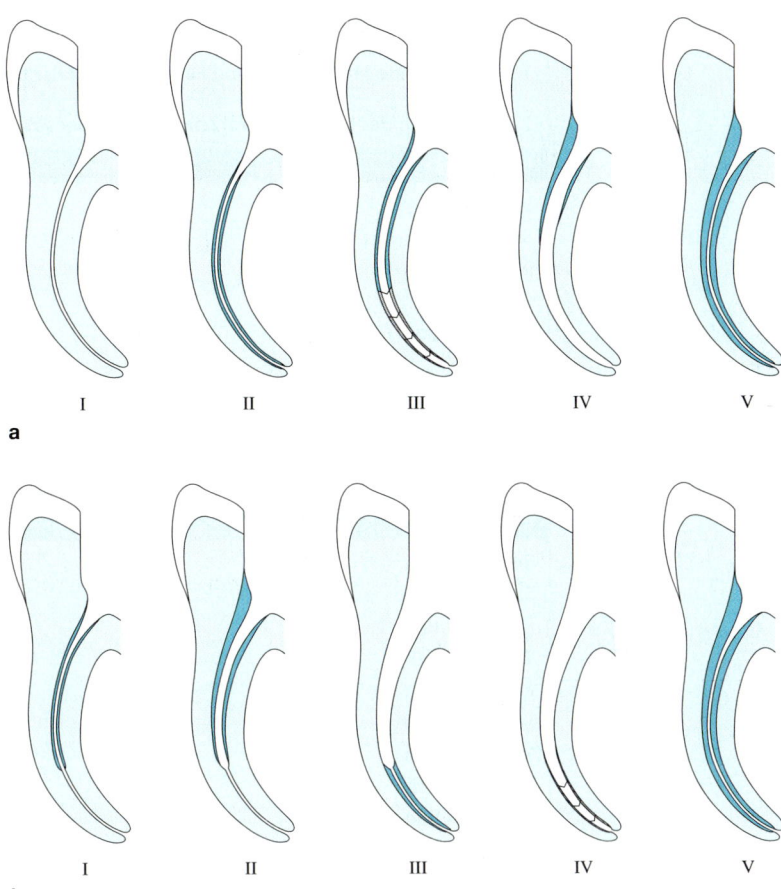

**Abb. 13-22**
a) Arbeitsschritte bei der Wurzelkanalaufbereitung entsprechend einer apikal-koronalen Methode (konische Methode). I. Ursprüngliche Kanalform, II. Erweiterung des gesamten Wurzelkanals um 3–4 Größen, III. Step-back-Präparation des apikalen Drittels, IV. Erweiterung des koronalen Drittels mit Gates-Glidden-Bohrern, V. Präparierter Wurzelkanal.
b) Arbeitsschritte bei der Wurzelkanalaufbereitung entsprechend einer koronal-apikalen Methode (Step-down-Technik). I. Erweiterung des Wurzelkanals mit Handinstrumenten um wenige Größen bis zum Anfang der Krümmung, II. Konische Präparation des erweiterten Anteils mit Gates-Glidden-Bohrern, III. Aufbereitung des apikalen Drittels, IV. Step-back-Präparation des apikalen Drittels, V. Präparierter Wurzelkanal.

**Merke**
- Durch die frühe Ausräumung des voluminösen koronalen Anteils des Wurzelkanals kann eine Verschleppung von Bakterien in apikaler Richtung weitgehend vermieden werden.
- Die frühe koronale Erweiterung ermöglicht eine bessere Penetration von Spüllösungen. Dadurch wird eine Verstopfung des Wurzelkanals weniger wahrscheinlich.
- Die frühe koronale Erweiterung verkürzt die gesamte Wurzelkanallänge. Hierdurch können Fehler bei der Abschätzung der Arbeitslänge reduziert werden, und es wird eine effektivere apikale Kontrolle der Wurzelkanalinstrumente ermöglicht.

**Tabelle 13-2**    Schritt-für-Schritt-Vorgehen am Beispiel.

| 1. Vorbereitende Maßnahmen und Festlegen der Arbeitslänge wie beschrieben |
|---|

**2. Erweiterung des gesamten Wurzelkanals in voller Arbeitslänge**

| Instrument | ISO-Größe | Arbeitslänge |
|---|---|---|
| Initialfeile | 10 | 21 mm |
| Stepfeile | 15 | 21 mm |
| Rekapitulation | 10 | 21 mm |
| Stepfeile | 20 | 21 mm |
| Rekapitulation | 15 | 21 mm |
| Stepfeile | 25 | 21 mm |
| Rekapitulation | 20 | 21 mm |
| Masterfeile | 30 | 21 mm |

**3. Aufbereitung des apikalen Wurzelkanaldrittels mit der Step-back-Technik**

| Instrument | ISO-Größe | Arbeitslänge |
|---|---|---|
| Rekapitulation | 25 | 21 mm |
| Step-back-Feile | 35 | 20 mm |
| Rekapitulation | 30 | 21 mm |
| Step-back-Feile | 40 | 19 mm |
| Rekapitulation | 30 | 21 mm |
| Step-back-Feile | 45 | 18 mm |
| Rekapitulation | 30 | 21 mm |
| Step-back-Feile | 50 | 17 mm |
| Rekapitulation | 30 | 21 mm |

**4. Erweiterung und Glättung des koronalen und mittleren Wurzelkanaldrittels**
Gates-Glidden-Bohrer Nr. 1, 2 und 3 (alternativ können entsprechend große Hedström-Feilen verwendet werden)

**Nachteile**

Für Ungeübte enthalten aber auch die koronal-apikalen Methoden einige **Risiken.** So kann es besonders bei engen, gekrümmten Kanälen zur Begradigung, zur Präparation eines Sanduhreneffekts oder zu einer Perforation kommen.

Zu den bekanntesten koronal-apikalen Methoden zählen die Step-down-, Double-flared- und Crown-down-pressureless-Techniken. Die Beschreibung dieser Methoden erfolgt hier nur in stark verkürzter Form.

**Merke**    Grundprinzipien der Wurzelkanalaufbereitung, wie regelmäßiges Einbringen von Spüllösungen (z.B. Natriumhypochlorit) und häufiges Rekapitulieren, müssen auch bei der Anwendung dieser Methoden eingehalten werden.

**Step-down-Technik**

Bei der **Step-down-Technik** (s. Abb. 13-22b) wird nach Überprüfung der Durchgängigkeit der koronale Anteil des Wurzelkanals mit **Hedström-Feilen** der Größen 15, 20 und 25 bis zu einer Tiefe von etwa 16–18 mm oder bis an den Anfang der Wurzelkanalkrümmung erweitert. Danach wird der erweiterte Anteil des Wurzelkanals mit **Gates-Glidden-Bohrern** der Größen 1–3 geglättet, wobei der Bohrer der Größe 3 nur 1–2 mm in den Wurzelkanal eindringen sollte. Erst jetzt wird die Arbeitslänge bestimmt und mit der Step-back-Technik der apikale Anteil des Wurzelkanals aufbereitet.

**Crown-down-pressureless-Technik**

Bei der **Crown-down-pressureless-Technik** erfolgt die komplette Instrumentierung in koronal-apikaler Richtung mit **K-Feilen.** Zunächst wird bis zu einer Länge von etwa 16 mm ein Instrument der Größe 35 eingeführt. Ist dies nicht möglich, muss die Durchgängigkeit mit kleineren Instrumenten bis zu dieser Länge hergestellt werden. Anschließend wird der Wurzelkanal mit abnehmenden Instrumentengrößen bis zu einer provisorisch festgelegten Arbeitslänge etwa 3 mm vor dem röntgenologischen Apex aufbereitet. Hierzu erfolgen mit den Feilen ohne apikalen Druck jeweils maximal zwei Rotationsbewegungen. Nach Erreichen der provisorischen Arbeitslänge wird die tatsächliche Arbeitslänge bestimmt und, ausgehend von Instrumenten zunehmender Größe (40, 45, 50), werden die Arbeitsvorgänge wiederholt.

Mit dieser Methode kann die ursprüngliche Lage des Wurzelkanals relativ genau aufrecht erhalten werden, allerdings erfolgt die Reinigung des Wurzelkanals nicht so effizient wie bei den Methoden, die mit feilenden Bewegungen arbeiten.

**Double-flared-Technik**

Bei der **Double-flared-Technik** erfolgt die Aufbereitung des Wurzelkanals ebenfalls mit **K-Feilen.** Zuerst wird ein feines Instrument ohne feilende Bewegungen eingeführt und die Arbeitslänge bestimmt. Dann wird eine Feile, die locker im Wurzelkanal liegen soll, bis zu einer Länge von etwa 14 mm oder bis kurz vor der beginnenden Kanalkrümmung eingeführt. Mit den Instrumenten werden nur feilende Bewegungen ausgeführt. Folgend werden immer kleinere Instrumente jeweils 1 mm tiefer eingebracht, bis die Arbeitslänge erreicht ist. Abschließend erfolgt die endgültige Formgebung mit der Step-back-Technik. Bei Anwendung dieser Methode wird der Wurzelkanal sehr gut gereinigt, und eine Verlagerung von abgetragenem Material nach apikal kann minimiert werden.

> **Merke** Nicht geeignet ist diese Methode für weite Wurzelkanäle und Zähne mit weit offenem Foramen apicale.

Insgesamt bieten die koronal-apikalen Methoden speziell für die Aufbereitung stark gekrümmter Wurzelkanäle für den erfahrenen Behandler viele Vorteile gegenüber den apikal-koronalen Methoden und erfreuen sich zunehmender Beliebtheit.

### 13.8.3 Maschinelle Wurzelkanalaufbereitung

Es sind zahlreiche Methoden zur Wurzelkanalaufbereitung beschrieben worden, die nur mit maschinengetriebenen Instrumenten oder durch Kombination von maschinengetriebenen Instrumenten, Schallsystemen und Ultraschallsystemen mit Handinstrumenten durchgeführt werden. Besonders Ultraschallgeräte werden häufig als Hilfsmittel für die Reinigung des Wurzelkanals in Kombination mit Handinstrumenten empfohlen. Zum Einsatz von Laserstrahlen als Hilfsmittel zur Aufbereitung und Reinigung liegen bisher nur wenig erfolgversprechende Resultate vor, sodass ein routinemäßiger Einsatz solcher Geräte bisher nicht empfohlen werden kann.

**Komplikationen**

In der Praxis ergeben sich insbesondere bei der Aufbereitung **gekrümmter** und **enger Wurzelkanäle** oft Probleme. Komplikationen wie Kanalbegradigung, Verlust der Arbeitslänge, strichförmige Perforation im mittleren Kanalanteil, trichterförmige Erweiterung im apikalen Kanalanteil, Verlagerung des Foramen apicale oder Instrumentenfraktur sind nicht selten. Viele dieser Probleme können darauf zurückgeführt werden, dass es bei der Behandlung zu einem Verlust der „Fingerkontrolle" kommt und unkontrolliert Dentin abgetragen wird.

Durch neuere Entwicklungen von maschinengetriebenen Instrumenten mit modifizierter Geometrie und höherer Flexibilität sollen aber die meisten dieser Probleme

**13**

überwunden worden sein. Im Folgenden soll deswegen in Kurzform die Wurzelkanalaufbereitung mit LightSpeed- und mit ProFile-Instrumenten beschrieben werden. Über beide Systeme wird berichtet, dass bei sachgerechter Anwendung eine zufriedenstellende Aufbereitung des Wurzelkanals ohne Abweichungen vom ursprünglichen Kanalverlauf erzielt werden kann.

**LightSpeed®**   **Aufbereitung mit LightSpeed®:** Zuerst erfolgt die trichterförmige Darstellung der koronalen 2–4 mm mit Gates-Glidden-Bohrern im Sinne eines Step-down. Dann wird mit einer kleinen K-Feile, die locker im Kanal liegen soll, die Arbeitslänge bestimmt. Die Aufbereitung mit LightSpeed-Instrumenten ist vom Prinzip her in die apikale Aufbereitung des Kanals und die anschließende Step-back-Präparation unterteilt. Bei einer Drehzahl von 2000 U/min wird der Kanal mit den ab ISO-Größe 20 erhältlichen Instrumenten in steigender Größe i.d.R. bis zu Größe 40 erweitert. Um eine Verstopfung des Kanals zu vermeiden, muss häufig gespült werden. Danach erfolgt die Step-back-Präparation in bekannter Weise. Als Abschluss erfolgt eine Glättung mit dem Master-Apical-Rotary-Instrument.

**ProFile®**   **Aufbereitung mit ProFile®:** Als Aufbereitungsmethode wird i.d.R. eine modifizierte Crown-down-Technik empfohlen. Grundsätzlich ist wichtig, dass bei der Instrumentierung nur sehr leichter Druck ausgeübt wird und mit den rotierenden Instrumenten leichte Ein- und Auswärtsbewegungen gemacht werden. Es soll mit einer konstanten Arbeitsgeschwindigkeit von 150–350 U/min gearbeitet werden. Für die anfängliche Erweiterung des koronalen Kanalanteils werden die speziellen ProFile-Orifrice-Shapers empfohlen. Die Aufbereitung erfolgt mit ProFile-04- und -06-Instrumenten in folgender Reihenfolge: 06/25 – 06/20 – 04/25. Mit einer kleinen K-Feile wird dann die Arbeitslänge bestimmt. Zur apikalen Aufbereitung werden die Instrumente 04/20 und 04/25 bis zur Arbeitslänge eingebracht. Zur Ausformung wird der Kanal abschließend mit einem Instrument der Größe 06/20 geglättet. Je nach Anatomie des Wurzelkanals können natürlich auch Variationen vorgenommen werden.

Für beide Systeme ergaben die bisherigen Untersuchungen in Bezug auf Effektivität, mögliche Kanalverlegung und Zeitersparnis relativ günstige Resultate. Zur endgültigen Beurteilung bedarf es aber sicherlich weiterer klinischer Studien.

*(handschriftliche Notiz am Rand: nochmal auf ProFile Zettel anschauen)*

## 13.9 Medikamentöse Einlagen zur Desinfektion des Wurzelkanals

> Eine temporäre oder desinfizierende Einlage mit nachfolgendem provisorischem Verschluss ist dann notwendig, wenn die Wurzelkanalbehandlung nicht in einer Sitzung abgeschlossen werden kann.

Dies kann aus organisatorischen oder zeitlichen Gründen erforderlich sein, weil der Wurzelkanal durch aufsteigendes Exsudat nicht getrocknet werden kann oder weil eine zusätzliche desinfizierende Wirkung erzielt werden soll. Besonders umstritten sind die Notwendigkeit und der Sinn einer desinfizierenden Einlage.

Mit der beschriebenen mechanischen Aufbereitung des Wurzelkanals unter Anwendung von **Natriumhypochlorit als Spülmittel** kann eine weitgehende Reduzierung der Keimzahlen erreicht werden. Nach neueren Untersuchungen sind nach Spülung mit Natriumhypochlorit ca. 50% der Wurzelkanäle vollständig bakterienfrei, nach zusätzlicher Verwendung von Ultraschall sogar bis zu 70%.

Vielfach geht man davon aus, dass ein anschließend definitiv gefülltes Wurzelkanalsystem den verbliebenen Bakterien keine Gelegenheit bietet, eine neue Flora aufzubauen, die in der Lage ist, einen bestehenden pathogenen Prozess weiterhin zu unterhalten oder auszulösen.

Trotz dieser gesicherten Erkenntnisse werden zahlreiche Medikamente angeboten, die als desinfizierende Zwischeneinlage verwendet werden sollen.

**Phenole**

Die bekanntesten Stoffgruppen sind die Phenole und Aldehyde. Zu den **Phenolen** oder phenolhaltigen Präparaten gehören Chlorphenol-Kampfer-Menthol (ChKM), Chlorphenol-Kampfer-Thymol und Jodoformpaste, die aus einer Mischung von Jodoform und ChKM besteht.

**Aldehyde**

Zu den **Aldehyden** oder verwandten Verbindungen zählen Formaldehyd, Formokresol und Trikresol-Formalin.

**Kortikoid-Antibiotika-Präparate**

Neben diesen Präparaten wird auch manchmal die Anwendung von **Kortikoid-Antibiotika-Präparaten** empfohlen. *ledermix*

Der Nutzen all dieser Medikamente ist sehr zweifelhaft, und die Anwendung gilt heute eher als kontraindiziert. Gegenüber manchen dieser Präparate kann eine Sensibilisierung und Überempfindlichkeitreaktion auftreten oder eine Antigenität durch Bindung an Körpereiweiß ausgelöst werden.

> **Merke** Als Mittel der Wahl für eine Zwischeneinlage gilt Kalziumhydroxid.

**Kalziumhydroxid-Präparate**

Bei den Kalziumhydroxid-Präparaten, die temporär in den Wurzelkanal eingebracht werden, handelt es sich gewöhnlich um pastenartige, wässrige Suspensionen. Sie zeigen im Vergleich zu anderen Zubereitungsarten die stärkste alkalisierende und bakterizide Wirkung.

Fertigpräparate enthalten Zusätze zur Erzielung von Röntgensichtbarkeit und zur Verbesserung der Verarbeitbarkeit. Das bekannteste Fertigpräparat ist das **Calxyl®**. Wichtig ist bei diesen Präparaten, dass sie dicht verschlossen aufbewahrt werden, um die Carbonatbildung zu vermeiden.

Kalziumhydroxid ist wirksam, biokompatibel und hinreichend erforscht. Wenn Wurzelkanäle nach beschriebener Methode aufbereitet und gespült worden sind und dann für einige Tage mit Kalziumhydroxid gefüllt wurden, konnte in fast 100% der Fälle Bakterienfreiheit nachgewiesen werden.

Die antibakterielle Wirkung von Kalziumhydroxid hängt von der Konzentration der verfügbaren Hydroxylionen ab. Da dissoziierte Hydroxylionen durch Reaktion verbraucht werden, sollte ein genügender Überschuss zur Verfügung stehen, um einen anhaltenden Effekt zu gewährleisten.

Kalziumhydroxid-Paste wird mithilfe eines Lentulos oder mit Handinstrumenten ohne Überfüllung des Kanals in ausreichender Menge eingebracht. Danach erfolgt ein dichter temporärer Verschluss der Kavität.

**13**

## 13.10 Provisorischer Verschluss

>  Ein dichter provisorischer Verschluss der Zugangskavität ist notwendig, um sicherzustellen, dass es zu keiner Reinfektion des gesäuberten Wurzelkanals kommen oder eindringende Mundflüssigkeit als Substrat für verbliebene Bakterien dienen kann.

**Anforderungen**

Provisorische Füllungsmaterialien sollen folgende **Anforderungen** erfüllen:
- Undurchlässigkeit für Bakterien und Mundflüssigkeit

- leichte und drucklose Applizierbarkeit
- hohe mechanische Festigkeit
- leichte Entfernbarkeit.

Diesen Anforderungen werden plastische Fertigpräparate wie Cavit® oder IRM® weitgehend gerecht.

**Cavit®**

**Cavit®** besteht aus einer Mischung von Kalziumsulfat, Zinkoxid, Zinksulfat, Glykolacetat, Polyvenylacetat und Triäthanolanin. Es enthält kein Eugenol. Cavit® ist leicht applizierbar und erhärtet rasch unter Feuchtigkeitszutritt. Die Undurchlässigkeit ist für etwa ein bis zwei Wochen gewährleistet, wenn die Schichtstärke mindestens 3 mm beträgt.

**IRM®**

**IRM®** ist ein Zinkoxid-Eugenol-Zement mit Polymerverstärkung. Die Liegedauer dieses Präparats kann mehrere Wochen betragen. Um die Wurzelkanaleingänge nicht zu verlegen, sollen vor Einbringen des Provisoriums die Kanaleingänge mit einem sterilen Wattepellet abgedeckt werden. Bei großen, mehrflächigen Zugangskavitäten ist eine korrekte Gestaltung des Approximalraums erforderlich.

In diesen Fällen kann zum Beispiel ein Glasionomerzement bei Verwendung einer Matrize als provisorischer Verschluss in die Kavität eingebracht werden.

Sehr wichtig ist es, eine **genaue Okklusionskontrolle** durchzuführen. Ein zu hohes Provisorium kann gerade bei Zähnen mit einer endodontischen Problematik Schmerzen auslösen oder vorhandene Schmerzen verstärken.

## 13.11 Voraussetzungen vor der definitiven Wurzelkanalfüllung

Folgende Voraussetzungen sollen erfüllt sein, bevor eine definitive Wurzelkanalfüllung durchgeführt wird:

> **Merke** • Komplette Aufbereitung entsprechend den genannten Kriterien
> - Symptomlosigkeit des Zahnes
> - Trockener Wurzelkanal.

> **Merke** So lange ein Zahn noch aufbissempfindlich ist oder bei Palpation im Bereich des Apex eine Druckempfindlichkeit besteht oder eine Schwellung tastbar ist, soll keine definitive Füllung vorgenommen werden.

Kann abgegrenzt werden, dass der ursprüngliche Schmerz von einer **Pulpitis ohne Beteiligung des apikalen Parodonts** ausging, kann eine Füllung direkt durchgeführt werden. Wenn dann nach einer technisch gelungenen Wurzelkanalfüllung weiterhin Schmerzen bestehen, können diese besser mit der Verabreichung von Analgetika als mit einer erneuten Eröffnung des Wurzelkanals kontrolliert werden. Häufig wird empfohlen, nur nach einer Vitalexstirpation in der gleichen Sitzung den Wurzelkanal zu füllen.

Liegt **nekrotisches, infiziertes Pulpagewebe** vor, soll eine temporäre Einlage mit einem Kalziumhydroxid-Präparat erfolgen. Durch klinische Studien kann diese Empfehlung allerdings nicht belegt werden.

Eine bestehende **Fistel** ist grundsätzlich keine Kontraindikation für eine Wurzelkanalfüllung. In vielen Fällen kommt es zu einer Ausheilung der ursächlichen periapikalen Läsion und zum Verschluss des Fistelganges.

Um eine gute Adaptation des Füllungsmaterials zu erzielen, muss der Wurzelkanal vor der Füllung vollständig trocken sein. Wenn eine Trocknung mit Papierspitzen nicht möglich ist, da immer wieder Exsudat aufsteigt, muss eine temporäre Einlage vorgenommen werden. Hier empfiehlt sich wiederum das Einbringen eines Kalziumhydroxid-Präparates. Als Alternative kann man den Wurzelkanal leer lassen, ein steriles Wattepellet auf den Kanaleingang legen und einen dichten provisorischen Verschluss der Kavität vornehmen.

## 13.12 Wurzelkanalfüllung

 Das Ziel einer Wurzelkanalfüllung ist es, das gesamte Kanalsystem auf Dauer hermetisch zu verschließen, um das Eindringen von Mikroorganismen oder Flüssigkeiten zu verhindern.

**Merke**  Hierzu muss nicht nur der apikale und der koronale Bereich des Kanals dicht verschlossen sein, sondern auch Seitenkanäle, akzessorische Kanäle und offen liegende Dentintubuli müssen verschlossen werden.
Eine Überfüllung des Kanals über den physiologischen Apex hinaus ist unbedingt zu vermeiden, weil alle Wurzelkanalmaterialien im periapikalen Gewebe mehr oder weniger eine Fremdkörperreaktion auslösen können.

### 13.12.1 Wurzelkanalfüllmaterialien

Ein ideales Füllmaterial für Wurzelkanäle soll die in Tabelle 13-3 beschriebenen Anforderungen erfüllen.

**Tabelle 13-3**  Anforderungen an Wurzelkanalfüllmaterialien

| **Biologische Anforderungen** |
| --- |
| biokompatibel |
| bakteriostatisch oder bakterizid |
| nicht resorbierbar |
| **Physikalische Anforderungen** |
| dimensionsstabil |
| porenfrei |
| unlöslich in Gewebeflüssigkeiten |
| undurchlässig für Flüssigkeiten |
| Haftung an der Zahnhartsubstanz |
| **Praktische Anforderungen** |
| ausreichende Verarbeitungszeit |
| leicht applizierbar |
| leicht entfernbar |
| radioopak |
| keine Verfärbung der Zahnhartsubstanz |

**13**

Die Forderung, dass ein dichter, dreidimensionaler Verschluss des Kanals möglich sein muss, beinhaltet die **dauerhafte Erhärtung** und die **Porenfreiheit** des ausgehärteten Materials.

> **Merke** Kein Wurzelkanalfüllmaterial kann diese Anforderungen allein komplett erfüllen, sodass eine Kombination zwischen cremigem, erhärtendem Material und einem Stift üblich ist.

**Klassifikation**

Versucht man eine **Klassifikation der Materialien,** so bietet sich, obwohl die Definitionen nicht einheitlich sind, folgende Unterteilung an:
- erhärtende Pasten oder Zemente
- plastische oder semiplastische Materialien
- feste Materialien.

**Pasten**

Unter **Pasten** versteht man zumeist Materialien, die als alleiniges Füllungsmaterial in den Wurzelkanal eingebracht werden sollen. Technisch ist es aufgrund der physikalischen Eigenschaften der Materialien nicht möglich, nur mit einer Paste das Wurzelkanalsystem dauerhaft und bakteriendicht zu verschließen. Die meisten Pasten schrumpfen bei der Erhärtung, weisen Porösitäten auf und werden aufgelöst oder resorbiert. Zusätzlich ist die Gefahr der Überfüllung des Kanals sehr groß. Deshalb sind Pasten allein für eine definitive Wurzelkanalfüllung nicht geeignet.

Erhärtende Materialien, die dem Zweck dienen, den Zwischenraum zwischen einem Stift und der Wurzelkanalwand zu füllen, werden üblicherweise als Wurzelkanalzemente oder Sealer bezeichnet.

**Sealer**

Ein **Sealer** hat folgende Aufgaben:
- Ausgleich kleiner Unebenheiten entlang der Kanalwand.
- Verschluss lateraler, akzessorischer Kanäle und offen liegender Dentintubuli.
- Herstellung einer dichten Verbindung zwischen Stift und Kanalwand.

Eine medikamentöse Wirkung des Sealers ist überflüssig und unerwünscht. Die Präparate, die den gewünschten Anforderungen weitgehend gerecht werden, können folgendermaßen eingeteilt werden:
- Zinkoxid-Eugenol-Basis
- Kunstharz-Basis
- Kalziumhydroxid-Basis
- Glasionomerzemente.

Alle Sealer werden in cremig-pastiger Form in den Wurzelkanal eingebracht und erhärten dort nach einer gewissen Zeit. Die Verarbeitungszeit ist variabel lang, und die Erhärtungszeit reicht von weniger als einer Stunde bis zu zwei Tagen. Eine lange Erhärtungszeit erleichtert eine möglicherweise notwendige Korrektur der Wurzelkanalfüllung.

Während die Zusammensetzung der Sealer insgesamt sehr unterschiedlich ist, enthalten alle Metallsulfate oder vergleichbare Substanzen zur Erzielung eines Röntgenkontrasts.

**Zinkoxid-Eugenol-Präparate**

Präparate auf **Zinkoxid-Eugenol-Basis** werden schon sehr lange angewendet. Obwohl sie nach Aushärtung eine leicht poröse Substanz bilden und sich zum Teil in Gewebeflüssigkeit lösen, zeigen sie bei klinischen Studien gute Resultate.

**Kunstharz-Präparate**

Zu den bekanntesten Präparaten auf **Kunstharz-Basis** zählen AH 26® bzw. das Folgeprodukt AH Plus® und Diaket®. AH 26® ist ein Epoxidharz, das nach dem Mischen mit einem Aktivator sehr langsam erhärtet. Bei AH Plus® wurde die Zusammensetzung modifiziert. Der Inhaltsstoff Hexamethylentetramin, der für eine kurzfristige Freisetzung von Formaldehyd verantwortlich gemacht wurde, ist jetzt nicht mehr enthalten. Diaket® ist eine Mischung aus Vinylpolymerisaten, die je nach Konsistenz des angemischten Zements mehr oder weniger schnell abbindet.

**Kalziumhydroxid-Präparate**

Zu den neueren Entwicklungen zählen Präparate auf **Kalziumhydroxid-Basis** in einer Mischung mit polymerem Methylsalicylat. Produktbeispiele sind Sealapex® und Apexit®. Trotz des Gehalts an Kalziumhydroxid soll die Löslichkeit in Gewebeflüssigkeit vergleichbar gering sein, wie bei anderen Materialien. Eine endgültige Beurteilung steht aber noch aus.

**Glasionomer-zement**

Als neueste Entwicklung steht ein **Glasionomerzement** (Ketac-Endo®) mit verlängerter Abbindezeit als Sealer zur Verfügung. Die Haftung dieses Materials an der Dentinoberfläche ist dann am größten, wenn die Schmierschicht vorher entfernt worden ist. Alle genannten Materialien werden hinsichtlich ihrer Biokompatibilität und ihren physikalischen Eigenschaften positiv beurteilt.

> **Merke** Stifte werden grundsätzlich in Verbindung mit einem Sealer in den Wurzelkanal eingebracht und bilden den Kern der Wurzelkanalfüllung.

**Stifte**

Das erprobteste Material für Stifte ist **Guttapercha.** Daneben werden auch Metallstifte aus Silber, Titan oder vergleichbaren Metallen angeboten.

Guttaperchastifte (Guttaperchapoints) bestehen aus Guttapercha (ca. 20%) als Matrix, Zinkoxid als Füllstoff und enthalten zusätzlich in kleinen Mengen Wachse oder Kunststoff zur Erhöhung der Plastizität und Metallsulfate als Röntgenkontrastmittel. Guttapercha ist der eingedickte Milchsaft tropischer Bäume und dem Kautschuk verwandt.

> **Merke** Guttapercha ist biokompatibel, inert und bei Temperaturen von ca. 60 °C plastisch verformbar.

Bei niedrigeren Temperaturen ist es dimensionsstabil. Guttapercha kann in zwei **kristallinen Phasen** ($\alpha$ und $\beta$) und in einer **amorphen Phase** vorliegen. Die frisch gewonnene Guttapercha befindet sich meistens in der $\alpha$-Phase und wird in diesem Stadium, z.B. bei den Thermafil®-Stiften, verwendet. Konventionelle Guttaperchastifte befinden sich in der $\beta$-Phase, die durch Erwärmen auf 42–49 °C in die $\alpha$-Phase überführt werden kann. Bei anhaltender Erwärmung auf 53–59 °C oder noch höheren Temperaturen wird Guttapercha in eine amorphe Phase übergeleitet. Eine routinemäßige Abkühlung der Masse führt wieder überwiegend zur Bildung von $\beta$-Guttapercha. Da eine Veränderung der Phasen mit einer Volumenänderung verbunden ist, kann dies bei Füllungstechniken, bei denen Guttapercha erwärmt wird, eine Rolle spielen.

**13**

> **Merke** Je höher die Erwärmung, desto stärker ist die Schrumpfung bei Abkühlung.

Guttapercha ist in organischen Lösungsmitteln wie Chloroform oder Xylol löslich. Guttaperchastifte werden in allen ISO-Größen ab Größe 15 entsprechend den Aufbereitungsinstrumenten und in einer stärker konischen Form als akzessorische Stifte angeboten.

Je nach spezieller Zusammensetzung unterscheiden sich Guttaperchaspitzen verschiedener Hersteller hinsichtlich für die Verarbeitung wichtiger Parameter wie Festigkeit, Elastizität und Flexibilität.

Metallstifte sind gegenüber Guttaperchaspitzen auch in kleinen Größen sehr fest und können gut in enge Kanäle eingeführt werden. Sie können allerdings nicht dem zumeist unrunden Querschnitt des Wurzelkanals angepasst werden.

**Silberstifte** neigen zur Korrosion und sollten deshalb nicht mehr verwendet werden.

**Titanstifte** sind biokompatibel und korrosionsresistent. Ihre Anwendung kann zum Beispiel empfohlen werden, wenn ein enger, gekrümmter Kanal nicht so weit aufbereitet werden kann, dass eine Füllung mit Guttaperchastiften erfolgen kann.

### 13.12.2 Instrumente zur Wurzelkanalfüllung (Abb. 13-23)

**Lentulo**

Der **Lentulo** (Synonyme: Wurzelfüller, Füllspirale) ist eine linksdrehende Spirale zur Verwendung im Winkelstück, mit der Pasten oder Zemente in den Wurzelkanal eingebracht werden können. Lentulos werden in verschiedenen ISO-Größen (meist 25–60) und verschiedenen Längen angeboten.

Um eine Paste in den Wurzelkanal einzubringen, wird die Spitze des Lentulos mit Material beschickt, das Instrument vorsichtig bis zur Arbeitslänge in den Kanal eingebracht und bei Umdrehungszahlen von maximal 800 U/min langsam rechtsdrehend aus dem Kanal gezogen.

Lentulos können zum Einbringen eines Kalziumhydroxid-Präparats als temporäre Einlage oder zum Beschicken der Wurzelkanalwände mit einem Sealer verwendet werden.

**Spreader**

**Spreader** (Spreizinstrumente) werden im Zusammenhang mit der lateralen Kondensationstechnik verwendet. Sie sind glattwandig mit einer stumpfen Spitze und entsprechen von ihrer Konizität und Dicke den Aufbereitungsinstrumenten. Sie sind entsprechend den ISO-Größen normiert und farbkodiert. Spreader sind als Finger- oder Handinstrument in verschiedenen ISO-Größen (meist 20–35) und verschiedenen Längen erhältlich.

**Plugger**

**Plugger** (Stopfinstrumente) dienen zur Verdichtung von Guttapercha und werden bei verschiedenen Wurzelkanalfülltechniken angewendet. Sie sind glattwandig, zylindrisch oder leicht konisch und haben ein planes Funktionsende. Plugger sind als Finger- oder Handinstrumente in den ISO-Größen 30–140 erhältlich. Als besonders praktisch haben sich doppelendige Handinstrumente erwiesen. Für spezielle Techniken sind Plugger mit Längenmarkierungen erhältlich.

**Kompaktor**

Ein **Kompaktor** ist ein maschinengetriebenes Instrument, das dazu dient, Guttapercha im Wurzelkanal bei 8000–10 000 U/min durch Reibungswärme zu plastifizieren und zu

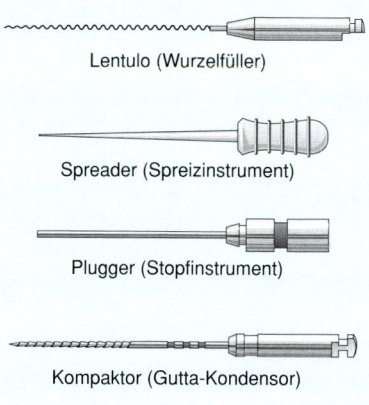

Lentulo (Wurzelfüller)

Spreader (Spreizinstrument)

Plugger (Stopfinstrument)

Kompaktor (Gutta-Kondensor)

**Abb. 13-23** Instrumente, die bei der Wurzelkanalfüllung verwendet werden können: Lentulo (Wurzelfüller), Spreader (Spreizinstrument), Plugger (Stopfinstrument), Kompaktor (Gutta-Kondensor).

kondensieren. Der McSpadden-Kompaktor (Gutta-Kondensor) ähnelt einer links-drehenden, umgekehrten Hedström-Feile.

Ein vergleichbares Instrument ist der Engine-Plugger, der einem umgekehrten Reamer ähnelt. Die Instrumente sind in verschiedenen ISO-Größen erhältlich.

### 13.12.3 Wurzelkanalfülltechniken

Aus den schon genannten Gründen sollen Wurzelkanalfüllungen mit festen Materialien, i.d.R. Guttapercha, in Verbindung mit einem Sealer durchgeführt werden.

Methoden, die nicht allgemein anerkannt sind, wie z.B. die Pastenfüllung, werden hier nicht beschrieben.

> **Merke** Zur erfolgreichen Durchführung einer Wurzelkanalfüllung muss während aller Behandlungsschritte wie bei der Aufbereitung eine sorgfältige Längenkontrolle erfolgen.

Hierzu wird die festgelegte Arbeitslänge auf Papierspitzen und Guttaperchastift übertragen (Abb. 13-24).

Auch bei der Verwendung eines Lentulos oder Spreizinstruments ist eine Längenkontrolle sicherzustellen.

Die **Fülltechniken mit Guttapercha** kann man folgendermaßen unterteilen:
- Zentralstift-Technik
- laterale Kondensation kalter oder erwärmter Guttapercha
- vertikale Kondensation erwärmter Guttapercha
- thermoplastische Guttapercha auf einem harten Kern
- thermomechanische Kondensation
- thermoplastische Injektion.

#### *Zentralstift-Technik*

**Voraussetzung**  Voraussetzung für die Anwendung der Zentralstift-Technik ist ein nach konventioneller Technik aufbereiteter Wurzelkanal, der möglichst komplett der Form des zuletzt verwendeten Aufbereitungsinstruments entsprechen soll.

**Ziel**  Ziel ist es nun, einen genau passenden Guttaperchastift (oder in seltenen Fällen Metallstift) in Kombination mit einem Sealer so in den Kanal einzubringen, dass der gesamte Raum dicht gefüllt ist. Die Bereiche des Kanals, bei denen der Stift nicht randständig ist, sollen vom Sealer aufgefüllt werden.

**Vorgehen**  Entsprechend der Größe und Arbeitslänge des letzten Aufbereitungsinstruments wird ein passender genormter Guttaperchastift ausgewählt. Der korrekte Sitz des Stiftes kann röntgenologisch überprüft werden.

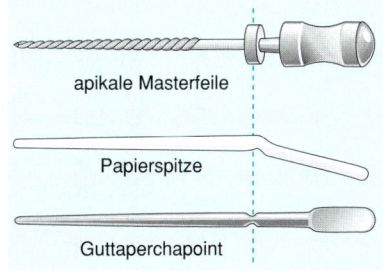

**Abb. 13-24** Längenkontrolle bei der Aufbereitung und Füllung des Wurzelkanals. Neben den Aufbereitungsinstrumenten müssen auch Papierspitzen und Guttaperchaspitzen deutlich längenmarkiert sein.

apikale Masterfeile

Papierspitze

Guttaperchapoint

**13**

Der Stift wird nun entweder mit Sealer beschickt, oder der Sealer wird mit einem Reamer oder Lentulo auf die Kanalwände gebracht. Nach einer abschließenden Röntgenkontrollaufnahme wird überschüssiges Guttapercha am Kanaleingang mit einem heißen Kugelstopfer oder einem vergleichbaren Instrument abgeschmolzen und überschüssiger Sealer aus dem Kronenkavum entfernt.

**Nachteil**    Der größte **Nachteil** dieser Technik besteht darin, dass bei allen Kanälen, die nicht genau der Form der genormten Guttaperchastifte entsprechen, der Sealeranteil an der Füllung unverhältnismäßig groß wird. Dies kann besonders im mittleren und koronalen Kanaldrittel zu großen Porösitäten im Sealer und mangelnder Randständigkeit durch Schrumpfung des Sealers beim Abbinden führen.

Ein weiterer Nachteil ist darin zu sehen, dass keine Kondensation des Füllungsmaterials stattfindet und so Unebenheiten in der Kanalwand und Seitenkanäle nur ungenügend gefüllt werden.

## *Laterale Kondensation*

**Indikation**    Die laterale Kondensation soll immer angewendet werden, wenn der Wurzelkanal konisch mit der Step-back- oder einer vergleichbaren Technik aufbereitet wurde. Die laterale Kondensation kann aber auch nach konventioneller Aufbereitungstechnik angewendet werden und gilt i.d.R. als die Methode der Wahl.

**Ziel**    Das Ziel der lateralen Kondensation ist es, den Wurzelkanal vollständig mit möglichst viel Guttapercha und möglichst wenig Sealer dicht zu füllen.

**Vorgehen**    Ein genormter Guttaperchastift wird entsprechend der Größe der apikalen Masterfeile ausgewählt. Der Stift soll etwa 0,5 mm über dem physiologischen Apex enden und im apikalen Kanaldrittel satt sitzen.

Zur Kontrolle wird die erforderliche Länge des Stiftes gemessen und markiert. Kann der Stift nicht bis zur gewünschten Länge eingebracht werden, muss entweder ein Stift der nächst kleineren Größe ausgewählt oder aber der Wurzelkanal eine Größe weiter aufbereitet werden.

Der letztlich korrekt passende Stift wird als **Masterpoint** bezeichnet.

Besonders bei gekrümmten Wurzeln oder mehrwurzeligen Zähnen ist die Anfertigung einer **Röntgenkontrollaufnahme** mit eingeführtem Masterpoint empfehlenswert.

Der Masterpoint wird dann bis zum Referenzpunkt gekürzt oder stark abgewinkelt und z.B. durch Einlegen in 5%ige Natriumhypochlorit-Lösung für eine Minute desinfiziert. Die apikale Hälfte des Masterpoints wird dann mit Sealer beschickt. Mit leicht pumpenden Bewegungen wird der Masterpoint bis zur markierten Länge in den Wurzelkanal eingeführt.

Ein **Spreader**, dessen Größe vom Lumen des Kanals abhängig ist, wird nun neben den Masterpoint in den Kanal eingeführt. Um ein Überpressen von Material zu vermeiden, sollte der Spreader etwa 3–4 mm kürzer als die Arbeitslänge eingeführt werden. Mit dem Spreader wird der Masterpoint kräftig gegen eine Kanalwand gepresst und dabei verformt. Der ausgeübte Druck ist allerdings so zu dosieren, dass eine Fraktur der Wurzel ausgeschlossen werden kann. Eine **dosierte Kraftanwendung** gelingt besser mit einem Finger als mit einem Handspreader. Der Spreader wird nun aus dem Kanal gezogen, und der entstandene Raum wird unverzüglich mit einem zur Größe des Spreaders passenden Guttaperchastift gefüllt. Bei stark konischen Kanälen eignen sich hierzu die akzessorischen Guttaperchastifte besonders gut (Abb. 13-25).

Dieser Vorgang wird so oft wiederholt, bis sich ein kleiner Spreader nur noch weniger als zur Hälfte in den Kanal einführen lässt. Mit einem heißen Kugelstopfer oder Exka-

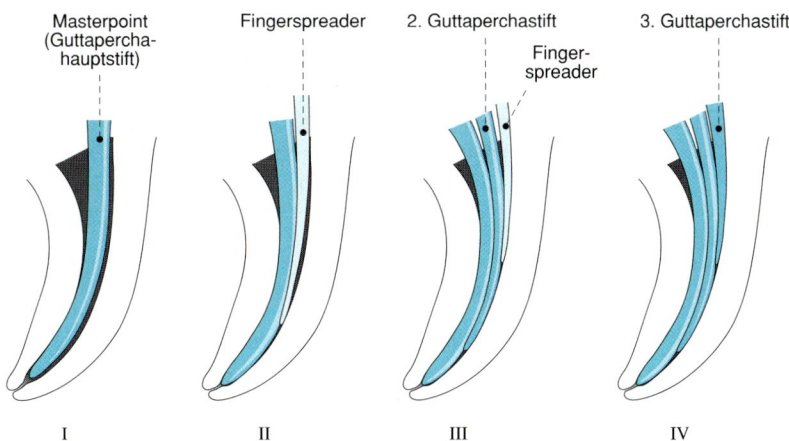

Masterpoint (Guttapercha-hauptstift)     Fingerspreader     2. Guttaperchastift     3. Guttaperchastift

Finger-spreader

I     II     III     IV

**Abb. 13-25** Laterale Kondensationstechnik: I. Einbringen des Masterpoints, II. Einführen eines Fingerspreaders, III. Einbringen einer zweiten, kleineren Guttaperchaspitze und erneute Einführung eines Fingerspreaders, IV. Einbringen einer weiteren, kleineren Guttaperchaspitze.

vator wird überschüssige Guttapercha am Kanaleingang abgeschmolzen, und Sealerreste werden aus dem Pulpakavum entfernt. Da es besonders im koronalen Bereich leicht zu einer Auffächerung der Guttaperchastifte kommt, ist es zweckmäßig, die Wurzelkanalfüllung mit einem **Plugger zu verdichten.** Hierzu wird mit einem zum Kanalquerschnitt passenden Plugger in vertikaler Richtung Druck ausgeübt. Diese Maßnahme ist am effektivsten, wenn die Guttapercha durch das Abschmelzen noch leicht erwärmt und damit gut verformbar ist.

Nach dieser zusätzlichen vertikalen Kondensation ist der Wurzelkanal i.d.R. dicht verschlossen (Abb. 13-26).

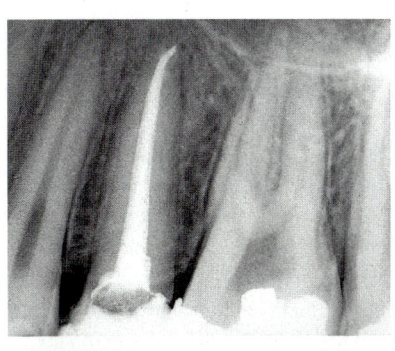

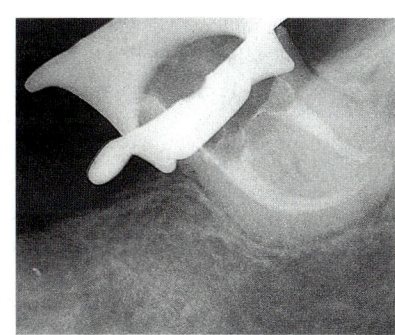

a

b

c

**Abb. 13-26**
a) Wurzelkanalfüllung bei einem oberen Prämolaren (konische Aufbereitung, laterale Kondensationstechnik).
b) Wurzelkanalfüllung bei einem unteren Molaren mit weitem Kanallumen (konische Aufbereitung, laterale Kondensationstechnik).
c) Wurzelkanalfüllung bei einem unteren dritten Molaren mit stark gekrümmter mesialer Wurzel (konische Aufbereitung, laterale Kondensationstechnik).

13

**Röntgenkontroll-
aufnahme**

Zum Abschluss der Behandlungsmaßnahme wird eine Röntgenkontrollaufnahme angefertigt, und die Kavität wird provisorisch oder mit einer definitiven Füllung verschlossen.

**Varianten**

Neben der beschriebenen Technik der lateralen Kondensation werden auch Methoden beschrieben, bei denen der Spreader in erwärmtem Zustand in den Kanal eingebracht wird. Ein Beispiel hierfür ist das Endotec-Gerät. Die Anwendung dieser Methode, die zu sehr guten Resultaten führen kann, erfordert aber spezielle Kenntnisse und viel Übung.

### Vertikale Kondensation

Bei der vertikalen Kondensationstechnik nach SCHILDER wird der Masterpoint bis zum Kanaleingang gekürzt, mit Wärmeträgern erhitzt und mit kalten Pluggern nach apikal kondensiert. Der nach der Kondensation des Masterpoints verbliebene Raum wird mit kleinen Stücken Guttapercha, die ebenfalls erwärmt und kondensiert werden, gefüllt. Die Verwendung einer kleinen Menge Sealer wird auch hier empfohlen.

Mit dieser Technik kann im Idealfall das ganze Wurzelkanalsystem einschließlich Seitenkanälen mit Guttapercha gefüllt werden. Die Methode erfordert spezielles Instru-

**Nachteile**

mentarium und Kenntnisse. Als problematisch und nicht mehr zeitgemäß ist anzusehen, dass i.d.R. zur Kontrolle des Kondensationsvorgangs mehrere Röntgenaufnahmen erforderlich sind.

### Thermoplastische Guttapercha auf einem harten Kern

Grundlage dieser Systeme ist ein zumeist mit $\alpha$-Guttapercha ummantelter Träger, der aus Edelstahl, Titan oder Kunststoff besteht. Am bekanntesten ist das **Thermafil-System®** (Abb. 13-27).

**Voraussetzung**

Wie bei allen Techniken mit erwärmter Guttapercha muss als Voraussetzung der Wurzelkanal konisch aufbereitet sein und einen apikalen Stopp aufweisen. Der Übergang vom mittleren zum apikalen Kanaldrittel soll fließend sein, um den Vorschub der erwärmten Guttapercha nicht zu behindern.

**Vorgehen**

Die Thermafil-Stifte sind genormt und haben farbkodierte Handgriffe. Eine Längeneinstellung lässt sich mit einem montierten Gummistopper durchführen. Der passende Stift wird mithilfe eines in den fertig aufbereiteten Wurzelkanal eingebrachten Prüfinstruments **(Verifier)** ausgewählt. Als Weiterentwicklung wurden die Thermafil-Stifte auf die neuen Ni-Ti-Instrumente mit größeren Konizitäten abgestimmt. In einem speziellen Ofen wird der Stift dann kurz erhitzt und in einem Zug in den zuvor mit einer kleinen Menge Sealer beschickten Wurzelkanal eingebracht. Zuletzt wird der Stift mit einem rotierenden Instrument am Kanaleingang abgetrennt.

Die Dichtigkeit von Wurzelkanalfüllungen mit dem Thermafil-System soll etwa gleichwertig wie bei Anwendung der lateralen Kondensation sein. Als Problem ist jedoch anzusehen, dass es leicht zu Überpressungen von Sealer über den Apex kommen kann.

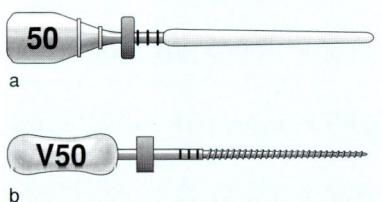

**Abb. 13-27**
a) Thermafil®-Stift mit montiertem Gummistopper.
b) Entsprechendes Prüfinstrument (Verifier).

### Thermomechanische Kondensation

**Voraussetzung**

Die erfolgreiche Anwendung der thermomechanischen Kondensation und der thermoplastischen Injektion setzt voraus, dass der Wurzelkanal konisch aufbereitet und das Foramen apicale eng und unversehrt ist.

**Vorgehen**

Bei der thermomechanischen Kondensation wird ein speziell angepasster Guttaperchastift im Kanal durch Reibungswärme eines rotierenden Kompaktors bei ca. 8000–10 000 U/min plastifiziert. Die Guttapercha wird hierdurch nach apikal und an die Kanalwand getrieben.

Innerhalb kürzester Zeit kann im Idealfall so das ganze Wurzelkanallumen randständig mit Guttapercha gefüllt werden. Am leichtesten lassen sich Erfolge bei relativ geraden, weiten Kanälen erzielen. Besonders schwierig zu füllen sind Seitenzähne mit gekrümmten Wurzeln.

Beim Fehlen eines guten apikalen Stopps besteht die **Gefahr der Überfüllung.** Die Handhabung dieser Instrumente ist recht schwierig und erfordert viel Übung.

### Thermoplastische Injektion

Auch bei dieser Methode werden die plastischen Eigenschaften erwärmter Guttapercha ausgenutzt. Beispiele hierfür sind das Obtura®- und das Ultrafil®-System.

Bei beiden Systemen wird die Guttapercha außerhalb des Mundes erwärmt und in plastischem Zustand mit einer Injektionsspritze in den Wurzelkanal eingebracht.

Besonders schwierig ist es bei dieser Methode, den Wurzelkanal in korrekter Länge abzufüllen. Die Anwendung erfordert die Anschaffung spezieller Geräte und das Erlernen der Technik.

> **Merke** Sowohl die Methoden der thermoplastischen Kondensation wie auch die der thermoplastischen Injektion zeigen in Untersuchungen keinen nennenswerten Vorteil hinsichtlich des Abdichtungsvermögens von Wurzelkanälen gegenüber der vielseitig anwendbaren lateralen Kondensation.

*System B ?*

## 13.13 Endodontische Behandlung bei nicht abgeschlossenem Wurzelwachstum

*Apexification*

 Bei Zähnen mit noch nicht abgeschlossenem Wurzelwachstum kann keine reguläre Wurzelkanalbehandlung und Füllung durchgeführt werden.

Ist die Pulpa durch ein Trauma frei gelegt und entzündungsfrei, erfolgt eine direkte Überkappung oder Vitalamputation.

Bleibt die Wurzelpulpa vital, kommt es zu einer normalen Weiterentwicklung der Wurzel. Insgesamt werden die Techniken, die auf den Erhalt der Vitalität der Restpulpa und auf weiterführendes Wurzelwachstum abzielen, als **Apexogenese** bezeichnet.

Wird das Wurzelwachstum durch Absterben der Pulpa unterbrochen, findet sich apikal keine Konstriktion, sondern ein weit offener Apex. Je nach Entwicklungszustand können die apikalen Wände der Wurzel stark divergieren, und das Wurzeldentin kann apikal dünn auslaufen. Technisch ist es dann nicht möglich, den Wurzelkanal konisch aufzubereiten und die Wurzelkanalfüllung gegen einen apikalen Stopp zu kondensieren.

### 13.13.1 Apexifikation

> **Merke** Das therapeutische Ziel der Apexifikation ist, die Bildung eines apikalen Abschlusses durch kalzifiziertes Gewebe zu induzieren.

Die besten Resultate können erzielt werden, wenn die Hartgewebebildung durch **Kalziumhydroxid** angeregt wird. Wie schon bei der direkten Überkappung ausgeführt, induziert Kalziumhydroxid die **Hartgewebebildung** und wirkt durch den hohen pH-Wert **desinfizierend.** In histologischen Nachuntersuchungen konnte gezeigt werden, dass das neu gebildete Gewebe meist zementartig ist und Einlagerungen von Bindegewebe vorhanden sind. Vereinzelt lässt sich auch irreguläres Dentin nachweisen.

**Vorgehen**
Der betreffende Wurzelkanal wird zirkulär feilend bis 1–2 mm vor dem Kanalende aufbereitet, mit Natriumhypochlorit gespült und getrocknet. Bei der Aufbereitung ist darauf zu achten, dass die dünne apikale Dentinwand nicht unnötig geschwächt wird. Eine Überinstrumentierung und ein Überpressen von Spüllösung müssen vermieden werden, um eine Beeinträchtigung des apikalen Gewebes auszuschließen.

Kalziumhydroxid wird dann in Form einer wässrigen Suspension mit einem Lentulo in den Wurzelkanal eingebracht. Der Kanal muss dabei dicht gefüllt werden.

Der provisorische Verschluss des Zahnes erfolgt am besten mit einem haltbaren Material, zum Beispiel einem Glasionomerzement (Abb. 13-28).

In der Regel verbleibt die Einlage für drei Monate im Wurzelkanal; danach erfolgt eine röntgenologische Kontrolle. Bei einer breiten Kontaktfläche zum apikalen Gewebe kann es sinnvoll sein, einen ersten Einlagewechsel schon nach drei bis vier Wochen durchzuführen.

Die Maßnahme ist erfolgreich verlaufen, wenn röntgenologisch und beim Austasten des Kanals mit einem Instrument festgestellt werden kann, dass eine feste Barriere am Apexbereich entstanden ist. Ist dies nicht der Fall, erfolgt wiederum eine Einlage für drei Monate, bis das Ziel erreicht ist.

Abschließend wird eine definitive Wurzelkanalfüllung mit der lateralen Kondensationstechnik vorgenommen.

> **Merke** Der klinische Erfolg dieser Behandlungsmethode wird als sehr gut beurteilt.

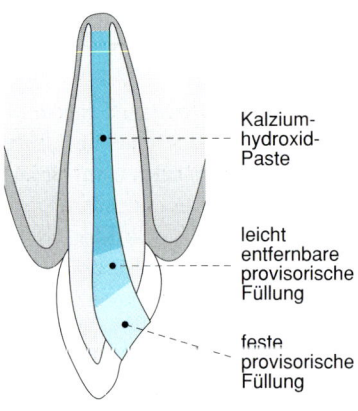

Kalzium-
hydroxid-
Paste

leicht
entfernbare
provisorische
Füllung

feste
provisorische
Füllung

**Abb. 13-28** Apexifikation bei Zähnen mit nicht abgeschlossenem Wurzelwachstum und weit offenem Apex. Die Kalziumhydroxid-Einlagen werden so lange durchgeführt, bis röntgenologisch eine Einengung im Apexbereich nachweisbar ist.

# 13.14 Endodontische Notfalltherapie

Die endodontische Notfalltherapie spielt aufgrund der Bekämpfung akuter Schmerzen eine zentrale Rolle in der Zahnarztpraxis, obwohl im Praxisalltag i.d.R. nur begrenzte Zeit zwischen festen Terminen zur Verfügung steht.

> **Merke** Die Therapiemaßnahmen müssen sich nach der zur Verfügung stehenden Zeit richten, wobei allerdings das Wohlbefinden der Patienten immer im Vordergrund stehen muss.

Bei **vitalen Zähnen** sind überwiegend eine akute Karies oder die Folgen einer Karies die Ursache für die notwendige Behandlung. Nur in etwa 10% der Fälle sind Traumen, traumatische Okklusion oder zur Mundhöhle exponiertes Dentin die Ursache.

In den meisten Fällen besteht also der erste Behandlungsabschnitt immer in der Entfernung des kariösen Dentins und/oder der insuffizienten Füllung. Bei einer **symptomatischen Pulpitis** ohne Eröffnung des Pulpakavums hängt die Weiterbehandlung davon ab, ob es sich um eine reversible oder irreversible Form der Pulpitis handelt.

Liegt eine wahrscheinlich reversible Form der Pulpitis vor, wird der Zahn mit einem dichten Provisorium versorgt. Bevorzugt wird Zinkoxid-Eugenol-Zement, da das Eugenol eine schmerzstillende Wirkung hat.

Wenn alle Symptome für eine irreversible Schädigung der Pulpa sprechen oder wenn nach der Exkavation das Pulpakavum so weit eröffnet ist, dass keine direkte Überkappung mehr möglich ist, sind je nach verfügbarer Zeit folgende Therapiemaßnahmen möglich:

Steht **wenig Zeit** zur Verfügung:

- Trepanation, Legen eines Wattebauschs mit einem schmerzstillenden Medikament auf die offene Pulpa, dichter provisorischer Verschluss
- Trepanation, Pulpotomie, Legen eines Wattebauschs mit einem schmerzstillenden Medikament in die Pulpakammer, dichter provisorischer Verschluss.

Steht **viel Zeit** zur Verfügung:

- Pulpektomie (Vitalexstirpation), Aufbereitung der Wurzelkanäle, temporäre Wurzelkanalfüllung mit einem Kalziumhydroxid-Präparat, dichter provisorischer Verschluss.

> **Merke** Alle genannten Maßnahmen sollen bei angelegtem Kofferdam und unter Lokalanästhesie erfolgen.

Führt die Lokalanästhesie nicht zu einer ausreichenden Schmerzdämpfung, kann zusätzlich Anästhetikum direkt in die Pulpakammer gespritzt werden. Besteht dann immer noch keine Möglichkeit, die Pulpa zu amputieren oder zu exstirpieren, begnügt man sich für kurze Zeit mit dem Legen eines schmerzstillenden Medikaments.

Zur Schmerzstillung werden häufig **Kortikoid-Antibiotika-Präparate** empfohlen. Solche Medikamente sollen aber nur sehr kurzfristig eingesetzt werden.

> **Merke** Grundsätzlich soll immer ein dichter Verschluss der Kavität erfolgen, um eine Infektion des Wurzelkanals zu vermeiden.

Wenn die Symptome auf eine symptomatische **apikale Parodontitis** oder einen **apikalen Abszess** hinweisen, muss das erste Ziel der Behandlung sein, den Gewebedruck

**13**

zu vermindern. Liegt schon ein **submuköser Abszess** vor, ist neben der Eröffnung des Wurzelkanals eine Inzision indiziert.

Nach Eröffnung des Pulpakavums kommt es oft spontan zum Abfluss von eitrigem Exsudat aus dem Wurzelkanal. In besonders schweren Fällen ist es sinnvoll, die Patienten dann so lange in der Praxis zu halten, bis der spontane Ausfluss endet. Lässt der Ausfluss von Exsudat nicht nach, kann in seltenen Fällen der Zahn für einen Tag offen gelassen werden. Der fehlende Verschluss zur Mundhöhle birgt aber die Gefahr in sich, dass eine zusätzliche Infektion durch eindringende Bakterien aus dem Speichel eintritt und sich so die Situation verschlechtert oder zumindest die Behandlung verlängert.

> **Merke** Der Wurzelkanal muss auf jeden Fall aufbereitet und gründlich gespült werden, um die Ursache der apikalen Parodontitis zu beseitigen.

Anschließend wird der Kanal mit einer temporären Einlage, i.d.R. einem Kalziumhydroxid-Präparat, versehen und provisorisch verschlossen.

Bei **starker Aufbissempfindlichkeit** kann der Zahn leicht **aus der Okklusion geschliffen** werden. Da die Schmerzen oft nicht spontan nachlassen, ist die Verordnung eines Analgetikums für ein bis zwei Tage angezeigt. Zur Weiterbehandlung werden die Patienten nach wenigen Tagen wieder einbestellt.

# 14 Spezielle endodontische und postendodontische Maßnahmen

## 14.1 Endodontische Behandlungen im Milchgebiss

Milchzähne weisen einige physiologische und morphologische Besonderheiten auf, die spezielle Maßnahmen bei der endodontischen Therapie erfordern. Eine besondere Rolle spielt die Pulpotomie, die bei vitaler oder zuvor devitalisierter Pulpa durchgeführt werden kann. In Tabelle 14-1 werden die bei endodontischen Behandlungen im Milchgebiss gebräuchlichen Begriffe kurz erläutert.

**Besonderheiten**

Folgende **Besonderheiten** müssen im Milchgebiss beachtet werden:

- Aufgrund der physiologischen Wurzelresorption ist die Reaktionsbereitschaft des Pulpagewebes auf Reize altersabhängig vermindert und die Bildung von Tertiärdentin nicht gewährleistet.
- Der Schmelz- und Dentinmantel ist dünner als bei den bleibenden Zähnen.
- Das Pulpakavum ist größer und besitzt ausgeprägte Pulpahörner.
- Wurzeln und Wurzelkanäle sind oft irregulär geformt. Die Wurzeln können sehr zierlich und die Wurzelkanäle altersabhängig sehr eng sein. Es besteht eine enge räumliche Beziehung zu den Zahnkeimen der bleibenden Zähne.

**Diagnostik**

Die **Diagnostik** von Erkrankungen der Milchzahnpulpa kann aus verschiedenen Gründen problematisch sein. Fragen zur **Schmerzqualität** können von Kindern häufig nicht exakt beantwortet werden.

Der **Perkussionstest** kann aufgrund der physiologischen Zahnbeweglichkeit bei bevorstehender Exfoliation falsch beurteilt werden, und **Vitalitätsproben** sind oft

**Tabelle 14-1**  Bei endodontischen Behandlungen im Milchgebiss gebräuchliche Begriffe.

---

**Pulpotomie (Synonym: Pulpaamputation):**

Chirurgische Entfernung des koronalen Anteils der Pulpa

- Vitalamputation: Pulpotomie der vitalen Pulpa
- Mortalamputation: Pulpotomie nach Devitalisation der Pulpa

---

**Pulpektomie (Synonym: Pulpaexstirpation):**

Vollständige Entfernung der Pulpa

- Vitalexstirpation: Vollständige Entfernung der vitalen Pulpa
- Mortalexstirpation: Vollständige Entfernung der Pulpa nach vorausgegangener chemischer Devitalisierung

wenig aussagefähig, da die Antwort auf Kälte und Wärme mit der physiologischen Wurzelresorption abnimmt.

> **Merke**   Am aussagefähigsten ist ein diagnostisches Röntgenbild, das Informationen über das Ausmaß der kariösen Zerstörung, zu Form und Lage der Wurzeln in Bezug auf die bleibenden Zähne, Stand der physiologischen Wurzelresorption und mögliche innere und äußere Resorptionen liefert.

Weiterhin kann die korrekte technische Durchführung der geplanten Maßnahmen aufgrund begrenzter Belastbarkeit der kleinen Patienten problematisch sein.

### 14.1.1 Indirekte und direkte Überkappung

Die indirekte Überkappung ist indiziert, wenn nach der Exkavation pulpanah **intaktes, nicht kariös verändertes Dentin** vorliegt. Der Arbeitsablauf entspricht dem beschriebenen Vorgehen beim bleibenden Zahn. Auch beim Milchzahn ist das einphasige Vorgehen dem zweiphasigen, der schrittweisen Kariesentfernung, vorzuziehen.
Bei einer **minimalen, akzidentellen Eröffnung der Pulpa** ist grundsätzlich eine direkte Überkappung in der schon beschriebenen Art möglich. Obwohl die Milchzahnpulpa grundsätzlich reaktionsfähig ist, muss berücksichtigt werden, dass altersabhängig häufig keine Bildung von Fibrodentin erfolgt.

### 14.1.2 Pulpotomie

 Liegt eine großflächige oder multiple Eröffnung der Pulpa vor oder reicht das kariöse Dentin bis zur Pulpa, ist im Milchgebiss die Pulpotomie (Pulpaamputation) die Methode der Wahl.

**Vorgehen**   Das Vorgehen bei der Pulpotomie der vitalen Pulpa wird in Kapitel 11.3.3 „Vitalamputation" beschrieben. Das Ziel dieser Maßnahme ist, die Wurzelpulpa vital zu erhalten. Auch im Milchgebiss sollte diese Maßnahme unbedingt unter Kofferdam durchgeführt werden.
Das Abdecken der Amputationswunde erfolgt i.d.R. mit einem **Kalziumhydroxid-Präparat**. Wird das Präparat in Suspensionsform aufgebracht, ist eine Abdeckung mit einem aushärtenden Kalziumhydroxid-Material oder mit Zinkoxid-Eugenol-Zement empfehlenswert. Nach Einbringen der Unterfüllung wird eine Deckfüllung oder eine konfektionierte Milchzahnkrone angefertigt (Abb. 14-1).

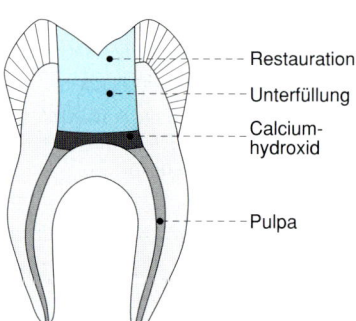

**Abb. 14-1**   Versorgung eines Milchmolaren nach Pulpektomie (Vitalamputation).

**Mortalamputation**

Mit einer erweiterten Indikationsstellung zur Behandlung von Milchzähnen mit **entzündeter Pulpa** wird häufig die Mortalamputation empfohlen. Darunter versteht man das Abtragen der Kronenpulpa nach **Devitalisierung** der Pulpa mit chemischen Mitteln. Die zurückbleibende Wurzelpulpa soll sich nach Durchtränkung mit lang wirkenden, eiweißfällenden Mitteln in fixiertes, vom Körper toleriertes Gewebe umwandeln. Es wird die Anwendung von Präparaten empfohlen, die Formaldehyd oder Glutaraldehyd enthalten. Am meisten verbreitet ist **Formokresol,** das Formaldehyd (19%) und Kresol (35%) enthält. *Eisensulfat : Bildet Komplexe mit de-*

Nach Einwirken von Formokresol kommt es je nach Dauer der Applikation zu einer partiellen oder totalen Verlederung bzw. Fixierung der Wurzelpulpa. *naturierten Proteinen*

Zwei verschiedene **Vorgehensweisen** werden besonders häufig beschrieben:

- Nach erfolgter Amputation wird ein mit Formokresol getränktes Wattepellet auf die Amputationswunde gelegt und dort ca. fünf Minuten belassen. Das Wattepellet wird entfernt, und die Amputationswunde wird mit einem Zinkoxid-Eugenol-Zement abgedeckt. Anschließend erfolgt die definitive Füllung. *↳ IRM*
- Als Variation wird das mit Formokresol getränkte Wattepellet für eine Woche im provisorisch dicht verschlossenen Zahn belassen. Danach wird das Wattepellet entfernt, und Amputationswunde und Zahn werden wie oben beschrieben versorgt.

Obwohl diese und vergleichbare Methoden klinisch als erfolgreich beschrieben worden sind, sind sie wissenschaftlich doch sehr **umstritten.**

Die so genannte Verlederung der Pulpa beruht auf einer partiellen oder totalen Devitalisierung. Vitales, angrenzendes Gewebe zeigt Zeichen einer chronischen Entzündung, und es kommt keinesfalls zu einer Ausheilung oder entzündungsfreien Pulpa.

Prinzipiell ist die Eindringtiefe der Wirkstoffe nicht kalkulierbar, und es besteht die Gefahr, dass benachbartes Gewebe tangiert wird und eine apikale oder interradikuläre Nekrose entsteht.

Die Applikation von Formokresol oder ähnlichen Präparaten auf die frei liegende Pulpa bewirkt eine Ausbreitung des Formaldehyds über den Apex hinaus und damit in den ganzen Körper. Hieraus können potenziell Überempfindlichkeitsreaktionen oder andere, bisher nicht definitiv nachgewiesene Schäden für den Gesamtorganismus resultieren. In diesem Zusammenhang werden mögliche immunogene, mutagene, karzinogene und andere toxische Wirkungen diskutiert.

> **Merke** Aus den genannten Gründen sollte deshalb möglichst auf den Einsatz dieser Präparate ganz verzichtet werden.

**14**

## 14.1.3 Pulpektomie

> Eine Pulpektomie ist dann angezeigt, wenn anamnestische, klinische und röntgenologische Kriterien auf eine totale Pulpitis oder Pulpanekrose schließen lassen. Abgeraten werden muss von einer Pulpektomie bei erhöhter Zahnlockerung mit röntgenologisch sichtbaren periapikalen Veränderungen.

> **Merke** Bei vorliegender Kooperationsbereitschaft des Kindes, die das Anlegen von Kofferdam und das Setzen einer Lokalanästhesie zulässt, ist bei einer totalen Pulpitis eine Vitalexstirpation einer Mortalexstirpation vorzuziehen.

**Längen-
bestimmung**

Bei der Wurzelkanalbehandlung macht die physiologische Wurzelresorption eine korrekte Längenbestimmung unmöglich. Eine Überinstrumentierung muss aber unbedingt vermieden werden, da es sonst zu einer Schädigung des nachrückenden Zahnkeimes kommen kann. Aus diesen Gründen ist es angezeigt, die Aufbereitungslänge in einem großzügig bemessenen Sicherheitsbereich festzulegen. Dies kann bedeuten, dass der Kanal nur zu etwa zwei Drittel aufbereitet und gefüllt wird.

**Aufbereitung**

Bei der Aufbereitung, die nach konventioneller Technik erfolgt, ist bei Milchmolaren besonders darauf zu achten, dass die **Instrumente stark vorgebogen** werden, da die Gefahr einer Perforation der Wurzel besonders interradikulär sehr groß ist.

> **Merke** Da die Milchzahnwurzeln oft eine irreguläre Form aufweisen und viele akzessorische Kanäle haben, soll gründlich mit Natriumhypochlorit gespült werden.

**Wurzelkanalfüllung**

Die Wurzelkanalfüllung darf nur mit einem **resorbierbaren Material** wie einem Zinkoxid-Eugenol-Zement oder einem Kalziumhydroxid-Präparat erfolgen.

Die abschließende Versorgung wird bei Milchmolaren i.d.R. mit einer **Konfektionskrone** vorgenommen.

**Mortalexstirpation**

Ist eine Vitalexstirpation nicht möglich, wird im Milchgebiss häufig eine Mortalexstirpation empfohlen. Die Mortalexstirpation erfordert das Einbringen eines **Devitalisationsmittels** auf Paraformaldehyd-Basis. Das bekannteste Präparat ist **Toxavit®**, das auf die offene Pulpa gelegt wird. Der Zahn wird dann mit einem dichten Provisorium verschlossen, und nach fünf Tagen wird das Präparat wieder entfernt. Die Weiterbehandlung erfolgt im Sinne einer Amputation oder einer Wurzelkanalbehandlung.

Aus den schon genannten Gründen muss grundsätzlich von der Verwendung solcher Präparate abgeraten werden. Vielfach wird die Mortalamputation und Mortalexstirpation aber als Kompromissbehandlung nach wie vor empfohlen, besonders wenn der Zeitpunkt der Exfoliation nahe liegt.

### 14.1.4 Grenzen der endodontischen Behandlung im Milchgebiss

Allgemeine Kontraindikationen für endodontische Maßnahmen im Milchgebiss sind neben fehlender Kooperationsbereitschaft des Kindes stark vernachlässigte Gebisse und nicht mehr restaurierbare Zahnkronen, fortgeschrittene physiologische Wurzelresorption, erhöhte Zahnbeweglichkeit und starke interradikuläre oder apikale Aufhellungen.

Auch wenn das Allgemeinbefinden des Kindes erheblich beeinträchtigt ist, ist oft die Extraktion der betreffenden Zähne mit entsprechender Nachversorgung der einzige Ausweg.

## 14.2 Bleichen verfärbter wurzelkanalgefüllter Zähne

>  Als Folge eines Traumas oder endodontischer Therapiemaßnahmen kann es zu internen Verfärbungen der Zähne kommen.

Die hier beschriebenen internen Bleichverfahren setzen voraus, dass der betreffende Zahn eine Wurzelkanalfüllung hat. Diagnostisch abgegrenzt werden müssen andere Ursachen der Zahnverfärbung wie **extrinsische Faktoren,** durch Tetrazyklin bedingte

Verfärbungen oder Verfärbungen aufgrund von Zahnbildungs- und Mineralisationsstörungen.

**Ursachen von Verfärbungen**

Bei einem Trauma oder durch eine Vitalexstirpation kann **Blut aus der Pulpa in die Dentinkanälchen** austreten. Blutabbauprodukte wie Hämosiderin, Hämin, Hämotoidin und Hämatoporphyrin können in die Dentintubuli hinein diffundieren und Eisen als Farbstoff freisetzen. Das Eisen kann eine Verbindung mit durch Bakterien frei gesetzten Schwefelwasserstoff eingehen. Die dann entstandenen Eisensulfide führen zu einer dunklen Verfärbung des Dentins. Auch Zerfallsstoffe von Proteinen einer nekrotischen Pulpa können zu einer Verfärbung beitragen, z.B. wenn bei unsachgemäßem Vorgehen bei der Wurzelkanalbehandlung Pulpareste im Pulpakavum verblieben sind. Zahnverfärbungen in den verschiedensten Schattierungen können aber auch durch die bei endodontischen Behandlungen gebräuchliche **Medikamente** und **Wurzelfüllungsmaterialien** verursacht werden.

Um Verfärbungen vorzubeugen, soll bei der Wurzelkanalbehandlung das Pulpakavum immer sorgfältig ausgeräumt werden. Bei der Anfertigung einer Wurzelkanalfüllung ist unbedingt darauf zu achten, dass kein Füllungsmaterial in der Kronenpulpa verbleibt. Bei Schneidezähnen mit frei liegendem Dentin im Zahnhalsbereich ist es sinnvoll, die Wurzelkanalfüllung ca. 2 mm unterhalb des Kanaleinganges enden zu lassen und den verbliebenen Raum mit einem Unterfüllungsmaterial aufzufüllen.

**Indikation**

Bei der Indikationsstellung zum Bleichen müssen die Qualität der Wurzelkanalfüllung und der Zerstörungsgrad der klinischen Krone berücksichtigt werden. Insuffiziente Wurzelkanalfüllungen müssen vor dem Bleichen revidiert werden. Wenn bei Schneidezähnen beidseitig sehr große approximale Füllungen vorhanden sind, kann der Zahn durch zusätzliche Entfernung von Dentin so geschwächt werden, dass die Gefahr einer Kronenfraktur besteht und nur noch eine Überkronung des Zahnes möglich wäre. Grundsätzlich soll also eine Entfernung gesunden, verfärbten Dentins vermieden werden. Schmelzsprünge und Infrakturen sprechen ebenfalls gegen eine Bleichtherapie.

**Prognose**

Überwiegend wird über gute Resultate unmittelbar nach der Bleichtherapie berichtet. In der Folgezeit kann es aber auch zu einem Nachdunkeln der Zähne kommen. Als wesentliche Ursache hierfür vermutet man undichte Restaurationen, die eine Diffusion von Farbstoffen und Bakterien aus der Mundhöhle zulassen.

### 14.2.1 Bleichmittel

Als internes Bleichmittel werden **Peroxidverbindungen** verwendet, die durch Abspaltung von aktivem Sauerstoff eine Oxidation der eingelagerten Farbmoleküle bewirken sollen. Gebräuchlich sind **Wasserstoffperoxid** und **Natriumperborat**.

Am häufigsten wird eine Kombination von Natriumperborat mit Wasserstoffperoxid empfohlen. Entsprechend neuerer Untersuchungen soll der Effekt einer wässrigen Natriumperborat-Lösung vergleichbar gut sein.

> **Merke** Von der Anwendung von 30%igem Wasserstoffperoxid als alleinigem Bleichmittel ist abzuraten, da der niedrige pH-Wert dieser Lösung mit möglichen Schädigungen des Zahnhartgewebes in Verbindung gebracht wird.

Als besonders kritisch ist die Entstehung von **externen zervikalen Resorptionen** anzusehen, die vermutlich durch über die Dentintubuli nach außen diffundierendes Wasserstoffperoxid ausgelöst werden können.

**14**

### 14.2.2 Bleichtechniken

**Thermokatalytische Technik**

Man unterscheidet die thermokatalytische Technik und die Walking-bleach-Technik. Bei der thermokatalytischen Technik wird das Bleichmittel im koronalen Pulpakavum erwärmt, um eine beschleunigte chemische Reaktion auszulösen. So wird versucht, in einer Sitzung einen befriedigenden kosmetischen Effekt zu erzielen. Von der Methode wird aber besonders wegen der Gefahr der Auslösung externer Resorptionen vermehrt abgeraten.

**Walking-bleach-Technik**

Bei der Walking-bleach-Technik wird das Bleichmittel für einige Tage im koronalen Pulpakavum belassen (Abb. 14-2).

Das Vorgehen bei der Walking-bleach-Technik:
- Überprüfung der Wurzelkanalfüllung sowie Kontrolle bestehender Restaurationen und der Zahnhartsubstanz
- Anlegen von Kofferdam
- Wiedereröffnung der Zugangskavität
- Entfernung von Füllungsresten und nekrotischen Pulpaanteilen aus dem koronalen Pulpakavum
- Reduzierung der Wurzelkanalfüllung bis kurz unter den Kanaleingang
- Abdeckung der Wurzelkanalfüllung mit einer dichten Unterfüllung
- Einbringen des Bleichmittels
- dichter provisorischer Verschluss
- Entfernung des Bleichmittels nach drei bis vier Tagen.

Abschließend wird die Kavität sorgfältig gereinigt und der Effekt kontrolliert. Bei kosmetisch unbefriedigendem Resultat kann der Vorgang wiederholt werden.

In jüngerer Zeit wird auch die erfolgreiche Anwendung von externen Bleichtechniken oder die Kombination von externem und internem Bleichen mit dem für die Vitalblei-

**Carbamid-peroxidgel**

chung empfohlenem **Carbamidperoxidgel** beschrieben. Das Bleichgel wird entweder mithilfe einer Schiene appliziert, wobei das Pulpenkavum des zu bleichenden Zahnes nicht eröffnet wird, oder die Schiene wird bei offenem Pulpakavum eingesetzt, wodurch das Bleichgel in das Kavum gepresst werden soll.

Externes Bleichen alleine kann sinnvoll sein bei avitalen Zähnen mit obliteriertem Wurzelkanal oder zusätzlich zur Optimierung des Ergebnisses. Bleichen bei Offenlassen der Zugangskavität birgt das Risiko, dass Bakterien in das Dentin gelangen können oder es sogar zu einer koronal-apikalen Passage von Bakterien entlang der Wurzelkanalfüllung kommt.

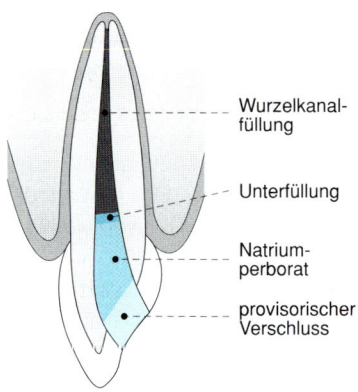

Wurzelkanal-füllung

Unterfüllung

Natrium-perborat

provisorischer Verschluss

**Abb. 14-2** Das Bleichen wurzelkanalge-füllter Zähne mit Natriumperborat entsprechend der Walking-bleach-Technik.

## 14.3 Restauration wurzelkanalgefüllter Zähne

 Für die Restauration wurzelkanalgefüllter Zähne stehen zahlreiche Versorgungs-methoden zur Verfügung. Früher wurde oft die komplette Entfernung der klinischen Krone mit nachfolgender Versorgung mit einer stiftverankerten Krone favorisiert. Heute steht, wenn immer möglich, der Erhalt der verbliebenen Zahnhartsubstanz im Vordergrund.

Die Versorgung kann mit adhäsiven Aufbautechniken und nachfolgender Krone oder Teilkrone oder allein mit adhäsiven Restaurationstechniken erfolgen.

**Merke** Versorgungen mit konventionell zementierten Inlays oder mit Amalgamfüllungen sind kontraindiziert.

Nach einer Wurzelkanalbehandlung sind besonders oft Seitenzähne strukturell geschwächt, da durch die Zugangskavität das Pulpakammerdach entfernt wird und so eine wichtige Querverstrebung verloren geht. In neueren Untersuchungen konnte gezeigt werden, dass sich die physikalischen Werte von Dentin nach einer Wurzelkanalbehandlung kaum ändern und dass keine wesentliche Austrocknung des Dentins mit nachfolgendem Stabilitätsverlust auftritt.

### 14.3.1 Versorgung von Frontzähnen

Frontzähne können konventionell entsprechend der Schmelz-Ätz-Technik versorgt werden, sofern keine extreme Schwächung durch beidseitige, große approximale Kavitäten vorliegt.

Ist die klinische Krone weitgehend zerstört, aber noch eine verbliebene **vertikale Dentinwand von mehr als 2 mm** vorhanden, kann ein adhäsiver Kompositaufbau und eine Überkronung erfolgen.

Genügt die verbliebene Zahnhartsubstanz nicht zur Verankerung eines Kompositaufbaus (vertikale Dentinwand kleiner als 2 mm), ist die Versorgung mit einem Stiftaufbau und Krone vorzuziehen.

*Vorgehen bei der Versorgung mit einer Kompositfüllung*

Die Wurzelkanalfüllung wird im Bereich des Kanaleingangs mit einem Zement (Zinkoxid-Phosphat-Zement oder Glasionomerzement) abgedeckt, um eine Wiederauffindung des Kanaleingangs zu erleichtern. Die Versorgung der Kavität erfolgt dann entweder mit einem Glasionomerzement als Unterfüllung und einer Deckfüllung aus Komposit, oder die Kavität wird komplett mit Komposit gefüllt. Zur Verbesserung der Haftung des Komposits am Dentin wird die Anwendung eines Dentinadhäsivs empfohlen.

### 14.3.2 Versorgung von Seitenzähnen

Bei Prämolaren oder Molaren, die MOD-Kavitäten haben, ist die Gefahr einer Höckerfraktur nach einer Wurzelkanalbehandlung besonders groß. Ein nahezu aussichtsloser Zustand, der zur Extraktion des Zahnes führt, tritt dann ein, wenn bei mehrwurzeligen Zähnen die Frakturlinie zwischen den Wurzeln verläuft.

Je nach Zerstörungsgrad der klinischen Krone kann die Versorgung mit einer **Teilkrone** (Gold oder Keramik) oder **Vollkrone** erfolgen. Durch die Umfassung der Höcker

14

kann dann eine Fraktur ausgeschlossen werden. In der Regel wird zuvor eine **adhäsive Aufbaufüllung aus Komposit** angefertigt. In vielen Fällen ist es auch bei relativ stark zerstörten Zähnen möglich, nach Aufbringen eines Dentinadhäsivs einen Kompositaufbau sicher zu verankern. Als Grenzwert wird hierbei eine verbliebene **vertikale Dentinwand von mehr als 2 mm** angegeben.

Bei einer Einzelzahnrestauration kann bei einer entsprechenden Ausgangssituation auch eine adhäsive, zahnfarbene Restauration ohne Abtragen und Umfassen der Höcker durchgeführt werden. Am ehesten kann eine solche Versorgung bei Zähnen mit ein- oder zweiflächigen Kavitäten in Erwägung gezogen werden. Immer sollte zuerst ein adhäsiv verankerter Kompositaufbau angefertigt werden, dann kann wahlweise eine Kompositfüllung oder eine zahnfarbene Einlagefüllung, adhäsiv mit der Aufbaufüllung verbunden, folgen. Es bleibt aber festzustellen, dass zu dieser Art der Versorgung noch wenig langzeitige Erfahrungen vorliegen.

### Vorgehen bei der Anfertigung eines Kompositaufbaus

Die Wurzelkanalfüllung und der Pulpakammerboden werden mit einem Zement (Zinkoxid-Phosphat-Zement oder Glasionomerzement) abgedeckt, um eine Wiederauffindung der Kanaleingänge zu erleichtern. Steht besonders wenig Haftfläche zur Verfügung, kann es zweckmäßig sein, den koronalen Anteil des gefüllten Wurzelkanals zuvor etwa 2 mm auszuschachten. Das gesamte verbliebene Dentin wird angeätzt und mit Dentinadhäsiv behandelt. Schichtweise wird dann ein Aufbau in der erforderlichen Dimension aus Komposit hergestellt (Abb. 14-3).

Ist die klinische Krone so weitgehend zerstört, dass die verbliebene vertikale Dentinwand weniger als 2 mm beträgt und auch eine adhäsive Aufbaufüllung keinen Halt mehr findet, muss ein **Wurzelkanalstift** zur Verankerung des plastischen oder gegossenen Aufbaus eingebracht werden. Kompositaufbauten werden i.d.R. mit **Karbonfaserstiften** verankert, gegossene Aufbauten mit **Metallstiften.**

Wurzelkanalstifte sollen wenn möglich in die Wurzeln eingebracht werden, die aufgrund ihrer anatomischen Form besonders gut geeignet sind. Dies ist bei unteren Molaren meist die distale Wurzel und bei oberen Molaren die palatinale oder distobukkale Wurzel. Beim Ausschachten des Wurzelkanals muss darauf geachtet werden, dass es zu keiner seitlichen Perforation der Wurzel kommt.

Das Einbringen eines **Stiftes** für sich allein genommen führt nicht zu einer Stabilisierung des Zahnes, sondern eher zu einer **Schwächung.** Eine Stabilisierung wird erst erreicht, wenn die zur endgültigen Versorgung angefertigte Krone die verbliebene Zahnsubstanz sicher umfasst.

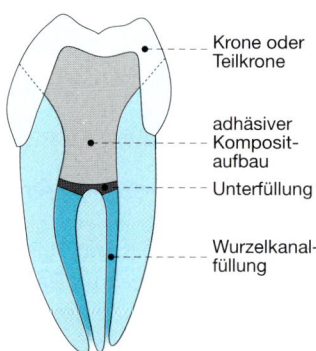

Krone oder
Teilkrone

adhäsiver
Komposit-
aufbau

Unterfüllung

Wurzelkanal-
füllung

**Abb. 14-3**   Versorgung eines wurzelkanalgefüllten Zahnes mit Kompositaufbau und Krone.

# III Parodontologie

# 15 Anatomie des Parodonts

*[handschriftlich: 4 Bestandteile]*

*[handschriftlich: 4 Aufgaben]*

Das Parodont (par = um, herum; odontos = der Zahn) besteht aus der Gingiva, dem Wurzelzement, dem Desmodont und dem Alveolarfortsatz. Seine Hauptaufgaben sind die Verankerung des Zahnes im Knochen, die Dämpfung der Kaukräfte, die Abwehr äußerer Noxen und die Trennung zwischen Mundhöhlenmilieu und Zahnwurzel (Sicherung der Kontinuität der Oberflächenauskleidung der Mundhöhle). Die Kenntnis des Baus und der Funktion des gesunden Parodonts ist Voraussetzung für das Verständnis pathologischer Veränderungen und deren Therapie (Abb. 15-1).

## 15.1 Gingiva

### 15.1.1 Makroskopische Anatomie der Gingiva

*[handschriftlich: → Gaumen + Gingiva (Keratinisiert!)]*

**Merke** Die Mundschleimhaut wird in die mastikatorische, die spezielle und die auskleidende Mukosa unterteilt. *[handschriftlich: → Zungen rücken]*

*[handschriftlich: → alles andere]*

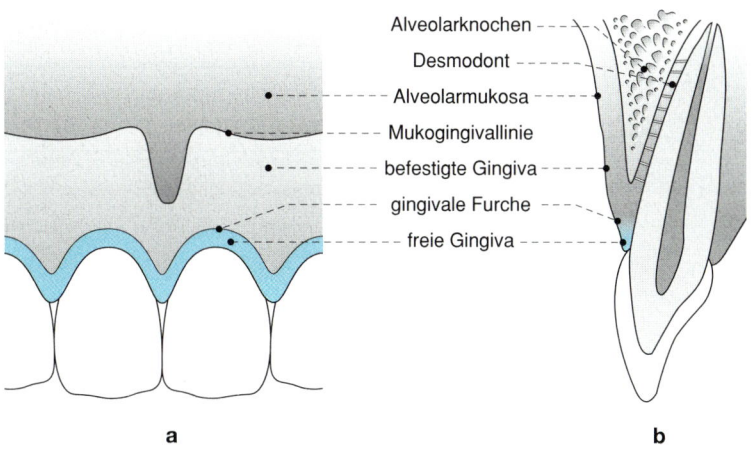

Alveolarknochen
Desmodont
Alveolarmukosa
Mukogingivallinie
befestigte Gingiva
gingivale Furche
freie Gingiva

a                                                                b

**Abb. 15-1**  Anatomische Strukturen des Parodonts.
a) Darstellung in der Aufsicht.
b) Vertikaler Schnitt.

Als spezielle Mukosa wird die Schleimhaut des Zungenrückens, als mastikatorische Mukosa werden die Gaumenschleimhaut und die Gingiva bezeichnet. Die auskleidende Mukosa beschreibt die nicht keratinisierte Schleimhaut des Vestibulums, der Wangen und Lippen, des Mundbodens und weichen Gaumens sowie der Zungenunterseite.

Der koronale Gingivasaum verläuft girlandenförmig ca. 0,5–2 mm koronal der Schmelz-Zement-Grenze der Zähne. Im Unterkiefer und im vestibulären Bereich des Oberkiefers geht die Gingiva an der mukogingivalen Grenzlinie (Linea girlandiformis) kontinuierlich in die auskleidende Mukosa über. Die Gaumenschleimhaut und die Gingiva des Oberkiefers hingegen sind nur verschiedene Formen der mastikatorischen Schleimhaut. Deshalb ist klinisch palatinal keine Linea girlandiformis zu erkennen.

**Einteilung**

Die Gingiva lässt sich folgendermaßen unterteilen:
- freie marginale Gingiva
- befestigte Gingiva
- interdentale Gingiva.

Die Grenze zwischen der freien und der befestigten Gingiva liegt in Höhe der Schmelz-Zement-Grenze und ist bei 30 bis 40% der Erwachsenen meist vestibulär als **gingivale Furche** sichtbar.

Freie und befestigte Gingiva besitzen eine feste Konsistenz und sind blassrosa, bei dunkelhäutigen Personen ist die Gingiva physiologisch bräunlich pigmentiert. Eine pathologische dunkle Gingivaverfärbung findet man bei Metallintoxikationen (z.B. Pb, Bi) oder bei Tätowierung der Gingiva durch Amalgam.

**Freie Gingiva**

Die freie Gingiva läuft koronal meist flach aus. Sie besitzt eine glatte Oberfläche und ist 0,8–2,5 mm breit. Die Oberfläche der befestigten Gingiva erscheint bei ca. 40% der Erwachsenen gestippelt.

**Befestigte Gingiva**

Die befestigte Gingiva ist ca. 1–9 mm breit, wobei eine Zunahme der Breite im Alter beobachtet werden kann. Sie ist über Bindegewebefasern fest mit dem Alveolarknochen und Wurzelzement verbunden. Deshalb lässt sie sich im Gegensatz zu der sich apikal anschließenden dunkelroten Alveolarmukosa nicht gegen ihre Unterlage verschieben.

**Interdentale Gingiva**

Die Gingiva, die den Raum zwischen zwei Zähnen füllt, wird als interdentale Gingiva bezeichnet. Sie besitzt einen oralen und vestibulären Papillenzipfel, zwischen denen sich eine sattelförmige Einsenkung befindet, die als **Col** (= Sattel) bezeichnet wird (Abb. 15-2).

> **Merke** Der Col ist als Verschmelzung des unten beschriebenen Saumepithels zweier Nachbarzähne zu verstehen.

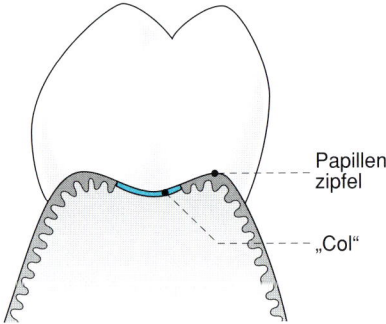

Papillen-zipfel

„Col"

**Abb. 15-2** Vertikaler Schnitt durch die interdentale Gingiva.

Er besitzt daher im Gegensatz zur Gingiva kein keratinisiertes Epithel. Die Breite der interdentalen Gingiva ist durch die Form der Zähne vorgegeben. Sie ist daher zwischen den Frontzähnen schmaler als zwischen den Seitenzähnen.

**Blutversorgung** Die Blutversorgung der Gingiva erfolgt über die **Arteria alveolaris superior posterior** und die **Arteria alveolaris inferior,** die auch die Zähne versorgen. Sie erreichen die Gingiva über das Desmodont (Arteria dentalis) und interdentale Knochensepten (Arteriae interalveolares und interradiculares). Eine weitere Blutversorgung erfolgt über periostale Äste der Arteria lingualis, Arteria buccalis, Arteria mentalis und Arteria palatina, die vom Vestibulum, Mundboden und Gaumen in die Gingiva einstrahlen. Diese verschiedenen arteriellen Zuflüsse stellen die ausreichende Blutversorgung der Gingiva während parodontalchirurgischer Eingriffe sicher.

**Innervation** Das Schmerz-, Druck- und Berührungsempfinden der Gingiva wird über afferente Fasern des **N. trigeminus** vermittelt.

### 15.1.2 Mikroskopische Anatomie der Gingiva

 Das Gingivaepithel wird unterteilt in das dem Zahn zugewandte orale Sulkusepithel (OSE), das der Mundhöhle zugewandte orale Epithel (OE) und das Saumepithel.

#### *Orales Sulkusepithel und orales Epithel*

Diese beiden Epithelien sind mehrschichtige, verhornte Epithelien (Abb. 15-3). In diese Epitheldecke stülpt sich das darunter liegende Bindegewebe zapfenartig ein. Dadurch bilden sich an der dem Bindegewebe zugewandten Seite **Epithelleisten,** welche die Stippelung der Oberfläche im Bereich der befestigten (attached) Gingiva hervorrufen. Eine **Basalmembran** trennt das Bindegewebe vom Epithel.

**Epithelschichten** Das Epithel besteht aus **vier Schichten:**

- Stratum basale
- Stratum spinosum
- Stratum granulosum
- Stratum corneum.

**Zellumsatzrate** Die Zellumsatzrate (turnover time) wird für die Gingiva mit zehn bis zwölf Tagen angegeben. Neben Keratozyten finden sich innerhalb des Epithels zu 10% atypische Zellen (clear cells), wie z.B. Melanozyten, Langerhans-Zellen und unspezifische Zellen.

15

> **Merke** Die keratinisierte Gingiva lässt sich im Gegensatz zur auskleidenden Mukosa und zum Saumepithel nicht mit Schiller-Jodlösung anfärben.

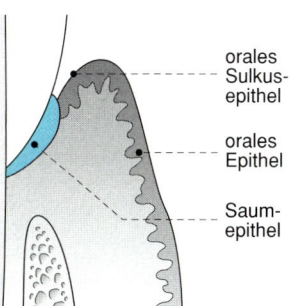

orales Sulkus- epithel

orales Epithel

Saum- epithel

**Abb. 15-3** Topografie der verschiedenen Gingivaepithelien.

Die Schiller-Jodlösung färbt das in oberen Zellschichten gespeicherte Glykogen der Mukosa und des Saumepithels an. Die Alveolarmukosa besitzt ein nicht keratinisiertes dreischichtiges Epithel (Stratum basale, Stratum spinosum, Stratum superficiale).

### Das Saumepithel

> Das Saumepithel dient der Anheftung der Gingiva an die Zahnoberfläche.

Es liegt kragenförmig um die Zähne herum und reicht von der Schmelz-Zement-Grenze bis zum Boden des Gingivalsulkus. Dort geht es kontinuierlich in das orale Sulkus-epithel über. Es ist mit dem lateral von ihm liegenden Bindegewebe nicht verzapft.
Das Saumepithel entwickelt sich durch Umwandlung aus dem reduzierten Schmelz-epithel (Abb. 15-4).
Diese Umwandlung beginnt nach Abschluss der Schmelzmatrixbildung und ist ca. zwölf bis 14 Monate nach Beginn des Zahndurchbruchs abgeschlossen. Das mitotisch inaktive reduzierte Schmelzepithel setzt sich aus zwei Schichten zusammen: Der Zahn-krone zugewandt ist die Schicht der resorbierenden reduzierten Ameloblasten, ihr auf-gelagert sind Zellen aus dem ehemaligen Stratum intermedium des Schmelzorgans.
Die Ameloblasten produzieren eine Basallamina, die der Zahnkrone aufliegt.

**Interne Basallamina**
● Diese interne Basallamina setzt sich aus einer dem Zahn zugewandten Lamina densa und einer Lamina lucida zusammen. Die Basallamina stellt eine unlösliche Schicht aus kollagenen Proteinen, Proteoglykanen, Fibronectin und Laminin dar. Die redu-zierten Ameloblasten sind mit der internen Basallamina durch Hemidesmosomen verknüpft. Diese Anheftung an den Zahn wird als primärer Epithelansatz bezeichnet.

**Externe Basallamina**
● Zum umgebenden Bindegewebe hin ist das reduzierte Schmelzepithel durch eine externe Basallamina getrennt. Während des Zahndurchbruchs vereinigt sich das

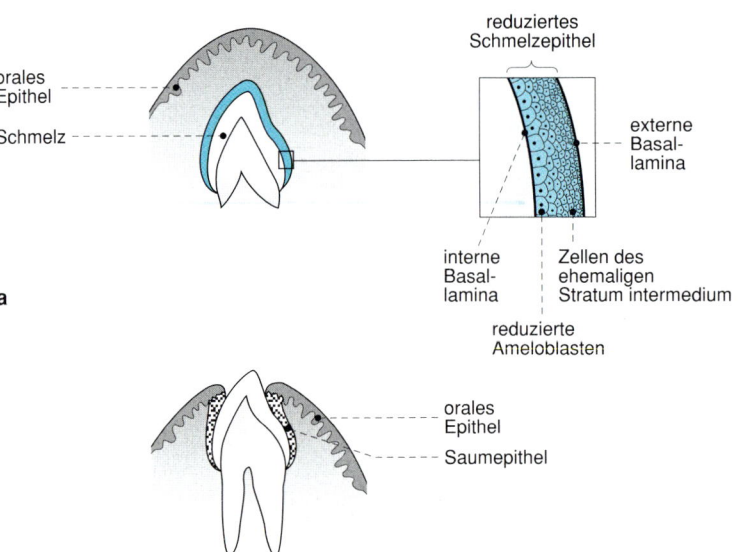

**Abb. 15-4** Entwicklung des Saumepithels aus dem reduzierten Schmelzepithel (nach LINDHE und Mitarbeitern [1997]).
a) Präeruptives Stadium.
b) Eruptives Stadium.

reduzierte Schmelzepithel koronal mit dem oralen Sulkusepithel. Die Zellen des reduzierten Schmelzepithels werden in Zellen des Saumepithels umgewandelt, und der primäre Epithelansatz wird zum sekundären Epithelansatz.

> **Merke** Der Anheftung des Saumepithels an der Zahnoberfläche liegen hemidesmosomale Verknüpfungen der Epithelzellen mit der internen Basallamina zugrunde (Abb. 15-5).

Die interne Basallamina befindet sich zwischen den Epithelzellen und der Zahnoberfläche. Die interne Basallamina liegt dabei dem Zahnschmelz direkt adhäsiv auf. Sie kann aber auch dem Wurzelzement, afibrillären Zementzungen auf dem Schmelz oder der Cuticula dentis aufgelagert sein. Die interne Basallamina vereinigt sich an der Schmelz-Zement-Grenze mit der externen Basallamina. Die externe Basallamina stellt zusammen mit in das Bindegewebe reichenden Ankerfasern die Basalmembran dar, die das gingivale Bindegewebe vom Saumepithel trennt.

> **Merke** Beim Zahndurchbruch bleibt die Haftung an die Zahnoberfläche erhalten, sodass zu keinem Zeitpunkt eine Wunde entsteht.

Die ehemaligen Zellen des Stratum intermedium werden wieder mitotisch aktiv, die ehemaligen reduzierten Ameloblasten werden nach weiterer Differenzierung am Sulkusboden exfoliiert.

Zwölf bis 24 Monate nach dem Zahndurchbruch ist die Umwandlung des reduzierten Schmelzepithels in das Saumepithel abgeschlossen. Das Saumepithel besteht nun aus zwei Schichten:

- das ein bis drei Zellreihen breite mitotisch aktive, apikale Stratum basale
- das 15 bis 18 Zellreihen breite, koronale Stratum suprabasale.

Das Saumepithel ist schließlich koronal ca. 150 µm dick.

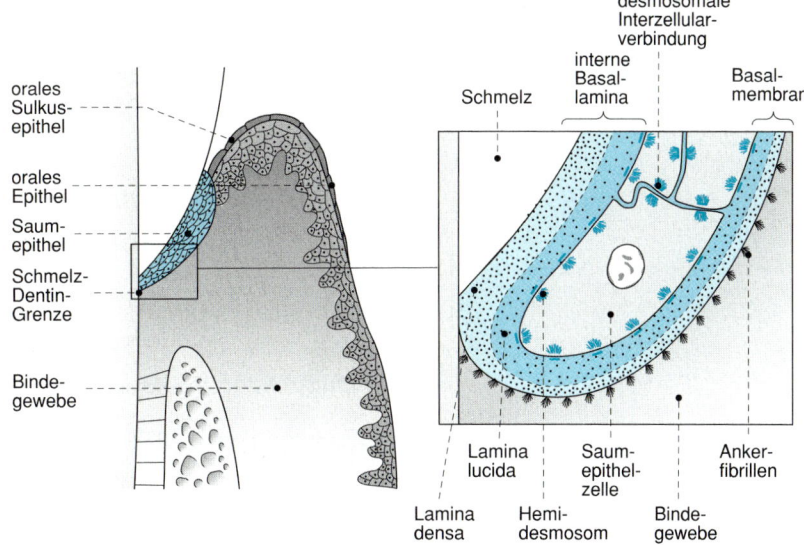

**Abb. 15-5** Anheftung des Saumepithels an die Zahnoberfläche. Die Saumepithelzellen sind über Hemidesmosomen mit der internen Basallamina verknüpft, die dem Zahn adhäsiv aufliegt.

Während der Wanderung vom Stratum basale zum Sulkusboden flachen die kubischen Zellen ab und orientieren sich **parallel zur Zahnoberfläche.**

> **Merke** Die Zellumsatzrate des Saumepithels beträgt nur ca. sechs Tage. Dies spiegelt die hohe Reparaturfähigkeit des Epithelansatzes wider.

**Oberfläche** Die Oberfläche der Zellen des Saumepithels wird nur zu 3 bis 5% von zellverbindenden Desmosomen besetzt. Die Dichte der Desmosomen ist damit nur etwa halb so groß wie die anderer oraler Epithelien. Zwischen den Zellen des Saumepithels befinden sich weite Interzellularräume. Diese lockere Struktur des Saumepithels ermöglicht sowohl externen Noxen als auch Abwehrzellen eine rasche Penetration.

Innerhalb des Saumepithels befinden sich vom Bindegewebe eingewanderte Leukozyten, Lymphozyten und Makrophagen. Sie stellen neben den teilweise phagozytosefähigen Zellen des Saumepithels die zelluläre Abwehr des Saumepithels dar.

### *Gingivales Bindegewebe und seine Faserbündel*

 Das gingivale Bindegewebe setzt sich hauptsächlich aus Bindegewebefasern, Fibroblasten, Proteoglykanen und Blutgefäßen zusammen. Sein ausgeprägter Faserapparat verleiht der Gingiva ihre feste Konsistenz (Abb. 15-6).

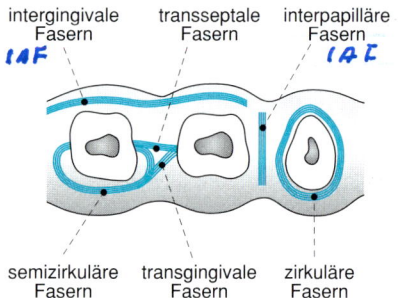

intergingivale Fasern / transseptale Fasern / interpapilläre Fasern

semizirkuläre Fasern / transgingivale Fasern / zirkuläre Fasern

a

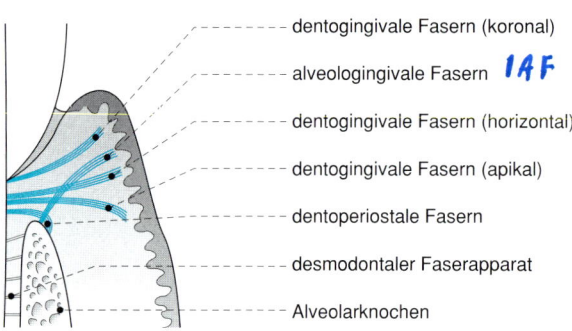

- dentogingivale Fasern (koronal)
- alveologingivale Fasern
- dentogingivale Fasern (horizontal)
- dentogingivale Fasern (apikal)
- dentoperiostale Fasern
- desmodontaler Faserapparat
- Alveolarknochen

b

**Abb. 15-6** Schematische Darstellung des Verlaufs der gingivalen Faserbündel.
a) Horizontaler Schnitt in Höhe der Schmelz-Zement-Grenze.
b) Vertikaler Schnitt.

Die Bindegewebefasern gruppieren sich zu Faserbündeln, die mehrheitlich aus kollagenen Fasern bestehen. Oxytalanfasern werden seltener, elastische Fasern meist perivaskulär gefunden.

**Supraalveolärer Faserapparat**

Die Faserbündel werden entsprechend ihrer **Verlaufsrichtung** unterschieden:

- **Dentogingivale** Fasern ziehen vom supraalveolären Wurzelzement fächerförmig in die Gingiva. Sie werden in koronal, horizontal und apikal verlaufende Faserzüge unterschieden.
- **Dentoperiostale** Fasern verlaufen vom supraalveolären Wurzelzement über den Alveolarknochenkamm zum bukkalen bzw. oralen Periost des Alveolarknochens.
- **Zirkuläre** Fasern umfassen ringförmig den supraalveolären Bereich der Zahnwurzel.
- **Semizirkuläre** Fasern verlaufen bukkal bzw. oral bogenförmig von der einen zur anderen approximalen Wurzeloberfläche desselben Zahnes.
- **Transseptale** Fasern verlaufen vom approximalen Wurzelzement eines Zahnes über das interdentale Knochenseptum zum Wurzelzement des Nachbarzahnes. Sie sind für die Aufrechterhaltung des Zahnbogens von großer Bedeutung und werden nach einer Exzision rasch wieder aufgebaut.
- **Transgingivale** Fasern ziehen vom Wurzelzement eines Zahnes zur Gingiva des Nachbarzahnes und schließen sich dort häufig den semizirkulären Fasern an.

Die beschriebenen Faserzüge werden als supraalveolärer Faserapparat bezeichnet. Er setzt den desmodontalen, infraalveolären Faserapparat der Zähne nach koronal fort.

**Infraalveolärer Faserapparat**
*IAF*

- **Intergingivale** Fasern verlaufen entlang der bukkalen bzw. oralen marginalen Gingiva.
- **Alveologingivale** Fasern ziehen vom Alveolarkamm in die Gingiva.
- **Interpapilläre** Fasern durchqueren die interdentale Gingiva in vestibulo-oraler Richtung.

**Zellpopulation**

Die **Zellpopulation** des Bindegewebes besteht zu 65% aus Fibroblasten, die u.a. für die Kollagensynthese verantwortlich sind. Daneben finden sich eine Reihe von Abwehrzellen, wie z.B. polymorphkernige Granulozyten, Monozyten und Lymphozyten. Zahlreiche Makrophagen befinden sich in einer zellreichen Zone des Bindegewebes, die direkt dem Saumepithel angelagert ist. In dieser Zone liegt auch ein anastomosierendes Gefäßsystem (gingivaler Plexus). Dieser Plexus wird bei entzündlichen Reaktionen äußerst permeabel. Der an das Saumepithel angrenzenden Zone wird daher eine wichtige Rolle bei der Abwehr externer Noxen zugeschrieben.

## 15.2 Desmodont

**15**

 Das Desmodont ist ein gut vaskularisiertes, zell- und faserreiches Bindegewebe, das den Periodontalspalt zwischen Wurzeloberfläche und Alveolarknochen füllt.

Es endet koronal ca. 1–2 mm unterhalb der Schmelz-Zement-Grenze und geht kontinuierlich in das Bindegewebe der befestigten Gingiva über. Der desmodontale Zahnhalteapparat stellt eine syndesmotische Verbindung zwischen Zahn und Kieferknochen dar (Abb. 15-7).
Der Desmodontalspalt ist ca. 0,25 mm breit. Er ist koronal und apikal breiter als in der Mitte (Sanduhrform). Die Breite nimmt bei funktioneller Belastung der Zähne zu und mit zunehmendem Alter ab.
Wichtiges Strukturmerkmal des Desmodonts sind Bindegewebefasern, die in primäre und sekundäre Fasern unterschieden werden.

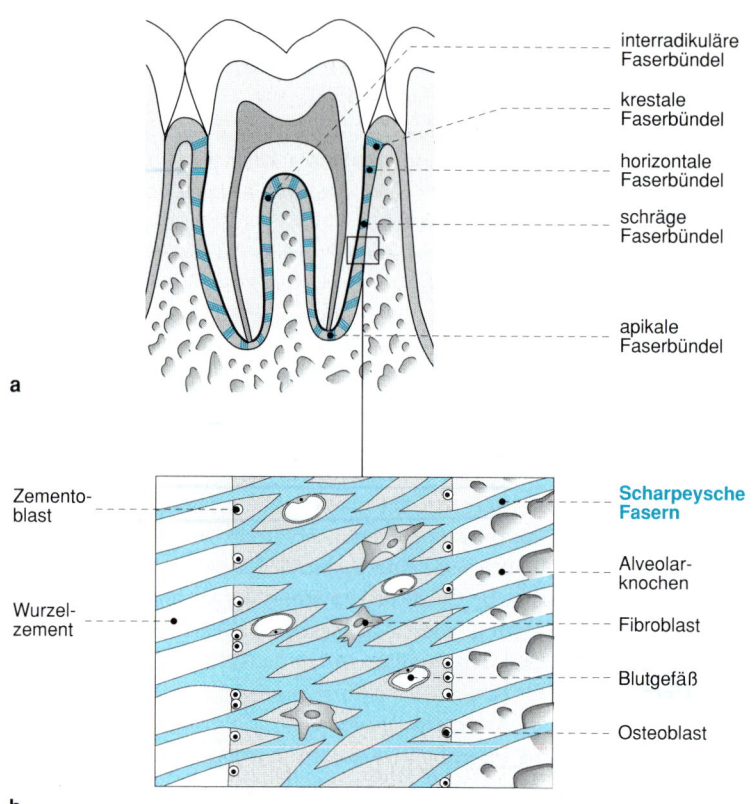

**Abb. 15-7**
a) Verlauf der desmodontalen Fasern eines unteren Molaren.
b) Detaildarstellung des desmodontalen Fasergeflechts in Beziehung zum Alveolarknochen und zum Wurzelzement.

**Primäre Faserbündel**

Die primären Faserbündel sind mehrheitlich kollagene Fasern, die von wenigen Oxytalanfasern begleitet werden und vom Alveolarknochen zum Wurzelzement verlaufen. Der in die Hartgewebe eingelassene Teil der primären Faserbündel wird als **Sharpey-Fasern** bezeichnet. Während der Entstehung der primären Faserbündel kommt es zu einer gitterartigen Verflechtung von aus dem Knochen und aus dem Zement in den Periodontalspalt einstrahlenden Fasern. Erst nach dem Zahndurchbruch erreichen die primären zementoalveolären Faserbündel ihre endgültige Ausrichtung in horizontale, schräg verlaufende, apikale und interradikuläre Faserbündel.

**Sekundäre Fasern**

Die sekundären Fasern liegen ungebündelt in zufälliger Ausrichtung im Desmodont oder umgeben Blutgefäße und Nerven. Sie enthalten mehrheitlich kollagene, aber auch elastische Fasern.

Dichte und Durchmesser der Faserbündel sind bei funktionell belasteten Zähnen größer als bei funktionslosen.

 **Merke** Die Dichte der Faserbündel funktionsloser Zähne beträgt nur ca. 10% der Faserbündeldichte belasteter Zähne.

Die primären Faserbündel besitzen keine Dehnbarkeit. Da sie in gewellter Form vorliegen, nimmt man einerseits an, dass es bei Belastungen der Zähne zu einer Streckung der Faserbündel kommt. Andererseits geht man von der Vorstellung aus, dass das gefäßreiche Desmodont eine Pufferfunktion wie ein flüssigkeitsgefüllter Raum besitzt. Belastungen der Zähne führen dann zu einer Verschiebung des nur wenig komprimierbaren Flüssigkeitspolsters in Knochenmarksräume bzw. zu einer Aufdehnung des koronalen Anteils des Periodontalspalts.

**Zellpopulation** Die Zellpopulation des Desmodonts besteht mehrheitlich aus Fibroblasten. Sie sind für die im Vergleich zu anderen Geweben deutlich erhöhte Umsatzrate des desmodontalen Kollagens verantwortlich. Daneben finden sich Osteoblasten, Osteoklasten, Zementoblasten, Malassez-Epithelzellen und Leukozyten.

**Blutversorgung** Das dichte, anastomosierende Blutgefäßnetz des Desmodonts erhält seine Versorgung aus denselben Quellen wie die Gingiva. Apikal und interradikulär befinden sich die sog. **Wedl-Gefäßknäuel.** Sie sind eine Direktverbindung zwischen Arteriolen und Venolen und stellen ein Stauchungsreservoir des Desmodonts bei Belastungen dar.

**Innervation** Die Innervation des Desmodonts erfolgt über Fasern des **Nervus trigeminus.** Somatosensible Fasern aus dem Ganglion trigeminale vermitteln das bewusste Schmerz-, Druck- und Berührungsgefühl. Propriozeptive Fasern des Nucleus mesencephalicus sind Bestandteil unbewusster **Reflexbögen,** in die im Desmodont befindliche Ruffini-Körperchen eingeschaltet sind. Diese Reflexbögen können ein Öffnen der Zahnreihen beim plötzlichen Zubeißen auf harte Gegenstände auslösen.

## 15.3 Alveolarfortsatz

> Der Alveolarfortsatz ist der Teil des Ober- bzw. Unterkiefers, in den die Zähne eingelassen sind. Er unterliegt einer ständigen Remodellation durch Osteoklasten, Osteoblasten und Osteozyten und bildet sich nach Zahnverlust zurück.

Die Zahnalveolen sind mit einer dünnen, durchlöcherten Alveoleninnenkortikalis ausgekleidet (Lamina cribriformis). Durch die zahlreichen Öffnungen (Volkmann-Kanäle) ziehen Blutgefäße und Nerven zum Desmodont.

**Radiologisch** stellt sich die Innenkortikalis gegenüber der umgebenden Knochenspongiosa als eine verdichtete Linie (Lamina dura) dar (Abb. 15-8). Der Alveolarknochen endet 1–2 mm apikal der Schmelz-Zement-Grenze. Die interdentalen Septen sind im Frontzahngebiet pyramidenförmig, im Seitenzahngebiet abgeflacht. Die Außenkortikalis der Alveolarfortsätze ist im Oberkiefer und im anterioren Unterkiefer vestibulär dünner als oral. Dort liegen im Bereich prominenter Wurzeln häufig Knocheneinziehungen (Dehiszenzen) oder Knochenfenster (Fenestrationen) vor.

**15**

## 15.4 Gingivaler Sulkus

> Die Vertiefung zwischen Gingivalsaum und Zahnoberfläche wird als gingivaler Sulkus bezeichnet. Der gingivale Sulkus wird zentral von der Schmelzoberfläche bzw. dem Wurzelzement, lateral durch das orale Sulkusepithel und apikal durch die freie Oberfläche des Saumepithels begrenzt.

Der gingivale Sulkus ist 0,1–0,5 mm tief. Dennoch werden aber auch beim gesunden Patienten fälschlicherweise Sulkustiefen bis zu 2 mm gemessen. Die Messonde durch-

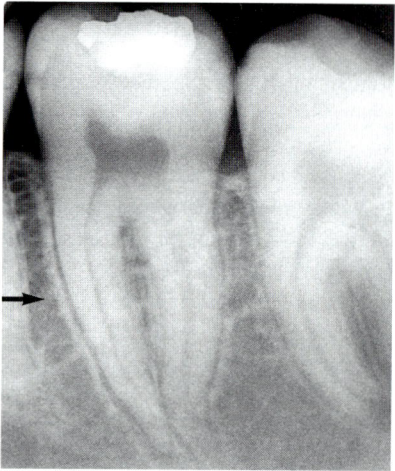

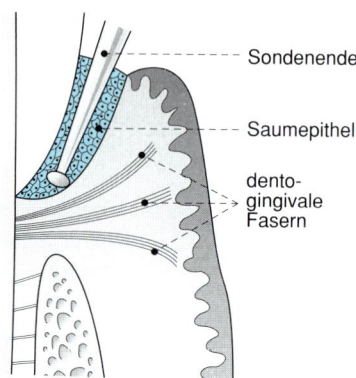

Sondenende

Saumepithel

dento-
gingivale
Fasern

**Abb. 15-8**  Röntgendarstellung eines unteren Molaren. Die Alveoleninnenkortikalis
stellt sich als Lamina dura (Pfeil) röntgendicht dar.

**Abb. 15-9**  Schematische Darstellung
des intraepithelialen Einrisses des Saumepithels durch Sondierung bei Vorliegen
einer gesunden Gingiva.

stößt dabei das Saumepithel teilweise bis zu den an der Schmelz-Zement-Grenze inserierenden Fasern. Der Epithelansatz am Zahn bleibt dabei erhalten, sodass der Riss im
Saumepithel innerhalb von fünf bis sieben Tagen wieder repariert wird (Abb. 15-9).
Die Sulkusflüssigkeit ist ein Serumexsudat aus dem Gefäßplexus unterhalb des Saumepithels, das durch das Saumepithel sickert und am Sulkusboden austritt. Bei klinisch
gesunder Gingiva findet sich keine oder nur sehr wenig Sulkusflüssigkeit, während sie
mit **zunehmender Entzündung** der Gingiva vermehrt auftritt.

**Sulkusflüssigkeit**
Die Sulkusflüssigkeit besitzt eine mechanische **Spülfunktion,** stellt ein Substrat für die
Mikroorganismen der subgingivalen Plaque dar und hat aufgrund der in ihr vorhandenen Immunglobuline und Abwehrzellen eine **antimikrobielle** Wirkung.
Daneben enthält die Sulkusflüssigkeit nicht-zelluläre Bestandteile wie Elektrolyte, Plas-
maproteine, Fibrin, fibrinolytische Faktoren und Enzyme sowie zelluläre Bestandteile
wie Mikroorganismen und desquamierte Epithelzellen.

## 15.5  Abwehrmechanismen der Gingiva

 Die feste Konsistenz des Faserapparats und die Keratinisierung des oralen Gingivaepithels gewährleisten den Schutz der Gingiva vor chemischen, thermischen
und mechanischen Verletzungen.

Das Saumepithel kann durch seine hohe Umsatzrate und die Anwesenheit von Leukozyten einer bakteriellen Invasion Widerstand leisten. Von der Lamina propria der
Gingiva werden zelluläre und humorale Komponenten der Immunabwehr bereitgestellt.

# 16 Ätiologie entzündlicher Parodontopathien

> Unter dem Begriff **Parodontopathien** werden entzündlich bedingte und nicht-entzündlich bedingte Erkrankungen der Gingiva und des Zahnhalteapparates zusammengefasst. Bei der Ätiologie entzündlicher Parodontopathien wird zwischen einem primären und einem sekundären Ursachenkomplex unterschieden.
> Der **primäre Ursachenkomplex** beschreibt die im Biofilm Zahnplaque vorhandenen Pathogene und die plaquebedingten entzündlichen Reaktionen des Parodonts.
> Der **sekundäre Ursachenkomplex** umfasst lokale und systemische Faktoren, die den primären Ursachenkomplex beeinflussen können.

## 16.1 Primärer Ursachenkomplex

### 16.1.1 Plaque

> **Merke** Die Entstehung und der Verlauf von entzündlichen Parodontalerkrankungen sind primär durch Mikroorganismen in der Zahnplaque bedingt.

Der Biofilm **Zahnplaque** ist ein weicher, strukturierter, zäher mikrobieller Zahnbelag, der mit Wasserspray nicht entfernbar ist. Die Organisation der Mikroorganismen in einem hochkomplexen Biofilm schützt die Bakterien vor äußeren Einflüssen, kann zur Steigerung der Pathogenität der vorhandenen Bakterien beitragen und gewährleistet das Wachstum und Überleben der Bakterien. So können die Bakterien in einem Biofilm Nahrungsketten aufbauen, indem Stoffwechselprodukte der einen Bakterienart (nur) von einer anderen Bakterienart metabolisiert werden können.

1 mg Plaque (Nassgewicht) enthält ca. $10^8$ Bakterien. Tabelle 16-1 gibt eine Übersicht über die wichtigsten isolierten Bakterien der Plaque. Die Plaqueentstehung ist in Kapitel 2 detailliert erläutert.

**Materia alba**  Als **Materia alba** wird ein Belag auf den Zähnen, der Gingiva und der Plaque bezeichnet, der im Gegensatz zur Plaque mit Wasserspray entfernbar ist. Materia alba ist eine weißliche, unstrukturierte Masse aus locker aggregierten Bakterien, Leukozyten und Epithelzellresten.

Andere weiche Beläge sind **food debris** (= Speisereste) und **food impaction** (= eingeklemmte Speisereste). Diese Speisereste sind selbst nicht pathogen, stellen aber Retentionsstellen für die Zahnplaque dar.

**Tabelle 16-1** Klassifikation der wichtigsten Mikroorganismen in der Mundhöhle (fett: Pathogene mit sehr starker Assoziation zu Parodontalerkrankungen, unterstrichen: Pathogene mit starker bis geringer Assoziation zu Parodontalerkrankungen).

| | Grampositiv (+) | | Gramnegativ (–) | |
|---|---|---|---|---|
| | **fakultativ anaerob** | **anaerob** | **fakultativ anaerob** | **anaerob** |
| **Kokken** | Streptococcus *S. mutans* *S. sanguis* *S. salivarius* *S. milleri* *S. mitis* Stomatococcus | Peptostrepto-coccus *P. micros* | Neisseria | Veillonella *V. parvula* |
| **Stäbchen** | Actinomyces *A. naeslundii* *A. viscosus* Lactobacillus Coryne-bacterium Rothia | Actinomyces *A. israeli* *A. odonto-lyticus* Eubacterium Propioni-bacterium | Actinobacillus **A. actino-mycetem comitans** Capnocyto-phaga Eikenella *E. corrodens* Haemophilus | Porphyromonas **P. gingivalis** Bacteroides **B. forsythus** Prevotella *P. intermedia* *P. melanino-genica* Fusobacterium *F. nucleatum* Leptotrichia Campylobacter *C. rectus* Selenomonas *S. sputigena* |
| **weitere Mikroorganismen** | | | | |
| **Spirochäten und andere Mikro-organismen** | Treponema *T. vincenti* *T. denticola* | Mycoplasma | Candida *C. albicans* | Trichomonas |

**Externe Zahnverfärbungen**

**Externe Zahnverfärbungen** entstehen posteruptiv und liegen der Zahnoberfläche festhaftend auf. Sie sind aber durch eine Politur wieder entfernbar. Häufig sind es Auflagerungen von chromogenen (farbgebenden) Bestandteilen aus Nahrungs- und Genussmitteln (Tee, Tabak, Kaffee, Rotwein) oder Medikamentenlösungen (Chlorhexidindigluconat, Zinnfluorid). Grundlage für die Anlagerung der Chromogene sind meist bakterielle Besiedlungen der Zahnoberfläche. In manchen Milch- und Wechselgebissen anzutreffende, dunkle Verfärbungen (sog. black stain) werden durch Anlagerungen von pigmentbildenden Bakterien (vermutlich Bacteroides melaninogenicus) hervorgerufen. Diese Verfärbung ist ohne pathologische Bedeutung, liegt oft am Gingivasaum girlandenförmig in einer schmalen Linie vor und verschwindet nach Eintritt in die Pubertät durch Änderung der oralen Bakterienzusammensetzung spontan.

**Interne Zahnverfärbungen**

**Interne Zahnverfärbungen** entstehen während der präeruptiven Mineralisation der Zähne und werden durch Einlagerung von Farbstoffen (z.B. Tetrazyklin) oder Entwicklungsstörungen der Zähne (z.B. Fluorose) hervorgerufen.

**Merke** Kontrollierte Studien, die den Einfluss der Plaque auf die Entstehung entzündlicher Parodontopathien verdeutlichten, konnten zeigen, dass beim Verzicht auf Mundhygienemaßnahmen bereits innerhalb von wenigen Tagen erste leichte Entzündungszeichen der Gingiva auftreten.

Nach fünf bis sieben Tagen tritt klinisch eine Gingivitis, d.h. eine akute oder chronische Entzündung der Gingiva auf (Abb. 16-1). Wird die Mundhygiene wieder aufgenommen, geht die Entzündungsreaktion wieder zurück.

Tierversuche haben gezeigt, dass sich bei einer länger dauernden Anwesenheit der Plaque aus einer bestehenden Gingivitis eine **Parodontitis** entwickeln kann. Als Parodontitis wird eine entzündliche Erkrankung des Zahnhalteapparats mit Alveolarknochenabbau bezeichnet.

**Supragingivale Plaque**

Die koronal des Gingivasaums liegende Plaque wird als **supragingivale Plaque** bezeichnet. Sie stellt bei gesunder Gingiva einen dünnen Zahnbelag dar, der sich zu 75% aus grampositiven, fakultativ anaeroben Kokken und Stäbchen zusammensetzt.

**Subgingivale Plaque**

Breitet sich die supragingivale Plaque in den Sulcus gingivae aus, spricht man von **subgingivaler** Plaque. Dabei ändern sich durch verschiedene Faktoren die Zusammensetzung und Struktur der Plaque. Beeinflussende Faktoren für die Änderung der Plaquezusammensetzung können z.B. vorhandene Blutprodukte oder das in tiefen Taschen vorliegende niedrige Redoxpotential sein. Das sauerstoffarme Milieu des Subgingivalraums begünstigt die Entwicklung anaerober Keime. Die Zusammensetzung der subgingivalen Flora des gesunden Parodonts besteht überwiegend aus nichtbeweglichen Mikroorganismen (Kokken und gerade Stäbchen). Das Verhältnis von unbeweglichen zu beweglichen Mikroorganismen beträgt beim gesunden Parodont 40–49 : 1.

Bei einem entzündeten Parodont liegt in der subgingivalen Plaque ein großer Anteil fusiformer bzw. filamentöser Mikroorganismen, beweglicher Stäbchen und Spirochäten vor. Das Verhältnis unbeweglicher zu beweglichen Mikroorganismen beträgt hier 1 : 1–3. Die subgingivale Plaque setzt sich aus einem der Zahnoberfläche anhaftenden, strukturierten Anteil (attached plaque) und einem locker vorliegenden, nicht adhärenten Bakterienanteil (swimming plaque) zusammen. Die **Substratzufuhr** der subgingivalen Plaque erfolgt vornehmlich durch die Sulkusflüssigkeit. Die Menge an schwimmender Plaque nimmt mit zunehmender Tiefe der Zahnfleischtasche (s.u.) zu. Ihre

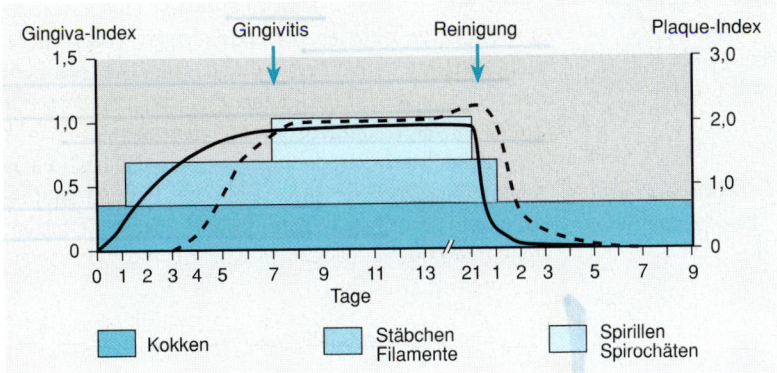

**Abb. 16-1** Experimentelle Gingivitis (nach RENGGLI 1984). Mit zunehmender Dauer der Plaqueakkumulation (–) nimmt die Gingivitis (--) zu. Nach professioneller Plaqueentfernung und Wiederaufnahme der Mundhygienemaßnahmen geht die Gingivitis zurück. Die Gingiva wird wieder gesund. Mit Beginn der Plaqueakkumulation etablieren sich Kokken, später erscheinen Stäbchen und Filamente, schließlich Spirillen und Spirochäten.

mehrheitlich **gramnegativen Mikroorganismen** werden für den beschleunigten Verlauf parodontaler Entzündungen verantwortlich gemacht.

**Zahnstein**

Die anhaftende subgingivale Plaque kann verkalken und als Zahnstein die Wurzeloberfläche bedecken. Kein Zahnstein findet sich auf einem ca. 0,5 mm breiten Saum der Wurzeloberfläche am Boden der Zahnfleischtasche. Subgingivale verkalkte Wurzelauflagerungen werden auch als Konkremente bezeichnet. Der **subgingivale Zahnstein** ist aufgrund eingeschlossener Blutbestandteile dunkel. Er ist härter und schwieriger zu entfernen als der supragingivale Zahnstein.

Weder subgingivaler noch **supragingivaler Zahnstein** lösen trotz der rauen Oberfläche ursächlich entzündliche Vorgänge im Parodont aus. Zahnstein spielt aber als Retentionsstelle für die Kolonisation mit Mikroorganismen eine wichtige Rolle.

**Bakterien der Plaque**

Die **Bakterien der Plaque** werden vereinfacht nach drei Kriterien klassifiziert:

- Morphologie: Kokken, Stäbchen, fadenförmige Bakterien und Filamente, Spirochäten, beweglich/unbeweglich, gerade/gebogen
- Zellwandaufbau: Entsprechend der Farbreaktion bei der Gramfärbung (grampositiv/-negativ)
- Stoffwechselverhalten: aerob/anaerob.

Eine Plaque ist umso parodontopathogener einzustufen, je mehr bewegliche, gramnegative und anaerobe Erreger in ihr zu finden sind (Abb. 16-2).

Die parodontopathogenen Plaquebakterien verfügen über verschiedene Eigenschaften (Virulenzfaktoren), welche die Destruktion des Parodonts beschleunigen können. Von den Mikroorganismen produzierte Enzyme lösen die Interzellularsubstanz bzw. das kollagene Stützgerüst auf und erleichtern damit das Eindringen der Mikroorganismen ins Gewebe. Zu diesen Enzymen zählen Kollagenasen (u.a. von Porphyromonas gingivalis produziert), Hyaluronidasen, Chondroitinsulfatasen, Neuraminidasen und verschiedene Proteasen und Peptidasen sowie alkalische und saure Phosphatasen.

Darüber hinaus greifen Stoffwechselendprodukte der Bakterien wie Ammoniak, Indol, Schwefelwasserstoff oder Fettsäuren das Gewebe direkt an. Einige dieser Produkte können wiederum von anderen Bakterien weiterverwertet werden, wodurch die Zusammensetzung der Plaque beeinflusst werden kann.

**Endo- und Exotoxine**

Verschiedene Bakterien entwickeln spezifische Toxine, die in Endo- und Exotoxine unterschieden werden. **Endotoxine** sind Lipopolysaccharide (LPS) aus der Wand gramnegativer Bakterien, die eine gesteigerte entzündliche Abwehrreaktion hervorrufen. **Exotoxine** sind Antigene, die von Bakterien sezerniert werden. Zu ihnen zählt u.a. das von Actinobacillus actinomycetem comitans ausgeschüttete Leukotoxin, das den Zerfall polymorphkerniger Granulozyten verursacht.

**Unspezifische Plaquehypothese**

Die entzündlichen Parodontopathien wurden lange Zeit als die Folge einer unspezifischen Plaqueinfektion **(unspezifische Plaquehypothese)** angesehen. Man ging davon aus, dass allein die **Quantität** der Plaque die entzündlichen Vorgänge des Parodonts bestimme.

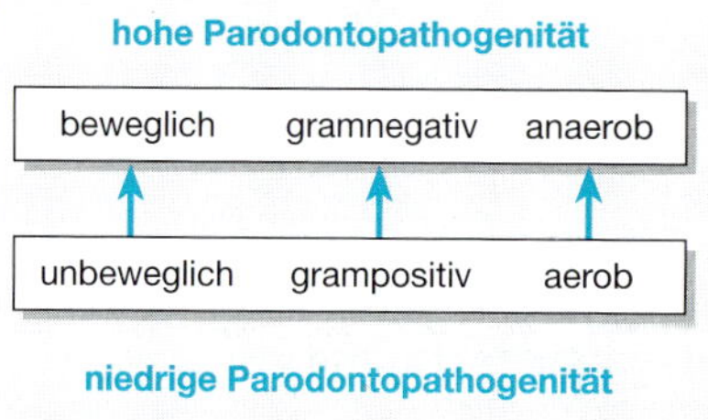

**hohe Parodontopathogenität**

| beweglich | gramnegativ | anaerob |
| --- | --- | --- |

| unbeweglich | grampositiv | aerob |
| --- | --- | --- |

**niedrige Parodontopathogenität**

**Abb. 16.2** Merkmale für eine vorhandene Parodontopathogenität der Plaquebakterien (nach PLAGMANN 1999).

**Spezifische Plaquehypothese**

Die Entdeckung spezifischer Bakterienarten in Verbindung mit bestimmten Formen der entzündlichen Parodontopathien (s. Kap. 18.2) ließ dann die Vermutung aufkommen, dass es sich hierbei um spezifische Infektionen **(spezifische Plaquehypothese)** im Sinn der **Koch-Postulate** handelt. ROBERT KOCH hatte zu Ende des letzten Jahrhunderts vier Postulate aufgestellt, die zusammengefasst sagen, dass bestimmte Infektionen von der Anwesenheit eines definierten, isolier- und anzüchtbaren Mikroorganismus abhängig sind und eine Übertragung dieses Mikroorganismus auf einen anderen Organismus zu der analogen Erkrankung führt. Die spezifische Plaquehypothese geht also davon aus, dass die **Qualität** der Plaque einen entscheidenden Einfluss auf die Art der Erkrankung hat. Heute wird allgemein angenommen, dass bei bestimmten Parodontitisformen eine Spezifität der Bakterien vorgetäuscht wird, indem sich bereits in der Plaque befindliche Bakterien unter exogenen oder endogenen Einflüssen mehr entfalten und andere Bakterien verdrängen.

> **Merke** Daher werden die entzündlichen Parodontopathien heute als eine opportunistische Infektion angesehen, bei der es neben der Anwesenheit pathogener Keime auf ein für die Vermehrung dieser Keime günstiges Milieu (z.B. anaerobe Nische, veränderte Wirtsabwehr) ankommt.

Dabei wird auch die Abwesenheit von bestimmten, stabilisierenden Bakterien der Plaque als mögliche Ursache für die parodontale Destruktion angesehen (Tab. 16-2). Haben sich die parodontopathogenen Keime in einer parodontalen Tasche etabliert, so sind die stabilisierenden Bakterien wie z.B. Streptococcus sanguis kaum mehr in der Lage, diese zurückzudrängen.

**Übertragung**

Ebenso wie kariespathogene Keime können auch **parodontopathogene** Mikroorganismen von parodontal erkrankten Elternteilen auf die Kinder übertragen werden. Ab dem Wechselgebiss können über den Speichel im Sinne einer Schmierinfektion A. actinomycetem comitans und P. gingivalis von Kindern akquiriert werden. Eine Übertragung ist auch zwischen erwachsenen Partnern möglich.

**Halitosis**

Der bei parodontal erkrankten Patienten häufig anzutreffende Mundgeruch (Halitosis) wird meist durch flüchtige Schwefelverbindungen ($H_2S$, $CH_3SH$) gramnegativer Bakterien hervorgerufen. Dabei bilden nicht nur bakterielle Zahnbeläge, sondern oftmals auch eine Belagsbildung auf dem Zungenrücken die Ursache. Der Anteil an flüchtigen

**Tabelle 16-2**  Vermutete pathogene und stabilisierende Mikroorganismen.

| Vermutete Pathogene | Vermutete stabilisierende Standortflora |
| --- | --- |
| Actinobacillus actinomycetem comitans | Actinomyces sp. |
| Bacteroides forsythus | Streptococcus mitis |
| Porphyromonas gingivalis | Streptococcus sanguis |
| Prevotella intermedia | Veillonella parvula |
| Eikenella corrodens | Capnocytophaga ochracea |
| Fusobacterium nucleatum | |
| Peptostreptococcus micros | |
| Campylobacter rectus | |
| Selenomonas ssp. | |
| Eubacterium ssp. | |
| Spirochäten (z.B. Treponema denticola) | |

**16**

Schwefelverbindungen (VSC= volatile sulfur compounds) in der Atemluft kann durch Messungen mit einem elektronischen Gerät (Halimeter) bestimmt werden.

## 16.1.2 Pathogenese der entzündlichen Parodontalerkrankungen

Die Genese der plaquebedingten Entzündungen des Parodonts vollzieht sich histologisch in **vier Schritten**. Man unterscheidet nach PAGE und SCHROEDER:
- die initiale Läsion
- die frühe Läsion      *akute Gingivitis*
- die etablierte Läsion  → *chron. Gingivitis*
- die fortgeschrittene Läsion (Abb. 16-3). *Parodontitis einsetzende Knochen-*

**Initiale und frühe Läsion** beschreiben den Zustand einer klinisch manifesten akuten *destruktion* **Gingivitis**, die **etablierte Läsion** den Zustand einer chronischen Gingivitis. Die **fortgeschrittene Läsion** stellt den Übergang von der chronischen Gingivitis in eine Parodontitis dar. Dabei muss festgehalten werden, dass eine chronische Gingivitis auch bei weiterhin bestehender Plaqueakkumulation nicht zwangsläufig in eine Parodontitis übergehen muss. Es wird vielmehr angenommen, dass neben der fortbestehenden Plaqueakkumulation noch andere (teilweise ungeklärte) Faktoren einen Einfluss auf die Ausprägung der entzündlichen Parodontalerkrankung haben. Die unterschiedlichen Läsionstypen einer Parodontopathie können in einem Gebiss gleichzeitig auftreten. So kann ein gesundes Parodont direkt benachbart zu einem Parodont mit schwersten Destruktionen liegen.

> **Merke**    Parodontopathien sind als Erkrankung des einzelnen Parodonts anzusehen. Dabei können aktive von inaktiven Phasen unterschieden werden. In den aktiven Phasen lassen sich in der subgingivalen Plaque des betroffenen Parodonts vermehrt parodontopathogene Erreger nachweisen.

### *Initiale Läsion*

Die initiale Läsion entwickelt sich nach einer Plaqueneubildung innerhalb von zwei bis vier Tagen aus einer klinisch gesunden Gingiva. Dieser Zustand ist vollständig reversibel.

**Kennzeichen**    Die **Kennzeichen** der initialen Läsion sind:
- **Akut entzündliche Reaktion** der Gefäße des Gefäßplexus unterhalb des Saumepithels. Durch ausgeschüttete vasoaktive Mediatoren (Histamin, Serotonin) werden die interendothelialen Zellverbindungen zwischen den Endothelzellen gelöst, sodass die Permeabilität der Gefäße erhöht wird. Die gleichzeitige Dilatation der Gefäße und der erhöhte Blutdurchfluss führen dann zu einer entzündlich-ödematösen Schwellung der Gingiva
- **Flüssigkeitsexsudat** aus dem Gingivalsulkus
- Verstärkte Migration von **neutrophilen Granulozyten** in das Saumepithel und den Gingivalsulkus
- Auftreten von **Serumproteinen,** speziell von Fibrin im Gingivalsulkus
- **Auflockerung** des koronalen Anteils des Saumepithels und teilweise Auflösung des dortigen Epithelansatzes. Durch die gleichzeitige Schwellung der Gingiva kann ein subgingivaler Raum entstehen, in den die supragingivale Plaque eindringen kann.
- **Abbau des perivaskulären Kollagens.**

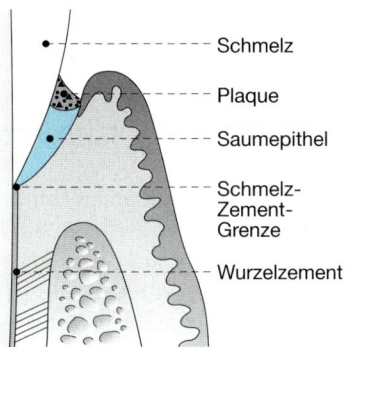

Schmelz

Plaque

Saumepithel

Schmelz-
Zement-
Grenze

Wurzelzement

a

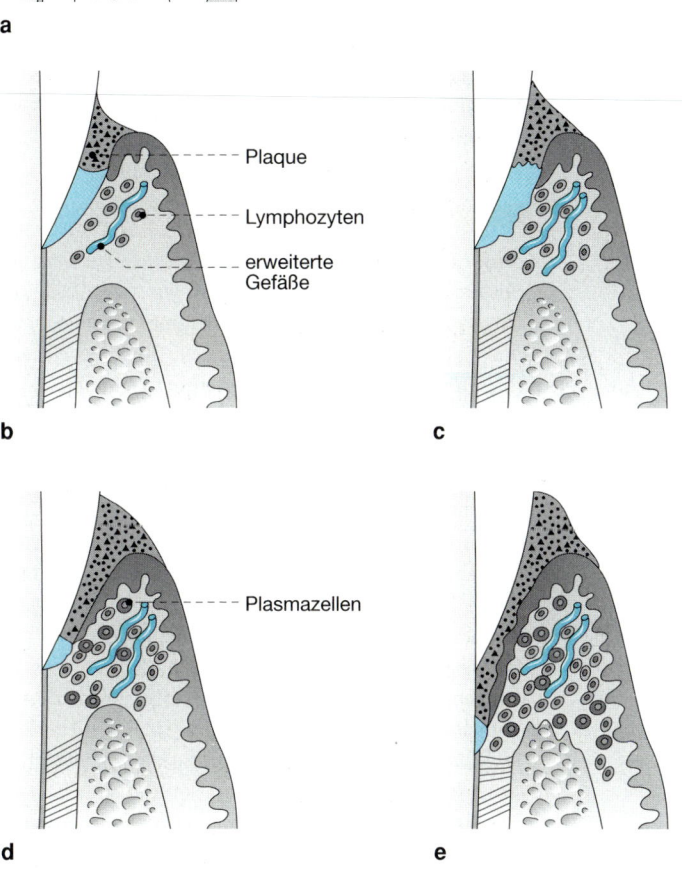

Plaque

Lymphozyten

erweiterte
Gefäße

b

c

Plasmazellen

d

e

16

**Abb. 16-3**   Histologische Veränderungen bei der Entwicklung einer parodontalen Läsion (nach Renggli 1990).

a) Gesunde Gingiva, gesundes Parodont.

b) Initiale Läsion: Durch marginale ödematöse Schwellung entsteht ein subgingivaler Raum.

c) Frühe Läsion: Beginnende Zerstörung des gingivalen Kollagens und Einriss des Saumepithels am Sulkusboden.

d) Etablierte Läsion: Entstehung einer gingivalen Tasche.

e) Fortgeschrittene Läsion: Entstehung einer parodontalen Tasche mit einsetzender Knochendestruktion.

### Frühe Läsion

Die frühe Läsion entwickelt sich innerhalb von 14 Tagen aus einer unbeeinflussten initialen Läsion.

**Kennzeichen**   Neben der verstärkten Ausprägung der Kennzeichen der initialen Läsion hat sie folgende zusätzliche **Merkmale**:

- **Ansammlung von Abwehrzellen** im Infiltrat des gingivalen Bindegewebes, das direkt an das Saumepithel angrenzt. Es finden sich 70 bis 90% Lymphozyten (mehrheitlich T-Lymphozyten), 7 bis 16% aktivierte Makrophagen.
- **Zytopathische Veränderung** der ortsständigen Fibroblasten, die möglicherweise aus einer Wechselwirkung mit den Lymphozyten resultiert.
- Weiterer **Kollagenverlust,** insbesondere des dentogingivalen und zirkulären Faserwerks. Verglichen mit nicht-entzündlich verändertem Bindegewebe, beträgt der Kollagenverlust ca. 70%.
- **Beginnende Proliferation** des Saumepithels lateral ins Bindegewebe mit Ausbildung von epithelialen Reteleisten (fingerförmige Ausstülpungen ins Gewebe).

### Etablierte Läsion

Beim Erwachsenen stellt sich die etablierte Läsion innerhalb weniger Wochen nach einer frühen Läsion ein und scheint wie die initiale und frühe Läsion bei optimaler Mundhygiene noch vollständig reversibel zu sein. Sie ist immer an das Vorhandensein einer subgingivalen Plaque gebunden. Die Kennzeichen der akut entzündlichen Vorgänge der frühen Läsion sind weiterhin vorhanden.

**Kennzeichen**   Weitere **Merkmale** sind:

- Dominanz von **B-Lymphozyten** ohne Anzeichen von Knochenschwund
- Auftreten von **extravaskulären Immunglobulinen** im Bindegewebe und im Saumepithel
- nahezu vollständige **Auflösung des gingivalen Stützgewebes**
- apikal und lateral gerichtete **Proliferation** des Saumepithels.

Ferner kann es zur Ausbildung einer auf die Gingiva beschränkten 2–3 mm tiefen Tasche und zum Beginn der Umwandlung des Saumepithels in ein keratinisiertes Taschenepithel kommen. Die genauen Mechanismen, die während der Ausdehnung der supragingivalen Plaque in den subgingivalen Raum zur Loslösung des Saumepithels vom Zahn führen, sind nicht hinreichend geklärt.

Bei Kindern und Jugendlichen sind die klinischen Entzündungszeichen deutlich geringer ausgeprägt. Eine etablierte Läsion findet sich in dieser Altersklasse erst, wenn mechanisch bedingte Veränderungen der Taschenwand (z.B. durch Füllungsränder) zusätzlich zur Anwesenheit pathogener Keime vorliegen.

### Fortgeschrittene Läsion

Die fortgeschrittene Läsion stellt einen destruktiven Prozess des Parodonts dar. Durch alleinige Mundhygienemaßnahmen kommt es dann nicht mehr zu einer Restitutio ad integrum. Die entzündlichen Destruktionsprozesse stellen keine gleichmäßig verlaufende Erkrankung dar. Vielmehr finden sich Perioden der Exazerbation (akut) und Stagnation (chronisch).

**Kennzeichen**   Neben einem Fortbestehen der Vorgänge der etablierten Läsion werden folgende **Merkmale** beobachtet:

- **Ausdehnung der Läsion** auf den Alveolarknochen und das Desmodont mit einhergehendem Knochenabbau. Dabei ist der interdentale Knochen häufiger und frühzeitiger betroffen als der bukkale, linguale oder interradikuläre Knochen
- anhaltender **Kollagenverlust** unterhalb des Saum- bzw. Taschenepithels mit gleichzeitiger Fibrose im peripheren Gingivabereich
- Auftreten zytopathisch veränderter **Plasmazellen,** Fehlen veränderter Fibroblasten
- Ausbildung einer **parodontalen Tasche** als Ergebnis der entzündlichen Abwehrmechanismen
- Umwandlung tieferer Knochenmarkbereiche in **fibröses Bindegewebe**
- ausgedehnte entzündliche und immunologische **Gewebereaktion.**

Das Saumepithel hat seine ursprüngliche Position nach apikal verschoben (epitheliales Tiefenwachstum). Auch in tiefen Taschen wird die Versiegelung am Taschenboden durch einen geringen Anteil des Saumepithels weiter aufrecht erhalten.

### 16.1.3 Abwehrreaktion des Wirtsorganismus

Zur Abwehr der parodontopathogenen Bakterien und ihrer Toxine wird vom Wirtsorganismus eine entzündliche Abwehrreaktion ausgelöst, sodass ein Wechselspiel zwischen Bakterienangriff und Wirtsabwehr resultiert. Die bei der Wirtsabwehr ablaufenden Mechanismen tragen ebenfalls zur Destruktion des Parodonts bei.

#### *Entzündungsreaktion*

Mediatoren der Entzündungsreaktion vermitteln die Kommunikation zwischen den Zellen und sind Bestandteil eines Netzwerks zur Regulation der Wirtsabwehr (Tab. 16-3).

Sie können aus der humoralen Abwehr (z.B. Komplementstücke) oder aus Zellen frei gesetzt werden. Ihre Ausschüttung kann auch direkt durch Lipopolysaccharide (LPS) bestimmter Bakterien angeregt werden. Neben den weiter unten erwähnten Mediatoren wie z.B. Histamin und Serotonin sind v.a. Prostaglandine, Leukotriene, Bradykinin, Zytokine und Matrix-Metalloproteinasen für die parodontale Entzündungsreaktion von Bedeutung.

**Mediatoren** · **Zytokine** werden die aus Zellen frei gesetzten Mediatoren mit einer Peptidstruktur genannt. Lymphokine stammen aus Lymphozyten.

**Prostaglandine** (PGE) sind Derivate der Arachidonsäure (Bestandteil der Zellmembran), die von verschiedenen Zellen (Makrophagen, eosinophilen Granulozyten, Fibroblasten usw.) synthetisiert werden können. Es sind verschiedene Klassen von Prostaglandinen bekannt. Ihre Produktion wird z.B. von Histamin und Serotonin gefördert und von Acetylsalicylsäure gehemmt.

Zu ihren **Funktionen** zählen:

- die Vasodilatation von Gefäßen
- die Erhöhung der Gefäßpermeabilität
- die Regulation der Thrombozytenaggregation
- die Stimulation von Osteoklasten, vor allem durch Prostaglandin-$E_2$ ($PGE_2$)
- die Auslösung von Fieber und Schmerzen.

**Leukotriene** sind ebenfalls wie die Prostaglandine Derivate der Arachidonsäure. Sie werden u.a. von Mastzellen und basophilen Granulozyten synthetisiert. Die zu ihnen

**16**

**Tabelle 16-3**  Auswahl verschiedener, an der parodontalen Entzündungsreaktion beteiligter Faktoren. Die aufgelisteten Funktionen stellen ebenfalls nur eine Auswahl der vom jeweiligen Faktor ausgelösten Reaktionen dar.

| Faktor | Direkte oder vermittelte Funktion während Entzündung |
|---|---|
| Leukotriene | Erhöhung der Gefäßpermeabilität |
| Histamin | Erhöhung der Gefäßpermeabilität, Schmerzauslösung |
| Serotonin | vasoaktive Arteriolendilatation und -konstriktion |
| Bradikinin | Erhöhung der Gefäßpermeabilität, Schmerzauslösung |
| PGE | Vasodilatation, Erhöhung der Gefäßpermeabilität, Schmerzauslösung |
| $PGE_2$ | Osteoklastenaktivität |
| IL-1 | Osteoklastenaktivität |
| IL-2 | stimuliert Wachstum der T- und B-Lymphozyten |
| IL-6 | Differenzierung und Wachstum von T- und B-Lymphozyten, Osteoklastenbildung |
| IL-8 | Chemotaxis |
| INF-$\gamma$ | Immunregulation, Granulozytenaktivierung |
| TNF-$\alpha$ | Knochendestruktion, Induktion von Akute-Phase-Proteinen |
| MMP | Kollagendestruktion, Gewebedestruktion |
| PDGF, NGF, EGF, IGF-1, TGF | Knochendestruktion |
| Immunglobuline (Ig) | Antigen-/Enzymaktivierung, Aktivierung von Komplementsystem, Aggregation von Mikroorganismen, Mastzellaktivierung (IgE) |

zählende slow reacting substance of anaphylaxis (SRS-A) verfügt über eine Fähigkeit zur Steigerung der Gefäßpermeabilität, die tausendfach größer ist als die von Histamin.

**Bradykinin** entsteht im Plasma aus der Spaltung von Kininogen durch Kallikrein. Es erhöht die Gefäßpermeabilität und ist an der Schmerzauslösung beteiligt.

Zu den Zytokinen werden die Interleukine, Tumor-Nekrose-Faktoren (TNF-$\alpha$ und -$\beta$) und Interferone gezählt.

**Interleukine** (IL-1 bis 13) sind wichtige immunregulatorische Proteine, deren vielfältige Aufgaben an dieser Stelle nur kurz dargestellt werden können:

- Interleukin-1 (IL-1) wird u.a. von Makrophagen synthetisiert, die Antigene phagozytiert haben. Es kann z.B. die Aktivität von Osteoklasten fördern oder Fieber auslösen. IL-1 bindet an T-Lymphozyten und induziert so die Ausbildung von Rezeptoren für Interleukin-2 (IL-2).
- Interleukin-2 (IL-2) wird von Lymphozyten mit Antigenkontakt produziert. Durch Anbindung von IL-2 an IL-2-Rezeptoren wird die mitotische Aktivität von T-Lymphozyten ausgelöst.
- IL-1 und IL-2 steuern darüber hinaus die Reifung und mitotische Aktivität von B-Lymphozyten.
- Interleukin-8 (IL-8) wird von Monozyten und Makrophagen, aber auch von Gewebezellen ausgeschüttet. Es induziert die zellspezifische Chemotaxis und aktiviert neutrophile Granulozyten.

**Tumor-Nekrose-Faktoren** werden von Makrophagen und T-Zellen synthetisiert. TNF-$\alpha$ ist u.a. an der Knochenresorption beteiligt und aktiviert Phagozyten. TNF-$\alpha$

induziert auch die Bildung der in der Leber produzierten **Akute-Phase-Proteine** (z.B. C-reaktives Protein, Fibrinogen), die bei akut entzündlichen Prozessen oder in der akuten Phase chronischer Erkrankungen die Infektionsabwehr durch Opsonierung, Komplementaktivierung, Förderung der Blutgerinnung oder T-Zell-Inhibition unterstützen. **Interferone** werden von T-Zellen ausgeschüttet. INF-γ wirkt immunmodulatorisch auf die Antikörperproduktion sowie die Ausschüttung und Aktivierung bestimmter Interleukine.

Bei der Phagozytose eines Mikroorganismus kommt es nach dessen Verdauung durch lysosomale Enzyme zur Freisetzung enzymatischer Substanzen, sog. **Matrix-Metalloproteinasen** (z.B. Kollagenasen, Gelatinasen, Elastasen) in das umgebende Gewebe. Durch Ausschüttung von Zytokinen können Makrophagen auch Gewebezellen, wie z.B. Epithelzellen, zur Synthese von Matrix-Metalloproteinasen (MMP) anregen. Diese Proteasen spielen grundsätzlich eine Rolle bei der physiologischen Gewebserneuerung, können aber auch zur Auflösung von Gewebestrukturen und zur parodontalen Destruktion beitragen. Matrix-Metalloproteasen werden im Gewebe durch Anwesenheit von TIMP (tissue inhibitor of metalloproteinase) reguliert. Sie benötigen die Anwesenheit von Metallionen, wie Kalzium, Magnesium oder Zink, um aktiv zu sein.

**Wachstumsfaktoren** sind lokal produzierte und wirkende Faktoren, die Zellaktivitäten beeinflussen können. Platelet-derived growth factor (PDGF), nerve growth factor (NGF), epidermal growth factor (EGF), insulin-like growth factor (IGF-1) und transforming growth factor (TGF) scheinen in der Knochendestruktion eine vermittelnde Rolle zu spielen.

### Gefäßreaktion und unspezifische Abwehr

> **Merke** Eine akute Entzündung ist durch eine Erhöhung der Gefäßpermeabilität und eine unspezifische Abwehr der Bakterien durch Leukozyten gekennzeichnet.

Die Gefäßreaktion des unter dem Saumepithel gelegenen Gefäßplexus wird durch Substanzen ausgelöst, die aus dem Blutplasma (Bradykinin, Kallikrein, Plasminogenaktivator, Komplementfragmente, Fibrinprodukte) stammen oder vom Gewebe bzw. von Zellen ausgeschüttet werden (Histamin, Serotonin, Prostaglandine, lysosomales Material, Lymphokine).

Aufgrund der erhöhten Durchlässigkeit der Gefäße kommt es zu einem **Anstieg der Sulkusflüssigkeitsfließrate** und einer verstärkten Wanderung von Leukozyten, vor allem polymorphkernigen neutrophilen Granulozyten (PMN-Granulozyten), durch das Saumepithel. **PMN-Granulozyten** haben die Fähigkeit, Mikroorganismen zu phagozytieren und abzutöten bzw. zerstörte Zelltrümmer zu verdauen. Die Erkennung und Aufnahme dieser Substanzen wird durch Opsonine (Antikörper, Komplementteilchen) erleichtert, die sich an der Oberfläche der zu verdauenden Substanzen anlagern. Die PMN-Granulozyten verfügen über spezifische Rezeptoren zur Anbindung an diese Opsonine. Sie enthalten in ihrem Zytoplasma Granula **(Lysosomen)** mit verschiedenen Enzymen und antibakteriellen Substanzen.

*Phagozytose*

*Chemotaxis*

Die zielgerichtete Wanderung der Granulozyten zu einem Antigen wird als **Chemotaxis** bezeichnet. Die Granulozyten können durch endogene und exogene chemotaktische Faktoren angelockt werden. Exogene chemotaktische Faktoren sind z.B. von Bakterien frei gesetzte Peptide, endogene chemotaktische Faktoren stammen vom Wirtsorganismus selbst (z.B. Kinine, Prostaglandine, Leukotriene, Lymphokine, Komplementteilchen, Fibrin- und Kollagenfragmente). Die Chemotaxis der PMN-Granulozyten kann

**16**

durch Faktoren eingeschränkt werden, die von Actinobacillus actinomycetem comitans, Prevotella melaninogenicus und anderen gramnegativen Bakterien ausgeschüttet werden.

Darüber hinaus werden Defekte der Chemotaxis- bzw. Phagozytosefähigkeit der PMN-Granulozyten bei verschiedenen Allgemeinerkrankungen (Diabetes mellitus, zyklische Neutropenie, Chediak-Higashi-Syndrom etc.) beobachtet. Dies gilt ebenso für die lokalisierte aggressive Parodontitis (Sonderform der Parodontitis, die im jugendlichen Alter beginnt).

### Spezifische Immunabwehr

Die unspezifische Abwehrreaktion ist nicht gegen alle antigenen Substanzen vollständig wirksam. Deshalb wird meist zusätzlich das spezifische Immunabwehrsystem aktiviert. Dieses wird in ein humorales und zelluläres System unterteilt. Die für die Vorgänge beider Systeme verantwortlichen B- und T-Lymphozyten entstammen den gleichen Stammzellen des Knochenmarks (Abb. 16-4).

**Humorales System** Die **B-Lymphozyten des humoralen Systems** reifen nach Antigenkontakt zu Plasmazellen heran, die spezifische Antikörper, d.h. Immunglobuline verschiedener Klassen, produzieren. Verschiedene Mikroorganismen besitzen die Eigenschaft, B-Lymphozyten zur Bildung von Immunglobulinen anzuregen, die nicht spezifisch gegen das Antigen gerichtet sind. Durch diese sog. **polyklonale B-Lymphozytenaktivierung** werden von den T-Lymphozyten Lymphokine ausgeschüttet, die weitere Entzündungsreaktionen und Knochenresorptionen auslösen können (s.u.).

Die unterschiedlichen Klassen der Immunglobuline besitzen verschiedene Aufgaben. Immunglobuline der Klasse **IgG** heften sich an Bakterien an (Opsonisierung) und erleichtern so deren Phagozytose durch Leukozyten. Das sekretorische **sIgA** des Speichels hemmt die Anheftung von Bakterien auf Mundhöhlenoberflächen. Bei Erstkontakt des Wirts können sich gegen bestimmte Antigene gerichtete **IgE** an Mastzellen oder basophile Granulozyten anheften. Beim Zweitkontakt dieser Zellen mit dem Antigen kommt es dann zur Degranulierung der Zellen und zur Ausschüttung von Histamin, Heparin und Leukotrienen, wodurch Gefäßreaktionen hervorgerufen werden. Darüber hinaus kann ein chemotaktischer Faktor zur Anlockung von eosinophilen Leukozyten frei gesetzt werden (ECF). Durch die Reaktion von Immunglobulinen der Klassen **IgG und IgM** mit Antigenen entstehen Antigen-Antikörper-Komplexe. Durch Agglutination und Präzipitation der Komplexe können die Antigene neutralisiert werden. Antigen-Antikörper-Komplexe können das Komplementsystem aktivieren.

**Komplement-system** Das **Komplementsystem** (Abb. 16-5) ist ein Komplex von 17 verschiedenen Proteinen, der im Serum vorliegt. Nach seiner Aktivierung durch Immunkomplexe wird eine Kaskade von **Proteininteraktionen** ausgelöst. Die einzelnen Faktoren werden bei der Aktivierung in größere Bruchstücke (b) und kleinere Bruchstücke (a) gespalten. Zwischen- oder Endprodukte können z.B. die Gefäßpermeabilität erhöhen (Faktor C1), die Chemotaxis neutrophiler Granulozyten auslösen (C3a, C5a, C5b67), die Opsonisierung und Phagozytose von Bakterien erleichtern (C3b, C5b), die Gefäßpermeabilität durch Freisetzung von Histamin aus Mastzellen erhöhen (C3a, C5a), B-Lymphozyten aktivieren (C3b) oder die Lyse von Erythrozyten und gramnegativen Bakterien hervorrufen (C5b6789 = lytischer Komplex). Die klassische Kaskade besitzt eine **Latenzzeit** von fünf bis sieben Tagen. Sie kann durch bestimmte Antigen-Antikörper-Komplexe oder Endotoxine gramnegativer Bakterien verkürzt werden, indem direkt der Faktor C3

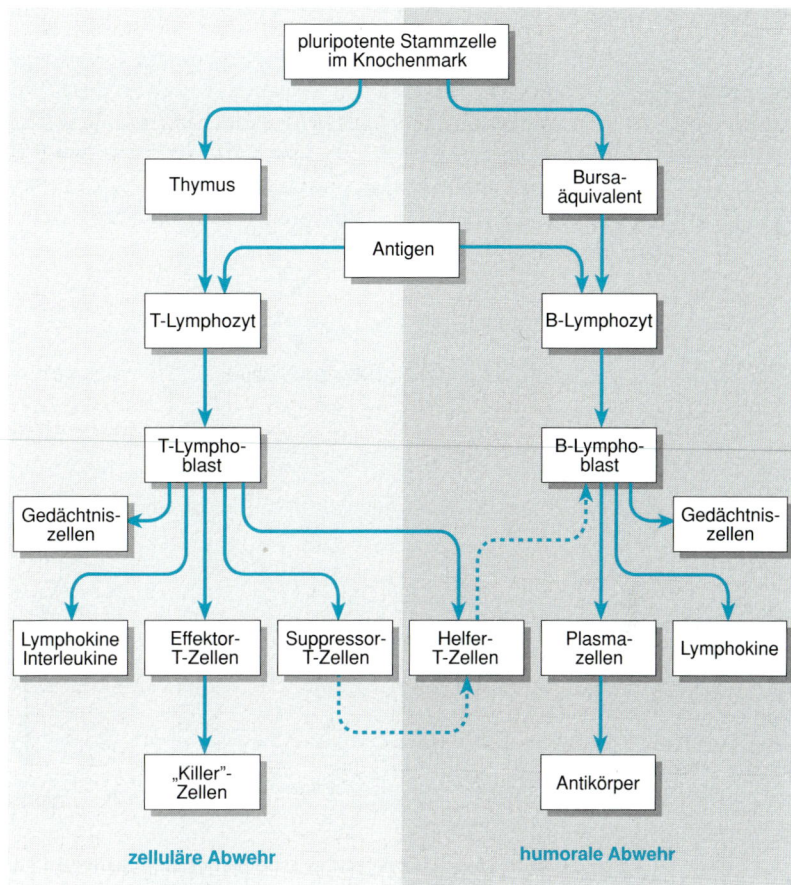

**Abb. 16-4** Entwicklung der B- und T-Lymphozyten. Die Prägung der Vorläuferzellen zu T-Lymphozyten erfolgt im Thymus, die Prägung zu B-Lymphozyten in der Bursa fabricii (bei Vögeln) bzw. einem bei Säugern nicht genau bekannten Bursa-Äquivalent. Nach Antigenkontakt reifen die Lymphozyten zu Lymphoblasten. Aus den T-Lymphoblasten gehen die Zellen der zellulären Abwehr hervor. Die Aktivität der T-Helfer-Zellen wird durch die T-Suppressor-Zellen reguliert. T-Helfer-Zellen wiederum unterstützen die B-Lymphoblasten bei ihren Aufgaben. Die B-Lymphoblasten proliferieren zu antikörperbildenden Plasmazellen. Sie werden der humoralen Abwehr zugerechnet.

16

aktiviert wird. Durch diesen alternativen Weg (Bypass-Aktivierung, Properdin-Weg) kann die entzündliche Reaktion beschleunigt werden.

**Zelluläres System**    Bei der **zellulären Immunantwort** führt der Kontakt von **T-Lymphozyten** mit einem spezifischen Antigen zur Aktivierung der T-Lymphozyten. Aktivierte T-Lymphozyten schütten **Lymphokine** aus, die verschiedene Funktionen besitzen:

- chemotaktische Anlockung, Verhinderung der Abwanderung, Aktivierung oder Inhibition von Makrophagen
- Regulation der Antikörperproduktion von B-Lymphozyten
- Regulation der Proliferation von T-Lymphozyten
- chemotaktische Anlockung und Verhinderung der Abwanderung von PMK-Granulozyten

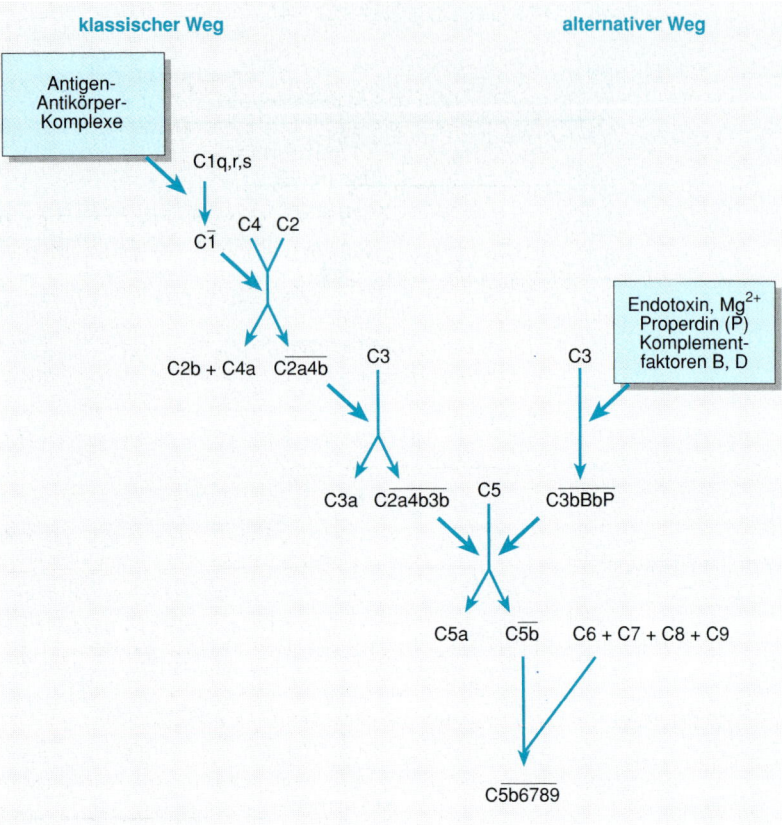

**Abb. 16–5** Vereinfachtes Schema der Komplementkaskade. Aktivierte Faktoren sind mit einem Balken gekennzeichnet. Antigen-Antikörper-Komplexe lösen beim klassischen Weg die Umwandlung der Faktoren C1q,r,s zum aktivierten Faktor C1 aus, der die Spaltung der Faktoren C4 und C2 bewirkt. Der aus den Bruchstücken C2a4b zusammengesetzte aktivierte Komplex fördert die Spaltung von C3 usw. Beim alternativen Weg erfolgt die Spaltung von C3 z.B. durch ein Zusammenspiel bakterieller Endotoxine, des Serumproteins Properdin und der Faktoren B und D. Der aus den Bruchstücken resultierende Komplex spaltet C5. An das Bruchstück C5b lagern sich dann – wie beim klassischen Weg – die Faktoren C6, C7 und C8 ohne Spaltung an.

- Regulation der Fibroblastenproliferation und Kollagensynthese
- Aktivierung von Osteoklasten
- unspezifische Zytolyse von Wirtszellen (Lymphotoxin)
- Verhinderung einer Virusvermehrung (Interferon).

T-Helferzellen unterstützen die humorale Immunantwort der B-Lymphozyten. Die Regulation der T-Helferzellen erfolgt über einen von T-Suppressorzellen ausgeschütteten Faktor. Zytotoxische T-Killerzellen können körperfremde oder virusinfizierte Zellen abtöten.

## 16.2 Sekundärer Ursachenkomplex

Die Faktoren des sekundären Ursachenkomplexes können allein keine entzündlichen Parodontopathien auslösen. Sie begünstigen aber die Retention der Zahnplaque oder die von der Zahnplaque verursachten Mechanismen des primären Ursachenkomplexes.
Es lassen sich lokale und systemische Faktoren unterscheiden. Die systemischen Faktoren und Erkrankungen, die mit gingivo-parodontalen Symptomen einhergehen, sind in Kapitel 18 beschrieben.

**Zahnstein**

**Supra- und subgingivaler Zahnstein** ist als der Versuch des Organismus anzusehen, die parodontopathogenen Bakterien durch Mineralisation zu inaktivieren.

> **Merke** Die raue Oberfläche des Zahnsteins fördert aber gleichzeitig wieder die Retention von Bakterien.

**Zahnanatomie**

Das Mineralisationsgerüst erleichtert der Plaque das Vordringen in tiefere Zervikalabschnitte. Die **Zahnanatomie** kann in Form von Schmelzperlen bzw. -projektionen auf der Wurzeloberfläche, Einziehungen der Zahnkronen und -wurzeln (vorzugsweise palatinal an den oberen Inzisivi, mesial an den oberen ersten Prämolaren), Furkationen und rauen Zahnoberflächen (Amelogenesis imperfecta, Schmelzsprünge, Hypoplasien) die Zahnreinigung erschweren.

**Zahnstellungen**

Auch bestimmte **Zahnstellungen,** wie Zahnengstand, Kippungen und Drehungen der Zähne, können die Selbstreinigung der Zähne einschränken und die Zahnreinigung erschweren. Es ist umstritten, ob in diesem Zusammenhang beobachtete prominente Wurzeln die Ausbildung von Knochendehiszenzen und -fenestrationen begünstigen. Ebenso ist es nicht geklärt, ob anormale Okklusionsverhältnisse allein parodontopathogen wirksam sind. Offene kariöse **Läsionen** stellen ein Bakterienreservoir dar und erleichtern die Plaqueretention.

**Mundatmung**

Bei **Mundatmung** wird durch das Fehlen der antibakteriellen Wirkung von Sulkusflüssigkeit und Speichel (sIgA, IgE fehlen) und der Spülfunktion des Speichels die Plaqueakkumulation vor allem an den Oberkieferinzisivi gefördert. Ist die Mundhygiene gleichzeitig mangelhaft, wird die Ausbildung einer entzündlichen Parodontopathie begünstigt.

**Weichgewebe**

Durch die **Anatomie des Weichgewebes** kann die Zahngesundheit ebenso beeinflusst werden. Frenula und Muskelbänder, die in der Gingiva oder in interdentalen Papillen inserieren, fördern die Trennung von Gingiva und Zahn. Dadurch entstehen Nischen, die die Plaqueakkumulation erleichtern. Eine ausreichende Breite der keratinisierten Gingiva unterstützt die Resistenz des parodontalen Halteapparates gegenüber mechanischen (Zähneputzen, Speisen) und mikrobiellen Einflüssen. Hyperplasien der Gingiva sind primär entzündungsfrei. Sie stellen aber eine Nische für die Plaqueakkumulation dar.

**Restaurationen**

Fehlerhafte **konservierende und prothetische Restaurationen,** wie überhängende Kronen- und Füllungsränder, überkonturierte Zahnformen, unpolierte bzw. poröse Restaurationen und Prothesenklammern, die nahe des Gingivarandes verlaufen, sind Sammelstellen für Speisereste und bakterielle Zahnbeläge. Übergroße Approximalkontakte führen zu einer Verdrängung der Papille und erschweren die Interdentalhygiene. Bei zu schwach gestalteten Approximalkontakten kommt es zum Einklemmen

**16**

faseriger Nahrungsbestandteile, an die sich Bakterien anlagern können. An unterkonturierten Zahnformen gleiten Nahrungsbestandteile ab, sodass die Gingiva irritiert wird.

**Okklusale Kräfte**  Treffen **okklusale Kräfte** unphysiologisch auf einen Zahn auf, spricht man von einem okklusalen Trauma. Als Folge der Adaptation des Zahnhalteapparates an die traumatogene Okklusion werden histologische Veränderungen des Desmodonts und der Oberfläche der Knochenalveole (Thrombosen, Hämorrhagien, hyaline Degenerationen) ausgelöst. Dies führt zu einer **erhöhten Zahnbeweglichkeit.** Röntgenologisch sind eine Verbreiterung des Desmodontalspalts, eine Kribrosierung der Alveoleninnenkortikalis und trianguläre Osteolysen im marginalen Alveolenbereich erkennbar. Nach Ausschalten der traumatogenen Okklusion kommt es zu einer Restitutio ad integrum. Das okklusale Trauma allein kann keine entzündliche Parodontopathie auslösen. Die Vorstellung, dass das okklusale Trauma bei einer bereits bestehenden

**Ernährung**  Entzündung die parodontale Destruktion beschleunigt, ist umstritten. Durch **Ernährungsfehler**, insbesondere häufige kariogene Zwischenmahlzeiten, wird die Plaqueentstehung begünstigt. Bestehende pathologische Verhältnisse, wie gingivale und parodontale Taschen, stellen Nischen dar, die der Mundhygiene nur schlecht zugänglich sind.

**Speichel**  Die Konsistenz, Zusammensetzung und Menge des **Speichels** ist von Bedeutung für die Spülfunktion des Speichels und seine antibakterielle Wirkung (Immunglobuline, Leukozyten).

## 16.3 Verhaltensbedingte und allgemeinmedizinische Risikofaktoren für Parodontalerkrankungen

> **Merke**  **Tabakkonsum** wird als der wichtigste einzelne Risikofaktor bei der Entwicklung und Progression parodontaler Erkrankungen angesehen.

**Rauchen**  Bei Rauchern werden im Vergleich zu Nichtrauchern eine vermehrte Plaquebildung, ein gehäuftes Auftreten von Gingivitiden sowie ausgeprägtere Verluste des Zahnhalteapparates, d.h. des klinischen Attachments, beobachtet. Die Geschwindigkeit der Zerstörung korreliert dabei mit der Dauer und Intensität der Tabakgewöhnung.
Mögliche Ursachen stellen die bei Rauchern vorliegende eingeschränkte Funktion der polymorphkernigen Granulozyten (Lebensdauer, Phagozytose, Chemotaxis), die eingeschränkte Antikörperbildung und die verminderte Speichelsekretion dar. Es wird zudem angenommen, dass durch die bei Rauchern beobachtete Hyperkeratinisierung des Gingivaepithels **Abwehrmechanismen** der Gingiva negativ beeinflusst werden. Außerdem zeigt Nikotin eine **gefäßverengende Wirkung** und schädigt in höheren Dosen Fibroblasten, sodass der Heilungsprozess nach chirurgischen und nichtchirurgischen Parodontalbehandlungen beeinträchtigt wird. Diagnostisch ist von Bedeutung, dass aufgrund der suppressiven Wirkung des Rauchens eine Entzündung der Gingiva klinisch nicht direkt bemerkt wird. Der Erfolg einer Parodontaltherapie ist bei Rauchern zumeist deutlich schlechter als bei Nichtrauchern.

**Diabetes**  **Diabetiker** haben ein deutlich höheres Parodontitisrisiko als Nichtdiabetiker. Dieses Risiko erhöht sich bei schlecht eingestelltem Diabetes mellitus weiter (weitere Hinweise s. Kap. 18.2.3).

**Osteoporose**  Reduzierte **Östrogenspiegel** bei Frauen können zu Osteoporose, d.h. lokalisierter oder universeller Verminderung von Knochengewebe, führen. Die parodontale Gewebedestruktion ist bei Frauen mit Osteoporose höher als bei gleichaltrigen Frauen ohne diesem Krankheitsbild.

**Genetische Faktoren**

Als Risiko steigernd werden auch **genetische Faktoren** beschrieben, durch die z.B. die individuelle Immunantwort eines Patienten gesteuert wird. Hiervon können **Polymorphismen** (Basenpaarvertauschung) in Genclustern von Zytokinen (z.B. IL-1), Mediatoren und Zellrezeptoren betroffen sein. Bei ca. 30% der Bevölkerung wurden Polymorphismen in IL-1-$\alpha$- und -$\beta$-Genen gefunden. Liegen diese beiden Polymorphismen vor, veranlassen sie den Körper, mehr IL-1 zu produzieren, wenn der Körper durch parodontogene Bakterien stimuliert oder provoziert wird. Bei Kombination eines solchen positiven Genotyps und starkem Nikotinabusus steigt das Parodontitisrisiko zusätzlich sehr stark.

Schwere Infektionserkrankungen (z.B. HIV-Infektion), Allgemeinerkrankungen (z.B. akute Leukämien) oder chronischer Stress sind **weitere begleitende Faktoren,** die einer Parodontalerkrankung zugrunde liegen können (s. Kap. 18.1).

## 16.4 Allgemeinmedizinische Bedeutung parodontaler Erkrankungen

Die mögliche Gesamtgröße der Wundfläche (Tascheninnenseite) in einem Gebiss bei Vorliegen einer Parodontitis wird auf ca. 5–15 cm² geschätzt, sodass systemische Implikationen nicht ausgeschlossen werden können.

So gibt es Hinweise, dass **kardiovaskuläre Erkrankungen,** wie z.B. Aploplex und koronare Herzerkrankungen in einem Zusammenhang zu chronischen Infektionen stehen. Dabei wird auch verstärkt diskutiert, dass eine Parodontitis über Mediatoren zu einer systemischen Entzündung beiträgt, die das Risiko für kardiovaskuläre Erkrankungen erhöht. Ferner konnte in arteriosklerotischen Veränderungen und Gefäßablagerungen (Plaques) die DNA parodontopathogener Mikroorganismen (A. actinomycetem comitans , P. gingivalis, P. intermedia) nachgewiesen werden.

**Merke** Parodontale Erkrankungen der werdenden Mutter werden als Risikofaktor für die verfrühte Geburt eines untergewichtigen Neugeborenen (< 2500 g) angesehen.

Mediatoren, wie Prostaglandin-$E_2$ oder Tumor-Nekrose-Faktor-$\alpha$ (TNF-$\alpha$), die am Ablauf der Geburt beteiligt sind, können bei Vorliegen einer Infektion des Parodonts erhöht sein und das vorzeitige Auslösen von Wehen begünstigen.

Parodontitis wird auch als Risikofaktor für **chronisch obstruktive Lungenerkrankungen** diskutiert. Allerdings haben Parodontitis und obstruktive Lungenerkrankungen im Rauchen einen gemeinsamen pathogenetischen Faktor, sodass die ursächlichen Einflüsse in Studien nicht immer eindeutig zugeordnet werden konnten.

16

# 17 Epidemiologie entzündlicher Parodontopathien

> In epidemiologischen Studien erfolgt die objektive Erfassung der Mundgesundheit und der Plaque- und Zahnsteinausdehnung mithilfe von Indizes.
> Neben der Verwendung in epidemiologischen Studien dienen Indizes der Beurteilung der Mundgesundheit einzelner Personen und der Kontrolle von Therapieerfolgen.

Der Zahnarzt kann dem Patienten mithilfe der Indizes demonstrieren, in welchen Bereichen der Mundhöhle Entzündungen vorliegen und die Mundhygiene verbessert werden muss. Er kann darüber hinaus die Mitarbeit des Patienten im Behandlungsverlauf abschätzen. An einen guten Index und an verlässliche diagnostische Maßnahmen werden bestimmte **Anforderungen** gestellt:

- quantitative (evtl. qualitative) Aussagen
- hohe Sensitivität und Spezifität
- hoher positiver/negativer Vorhersagewert
- Einfachheit und Reproduzierbarkeit
- rasche, praktische Anwendung und Ausrechnung (insbesondere in der zahnärztlichen Praxis)
- einfache Handhabung auch durch nicht speziell geschulte Zahnärzte bzw. geschultes zahnmedizinisches Fachpersonal.

Die Indizes werden üblicherweise an allen Zähnen eines Gebisses erhoben. In Ausnahmefällen kann die Untersuchung auch nur an den sog. **Ramfjord-Zähnen** erfolgen. Die Ramfjord-Zähne (16, 21, 24, 36, 41, 44) werden als repräsentativ für das gesamte Gebiss angesehen.

Der jeweilige Index für den einzelnen Patienten wird meistens errechnet, indem die Summe der Messwerte oder Ja-/Nein-Entscheidungen durch die Anzahl der Messorte dividiert wird.

$$\text{Index} = \frac{\text{Summe der Messwerte}}{\text{Summe der Messorte}}$$

## 17.1 Plaque-Indizes

Neben den nachfolgend beschriebenen Indizes werden auch **gravimetrische Verfahren** (Bestimmung des Gewichts der vorliegenden Plaque) und **planimetrische Verfahren** (Bestimmung der plaquebedeckten Zahnflächen mithilfe von Fotografien) angewendet.

Zur Sichtbarmachung der Zahnplaque werden häufig Plaquefärbemittel (Revelatoren) herangezogen. Sie werden in Form von Lösungen und Kautabletten angewendet. Nach der Anfärbung werden sie vom Patienten gründlich ausgespült. Die angefärbten Plaquereale werden anschließend beurteilt. Plaquerevelatoren sind Lebensmittelfarbstoffe (Erythrosin, Patentblau V) oder fluoreszierende Farbstoffe, die sich kurzzeitig in die Plaque einlagern. Durch **Erythrosin** wird junge Plaque rot, durch **Patentblau V** ältere, reife Plaque blau angefärbt.

### 17.1.1 Modifizierter Plaque-Index nach QUIGLEY und HEIN

 Der Plaque-Index nach QUIGLEY und HEIN (QHI) wird heute meist in der von TURESKY und Mitarbeitern modifizierten Form angewendet. Er bewertet den Plaquebefall der **koronalen Zahnoberflächen.** Die approximale und sulkuläre Plaque wird nur unzureichend beurteilt.

Vor der Erhebung werden die vestibulären und lingualen Oberflächen aller Zähne mit **Plaquerevelatoren** eingefärbt.

**Bewertung** Folgende sechs Schweregrade werden unterschieden (Abb. 17-1):
- Grad 0: keine Plaque
- Grad 1: vereinzelte Plaqueinseln
- Grad 2: deutliche, zusammenhängende, bis zu 1 mm breite Plaquelinie am Gingivarand
- Grad 3: Plaqueausdehnung im zervikalen Zahndrittel
- Grad 4: Plaqueausdehnung bis ins mittlere Zahndrittel
- Grad 5: Plaqueausdehnung bis ins koronale Zahndrittel.

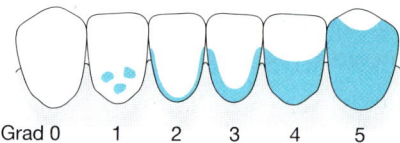

Grad 0    1    2    3    4    5

**Abb. 17-1** Bewertungsgrade (0–5) des Plaque-Index nach QUIGLEY und HEIN (QHI).

### 17.1.2 Plaque-Index (PI) nach SILNESS und LÖE

 Der Plaque-Index nach SILNESS und LÖE bewertet den Plaquebefall und die Plaquedicke im **Zahnhalsbereich** unter Berücksichtigung des Sulkus, der Zahnoberfläche und des Gingivarandes.

Die Untersuchung erfolgt mit **Spiegel und Sonde** an allen zuvor sorgfältig getrockneten Zahnflächen, ohne dass die Plaque angefärbt wird.

**Bewertung** Es werden folgende vier Schweregrade unterschieden:
- Grad 0: keine Plaque durch Inspektion und Sondierung zu erkennen.
- Grad 1: nicht sichtbarer, dünner Plaquefilm, der nur durch Abschaben mit der Sonde zu erkennen ist.
- Grad 2: mäßige Plaqueablagerung, die mit bloßem Auge zu erkennen ist; die Plaque füllt den Interdentalraum nicht aus.
- Grad 3: dicke Plaqueablagerung, die den Interdentalraum ausfüllt.

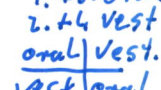

### 17.1.3 Modifizierter Approximalraum-Plaque-Index (API) nach LANGE et al.

Nach Anfärben der Plaque wird beurteilt (Ja-/Nein-Entscheidung), ob im Approximalraum Plaque vorhanden ist. Die Beurteilung der Approximalraumplaque erfolgt beim API im ersten und dritten Quadranten oral und im zweiten und vierten Quadranten vestibulär. Der Index wird in Prozent angegeben.

Die Beseitigung der Plaque im Approximalraum erfordert vom Patienten eine besonders gründliche Mundhygiene. Deshalb kann durch die Kontrolle der Approximalraumplaque die Mitarbeit des Patienten gut abgeschätzt werden.

**Formel:** $\text{Summe der API} = \dfrac{\text{positive Plaquemessungen} \times 100}{\text{Summe der Approximalraum-Messpunkte}}$

**Bewertung**

Der API wird folgendermaßen eingeteilt:
- API < 25% entspricht einer optimalen Mundhygiene
- API 25–39% entspricht einer guten Mundhygiene
- API 40–69% entspricht einer mäßigen Mundhygiene
- API 70–100% entspricht einer unzureichenden Mundhygiene.

Im Rahmen einer Parodontalbehandlung wird ein API von 35% und weniger als Ausdruck einer guten Mitarbeit des Patienten gewertet.

### 17.1.4 Plaque-Formations-Rate-Index (PFRI) nach AXELSSON

Der PFR-Index dient der quantitativen Erfassung der **Bedingungen zur Plaqueentstehung.** Er erlaubt zusammen mit anderen Tests (s. Kap. 17.2) eine Einschätzung des individuellen Kariesrisikos.

Die Plaqueneubildungsrate ist abhängig von:
- Gesamtzahl der Bakterien in der Mundhöhle
- Zusammensetzung der oralen Mikroflora
- Menge und Häufigkeit der Aufnahme fermentierbarer Kohlenhydrate
- Speichelfließrate und Speichelzusammensetzung
- Verwendung fluoridhaltiger Kariostatika
- Anatomie und Oberflächenbeschaffenheit der Zähne und Restaurationen.

**Vorgehen**

Beim PFRI wird die Plaquebildungsrate 24 h nach einer professionellen Zahnreinigung an sechs definierten Messstellen jedes Zahnes bestimmt. Die Plaque wird angefärbt und mesiobukkal, mesiolingual, bukkal, lingual, distobukkal und distolingual erfasst. Der Index wird in Prozent angegeben.

**Formel:** $\text{Summe der PRFI} = \dfrac{\text{positive Plaquemessungen} \times 100}{\text{Zahnzahl} \times 6}$

**Bewertung**

Der PFRI wird folgendermaßen eingeteilt:
- PFRI < 10%   = Grad 1
- PFRI 11–20% = Grad 2
- PFRI 21–30% = Grad 3
- PFRI 31–40% = Grad 4
- PFRI > 40%   = Grad 5.

**17**

Ein Vorliegen von **Grad 3, 4 oder 5** weist auf ein **erhöhtes Kariesrisiko** hin. Eine sichere Beurteilung des Kariesrisikos erfolgt als eine Kombinationswertung aus weiteren Tests und Parametern:

- Speichelsekretionsrate
- Anzahl von Streptococcus mutans und Laktobazillen im Speichel
- Mundhygienegewohnheiten
- Pufferkapazität des Speichels
- häufiger Konsum kariogener Süßwaren
- Anzahl gefüllter Zahnflächen (vor allem im Frontzahngebiet)
- Prävalenz und Inzidenz kariöser Zahnflächen
- Fluoridanamnese.

## 17.2 Gingiva-Indizes

 Gingiva-Indizes dienen der Beurteilung des Entzündungsgrades der Gingiva.

Man geht davon aus, dass der **Entzündungsgrad** der Gingiva neben dem Auftreten von ödematösen Schwellungen und Rötungen vor allem mit der **Blutungsneigung** der Gingiva nach stumpfem Sondieren mit einer Parodontalsonde korreliert.
Bei gleichzeitiger Erhebung eines Plaque-Index kann der Zahnarzt überprüfen, ob der Patient dauerhaft eine gute Mundhygiene betreibt oder ob er nur vor dem jeweiligen Zahnarztbesuch seine Zähne gründlich reinigt. Das ist der Fall, wenn ein hoher Entzündungsgrad der Gingiva bei einem niedrigen Plaque-Index vorliegt.

### 17.2.1 Sulkus-Blutungs-Index (SBI) nach MÜHLEMANN und SON

 Die Beurteilung erfolgt ca. 30 s nach schonendem Ausstreichen des Sulkus mit einer Parodontalsonde.

**Bewertung** Folgende Entzündungsgrade werden unterschieden:
- Grad 0: normal aussehende Gingiva, keine Blutung bei Sondierung
- Grad 1: normal aussehende Gingiva, Blutung bei Sondierung
- Grad 2: entzündliche Farbveränderung der Gingiva, Blutung bei Sondierung
- Grad 3: wie Grad 2, zusätzlich leichte ödematöse Gingivaschwellung
- Grad 4: wie Grad 3, zusätzlich schwere entzündliche Gingivaschwellung
- Grad 5: wie Grad 4, zusätzlich spontane Blutungen und evtl. Ulzerationen der Gingiva.

### 17.2.2 Modifizierter Sulkus-Blutungs-Index

 Es wird nur das **Vorhandensein einer Blutung** nach Sondierung in Form einer Ja-/Nein-Entscheidung bewertet. Die Abschätzung von Therapieerfolgen ist deshalb nur sehr grob möglich.
Die Erhebung erfolgt im ersten und dritten Quadranten vestibulär und im zweiten und vierten Quadranten oral.

Die Beurteilung kann in der Praxis mit dem **API** kombiniert vorgenommen werden.

### 17.2.3 Papillen-Blutungs-Index (PBI) nach SAXER und MÜHLEMANN

> Beim PBI wird lediglich das Auftreten einer **Blutung im Papillenbereich** nach vorsichtigem Ausstreichen des Sulkus mit einer stumpfen Parodontalsonde im Papillenbereich beurteilt. Die Sondierung erfolgt – wie beim API – im ersten und dritten Quadranten oral und im zweiten und vierten Quadranten vestibulär. In jeder Sitzung wird die Summe der Bewertungen für jeden Quadranten getrennt und für das Gesamtgebiss notiert.

**Vorgehen**

Unter relativer Trockenlegung wird der Sulkus von der Papillenbasis ausgehend bis zur Papillenspitze vorsichtig ausgestrichen. Dabei wird die Sonde in einem Winkel von 45° (nicht parallel!) zur Zahnachse schräg in den Sulkus geführt. Die Blutung wird nach ca. 20 s beurteilt.

Mithilfe des PBI kann der **Verlauf einer entzündlichen Parodontalerkrankung** auf einfache Weise kontrolliert werden.

**Bewertung**

Folgende Bewertungen werden unterschieden (Abb. 17-2):

- Grad 0: keine Blutung
- Grad 1: Auftreten eines Blutungspunktes
- Grad 2: Auftreten mehrerer Blutungspunkte oder einer Blutlinie
- Grad 3: Ausfüllen des interdentalen Dreiecks mit Blut
- Grad 4: profuse Blutung nach der Sondierung; Blut fließt über den Zahn oder die Gingiva.

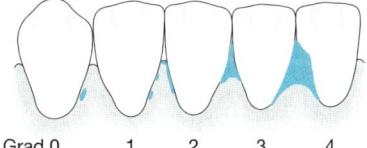

**Abb. 17-2** Bewertungsgrade (0–4) des Papillen-Blutungs-Index (PBI).

Grad 0    1    2    3    4

### 17.2.4 Parodontaler Screening-Index (PSI)

> Mithilfe des PSI kann bei jedem Patienten unabhängig vom Lebensalter eine eventuelle **parodontale Behandlungsbedürftigkeit** festgestellt werden. Der Index sollte Bestandteil jeder Basisuntersuchung sein.

Das Indexsystem kann zur **Früherkennung** und in der **unterstützenden Nachsorge** der Patienten eingesetzt werden. Er ist eine Weiterentwicklung des **Community Periodontal Index of Treatment Needs (CPITN)**. Im Gegensatz zu diesem wird bei Erwachsenen der PSI an allen Zähnen ermittelt. Bei Kindern und Jugendlichen beschränkt sich die Untersuchung auf die Inzisivi (11, 31) und die ersten Molaren. Die Messung erfolgt mit der WHO-Sonde, deren Spitze aus einer kleinen Kugel (0,5 mm Durchmesser) besteht und die im Bereich von 3,5–5,5 mm Sondierungstiefe schwarz markiert ist (Abb. 17-3).

**Vorgehen und Bewertung**

Zur Erhebung wird das Gebiss des Erwachsenen in **Sextanten** eingeteilt, die jeweils getrennt untersucht werden. Jeweils die beiden Molaren und Prämolaren bilden einen Seitenzahnsextanten, die Frontzähne einen weiteren Sextanten. Innerhalb jedes Quadranten werden alle Zähne an sechs Stellen (mesiobukkal, bukkal, distobukkal, mesiolingual, lingual, distolingual) sondiert und der höchste Codewert (0–4) des Sextanten in einer Sechsfeldertafel notiert (Abb. 17-4). Wird an einer Stelle der Codewert 4 ermit-

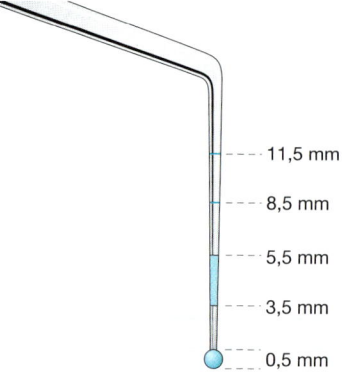

**Abb. 17-3** WHO-Sonde. Das kugelförmige Ende eignet sich zur Diagnostik von überhängenden Restaurationsrändern sowie zum Ertasten von Konkrementen.

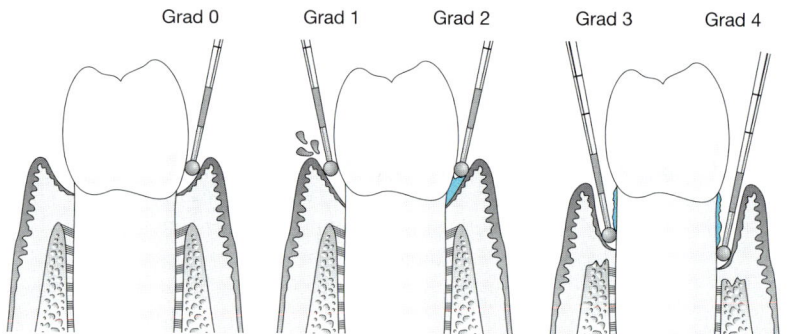

**Abb. 17-4** Bewertungsgrade (Code 0–4) des parodontalen Screening-Index (PSI).

telt, so kann direkt zum nächsten Sextanten übergegangen werden. Zusätzlich sollte der entsprechenden Codezahl ein Sternchen beigefügt werden, falls weiter klinische Auffälligkeiten (z.B. Furkationsbefall) festgestellt werden. Zahnlose Sextanten werden im PSI-Schema mit einem X versehen. Den entsprechenden Codewerten sind individuelle Therapieempfehlungen zugeordnet (Tab. 17-1). Die höchste Bewertungszahl aller Sextanten bestimmt den Behandlungsbedarf des gesamten Gebisses.

## 17.2.5 Zahnstein-Index

 Der VM-Index nach Volpe und MANHOLD (Abb. 17-5) wurde entwickelt, um in longitudinalen Studien die Menge an **supragingivalem Zahnstein** zu bestimmen. Dabei wird der Zahnstein an den lingualen Flächen der Unterkieferfrontzähne für jeden Zahn in Millimetern an drei Messstellen ermittelt und zu einem Wert für jeden Zahn summiert.

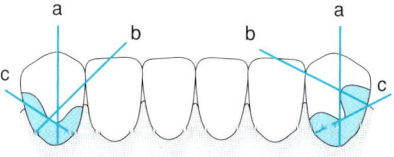

**Abb. 17-5** Zur Bestimmung des VM-Index wird die breiteste mediane (a) und laterale (b und c) Ausdehnung des Zahnsteins in Millimetern gemessen.

**Tabelle 17-1** Definition der Code des parodontalen Screening-Index (PSI) mit dem zugehörigen Befund, dem Hinweis auf die vorliegende Erkrankung und der jeweiligen Therapiekonsequenz.

| PSI-Code | Befund | Therapiekonsequenz |
|---|---|---|
| 0 | das schwarze Band der Sonde bleibt am tiefsten Sulkus des Sextanten vollständig sichtbar<br><br>kein Zahnstein, keine defekten Restaurationsränder<br><br>Gingivagewebe ist gesund, keine Blutung nach vorsichtiger Sondierung<br><br>→ **Gesunde Parodontal-verhältnisse** | keine therapeutischen Interventionen notwendig,<br><br>erneute Kontrolle nach 0,5 Jahren |
| 1 | das schwarze Band der Sonde bleibt an der höchsten Sondierungstiefe des Sextanten vollständig sichtbar<br><br>kein Zahnstein, keine defekten Restaurationsränder<br><br>Blutung nach vorsichtiger Sondierung<br><br>→ **Gingivitis** | keine zusätzlichen diagnostischen Maßnahmen notwendig,<br><br>Motivation zur effizienten Mundhygiene,<br><br>erneute Kontrolle nach 0,5 Jahren |
| 2 | das schwarze Band der Sonde bleibt an der höchsten Sondierungstiefe des Sextanten vollständig sichtbar<br><br>supra- und subgingivale Beläge oder defekte Restaurationsränder<br><br>→ **Gingivitis** | wie bei Code 1<br><br>zusätzlich subgingivale Zahnsteinentfernung und ggf. Entfernung iatrogener/lokaler Reizfaktoren,<br><br>erneute Kontrolle nach 0,5 Jahren |
| 3 | das schwarze Band der Sonde ist an der höchsten Sondierungstiefe des Sextanten zum Teil sichtbar<br><br>→ **Mittelschwere bis schwere Parodontitis** | systematische Pardontalbehandlung mit ausführlicher Diagnostik und Therapie |
| 4 | das schwarze Band der Sonde verschwindet vollständig (Sondierungstiefe > 5,5 mm)<br><br>→ **Mittelschwere bis schwere Parodontitis** | |
| * | Codezahl wird mit Sternchen versehen z.B. bei Furkationsbefall, Zahnlockerung, mukogingivalen Problemem sowie bei Rezessionen, die den schwarz eingefärbten Bereich der Sonde oder mehr erreichen | |
| X | zahnloser Sextant | |

Die Summe der Einzelzahnmesswerte, dividiert durch die Anzahl der Zähne, ergibt den VM-Index.

$$VM = \frac{\text{Summe Einzelzahnmesswerte}}{\text{Anzahl Zähne}}$$

17

## 17.3 Bestimmung der Sulkusflüssigkeits-Fließrate (SFFR; sulcus fluid flow rate)

 Die Sulkusflüssigkeit ist ein entzündliches Exsudat, dessen Auftreten mit dem Entzündungsgrad des Parodonts korreliert.

**Vorgehen**

Zur Messung der SFFR werden genormte Filterpapierstreifen ca. 30 s an den Eingang des Sulkus bzw. der Zahnfleischtasche gelegt. Die Streifen kommen anschließend in eine 0,2%ige Ninhydrin-Lösung. Die durch das Ninhydrin blau gefärbte Strecke des Streifens wird mit einer Messlupe ausgemessen und bewertet. Sie beträgt bei einer histologisch gesunden Gingiva 0 mm, bei einer klinisch entzündungsfreien Gingiva 3 mm. Werte über 3 mm sind Ausdruck einer gingivalen oder parodontalen Entzündung.

**Digitale Messstation**

Die Bestimmung der SFFR kann auch mit einer **digitalen Messstation** vorgenommen werden, welche die absorbierte Flüssigkeitsmenge volumetrisch erfasst. Dabei entfällt die umständliche Anfärbung mit Ninhydrin-Lösung, sodass das Verfahren in der zahnärztlichen Praxis zur Verlaufskontrolle parodontaler Erkrankungen gut eingesetzt werden kann.

## 17.4 Epidemiologische Daten zum Auftreten parodontaler Entzündungen

Zahlreiche epidemiologische Untersuchungen zur Prävalenz entzündlicher Parodontopathien sind in verschiedenen Ländern durchgeführt worden. Die dabei gefundenen unterschiedlichen Ergebnisse lassen sich teilweise durch voneinander abweichende Kriterien bei der Befunderhebung erklären. Darüber hinaus war die Auswahl der untersuchten Personen in den verschiedenen Studien nicht einheitlich.

In der Mehrzahl der Studien allerdings stellt sich die **Altersverteilung** der Gingivitis und Parodontitis wie in Abbildung 17-6 dar. Es zeigt sich eine Zunahme der Gingivitis-

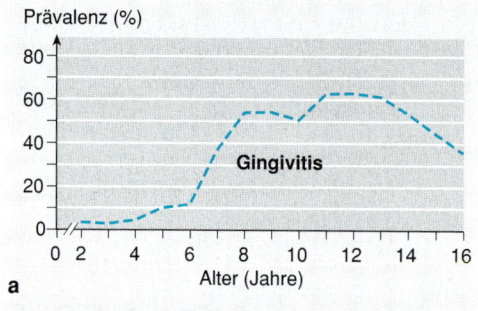

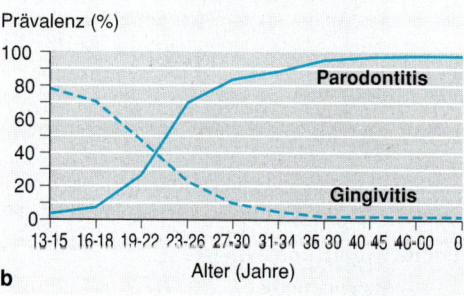

**Abb. 17-6**
a) Anteil von Kindern zwischen zwei und 16 Jahren mit Gingivitis.
b) Gingivitis- und Parodontitis-Prävalenz in verschiedenen Altersgruppen (modifiziert nach PAGE und SCHROEDER 1982). Die fehlende Übereinstimmung der beiden Graphen in der Altersgruppe 13 bis 15 kann mit der unterschiedlichen Zusammensetzung der untersuchten Gruppen erklärt werden.

Prävalenz bis zum 13. Lebensjahr, sodass bei ca. 50 bis 80% der Kinder dieses Alters eine Gingivitis beobachtet werden kann. Mit fortschreitendem Alter tritt eine Abnahme der Gingivitis-Prävalenz ein, die in neueren Studien nicht immer beobachtet werden konnte. Gleichzeitig kommt es zu einer Zunahme der Parodontitis-Prävalenz, die ab dem 35. bis 40. Lebensjahr nahezu 100% beträgt.

Dabei ist zu bedenken, dass Parodontitiden zusätzlich meist mit dem Vorhandensein von **gingivitischen Veränderungen vergesellschaftet** sind. Schwere Parodontitiden, bei denen Zahnverluste auftreten, machen dabei einen Anteil von 20 bis 40% aus. Sonderformen wie die lokalisierte aggressive Parodontitis (0,1–0,4%) und generalisierte aggressive Parodontitis (2–5%) kommen in der Bevölkerung selten vor.

> **Merke** Die **Ursache für eine Zahnextraktion** mit fortschreitendem Alter ist zunehmend eine Parodontalerkrankung, Karies bleibt aber auch im Alter immer noch die Hauptursache für einen Zahnverlust.

In der Bundesrepublik Deutschland konnten 1997 in einer repräsentativen Studie bei 22% der Jugendlichen, 22% der Erwachsenen und 17% der Senioren entzündungsfreie Verhältnisse (PBI = 0) festgestellt werden. Erhöhte Sondierungstiefen über 4 mm lagen bei 46% der Erwachsenen und 64% der Senioren vor. In Bezug auf die Schwere von Parodontitiden lagen die für die Bundesrepublik ermittelten Werte im internationalen Vergleich an der oberen Grenze der Verteilung.

Prävalenzdaten geben meist wenig Auskunft über den Schweregrad der parodontalen Destruktion und der Behandlungsbedürftigkeit. Mithilfe des CPI (Community Periodontal Index) durchgeführte Studien (Abb. 17-7) gaben Aufschluss darüber, dass der überwiegende Teil der Untersuchten parodontale Destruktionen (CPI-Grad 1 bis 3)

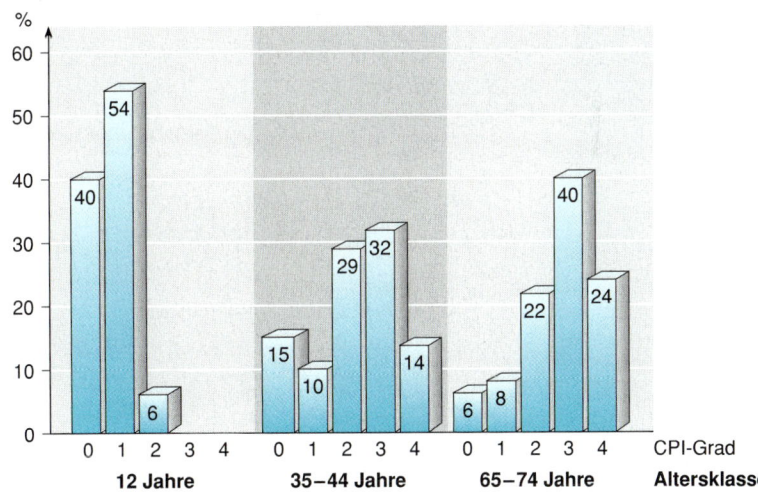

**Abb. 17-7** Prävalenz des maximalen CPI in verschiedenen Altersklassen in der Bundesrepublik Deutschland (nach MICHEELIS und REICH 1999).
CPI-Grade: 0 = keine Krankheitssymptome nach Sondierung mit WHO-Sonde
　　　　　 1 = Blutung nach Sondierung
　　　　　 2 = Blutung nach Sondierung, Vorliegen von supra- und subgingivalem Zahnstein, Sondierungstiefe nicht über 3 mm
　　　　　 3 = Sondierungstiefe 4–5 mm
　　　　　 4 = Sodierungstiefe 6 mm und mehr

17

aufwies, die durch eine Verbesserung der Mundhygiene und eine Entfernung des supra- und subgingivalen Zahnsteins zu therapieren waren. Nur bei einem geringen Teil der Untersuchten waren die Destruktionen (Grad 4) so stark, dass komplexe parodontalchirurgische Therapien indiziert waren.

Das **Lebensalter** und die damit verminderte Regenerationskraft der Patienten besitzt nur einen geringen Einfluss auf den Schweregrad der Parodontalerkrankung. Es zeigt sich, dass immer nur eine Minderheit der älteren Bevölkerung starke Destruktionen an einzelnen Zähnen aufweist, wohingegen der Großteil nur leichte Parodontopathien hat. Bei Männern treten häufiger gingivitische und parodontitische Erkrankungen auf als bei Frauen. Eine Ausnahme bildet v.a. die lokalisierte aggressive Parodontitis, die im Verhältnis von 2–4 : 1 häufiger bei Mädchen als bei Jungen vorzufinden ist.

Die **ethnische Herkunft** der Menschen scheint nach neuerer Auffassung **keinen Einfluss** auf die Schwere und Häufigkeit von Parodontalerkrankungen zu haben. Eine Ausnahme bilden evtl. die lokalisierte aggressive Parodontitis und die nekrotisierende ulzerative Gingivitis, die beide bei dunkelhäutigen Personen häufiger als bei Weißen auftreten. Zwischen Menschen verschiedener Herkunft beobachtete Unterschiede in der Prävalenz von Parodontopathien lassen sich wahrscheinlich mit Ernährungsgewohnheiten (evtl. Mangelernährung) und dem sozialen Umfeld der Untersuchten erklären.

# 18 Anamnese, Befund und Diagnose bei parodontalen Erkrankungen

## 18.1 Anamnese und Befund

> Anamnese und Befunderhebung sind Bestandteile jeder ärztlichen oder zahnärztlichen Untersuchung und Voraussetzungen, um eine Diagnose stellen zu können. Erst nachdem eine Diagnose gewissenhaft gestellt ist, kann die Therapie geplant werden.

Im Folgenden soll nur auf die im Rahmen einer Parodontalbehandlung wichtigen Punkte der Anamneseerhebung und Befunderhebung eingegangen werden. Zur weiteren Vertiefung anamnestischer Fragestellungen und spezieller Befunde (z.B. Funktionsbefund) wird auf einschlägige Lehrbücher der Chirurgie und Prothetik verwiesen.

### 18.1.1 Anamnese

**Familienanamnese**

Die Anamnese wird in eine Familienanamnese, eine allgemeine und eine spezielle Eigenanamnese unterteilt. Da bei einigen parodontologischen Erkrankungen eine genetische Disposition diskutiert wird, sollte in der Familienanamnese geklärt werden, ob familiär gehäuft bestimmte **systemische Erkrankungen** vorliegen. Dabei sollte gezielt nach den in Kapitel 18.2 beschriebenen Erkrankungen gefragt werden, bei denen gingivo-parodontale Manifestationen vorliegen können (z.B. Down-Syndrom, Papillon-Lefèvre-Syndrom, Albright-Syndrom usw.).

Bei der Einnahme verschiedener Arzneimittel und dem Vorliegen bestimmter Allgemeinerkrankungen werden häufig Krankheitssymptome am Parodont beobachtet. Deshalb sollte der Patient in der allgemeinen Eigenanamnese gezielt nach der Einnahme bestimmter **Arzneimittel** (v.a. Nifedipin, Cyclosporin A, Hydantoin-Präparate und Kontrazeptiva) und dem Vorliegen von **Allgemeinerkrankungen** (Diabetes mellitus, Osteoporose, Osteopenie, Bluterkrankungen, HIV-Infektion, Ernährungsmängel, Schwermetallintoxikationen, blasenbildende Dermatosen usw.) befragt werden. Bei weiblichen Patienten ist das Vorliegen einer **Schwangerschaft** abzuklären. Das Vorliegen eines Endokarditisrisikos oder kardiovaskulärer Erkrankungen sollte abgefragt werden.

**Eigenanamnese**

**Spezielle Eigenanamnese**

In der speziellen Eigenanamnese wird der Patient nach subjektiven Beschwerden, seinen Mundhygienegewohnheiten, dem Vorliegen von Zahnfleischblutungen, der bisher erfolgten zahnärztlichen (speziell parodontologischen) Behandlung, seinen Lebensgewohnheiten (Stress, Hektik) und nach seinem Rauchverhalten, d.h. Zigarettenkonsum befragt.

1 = Adalat = Antihypertensivum
2 = Immun suppresivum (nach Tx)
3 = Antiepileptika

## 18.1.2 Befund

**Extraoraler Befund**

Der Befund wird in einen extra- und intraoralen Befund unterteilt. Im Rahmen des extraoralen Befundes sind **Lippenhaltung** und **Lippenschluss** hinsichtlich des Vorliegens einer Mundatmung zu kontrollieren. Es erfolgt eine **Palpation** der Lymphknoten (vor allem submandibulär), die bei akuten entzündlichen Parodontopathien druckschmerzhaft und vergrößert sein können.

**Intraoraler Befund**

Der intraorale Befund beinhaltet neben dem allgemeinen Zahnbefund grundsätzlich einen **Inspektionsbefund** der Lippen, Schleimhäute, Zunge und des Mundbodens. Bei allen Patienten wird der **Parodontale Screening-Index** (PSI), ebenso wie ein Inspektionsbefund der Gingiva erhoben. Dadurch wird verhindert, dass parodontale Läsionen übersehen werden. Beim allgemeinen Zahnbefund wird zuerst notiert, ob fehlende, ersetzte, überkronte, kariöse und gefüllte Zähne bzw. abstehende Füllungs- und Kronenränder vorliegen. Des Weiteren wird kontrolliert, ob supragingivaler **Zahnstein** vorliegt. Darüber hinaus sollte eine Sensibilitätsprüfung aller Zähne, vor allem aber der Zähne, bei denen parodontale oder endodontale Probleme vermutet werden, erfolgen.

*in MUC :*
*6 - Punkt - Messung*
*+ SBI*

### Inspektionsbefund der Gingiva

> **Merke** Es werden Form, Farbe, Verlauf, Konsistenz, Oberfläche und Breite der Gingiva kontrolliert und mit den typischen Merkmalen einer gesunden Gingiva verglichen (s. Kap. 15.1.1).

*? s. S.342*

Die freie und die befestigte Gingiva besitzen normalerweise eine feste Konsistenz und sind blassrosa. Die **freie Gingiva** läuft koronal meist flach aus. Sie besitzt eine glatte Oberfläche und ist 0,8–2,5 mm breit. Die Oberfläche der befestigten Gingiva erscheint bei vielen Patienten gestippelt (gefleckt). Die **befestigte Gingiva** ist ca. 1–9 mm breit und lässt sich nicht gegen ihre Unterlage verschieben.

**Rezessionen**

Bei der Kontrolle des Verlaufs der Gingiva sollte überprüft werden, ob **parodontale Rezessionen** vorliegen. Eine parodontale Rezession liegt vor, wenn der Gingivarand direkt auf oder apikal der Schmelz-Zement-Grenze liegt. Die Rezession wird oral und vestibulär gemessen, indem der Abstand des Gingivarandes von der Schmelz-Zement-Grenze bestimmt wird. Der Gingivarand liegt bei einem gesunden Parodont 2 mm koronal der Schmelz-Zement-Grenze. Daher werden zu dem Messwert 2 mm hinzuaddiert, wenn die Gingiva an der Schmelz-Zement-Grenze oder zervikal von ihr endet. Eine Gingiva, deren Rand auf der Schmelz-Zement-Grenze endet, weist folglich eine Rezession von 2 mm auf.

**Schwellung**

Neben der Frage, ob Rezessionen vorliegen, ist zu kontrollieren, ob eine **Schwellung** der Gingiva vorhanden ist. Der Gingivarand kann bei entzündlich oder hyperplastisch bedingter Schwellung der Gingiva deutlich nach koronal verschoben sein. Die Breite der keratinisierten, attached Gingiva kann durch Anfärben der Mukosa mit 5%iger Schiller-Jodlösung (ein Teil Jod, zwei Teile Kaliumjodid ad Aqua dest.) dargestellt werden.

**Parodontologische Untersuchungsmaßnahmen**

Patienten, die bei der Erhebung des PSI einen Code-3- oder Code-4-Befund aufweisen, werden einer systematischen Parodontalbehandlung zugeführt. Dazu wird eine **spezielle parodontologische Untersuchung** vorgenommen, die folgende Maßnahmen umfasst:

- Bestimmung des Attachmentverlustes
- Bestimmung der Zahnbeweglichkeit

- Bestimmung der Furkationsbeteiligung
- Mukogingivalbefund
- Röntgenbefund
- evtl. Anwendung weiterer diagnostischer Testsysteme.

In der Initialtherapie einer **systematischen Parodontalbehandlung** und bei der Behandlung von Patienten, die einen PSI-Code 1 oder 2 aufweisen, wird eine Bestimmung der Mundhygiene des Patienten und des Entzündungszustandes der Parodontien vorgenommen (s. Kap. 19.3).

### Attachmentverlust

> Ein wichtiger Parameter zur Bewertung parodontaler Erkrankungen ist die Frage, ob ein Attachmentverlust des gingivo-parodontalen Stützapparates vorliegt oder nicht. Auch für die Beurteilung von Therapieerfolgen ist die Bestimmung des Attachmentniveaus von großer Bedeutung.

**Merke** Der Attachmentverlust ist definiert als die Distanz zwischen der Schmelz-Zement-Grenze und dem Boden der Zahnfleischtasche.

**Einteilung Zahnfleischtaschen**

Als **Zahnfleischtasche** wird ein parodontologisch-pathologisch veränderter Sulkus verstanden, wie er bei der etablierten bzw. fortgeschrittenen Läsion vorliegt. Zahnfleischtaschen werden folgendermaßen eingeteilt:

- Pseudotaschen — *kein Attachmentverlust*
- supraalveoläre Zahnfleischtaschen — *horizontaler Knochenabbau*
- infraalveoläre (Knochen-)Taschen (Abb. 18-1). — *vertikaler Knochenabbau*

**Sondierung**

Die Tiefe der sondierbaren Zahnfleischtasche wird mit einer Parodontalsonde ermittelt, die in die Zahnfleischtasche bzw. (bei gesunder Gingiva) in den Sulkus eingeführt wird. Die Messung wird an jedem Parodont an mindestens vier Messpunkten (mesio- *6* bukkal, bukkal, disto-bukkal und oral) durchgeführt. Bei einer Erstuntersuchung eines Patienten sollte zur genaueren Befundung zusätzlich mesiooral und distooral sondiert

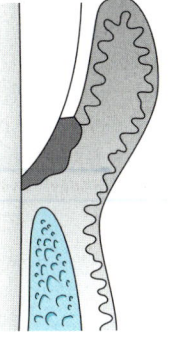 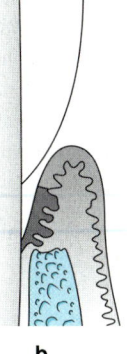 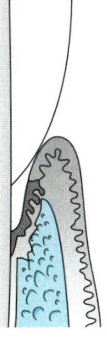

a            b            c

**Abb. 18-1** Taschenformen.
a) Pseudotasche. Entzündlich oder hyperplastisch geschwollene Gingiva mit Erhalt der epithelialen Anheftung am Zahn.
b) Supraalveoläre Zahnfleischtasche mit horizontalem Höhenabbau des Knochens.
c) Infraalveoläre Knochentasche mit vertikalem Seitenabbau des Knochens.

18

werden (**Sechs-Punkt-Messung**). Aufgrund der Verletzlichkeit des gingivo-parodontalen Stützapparates dringt die Sonde leicht über den Taschenboden ins Gewebe ein. Daher wird nicht von Taschentiefe, sondern von Sondierungstiefe gesprochen. Die Parodontalsonden weisen Farbmarkierungen (z.B. WHO-Sonde) oder Millimeter-Skalierungen (z.B. Williams-Fox-Sonde) auf. Mit diesen Skalierungen kann die sondierbare Taschentiefe am Gingivarand abgelesen werden. Ein vom Patienten toleriertes vorsichtiges Sondieren (gentle probing) erfolgt mit einer Kraft von ca. 0,25 N.

> **Merke** Das Bluten nach Sondierung bis auf den sondierbaren Boden der Tasche weist auf das Vorhandensein von subgingivaler Plaque hin. Daher sollte das Vorhandensein einer Blutung nach Sondierung zusätzlich zur Sondierungstiefe notiert werden. Die Blutung nach Sondierung der marginalen Gingiva, wie bei der Erhebung des PBI, weist auf einen Reiz durch supragingivale Beläge hin. Allerdings weisen die klinischen Parameter „Blutung nach Sondierung" sowie das Vorliegen von eitrigem Taschenexsudat nur eine geringe Sensitivität (ca. 30%) bzw. Spezifität (ca. 70%) hinsichtlich der Erkennung schwerer Parodontopathien auf.

**Druckkalibrierte Sonden**

Zu beachten ist, dass vor allem beim unbehandelten Patienten Konkremente den Tascheneingang verlegen und die Messung erschweren können. Mithilfe druckkalibrierter Sonden soll ein standardisierter Druck beim Sondieren garantiert werden. Druckkalibrierte Sonden liegen als einfache, mechanische, druckreduzierte (z.B. Click-Probe) oder elektronische, computergestütze Sonden (Florida-Probe, Interprobe, Peri-Probe) vor. Die Messung und Erfassung der Daten erfolgt bei elektronischen, druckkalibrierten Sonden mit einem Computer. Versuche haben allerdings gezeigt, dass diese Sonden zwar eine bessere Auflösung (mögliche Bestimmung in 1/10-mm-Schritten) als die manuellen Sonden besitzen. Sie sind den manuellen Sonden aber hinsichtlich der Reproduzierbarkeit der Messergebnisse nicht überlegen.

**Sondierungstiefe**

Die **Sondierungstiefe** hängt neben dem Sondierungsdruck vom Entzündungsgrad des Parodonts, der Dicke der Sonde, dem Anstellwinkel der Sonde zum Zahn, dem Lockerungsgrad des Zahnes und der Position der Sonde am Zahn ab. Bei einer entzündeten Gingiva oder einem gelockerten Zahn dringt die Parodontalsonde leichter in das aufgelockerte Gewebe am Boden der Zahnfleischtasche ein. Die Sondierungstiefe ist daher größer als die histologische Taschentiefe. Im Rahmen der Behandlung einer entzündlichen Parodontopathie beobachtet der Zahnarzt neben dem Rückgang der Entzündung häufig eine Reduktion der Sondierungstiefe. Es ist dann schwierig zu beurteilen, ob tatsächlich eine Verringerung der histologischen Taschentiefe und des Attachmentverlustes eingetreten sind. Die verringerte Sondierungstiefe kann ebenso durch den erhöhten Gewebewiderstand beim Sondieren im nun weniger entzündeten Parodont bedingt sein.

*Zahnbeweglichkeit*

> Zahnbeweglichkeit kann manuell oder mithilfe verschiedener Messapparaturen ermittelt werden. Man unterscheidet zwischen statischer und dynamischer Zahnbeweglichkeit.

**Statische Beweglichkeit**

Unter statischer Beweglichkeit wird die **Auslenkung** eines Zahnes (in mm) nach Einwirkung einer Kraft bezeichnet. Bei der manuellen Messung der statischen Zahnbeweglichkeit wird der Zahn mit zwei stabilen Instrumentengriffen sowohl horizontal als auch vertikal bewegt. Die Auslenkung wird visuell beurteilt.

Folgende **Grade** werden entsprechend der Deutschen Gesellschaft für Parodontologie unterschieden:

- Grad 0 = physiologische, nicht erhöhte Zahnbeweglichkeit
- Grad 1 = erhöhte Zahnbeweglichkeit, spürbar oder sichtbar bis 1 mm horizontal
- Grad 2 = erhöhte Zahnbeweglichkeit, sichtbar über 1 mm horizontal
- Grad 3 = erhöhte Zahnbeweglichkeit, beweglich auf Lippen- und Zungendruck und/oder in axialer Richtung. *(intrudierbar!)*

**Dynamische Beweglichkeit** Unter dynamischer Beweglichkeit eines Zahnes versteht man hingegen die Fähigkeit des **Parodonts**, impulsartig auftreffende **Kräfte abzubremsen.** Die dynamische Beweglichkeit eines Zahnes kann mit dem **Periotest-Gerät** ermittelt werden. Dabei trifft ein Stößel impulsartig auf einen Zahn auf und wird abgebremst. Die Kontaktzeit des Stößels wird von einer Messapparatur aufgezeichnet. Diese Kontaktzeiten werden bestimmten Periotest-Werten (–8 bis +50) zugeordnet, die mit manuell ermittelten Beweglichkeitsmessungen korrelieren. Die Messapparaturen zur Zahnbeweglichkeitsmessung besitzen wie die elektronischen Parodontalsonden eine hohe Messauflösung, zeigen aber wie diese Sonden eine schwankende Reproduzierbarkeit der Messergebnisse.

> **Merke** Die Zahnbeweglichkeit spielt bei der Prognose eines Zahnes aber nur eine untergeordnete Rolle. Die Prognose eines gelockerten Zahnes wird vielmehr vom Entzündungszustand des Parodonts, von der Mundhygiene des Patienten und von der Akzeptanz des Patienten, lockere Zähne zu tolerieren, bestimmt.

Bei einem entzündungsfreien Parodont kann ein Zahn trotz erhöhter Lockerung und vorliegendem Attachmentverlust über Jahre hinweg (eingeschränkt) funktionstüchtig im Mund verbleiben.

### *Furkationsbeteiligung der parodontalen Läsion*

> Bei fortgeschrittenen Parodontalerkrankungen wird zunehmend ein Knochenabbau (Osteolyse) im Furkationsbereich mehrwurzeliger Zähne beobachtet.

Diese sog. Furkationsbeteiligung der parodontalen Läsion wird mithilfe spezieller, gebogener Sonden (z.B. Sonde nach NABERS) kontrolliert. Mit diesen Sonden wird der Eingang der Furkation horizontal sondiert und die Durchgängigkeit der Furkation geprüft.

Folgende **Grade** der Furkationsbeteiligung werden entsprechend der Deutschen Gesellschaft für Parodontologie klinisch unterschieden (Abb. 18-2):

- Grad I: Furkation bis 3 mm horizontal sondierbar
- Grad II: Furkation mehr als 3 mm horizontal sondierbar, jedoch nicht durchgängig
- Grad III: Furkation durchgängig sondierbar.

### *Mukogingivalbefund*

> Beim Mukogingivalbefund werden der Ansatz von Lippen-, Wangen- und Zungenbändchen und die Tiefe des Vestibulums kontrolliert.

**18**

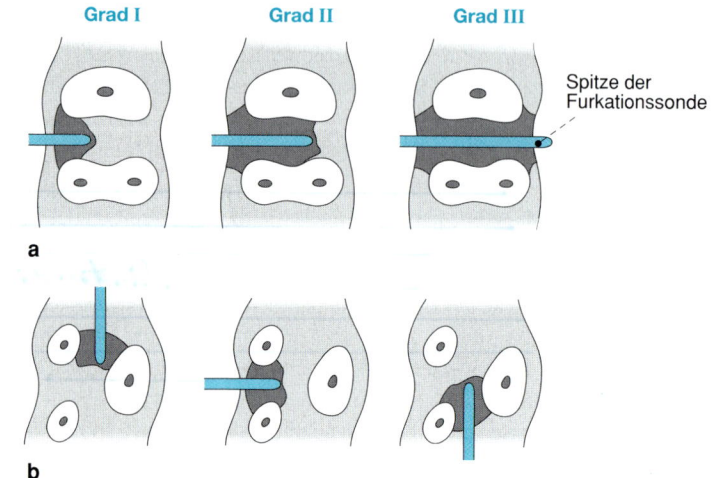

**Abb. 18-2**
a) Einteilung des Furkationsbefalls Grad I–III, dargestellt an einem unteren Molaren.
b) Verschiedene Möglichkeiten der Befunderhebung zum Vorliegen eines Furkationsbefalls bei einem oberen Molaren.

Hoch ansetzende, in die Gingiva einstrahlende Frenula und ein flaches Vestibulum können über die umgebende Muskulatur einen Zug auf die Gingiva ausüben. Dies kann zu gingivalen Rezessionen führen. Darüber hinaus schränken hoch ansetzende Frenula und ein tiefes Vestibulum die Mundhygienefähigkeit des Patienten ein.

### Röntgenbefund

 Der Röntgenbefund hilft abzuklären, ob parodontal bedingte Knochendestruktionen, apikale Osteolysen, Wurzelfüllungen, überstehende Kronen- und Füllungsränder, Konkremente und Veränderungen der Zahnhartsubstanz vorliegen.

**Darstellung**   Zur Darstellung aller Parodontitiden eines Gebisses sind je nach Anzahl und Lage der vorhandenen Zähne bis zu 14 intraorale Summations-Einzelaufnahmen erforderlich. Um Unschärfen und Überlagerungen zu vermeiden, ist der Röntgenstatus in Rechtwinkeltechnik (z.B. nach Rinn) zu erstellen.
Eine Schichtaufnahme, wie z.B. das Orthopantomogramm (OPG), genügt nicht, um feine Knochenstrukturen hinreichend genau darzustellen. Projektionsbedingt lassen aber auch die Einzelaufnahmen nur eine Beurteilung des interdentalen und interradikulären Knochens zu. Der vestibuläre bzw. orale Knochen kann nicht beurteilt werden. Mithilfe der Röntgenaufnahmen kann die **Furkationsbeteiligung** der parodontalen Läsion zusätzlich zum klinischen Sondieren abgeschätzt werden. Die definitive Abklärung des Furkationsbefundes ist jedoch meist erst im Rahmen eines parodontalchirurgischen Eingriffs bei direkter Sicht auf die Furkation möglich.

**Beurteilung**   Bei der Beurteilung des Fortschreitens eines **Knochenverlustes** wird in der klinischen Praxis meist ein visueller Vergleich von Röntgenbildern vorgenommen, die zu verschiedenen Zeitpunkten erstellt wurden. Es ist bekannt, dass ein Unterschied von 30 bis 50% beim Mineralgehalt des Knochens erforderlich ist, damit eine Veränderung von ossären Strukturen bei der Interpretation von Röntgenbildern erkannt werden kann. Daher werden in klinischen Studien computergestützte Verfahren (z.B. digitale

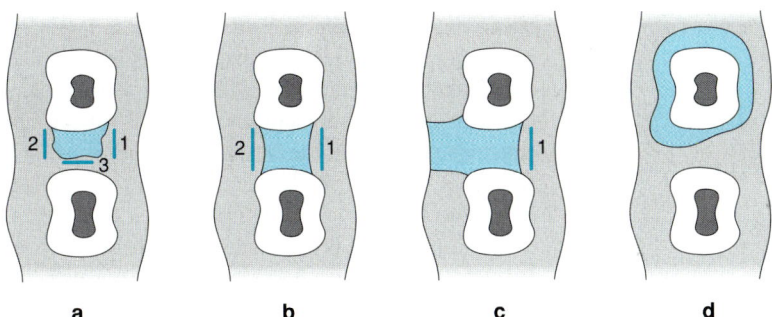

**Abb. 18-3** Einteilung der Knochentaschen.
a) dreiwandige, b) zweiwandige, c) einwandige, d) schüsselförmige Knochentasche.

Subtraktionsradiographie) eingesetzt, bei denen die veränderten Knochenstrukturen verdeutlicht dargestellt werden. Anhand der Röntgenbilder kann kontrolliert werden, ob ein horizontaler **Knochenabbau** (Höhenabbau) oder ein vertikaler Knochenabbau (Seitenabbau) mit infraalveolären Knochentaschen vorliegt (s. Abb. 18-1). Bei den **infraalveolären Knochentaschen** unterscheidet man:

- einwandige Knochentasche
- zweiwandige Knochentasche
- dreiwandige bzw. kombinierte Knochentasche (Abb. 18-3).

Auch hier ist die definitive Abklärung, welche Form der Knochentasche vorliegt, erst bei direkter Sicht intra operationem möglich. Darüber hinaus ist im Röntgenbefund zu kontrollieren, ob der **Desmodontalspalt** normal konfiguriert oder erweitert ist oder ob der Knochen am Alveolareingang trianguläre Aussprengungen aufweist. Ein erweiterter Desmodontalspalt oder trianguläre Knochendefekte deuten auf eine okklusale oder funktionelle Fehlbelastung eines Zahnes hin.

Abschließend sollten Gipsmodelle beider Kiefer hergestellt werden, die alle Zähne, Verlauf und Form der Gingiva und inserierende Bänder exakt wiedergeben. Bei vorhandenem herausnehmbarem Zahnersatz sollten zusätzlich Modelle mit eingegliedertem Zahnersatz hergestellt werden.

### Diagnostische Testsysteme

 Diagnostische Tests geben ergänzend zum klinischen und röntgenologischen Befund zusätzliche Informationen über die Art der Infektion, Prognose, Progredienz und den Therapieerfolg.

Diese Tests dienen als **Hilfsmittel,** eine klinische Diagnose zu überprüfen und eine Verlaufskontrolle einer Therapie durchzuführen. Sie ersetzen nicht den klinischen Befund. Mit verfeinerten Diagnosemaßnahmen ist es allerdings möglich, geringe Veränderungen der parodontalen Gesundheit frühzeitiger zu erfassen.

Diagnostische Tests lassen sich unterteilen in

- mikrobiologische Untersuchungen
- Marker der Wirtsantwort
- humangenetische Tests.

**Mikrobiologische Untersuchungen**

Wenn Unsicherheiten bei der Diagnosestellung bestehen oder schwierig zu therapierende Parodontalerkrankungen vorliegen, ermöglichen mikrobiologische Untersuchungen der

**18**

Plaque eine Absicherung der Verdachtsdiagnose. Darüber hinaus sind eine mikrobiologische Untersuchung der Plaque und ein Antibiogramm unbedingt erforderlich, wenn ein Antibiotikum über einen längeren Zeitraum verordnet wird. Mithilfe dieser Bestimmungen kann dann das Antibiotikum ausgewählt werden, auf das die speziellen Bakterien empfindlich reagieren. Die Entnahme der subgingivalen Plaque erfolgt dabei mit einer sterilen Kürette oder mit sterilen Papierspitzen. Zur Bestimmung der Bakterien kann eine Bakterienkultur auf Selektivnährböden angezüchtet werden. Darüber hinaus ist eine mikroskopische Bestimmung der Plaquebakterien möglich. Dabei kann eine differenzierte Darstellung der Bakterien u.a. mit Färbemethoden oder durch Anheftung fluoreszierender Antikörper an bestimmte Bakterien (Immunfluoreszenz) erfolgen.

Mithilfe der **Dunkelfeldmikroskopie** kann die Zusammensetzung der Plaque hinsichtlich der morphologischen Typen der Bakterien (Form, Größe und Motilität) ermittelt werden.

Der **ELISA-Test** (Enzyme-Linked Immunosorbent Assay) stellt eine weitere immunologische Untersuchung dar, bei der spezifische Antikörper gegen bakterielle Antigene zur Identifizierung von Mikroorganismen genutzt werden. Dabei bindet zunächst ein Antikörper an einen Mikroorganismus. Dieser Antikörper wird dann durch einen zweiten Antikörper nachgewiesen, der mit einem Enzym gekoppelt ist, das eine Farbreaktion auslöst.

Beim **Latexagglutinationstest** sind bakterienspezifische Antikörper an Latexkügelchen gebunden. Bei Kontakt mit bakteriellem Antigen kommt es zur Agglutination (Verklumpung) der Kügelchen, sodass eine Beurteilung möglich ist.

Des Weiteren können mit einer **DNA-Hybridisierung** (= Identifizierung) bestimmte Plaquebakterien nachgewiesen werden. Dabei wird überprüft, ob sich die von Laborstämmen gewonnenen komplementären, radioaktiv oder enzymatisch markierten DNA-Sequenzen bestimmter Bakterien (= DNA-Sonden) an DNA-Sequenzen der Plaquebakterien anlagern. Durch die Anlagerung entsteht dann eine neue doppelsträngige, ebenfalls markierte DNA. Durch einen Vergleich mit Standardlösungen kann somit die Bakterienzahl in der entnommenen Plaqueprobe quantifiziert werden. Die Nachweisgrenze bei Verwendung dieser DNA-Sonden liegt mit ca. $10^3$ Mikroorganismen unter der Nachweisgrenze von Kulturverfahren. Zur Zeit ist es u.a. möglich, Actinobacillus actinomycetem comitans, Porphyromonas gingivalis, Prevotella intermedia und Bacteroides forsythus mit DNA-Sondentests zu erfassen.

Bei dem Nachweis von Bakterien mit der **Polymerasekettenreaktion** (PCR) werden unter Zuhilfenahme spezifischer Oligonukleotidprimer kleine Abschnitte der DNA bestimmter Bakterien durch Labormethoden in kurzer Zeit vervielfältigt. Diese schließlich millionenfach vermehrten DNA-Abschnitte können dann mit einer Gelelektrophorese ausgewertet werden. Mit der PCR-Methode können Bakterienspezies sehr spezifisch nachgewiesen werden.

Mit **enzymatischen Schnelltests** kann man direkt am Behandlungsstuhl Daten erheben. Dabei wird das Vorliegen von Enzymen in der Sulkusflüssigkeit untersucht, die von bestimmten Bakterien bei einer parodontalen Destruktion ausgeschüttet werden. Derzeit liegt u.a. ein Test vor, der das von Porphyromonas gingivalis, Prevotella intermedia, Treponema denticola und Bacteroides forsythus ausgeschüttete Enzym Benzoyl-Arginin-Naphthylamid-Hydrolase (BANA) nachweisen kann.

**Marker der Wirtsantwort**

Weitere Tests untersuchen das Vorliegen körpereigener Enzyme, die bei der Destruktion des Parodonts in der Sulkusflüssigkeit nachgewiesen werden können.

Dabei kann mit einem Schnelltest z.B. das Vorliegen von **Aspartataminotransferase** (AST) überprüft werden, das beim Zelluntergang von Gewebezellen frei wird. Auch der

Nachweis von **Matrixmetalloproteinen** (Kollagenase) oder **alkalischer Phosphatase** (z.B. von Osteoblasten) ist mit Testsystemen möglich. Andere während der parodontalen Entzündung erhöhten Faktoren der Wirtsantwort, wie z.B. Prostaglandin-2, TNF-α oder Interleukine können im Gingivaexsudat mit geeigneten Methoden nachgewiesen werden. Die Anwendung humangenetischer Tests kann bei manifestierten, besonders aggressiven Parodontalerkrankungen angezeigt sein. Derzeit liegt ein Test vor, mit dem vorliegende **Polymorphismen** im Interleukin-1-Genkomplex nach Entnahme eines Mundhöhlenabstrichs nachgewiesen werden können.

**Humangenetische Tests**

## 18.2 Diagnose

Anhand der Befunddaten kann die Diagnose der vorliegenden Erkrankung erfolgen. Häufig ist es aber zu Beginn einer Behandlung nur möglich, eine Verdachtsdiagnose zu äußern. Die Diagnose und Verdachtsdiagnose müssen gegenüber möglichen Differentialdiagnosen kritisch abgeschätzt werden. Die Diagnose ist zunächst für jeden Zahn einzeln zu stellen.

 Aus den Einzeldiagnosen ergibt sich die Gesamtdiagnose. Erst dann sind eine definitive Zuordnung der Erkrankung entsprechend der Klassifizierung der Parodontalerkrankungen und eine gezielte Therapie möglich (Tab. 18-1).

**Tabelle 18-1**  Klassifizierung parodontaler Erkrankungen (nach MÜLLER, ARMITAGE). Die fett hervorgehobenen Definitionen (I–VIII) werden als Hauptgruppen bezeichnet.

**I    Gingivopathien (G)**
A   *Durch dentale Plaque induzierte Gingivopathien*
   1.  Ausschließlich mit Plaque assoziierte Gingivitis
       a  Ohne andere lokale Faktoren
       b  Mit lokal verstärkenden Faktoren
   2.  Systemisch verstärkte Gingivopathien
       a  Endokrine Faktoren
           1) Pubertätsgingivitis
           2) In Zusammenhang mit dem Menstruationszyklus
           3) In Zusammenhang mit einer Schwangerschaft
               a) Schwangerschaftsgingivitis
               b) Granuloma pyogenicum
           4) In Zusammenhang mit Diabetes mellitus
       b  In Zusammenhang mit hämatologischen Erkrankungen
           1) Leukämie
           2) Andere
   3.  Medikamentös verstärkte Gingivopathien
       a  Medikamentös beeinflusste Gingivavergrößerungen
       b  Medikamentös beeinflusste Gingivitis
           1) Orale Kontrazeptiva
           2) Andere
   4.  Durch Mangel- und/oder Fehlernährung beeinflusste Gingivopathien
       a  Ascorbinsäuremangel
       b  Andere
B   *Nicht durch dentale plaqueinduzierte Gingivopathien*
   1.  Gingivopathien bei spezifischen bakteriellen Infektionen
       a  Infektionen mit Neisseria gonorrhoea
       b  Infektionen mit Treponema pallidum
       c  Infektionen mit Streptococcus spp.
       d  Andere

18

**Tabelle 18-1** Fortsetzung

2. Gingivopathien bei spezifischen Viruserkrankungen
   a Herpesvirus-Infektionen
      1) Primäre Gingivostomatitis herpetica
      2) Rezidivierender oraler Herpes
      3) Infektionen mit dem Varicella-Zoster-Virus
   b Infektionen mit anderen Viren
3. Gingivopathien bei spezifischen Pilzinfektionen
   a Infektionen mit Candida spp.
      1) Generalisierte gingivale Candidose
   b Lineares gingivales Erythem
   c Histoplasmose
   d Andere
4. Gingivopathien genetischen Ursprungs
   a Hereditäre Gingivafibromatose
   b Andere
5. Gingivale Manifestationen systemischer Erkrankungen
   a Mukokutane Veränderungen
      1) Lichen planus
      2) Pemphigoid
      3) Pemphigus vulgaris
      4) Erythema multiformis
      5) Lupus erythematodes
      6) Medikamentös induzierte mukokutane Erkrankungen
      7) Andere
   b Allergische Reaktionen
      1) Zahnärztliche Restaurationsmaterialien
         a) Quecksilber
            b) Nickel
            c) Kunststoffe
            d) Andere
      2) Reaktionen auf:
         a) Zahnpasten
         b) Mundspüllösungen
         c) Kaugummizusätze
         d) Nahrungsmittel bzw. Nahrungsmittelzusätze
      3) Andere
6. Traumatische Läsionen (unbeabsichtigt, iatrogen, unfallbedingt)
   a Chemisch
   b Mechanisch
   c Thermisch
7. Fremdkörperreaktion
8. Anderweitig nicht spezifiziert

**II  Chronische Parodontitis (CP)**
A  *Lokalisiert*
B  *Generalisiert*

**III  Aggressive Parodontitis (AP)**
A  *Lokalisiert*
B  *Generalisiert*

**IV  Parodontitis als Manifestation systemischer Erkrankungen (PS)**
A  *Bluterkrankungen*
   1. Erworbene Neutropenie
   2. Leukämien
   3. Andere

**Tabelle 18-1**   Fortsetzung

B   *Genetische Erkrankungen*
   1. Heriditäre oder zyklische Neutropenie
   2. Down-Syndrom
   3. Leucocyte-Adhesion-Deficiency Syndrome (LADS)
   4. Papillon-Lefèvre-Syndrom
   5. Chediak-Higashi-Syndrom
   6. Histiocytose-Syndrom oder eosinophiles Granulom
   7. Glykogenspeicher-Syndrom
   8. Infantile genetische Agranulozytose
   9. Cohen-Syndrom
   10. Ehlers-Danlos-Syndrom, Typen IV und VIII AD
   11. Hypophosphatasie
   12. Andere
C   *Anderweitig nicht definiert*

**V   Nekrotisierende Parodontalerkrankungen (NP)**
A   *Nekrotisierende ulzerierende Gingivitis (NUG)*
B   *Nekrotisierende ulzerierende Parodontitis (NUP)*

**VI   Abszesse des Parodonts**
A   *Gingivaler Abszess*
B   *Parodontaler Abszess*
C   *Perikoronaler Abszess*

**VII   Parodontitis im Zuammmenhang mit endodontalen Läsionen**
A   *Kombinierte Paro-Endo-Läsion*

**VIII   Entwicklungsbedingte oder erworbene Deformitäten und Zustände**
A   *Lokalisierte zahnbezogene Faktoren, die plaqueinduzierte Gingivopathien/Paro-*
   *dontitis modifizieren oder fördern*
   1. Zahnanatomie
   2. Zahnärztliche Restaurationen, kieferorthopädische Geräte
   3. Wurzelfrakturen
   4. Zervikale Wurzelresorptionen und zervikaler Zementabriss
B   *Mukogingivale Deformitäten und Zustände im Bereich von Zähnen*
   1. Weichgewebs-/gingivale Rezession
      a Fazial und lingual
      b Interproximal (papillär)
   2. Fehlen keratinisierter Gingiva
   3. Verminderte Tiefe des Vestibulums
   4. Fehlansetzende Frenula bzw. Muskelzüge
   5. Gingivale Vergrößerungen
      a Pseudotasche
      b Unregelmäßiger Gingivalrandverlauf
      c Exzessiver gingivaler Effekt
      d Gingivawucherungen (siehe I A 3/I B 4)
   6. Abnorme Farbe
C   *Mukogingivale Deformitäten und Zustände am zahnlosen Alveolarkamm*
   1. Vertikaler und/oder horizontaler Verlust des Alveolarknochens
   2. Fehlen von Gingiva bzw. keratinsiertem Gewebe
   3. Gingiva- bzw. Weichgewebewucherungen
   4. Fehlansetzende Frenula bzw. Muskelzüge
   5. Verminderte Tiefe des Vestibulums
   6. Abnorme Farbe
D   *Okklusales Trauma*
   1. Primäres okklusales Trauma
   2. Sekundäres okklusales Trauma

18

Die in Tabelle 18-1 dargestellte, 1999 international aufgestellte, Klassifizierung löst die bisher gültige Nomenklatur der Deutschen Gesellschaft für Parodontologie aus dem Jahre 1988 ab. Die neue Klassifikation beschreibt entsprechend klinischer, radiographischer und anamnestischer Kriterien eigenständige Formen der Parodontitis und orientiert sich nicht an der früheren Art der Einteilung, die aufgrund des Alters des Patienten bei der Erstdiagnose erfolgte.

Im Folgenden werden die Erkrankungsformen anhand der neuen Klassifizierung definiert und kurz beschrieben. Zum erleichterten Vergleich der neuen Klassifikation mit der alten Nomenklatur sind (soweit möglich) die ehemaligen Krankheitsbezeichnungen als Synonyme aufgeführt (s. Tab. 18-1).

### 18.2.1 Gingivopathien (durch dentale Plaque induziert)

 **Plaqueinduzierte Gingivitis** kann an Parodontien mit und ohne Attachmentverlust auftreten, der jedoch nicht progredient ist. Als charakteristisches Zeichen finden sich dentale Plaqueanlagerungen im Bereich des Gingivarandes.

#### *Ausschließlich mit Plaque assoziierte Gingivitis*

Das klinische Bild der Gingivitis ist durch eine Rötung, Schwellung und evtl. Ulzerationen der Gingiva gekennzeichnet. Es liegen eine erhöhte Fließrate der Sulkusflüssigkeit (= Exsudation), eine erhöhte Temperatur im Sulkus, eine Blutung nach Sulkussondierung und eine erhöhte Sondierungstiefe ohne Attachmentverlust, d.h. Pseudotaschen, vor. Die Patienten klagen häufig über Zahnfleischbluten.

Nach Beseitigung der ursächlichen Plaque verschwinden die entzündlichen Symptome. Lokale Faktoren, wie überhängende Restaurationsränder oder Zahnengstand, können eine Plaqueretention begünstigen. Bei einer Gingivitis liegt in der reifen Plaque neben der vorherrschenden Flora grampositiver, fakultativ-anaerober Kokken und Stäbchen eine im Vergleich zum gesunden Parodont erhöhte Anzahl gramnegativer Kokken und Stäbchen vor.

#### *Systemisch verstärkte Gingivopathien*

**Merke** Die entzündliche Reaktion der Gingiva auf die Plaquebakterien kann unter dem Einfluss endokriner Faktoren, wie z.B. Sexualhormonen, verstärkt sein.

**Hormonelle Ursachen**

Dabei kann die Entzündung auch bei einer relativ geringen Menge an Plaque auftreten. Die unter hormonellem Einfluss entstehende **Pubertätsgingivitis** ist häufig mit einer Mundatmung verbunden. Die Pubertätsgingivitis tritt auf, wenn bei Mädchen der Östradiolspiegel und bei Jungen der Testosteronspiegel erhöht ist.

Die im Zusammenhang mit dem **Menstruationszyklus** auftretende Gingivitis entsteht unmittelbar vor der Ovulation. Während der Ovulation ist die Menge an Sulkusexsudat erhöht.

Bei der **Schwangerschaftsgingivitis** liegen die während einer Schwangerschaft ausgeschütteten Hormone Östrogen und Progesteron verstärkt in der Sulkusflüssigkeit vor. Sie bewirken, dass das gingivale Gewebe auf eine bakterielle Invasion empfindlicher reagiert. Die Hormone erhöhen u.a. die Gefäßpermeabilität, die Ödembildung und die Synthese von Prostaglandinen und anderen Entzündungsmediatoren. Vor allem ab dem zweiten Schwangerschaftstrimenon sind häufig spontane Blutungen der Gingiva zu beobachten. Bei der Schwangerschaftsgingivitis ist die Menge an vorliegender Plaque im Vergleich zu gesunden Patienten nicht erhöht. Vielmehr kann eine Veränderung der Plaquezusammensetzung beobachtet werden. So liegt ein gehäuftes Auftreten bestimmter Bakterien (Prevotella intermedia, Prevotella melaninogenica, Bacteroides subspecies) in der Plaque vor. Diese Bakterien, insbesondere P. intermedia, können den für sie wichtigen Nährstoff Naphthochinon durch die Schwangerschaftshormone in der Sulkusflüssigkeit substituieren. Teilweise ist die Schwangerschaftsgingivitis mit einem exophytisch wachsenden Granulom (**Granuloma pyogenicum,** „Schwangerschaftstumor") vergesellschaftet, das meist interdental und im Oberkiefer zu finden ist.

**Diabetes** Beim insulinabhängigen **Diabetes mellitus** (Diabetes Typ I) findet man eine Hyperglykämie, die zu einer Erhöhung der Glukose in der Sulkusflüssigkeit und im Speichel führt. Dadurch wird das Wachstum von subgingivalen Plaquebakterien gefördert, die parodontale Veränderungen auslösen. Vor allem Capnocytophaga-Species, anaerobe, bewegliche Stäbchen, Spirochäten und fusiforme Bakterien werden in der Plaque gefunden. Weitere Faktoren, die die Bildung einer entzündlichen Erkrankung fördern, sind: Erhöhte endogene Kollagenaseaktivität, Alteration der Funktion (Phagozytose, Chemotaxis) der neutrophilen Granulozyten, Mikroangiopathien und Xerostomie.

**Leukämie** Vor allem bei akuten Formen der lymphatischen **Leukämie** (tritt meist im Kindesalter auf) und der myeloischen Leukämie (meist im Erwachsenenalter) liegen intraorale Frühsymptome vor. Bei den chronischen Formen sind die Symptome weniger ausgeprägt. Allgemeine Krankheitssymptome sind Blässe, Infekt- und Blutungsneigung. Intraorale Leitsymptome akuter Leukämien sind Nekrosen (Ulzerationen), Gewebevermehrung der Gingiva und Blutungen. Beim Auftreten von zwei der drei genannten Kardinalsymptome muss vom Zahnarzt dringend eine internistische Untersuchung veranlasst werden.

## Medikamentös verstärkte Gingivopathien

**Gingiva-vergrößerungen** Medikamentös beeinflusste Gingivavergrößerungen haben eine genetische Prädisposition. Die Gingivaläsionen finden sich bevorzugt im Bereich der Frontzähne, wobei vor allem die Papillenbereiche betroffen sind. Die medikamentös bedingte Gingivahyperplasie kann als Begleiterscheinung bei der Einnahme bestimmter Medikamente (Phenytoin, Cyclosporin A, Nifedipin) auftreten.

**Antiepileptika,** wie Phenytoin (z.B. Dilantin®), verhüten oder dämpfen die anfallsweisen Leiden der meisten Epilepsieformen. Die Gingivavergrößerung tritt nur bei hoher Dosierung des Medikaments auf und wird bei ca. 50% der Patienten beobachtet. Die Gingivavergrößerung ist bei guter Mundhygiene deutlich reduziert.

**Immunsuppressiva** wie Cyclosporin A werden z.B. bei Organtransplantationen oder Autoimmunerkrankungen begleitend verordnet und führen bei ca. 30% der Patienten zu Gingivavergrößerungen. Die Ausprägung der Gingivahyperplasien ist dosisabhängig und bei guter Mundhygiene reduziert.

**Kalziumantagonisten,** wie Nifedipin (Adalat®) oder Verapamil werden bei koronaren Herzkrankheiten und Bluthochdruck verordnet. Etwa 20% der Patienten entwickeln Gingivavergrößerungen.

**Gingivitis** Bei der medikamentös beeinflussten Gingivitis während der Einnahme **oraler Kontrazeptiva** (Pillengingivitis) liegt eine verstärkte Entzündungsreaktion auf dentale

**18**

Plaque zugrunde. Das klinische Bild ähnelt der Schwangerschaftsgingivitis. Die Pillen-gingivitis tritt meist auf, wenn stark progesteronhaltige Kontrazeptiva verabreicht werden.

### Durch Mangel- und/oder Fehlernährung beeinflusste Gingivopathien

Durch Mangel- und/oder Fehlernährung kann es zu einer **eingeschränkten Immun-abwehr** kommen, wodurch die entzündliche Reaktion auf die dentale Plaque verstärkt wird.

Chronischer **Ascorbinsäuremangel** (Skorbut, Vitamin-C-Avitaminose) mit Beein-trächtigung der Kollagensynthese (Blutungen), Ernährungsstörungen, wie Kwashior-kor (in Entwicklungsländern auftretende Eiweißmangelerkrankung) sowie Mangel-ernährung bei Anorexia nervosa (Magersucht) oder chronischem Alkoholabusus wirken sich auf die Reaktion des Parodonts aus.

### 18.2.2 Nicht durch dentale Plaque induzierte Gingivopathien

**Bakterielle Infektionen**

Verschiedene spezifische bakterielle Infektionen führen ohne Plaquebeteiligung zu oralen Infektionen.

Die Infektion mit **Neisseria gonorrhoea** kann zu meist symptomlosen Enanthemen (Schleimhautveränderungen) führen.

Alle drei Stadien der Infektion mit **Treponema pallidum** können in der Mundhöhle Veränderungen auslösen:
- Primäraffekt: Ulcus durum mit Lymphadenopathie
- Sekundäre Lues: fleckförmiges orales Enanthem, sog. Plaque muqueuses
- Tertiäre Lues: Gummen am harten und weichen Gaumen.

Durch **β-hämolysierende Streptokokken** ausgelöste Infektionen können orale Symptome zeigen. So finden sich z.B. beim Scharlach ein sehr stark geröteter Rachen und weicher Gaumen.

**Virusinfektionen**

Verschiedene spezifische **Viruserkrankungen** weisen ebenfalls orale Symptome auf. Infektionen mit Herpesviren (HSV-1 und -2; HHV-3, -4 und -5) gehen häufig mit einer akuten, schmerzhaften Symptomatik einher.

Die **Gingivostomatitis herpetica** ist eine meist mit Fieber einhergehende Erstinfek-tion mit Herpes-simplex-Viren (HSV-1 oder -2), die bei Kindern im Alter von zwei bis vier Jahren, selten bei Erwachsenen, auftritt. Im gesamten Mundraum finden sich Herpes-Bläschen, die nach dem Aufplatzen aphthenähnliche Läsionen hinterlassen.

Der **rezidivierende orale Herpes** wird durch Viren (HSV-1 oder -2) ausgelöst, die in sensorischen Ganglien latent persistieren. Eine lokale Exazerbation mit hoch kontagiö-sen Bläschen an der Lippe oder Gingiva kann durch Immunreduktion, Stress, Ekel, UV-Bestrahlung oder andere Reize ausgelöst werden.

Herpes-zoster-Läsionen sind im Ausbreitungsgebiet eines Nervs (z.B. N. trigeminus) durch das **Varicella-Zoster-Virus** (HHV-3) hervorgerufene Effloreszenzen in Form von konfluierenden Bläschen. Die Erkrankung erfolgt als eine Reinfektion nach kindli-chen Varizellen (= Windpocken) mit ausgebildeter Teilimmunität. Sie kann aber auch von Viren ausgelöst werden, die nach kindlicher Varizelleninfektion in einem Ganglion latent vegetieren, sodass es bei älteren oder geschwächten Patienten zu einem Aus-bruch der Erkrankung kommen kann.

Infektionen mit dem **Epstein-Barr-Virus** (HHV-4, Auslöser der infektiösen Mono-nukleose, Pfeiffer-Drüsenfieber) oder **Zytomegalievirus** (HHV-5) können zu oralen

Symptomen führen. Orale Symptome können auch vorliegen bei viralen Infekten wie Masern (Koplick-Flecken: weiße Schleimhautstippen der Wange mit rotem Hof) und Röteln (fleckiges Rachenenanthem) oder bei Infektionen durch Papillomaviren (Schleimhautwarzen).

> **Merke** Bei immunsupprimierten Patienten, Patienten unter Antibiotikatherapie oder bei Vorliegen lokaler Reize (schlecht sitzende Prothesen) können Pilzinfektionen mit Candida spp., meist C. albicans, auftreten.

**Pilzinfektionen**

Als Symptom der oralen **Candidiasis** finden sich u.a. weiße, abwischbare Beläge (Soor, Pseudomembranen), unter denen sich eine hochrote leicht blutende Schleimhaut befindet. Im Rahmen systemischer Erkrankungen wie z.B. Diabetes mellitus oder HIV-Infektion liegt eine orale Candidiasis ebenfalls gehäuft als opportunistische Infektion vor.

Als **lineares gingivales Erythem** wird die bei HIV-Seropositiven oft vorliegende starke Rötung der marginalen Gingiva bezeichnet. Eine **Histoplasmose** (Histoplasma-Mykose) wird ebenfalls vorwiegend bei immungeschwächten Patienten gefunden.

Die **hereditäre Gingivafibromatose** ist eine generalisierte oder auf Zahngruppen begrenzte derbe, fibröse Verdickung der Gingiva. Sie wird häufig im Tuber- und Gaumenbereich der Molaren symmetrisch angetroffen. Die fibrös verdickte Gingiva ist primär entzündungsfrei, von normal oder eher blasser Farbe mit gestippelter, manchmal leicht granulierter Oberfläche. Durch Ausbildung von Pseudotaschen kommt es häufig sekundär auch zu entzündlichen Veränderungen der Gingiva.

> **Merke** Gingivale Manifestationen systemischer Erkrankungen können als Ausdruck dermatologischer Grunderkrankungen zu mukokutanen Veränderungen der oralen Schleimhaut führen.

**Autoimmunerkrankungen**

**Lichen planus** ist eine Autoimmunerkrankung, die mit oralen hyperkeratotischen Effloreszenzen unterschiedlichen Aussehens (netzartig = Wickham-Streifung, flächig oder erosiv) der oralen Mukosa einhergeht. Eine maligne Transformation tritt bei ca. 2% der Fälle auf. Eine lichenoide Reaktion kann auch durch zahnärztliche Materialien (z.B. Amalgam) ausgelöst werden.

**Schleimhautpemphigoid, Pemphigus vulgaris und Erythema exsudativum multiforme** sind Dermatosen, deren vorliegende Veränderungen der Gingiva auch dem Formenkreis der desquamativen Gingivitiden zugeordnet werden. Als desquamative Gingivitiden werden selten auftretende Gingivaerkrankungen zusammengefasst, bei denen eine nur dünne, hellrote Epithelschicht vorliegt, die sich leicht vom subepithelialen Bindegewebe abheben lässt. Dabei können Blasenbildungen der Gingiva vorliegen oder mit dem Luftbläser hervorgerufen werden. Beim Lösen der Blasen bleiben schmerzhafte Erosionen oder Ulzerationen zurück. Das Schleimhautpemphigoid und der Pemphigus vulgaris sind Autoimmunerkrankungen unklarer Genese. Beide Erkrankungen werden häufiger bei Frauen als bei Männern diagnostiziert. Beim Erythema exsudativum multiforme werden eine symptomatische Genese infolge einer Arzneimittelunverträglichkeit und eine idiopathische Genese unterschieden.

Als **Lupus erythematodes** wird eine Autoimmunerkrankung mit Bildung von Antikörpern gegen verschiedene Zellbestandteile bezeichnet, die bei schwerer Verlaufsform Organbeteiligungen zeigt. Die oralen Läsionen ähneln einer Leukoplakie oder dem Lichen planus.

**18**

**Allergien**

**Allergische Reaktionen** auf Bestandteile zahnärztlicher Restaurationsmaterialien sind Kontaktallergien (Typ-IV-Reaktion: verzögerte Immunreaktion) mit lichenoiden Läsionen. Nach Entfernung des Materials verschwindet die Läsion. Allergische Reaktionen auf Bestandteile von Zahnpflege- oder Nahrungsmitteln stellen eine Typ-I-Reaktion vom Soforttyp dar. Dabei treten akute Gingivaentzündungen und Ulzerationen auf.

**Traumata**

Orale **traumatische Läsionen** können unbeabsichtigt, iatrogen oder unfallbedingt entstehen. Bei einer chemischen Traumatisierung kann z.B. eine lokale Applikation von Medikamenten (z.B. Acetylsalicylsäure) die Ursache sein. Mechanische Verletzungen können durch unsachgemäße Anwendung von Mundhygienehilfsmitteln oder thermische Schädigungen durch heiße Nahrungsmittel ausgelöst sein.

Unter einer **Fremdkörperreaktion** wird eine Entzündung z.B. der Gingiva auf eingebrachtes Fremdmaterial (z.B. verbliebenes Nahtmaterial) verstanden.

### 18.2.3 Chronische Parodontitis

 Die chronische Parodontitis ist eine entzündliche, durch bakterielle Beläge verursachte Erkrankung aller Anteile des marginalen Parodonts, d.h. der Gingiva, des Desmodonts, des Wurzelzements und des Alveolarknochens, mit fortschreitendem Verlust an Stützgewebe.

**Symptome**

**Kardinalsymptome** sind die Taschenbildung und/oder Rezessionen. Die chronische Parodontitis (früher: langsam fortschreitende Erwachsenenparodontitis; AP = adult periodontitis) entwickelt sich meist ab dem 30. bis 35. Lebensjahr. Eine chronische Parodontitis kann aber auch bei Kindern und Jugendlichen auftreten. Die Mundhygiene der Patienten ist meist unzureichend. Es finden sich große Mengen an Plaque und supra- bzw. subgingivalem Zahnstein, sodass i.d.R. eine Gingivitis vorliegt. Zusätzlich zeigt das klinische Bild der chronischen Parodontitis Knochenabbau, Abszesse, Zahnwanderungen und -kippungen sowie Zahnfleischtaschen mit Attachmentverlust. Als **Spätsymptom** sind erhöhte Zahnbeweglichkeiten zu beobachten. Die Erkrankung ist als Erkrankung des einzelnen Parodonts zu verstehen. Sie zeigt eine langsame oder mäßige Progression und verläuft schubweise. Phasen der erhöhten parodontalen Destruktion wechseln mit Phasen der Stagnation. Akute Exazerbationen mit aktiven Taschen finden sich neben ruhenden, inaktiven Taschen.

> **Merke** Als **aktive Taschen** werden Zahnfleischtaschen bezeichnet, welche die typischen Entzündungszeichen (Blutung, Exsudat etc.) aufweisen.

**Mikrobielle Zusammensetzung**

Die subgingivale Plaque in nichtaktiven, ruhenden Taschen setzt sich aus einer Mischflora zusammen, die im Vergleich zu einem gesunden Parodont vermehrt gramnegative anaerobe Mikroorganismen und Spirochäten aufweist. In den aktiven Taschen kann die Zusammensetzung der subgingivalen Plaque der Zusammensetzung bei den aggressiven Parodontitiden ähneln (Porphyromonas gingivalis, Actinobacillus actinomycetem comitans, Bacteroides forsythus usw.).

Eine chronische Parodontitis spricht nicht immer auf die eingeleiteten Therapiemaßnahmen an und erweist sich zum Teil als therapieresistent.

**Befall**

Die klinischen Symptome können an einzelnen oder allen Zähnen eines Gebisses vorliegen. Bei der **lokalisierten chronischen Parodontitis** sind weniger als 30%

der Flächen betroffen. Die **generalisierte** Form zeigt einen Befall von über 30% der Flächen.

Die Schwere der Erkrankung kann für einzelne Flächen, einzelne Zähne oder die gesamte Dentition angegeben werden:

- Leicht : 1–2 mm Attachmentverlust
- Mäßig: 3–4 mm Attachmentverlust
- Schwer: > 5 mm Attachmentverlust.

### 18.2.4 Aggressive Parodontitis

> Bei einer aggressiven Parodontitis werden schwere parodontale Destruktionen mit raschem Attachmentverlust beobachtet. Die aggressive Parodontitis kann ohne Behandlung innerhalb kurzer Zeit (ein bis zwei Jahre) zu einem fast vollständigen Verlust des parodontalen Stützapparates der befallenen Zähne führen.

**Klinik**

Die Gingiva der Patienten weist oft keine oder nur geringe Entzündungszeichen auf. Die geringe Menge an supra- und subgingivaler Plaque und Zahnstein korreliert nicht mit dem Grad der parodontalen Destruktion. Der schnell fortschreitende Knochenabbau verläuft in Zyklen. In den aktiven Destruktionsphasen entleert sich häufig eitriges Taschensekret. Eine **familiäre Häufung** ist vorhanden.

**Mikrobielle Zusammensetzung**

Vor allem in der nicht-adhärenten, schwimmenden subgingivalen Taschenflora dominiert der Anteil an gramnegativen anaeroben Mikroorganismen und Spirochäten. Insbesondere finden sich erhöhte Mengen an Porphyromonas gingivalis, Prevotella intermedia, Actinobacillus actinomycetem comitans, Fusobacterium nucleatum, Capnocytophaga-Species, Campylobacter rectus und Eikenella corrodens. Vor allem Porphyromonas gingivalis wird für die schweren Destruktionen (**parodontaler Breakdown**) verantwortlich gemacht, indem es die Funktion der neutrophilen Granulozyten behindert. Auch Actinobacillus actinomycetem comitans, der die Fähigkeit besitzt, ins Weichgewebe einzudringen, wird eine entscheidende Bedeutung bei der Entwicklung einer aggressiven Parodontitis beigemessen. Der Nachweis dieser Bakterien konnte aber nicht bei allen Patienten mit aggressiver Parodontitis erbracht werden. Darüber hinaus weisen viele Patienten mit einer aggressiven Parodontitis Defekte (Chemotaxis, Migration) der neutrophilen Granulozyten und Monozyten auf. Auch ist es den neutrophilen Granulozyten nicht möglich, Actinobacillus actinomycetem comitans nach Phagozytose abzutöten. Es kann auch ein hyperreaktiver Makrophagen-Phänotyp mit vermehrter Ausschüttung gewebedestruierender Faktoren (PGE-2, IL-1$\beta$) vorliegen. Es wird vermutet, dass die Defekte der Leukozyten vererbt werden.

Die aggressive Parodontitis kann lokalisiert oder generalisiert auftreten.

**Lokalisierte aggressive Parodontitis**

> **Merke** Die lokalisierte aggressive Parodontitis (früher: juvenile lokalisierte Parodontitis, LJP) ist eine entzündliche Parodontalerkrankung, die etwa während der Pubertät im Alter von zehn bis 13 Jahren beginnt.

Die anfänglich hohe Destruktionsaktivität kann später verlangsamen oder sistieren. Das klinische Bild zeigt parodontale Läsionen, die vornehmlich auf die mittleren Inzisivi und ersten Molaren beschränkt sind und gewöhnlich eine im Gebiss symmetrische Verteilung haben. Ein approximaler Attachmentverlust findet sich bei mindestens zwei bleibenden Zähnen, wobei einer davon ein erster Molar ist. Der Serumantikörpertiter gegen nachweisbare bakterielle Agenzien ist stark erhöht.

18

Deshalb sollte auch bei den pubertären Patienten, welche auf den ersten Blick ein parodontal gesundes Gebiss aufweisen, eine Sondierung der Molaren und Inzisivi erfolgen. Wird eine lokalisierte aggressive Parodontitis diagnostiziert und therapiert, kann die Progredienz der Erkrankung meist erfolgreich gestoppt werden.

**Generalisierte aggressive Parodontitis**

> **Merke** Die generalisierte aggressive Parodontitis (früher: schnell fortschreitende Parodontitis; RPP = rapid progressive periodontitis) beginnt meist vor dem 35. Lebensjahr. Die Patienten weisen keine allgemeinen systemischen Erkrankungen auf.

Die Erkrankung weist phasenweise Destruktionen auf und kann aus einer lokalisierten aggressiven Parodontitis hervorgehen. Es findet sich ein generalisierter approximaler Attachmentverlust an mindestens drei Zähnen, die nicht die ersten Molaren oder Inzisivi sind. Risiko erhöhend für das Auftreten einer generalisierten aggressiven Parodontitis sind z.B. Zigarettenkonsum und Stress. Im Gegensatz zur lokalisierten aggressiven Parodontitis ist der Serumantikörpertiter gegen nachweisbare bakterielle Agenzien nur schwach erhöht.

Eine vor der Pubertät auftretende lokalisierte Parodontitis kann chronisch oder aggressiv verlaufen und wird dann den entsprechenden Kategorien zugeordnet. Generalisierte, präpubertär auftretende Formen sind meist Manifestationen systemischer Erkrankungen.

## 18.2.5 Parodontitis als Manifestation systemischer Erkrankungen

> Bei einer großen Zahl von Allgemeinerkrankungen kann es auch zu krankhaften Veränderungen an der Gingiva oder am Parodontium kommen. Diese Veränderungen müssen von den plaquebedingten Formen der Gingivitis und Parodontitis unterschieden werden. Da bei diesen Erkrankungen aber häufig die Mundhygiene beeinträchtigt ist, kommt es fast immer sekundär auch zu plaquebedingten entzündlichen Veränderungen.

**Bluterkrankungen**

Verschiedene Bluterkrankungen zeigen intraorale Symptome. Dazu zählen:

- **Erworbene Neutropenie, Agranulozytose:** Durch Arzneimittel bedingte Granulozytopenie mit Schleimhautnekrosen und schweren allgemeinen Krankheitssymptomen bei stark verminderter Zahl neutrophiler Granulozyten.
- **Leukämie:** Maligne Entartung und Reifungsstörung der Leukozyten (lymphatische L.: Lymphozyten betreffend, myeloische L.: andere Leukozyten betreffend). Mit Nekrosen und Gingivavergrößerung einhergehende parodontale Läsionen (s. Kap. 1.2: Systemisch verstärkte Gingivopathien).

**Genetische Erkrankungen**

Zurzeit werden folgende genetischen Erkrankungen beschrieben, mit denen parodontale Läsionen assoziiert sind:

- **Hereditäre oder zyklische Neutropenie:** Angeborene Neutrozytopenie (neutrophile Granulozyten < 1500/µl) mit bakteriellen Infektionen. Chronischer Verlauf mit fortgeschrittener generalisierter Parodontitis.
- Beim **Down-Syndrom** (Trisomie 21) handelt es sich um eine nummerische autosomale Chromosomenaberration (dreifaches Chromosom 21), die u.a. mit geistiger Retardierung, rundlichem Minderwuchs, Hypertelorismus, offenem Mund (Mundatmung) und Herzfehlern einhergeht. Die generalisierten, schweren, rasch fortschreitenden Parodontitiden beginnen bereits in der ersten Dentition. Als ätiologi-

sche Faktoren werden, neben der eingeschränkten Mundhygiene und der vorliegenden Mundatmung, Chemotaxisdefekte der neutrophilen Granulozyten vermutet.

- **Leucocyte-Adhesion-Deficiency-Syndrom** (LADS): Seltene Erkrankung mit defekter Expression von Adhärenzproteinen der neutrophilen Granulozyten, sodass die Neutrophilenauswanderung durch die Blutgefäße stark unterdrückt ist.
- **Lazy-Leukocyte-Syndrom:** Immundefekt mit Migrations- und Chemotaxisdefekt der neutrophilen Granulozyten, verbunden mit schweren allgemeinen Infektionen.
- **Papillon-Lefèvre-Syndrom:** Seltene, autosomal-rezessiv vererbte Hyperkeratose, vorwiegend an Hand- und Fußflächen, mit schweren Parodontitiden. Die Milchzähne und bleibenden Zähne der Erkrankten gehen aufgrund des raschen Knochenverlusts meist schon frühzeitig verloren. Die entzündliche Gingiva weist den bei Vorliegen systemischer Allgemeinerkrankungen häufig beobachteten hochroten Gingivalsaum auf.
- **Chediak-Higashi-Syndrom:** Seltene hereditäre Stoffwechselanomalie mit Pigmentstörungen der Haut und Störungen der zellulären Immunität (Enzymopathie). Migrations- und Chemotaxisdefekte der Granulozyten; reduzierte Fähigkeit zur intrazellulären Abtötung von Bakterien.
- **Histiozytose:** Von den Langerhans-Zellen ausgehende schwere Allgemeinerkrankung mit Bildung von Granulationsgewebe im Knochen und den Weichgeweben. Man unterscheidet bei den Histiozytosen das Abt-Letterer-Siwe-Syndrom (bei Säuglingen/Kindern, fatale Prognose), die Hand-Schüller-Christian-Erkrankung (bei Kindern/Jugendlichen, ungünstige Prognose) und den Langerhans-Zelltumor (= eosinophiles Granulom), der die mildeste Verlaufsform darstellt. Das klinische Bild ähnelt dem der lokalisierten aggressiven Parodontitis. Als Besonderheit finden sich aber deutliche Schleimhauteinziehungen der Gingiva. Die Diagnosesicherung kann nur histologisch erfolgen.
- **Glykogenspeicher-Syndrom:** Erkrankung mit gesteigerter Glykogenspeicherung in vielen Organen, Neutropenie und eingeschränkter Funktion neutrophiler Granulozyten.
- **Infantile genetische Agranulozytose:** Sehr seltene, schwere Neutropenie mit generalisierter Parodontitis des Milchgebisses.
- **Cohen-Syndrom:** Erkrankung mit Adipositas, schwerer geistiger Behinderung, Mittelgesichtsfehlbildungen und Neutropenie.
- **Ehlers-Danlos-Syndrom:** Bindegewebsschwäche durch defekte Kollagensynthese (z.B. Überstreckbarkeit der Gelenke). Zehn verschiedene Erkrankungsformen. Bei den Typen IV und VIII zum Teil bereits in der ersten Dentition beginnende schwere Parodontalerkrankungen.
- **Hypophosphatasie** (Rathbun-Syndrom): Autosomal-rezessiv vererbter Mangel an alkalischer Phosphatase mit schweren Mineralisationsstörungen des Skeletts und frühzeitigem Zahnverlust.
- **Albright-Syndrom:** Form der Osteodystrophia fibrosa unilateralis, bei der zusätzlich Pigmentstörungen der Haut und Pubertas praecox auftreten. Die Osteodystrophia fibrosa unilateralis stellt eine Störung der Knochenentwicklung dar, bei der das Knochenmark durch zellarmes, faserreiches Bindegewebe ersetzt wird. Sie beginnt zwischen dem fünften und 15. Lebensjahr und geht mit Knochenschmerzen und Spontanfrakturen einher.
- **Pelger-Huet-Kernanomalie:** Autosomal-dominant erbliche Kernanomalie der Granulozyten mit Migrations- und Chemotaxisdefekten.
- **Morbus Crohn** (Enteritis regionalis Crohn): Granulomatöse Entzündung mit Bin-

18

degewebevermehrung und sekundären Ulzerationen, die alle Abschnitte des Magen-Darm-Trakts befallen kann.

- **Antikörper-Mangelsyndrom:** Mangel bzw. Fehlen der Immunglobuline mit rezidivierenden, meist bakteriellen Infektionen.

### 18.2.6 Nekrotisierende Parodontalerkrankungen

*Nekrotisierende ulzerative Gingivitis (NUG)*

**Klinik**

Die NUG (Synonym: Plaut-Vincent-Gingivitis) beginnt meist schlagartig mit einer schmerzhaften Entzündung der interdentalen Gingiva (Col). Später ist auch die übrige Gingiva betroffen. Es finden sich Nekrosen und Ulzerationen zunächst der interdentalen, später auch der übrigen Gingiva. Nach Abheilen der NUG bleiben interdentale Krater der Gingiva zurück. Die befallene Gingiva besitzt keine Epitheldeckschicht mehr und ist von einer schmierigen, gelblichen Membran überzogen. Beim Entfernen dieser Pseudomembran aus Fibrin und Zellresten treten starke Schmerzen und Blutungen auf. Die nekrotische Gingiva wird durch eine rötliche Linie von der nicht befallenen, gesunden Gingiva abgegrenzt. Die meist jüngeren Patienten (18–30 Jahre) klagen häufig über einen starken Foetor ex ore, Lymphknotenschwellungen und in seltenen Fällen über Fieber.

**Prävalenz/DD**

Die Prävalenz der Erkrankung beträgt 0,2–6%. Differentialdiagnostisch muss die NUG gegen eine Gingivostomatitis herpetica abgegrenzt werden.

**Ätiologie**

Die Ätiologie ist durch das Vorliegen folgender **Faktorentrias** gekennzeichnet:

- schlechte Mundhygiene (bereits bestehende Gingivitis)
- Rauchen
- emotionaler Stress.

> **Merke** Die NUG wird häufig in Entwicklungsländern im Zusammenhang mit einer Mangelernährung der Patienten beobachtet. Eventuell stellt sie in diesen Ländern als nekrotisierende Stomatitis eine Form der Noma-Erkrankung dar. Sie tritt auch mit zunehmender Häufigkeit in industrialisierten Ländern, vor allem als orale Manifestation bei HIV-Erkrankten, auf.

**HIV-Infektion**

Die HIV-Infektion ist eine durch das HI-Virus I verursachte Immunschwäche. Im fortgeschrittenen Stadium der Erkrankung finden sich u.a. folgende parodontale bzw. orale Symptome:

- therapierefraktäre NUP-ähnliche Parodontitis
- Pilz- und Herpes-zoster-Infektionen
- Neoplasmen (Kaposi-Sarkome, Non-Hodgkin-Lymphome, Burkitt-Lymphome, Papillome)
- Haarleukoplakie an Rand oder Unterseite der Zunge.

Die NUG kann auch bei geschwächten Patienten, bei Patienten mit Blutkrankheiten, bei immunsupprimierten Patienten und im Rahmen von Avitaminosen auftreten. **Mikrobiologisch** liegt bei der NUG eine Infektion mit rasch ins Gewebe eindringenden Spirochäten und Fusobakterien sowie einer oberflächlichen Schicht von Porphyromonas gingivalis, Kokken und Bacteroides-Stämmen vor.

**Mikrobiologie**

**NUP**

Als Manifestation einer schweren systemischen Abwehrschwäche kann sich eine **nekrotisierende ulzerative Parodontitis (NUP)** entwickeln. Die Nekrosen greifen dabei auch auf das parodontale Ligament und den Alveolarknochen über. Es tritt ein rascher Attachmentverlust häufig ohne Ausbildung tiefer Taschen ein. Eine Sequester-bildung des Knochens kann beobachtet werden. Häufig liegt eine fortgeschrittene HIV-Erkrankung vor (AIDS).

### 18.2.7 Abszesse des Parodonts

**Gingivaabszess** Beim **Gingivaabszess** handelt es sich um einen akut-entzündlichen Prozess an der Gingiva mit Bildung von Pus. Es liegt kein Attachmentverlust vor. Gingivaabszesse werden nach Keimbesiedlung traumatischer Verletzungen, im Rahmen hormonell ver-stärkter Gingivitiden (z.B. bei Pillengingivitis) oder bei medikamentös beeinflussten Gingivavergrößerungen beobachtet.

**Parodontalabszess** Der **Parodontalabszess** stellt eine akute Exazerbation einer bestehenden Parodontitis dar. Vor allem P. gingivalis, P. intermedia, B. forsythus, F. nucleatum sind subgingival erhöht. Häufig ist der Tascheneingang verlegt. Parodontalabszesse treten verstärkt bei lokaler oder allgemeiner Abwehrschwäche auf. Sie können bei Diabetes mellitus auch multipel vorliegen.

**Perikoronale Abszesse** **Perikoronale Abszesse** können bei Durchbruchstörungen der Weisheitszähne im Unterkiefer auftreten. Je nach Stadium kann das Allgemeinbefinden reduziert sein (Fieber, Lymphknotenschwellung). Der Prozess kann sich in benachbarte Regionen bzw. Logen ausbreiten.

### 18.2.8 Parodontitis im Zusammmenhang mit endodontalen Läsionen

Zwischen dem Parodont und dem Endodont besteht eine enge Wechselbeziehung. Durch das Foramen apicale und durch Seitenkanäle der Pulpa sind diese beiden Berei-che miteinander verbunden. Deshalb können entzündliche Prozesse des einen Bereichs auf den anderen Bereich übergreifen. Häufig kann die eigentliche Ursache vorliegender Beschwerden dann nur schwer festgestellt werden.

**Klassifikation** Auf dem Röntgenbild können die parodontale und endodontale Läsion konfluieren. Es werden folgende Klassen parodontal-endodontaler Läsionen unterschieden:

- **Klasse I:** Primär endodontische Probleme. Die entzündlichen Veränderungen der Pulpa haben auf das Parodont übergegriffen. Die Pulpa ist in diesem Fall fast immer devital. Dies kann zu einer apikalen Parodontitis, einem Parodontalabszess oder auch einer Osteolyse im Furkationsbereich führen.
- **Klasse II:** Primär parodontale Probleme. Die entzündlichen Veränderungen des Parodonts haben auf die Pulpa übergegriffen. Über das Foramen apicale kann auf diesem Wege eine retrograde Pulpitis entstehen.
- **Klasse III:** Kombinierte parodontal-endodontale (Paro-Endo) Probleme. Die paro-dontale und endodontale Läsion sind unabhängig voneinander entstanden. Der betroffene Zahn ist devital.

Reagiert der betroffene Zahn devital, so ist eine endodontische Behandlung indiziert. Im Frühstadium ist der Ansatz der Parodontalfasern im noch gesunden Zement intakt. Daher kann die endodontische Behandlung bei Klasse-I-Läsionen auch zu einer Restitutio ad integrum der parodontalen Knochenläsion führen. Bei Klasse-II- bzw. Klasse-III-Läsionen muss im Anschluss an die erforderliche endodontische Behand-lung unverzüglich eine Parodontaltherapie erfolgen. Die Prognose von Zähnen mit Klasse-II-Läsionen mit tiefen parodontalen Defekten und insbesondere von Zähnen mit Klasse-III-Läsionen ist fraglich.

**18**

### 18.2.9 Entwicklungsbedingte oder erworbene Deformitäten und Zustände

*Lokalisierte Faktoren, die eine Plaquanlagerung begünstigen*

Die Plaqueanlagerung kann durch verschiedene sekundäre lokale Faktoren, wie Zahnanatomie, zahnärztliche Restaurationen, kieferorthopädische Geräte, Wurzelfrakturen, zervikale Wurzelresorptionen oder zervikale Zementabrisse gefördert werden. **Wurzellängsfrakturen** werden meist bei endodontisch behandelten Zähnen beobachtet. Nicht endodontisch behandelte Zähne sind seltener betroffen. Die Keimbesiedelung des Frakturspalts führt dann sekundär zu einer starken parodontalen Destruktion. An diesen Zähnen liegt dann oft eine stark erhöhte Sondierungstiefe vor, die ausschließlich auf den Bereich des Frakturspalts begrenzt ist.

*Weichgewebsrezession*

> **Merke**  Die Weichgewebs- bzw. gingivale Rezession ist eine meist auf die orale oder/und vestibuläre Wurzeloberfläche eines Zahnes begrenzte, klinisch entzündungsfreie Rückbildung des Parodontiums.

**Klassifikation**

Es finden sich auf der vestibulären, selten auf der oralen Seite eines Zahnes frei liegende Wurzeloberflächen. Rezessionen lassen sich nach der **Klassifikation von Miller** in vier Klassen einteilen:
- Klasse I: Die Rezession reicht nicht bis zur mukogingivalen Grenze. Es liegt kein interdentaler Alveolarknochen- und Gingivaverlust vor.
- Klasse II: Die Rezession reicht bis an die mukogingivale Grenze heran oder überschreitet diese. Es liegt kein interdentaler Alveolarknochen- und Gingivaverlust vor.
- Klasse III: Die Rezession reicht bis an die mukogingivale Grenze heran oder überschreitet diese. Es liegt eine leichte Zahnfehlstellung und/oder ein leichter interdentaler Alveolarknochen- und Gingivaverlust vor.
- Klasse IV: Die Rezession reicht bis an die mukogingivale Grenze heran oder überschreitet diese. Es liegt eine Zahnfehlstellung und/oder ein schwerer interdentaler Alveolarknochen- und Gingivaverlust vor.

**Klinik**

Im Bereich der Rezession weist die Gingiva meist keine klinischen Entzündungszeichen und keine erhöhten Sondierungstiefen auf, ist aber manchmal in Form von **McCall-Girlanden** wulstig verdickt. Die betroffenen Zähne besitzen überwiegend keine erhöhte Zahnbeweglichkeit. Als Vorläufer einer beginnenden Rezession liegen häufig **Stillman-Spalten** der Gingiva vor (Abb. 18-4).

**Ursachen**

Über die **Ursachen** der Rezessionen herrscht in der Literatur Uneinigkeit. Folgende ätiologische Faktoren werden diskutiert:
- Dehiszenzen und Fenestrierungen eines meist dünnen vestibulären Knochens
- prominente Wurzeln
- horizontales, zu kräftiges Zähneputzen mit harten Bürsten und/oder abrasiver Zahnpasta
- Zug der beweglichen Schleimhaut durch zu hoch ansetzende Frenula
- zu schmale, angeheftete Gingiva
- kieferorthopädische Zahnbewegungen nach vestibulär
- Überbelastung der Zähne durch Funktionsstörungen (Gleithindernisse, Bruxismus).

Es werden die **singuläre** und die **generalisierte parodontale Rezession** unterschieden. Die singuläre parodontale Rezession ist eine parodontale Rezession an einem

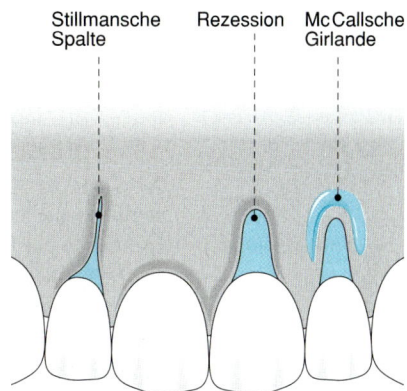

Stillmansche Spalte · Rezession · McCallsche Girlande

**Abb. 18-4**  Gingivale Rezessionen.

Zahn oder einigen Zähnen. Die generalisierte Rezession dagegen betrifft nahezu alle Zähne.

### Okklusales Trauma

Das okklusale Trauma (desmodontale Trauma) bezeichnet eine traumatische, abakteriell-entzündliche Destruktion des tiefen parodontalen Stützgewebes (zum klinischen Bild und zur Ätiologie s. Kap. 16.2). Als **primäres okklusales Trauma** wird die parodontale Schädigung durch Über-/Fehlbelastung eines Zahnes bei normalem Zahnhalteapparat bezeichnet. Das **sekundäre okklusale Trauma** stellt die parodontale Schädigung als Folge normaler oder exzessiver Kräfte bei reduziertem Parodont dar. Okklusale Kräfte allein können keine plaqueassoziierte Parodontalerkrankung oder Attachmentverluste hervorrufen.

## 18.3 Periimplantäre Erkrankungen

Außer im Bereich des natürlichen Zahnhalteapparates können entzündliche Veränderungen auch im Bereich der biologischen Strukturen um Zahnimplantate auftreten.

> **Merke**  Die entzündlichen Veränderungen im periimplantären Weichgewebe werden als Mukositis (ohne Knochenverlust) bezeichnet. Bei fortschreitender Entzündung und Taschenbildung (mit Knochenabbau) spricht man von Periimplantitis.

**Morphologie**  Bei gesunden periimplantären Verhältnissen liegt, ähnlich wie beim Saumepithel, eine kragenförmige, dichte Epithelanlagerung im Bereich der Durchbruchsstelle des Implantats durch die Gingiva vor. Das subepitheliale Bindegewebe umschlingt das Implantat ringförmig als Narbe, seine Fasern verlaufen parallel zur Implantatoberfläche. Der Weichgewebeabschluss oberhalb des Knochens besitzt einen hohen Faseranteil und wenige Fibroblasten und Gefäße.

**Ursachen**  Für entzündliche Vorgänge im periimplantären Gewebe werden vor allem bakterielle Angriffe verantwortlich gemacht. Kaufunktionelle Überbelastungen der Implantatversorgung können eine weitere Ursache für eine gesteigerte periimplantäre Knochenresorption sein.

18

Die Abwehrreaktionen der gingivalen und periimplantären Mukosa zeigen ähnliche immunologische Antworten auf bakterielle Angriffe. Dennoch ist bei vorliegenden Entzündungen die **Progredienz** der Destruktion im Weichgewebe und Knochen bei Implantaten ausgeprägter als an natürlichen Zähnen. Implantate werden je nach Material und Oberflächenbeschaffenheit unterschiedlich schnell von Plaquebakterien besiedelt. Dabei weist Titan aufgrund des hohen elektrischen Bindungspotentials der Passivierungsschicht eine höhere Affinität zur Plaque auf als Keramik.

**Mikrobiologie** Die mikrobielle Flora der Mukositis ist der Flora der Gingivitis (überwiegend grampositive, fakultativ-anaerobe Bakterien) sehr ähnlich. Ebenso weist die Keimbesiedelung bei der Periimplantitis große Ähnlichkeiten mit der Besiedelung bei einer fortgeschrittenen Parodontitis (Actinobacillus actinomycetem comitans, Porphyromonas gingivalis, Prevotella intermedia) auf. Allerdings lassen sich bei der Periimplantitis höhere Anteile grampositiver Bakterien und z.T. geringere Keimzahlen als bei der Parodontitis isolieren. Als wichtiger Ausgangspunkt für pathogene Keime werden die vorhandene Restbezahnung oder bei zahnlosen Patienten bakterienbesiedelte Nischen (z.B. Zungenfurchen) in der Mundhöhle angesehen.

## 18.4 Deutscher Parodontalstatus

Wenn bei einem in einer gesetzlichen Krankenkasse versicherten Patienten eine systematische Parodontalbehandlung durchgeführt werden soll, muss ein Antrag auf Genehmigung dieser Behandlung bei der Krankenkasse gestellt werden, um eine Kostenerstattung genehmigt zu bekommen. Voraussetzung für die Antragstellung ist eine Vorbehandlung des Patienten in der **ersten Phase der Initialtherapie** (s. Kap. 19.3).

Vor Durchführung der als subgingivales Scaling/Kürettage bezeichneten Maßnahme **(zweite Phase der Initialtherapie)** sollte dann ein entsprechender Antrag eingereicht werden. Zeigt der Patient keine ausreichende Mitarbeit oder liegen nach der Initialtherapie nur Sondierungstiefen bis zu 2 mm vor, ist nach vertraglicher Vereinbarung mit den Krankenkassen keine systematische Parodontalbehandlung indiziert.

Zur Antragstellung muss der Krankenkasse das Original eines ausgefüllten Parodontalstatus (Abb. 18-5a bis d) zur Genehmigung vorgelegt werden. Darüber hinaus sind ein Röntgenbefund und Gipsmodelle beider Kiefer anzufertigen. Die systematische Parodontalbehandlung von Patienten, die bei privaten Krankenkassen versichert sind, bedarf keiner vorherigen Genehmigung durch die Krankenkasse. Der Behandelnde sollte aber selbstverständlich auch bei diesen Patienten seine parodontologische Befunderhebung in einen Parodontalstatus eintragen.

Neben dem hier abgebildeten, offiziellen Parodontalstatus sind individuelle, andere Schemata zum Eintrag der im Rahmen einer Parodontalbehandlung erhobenen Befunde sinnvoll. Damit kann eine detailliertere Darstellung der Befunde (z.B. Attachmentniveau, Blutung auf Sondierung etc.) erfolgen. Der Rahmen des Buches würde aber mit einer weiteren, über den offiziellen Parodontalstatus hinausgehenden Darstellung, überschritten.

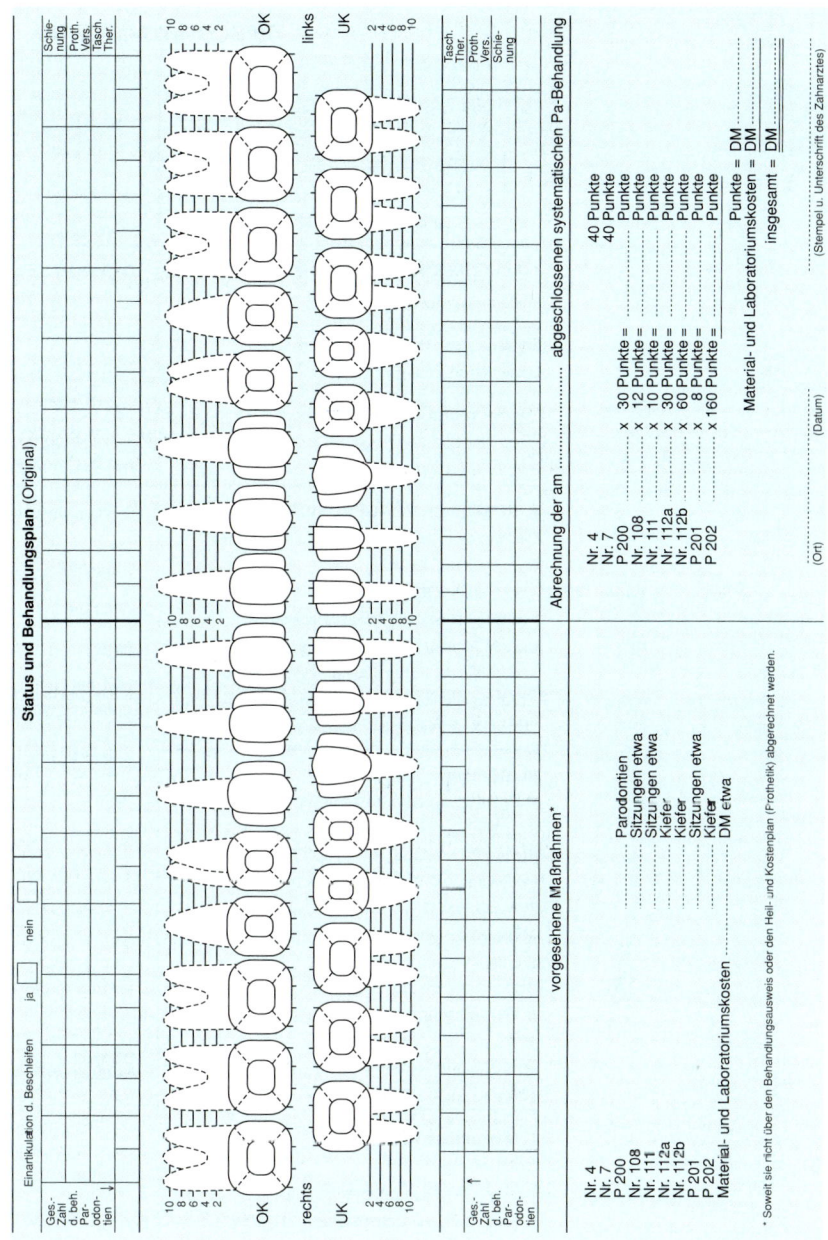

**Abb. 18-5** Der deutsche Parodontalstatus (nach Vordruck 3005: Anleitung zum Parodontalstatus. Paul-Albrechts-Verlag, Lütjensee).
a) Vorderseite mit Patientenstammdaten und Kurzanamnese.

# PARODONTALSTATUS

............................................................
(Name und Vorname des Mitglieds)

............................................................
(Name, Vorname des Patienten, Geb.-Datum)

............................................................
(Wohnort und Straße)

............................................................
(Krankenkasse)

............................................................
(Mitglieds-Nr.)

............................................................
(Mitglied seit)

............................................................
(Arbeitgeber)

Rentner:                ja/nein

## I. ALLGEMEINE VORGESCHICHTE

Besteht ein Diabetes? ....................................... ☐

Vasomotorische Erkrankungen? ........................ ☐
(Migräne, Akrozyanose, kalte Hände etc.)

Magen-Darmstörungen? .................................... ☐
(z.B. Druckgefühl nach Mahlzeiten)

Sonstige gegenwärtige Erkrankungen:

............................................................

............................................................

## DIAGNOSE:

............................................................

............................................................

............................................................

Ort          Datum        Stempel u. Unterschrift d. Zahnarztes
(Aufnahme d. Status)

## II. SPEZIELLE VORGESCHICHTE

Bestand eine Gingivitis oder Stomatitis ulcerosa?

Einmal?.................................... ☐

Mehrmals? ............................... ☐

Besteht oder bestand Zahnfleischbluten? ......... ☐

Besteht Tendenz zur Bildung von Belägen? ...... ☐

Beobachtet der Patient Zahnwanderungen? ..... ☐

Ist Zahnverlust durch Zahnlockerung eingetreten? ☐

Früher kieferorthopädische Behandlung?.......... ☐

**Stellungnahme des Gutachters** (falls angefordert):

Gutachter: ...............................................

Wohnort: ..................................................

Straße: .....................................................

1. Die Übernahme der Kosten wird von mir befür-
   wortet/nicht befürwortet.

2. Begründung, falls nicht befürwortet (ggf. auf be-
   sonderem Blatt).

## III. BEFUND

### A Parafunktionen und Folgen

Knirschen? ................................................. ☐

Pressen? .................................................... ☐

Lippenpressen? ........................................... ☐

Zungenpressen? .......................................... ☐

Abrasionen; Schliff-Flächen? ......................... ☐

Sonstige? ................................................... ☐

............................................................

............................................................

............................................................

Ort          Datum        Stempel u. Unterschrift d. Gutachters

**Vermerke der Krankenkasse**

Die Kosten für die vorgesehene systematische Pa- Behandlung werden übernommen/nicht übernommen.

### B Herausnehmbarer Zahnersatz?........... ☐

seit ............... Jahren

Festsitzender Zahnersatz? ....................... ☐

seit ............... Jahren

### C Marginales Parodontium:

Entzündung

generell?...................... ☐

lokalisiert? ................... ☐

Taschensekretion?................................. ☐

Konkremente?....................................... ☐

............................................................

............................................................

............................................................

Ort          Datum        Stempel der Krankenkasse

**Abb. 18-5**   Der deutsche Parodontalstatus (Fortsetzung).
b) Rückseite mit Befund- bzw. Planungsteil und Abrechnungsteil.

## ANLEITUNG ZUM PARODONTALSTATUS

### Allgemeine Hinweise

Die Ausfertigungen für das Krankenblatt, die Kasse bzw. den Gutachter können im Durchschreibeverfahren hergestellt werden. Bitte für die Zahlen Kugelschreiber, für die übrigen Eintragungen nur Farbstift benutzen. Der Originalstatus bleibt in der Praxis.

Seite 1

### Vorgeschichte = Befund

Bei Beantwortung der Fragen in den Abschnitten I - III im „Ja-Fall" betr. Feld ankreuzen. Eine internistische Untersuchung wird empfohlen, wenn schwere, therapieresistente marginale Entzündungen oder der Verdacht auf innere Erkrankungen bestehen.

Seite 2

### Befunderhebung und -einzeichnung in das Zahnschema

Der Befund wird am zweckmäßigsten der Helferin diktiert und gleichzeitig durchgeschrieben (dazu hat die Helferin diese Liste mit den Einzeichnungsbeispielen vor sich).
Die folgenden Befunde **müssen** in das Zahnschema eingetragen werden:

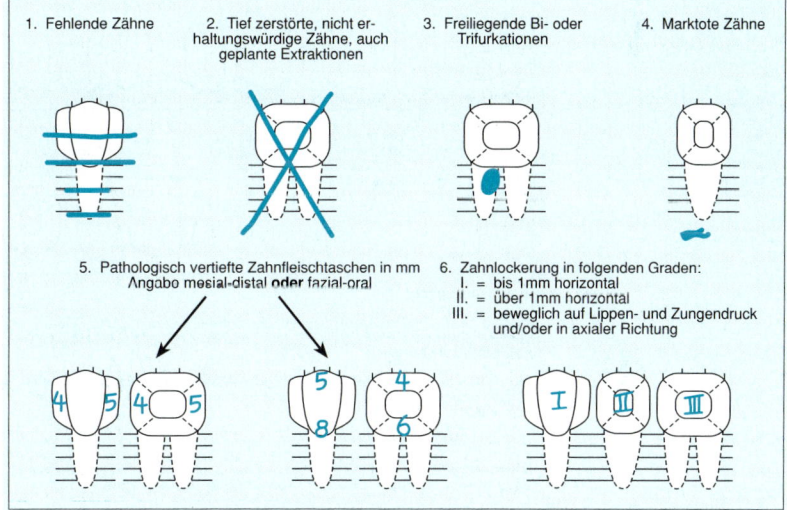

**Abb. 18-5** Der deutsche Parodontalstatus (Fortsetzung).
c) Anleitung zum Ausfüllen der Befunde, die zur Vorlage bei der gesetzlichen Krankenkasse erhoben werden müssen. Die Eintragungen werden in Blau (z.B. fehlende Zähne) oder Rot (hier: blass; z.B. geplante Extraktionen) vorgenommen.

Folgende Befunde **können** zusätzlich in das Zahnschema eingetragen werden. Durch sie wird die Planung erleichtert. Örtliche Kausalzusammenhänge werden leichter erkannt.

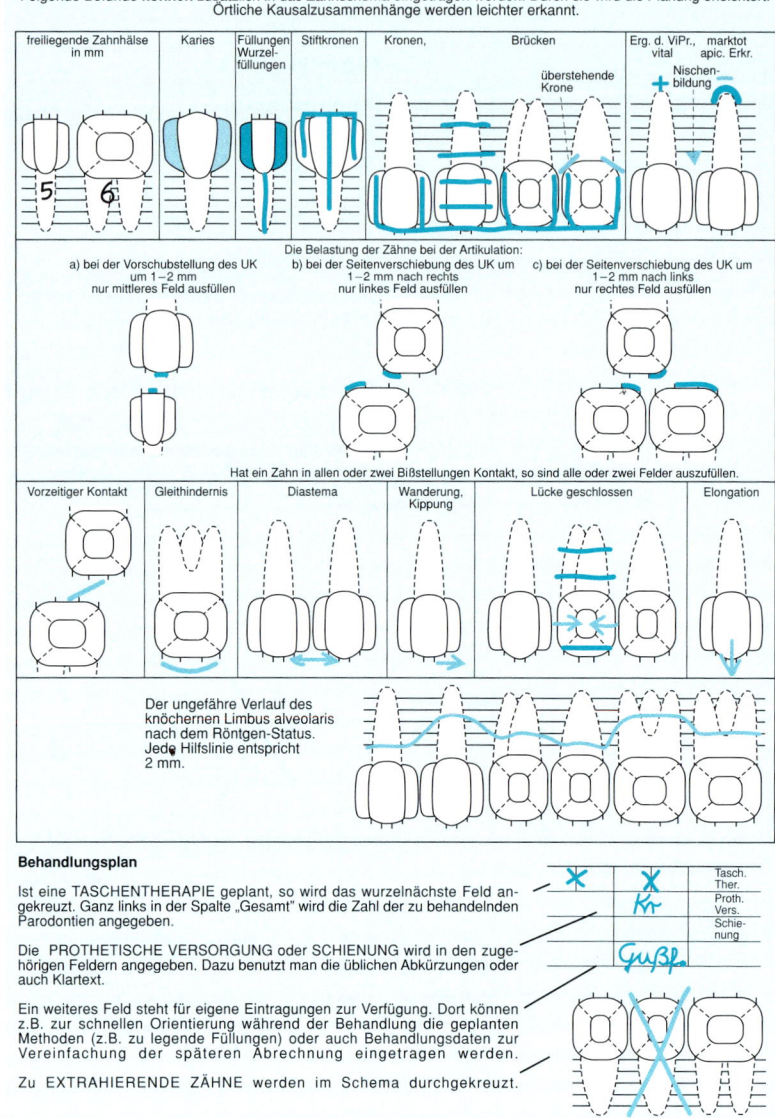

**Behandlungsplan**

Ist eine TASCHENTHERAPIE geplant, so wird das wurzelnächste Feld angekreuzt. Ganz links in der Spalte „Gesamt" wird die Zahl der zu behandelnden Parodontien angegeben.

Die PROTHETISCHE VERSORGUNG oder SCHIENUNG wird in den zugehörigen Feldern angegeben. Dazu benutzt man die üblichen Abkürzungen oder auch Klartext.

Ein weiteres Feld steht für eigene Eintragungen zur Verfügung. Dort können z.B. zur schnellen Orientierung während der Behandlung die geplanten Methoden (z.B. zu legende Füllungen) oder auch Behandlungsdaten zur Vereinfachung der späteren Abrechnung eingetragen werden.

Zu EXTRAHIERENDE ZÄHNE werden im Schema durchgekreuzt.

**Abb. 18-5**    Der deutsche Parodontalstatus (Fortsetzung).
d)  Die hier dargestellten Befunde können fakultativ eingetragen werden.

# 19 Therapie der entzündlichen Parodontopathien

> Bei der Therapie entzündlicher Parodontopathien werden eine vollständige Gesundung des Gewebes und eine Wiederherstellung der anatomischen und physiologischen Verhältnisse angestrebt.

Mit verschiedenen Methoden wird versucht, eine solche Restitutio ad integrum des Gewebes zu erzielen. Sie ist aufgrund des teilweise vorhandenen hohen Zerstörungsgrades des Gewebes aber nur bei wenigen Parodontalerkrankungen tatsächlich möglich (z.B. Gingivitis, medikamentös bedingte Gingivavergrößerung, hyperplastische Gingivitiden). Ein weiteres langfristiges Ziel ist es, den erreichten gesunden Zustand dauerhaft zu erhalten.

**Behandlungsziele** sind also:
- Keine Blutung auf Sondierung (d.h. Elimination der Entzündung)
- Elimination der Taschenaktivität
- Reduktion/Elimination der Sondierungstiefe
- Klinischer Attachmentgewinn bzw. Verhinderung eines weiteren Attachmentverlusts
- Stabilisierung/Verbesserung der Zahnbeweglichkeit.

## 19.1 Antibiotische Abschirmung bei immunsupprimierten Patienten und Patienten mit Endokarditisrisiko

Bei zahnärztlich chirurgischen Maßnahmen tritt eine Ausschwemmung von Bakterien in den Blutkreislauf (Bakteriämie) auf. Die Bakteriämie-Inzidenz bei intraoralen Behandlungsmaßnahmen beträgt bis zu 87%. Vor allem Zahnextraktionen, parodontale Operationen, Entfernen von Zahnstein, aber auch das Kauen harter Nahrung und die Verwendung von Wasserstrahlgeräten führen zu einer erhöhten Bakteriämie. Daher müssen immunsupprimierte Patienten (z.B. nach Organtransplantationen), Patienten mit Endokarditisrisiko und Patienten mit reduzierter Abwehrlage (z.B. nach Radiatio im Kopfbereich bzw. während der Chemotherapie bei Tumorbehandlungen) antibiotisch abgeschirmt werden. Die Antibiose soll eine Streuung der Bakterien im Organismus und den Übergriff auf andere Organe verhindern.

**Endokarditisrisiko**
Bei Patienten mit Endokarditisrisiko kann es durch bakterielle Besiedelung vorgeschädigter Herzklappen zu einer Entzündung des Endokards bzw. der Herzklappen kommen. Akute Endokarditiden werden u.a. durch Staphylokokken, subakute Endokarditiden (E. lenta) durch Streptococcus viridans und Haemophilus parainfluenzae verursacht.

*Cyclosporin A - Med.*

407

> **Merke** Entsprechend der American Heart Association muss eine Abschirmung bei Zahnextraktionen, Zahnsteinentfernung, parodontalchirurgischen Eingriffen, endodontischer Instrumentation bzw. Chirurgie, subgingivaler Applikation von Antibiotikafäden, initialer Applikation von kieferorthopädischen Bändern, intraligamentärer Anästhesie und voraussichtlicher Blutung bei Zahnreinigungen bzw. Befunderhebung (Taschensondierung) erfolgen.

Die **Grunderkrankungen,** bei denen ein Endokarditisrisiko vorliegt, sind in Tabelle 19-1 dargestellt. Nur bei hohem und mäßigem Risiko ist eine antibiotische Abschirmung erforderlich.

**Tabelle 19-1** Grunderkrankungen, bei denen ein Endokarditisrisiko vorliegt, und Empfehlungen für die Endokarditisprophylaxe (mg/kg Kg = mg pro Kilogramm Körpergewicht) bei oraler Einnahme eine Antibiotikums (American Heart Association 1997, DGZMK). Die höchste Einzeldosis bei Kindern soll die Dosierung bei Erwachsenen nicht überschreiten.

| Hohes Risiko | Mäßiges Risiko | Geringes Risiko |
|---|---|---|
| mechanische und biologische Herzklappenprothese | die meisten anderen kongentialen Herzfehler | isolierter Vorhofseptumdefekt (vom Sekundumtyp) |
| Zustand nach bakterieller Endokarditis | rheumatische und andere erworbene Klappenvitien | chirurgisch korrigierte Vitien (Vorhof- oder Ventrikelseptumdefekt, offener Ductus Botalli) ohne bleibende Residuen (nach sechs Monaten) |
| komplexe kongentiale zyanotische Herzfehler (wie Transposition der großen Arterien, Fallot-Tetralogie) | Mitralklappenprolaps mit Mitralinsuffizienz | Herzschrittmacher und implantierte Defibrillatoren |
|  | hypertrophe obstruktive Kardiomyopathie | Zustand nach aorto-koronarem Bypass |
|  |  | Mitralklappenprolaps ohne Mitralinsuffizienz |
|  |  | funktionelle Herzgeräusche |
|  |  | Zustand nach rheumatischem Fieber oder Kawasaki-Syndrom ohne Klappenfehler |
| **Antibiotische Abschirmung erforderlich** | | **Keine antibiotische Abschirmung erforderlich** |
| **Standardprophylaxe:** Amoxicillin (oral, 1 h vor dem Eingriff) Erwachsene: 2 g (< 70 kg) bis 3 g (> 70 kg)* Kinder: 50 g* | | |
| bei **Penicillinallergie:** Clindamycin (oral, 1 h vor dem Eingriff) Erwachsene: 600 mg* Kinder: 20 mg/kg KG** | | |

\* Bei komplizierten oder länger dauernden operativen Eingriffen sollte bei Patienten mit hohem Risiko nach 6 h eine zweite Verabreichung in halber Dosierung (z.B. Erwachsene 1 g Amoxicillin) erfolgen.
\*\* Bei komplizierten oder länger dauernden operativen Eingriffen sollte bei Kindern mit hohem Risiko alternativ 20 mg/kg KG Vancomycin max. 1 g i.v. (Infusionsbeginn 90–60 min vor Eingriff) verabreicht werden.

**Nach Organ-transplantation**

Bei Patienten nach Organtransplantation sind in den ersten drei Monaten nach Transplantation zahnärztliche Behandlungsmaßnahmen mit Bakteriämierisiko kontraindiziert. Eine Ausnahme stellt das Vorliegen einer vitalen Indikation dar. Dann kann in Einzelfällen nach Absprache mit dem Transplantationszentrum eine notwendige Behandlung unter Antibiose erfolgen.

**Keine antibiotische Abschirmung** ist bei restaurativen Behandlungen mit und ohne Retraktionsfaden, Injektionen von Lokalanästhetika (nicht intraligamentär), Applikation von Kofferdam, postoperativer Nahtentfernung, Platzierung von herausnehmbaren Prothesen oder kieferorthopädischen Geräten, Abdrucknahme, Fluoridbehandlung, radiologischer Diagnostik, Anpassung von Prothesen und der einfachen Extraktion von Milchzähnen erforderlich.

**Immunsuppression**

Für Patienten mit Immunsuppression gelten ebenfalls die als Standardprophylaxe angegebenen Dosierungen. Bei Hinweisen auf hohe Keimzahlen oder auf eine anaerobe Infektion sollte bei diesen Patienten zusätzlich zur Penicillingabe Metronidazol (400 mg) verabreicht werden. Kinder sollten kein Metronidazol erhalten.

Das Vorgehen bei endokarditisgefährdeten Patienten und Patienten mit Immunsuppression sollte folgenden Richtlinien folgen:
- Antibiose nach einem anerkannten Schema (s. Tab. 19-1)
- enge Zusammenarbeit zwischen Zahnarzt und Hausarzt
- Durchführung der präoperativen Antibiotikaprophylaxe unter Aufsicht in der zahnärztlichen Praxis
- Chlorhexidindesinfektion der Mundhöhle
- zügiges Durchführen der Behandlung
- 14-tägiger Abstand zwischen den Behandlungen.

## 19.2 Behandlungsablauf der systematischen Parodontalbehandlung

 Die systematische Parodontaltherapie gliedert sich in drei große Abschnitte (Abb. 19-1):
- Phase I: Initialtherapie (auch als kausale Therapie bezeichnet)
- Phase II: Korrektive Therapie
- Phase III: Unterstützende Nachsorge.

Zunächst werden eine klinische Anamnese und Befunderhebung, evtl. anstehende Notfallbehandlung, vorläufige Diagnose und Prognose vorgenommen. Bei Verdacht auf Vorliegen einer systemischen Erkrankung wird der Patient zu einem Fachkollegen (z.B. Internisten) überwiesen.

**Initialtherapie**

Der parodontal erkrankte Patient wird zu Beginn der Behandlung in die Initialtherapie aufgenommen. Am Ende der ersten Phase der Initialtherapie steht eine Kontrolle des Therapieerfolges und ggf. eine erneute Befunderhebung. In Deutschland wird zu diesem Zeitpunkt ggf. ein **Parodontalantrag** bei einer gesetzlichen Krankenversicherung zur Kostenübernahme gestellt. Nach der zweiten Phase der Initialtherapie erfolgt eine **Reevaluation** der Primärdiagnose. Aufgrund des Erfolgs der bis zu diesem Zeitpunkt erfolgten Therapie wird eine endgültige Diagnose, Prognose und Behandlungsplanung erstellt. Sind die Ziele der Initialtherapie nicht erreicht und kann festgestellt werden, dass der Patient nicht ausreichend motiviert ist, wird der Patient wieder in die Initialtherapie aufgenommen.

**19**

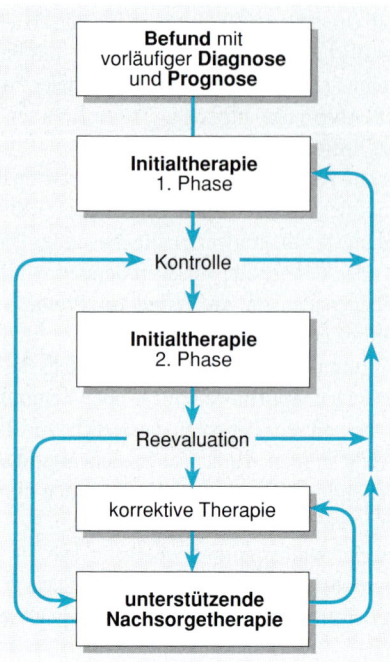

**Abb. 19-1** Behandlungsschema für die Parodontaltherapie. Die Pfeile verdeutlichen, dass die parodontale Gesundheit und Mitarbeit des Patienten während der verschiedenen Behandlungsphasen ständig kontrolliert werden müssen und gegebenenfalls eine Zuweisung des Patienten in eine bestimmte Therapiephase erfolgen kann.

**Korrektive Phase**

Nur wenn die Ziele der Initialtherapie beim Patienten erreicht sind, aber dennoch Parodontien vorhanden sind, die bei Sondierung bluten und keinen Rückgang der Sondierungstiefen aufweisen, wird der Patient in die chirurgische Therapie der korrektiven Phase übernommen. Abschließender Bestandteil der korrektiven Therapie kann u.a. die Anfertigung definitiver Restaurationen sein.

Sind die Ziele der Initialtherapie erreicht und liegen keine entzündungsaktiven Parodontien vor, wird der Patient (nach Durchführung evtl. notwendiger restaurativer Maßnahmen) direkt in die unterstützende Nachsorge (= unterstützende Parodontitistherapie) aufgenommen. In dieser Phase wird der Behandlungserfolg ständig neu überprüft (Recall) und der Patient gegebenenfalls wieder der chirurgisch-korrektiven Phase oder der Initialtherapie zugewiesen (siehe Seite 411).

**Unterstützende Nachsorge**

**Merke** Patienten sollten als Sanierungspatienten gesehen werden und daher entsprechend des PSI-Befundes (s. Kap. 17.2.4) vor Durchführung evtl. notwendiger restaurativer, orthodontischer oder sonstiger Maßnahmen zunächst einer bestimmten parodotalen oder präventiven Therapie zugeführt werden.

**Vorgehensweisen entsprechend des PSI-Befunds**

Vorgehensweisen entsprechend des PSI-Befunds des betreffenden Patienten:
- Patienten mit einem **PSI = 1** werden gewöhnlich ausschließlich mit Maßnahmen der ersten Phase der Initialtherapie behandelt.
- Patienten mit **PSI = 2** werden meist ausschließlich mit Maßnahmen der ersten und ggf. zweiten Phase der Initialtherapie versorgt.
- Patienten mit **PSI = 3** oder **4** werden der systematischen Parodontaltherapie zugeführt, als deren Basis die Maßnahmen der ersten und zweiten Phase der Initialtherapie nach gründlicher Befundung und Diagnose durchgeführt werden.

**Merke** Bei allen Patienten werden korrektive Maßnahmen erst nach Durchführung der Initialtherapie vorgenommen. Alle Patienten werden in die unterstützende Nachsorge übernommen, die je nach Schweregrad und Prognose der Erkrankung unterschiedlich häufig pro Jahr (zwischen zwölf- und zweimal) erfolgt.

In der **Notfallbehandlung** wird eine Schmerzbehandlung von z.B. kariösen Prozessen, Pulpitiden, akuten und chronischen apikalen Parodontitiden und Parodontalabszessen durchgeführt. Gehen die diagnostizierten Beschwerden von nichterhaltungswürdigen Zähnen aus oder liegen sog. hoffnungslose Zähne vor, sollten diese Zähne im Rahmen der Notfallbehandlung extrahiert werden. Die Einschätzung, ob es sich um einen nichterhaltungswürdigen Zahn handelt, richtet sich nach verschiedenen Parametern (Tab. 19-2).

Ein **definitiver Extraktionsplan** sollte aber erst in der Reevaluation aufgestellt und in der korrektiven Phase durchgeführt werden. Eine lokale Taschenbehandlung schmerzender Parodontien beinhaltet eine Zahnstein- und Konkremententfernung, Spülung der Tasche mit einer antibakteriellen Spüllösung und gegebenenfalls die Instillation einer antiphlogistisch-antibakteriell wirksamen Paste in die entzündete Tasche (s. Kap. 19.5).

Liegt ein Abszess parodontaler Ursache vor, so wird eine Drainage via Tascheneingang oder Inzision vorgenommen.

## 19.3 Initialtherapie

 Das Ziel der Initialtherapie ist es, gingivitische Veränderungen zu beseitigen, das Fortschreiten der bestehenden Erkrankung zu stoppen und plaque- bzw. zahnsteinfreie orale Verhältnisse zu schaffen.

Es ist bekannt, dass es durch wiederholte gründliche Entfernung der supragingivalen Beläge auch zu Veränderungen der Zusammensetzung der subgingivalen Flora kommen kann. Im Idealfall kommt es in der Initialtherapie je nach vorliegender Erkrankung zur vollkommenen Gesundung des parodontalen Gewebes. In der Initialtherapie werden Mundhygienemaßnahmen vom Patienten und vom Zahnarzt durchgeführt.

**Erste Phase**

Die **erste Phase der Initialtherapie** umfasst:
- Patientenmotivation und -instruktion
- Kontrolle der Patientenmitarbeit
- Intensivierung der Mundhygiene des Patienten
- Entfernung bakterieller Schlupfwinkel und marginaler (iatrogener) Irritationen (z.B. überstehende Restaurationsränder)
- supragingivale Zahnstein- und Plaqueentfernung
- Entfernung eventuell vorhandener subgingivaler, erreichbarer Beläge
- Reduktion des Risikofaktors Rauchen
- gegebenenfalls Antragstellung bei der gesetzlichen Krankenkasse.

**Zweite Phase**

Die **zweite Phase der Initialtherapie** umfasst:
- subgingivale Plaque- und Zahnsteinentfernung (Scaling) und Wurzelglättung (root planning) in geschlossenem Vorgehen
- evtl. Weichteilkürettage

19

**Tabelle 19-2** Auswahl allgemeiner und lokaler Risikofaktoren für die Progression einer marginalen Parodontitis, die bei der Frage nach der Erhaltungswürdigkeit eines Zahnes zu berücksichtigen sind.

| Beispiele zu berücksichtigender Faktoren | Ungünstige Prognose | Günstige Prognose |
| --- | --- | --- |
| **Allgemein** | | |
| Allgemeinzustand des Patienten | Risikopatient | gesund |
| Tabakkonsum | bedeutend | nein |
| Einnahme von Medikamenten | Cyclosporine, Phenytoin, Kalzium-antagonisten | nein |
| genetische Anfälligkeit | vorhanden | nicht vorhanden |
| Stress | bedeutend erhöht | unbedeutend |
| **Lokal** | | |
| Bakterienflora | pathologisch | physiologisch |
| Attachmentverlust, Knochenabbau | fortgeschritten in bereits jungen Jahren (Knochenverlust: > 50%) | leicht oder mäßig fortgeschritten in mittlerem/höherem Alter (Knochenverlust < 50%) |
| Taschenaktivität | Blutung, Pus | physiologisch |
| Krankheitsverlauf | akut | chronisch |
| bereits vorhandener Zahnverlust durch Parodontitis (Cave: Extraktionsgrund genau eruieren) | ja | nein |
| Furkationsbefall | vorhanden (v.a. Grad II oder III) | nicht vorhanden |
| Zahnbeweglichkeit | erhöht | physiologisch |
| Plaquekontrolle durch Patienten | ungenügend | angemessen |
| Krone-Wurzel-Verhältnis | ungünstig | günstig |
| okklusales Trauma, Parafunktion | vorhanden | nicht vorhanden |
| Zahnstellung | Fehlstellung | gut |
| Restaurationsmöglichkeit | schwierig | einfach |
| endodontische Situation | kompliziert | günstig |

- evtl. Beseitigung von Okklusions- und Artikulationsstörungen
- evtl. provisorische Restaurationen
- evtl. Endodontie, funktionelle Therapie, medikamentöse Therapie, Zahnschienungen.

**Behandlungs-sitzungen**

Die erforderlichen Behandlungssitzungen können in der Initialtherapie wie folgt unterteilt werden:

**1. Sitzung:**
- Bestimmung API/PBI — *Befund*
- supragingivale Zahnstein- und Plaqueentfernung, Politur der Zähne *PZR*

- Systematik des Zähneputzens (dabei behält der Patient zunächst seine bisher gewohnte Technik bei)
- Fluoridierung mit Fluoridlack.

**2. Sitzung:**
- Bestimmung API/PBI
- Entfernung marginaler Retentionsstellen
- Beseitigung subgingival erreichbarer Beläge
- Anleitung zu bestimmter Zahnputztechnik
- Anleitung zur Interdentalhygiene (Zahnseide, Interdentalraumbürste, Zahnstocher)
- Aufklärung über Risikofaktor Rauchen
- Fluoridierung.

**3. Sitzung:**
- Bestimmung API/PBI
- erneute Instruktion
- Überprüfung, ob weiterhin aktive Taschen/Blutung auf Sondierung vorliegen
- ggf. Fertigstellung des Parodontalantrags für die Krankenkasse.

**4. Sitzung:**
- Bestimmung API/PBI
- wenn nötig, ggf. subgingivales Scaling und root planning (kann auf mehrere Sitzungen aufgeteilt werden)
- erneute Instruktion.

**5. Sitzung:**
- Bestimmung API/PBI
- Reevaluation.

Eine Kostenerstattung durch eine gesetzliche Krankenversicherung für das subgingivale Scaling verlangt in Deutschland, dass nach Durchführung einer Vorbehandlung in der Initialtherapie, ein Antrag bei dem Versicherungsgeber gestellt und genehmigt worden ist. Daher ist es sinnvoll, diesen Antrag nach der Überprüfung der Ergebnisse der ersten Phase der Initialtherapie vorzunehmen.

Zwischen der vierten und fünften Sitzung sollte mindestens ein Abstand von zwei Wochen liegen. Das Ziel der Initialtherapie ist es, den Patienten so zu motivieren, dass er durch eigene Mundhygienemaßnahmen einen API <35% erreicht. In der Sitzung, die der Reevaluation dient, werden erneut die Sondierungstiefen, Zahnlockerung und das Vorliegen einer Entzündung überprüft und mit dem Ausgangsbefund verglichen.

### 19.3.1 Patientenmotivation, -instruktion und Kontrolle der Mitarbeit

**Aufklärung**

Der Patient wird vom Zahnarzt über die Ursachen seiner Erkrankung informiert. Er wird auf die Bedeutung der gründlichen Entfernung der bakteriellen Plaque hingewiesen. Das Rauchverhalten des Patienten sollte erfragt werden und die Bedeutung des Rauchens als Risikofaktor erläutert werden. Ebenso sollte der Patient auf den Faktor Stress als Risikofaktor hingewiesen werden. Es sollte eine Aufklärung über weitere Risikofaktoren wie Medikamente (z.B. Immunsuppressiva) oder internistische Erkrankungen (Diabetes mellitus) erfolgen.

**Indizes**

Anhand der Erhebung eines **Entzündungs-Index** (z.B. PBI) und eines **Plaque-Index** (z.B. API) wird der Patient auf mögliche Mängel bei der Mundhygiene hingewiesen. Die Einfärbung der Zähne mit einem Plaquerevelator erschwert die Kontrolle der Gingivablutung nach Sondierung. Daher sollte der Blutungsindex immer **vor** dem Plaque-Index erhoben werden. Die Befunde des Plaque- und Blutungsindex werden zu Beginn

**19**

413

der Behandlung und als Verlaufskontrolle während der Initialtherapie in ein spezielles Befundblatt eingetragen (Abb. 19-2).

**Mundhygiene-maßnahmen**

Der Patient wird besonders auf die Stellen im Mund hingewiesen, bei denen ein Mundhygienedefizit vorliegt. Ferner werden dem Patienten die Systematik des Zähneputzens, Zahnputztechniken, Möglichkeiten der Interdentalhygiene und Hilfsmittel zur Durchführung der Mundhygiene erklärt. Bei Patienten mit verstärkter Belagsbildung auf dem Zungenrücken, sollten auch Instruktionen zur Reinigung der Zunge mit speziellen Zungenbürsten erfolgen.

Die verschiedenen Mundhygienemaßnahmen werden dem Patienten an Modellen vorgeführt. Dabei sollte in der ersten Sitzung nicht gleich auf alle möglichen Mundhygienemaßnahmen eingegangen werden. Um den Patienten nicht zu überfordern und seine Mitarbeit dennoch zu fördern, sollte schrittweise in jeder Sitzung etwas Neues erlernt werden. Das neu Erlernte wird in der nächsten Sitzung kontrolliert.

Die Initialtherapie beinhaltet außerdem eine **Ernährungsberatung** des Patienten. Er wird auf die Schädlichkeit niedermolekularer Kohlenhydrate im Zusammenhang mit der Plaquebildung und dem Plaquemetabolismus hingewiesen. Falls erforderlich, sollte der Patient zur Überprüfung seiner Ernährungsgewohnheiten ein Ernährungstagebuch anlegen.

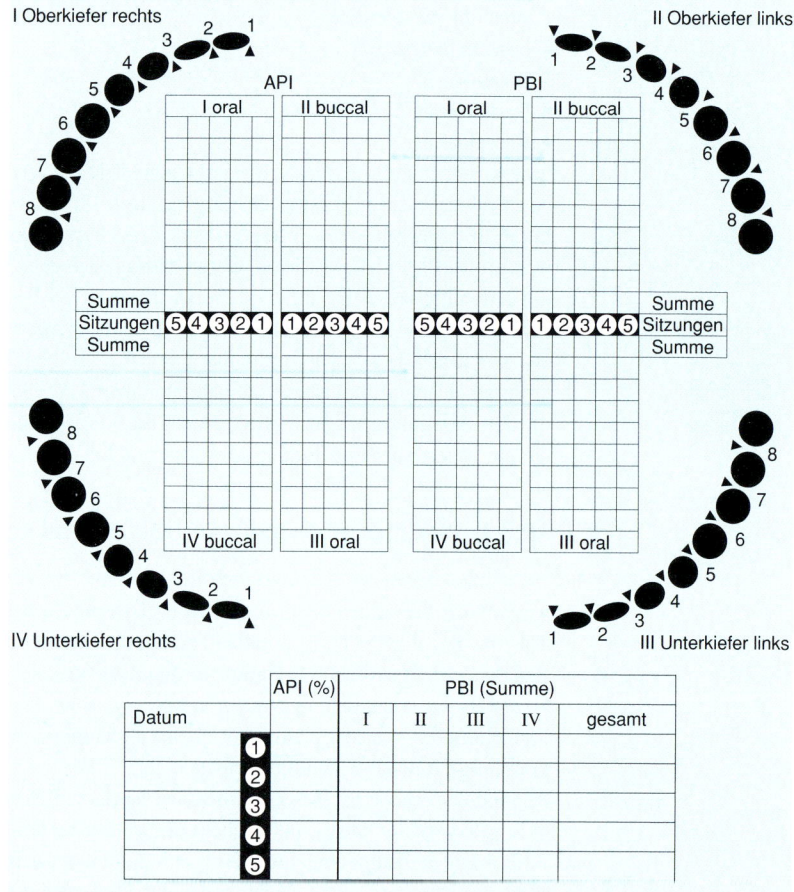

**Abb. 19-2**   Schema zur Befunderhebung und Verlaufskontrolle von API und PBI.

Die Kontrolle der Mundhygieneunterweisung erfolgt je nach Schweregrad der Erkrankung ein- bis zweimal wöchentlich.

### 19.3.2 Zahnputztechniken

Durch das Zähneputzen wird die bukkale, linguale und okklusale, teilweise auch die interdentale Plaque entfernt. Dabei steht nicht die Häufigkeit, sondern die Gründlichkeit des Zähneputzens im Vordergrund. Da es 24–36 h dauert, bis sich eine reife Plaque etabliert hat, ist es bei äußerst gründlicher Pflege ausreichend, die Zähne einmal täglich zu putzen.

> **Merke**  Es ist für den Patienten nahezu unmöglich, die Plaque von allen Zähnen vollständig in einem Putzvorgang zu entfernen. Daher wird angeraten, nach jeder Mahlzeit die Zähne zu putzen und zumindest einmal am Tag eine besonders intensive Zahnpflege zu betreiben. Es ist wichtig, dass sich der Patient beim Zähneputzen eine Systematik zur Gewohnheit macht, um alle Zahnflächen zu reinigen (Abb. 19-3).

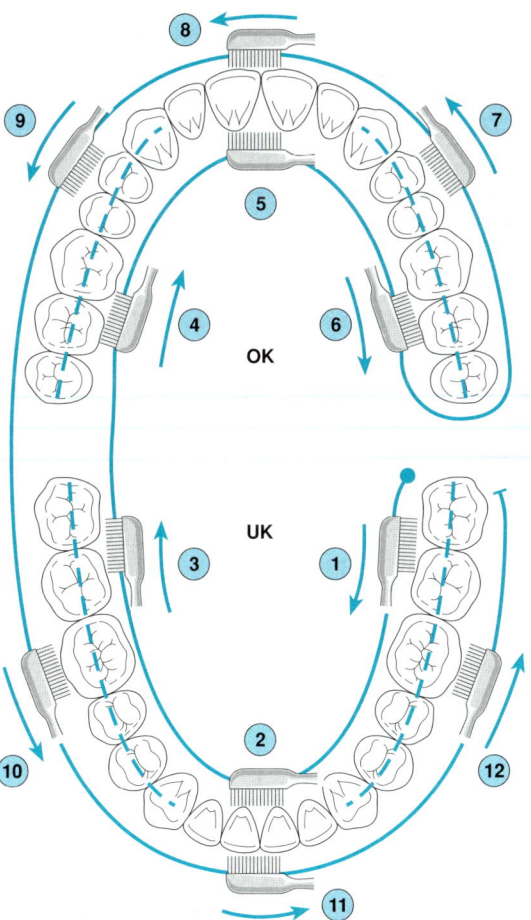

**Abb. 19-3**  Systematik des Zähneputzens nach RATEITSCHAK (1989). Zuerst werden die schwer zugänglichen Lingualflächen und anschließend die Bukkalflächen der Zähne Zahn für Zahn einzeln gebürstet. Die Zahnbürste beschreibt dabei im Mund einen Kreis, sodass lingual im Unterkiefer mit dem Bürsten begonnen und bukkal im Unterkiefer geendet wird. Abschließend werden die Okklusalflächen geputzt.

19

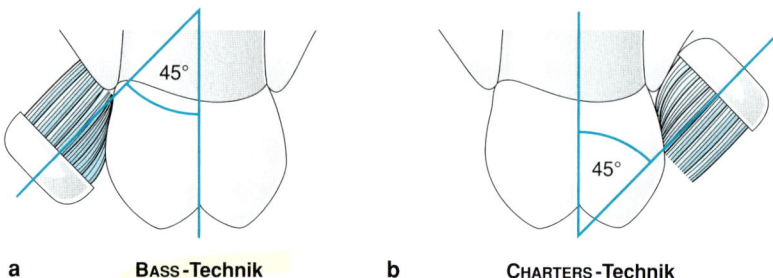

**Abb. 19-4** Zahnputztechniken.
a) Bass-Technik: Die Zahnbürste wird im Winkel von 45° zur Zahnlängsachse gleichzeitig auf den Zahn und die Gingiva aufgesetzt. Der Andruck der Bürste ist so stark, dass sich die Borsten zu biegen beginnen. Es werden pro Zahnfläche zehn bis 15 senkrecht rüttelnde bzw. leicht kreisende Bürstbewegungen durchgeführt.
b) Charters-Technik: Die Bürste wird in einem Winkel von 45° von unten an die Gingiva angelegt. Es werden kleine kreisende Bewegungen durchgeführt, bei denen die Borstenenden in die Interdentalräume gestoßen werden.

Zur Reinigung der einzelnen Zähne werden je nach vorliegender Erkrankung und vorliegenden anatomischen Verhältnissen verschiedene Zahnputztechniken empfohlen. Bei allen Techniken wird die Zahnbürste an den Lingualflächen der Schneidezähne senkrecht angesetzt. An allen anderen Zahnflächen wird die Zahnbürste waagerecht angesetzt, und es werden zehn bis 15 Bewegungen pro Zahn durchgeführt. Die okklusalen Flächen werden in einer leicht kreisenden Bewegung kräftig gebürstet.

Meist wird die modifizierte **Bass-Technik** (Abb. 19-4a) empfohlen. Sie eignet sich sowohl bei gesunden als auch bei krankhaft veränderten Parodontalverhältnissen zur Reinigung. Die modifizierte Bass-Technik wird ferner empfohlen, wenn die Interdentalpapille weitgehend erhalten ist und die marginale Gingiva nahe der Schmelz-Zement-Grenze endet.

Die **Charters-Methode** (Abb. 19-4b) wird Patienten mit bestehenden Resttaschen und freien Interdentalräumen empfohlen.

Die modifizierte **Stillman-Methode** ist für Patienten geeignet, die ein gesundes Parodont oder gingivale Rezessionen aufweisen. Durch intermittierend ausgeübten Druck auf die Gingiva kommt es zu einer Stimulation der Gingiva durch Blutdrainage. Die Borstenenden einer weichen Zahnbürste werden im Bereich der Gingiva angesetzt. Es erfolgt eine Auswischbewegung vom Zahnfleisch zum Zahn („von Rot nach Weiß"). Dabei wird die Zahnbürste um ihre Längsachse gleichzeitig gedreht, und es werden, wenn es die Geschicklichkeit des Patienten erlaubt, Rüttelbewegungen durchgeführt.

Die **Fones-Technik** wird Kindern und Patienten empfohlen, die nicht die manuelle Geschicklichkeit besitzen, die obigen Techniken zu erlernen. Die bukkalen Zahnflächen werden dabei bei geschlossener Zahnreihe mit kleinen kreisenden Bewegungen gebürstet. Mit den gleichen Bewegungen werden dann die lingualen und okklusalen Zahnflächen gereinigt.

### 19.3.3 Hilfsmittel für die Mundhygiene

**Handzahnbürste**

Die **Zahnbürste** sollte einen kurzen Bürstenkopf (ca. 2,5 cm Länge) mit elastischen, geraden, an den Enden abgerundeten Kunststoffborsten besitzen. Die Dicke der Borsten sollte 0,18–0,25 mm, die Länge der Borsten 10–12 mm betragen. Die Borsten sollten mittelhart und zu Büscheln von je 20–40 Borsten **(multi-tufted)** angeordnet sein. Sind die Borsten zu hart oder die Enden nicht abgerundet, kann es leicht zu Zahnfleischverletzungen durch den Patienten kommen.

Die Zahnbürste ist nach ca. vier Wochen oder bei einem Umbiegen der Borsten auszutauschen. Nach Infektionen im Mund- und Rachenbereich muss die Zahnbürste ebenfalls erneuert werden, da es durch eine bakterielle Besiedelung der Bürste zu einer Reinfektion kommen kann.

> **Merke** Mit der Zahnbürste ist es nicht möglich, den Interdentalraum frei von Plaque und Speiseresten zu halten.

**Elektrische Zahnbürste**

Durch den Gebrauch **elektrischer Zahnbürsten** kann eine effektivere Zahnreinigung erreicht werden als durch eine Handzahnbürste. Die elektrische Zahnbürste erleichtert manuell weniger geschickten Patienten oder behinderten Patienten eine gründliche Mundhygiene. Um eine größere Effektivität als mit der Handzahnbürste zu erreichen, muss der Gebrauch der elektrischen Zahnbürste dem Patienten vom Zahnarzt eingehend demonstriert werden. Auch hier ist es wichtig, dass der Patient bei der Reinigung ein **systematisches Vorgehen** einhält und dabei die einzelnen Zahnflächen ausreichend sorgfältig reinigt. Häufig wird beobachtet, dass die Zahnpflege bei der Verwendung einer neu erworbenen elektrischen Zahnbürste anfänglich intensiver betrieben wird. Dieser positive Effekt des „neu Erworbenen" lässt dann aber mit der Zeit meist wieder nach. Die überwiegende Anzahl elektrischer Zahnbürsten führen drehend-oszillierende Bewegungen des Bürstenkopfes aus, mit denen eine gründliche, gingivaschonende Reinigung der Zahnoberflächen möglich ist.

Elektrische Zahnbürsten, bei denen der Bürstenkopf Vibrationen im Schallbereich ausübt, können zusätzlich zu einer Ablösung auch der Bakterien von der Zahnoberfläche führen, die nicht direkt von den Borsten erreicht werden.

**Zahnseide**

Das wichtigste Instrument zur Reinigung des Approximalbereichs der Zähne und der Interdentalräume ist die **Zahnseide.** Darüber hinaus erkennen der Zahnarzt und der Patient durch das Auffasern ungewachster Zahnseide, dass Imperfektionen an Restaurationen oder kariöse Restaurationen im Interdentalbereich vorliegen.

Die Zahnseide kann mit Daumen und Zeigefinger oder einem Zahnseidenhalter gespannt werden. Die Zahnseide wird dann vorsichtig über den Approximalkontakt in den Interdentalraum gezogen. Durch vorsichtige Auf- und Abbewegungen wird zunächst die Approximalfläche des einen und dann die Approximalfläche des anderen Zahns gereinigt.

**Breite Interdentalräume, Brückenglieder** oder **verblockte Zahnzwischenräume** können mit spezieller Zahnseide gereinigt werden (z.B. Superfloss®, elmex® multifloss), die im Mittelteil ein bauschiges Fadenstück enthält. Sie ist an einem Ende versteift. Dieses versteifte Ende kann unterhalb eines nichtdurchgängigen Kontaktpunktes durch den Interdentalraum geschoben werden. Mit dem bauschigen Mittelteil kann der Interdentalraum oder die Unterseite des Brückenzwischengliedes dann gereinigt werden.

Zahnseide gibt es in **gewachster** und **ungewachster** Form. Die Bewegung ungewachster Zahnseide auf einem sauberen Zahn führt zu einem quietschenden Geräusch. Am Auftreten dieses Geräusches kann der Patient die Effektivität seiner Bemühungen kontrollieren.

Der Vorteil gewachster Zahnseide ist, dass der ungeübte Patient seine Interdentalpapille nicht so leicht verletzen kann und die gewachste Zahnseide mit weniger

**19**

Kraftaufwand über den Approximalkontakt zu ziehen ist. Allerdings können Wachsreste im Interdentalraum verbleiben. Patienten mit starken Approximalkontakten sollten keine Zahnseiden auf Nylonbasis, sondern bandförmige Zahnseiden auf Polytetrafluorethylenbasis verwenden, da bei diesen Zahnseiden ein geringerer Kraftaufwand für die Kontaktflächenpassage erforderlich ist.

**Interdentalraum-bürstchen** **Zahnhölzer**

Weite Interdentalräume und frei liegende Furkationen können ferner mit **Interdentalraumbürstchen** oder **Zahnhölzern** gereinigt werden. Insbesondere Zahneinziehungen an Oberflächen im Bereich des Approximalraumes werden mit Interdentalbürstchen effektiv gesäubert. Es stehen Interdentalraumbürsten in verschiedenen Größen und Formen zur Auswahl. Dem Patienten sollte je nach Größe des Interdentalraumes individuell eine Bürstenform bzw. -größe empfohlen werden, um Schäden an der Gingiva oder der Zahnhartsubstanz zu vermeiden.

**Mundduschen**

**Wasserstrahlgeräte** (Mundduschen) erleichtern die Entfernung von eingeklemmten Speiseresten und lose anhaftender Plaque. Fest angeheftete Plaque kann nicht mit dem Wasserstrahlgerät, sondern muss mechanisch mit Bürsten und Hölzern entfernt werden. Am effektivsten und gleichzeitig schonendsten sind pulsierend arbeitende Wasserstrahlgeräte mit mehrstrahligen Düsen. Mit dem Wasserstrahl kann die Gingiva massiert und stimuliert werden. Dadurch kann eine **Festigung der Gingiva** erreicht werden. Darüber hinaus können gezielt Spüllösungen durch den Patienten appliziert werden. Dabei darf kein zu harter Strahl verwendet werden, da dies zur Streuung von Bakterien in entzündlich aufgelockerte Gewebeabschnitte führen kann.

> **Merke** Endokarditisrisikopatienten (s. Kap. 19.1) dürfen keine Mundduschen anwenden, da dies zu einer Bakteriämie führen kann.

Zur Kontrolle seiner Mundhygienemaßnahmen sollte der Patient bei der häuslichen Zahnpflege **Plaquerevelatoren** in Form von Kautabletten verwenden.

### 19.3.4 Zahnpasta

Zahnpasten sind ein wirksames Mittel zur Karies- und Gingivitisprophylaxe. Sie erfüllen im Wesentlichen **drei Aufgaben:**
- eine kosmetische Aufgabe durch Säubern und Polieren der Zahnoberfläche und Erfrischung des Atems
- eine therapeutische Aufgabe durch Entfernen der Plaque
- eine pharmakologische Aufgabe durch Einbringen pharmakologisch wirksamer Substanzen.

Zahnpasten sind kosmetische Mittel und unterscheiden sich von Arzneimitteln. Zahnpasten dürfen maximal 0,15% Fluoridionen enthalten und setzen sich aus verschiedenen Einzelbestandteilen zusammen: Je nach Zahnpasta liegen 15–55% **Abrasivstoffe** (Putzkörper) in einer Zahnpasta vor. Sie erleichtern die Entfernung der Plaque und die Politur der Zahnoberflächen.

**Abrasivstoffe**

Die Abrasionswirkung hängt neben Partikelform, Partikelgröße, Härte und Anzahl der Partikel auch von der angewandten Zahnputztechnik und der beim Putzen angewendeten Kraft ab. Die Beschaffenheit und Borstenhärte der verwendeten Zahnbürste besitzen nur einen untergeordneten Einfluss auf die Abrasivität von Zahnhartsubstanz. Als Putzkörper werden Carbonate, Phosphate (Dicalciumphosphat [DCP], Dicalciumphosphat-Dihydrat [DCPD], Natriummetaphosphat [IMP]), Kieselgele, feindisperse Kieselsäure, Aluminiumoxidhydrate und Kunststoffe verwendet.

Als aussagefähigste Messmethode zur **Bestimmung der Abrasivität** einer Zahnpasta gilt die Bestimmung des Abriebs von radioaktiv markiertem Dentin (RDA: Radioactive Dentin Abrasion) bzw. Schmelz (REA: Radioactive Enamel Abrasion). Zahnpasten mit einer hohen Abrasivität weisen einen großen RDA- bzw. REA-Wert auf.

**Tenside**

**Tenside** (z.B. Natriumlaurylsulfat, Aminfluorid) verringern die Oberflächenspannung des Speichel-Zahnpasta-Gemischs. Sie besitzen aufgrund ihrer chemischen Struktur die Eigenschaft, sich an Oberflächen anzulagern. Ferner erzielen sie eine schäumende Wirkung (Natriumlaurylsulfat) und lösen Plaquebakterien und Speisereste ab. Hohe Dosierungen von Natriumlaurylsulfat können zu Schädigungen der Gingiva führen. Die Konzentration sollte daher 2% nicht überschreiten.

**Geschmacksstoffe**

Zur Aromatisierung werden **Geschmacksstoffe** wie Pfefferminz und Menthol zugesetzt. Sie sollen die Akzeptanz von Zahnpasten fördern. Nichtkariogene Süßstoffe (Saccharin, Xylit) runden den Geschmack der Zahnpasta ab. Der Zuckeraustauschstoff Xylit soll ferner den Stoffwechsel kariogener, zuckerabbauender Mikroorganismen beeinflussen und zur Verdrängung dieser Bakterien führen. Den Zahnpasten können verschiedene Wirkstoffe zugesetzt sein.

**Wirkstoffe**

Als **Kariostatika** sind den Pasten seit etwa 40 Jahren Fluoride beigemischt. Heute besitzen ca. 70% der erhältlichen Zahnpasten 0,1–0,15% Fluorid. Kinderzahnpasten sind höchstens 0,05% Fluorid zugesetzt. Den Zahnpasten sind Fluoride in Form von Zinnfluorid, Natriumfluorid, Natriummonofluorphosphat und Aminfluorid zugefügt.

**Plaquehemmende Wirkstoffe**, wie Chlorhexidin, Sanguinarin oder die Enzyme Amyloglucosidase/Glucoseoxidase, besitzen antimikrobielle Eigenschaften. Sie wirken auf den Metabolismus und das Wachstum der supragingivalen Plaquebakterien.

Die Kombination von Phenolen, z.B. Triclosan und Co-Polymer, mit dem Metallsalz Zinkzitrat zeigte in neueren Untersuchungen einen hemmenden Einfluss auf parodontalpathogene Keime.

**Zahnsteininhibitoren**, wie Pyrophosphate, Polyphosphate, Phosphonate, Zinkzitrat, hemmen die Ausfällung von Kalziumsalzen aus dem Speichel und beugen so der Kristallisation und supragingivalen Zahnsteinbildung vor.

**Pflanzliche Extrakte**, wie z.B. Chamazulen, wirken antiphlogistisch. Vitamin A wird vom Gingivagewebe resorbiert und fördert die Zellproliferation und damit die Bildung einer ausreichend keratinisierten Gingiva.

**Hilfsstoffe**

**Feuchthaltemittel** verhindern das Austrocknen der Zahnpasta. Sie sind in Form von Glycerol, Sorbitol oder Propylenglycol den Zahnpasten beigemischt.

**Bindemittel** (Hydroxyethylcellulose, Methylcellulose, kolloidales Magnesium- und Aluminiumsilikat) sind hydrophile, kolloidale Substanzen. Sie bilden hochvisköse Gele und binden die Abrasivstoffe.

**Konservierungsstoffe** (z.B. Hydroxybenzoesäureester) verhindern die mikrobielle Zersetzung der Zahnpasta und garantieren ihre Haltbarkeit.

**Desensibilisierung hypersensibler Zähne**

Zur **Desensibilisierung hypersensibler Zähne** werden Fluoridverbindungen, Strontriumchlorid oder Kaliumnitrat den Zahnpasten zugesetzt. Diese Wirkstoffe sollen durch eine Mineralisierung, Verätzung oder Imprägnierung die Dentinkanälchen verschließen bzw. die Odontoblastenfortsätze strukturell verändern. Die genauen Mechanismen, die zur Desensibilisierung bei Verwendung dieser Zahnpasten führen, sind aber noch nicht geklärt. Hypersensible Zahnpartien liegen im Bereich frei liegender Zahnhälse oder bei frei liegenden Wurzeloberflächen vor. Sie finden sich auch nach parodontalchirurgischen Maßnahmen, wenn es zu einer Retraktion der zuvor ödematös geschwollenen Gingiva kommt. Da das dünne Wurzelzement infolge von Mundhygienemaßnahmen oder durch erosive bzw. abrasive Nahrung leicht beschädigt wird,

**19**

haben die Odontoblastenfortsätze via Dentinkanälchen Kontakt mit der Mundhöhle. Mechanische, thermische und chemische Reize können dann vom Patienten als sehr schmerzhaft empfunden werden.

### 19.3.5 Supra- und subgingivale Plaque- und Zahnsteinentfernung

 Die Aufgabe des Zahnarztes in der ersten Phase der Initialtherapie ist es, eine professionelle Zahnreinigung durchzuführen.

**1. Phase**

Die **professionelle Zahnreinigung** umfasst:
- Darstellung der supragingivalen Beläge
- vollständige Entfernung der supra- und subgingival erreichbaren Beläge
- Politur und Fluoridierung der Zahnoberflächen.

Vor der Entfernung bakterieller Beläge sowie vor oralchirurgischen Eingriffen sollte eine Keimreduktion in der Mundhöhle durch das Spülen mit oralen Desinfizienzien (z.B. Chlorhexidindiglukonat) erfolgen. Zur Herstellung hygienischer Mundverhältnisse und um dem Patienten Voraussetzungen zu schaffen, die eine optimale Zahnpflege ermöglichen, muss der Zahnarzt die supragingivalen Beläge zusammen mit Verfärbungen durch Tee-, Rotwein- oder Tabakkonsum entfernen. Verfärbungen der Zähne stellen einen Nährboden für Mikroorganismen dar und werden vom Patienten als ästhetisch beeinträchtigend empfunden. Neben den supragingivalen Belägen werden erreichbare subgingivale Beläge z.B. mit speziellen Ultraschallscalern (s.u.) beseitigt.

**2. Phase**

In der zweiten Phase der Initialtherapie werden eventuell vorhandene, schwer erreichbare, subgingivale Beläge in einer konservativ geschlossenen Therapie durch **subgingivales Scaling** entfernt. In diese Therapie ist meist eine **Weichgewebskürettage** eingeschlossen. Diese Therapiephase ist vor allem dann notwendig, wenn trotz gründlicher Durchführung der ersten Phase, weiterhin Taschen mit einer Tiefe von mehr als 3 mm Entzündungszeichen und/oder Weichgewebsschwellung aufweisen. In der Initialphase werden die Maßnahmen zur Beseitigung der subgingivalen Konkremente ohne ein Zurückklappen der Gingiva und ohne Lappenbildung vorgenommen. Die dabei angewendeten Verfahren werden bei den chirurgischen Parodontaltherapien beschrieben (s. Kap. 19.4.1).

### 19.3.6 Instrumente zur Zahnreinigung und Entfernung von Zahnstein durch den Zahnarzt

**Scaler**

Zur Entfernung von harten Belägen und zur Grobdepuration werden Scaler verwendet. **Sichelscaler** besitzen einen dreieckigen Querschnitt, zwei schneidende Kanten und laufen an ihrem Ende spitz zu (Abb. 19-5). Aufgrund ihrer Spitze und Größe ist ein subgingivales Arbeiten ohne Verletzung der Gingiva nicht möglich. **Gerade Scaler** sind im gesamten Ober- und Unterkieferbereich einsetzbar, gebogene Scaler eignen sich zur Entfernung von Zahnstein im Interdentalbereich.

**Hoe-Scaler** besitzen ein hauenförmiges bzw. hakenförmiges Arbeitsende. Mit ihnen können auch subgingivale Konkremente ohne Zurückklappen der Gingiva entfernt werden. Aufgrund ihrer Form erreichen sie aber nicht den Taschenboden. Durch ihre scharfen Kanten kann es leicht zu tiefen Kratzern auf der Wurzeloberfläche kommen.

**Küretten**

Küretten werden zur Entfernung subgingivaler Konkremente, nekrotischen, infizierten Wurzelzements und zur Entfernung des Granulationsgewebes und des Taschenepithels

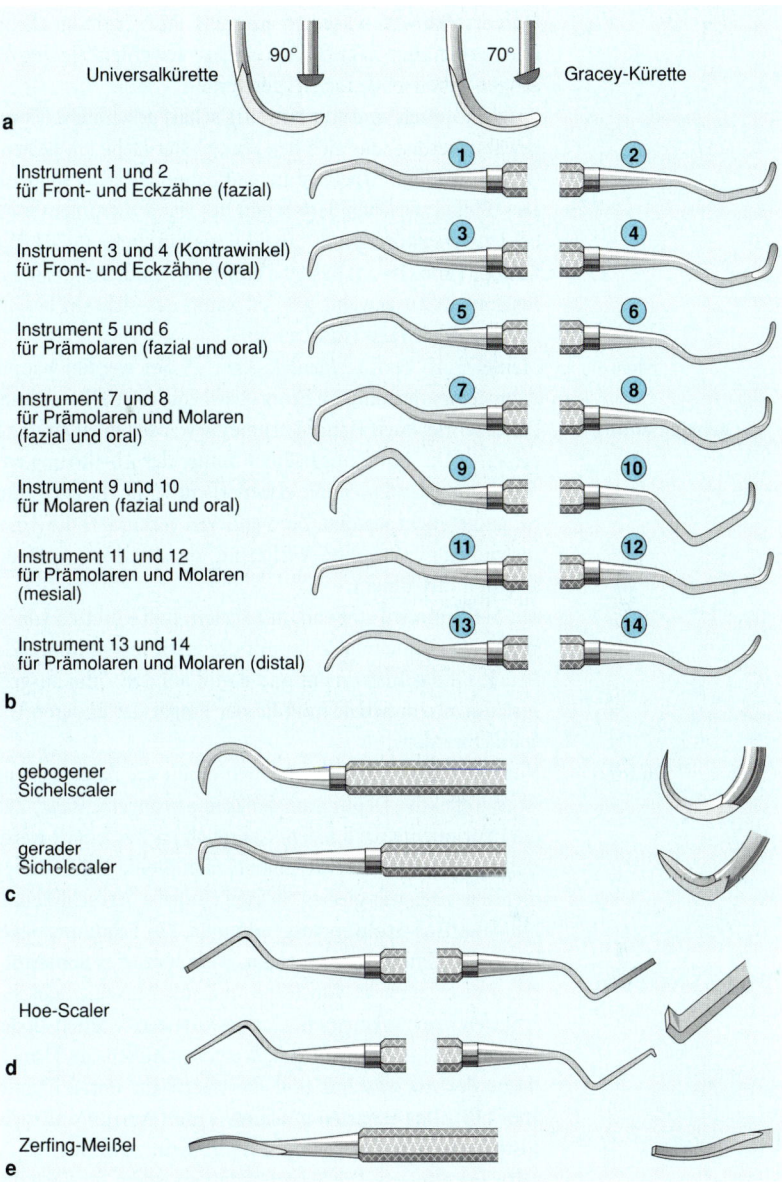

Universalkürette  90°  70°  Gracey-Kürette

**a**

Instrument 1 und 2
für Front- und Eckzähne (fazial)

Instrument 3 und 4 (Kontrawinkel)
für Front- und Eckzähne (oral)

Instrument 5 und 6
für Prämolaren (fazial und oral)

Instrument 7 und 8
für Prämolaren und Molaren
(fazial und oral)

Instrument 9 und 10
für Molaren (fazial und oral)

Instrument 11 und 12
für Prämolaren und Molaren
(mesial)

Instrument 13 und 14
für Prämolaren und Molaren (distal)

**b**

gebogener
Sichelscaler

gerader
Sichelscaler

**c**

Hoe-Scaler

**d**

Zerfing-Meißel

**e**

**Abb. 19-5**   Instrumente zur Zahnsteinentfernung.
a) Unterschiedliche Winkel zwischen Schneide und Schaft von Universalküretten und
Gracey-Küretten.
b) Kodierung und Einsatzgebiet der Gracey-Küretten.
bis e) Scaler und Meißel mit schematischer Darstellung der jeweiligen Schneide (Arbeitsende).

verwendet. Sie besitzen eine zierliche Form mit abgerundetem Ende. Es werden Universalküretten (z.B. Columbia, Langer) und Spezialküretten (z.B. Gracey) unterschieden. Für besonders schmale oder tiefe Zahnfleischtaschen sind **Spezialküretten** mit
einem kürzeren Arbeitsende (Mini Five) oder längerem unteren Schaft (After Five) vorhanden.

**19**

**Universalküretten** können aufgrund ihrer Form an allen Quadranten eines Gebisses und dort an allen Zahnflächen eingesetzt werden. Sie sind auf beiden Seiten ihres löffelartigen Arbeitsendes scharf geschliffen.

Spezialküretten sind nur einseitig scharf geschliffen. Es muss immer das Instrument gewählt werden, das sich der Wurzeloberfläche am besten anlegen lässt. Der Anstellwinkel zwischen Arbeitskante und Zahnoberfläche sollte ca. 80° betragen.

Der Winkel zwischen dem Schaft des Handinstrumentes und der Arbeitskante beträgt bei Universalküretten 80°, bei Spezialküretten 60–70°. Die Spezialküretten vom Typ **Gracey** (Abb. 19-5a) besitzen eine Zahlencodierung, die es ermöglicht, dass genau das Instrument ausgewählt werden kann, das sich am besten der jeweiligen Zahnoberfläche anlegen lässt (Abb. 19-5b).

**Meißel**

Meißel (z.B. Zerfing-Meißel; Abb. 19-5e) werden hauptsächlich zur interdentalen Zahnsteinentfernung im Front- bzw. vorderen Seitenzahnbereich eingesetzt.

**Arbeitshaltung**

Die beschriebenen Handinstrumente werden in einem modifizierten Schreibfedergriff gehalten. Der Mittelfinger dient immer der Abstützung an der Zahnreihe. Ohne diese Abstützung kann nicht die erforderliche Kraft, die zur Zahnsteinentfernung notwendig ist, aufgebracht werden. Zum anderen verhindert die Abstützung ein Abrutschen des Instrumentes und eine Verletzung des Patienten und des Behandelnden mit dem scharfen Instrument.

Mit Meißeln wird stoßend, mit Scalern und Küretten von apikal nach koronal ziehend gearbeitet. Manchmal kann mit der instrumentenführenden Hand nicht ausreichend Druck auf das Instrument und damit auf den Zahn ausgeübt werden. Dann kann das Instrument am Schaft mithilfe der Finger der anderen Hand zusätzlich gestützt und geführt werden.

**Schärfen**

Nur mit scharfen Handinstrumenten für die Zahnstein- und Konkrementenfernung ist eine effektive Depuration der Zähne in angemessener Zeit möglich. Deshalb müssen die Instrumente nach jedem Gebrauch nachgeschärft werden. Das Schärfen geschieht mittels Abziehen des Instruments über Steine. Sehr stumpfe oder beschädigte Instrumente werden mit groben Steinen (India) vorgeschliffen. Das feine Aufschleifen wird mit **Arkansas-Steinen** vorgenommen. Zur Schonung des Steins und um eine größere Hitzeentwicklung zu vermeiden, wird spezielles **Schleiföl** auf den Stein aufgetragen. Das Aufschleifen ist von Hand und mit Aufschleifmaschinen möglich. Die einseitig scharfen Instrumente (z.B. Gracey-Küretten) werden an der Außenfläche, die zweiseitig scharfen Instrumente (z.B. Scaler) an Außen- und Innenfläche geschärft. Die Oberfläche des Abziehsteins und die Oberfläche der Schneide bilden einen Winkel von 100–110°. Das Schärfen geschieht durch Auf- und Abziehen des Steins am fixierten Instrument. Um Scharten am Instrument zu vermeiden, sollte zum Schluss ein Abwärtszug erfolgen. Die Schärfe kann an einem Plexiglasstäbchen kontrolliert werden. Scharfe Instrumentenkanten reflektieren kein Licht.

**Ultraschallgeräte**

*5. Vorlesung Wöhrl!*

Neben den beschriebenen Handinstrumenten kommen **Ultraschallgeräte** zur Entfernung von Zahnstein und subgingivalen Konkrementen zum Einsatz. Herkömmliche Ultraschallinstrumente werden nur bei zurückgeklappter Gingiva eingesetzt. Ultraschallinstrumente sollten nicht zur Entfernung von weichen Belägen eingesetzt werden, da es bei ihrem Einsatz leicht zu Verletzungen der Zahnhartsubstanzen kommen kann.

Magnetostriktiv bzw. piezoelektrisch arbeitende Ultraschallgeräte wandeln elektrischen Strom in mikroskopisch kleine Stöße von 25 000–50 000 Schwingungen um. Bei magnetostriktiv angetriebenen Geräten wird ein Eisen- oder Nickelstahlkern in einer Wechselstromspule in eine Längsschwingung versetzt. Die resultierende Schwingungsform der Arbeitsspitze ist ellipsoid bis kreisförmig. Bei den **piezoelektrisch** angetriebenen Geräten werden Quarzkristalle in einem Wechselfeld deformiert. Dadurch leiten sie die Schwingungen auf das Arbeitsende weiter. Das Arbeitsende führt lineare, d.h. auf eine Ebene begrenzte Bewegungen senkrecht zur Arbeitsspitzenlängsachse aus.

So genannte **Airscaler** werden über den Turbinenanschluss am Behandlungsstuhl durch Luft angetrieben. Sie erreichen maximal 10 000 Schwingungen pro Sekunde und arbeiten damit nicht im Ultraschallbereich. Durch die Schwingungen der Arbeitsenden werden fest anhaftende Beläge zur Implosion gebracht, sodass sie sich vom Zahn lösen. Der für die Kühlung notwendige, auf die Zahnoberfläche auftreffende Wasserstrahl unterstützt diesen Kavitationsvorgang. Ohne diese Kühlung kann es zu thermischen Schädigungen der Zahnhartsubstanz und des Weichgewebes kommen (bis 195 °C).

Als **Kühlmittel** werden meist Wasser oder pharmakologisch wirksame Lösungen (z.B. Chlorhexidindiglukonat) verwendet. Durch die Schwingungen kann es zu Zahnhartsubstanzkavitationen von 0,1 mm Tiefe kommen. Dies trifft sowohl für schall- als auch für ultraschallgetriebene Geräte zu. Eine Kavitation kann vor allem dann beobachtet werden, wenn die Arbeitsspitze mit Druck auf eine Stelle des Zahnes aufgesetzt wird. Daher sollte immer intermittierend, mit geringem Druck und unter Verwendung abgerundeter Instrumentenspitzen gearbeitet werden. Das Arbeitsende sollte flächig an die Zahnoberfläche angelegt werden.

Aufgrund des notwendigen Kühlvorgangs ist der Einsatz herkömmlicher, für die supragingivale Zahnsteinentfernung vorgesehener Ultraschallgeräte in tiefen Taschen nicht möglich. Dazu eignen sich speziell geformte, sehr schlanke Arbeitsansätze (Slimline™), bei denen die Kühlflüssigkeit durch eine interne Zufuhr bis zur Instrumentenspitze geführt wird. Dadurch wird es neben der Entfernung von Konkrementen gleichzeitig möglich, Bakterien und bakterielle Toxine in der parodontalen Tasche und auf der Wurzeloberfläche zu reduzieren. Ein weiterer parodontaltherapeutischer Effekt der Schall- und Ultraschallwellen besteht im Zerreißen des in der Zahnfleischtasche und auf der Wurzeloberfläche befindlichen bakteriellen Biofilms. Die klinische Wirksamkeit eines gründlichen Schall- oder Ultraschallscalings ist der Anwendung von Handinstrumenten ebenbürtig. In Furkationsbereichen mehrwurzeliger Zähne ist mit diesen Instrumenten eine gegenüber Handinstrumenten effizientere Zahnsteinentfernung möglich.

Beim **Vector®-System** handelt es sich um eine modifizierte Ultraschalltechnologie, bei der die Arbeitsspitze des Instruments rein vertikale Schwingungen ausführt. Auf diesem Weg kann auch in tiefe Taschen zielgerichtet Flüssigkeit appliziert werden. Die Arbeitsenden werden ohne Druck in der Tasche entlang der Wurzeloberfläche bewegt. Durch Hydroxyapatitpartikel in der Spülsuspension kommt es zu einer Abrasion und damit Reinigung der Wurzeloberfläche. Umfassende klinische Resultate zu dieser neuen Technik stehen aber noch aus.

Nicht eindeutig geklärt ist, ob durch die subgingivale Anwendung von ultraschallgetriebenen Instrumenten das **Bakteriämierisiko** im Vergleich zu Handinstrumenten erhöht wird.

> **Merke** Vorsicht ist bei der Verwendung von Ultraschall- und Schallinstrumenten bei Patienten mit Herzschrittmachern geboten. Durch elektromagnetische Einflüsse oder aber auch durch die Vibration kann es zu einer Beeinflussung des Schrittmachers kommen. Auch gilt zu beachten, dass es bei Ultraschall- und Schallinstrumenten zur Entwicklung eines mit Keimen kontaminierten Aerosols kommt (Cave: infektiöse Patienten).

**19**

**Pulverstrahlgeräte**

**Pulverstrahlgeräte** dienen der Reinigung von Fissuren und der Entfernung von Verfärbungen. Das druckluftbetriebene Gemisch von Wasser und Natriumbikarbonatpulver kann beim Auftreffen auf die Gingiva zu Epithelverletzungen führen. Eine Anwendung im Bereich frei liegenden Wurzelzements oder Dentins bzw. im Bereich von Kompositfüllungen wird aufgrund schädigender Einflüsse nicht empfohlen.

**Politur**

Die abschließende Politur der Zahnoberfläche und vollständige Entfernung von Verfärbungen erfolgt mit maschinell getriebenen rotierenden weichen Bürstchen oder Gummikelchen. Zur Reinigung der Interdentalflächen werden dünne, flexible, flache Kunststoff- oder Holzansätze des **EVA®-Systems** verwendet. Beim EVA®-System wird ein Arbeiten im Interdentalraum durch eine vibrierende Längsbewegung eines Arbeitsendes ermöglicht. Eine weitere Möglichkeit zur Belagentfernung besteht im Einsatz von aluminiumoxidbeschichteten Polierstreifen, wie sie zur Politur von Kompositfüllungen verwendet werden.

Werden **Polierpasten** verwendet, sollte darauf geachtet werden, dass sie keine zu stark abrasive Wirkung besitzen. Als Polierpasten können auch Zahnpasten herangezogen werden. Die Fluoridierung der Zahnoberflächen sollte nicht mit harzhaltigen Fluoridlacken erfolgen, da sich diese beim parodontal geschädigten Patienten leicht in den Zahnfleischtaschen festsetzen können.

### 19.3.7 Beseitigung der die Plaqueablagerung fördernden Faktoren

 Der Zahnarzt muss in der Initialphase Retentionen und Nischen beseitigen, sodass für den Patienten die Mundhygiene vereinfacht wird.

Zu diesem Zweck müssen überhängende Füllungsränder abgetragen und unpolierte bzw. ungenügend konturierte Füllungen rekonturiert und poliert werden. Ist eine Rekonturierung und Politur nicht möglich, müssen die Füllungen erneuert werden.

Lokale sekundäre Ursachen wie Zahneinziehungen, Schmelzprojektionen oder enge Furkationseingänge werden in Form einer **Odontoplastik** so verändert, dass die Plaque keine Retentionsstellen mehr besitzt. Furkationseingänge werden so erweitert, dass die frei liegende Furkation mit kleinen Bürstchen durch den Patienten zu reinigen ist. Zur Entfernung überstehender approximaler Füllungen werden einseitig belegte diamantierte Spitzen des EVA®-Systems oder diamantierte Interdentalstreifen verwendet. Die bearbeiteten Flächen müssen abschließend mit feinen belegten Ansätzen oder Streifen poliert werden.

Eine Odontoplastik wird mit feinen Diamantschleifern (Körnung 15–75 μm) oder diamantierten grazilen Ultraschallansätzen durchgeführt. Im Anschluss an eine Odontoplastik muss immer eine Fluoridierung der Zahnoberflächen erfolgen.

## 19.4 Korrektive Therapie

 Nach erfolgter Initialtherapie wird der Patient, falls erforderlich, in die korrektive Therapie übernommen. Sind noch Parodontien vorhanden, die bei Sondierung bluten und keinen Rückgang der Sondierungstiefen aufweisen, werden zunächst chirurgisch-korrektive Maßnahmen durchgeführt.

**Maßnahmen**

Die korrektive Therapiephase umfasst je nach Indikation folgende Behandlungen:
- chirurgische Interventionen
- Extraktionen
- endodontische Versorgungen
- die Anfertigung definitiver Restaurationen
- funktionelle Therapie, orthodontische Therapie usw.

## 19.4.1 Grundlagen der Parodontalchirurgie

**Ziele**

Ziele der chirurgischen Parodontaltherapie in der korrektiven Phase sind:
- Behandlung residualer Läsionen unter weitgehend visueller Kontrolle
- Etablierung eines weitgehend entzündungsfreien Parodonts
- Reduzierung der Sondierungstiefen
- teilweise oder vollständige Auffüllung von Knochentaschen mit körpereigenem Gewebe
- Regeneration parodontaler Strukturen
- ggf. Erzielung einer physiologischen Morphologie der Zähne, der Gingiva und des Alveolarknochens
- im Idealfall: Festigung gelockerter Zähne.

### Indikationen für parodontalchirurgische Maßnahmen

1. Chirurgisch-korrektive Maßnahmen werden durchgeführt, wenn die Ziele der Initialphase weitgehend erreicht sind, aber dennoch weiterhin aktive Resttaschen vorliegen. Aktive Taschen sind durch ein Bluten bei vorsichtiger Sondierung gekennzeichnet. Die Blutung deutet darauf hin, dass noch subgingivale Beläge vorhanden sind.
2. Wurzeloberflächen in Taschen bis zu 5 mm Tiefe können meist mit geeigneten Instrumenten auch ohne Zurückklappen der Gingiva gesäubert werden. Daher sind überwiegend bei Taschen, die tiefer als 5 mm sind und einen erschwerten Zugang haben, parodontalchirurgische Maßnahmen mit Lappenbildung indiziert.
3. Liegt ein eingeschränkter Zugang für die häusliche Mundhygiene durch die Morphologie der Hart- und Weichgewebe vor, sollte ggf. durch chirurgische Maßnahmen (z.B. Gingivektomie) die Hygienefähigkeit ermöglicht werden.

> **Merke** Der Patient muss in der initialen Hygienephase seine Kooperationsbereitschaft zur aktiven Mitarbeit bei der Plaquekontrolle gezeigt haben. Nur dann sind chirurgische Maßnahmen durchzuführen und sinnvoll. Die chirurgischen Eingriffe werden nur an den Zähnen durchgeführt, die aktive Resttaschen besitzen und erhaltungswürdig sind.

Da die Eingriffe auch immer ein lokales Trauma setzen, sind die übrigen Zähne, wenn möglich, nicht in den chirurgischen Eingriff einzubeziehen. Die Therapien sind recht aufwändig und für den Behandler anstrengend. Daher werden die chirurgischen Maßnahmen in vier bis sechs Sitzungen durchgeführt. Das Gebiss wird dabei in Quadranten bzw. Sextanten eingeteilt. Epidemiologische Studien (s. Abb. 17-7) haben gezeigt, dass chirurgisch-korrektive Maßnahmen nur bei höchstens einem Viertel aller Patienten angezeigt sind. Beim überwiegenden Teil der Patienten sind die Maßnahmen der Initialtherapie ausreichend, um die in der chirurgischen Therapie angestrebten Ziele zu verwirklichen.

**19**

Die **chirurgischen Eingriffe** werden folgendermaßen eingeteilt:
- parodontalchirurgische Eingriffe
- mukogingivalchirurgische Eingriffe
- kombiniert parodontal-mukogingivalchirurgische Eingriffe
- Methoden zur Behandlung von Zähnen mit Furkationsbeteiligung.

### Antibiotische Abschirmung

Eine peri- bzw. postoperative Antibiose ist nur bei Patienten mit bestimmten Grunderkrankungen oder speziellen Verlaufsformen der Parodontopathien notwendig. Sie wird nicht routinemäßig verordnet. Vor dem operativen Eingriff sollte der Patient zur Bakterienreduktion mit einer antimikrobiellen Spüllösung (z.B. Chlorhexidin) den Mund gut ausspülen. In der postoperativen Phase empfiehlt sich zur Unterstützung der Mundhygienemaßnahmen des Patienten ebenfalls die Anwendung antimikrobieller Spüllösungen.

### Lokalanästhesie

Parodontal-chirurgische Eingriffe erfordern eine Lokalanästhesie. Dabei sollten Anästhetika mit niedrigem Vasokonstringenz-Zusatz (z.B. Adrenalin) verwendet werden. Durch das Vasokonstringens entsteht ein blutarmes Operationsgebiet, sodass die Übersicht erleichtert wird. Darüber hinaus wird durch das Vasokonstringens die Anästhesiedauer verlängert.

Die absoluten **Kontraindikationen für die Anwendung von Adrenalin** (paroxysmale Tachykardie, Tachyarrhythmie, Zustand nach Infarkt, schwere Hypertonie, Angina pectoris, Hyperthyreose, Engwinkelglaukom, Medikation mit Antidepressiva) sind zu beachten.

**Oberkiefer** Bei Eingriffen im Oberkiefer wird **bukkal** eine Infiltrationsanästhesie (Nn. alveolares superiores) und **palatinal** eine Leitungsanästhesie am Foramen palatinum (N. palatinus major) bzw. am Foramen incisivum (N. nasopalatinus) vorgenommen.

**Unterkiefer** Im Unterkiefer ist vor allem im **Frontzahngebiet** ebenfalls eine Infiltrationsanästhesie bukkal und lingual ausreichend. Für den **Seitenzahnbereich** des Unterkiefers können eine Leitungsanästhesie am Foramen mandibulae (N. lingualis/N. alveolaris inferior) und eine Blockade des N. buccalis notwendig sein.

### Schnittführungen

Zur Mobilisation der Gingiva und Mukosa sind horizontale bzw. vertikale Inzisionen notwendig (Abb. 19-6).

**Horizontale Inzisionen** Bei den horizontalen Inzisionen werden marginale, paramarginale und intrasulkuläre Inzisionen unterschieden.

**Marginale und intrasulkuläre Inzisionen** trennen das Saum- bzw. Taschenepithel vom Zahn. Bei diesen Schnittführungen tritt nahezu kein Höhenverlust der Gingiva auf, sodass nach der Operation weniger freiliegende Wurzeloberflächen resultieren. Beide Inzisionen eignen sich daher besonders im Frontzahnbereich beim Vorliegen von Zahnfleischtaschen mit geringer Sondierungstiefe (bis 4 mm).

**Paramarginale Inzisionen** verlaufen in einem Abstand von 1–2 mm zum Zahn. Durch sie wird das entzündete Taschengewebe in Form einer internen Gingivektomie scharf kürettiert.

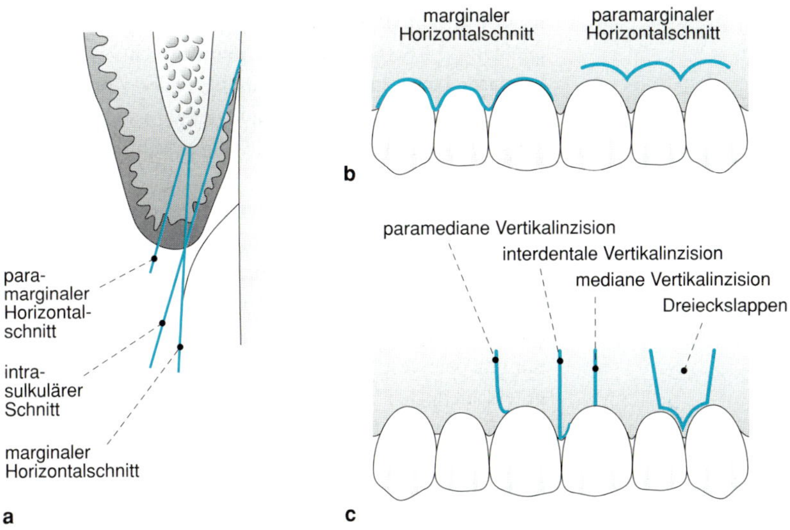

marginaler
Horizontalschnitt

paramarginaler
Horizontalschnitt

b

para-
marginaler
Horizontal-
schnitt

intra-
sulkulärer
Schnitt

marginaler
Horizontalschnitt

a

paramediane Vertikalinzision
interdentale Vertikalinzision
mediane Vertikalinzision
Dreieckslappen

c

**Abb. 19-6** Horizontalinzisionen im Längsschnitt (a) und in der Aufsicht (b). Vertikalinzisionen in der Aufsicht (c).

**Vertikale Inzisionen**

Vertikale Inzisionen dienen als Entlastungsschnitte, wenn größere Schleimhautlappen mobilisiert werden müssen. Sie liegen im günstigsten Fall **paramedian** oder werden in Form eines **Dreieckslappens** ausgeführt. Die Bildung eines Dreieckslappens ist vor allem dann sinnvoll, wenn Knochentaschen oder Krater interdental lokalisiert sind. Wegen der Gefahr postoperativer Nekrosen und Schrumpfungen sollten interdentale oder mediale Vertikalinzisionen unterlassen werden. Bei palatinal oder lingual liegenden vertikalen Inzisionen müssen die anatomischen Gegebenheiten (z.B. Aa. palatinae) beachtet werden, um Schäden zu vermeiden.

**Papillenerhaltende Schnittführungen**

Aus ästhetischen Gründen und bei der Implantation von autogenen oder alloplastischen Materialien sind häufig papillenerhaltende Schnittführungen und Maßnahmen indiziert. Dazu eignen sich die **schräge interpapilläre Inzision** oder die Mobilisation der gesamten, vollständig erhaltenen Interdentalpapille (Abb. 19-7). Voraussetzung für diese Maßnahmen ist ein ausreichend weiter Approximalraum, wie er z.B. bei kronenstumpfpräparierten oder parodontal geschädigten Zähnen vorliegt.

### Nähte, Nahtmaterial und Nahttechniken

Die bei der Parodontalchirurgie mobilisierten Schleimhaut- bzw. Mukoperiostlappen müssen durch eine Naht wieder am Zahn adaptiert werden. Die Gingiva sollte dabei den Knochen wieder vollständig überdecken.

**Abb. 19-7** Papillenerhaltende Maßnahmen: Schräge Inzision und bogenförmige Inzision zur Mobilisation der vollständig erhaltenen Interdentalpapille.

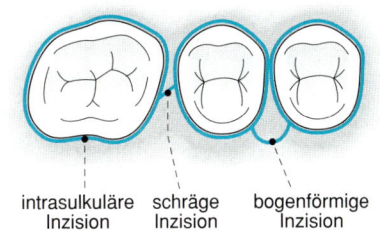

intrasulkuläre
Inzision

schräge
Inzision

bogenförmige
Inzision

19

427

**Nahtmaterial**

Es wird atraumatisches, in der Regel nichtresorbierbares, synthetisches Nahtmaterial der Stärke 3-0 bis 6-0 verwendet, das nach acht bis zehn Tagen wieder entfernt wird. Bei **längerer Liegedauer** sind monofile Fäden zu bevorzugen, da die Plaqueakkumulation an monofilem Nahtmaterial geringer ist als an polyfilem Material. In ästhetisch anspruchsvollen Bereichen sollte feinem Nahtmaterial (Stärke 5-0 oder 6-0) der Vorzug gegeben werden.

**Nahttechniken**

Ist eine Vertikalinzision vorgenommen worden, so wird diese mit **Knopf- oder Matratzennähten** (Abb. 19-8c) verschlossen. Die Fixation der Gingiva am Zahn erfolgt mit **Interdentalnähten,** bei denen die jeweilige orale und vestibuläre Papille miteinander vernäht werden (Abb. 19-8a).

**Zahnumschlingungsnähte** werden erforderlich, wenn die Mobilisation der Gingiva nur oral oder vestibulär erfolgt ist oder wenn der orale und der vestibuläre Lappen auf unterschiedlicher Höhe adaptiert werden sollen (Abb. 19-8b).

Für die Interdentalnähte werden gerade **Nadeln** verwendet, die übrigen Nähte werden mit gebogenen Nadeln vorgenommen.

In der Regel werden alle **Knoten** bukkal gelegt, da die linguale Lage für den Patienten störend ist. Die Knotentechniken bei der Naht sind Lehrbüchern der Chirurgie zu entnehmen.

**Gewebekleber**

Zur Fixation können auch **Gewebekleber** vom Cyanoacrylat-Typ verwendet werden. Sie dürfen aber auf keinen Fall zwischen den Lappen und die knöcherne oder bindegewebige Unterlage kommen, sondern dürfen nur die Wundränder verschließen.

### Wundverbände, Infektionsprophylaxe

Die Adaptation der Lappen und die postoperative Schonung des Wundgebietes können durch Zahnfleischverbände unterstützt werden. Die Wundverbände können darüber hinaus zu einer Schienung der Zähne in der postoperativen Phase beitragen. Es werden heute ausschließlich **Zinkoxid-Eugenol-freie Materialien** (z.B. Coe-Pac®, Peri-Pac®) oder lichthärtende weiche Kunststoffe empfohlen.

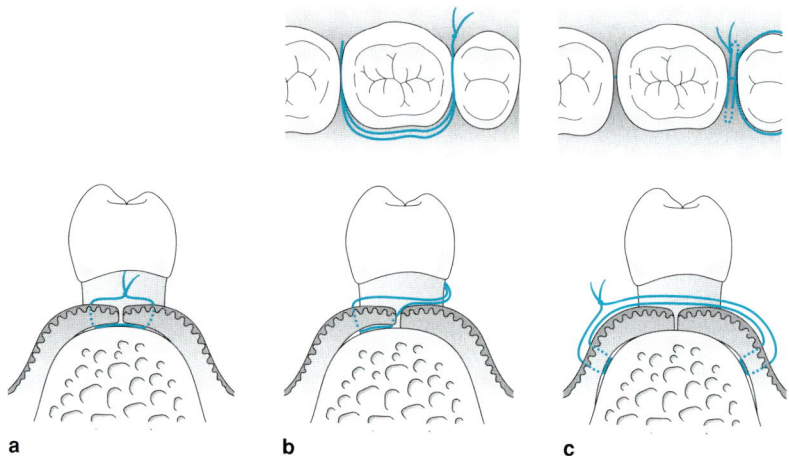

**a**   **b**   **c**

**Abb. 19-8**   Nahttechniken.
a) Interdentale Papillennaht im Vertikalschnitt.
b) Zahnumschlingungsnaht in der Aufsicht (oben) und im Vertikalschnitt (unten).
c) Vertikale Matratzennaht in der Aufsicht (oben) und im Vertikalschnitt (unten).

Die **Applikation** der klebrigen, noch nicht abgebundenen, selbsthärtenden Verband-materialien kann mit einer Einmalspritze erfolgen. Der Verband wird dann mit ange-feuchtetem oder mit Vaseline eingecremtem Finger an die Zahnoberfläche angedrückt. Das Verbandmaterial darf nicht zwischen Lappen und Knochen geraten. Um dies zu vermeiden, kann eine interdentale Abdeckung mit einer dünnen **Zinnfolie** teilweise erforderlich sein. Die Zinnfolie verhindert ferner ein Verkleben des Verbandmaterials mit dem Nahtmaterial. Der Verband darf die Mukogingivalgrenze nicht überschreiten, da er sonst vom Patienten als störend empfunden wird und sich bei Bewegungen löst. Der Verband klebt an den Zahnoberflächen und greift in unter sich gehende Zahn-bereiche. Dadurch wird ein ausreichender Halt des zähplastisch erhärteten Materials erzielt. Die Tragezeit eines Verbandes beträgt sieben bis zehn Tage.

Den Verbandmaterialien ist häufig eine **bakteriostatische Komponente** (z.B. Chlor-thymol) zugesetzt, die das Bakterienwachstum in der Wundregion hemmen soll. Nach Entfernung des Verbandes führt der Zahnarzt eine vorsichtige, aber gründliche Reini-gung des Wundgebietes und eine Politur der Zähne durch.

**Postoperativ** sollte eine Infektionsprophylaxe erfolgen. Eine mechanische Mund-hygiene kann nur in den nicht operierten Bereichen erfolgen. Daher sollten bis zu dem Zeitpunkt, zu dem wieder eine effektive Zahnreinigung mit der Zahnbürste möglich ist (ca. nach vier bis sechs Wochen) zweimal täglich Mundspülungen mit 0,1–0,2% Chlor-hexidindiglukonat-Lösung durchgeführt werden.

### Instrumentarium für die Parodontalchirurgie

Im Folgenden wird nur das spezielle Parodontalinstrumentarium und sein Einsatz-gebiet dargestellt (zu Scalern und Küretten s. Kap. 19.2.6). Beschreibungen des übli-chen zahnärztlich-chirurgischen Bestecks (z.B. Nadelhalter, Raspatorium, Wund-haken, Pinzetten, Gingivascheren, chirurgisches Handstück mit Kochsalzkühlung, Knochenfräsen) können speziellen Lehrbüchern entnommen werden.

**Spezielle Instrumente** für die Parodontalchirurgie (Abb. 19-9) sind z.B.:

- Taschenmarkierungspinzette (z.B. Crane-Kaplan-Pinzette): zur Markierung des Taschenfundus bei der externen Gingivektomie
- Universal-Gingivektomiemesser: im Winkel verstellbares Messer für die Gingivek-tomie
- Parodontalbeile, Papillenmesser: zur Gingivektomie, Abtrennung gingivektomierter Papillen, Gingivoplastik
- sichelförmige Skalpelle: zur Gingivektomie und für Schnittführungen im Molaren-bereich; Nr. 12 nur Innenschliff, Nr. 12b Innen- und Außenschliff
- gerade Skalpelle: zur Schnittführung im Frontzahnbereich; Nr. 11, spitzes Ende; Nr. 15, abgerundetes Ende

### Elektrochirurgie

Die Elektrochirurgie bezeichnet chirurgische Maßnahmen am Weichgewebe, die mit Hochfrequenzstrom (1–4 MHz) vorgenommen werden.

**19**

Der früher oft gewählte Begriff der **Kauterisierung** sollte in diesem Zusammenhang nicht gewählt werden. Die Kauterisierung bezeichnet die Beeinflussung von Gewebe mit direkter Hitze (Glühkauter).

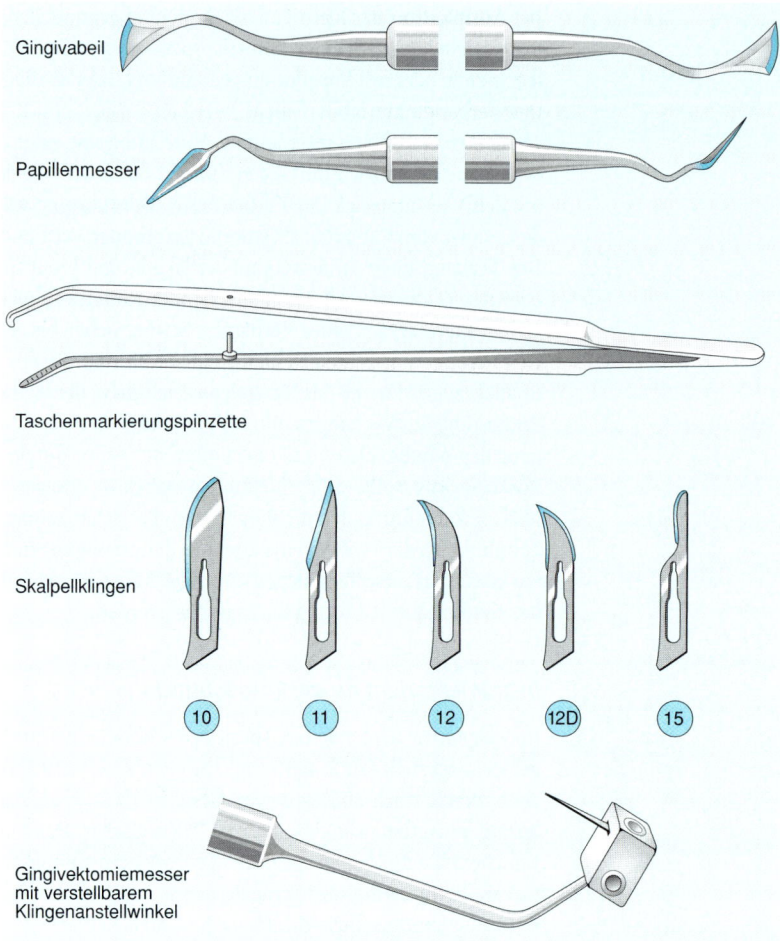

Gingivabeil

Papillenmesser

Taschenmarkierungspinzette

Skalpellklingen

10   11   12   12D   15

Gingivektomiemesser
mit verstellbarem
Klingenanstellwinkel

**Abb. 19-9**    Spezielle Instrumente für die Parodontalchirurgie.

**Prinzip**  Bei der Hochfrequenzchirurgie (HF-Chirurgie) werden **kalte Aktivelektroden** verwendet. Im Bereich der Aktivelektrode kommt es zu einem erhöhten Stromfluss, der eine lokale Hitzeentwicklung im Gewebe aufgrund der elektrischen Widerstandswärme bewirkt.

**Elektrodenformen/Stromarten**  Es kommen verschiedene Aktivelektrodenformen zum Einsatz: Nadel-, Stab-, Kugel- und Schlingenelektroden. In der Elektrochirurgie kommen verschiedene oszillierende Stromarten zur Anwendung. Sie können für die verschiedenen Maßnahmen gezielt eingesetzt werden. Als Faustregel gilt: Je höher die pro Zeiteinheit gewählte Spitzenspannung, desto eher treten unerwünschte Funkenbildungen an den Elektroden und laterale Hitzeeinwirkungen im Gewebe auf. Die heutigen modernen Geräte erlauben eine monoterminale Anwendung, d.h., es muss keine Neutralelektrode am Patienten angelegt werden. Von den verschiedenen möglichen Maßnahmen kommen in der Parodontologie die Elektrotomie und die Elektrokoagulation zur Anwendung.

**Elektrokoagulation**  Die Elektrokoagulation kann zum Verschluss **blutender Gefäße** verwendet werden. Dabei kommen meist **Kugelelektroden** zum Einsatz. Das blutende Gefäß kann aber auch mit einer Arterienklemme oder Pinzette gefasst und der Strom durch Kontakt der Aktivelektrode mit dem Instrument fortgeleitet werden.

**Elektrotomie**

Die Elektrotomie bezeichnet das **Schneiden** mit HF-Strom. Es kann zur primären Schnittführung (Nadelelektrode) oder zur Gingivamodellation (Schlingenelektrode) herangezogen werden.

Die Elektrodesikkation (Gewebezerstörung durch Dehydratation) und die Elektrofulguration (oberflächliche Gewebeverbrennung durch Funkenentladung) finden keinen Einsatz in der Zahnheilkunde.

**Vorteile**

Vorteile der Elektrochirurgie sind: Die **geringe Blutung** bei der Schnittführung, die Möglichkeit **drucklosen Schneidens** auf weicher Gewebeunterlage und die **verringerte Bakteriämie** bei der Wundsetzung.

**Nachteile**

Nachteile sind: Der unangenehme Geruch beim Arbeiten und die Gefahr von Pulpen- und Knochenschädigungen durch Hitzeeinwirkung. Zahn- und Knochenkontakte mit der Aktivelektrode sind daher zu vermeiden.

Die Hochfrequenzschwingungen können zu Störungen von **Herzschrittmachern** im Umkreis von 2,8 m Entfernung zur Elektrode führen. Die HF-Chirurgie ist daher vor allem bei Patienten mit Schrittmachern älteren Typs kontraindiziert.

### Laser in der Parodontalbehandlung

Die Anwendung eines **Nd:YAG-Lasers** (**N**eodym-gesättigte **Y**ttrium-**A**luminium-**G**ranat-Kristalle) kann eine vorübergehende Keimreduktion in der Tasche, Entfernung von Konkrementen sowie von Taschenepithel und Granulationsgewebe bewirken. Allerdings wurden auch Veränderungen der Wurzeloberfläche nach Anwendung von Nd:YAG-Lasern beobachtet.

**$CO_2$-Laser** können in der Weichgewebschirurgie zur blutungsarmen Entfernung von Gingivavergrößerungen verwendet werden. Nach heutigem Kenntnisstand bringt der Einsatz von Lasern gegenüber herkömmlichen Methoden in der Parodontalbehandlung keine Vorteile, sodass weitere Untersuchungen abgewartet werden müssen.

### 19.4.2 Parodontalchirurgische Eingriffe

Der subgingivale Zahnstein stellt eine Retentionsfläche für Plaquebakterien dar. Daher wird bei allen parodontalchirurgischen Eingriffen im Rahmen der Parodontaltherapie eine gründliche Säuberung und Glättung der Wurzeloberflächen (**root planning**) vorgenommen.

Eine physiologisch glatte Wurzeloberfläche erschwert die Bakterienanheftung und verbessert die Regenerationsfähigkeit des Parodonts.

Die Säuberung und Glättung der Wurzeloberfläche wird durch den Einsatz von Handinstrumenten (Küretten) und rotierenden bzw. oszillierenden Instrumenten erreicht. Der Einsatz von rotierenden bzw. oszillierenden Instrumenten ist auch in schlecht zugänglichen Bereichen zu empfehlen.

Es gibt nur wenige kontrollierte Studien, bei denen verschiedene Operationstechniken an demselben Patienten durchgeführt und anschließend der Langzeiterfolg der Methoden verglichen wurde. Daher ist es schwierig, eine Bewertung der vielen beschriebenen parodontalchirurgischen Eingriffe zu geben. Im Folgenden werden die meist verbreiteten Verfahren dargestellt.

**19**

*Subgingivales Scaling, geschlossene klassische Kürettage*

Das subgingivale Scaling beschreibt das Entfernen von **tief liegenden Konkrementen** auf der Wurzeloberfläche. Dabei kommt es zwangsläufig zu einer Anfrischung und Glättung des Wurzelzements sowie der Entfernung subgingivaler bakterieller Beläge. Das subgingivale Scaling wird heute vielfach als Maßnahme während der **zweiten Phase** der Initialtherapie angesehen. Es kann aber auch als operative Maßnahme in der chirurgisch-korrektiven Phase eingesetzt werden. Das subgingivale Scaling ist meist mit einer geschlossenen Kürettage des Weichgewebes verbunden, sodass sich die beiden Verfahren in der Darstellung und Durchführung nicht klar trennen lassen. Als **Kürettage** wird die Entfernung des entzündeten, bakterieninfizierten Bindegewebes und des Taschenepithels bezeichnet.

**Indikation**

> **Merke** Die Indikation für das subgingivale Scaling und die geschlossene Kürettage besteht in der Behandlung echter parodontaler Taschen, wenn nach der Vorbehandlung und der Entfernung der erreichbaren subgingivalen Beläge (erste Phase der Initialbehandlung) noch ödematöse entzündliche Gingivaveränderungen vorliegen.

Das Vorgehen ist bei parodontalen Taschen mit einer Tiefe von mehr als 3 mm indiziert. Flache Taschen mit einer Tiefe unter 3 mm sollten nicht mit subgingivalem Scaling behandelt werden, da in diesem Fall Attachmentverlust und Rezessionen die Folge sein können.

**Vorgehen**

Das subgingivale Scaling mit geschlossener klassischer Kürettage wird ohne Lappenbildung und ohne Zuhilfenahme eines Skalpells durchgeführt. Die Entfernung der Konkremente erfolgt bei nicht zurückgeklappter Gingiva mit Küretten. Da meist gleichzeitig eine Kürettage des entzündeten Weichgewebes erfolgen soll, empfiehlt sich die Verwendung von Universalküretten.

Zum Abschluss der Behandlung muss die Gingiva fest an die Zahnoberflächen angedrückt werden. Dadurch wird die Bildung eines Blutkoagulums verhindert. Nötigenfalls müssen ein Gingivaverband oder/und interdentale Wundnähte die Adaptation der Gingiva unterstützen.

**Vor-/Nachteile**

Die Kürettage führt zu einer **Schrumpfung des Gewebes,** sodass frei liegende Wurzeloberflächen resultieren können. Die Schrumpfung kommt nach etwa 30 Tagen zum Stillstand.

Ein Nachteil des subgingivalen Scalings mit geschlossener klassischer Kürettage ist, dass die Wurzelreinigung ohne Sicht durchgeführt werden muss. Dieser Vorgang ist selbst für den erfahrenen Praktiker schwierig durchzuführen. Häufig stellt sich das Problem, dass das entzündete Gewebe sehr weich und nachgiebig ist, wodurch ein Ausschälen der Tascheninnenwand meist recht schwierig ist. Verschiedene Autoren empfehlen deshalb, mit Fingerdruck einen leichten Gegendruck von außen auf die Gingiva zu erzeugen. Ein Vorteil der klassischen Kürettage ist, dass die Gingivaschrumpfung geringer ist als bei der Kürettage mit Lappenbildung (offene Kürettage).

*Teilmobilisierte Lappenoperation*

> Lappenoperationen sind Maßnahmen, bei denen eine Inzision durchgeführt und ein Schleimhaut- oder Schleimhaut-Periost-Lappen gebildet wird.

Die Bildung eines Lappens ermöglicht eine Bearbeitung der Wurzeloberfläche unter direkter Sicht. Es können zudem gegebenenfalls Korrekturen am Alveolarknochen vorgenommen werden. Je nach Schnittführung und Ausdehnung des Lappens werden verschiedene Methoden unterschieden. Die heute gebräuchlichsten Formen werden in Verfahren mit teilmobilisiertem Lappen (modifizierte offene Kürettage nach KIRKLAND, modifizierter Widman-Lappen) und vollmobilisiertem Lappen unterteilt.

**Indikation**
**„Excisional new attachment procedure" (ENAP).** Die Indikation für diese offene Kürettage ist eine nach der Initialbehandlung vorliegende gering verdickte Gingiva mit echten supraalveolären Taschen. Sie eignet sich vor allem zur Behandlung von interdental vorliegenden lokalisierten Parodontitiden im Frontbereich. Durch ihren geringen Gewebeverlust werden post operationem kaum frei liegende Wurzeloberflächen beobachtet. Das schonende Verfahren der ENAP-Operationstechnik führt daher zu keinen ästhetischen Beeinträchtigungen des Patienten.

**Vorteile**
Ein Vorteil gegenüber der geschlossenen Kürettage besteht in der scharfen „Kürettage" des infizierten Weichgewebes mit einem Skalpell. Gleichzeitig ist bei der Schnittführung eine interne Gingivektomie, d.h. eine Ausdünnung der Gingiva, möglich. Der Margo gingivae verläuft postoperativ nahezu in gleicher Höhe wie präoperativ. Die modifizierte offene Kürettage entspricht häufig nur der Bildung eines schmalen Papillenlappens. Die Gingiva wird bukkal bzw. oral dabei nicht abgeklappt, wenn dort keine Zahnfleischtaschen vorliegen.

**Nachteile**
Nachteilig ist bei Anwendung der ENAP-Technik die fehlende vollständige Einsicht auf die Wurzeloberfläche und den Knochen. Tiefe oder unregelmäßig konturierte Knochentaschen können nicht bearbeitet werden. Durch die ENAP-Technik wird das entzündete Taschenepithel entfernt, aber selten eine Verringerung der Taschentiefen erreicht.

**Vorgehen**
Vorgehen bei der ENAP-Technik (Abb. 19-10): Zunächst wird die Taschentiefe ermittelt und auf die äußere Gingivaseite übertragen. Dann wird ein intrasulkulärer Marginalschnitt durchgeführt. Dabei wird das Taschenepithel scharf mit einem Skalpell entfernt (= kürettiert). Die Gingiva wird vorsichtig retrahiert, sodass die Zahnwurzeln dargestellt sind. Es wird möglichst kein Knochen frei gelegt. Die Wurzeloberflächen werden von Konkrementen gereinigt und geglättet. Anschließend wird die Gingiva mit interdentalen Nähten in ihrer ursprünglichen Position fixiert.

**Modifizierter Widman-Lappen.** Diese Operationstechnik wurde 1974 von RAMFJORD und NISSLE beschrieben und wird daher in manchen Lehrbüchern als Ramfjord-Technik bezeichnet. Sie stellt das heute gebräuchlichste Verfahren dar. Bei der Lappenbildung wird darauf geachtet, dass der Lappen nicht über den Knochenrand hinaus mobilisiert wird.

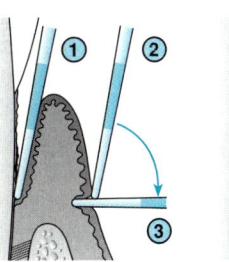

**Abb. 19-10** Vorgehen bei der ENAP-Operationstechnik.

a                    b

> **Merke** Die Bildung eines Mukoperiostlappens ist zur Darstellung der supra-
> gingivalen Konkremente und vorliegenden Knochentaschen nicht notwendig.

Darüber hinaus werden nach der Bildung eines Mukoperiostlappens häufig Knochen-resorptionen beobachtet. Bei der modifizierten Widman-Operation wird eine Taschen-reduktion mit einem möglichst großen Erhalt der parodontalen Strukturen angestrebt. Die vollständige Entfernung der Taschen steht nicht im Vordergrund der operativen Maßnahmen. Es werden keine Korrekturen am Knochen vorgenommen. Durch die Entfernung der pathologischen Einflüsse (Konkremente, Granulationsgewebe) wird erhofft, dass sich Knochendefekte wieder von allein regenerieren. Der Unterschied zu anderen chirurgischen Verfahren liegt in der dreiteiligen Schnittführung.

**Indikationen** Die modifizierte Widman-Operation wird eingesetzt, wenn beim Patienten Knochen-taschen vorliegen, die ohne Sichtkontrolle nur unzureichend vom Zahnarzt gesäubert werden können. Eine weitere Indikation liegt im Vorliegen einer verdickten Gingiva bei gleichzeitigem Vorhandensein tiefer Knochentaschen. Die modifizierte Widman-Ope-ration dient häufig als Eingangsoperation (= Schnittführung) zu weiteren chirurgi-schen Verfahren (z.B. Operationen mit voll mobilisiertem Lappen).

Die modifizierte Widman-Operation ist ein schonendes Verfahren, bei dem postopera-tiv geringe Schmerzen beobachtet werden. Ein weiterer Vorteil besteht in dem geringen Gewebeverlust durch das operative Verfahren. Die Wurzelreinigung kann unter Sicht vorgenommen werden.

**Nachteile** Ein Nachteil des Verfahrens liegt im Auftreten von Gewebeschrumpfungen, die post-operativ zu frei liegenden Zahnhälsen führen können.

**Kontraindikation** Eine Kontraindikation für die Durchführung der modifizierten Widman-Operation ist das Vorliegen einer dünnen, befestigten Gingiva oder das Fehlen einer befestigten Gingiva.

**Vorgehen** Vorgehen bei der modifizierten Widman-Operation (Abb. 19-11):
- **Erste Inzision** (interne Gingivektomie): Die erste Inzision wird in Form einer para-marginalen Inzision parallel zur Zahnlängsachse durchgeführt. Der Abstand der Inzision vom Gingivarand beträgt 0,5–2 mm. Der Schnitt wird bis zum Limbus alveolaris geführt. Er verläuft kragenförmig um die Zähne herum und folgt dem geschwungenen Verlauf der Gingiva.
- **Lappenbildung:** Der marginale Anteil der Gingiva wird gerade bis zum Knochen-rand mit einem Raspatorium mobilisiert. Es wird nur so viel Gingiva mobilisiert, wie nötig ist, um eine direkte Sicht auf die Wurzeloberfläche und den Knochenrand zu erhalten.
- **Zweite Inzision:** Hier wird ein marginaler, intrasulkulärer Schnitt vorgenommen, der zwischen Zahnhartsubstanz und Gingiva liegt. Er löst das Taschen- und Saum-epithel bis zum Taschenfundus vom Zahn ab.
- **Dritte Inzision** (horizontale Inzision): Das nun manschettenförmig um den Zahn anliegende erkrankte Gewebe wird durch diese horizontale Inzision abgelöst. Das erkrankte Gewebe kann dann in Form eines zusammenhängenden Exzisats von allen Zähnen gelöst werden. In manchen Lehrbüchern werden die zweite und dritte Inzi-sion nicht mehr konsequent gefordert. Stattdessen wird die Abtrennung des am Zahn haftenden Gewebes nach der ersten Inzision mit scharfen Scalern oder Küret-ten empfohlen.
- **Wurzelglättung unter Sicht:** Die Wurzelflächen werden bis zum Taschenfundus mit Küretten gereinigt und geglättet. Das Granulationsgewebe wird aus den Kno-

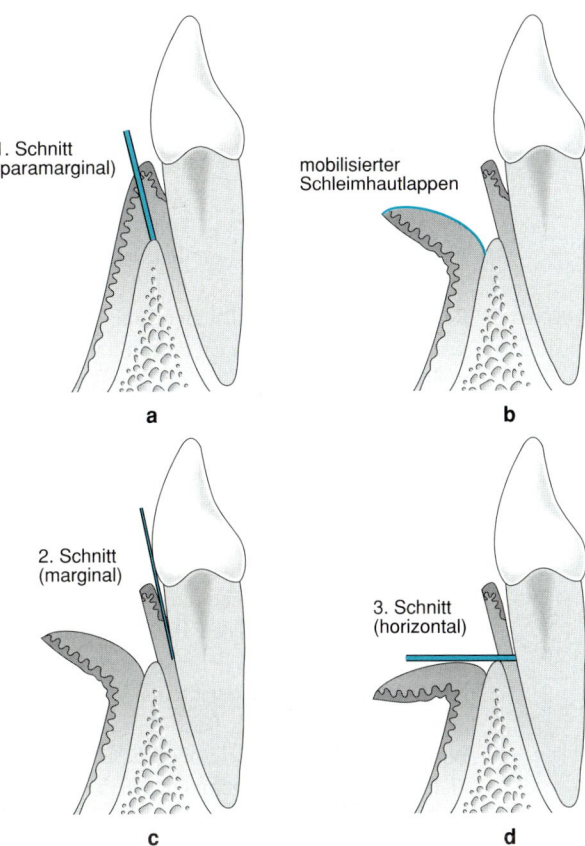

**Abb. 19-11** Schnittführungen und Lappenmobilisation bei der modifizierten Widman-Operation.

chentaschen entfernt. Zur besseren Entfernung der gelösten Konkremente und Bakterien wird die Wurzeloberfläche zusätzlich mit Spüllösungen (z.B. isotonische 0,9%ige Kochsalzlösung) gespült.

● **Lappenadaptation:** Der Lappen wird mit Interdentalnähten so adaptiert, dass kein Knochen frei liegt. Der girlandenförmige Verlauf der Gingiva bleibt erhalten. Zusätzlich kann ein Wundverband angelegt werden. Es muss darauf geachtet werden, dass die Gingiva den Zähnen fest anliegt. Dadurch wird die Bildung eines Blutkoagulums zwischen Zahn und Gingiva vermieden. Die Bildung eines Blutkoagulums würde die postoperativ angestrebte Anheftung der Gingiva an die Zahnoberfläche verhindern.

### Vollmobilisierte Lappenoperation

> **Merke** Ein vollmobilisierter Lappen ist bei Vorliegen echter Taschen, bei denen gleichzeitig eine Osteoplastik vorgenommen werden muss, indiziert.

**Indikationen** Weitere Indikationen sind parodontale Läsionen mit gleichzeitigem Furkationsbefall, Wurzelamputationen oder die Glättung von Knochenkanten nach einer Extraktion.

**Prinzip** Bei vollmobilisierten Lappenoperationen wird im Gegensatz zu teilmobilisierten Lappenoperationen ein **Mukoperiostlappen** gebildet. Es wird also ein Gewebelappen aus

19

Gingiva, Periost und Alveolarschleimhaut mobilisiert, sodass neben der Bearbeitung der Wurzeloberfläche unter Sicht auch Korrekturen am Knochen vorgenommen werden können.

Wird der mobilisierte Gewebelappen durch die Nähte nach apikal verschoben, spricht man von einer **apikalen Verschiebeplastik** oder apikalen Gingivareposition. Dadurch ist es möglich, subgingival gelegene Füllungsränder, überhängende Restaurationsränder und kariöse Läsionen zu kontrollieren. Der apikale Verschiebelappen sollte mit Aufhängenähten so fixiert werden, dass kein Knochen im Bereich des Limbus alveolaris frei liegt.

**Vorteile**
Der Vorteil des vollmobilisierten Lappens liegt in der Herstellung guter Sichtverhältnisse, vor allem bei Vorliegen tiefer infraalveolärer Läsionen. Ein weiterer Vorteil liegt in der Möglichkeit, den Lappen postoperativ nach apikal, lateral oder koronal zu verschieben, sodass eine neue Gingivakontur erzielt werden kann.

**Nachteile**
Als Nachteile sind postoperativ auftretende Ödeme und Schmerzen, die beschriebene Schrumpfung der Gingiva und entblößte hypersensible Zahnhälse zu nennen. Ferner werden Resorptionen des frei gelegten Knochens beobachtet.

**Vorgehen**
Vorgehen bei der vollmobilisierten Lappenoperation: Zusätzlich zu den bei der offenen Kürettage oder modifizierten Widman-Operation beschriebenen Schnittführung werden vertikale Inzisionen durchgeführt. Mit einem kleinen Raspatorium wird ein Mukoperiostlappen gebildet. Dabei werden die Knochenstrukturen, die modelliert werden sollen, frei gelegt.

Die **Osteoplastik** oder Ostektomie wird mit langsam rotierenden, sterilen Rosenbohrern unter konstanter Berieselung mit einer sterilen Lösung vorgenommen. Die Wurzelglättung erfolgt wie oben beschrieben. Die Vertikalinzisionen werden mit Matratzennähten oder Knopfnähten fixiert. Dabei wird die Lage des Lappens in apikaler Richtung festgelegt. Zuletzt wird durch interdentale oder Zahnumschlingungsnähte die endgültige Fixierung vorgenommen. Abschließend kann ein Parodontalverband angelegt werden.

### Distale Keilexzision

> Die Behandlung von parodontalen Taschen distal endständiger Molaren wird häufig durch das Vorhandensein von fibrösem Bindegewebe erschwert. Diese im Unterkiefer retromolar bzw. im Oberkiefer im Tuberbereich liegende derbfaserige Verdickung kann mit einer distalen Keilexzision (= Distal-wedge-Operation) entfernt werden.

Die Exzision kann separat oder in Verbindung mit einer Lappenoperation erfolgen. Neben der Entfernung der fibrös verdickten Gingiva distal endständiger Molaren kann die Keilexzision zur Eliminierung von Taschen frei stehender Zähne verwendet werden.

**Vorgehen**
Vorgehen bei der distalen Keilexzision: Es erfolgt zunächst eine keilförmige (V-förmige) Inzision distal des letzten Molaren. Die Spitze des Keils zeigt nach distal. Der Keil wird mit einer Kürette entfernt. Im zweiten Schritt (interne Gingivektomie) wird eine unter sich gehende Inzision zur Ausdünnung der bukkalen und lingualen Lappenanteile vorgenommen. Durch eine dritte, horizontale Inzision wird das Gewebe so gelöst, dass es in toto entfernt werden kann. Die Wurzeloberflächen können nun geglättet werden. Abschließend wird eine straffe Naht zur optimalen Adaptation der Lappen vorgenommen (Abb. 19-12).

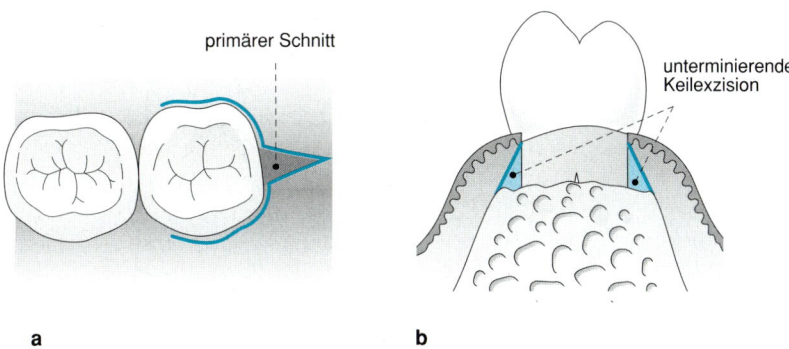

primärer Schnitt

unterminierende Keilexzision

a

b

**Abb. 19-12**   Schnittführungen bei der distalen Keilexzision.
a)  Primärer keilförmiger Schnitt.
b)  Unterminierende Keilexzision zur Ausdünnung der bukkalen und lingualen Gingiva.

### Gingivektomie

**Merke**   Durch eine Gingivektomie sollen supraalveoläre Taschen eliminiert und Gingivavergrößerungen (hormonell, medikamentös) abgetragen werden. Auch bei dem Vorliegen einer Gingivafibromatose und dem Vorhandensein von Pseudotaschen ist die Operationsmethode indiziert.

**Kontraindikationen**

Die Gingivektomie bezeichnet die Exzision der Gingiva zur vollständigen Entfernung einer parodontalen Tasche. Wird die Gingivektomie dazu verwendet, um eine vorliegende anomale Gingivakontur korrekt umzugestalten, spricht man von Gingivoplastik. Die Gingivektomie wird nicht bei einer schmalen oder vollständig fehlenden angehefteten Gingiva durchgeführt. Weitere Kontraindikationen sind das Vorliegen infraalveolärer Taschen und Knochenverdickungen.

Man unterscheidet zwei Arten der Gingivektomie:
- Die externe Gingivektomie findet als alleinige chirurgische Maßnahme Anwendung.
- Die interne Gingivektomie ist meist Bestandteil offener Lappenoperationen.

**Externe Gingivektomie.** Bei der externen Gingivektomie wird der Verlauf des Taschenbodens mit einer Taschenmarkierungspinzette markiert. Der gerade Schenkel der Pinzette wird bis zum Taschenboden geführt. Beim Zusammendrücken der Pinzette wird die Gingiva perforiert. Der dadurch gesetzte Blutungspunkt markiert den Taschenboden. Die Inzision verläuft 1–2 mm apikal der Blutungspunkte auf der Gingiva. Die Inzision wird in einem Winkel von 45° zur Zahnlängsachse vorgenommen. Diese schräge externe Gingivektomie ist auf den Taschenboden hin ausgerichtet. Eine horizontal durchgeführte Inzision hätte eine balkonartige, unphysiologische Ausformung der Gingiva zur Folge (Abb. 19-13a). Dadurch würde postoperativ die Ausprägung eines Rezidivs gefördert.

Die Inzision kann mit einem Gingivektomiebeil, sichelförmigen Skalpellen oder speziellen Gingivektomiemessern erfolgen. Der interdentale Schnitt kann mit einem Papillenmesser vorgenommen werden. Die nun frei liegende Wurzeloberfläche wird gründlichst geglättet. Abschließend wird die Inzisionskante gebrochen. Dies geschieht am besten mit Schlingenansätzen des Elektrotoms.

19

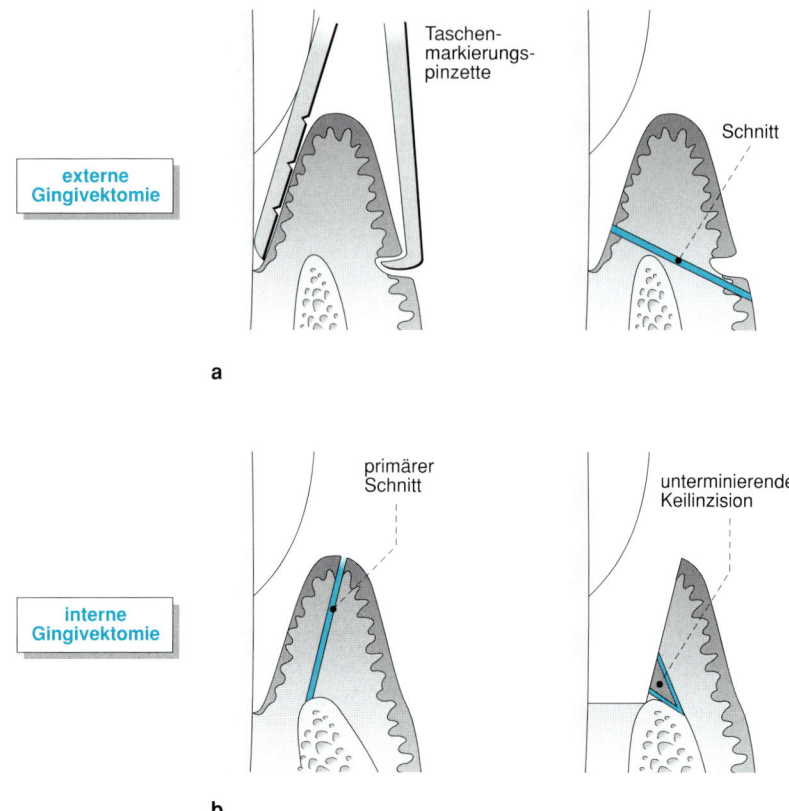

**Abb. 19-13**  Schnittführungen bei der Gingivektomie.
a) Externe Gingivektomie. Links: Markierung der Taschentiefe mit einer Taschenmarkierungspinzette. Rechts: Schnitt ca. 1 mm apikal der gesetzten Blutungspunkte.
b) Interne Gingivektomie. Links: Primärer Schnitt. Rechts: Unterminierende Keilexzision zur Ausdünnung der Gingiva.

Die Blutung wird durch das Aufpressen von sterilen Tupfern gestillt, bis ein dünnes Blutkoagulum die Wundfläche bedeckt. Die Wundfläche wird abschließend mit einem Verband für acht Tage geschützt. Auf dieses dünne Blutkoagulum wird ein Zahnfleischverband adaptiert.

Das Blutkoagulum wird durch einsprossendes Granulationsgewebe ersetzt. Nach ein bis zwei Tagen beginnt eine Epithelisierung der Wundfläche durch Einwanderung von Basal- und Suprabasalzellen der angrenzenden Wundränder. Histologisch ist die Reepithelisierung mit keratinisiertem Epithel erst nach vier Wochen beendet. Klinisch lässt sich schon nach zehn bis 14 Tagen eine bedeckende Epithelschicht erkennen, die aber noch leicht verletzlich ist. Der Patient ist auf eine vorsichtige, aber gründliche Mundhygiene hinzuweisen.

**Interne Gingivektomie.** Als interne Gingivektomie wird ein Vorgehen bezeichnet, bei dem im Rahmen einer Lappenoperation oder als alleinige Maßnahme die Gingivahöhe durch einen Marginalschnitt reduziert wird.

Die interne Gingivektomie ist als alleinige Maßnahme bei stark verdicktem Zahnfleisch im Molarengebiet indiziert.

Um die Gingiva anschließend wieder optimal am Zahn adaptieren zu können, muss sie mit einer keilförmigen Exzision ausgedünnt werden (Abb. 19-13b). Der so gekürzte und ausgedünnte Lappen wird mit Interdental- oder Zahnumschlingungsnähten wieder auf dem Alveolarknochen reponiert. Dieses Verfahren ist im Vergleich zur externen Gingivektomie für den Patienten schmerzärmer, da postoperativ keine freien Wundflächen vorhanden sind. Die Reduktion der Gingiva ist aber geringer als bei der externen Gingivektomie.

### Regenerative Parodontitistherapie

Die Bildung eines langen Saumepithels oder die Etablierung von Ankylosen bzw. Wurzelresorptionen verhindern eine desmodontale Regeneration. Die Fixierung des Zahnes über ein langes Saumepithel ist der desmodontalen Aufhängung aber mechanisch unterlegen. Durch Neuinfektion kann diese Epithelmanschette leicht wieder aufgelockert werden. Die Proliferation vitaler, apikal befindlicher Desmodontalzellen nach koronal wird in der Heilungsphase durch das schnell nach apikal wachsende Saumepithel unterdrückt. Bei der Wundheilung bildet sich ein Blutgerinnsel unter dem Lappen aus. Ist der Fibrinfilm stabil genug, kann die apikal gerichtete Proliferation des Saumepithels verhindert werden. Allerdings reißt der auf der Wurzeloberfläche befindliche Fibrinfilm in aller Regel während der Heilungsphase durch Zugkräfte leicht ab. Eine Stabilisierung des Fibrinfilms wird in neuester Zeit durch fibronectinhaltige Gewebekleber versucht.

Zur Stabilisierung des Fibrinfilms und um die konkurrierenden Zellen des Saumepithels und Desmodonts in der Heilungsphase voneinander zu trennen, wird seit Beginn der 1980er-Jahre das Verfahren der **gesteuerten Geweberegeneration** (GTR: Guided Tissue Regeneration) angewendet. Dadurch wird dem Desmodont eine stabile Besiedelung der Wurzeloberflächen ermöglicht.

**Gesteuerte Gewebe-regeneration**

Dabei wird in einem parodontal-chirurgischen Eingriff mit Lappenbildung eine Membran manschettenartig über die bestehende Knochentasche gelegt und der Lappen wieder adaptiert. Während der Liegedauer der Membran können die Desmodontalzellen die Wurzeloberfläche besiedeln, und die Knochentasche wird mit knochenähnlichem Gewebe aufgefüllt. Dadurch kann es zu einer Wiederherstellung des desmodontalen Halteapparates kommen.

Für die gesteuerte Geweberegeneration geeignete Membranen sollen folgende **Anforderungen** erfüllen:

- Biokompatibilität: gute Gewebeverträglichkeit
- Zellokklusivität: Verhinderung des Einwachsens unerwünschter Zellen für mindestens vier Wochen
- Gewebeintegration: schnelle Inkorporation in das umliegende Gewebe
- Platzhalterfunktion: ausreichende Steifigkeit und Formstabilität zur Aufrechterhaltung eines Hohlraums, in dem sich ein Blutkoagulum bilden und die Regeneration ungestört ablaufen kann
- einfache klinische Handhabung.

**Resorbierbare Membran**

Neben den früher verwendeten nicht-resorbierbaren Membranen sind nun auch Membranen aus **resorbierbarem** Material im Einsatz. Die nicht-resorbierbaren Membranen bestehen aus e-PTFE (expandiertes Polytetrafluorethylen, Gore Tex®). Sie müssen vier bis sechs Wochen nach dem Ersteingriff in einer zweiten Operation entfernt werden. Dieser Zweiteingriff entfällt bei den resorbierbaren Membranen.

Es stehen resorbierbare Membranen aus natürlichen **Biomaterialien** vom Tier und

**19**

Menschen (z.B. Kollagen Typ I bzw. III) und **synthetisch** hergestellten Polymeren (z.B. Polylaktidsäure, Glykolid-Laktid-Copolymere) zur Verfügung.

Zudem sind **Barrierematerialien** erhältlich (Polymer aus Poly-DL-Laktid und N-Methyl-2-Pyrrolidon), die in fließfähiger Form vorliegen. Diese Barrierematerialien erlauben intra operationem die individuelle Anfertigung einer Membran oder können in Kombination mit Knochenersatzmaterialien direkt in den Defekt eingebracht werden. Neuere Studien lassen vermuten, dass die resorbierbaren Membranen den nicht-resorbierbaren Membranen bei der gesteuerten Geweberegeneration nicht unterlegen sind.

> **Merke** Das Verfahren der gesteuerten Geweberegeneration kann mit vorhersehbar gutem Erfolg bei der Therapie von zwei- bis dreiwandigen infraalveolären Knochentaschen eingesetzt werden.

Dabei regenerieren tiefe (> 3 mm), schmale intraossäre Knochentaschen besser als flache (< 3 mm), schüsselförmige Defekte. Darüber hinaus ist mit einem guten Erfolg bei der Behandlung furkationsbefallener Zähne Grad II (s. S. 452 f.) sowie gingivaler Rezessionen (s. S. 442) zu rechnen.

**Negative Einflussfaktoren** auf das Ergebnis der gesteuerten Regeneration sind systemische Patientenfaktoren, wie z.B. schlecht eingestellter Diabetes mellitus Typ I, nicht kooperative Patienten und das Rauchverhalten der Patienten.

**Vorgehen der gesteuerten Geweberegeneration**

Vorgehen der gesteuerten Geweberegeneration bei infraalveolären Knochentaschen (Abb. 19-14): Es werden ein intrasulkulärer Schnitt und vertikale Entlastungsinzisionen angelegt. Die Papillen sollten dabei möglichst erhalten bleiben. Nach Präparation eines Mukoperiostlappens wird anhaftendes Taschenepithel von der inneren Seite des Lappens entfernt. Die Wurzeloberflächen werden gründlich gereinigt und geglättet. Das Granulationsgewebe aus der Knochentasche wird vollständig entfernt. Die Membran wird so zurechtgeschnitten, dass sie den Rand des Knochendefekts um ca. 3 mm überragt und keine scharfen Kanten aufweist. Die Membran wird nun mit Umschlin-

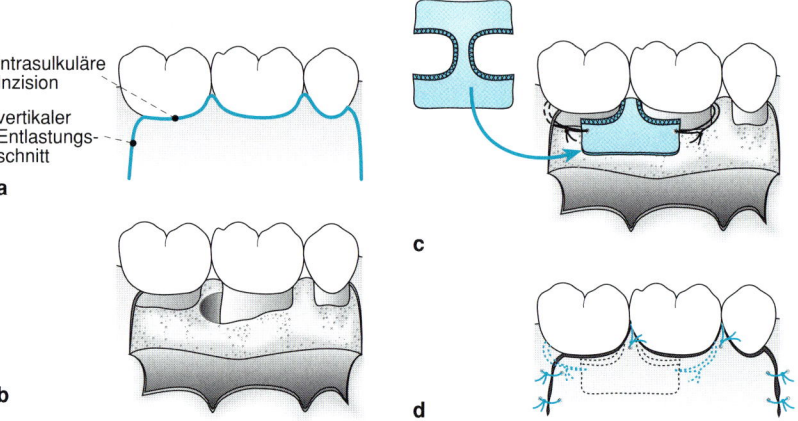

intrasulkuläre Inzision

vertikaler Entlastungsschnitt

a

b

c

d

**Abb. 19-14** Gesteuerte Geweberegeneration bei der Behandlung infraalveolärer Knochentaschen.
a) Schnittführung
b) Lappenmobilisation
c) Adaptation der Membran
d) Naht.

gungsnähten an den Zähnen befestigt. Dabei ist auf einen dichten koronalen Abschluss zu achten.

Bei resorbierbaren Membranen wird resorbierbares **Nahtmaterial** verwendet. Dann wird der Lappen wieder spannungsfrei vernäht, wobei manchmal eine Periostschlitzung zur Mobilisation notwendig sein kann. Der Lappen soll die Membran vollständig ca. 2 mm überdecken.

Der Patient wird darauf hingewiesen, dass er im operierten Gebiet für vier bis sechs Wochen nur eine sehr vorsichtige Zahnreinigung mit einer weichen Zahnbürste durchführen darf. Zur Plaquehemmung wird die Mundspülung mit Chlorhexidin-Präparaten empfohlen. Auf die Applikation eines Verbandes wird verzichtet, um die Lagestabilität der Membran nicht zu beeinflussen. Die postoperative Anwendung systemischer oder lokaler Antibiotika ist nicht erforderlich.

**Komplikationen**

In manchen Fällen kommt es während der Einheil- bzw. Liegephase der Membran zu einer Exposition der Membran oder begleitenden lokalen **Infektion.** Bei nicht resorbierbaren Materialien sollte dann die vorzeitige Entfernung der Membran in Betracht gezogen werden. Bei resorbierbaren Membranen sollte der Patient angehalten werden, in diesem Bereich zweimal täglich ein Chlorhexidindiglukonat-Gel aufzutragen.

Zur Entfernung einer nicht-resorbierbaren Membran wird durch eine intrasulkuläre Inzision Zugang zur Membran geschaffen. Bei der Entfernung der Membran darf das regenerierte Gewebe nicht verletzt werden.

**Schmelz-Matrix-Proteine**

Eine neue Möglichkeit zur gesteuerten Parodontitistherapie stellt die Anwendung von **Schmelz-Matrix-Proteinen** (Emdogain®) dar, die aus der Zahnanlage von Schweinen gewonnen werden. Diese Proteine sind beim Menschen nicht immunogen. Die Matrix-Proteine werden während einer Lappenoperation auf die gereinigte und mit EDTA konditionierte Wurzeloberfläche aufgetragen. Histologische Untersuchungen konnten zeigen, dass die Behandlung intraalveolärer Knochentaschen mit diesen porcinen Amelogeninen zur Bildung von zellulärem und azellulärem Zement mit inserierenden Kollagenfasern sowie neuem Alveolarknochen führt. In klinischen Untersuchungen war der erzielte Attachmentgewinn deutlich höher ist als bei konventioneller Lappenoperation.

**Thrombozyten-reiches Plasma**

In der regenerativen Parodontalchirurgie wird in neuerer Zeit aus Eigenblut des Patienten gewonnenes **thrombozytenreiches Plasma** (PRP = platelet-rich-plasma) eingesetzt. Durch die darin enthaltene hohe Konzentration an PDGF und TGF-$\beta$ wird die Knochenregeneration und die Bildung von parodontalem Gewebe stimuliert.

## *Mukogingivalchirurgie*

> Als Mukogingivalchirurgie werden Verfahren bezeichnet, die der Deckung von Rezessionen, der Verbreiterung der befestigten und keratinisierten Gingiva, der Ausschaltung von Zugbeeinflussungen durch einstrahlende Frenula- und Muskelfasern und der Schaffung eines ausreichend tiefen Vestibulums dienen.

Ein ausreichend tiefes Vestibulum ist notwendig, um eine optimale Mundhygiene durchführen zu können.

In der Literatur besteht Uneinigkeit hinsichtlich der ausreichenden Gingivabreite. Einige Autoren fordern eine Mindestbreite an keratinisierter Gingiva von 2 mm. Da von diesem Betrag noch 1 mm freie Gingiva abgezogen werden muss, entspricht dies einer befestigten Gingiva von 1 mm Breite. Andere Autoren (LINDHE, RATEITSCHAK) haben in

**19**

klinischen Studien gezeigt, dass es keine bestimmte Minimalbreite keratinisierter Gingiva gibt, die zum Erhalt parodontaler Gesundheit notwendig wäre. Verschiedene Autoren sehen einen Einsatz mukogingivalchirurgischer Verfahren als gerechtfertigt an, wenn die befestigte Gingiva so schmal ist, dass es bei kräftigem Zug an Lippen- und Wangenschleimhaut zu einem Lösen der Gingiva vom Zahn kommt.

Ein gängiges Behandlungskonzept zur Therapie von gingivalen Rezessionen und ihren Ursachen sieht daher nicht die Verbreiterung der befestigten Gingiva als ihr Hauptziel an.

> **Merke** Ein wichtiges Ziel der Mukogingivalchirurgie ist es, progredient fortschreitende Rezessionen zu stoppen.

**Indikationen**

Parodontale Rezessionen stellen für viele Patienten einen Grund dar, einen Zahnarzt aufzusuchen. Sie fürchten meist einen frühzeitigen Zahnverlust des befallenen Zahnes. Aufgabe des Zahnarztes ist, den Patienten zu erklären, dass durch gingivale Rezessionen allein kein Zahnverlust resultiert.

Ein weiterer Grund, der zum Einsatz mukogingivalchirurgischer Verfahren zwingt, sind **Hypersensibilitäten** frei liegender Wurzeln. Diese Hypersensibilitäten stören den Patienten beim Essen und führen dazu, dass er häufig die Mundhygienemaßnahmen im Bereich der Rezessionen nur unzureichend durchführen wird. Die eingeschränkte Mundhygiene führt dann häufig zu sekundären Entzündungserscheinungen. Neben den chirurgischen Verfahren zur Rezessionsdeckung kann dem Patienten zum Schutz der frei liegenden Wurzeloberfläche und zur Verbesserung der Ästhetik vom Zahnarzt eine herausnehmbare Gingivamaske aus weich bleibendem Kunststoff eingegliedert werden.

Zur Mukogingivalchirurgie zählen folgende **Eingriffe:**
- Entfernung von Lippen-, Wangen- und Zungenbändchen
- Gingivaextension mit freiem Schleimhauttransplantat (FST)
- Methoden zur Deckung frei liegender Wurzeloberflächen.

Zuvorderst sollten bei einem Patienten mit gingivalen Rezessionen eine gründliche Zahnreinigung und eine Umstellung der Putztechnik erfolgen. Der Patient sollte mit der modifizierten Stillman-Technik mit einer mittelharten bis weichen Zahnbürste putzen. Das Ausmaß der Rezessionen sollte gemessen und in regelmäßigen, anfangs kurzen Intervallen überprüft werden. Wird eine progressive Zunahme der Rezession beobachtet, sind mukogingivalchirurgische Eingriffe indiziert. Dem Patienten muss erklärt werden, dass man durch Umstellung der Putztechnik keine Heilung der Rezession erzielen kann. Durch eine Umstellung der Putztechnik kann aber das Fortschreiten einer Rezession gestoppt werden. Wie in Kapitel 16.2 beschrieben, sehen manche Autoren Fehlbelastungen von Zähnen als Ursache für Rezessionen an. Daher sollten grobe Fehlkontakte bei Artikulation und Okklusion ebenfalls beseitigt werden, ehe zu chirurgischen Maßnahmen übergegangen wird.

### Entfernung störender Schleimhautbänder

Bei der Entfernung störender Frenula wird zwischen einer Frenotomie und einer Frenektomie unterschieden.

**Frenotomie**

Die Frenotomie bezeichnet die reine **Durchtrennung** eines Frenulums. Bei der Frenektomie wird das störende Bändchen durch Loslösung und Verlagerung entfernt.

**Frenektomie**

Die Frenektomie kann durch eine VY-Verschiebung oder eine Z-Plastik vorgenommen werden.

**Vorgehen bei der VY-Verschiebung** (Abb. 19-15): Die Lippe oder Wange wird stark gespannt und das Bändchen V-förmig umschnitten. Die Spitze des V entspricht der Spitze des Bändchens. Der Schnitt durchtrennt nur die Mukosa, nicht das Periost. Der dreieckige Mukosalappen wird vom Periost mit einem Raspatorium vorsichtig gelöst. Muskelzüge im Wundbereich werden unterminierend mit einer Schere durchtrennt. Das Läppchen wird in das Vestibulum verschoben und dort in Höhe der Umschlagfalte vernäht. Dabei sollte bei Zug an der Wange oder Lippe eine Fixation so erfolgen, dass eine Faltenbildung des Läppchens ausbleibt. Durch die Verschiebung ergibt sich eine Y-förmige Konfiguration der Wunde. Der senkrechte Schenkel dieser Wunde wird in aller Regel nicht vernäht. Die rhomboide Periostwunde kann der Heilung über eine freie Granulation überlassen oder durch ein kleines Schleimhauttransplantat gedeckt werden. Sollte keine Schleimhautdeckung erfolgen, ist zur Vermeidung postoperativer Beschwerden ein Wundverband anzulegen. In Kontrollsitzungen wird die Wunde gesäubert, bis die Epithelisierung abgeschlossen ist.

Die **Z-Plastik** (Abb. 19-16) stellt aufgrund ihrer komplizierten Schnittführung und schwierigen Nahttechnik das anspruchsvollere Verfahren dar. Die Z-Plastik zur Verlängerung von Frenula hat gegenüber der VY-Plastik den Vorteil, dass nach der Verschiebung und Vernähung der entstehenden Läppchen kein Periost freiliegt. Darüber hinaus ist die erzielte Verlängerung größer als bei der VY-Plastik. Die Verlängerung kann bei der Z-Plastik bis zu zwei Drittel der ursprünglichen Länge betragen.

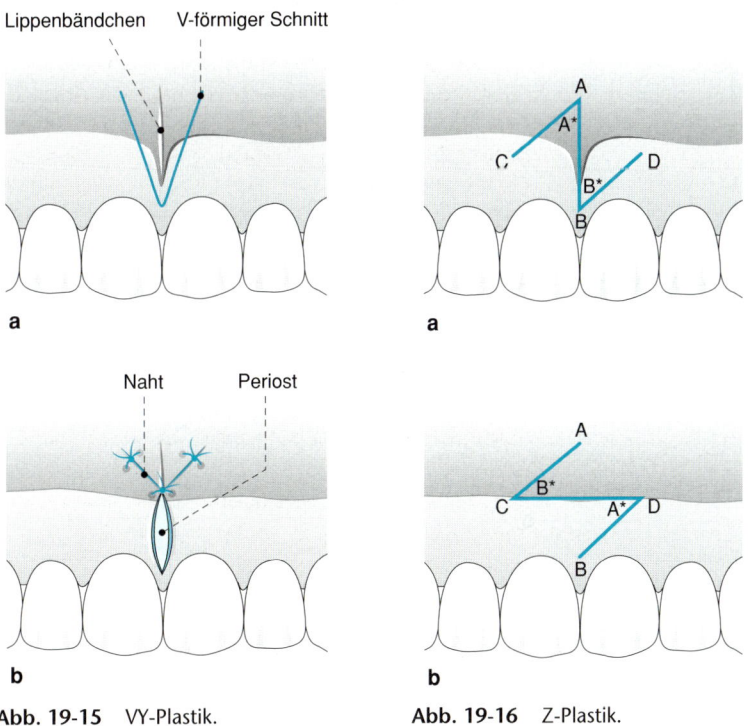

**Abb. 19-15**  VY-Plastik.
a) V-förmige Schnittführung.
b) Zustand nach Verschieben und Festnähen des Lappens.

**Abb. 19-16**  Z-Plastik.
a) Z-förmige Schnittführung.
b) Die Lappen A* und B* werden gegeneinander ausgetauscht. Dabei wird A* nach D und B* nach C verschoben.

*Gingivaextension mit freiem Schleimhauttransplantat*

> Liegt eine progressive Rezession an einzelnen oder wenigen Zähnen vor oder ist die befestigte Gingiva stark reduziert, so ist die Gingivaextension mit freiem Schleimhauttransplantat ein gebräuchliches Verfahren (Abb. 19-17).

**Prinzip**  Die keratinisierte Gingiva wird durch ein Schleimhauttransplantat verbreitert. Dadurch wird ein Gewebereservoir bereitgestellt und der Zug der beweglichen Mukosa auf die befestigte Gingiva abgefangen. Die zu transplantierende Schleimhaut wird meist dem Gaumen entnommen. Sie wird in ein vorbereitetes Empfängerbett verpflanzt. Darüber hinaus ist eine Entnahme von Schleimhaut aus dem Tuberbereich oder aus dem Bereich zahnloser Kieferabschnitte möglich. Am Gaumen kann ein genügend großes Stück Schleimhaut entnommen werden. Dabei ist es jedoch nachteilig, dass die Schleimhaut am Gaumen blasser ist als die normale befestigte Gingiva. Dadurch können sich ästhetische Probleme nach der Transplantation im Frontzahngebiet ergeben. Nach Einwachsen des Transplantats ist es möglich, die nun verbreiterte Gingiva in Form eines koronalen Verschiebelappens zur Deckung frei liegender Rezessionen heranzuziehen.

Häufig wird aber nach der Durchführung eines freien Schleimhauttransplantats eine koronale Migration der Gingiva von bis zu 2 mm beobachtet, ohne dass weitere chirurgische Verfahren angewendet wurden. Man spricht in einem solchen Fall von **Creeping attachment.** Bei entzündungsfreien Verhältnissen findet sich nach einem Creeping attachment keine erhöhte Sondierungstiefe.

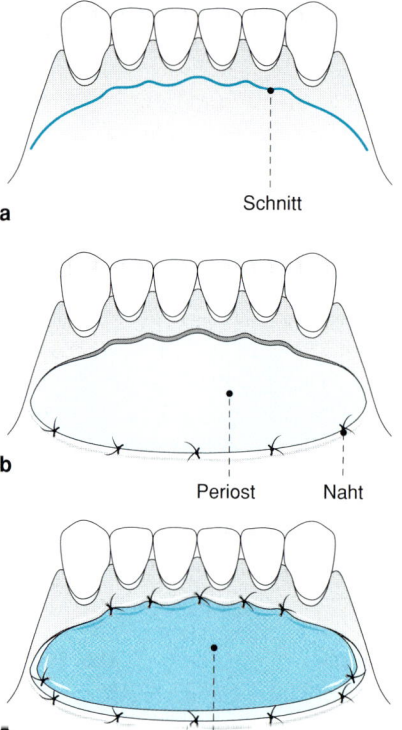

a  Schnitt

b  Periost   Naht

c  Transplantat

**Abb. 19-17**  Freies Schleimhauttransplantat.
a) Schnittführung
b) Apikalverschiebung und Fixation der beweglichen Schleimhaut
c) Fixation des Transplantats.

**Vorgehen**

Vorgehen bei der Gingivaextension:

- **Präparation des Empfängerbettes:** Es erfolgt zunächst eine genaue Bestimmung der mukogingivalen Grenzlinie durch Schiller-Jodlösung. Dann wird eine Horizontalinzision nahe entlang der Linea girlandiformis in der befestigten Gingiva durchgeführt. Der Schnitt läuft beidseitig leicht bogenförmig nach apikal aus. Bei diesem Schnitt wird das Periost nicht durchtrennt. Der Schnitt wird so gelegt, dass man eine schräg angeschnittene Schnittfläche erhält. Wird der Rand des Transplantats später auf dieser Schnittfläche adaptiert, ergibt sich ein nahezu fließender Übergang zwischen Transplantat und bestehender befestigter Gingiva. Anschließend wird ein Mukosalappen in apikaler Richtung präpariert. Ein solcher Lappen, der Schleimhaut und Submukosa, aber kein Periost enthält, wird als Spaltlappen bezeichnet. Wenn Schwierigkeiten bei der Präparation der Mukosa bestehen sollten, kann eine Injektion von Lokalanästhetikum hilfreich sein. Durch die Injektionsflüssigkeit wird die Mukosa vom Periost abgehoben, sodass deren Separation erleichtert ist (Vorsicht: N. mentalis, Bichat-Fettpfropf). Der so mobilisierte Schleimhautlappen wird apikal am Periost vernäht. Dies sollte mit resorbierbaren Nähten mit stark gebogenen Nadeln erfolgen, da die Entfernung der Nähte postoperativ sehr schmerzhaft ist. Das Wundbett wird mit einem in physiologischer Kochsalzlösung getränkten Tupfer gedeckt und das Transplantat entnommen.
- **Transplantatentnahme und -adaptation:** Um die Größe des Transplantats zu bestimmen, wird eine Zinnfolie zurechtgeschnitten, die auf die Größe und Form des Empfängerbettes abgestimmt ist. Zwischen dem Transplantat und der apikal vernähten Mukosa sollte ein ca. 2 mm breiter Streifen von Periost frei bleiben. Dadurch wird ein Verschieben und Anheben des Transplantats durch die wieder hochwachsende bewegliche Schleimhaut während der Einheilungsphase vermieden. Die getrimmte Zinnfolie wird auf den harten Gaumen gelegt und mit einem Skalpell ca. 1 mm tief umschnitten. Die Entnahmestelle sollte keine Rugae palatinae aufweisen und nicht bis in den beweglichen Gaumen extendiert werden. Mit einem Gingivektomiebeil und/oder einem Skalpell wird ein ca. 1 mm dickes Transplantat entnommen. Die auf das Empfängerbett angepassten Transplantate werden an der marginalen Gingiva vernäht. Die Nähte werden interdental befestigt. Es ist auch möglich, das Transplantat an den Wundrändern mit Gewebekleber zu fixieren. Das Transplantat wird nun für ca. 2–3 min mit einer feuchten Gaze auf die Empfängerstelle gedrückt. Dadurch wird die Bildung eines Blutkoagulums verhindert. Ein Parodontalverband ist nicht notwendigerweise anzulegen. Dem Patienten wird angeraten, das Wundgebiet ca. acht Tage nicht mechanisch zu säubern. Der Bereich der Entnahmestelle kann ebenfalls mit Gewebekleber oder mit einem Zahnfleischverband geschützt werden. Ferner ist das Anlegen einer Verbandplatte aus Kunststoff (Miniplast) möglich.

**Mukotom**

Eine weitere Möglichkeit der Transplantatentnahme besteht in der Verwendung eines **Mukotoms.** Das mechanische Mukotom nach MÖRMANN gewährleistet dabei gleichmäßig dicke Präparate. Bei den handgetriebenen Mukotomen ist es, wie bei den mit Skalpellen gewonnenen Transplantaten, häufig notwendig, das Präparat vorsichtig auszudünnen. Dabei sollte das Transplantat mit einer Schere oder einem Skalpell von Drüsen und Fettgewebe befreit werden. Die mit Mukotomen gewonnenen Transplantate sind rechteckig. Sie müssen der Form des Empfängerbettes angeglichen (getrimmt) werden. Sie werden auf einem mit physiologischer Kochsalzlösung getränkten sterilen Brett ausgebreitet und zurechtgeschnitten.

**Meshgraft-Technik**

Ist das Transplantat für das zu bedeckende Empfängerbett zu klein, kann es durch die **Meshgraft-Technik** verbreitert werden. Bei der Meshgraft-Technik wird das Trans-

19

plantat so eingeschnitten, dass es ziehharmonikaartig gespreizt werden kann. Dieses gespreizte Transplantat wird auf die Empfängerstelle adaptiert. Die freien Flächen zwischen den Transplantatschenkeln epithelisieren sekundär mit keratinisierter Gingiva.

**Wundheilung Spendergebiet**

Die **Wundheilung im Spendergebiet** verläuft über eine sekundäre Epithelisierung, die von den epithelialen Wundrändern ausgeht. Epitheliale Lippen schieben sich zwischen das sichtbare Blutkoagulum und das bestehende Bindegewebe. Die Fusion der Epithellippen ist manchmal erst nach mehreren Wochen abgeschlossen. Erst nach der Fusion setzt die mitotische Aktivität der Epithelzellen wieder ein, sodass das zunächst dünne Epithel dicker wird und sich zu einem Oberflächenepithel differenziert.

**Wundheilung Empfängergebiet**

Die Wundheilung des Transplantats im Empfängergebiet lässt sich in drei Phasen unterteilen:

- In der **initialen Phase** (bis dritter Tag) ist das Transplantat mit nekrotischen Epithelresten belegt. Dieser regelmäßig zu findende weißliche Belag darf nicht mit einer Wundheilungsstörung verwechselt werden. Die oberflächlichen Zellen des Transplantats werden abgestoßen, die Basalzellen überleben. Das Transplantat wird durch eine „plasmatische Zirkulation" ernährt. Eine Revaskularisierung ist noch nicht vorhanden. Transplantaten, die teilweise auf freien Wurzeloberflächen platziert sind, fehlt die bindegewebige bzw. periostale Unterlage. Daher werden häufig Probleme bei der Einheilung von Transplantaten auf Wurzeloberflächen beobachtet. Der Teil des Transplantats, der auf der Wurzeloberfläche aufliegt, sollte demzufolge möglichst klein gehalten werden.
- In der zweiten Phase (**Revaskularisierung**; zweiter bis elfter Tag) kommt es zur Ausbildung von Anastomosen zwischen bestehenden Gefäßen des Transplantats und des Empfängerbettes. Die bedeckende Epithelschicht wird von den überlebenden Basalzellen des Transplantats und den Epithelzellen des benachbarten Gewebes neu organisiert.
- In der dritten Phase (**Reifungsphase**; elfter bis 42. Tag) ist die Bluternährung des Transplantats endgültig gewährleistet. Die zunächst noch dünne Epithelschicht wird wieder verdickt. Sie ist nach ca. einem Monat wieder keratinisiert und besitzt eine typische blassrosa Farbe. Erst nach ca. vier Monaten ist die Einheilung histologisch vollständig abgeschlossen.

Während der gesamten Einheilungsphase sind **Schrumpfungen** der Transplantate zu beobachten. Die Schrumpfung kann bis zu 25% der Ursprungsbreite betragen. Das Transplantat sollte noch genügend subepitheliales Bindegewebe enthalten, damit eine Revaskularisierung erfolgen kann. Dünne Transplantate werden besser vaskularisiert als dicke. Ist das Transplantat allerdings zu dünn, treten postoperativ verstärkt Schrumpfungen auf. Ein Transplantat, das nur aus Epithel besteht, wird abgestoßen. Ein solches Transplantat würde wieder durch das gleiche Gewebe ersetzt werden, das schon zuvor an der Empfängerstelle vorlag.

### Methoden zur Deckung frei liegender Wurzeloberflächen

Zur Deckung frei liegender Wurzeloberflächen werden zahlreiche Verfahren beschrieben, sodass im Folgenden nur die gebräuchlichsten Techniken erläutert werden. Je nach vorliegendem Grad der Rezession (Klassifikation nach MILLER) werden unterschiedliche chirurgische Therapien präferiert:

- **Klasse I:**
- koronaler Verschiebelappen
- Brückenlappen

- **Klasse II, III:**
- lateral verschobene Lappen
- freie autogene Gingiva- bzw. Bindegewebstransplantate
- gesteuerte Geweberegeneration
- **Klasse IV:**
- konventionelle Parodontitistherapie.

**Koronaler Verschiebelappen.** Die Methode des koronalen Verschiebelappens kann mit oder ohne vorherige Verbreiterung der keratinisierten Gingiva durch ein Schleimhauttransplantat durchgeführt werden. Ein koronaler Verschiebelappen nach freiem Schleimhauttransplantat wird vor allem beim Vorliegen von gruppierten Rezessionen empfohlen. Der Eingriff wird frühestens acht bis zehn Wochen nach der Transplantation vorgenommen.

**Vorgehen**

Vorgehen: Bei der Technik des koronalen Verschiebelappens wird zunächst ein Mukoperiostlappen gebildet. Die vertikalen Inzisionen verlaufen nach apikal leicht divergierend. Der dadurch entstehende Trapezlappen gewährleistet die arterielle Versorgung des Lappens aufgrund seiner breiten Basis. Die horizontale Inzision verläuft girlandenförmig am Zahn entlang. Im Bereich der Papillen liegt der Schnitt apikal der Papillenspitze. Der Abstand zwischen der Inzisionslinie und der Papillenspitze entspricht dem Betrag, um den der Lappen nach koronal verschoben werden soll. An der verbliebenen Papillenspitze wird das Epithel abgetragen, um ein Wundbett für den nach koronal zu verschiebenden Lappen zu bilden. Der Mukoperiostlappen wird gelöst und das Periost an der Lappenbasis geschlitzt. Durch diese Periostschlitzung ist eine spannungsfreie Verschiebung des Lappens möglich. Abschließend wird der Lappen mit Nähten in seiner angestrebten koronalen Position fixiert.

**Halbmondförmiger koronaler Verschiebelappen**

Bei kleineren Rezessionen kann auch ein **halbmondförmiger koronaler Verschiebelappen** präpariert werden (Abb. 19-18): Es wird eine halbmondförmige Inzision so weit apikal wie möglich, aber noch möglichst innerhalb der befestigten Gingiva angelegt. Durch einen intrasulkulären Schnitt wird ein Mukosalappen bis zur halbmondförmigen Inzision präpariert. Dieser Mukosalappen kann nun nach koronal mobilisiert und mit leichtem Druck für fünf Minuten stabilisiert werden. Es werden keine Nähte, sondern nur ein Parodontalverband angelegt.

**Brückenlappen**

Multiple Rezessionen können auch mit einem **Brückenlappen** gedeckt werden. Dies ist sowohl mit als auch ohne vorherige Verbreiterung der keratinisierten Gingiva mit

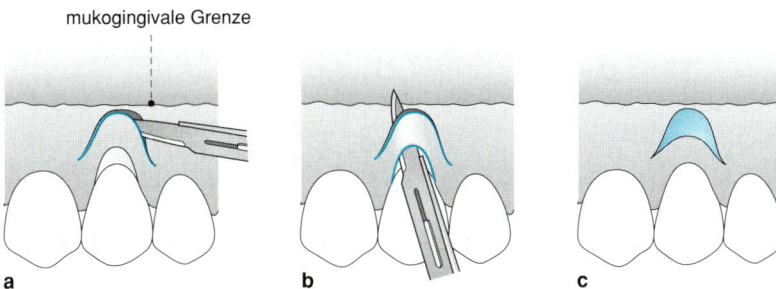

**Abb. 19-18** Halbmondförmiger koronaler Verschiebelappen.
a) Inzision apikal der Rezession
b) Intrasulkulärer Schnitt mit Bildung eines Mukosalappens
c) Koronale Verschiebung des mobilisierten Gewebes.

19

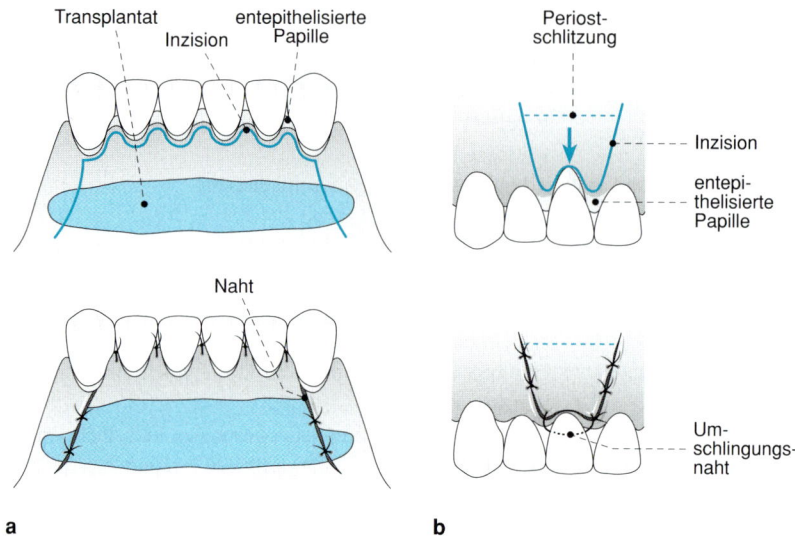

**Abb. 19-19**   Koronaler Verschiebelappen (Brückenlappen) nach freiem Schleimhauttransplantat (a) und ohne Transplantat (b). Oben: Schnittführung und Entepithelisierung der Papillen. Es kann vor allem bei ausgeprägten Rezessionen erforderlich sein, die „Papillenspitzen" des Lappens zu kürzen. Der Mukoperiostlappen schließt das Transplantat mit ein. Unten: Fixation des Lappens.

einem freien Schleimhauttransplantat möglich. Bei der Brückenlappenplastik wird eine horizontale Inzision in der Mukosa durchgeführt. Zusätzlich wird im Bereich der Papillen apikal der Papillenspitze und intrasulkulär im Bereich der Rezession eine Inzision vorgenommen. Dann wird ein mesial und distal gestielter Lappen mobilisiert, der nach koronal verschoben und dort vernäht wird (Abb. 19-19).

**Lateraler Verschiebelappen.** Bei der Methode der Rezessionsdeckung mit einem lateralen Verschiebelappen wird die denudierte Wurzeloberfläche mit keratinisierter Gingiva aus dem Nachbarbereich gedeckt. Voraussetzungen sind, dass eine lokalisierte schmale Rezession vorliegt und die keratinisierte Gingiva des Nachbarbereiches gesund und ausreichend breit ist.

**Vorgehen**   Vorgehen: Die bestehende Rezession wird umschnitten und angefrischt. Am benachbarten Zahn wird ein Zahnfleischrandschnitt und am übernächsten Zahn eine paramediane Vertikalinzision vorgenommen (Abb. 19-20). Der dadurch gebildete Lappen wird an der zur Rezession angrenzenden Seite als Mukoperiostlappen präpariert. Der

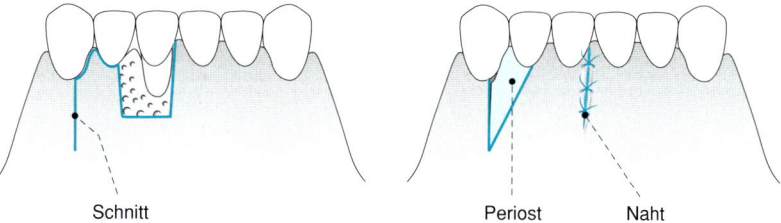

**Abb. 19-20**   Lateraler Verschiebelappen zur Rezessionsdeckung. Das um die Rezession gelegene Mukoperiost wird entfernt und der Lappen seitlich über die Rezession und den entblößten Knochen verschoben.

Teil des Lappens, der an die Entnahmestelle grenzt, wird als Mukosalappen präpariert. Dies hat zur Folge, dass bei der Verschiebung des Lappens die Rezession mit einem Mukoperiostlappen gedeckt wird und an der Entnahmestelle eine periostbedeckte Wunde verbleibt, die sekundär epithelisiert.

**Rezessionsdeckung mit freiem autogenen Schleimhaut- oder Bindegewebe-transplantat.** Die denudierte Wurzel kann durch ein freies Schleimhauttransplantat (FST) auch direkt gedeckt werden. Die Technik ist bei gänzlich fehlender oder sehr schmaler keratinisierter Gingiva indiziert. Das freie Schleimhauttransplantat wird, wie oben beschrieben, meist aus der Gaumenschleimhaut entnommen. Die Gingiva im Bereich der Rezession wird entepithelisiert und angefrischt und die Wurzeloberfläche gründlich gesäubert. Manche Autoren empfehlen die Vorbehandlung der Wurzelober-fläche durch dreiminütiges Einreiben mit 1%iger Zitronensäure (pH-Wert 1,0).

Zunehmend weite Verbreitung findet die Deckung von Rezessionen mit Bindegewebe-transplantaten. Diese Transplantate werden unterminierend aus dem Gaumen ent-nommen.

**Entnahme** Die Entnahme des Bindegewebetransplantats vom Gaumen erfolgt, nachdem die Emp-fängerstelle entsprechend vorbereitet ist (Abb. 19-21). Zunächst wird dazu eine erste Inzision senkrecht zum Alveolarfortsatz ca. 2–3 mm paramarginal parallel zur Zahn-reihe, bevorzugt im Bereich der Prämolaren, ausgeführt. Die mesiodistale Ausdehnung der Inzision ist etwas länger als die benötigte Länge des Transplantats. Um die Ent-nahme zu erleichtern, kann mesial eine vertikale Entlastungsinzision erfolgen. Dann wird, ausgehend von der ersten Inzisionslinie, eine weitere Inzision in apikaler Rich-tung durchgeführt. Dabei wird unterminierend die bedeckende Mukosa vom unterlie-genden Bindegewebe gelöst. Die Mukosa sollte nicht zu sehr ausgedünnt werden, da sonst die Gefahr einer Nekrose besteht. Mit einer abschließenden Inzision wird das frei gelegte Bindegewebe umschnitten und mit einem Raspatorium vom Alveolarknochen gelöst. Der Mukosalappen wird abschließend vernäht.

**Vorteile** Der Vorteil der Bindegewebetransplantate ist, dass das Epithel im Gaumenbereich wei-testgehend unverletzt bleibt und der Patient keine offene Wundfläche zurückbehält. Bei **Envelope-Technik** der sog. Envelope-Technik wird im Empfängergebiet die Rezession angefrischt und durch eine Inzision ein künstlicher Sulkus erzeugt. In diesen Sulkus kann das Binde-gewebetransplantat eingeschoben werden. Das Bindegewebetransplantat wird auf die

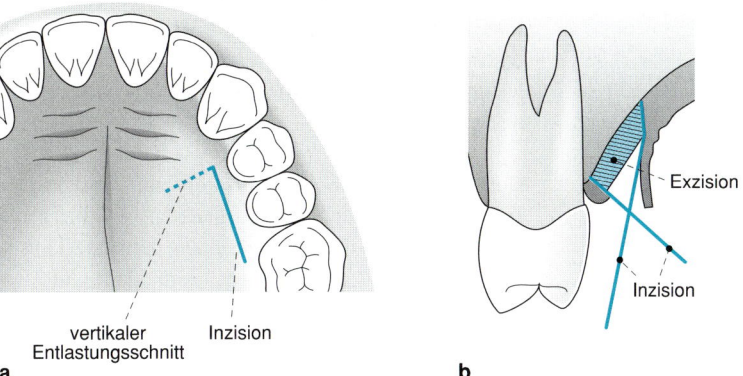

a            b

**Abb. 19-21** Entnahme eines freien Bindegewebetransplantats aus dem Gaumen in der Aufsicht (a) und im Schnitt (b).

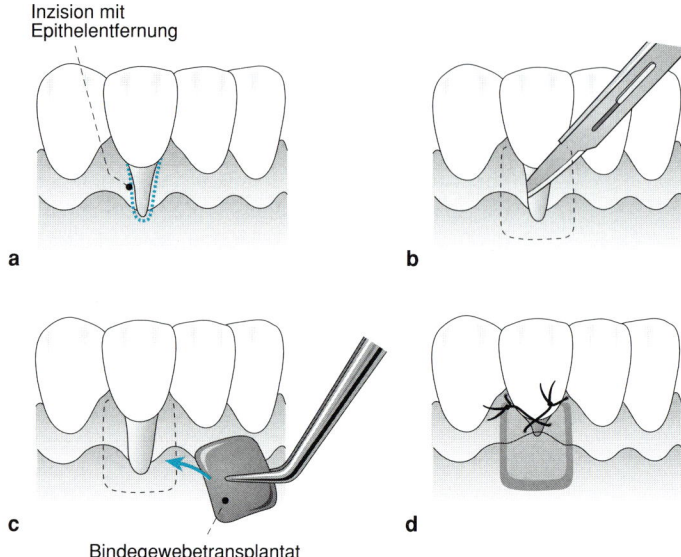

Inzision mit
Epithelentfernung

a

b

c

d

Bindegewebetransplantat

**Abb. 19-22** „Envelope-Technik" zur Deckung von parodontalen Rezessionen.
a und b) Schnittführung mit einer unterminierenden Präparation.
c) Platzierung des Bindegewebetransplantats in die unterminierenden Bereiche.
d) Fixierung des Transplantats mit überkreuzten Nähten.

vorbereitete, gesäuberte Wurzeloberfläche gepresst und mit dünnem (4-0 oder 5-0), resorbierbarem Nahtmaterial koronal an den Papillen befestigt. Der apikale Teil des Transplantats wird durch den darüber liegenden Lappen fixiert. Überkreuzte Nähte helfen den nicht vom Lappen bedeckten Teil des Transplantats an die Wurzeloberfläche zu pressen (Abb. 19-22). Der Teil des subepithelialen Bindegewebetransplantats, der nicht vom Lappen gedeckt ist, epithelisiert innerhalb von ca. drei Wochen. Die Morphodifferenzierung geht vom Bindegewebe aus, es übernimmt die Charakteristika des Herkunftsortes (Gaumen). Manche Autoren empfehlen, einen 1–2 mm breiten epithelisierten Randstreifen bei der Präparation am Bindegewebetransplantat zu belassen. Dieser Randstreifen kann postoperativ die marginale Gingiva darstellen.

**Bindegewebetransplantate mit koronalen oder lateralen Verschiebelappen.** Manche Autoren kombinieren die Methode des Bindegewebetransplantats mit koronalen oder lateralen Verschiebelappen, die auf das Transplantat platziert werden. Dieses Verfahren bietet ästhetisch gute Ergebnisse bei der Deckung mäßig ausgeprägter Rezessionen.

**Gesteuerte Geweberegeneration zur Deckung parodontaler Rezessionen.** Durch die Anwendung der gesteuerten Geweberegeneration bei der Deckung von Rezessionen wird über die Abdeckung der Wurzel mit Weichgewebe angestrebt, eine Regeneration von Wurzelzement, Desmodont und Alveolarknochen zu erzielen. Die zur Behandlung von Rezessionen geeigneten Membranen sollten formstabil sein oder Abstandshalter auf der Oberfläche besitzen, sodass ein Hohlraum zwischen der Membran und der Wurzeloberfläche vorliegt. So wird es möglich, dass die Zellen des Desmodonts und des Alveolarknochens den Raum unter der Membran besiedeln können. Zurzeit liegen ausreichend formstabile, nicht-resorbierbare Membranen aus e-PTFE vor, die durch eingearbeitete Titanstreben verstärkt sind. Zunehmend setzt sich aber auch hier die Verwendung von bioresorbierbaren Barrieren durch.

**Vorgehen**

Vorgehen: Die Bildung des Lappens entspricht dem Vorgehen beim koronalen Verschiebelappen. Die Membran wird so zurechtgeschnitten, dass sie an der Schmelz-Zement-Grenze beginnend die entblößte Wurzel ca. 2–3 mm allseitig überlappt. Die Fixierung der Membran am Zahn erfolgt mit einer Umschlingungsnaht. Der periostgeschlitzte, mobilisierte Lappen wird dann nach koronal verschoben, sodass die gesamte Membran bedeckt ist. Wurde eine nicht-resorbierbare Membran verwendet, wird diese nach ca. vier bis sechs Wochen entfernt. Dazu wird ein intrasulkulärer Schnitt durchgeführt und die Membran vorsichtig nach koronal herausgezogen.

### 19.4.3 Methoden zur Behandlung von Zähnen mit Furkationsbeteiligung

> Liegt an einem Zahn ein Furkationsbefall vor, entsteht in diesem Bereich eine Nische, in der sich Plaque akkumulieren kann. Die Reinigung im Furkationsbereich ist für den Patienten erschwert oder unmöglich.

Darüber hinaus weist die Gingiva im Bereich des Furkationseingangs häufig eine zusätzliche entzündete „Papille" auf.

Das Ziel der verschiedenen Methoden der Furkationsbehandlung liegt darin, die Kontur der Gingiva zu harmonisieren und optimale anatomische Verhältnisse zu schaffen, die dem Patienten eine korrekte Hygiene ermöglichen. Je nach Grad des Furkationsbefalls werden verschiedene Behandlungsformen unterschieden (Tab. 19-3).

Diese Verfahren eignen sich gut zur Behandlung von furkationsbefallenen Molaren. Furkationsbefallene Prämolaren sind weitaus schwieriger zu therapieren und vom Patienten zu kontrollieren. Je nach Befall ist dort die Extraktion vorzuziehen.

**Geschlossene Kürettage mit Wurzelglättung**

Eine geschlossene Kürettage mit Wurzelglättung ist beim **Furkationsgrad I** meist ausreichend. Als besonders effektiv hat sich die Furkationsreinigung mit Schall- oder Ultraschallscalern erwiesen. Die Säuberung kann natürlich je nach Behandlungsform der

**Tabelle 19-3** Furkationsbehandlung.

| Grad des Furkationsbefalls | Therapie |
|---|---|
| Grad I | • Scaling und<br>• Wurzelglättung<br>• Furkationsplastik |
| Grad II | • Furkationsplastik<br>• gesteuerte Geweberegeneration<br>• Tunnelierung<br>• Wurzelresektion/-amputation<br>• Prämolarisierung<br>• Zahnextraktion |
| Grad III | • Tunnelierung<br>• Wurzelresektion/-amputation<br>• Zahnextraktion |

**19**

Nachbarzähne auch mit einer Lappenoperation kombiniert werden. Selbst unter Sicht ist es aber oft sehr schwierig, alle Nischen und Einziehungen auf der Wurzeloberfläche gründlich zu säubern.

**Furkationsplastik**

Daher wird bei weiter reichenden Furkationsbefällen eine **Odontoplastik** bzw. **Furkationsplastik** vorgenommen. Dabei wird im Rahmen einer Lappenoperation der Furkationseingang mit feinen Diamantschleifern oder ultraschallgetriebenen diamantierten Präparationsspitzen geglättet. Dadurch werden z.B. Schmelzprojektionen und Zahneinziehungen eingeebnet und die Bildung und Entzündung einer zusätzlichen „Papille" verhindert.

> **Merke** Vor allem bei Grad-II-Furkationsbefall können gute Ergebnisse mit der **gesteuerten Geweberegeneration** (s. S. 439f.) erzielt werden.

**GTR-Methode**

**Grad-II-Defekte** sind insbesondere dann gut mit der GTR-Methode zu behandeln, wenn das Knochenniveau am Furkationseingang bis zu 3 mm höher ist als interfurkal. Bei oberen Molaren ist die GTR-Behandlung von Furkationsdefekten Grad II nur an den bukkalen Eingängen Erfolg versprechend. Die GTR-Behandlung von Furkationsdefekten Grad III führt grundsätzlich nur zu minimalen Verbesserungen.

Beim operativen **Vorgehen** (Abb. 19-23) wird bei der Lappenpräparation durch einen intrasulkulären Schnitt und papillenerhaltende Maßnahmen angestrebt, möglichst wenig Gingiva zu verlieren. Zusätzlich werden vertikale Entlastungsschnitte angelegt. Nach der Bildung des Lappens werden die Wurzeloberfläche und der Furkationsbereich des Zahnes gründlich gesäubert und geglättet. Anschließend wird eine Membran zurechtgeschnitten und mit einer Umschlingungsnaht am Zahn befestigt. Die Membran sollte zervikal dicht am Zahn anliegen, keine Überlappungen oder Falten aufweisen und den Knochendefekt allseitig um ca. 3 mm überragen. Der Mukoperiostlappen wird durch interdentale Knopfnähte koronal fixiert. Abschließend werden die vertikalen Entlastungsschnitte vernäht. Der Lappen sollte die Membran mindestens 2–3 mm überdecken.

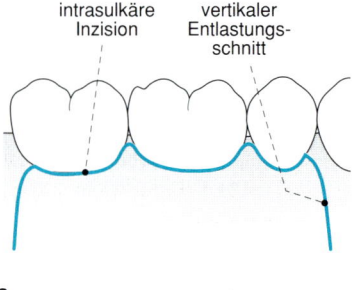

intrasulkäre Inzision

vertikaler Entlastungsschnitt

a

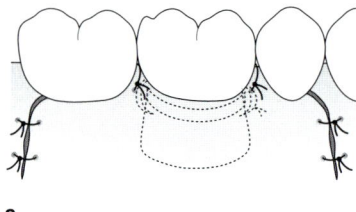

c

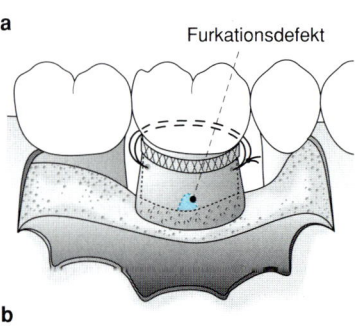

Furkationsdefekt

b

**Abb. 19-23** Gesteuerte Geweberegeneration bei der Furkationsbehandlung.
a) Schnittführung
b) Lappenmobilisation und Adaption der Membran
c) Naht.

**Tunnelierung**

Eine Tunnelierung (Tunnelung) wird fast ausschließlich bei **unteren Molaren** angewendet. Auch hier wird zunächst ein Lappen gebildet. Die Furkation wird mit feinen Diamantschleifern erweitert, und gegebenenfalls werden kleine Korrekturen am Alveolarknochen (Osteoplastik) vorgenommen. Die Tunnelierung muss vorsichtig erfolgen, um eine Verletzung der Pulpa zu vermeiden. Nach der Adaptation des Lappens liegt dann ein erweiterter, in bukko-lingualer Richtung durchgängiger Tunnel vor, der vom Patienten mit feinen Bürstchen gereinigt werden kann. Die erweiterte Furkation ist in regelmäßigen Abständen vom Zahnarzt zu kontrollieren und zu fluoridieren, um der Entstehung einer Karies gezielt vorzubeugen.

Vorteile der Tunnelierung sind, dass im Gegensatz zur Prämolarisierung bzw. Hemisektion keine prothetische Versorgung oder Wurzelkanalbehandlung des Zahnes notwendig ist.

**Prämolarisierung**

Bei der Prämolarisierung wird ein **furkationsbefallener Molar in einwurzelige Prämolaren umgestaltet.** Voraussetzungen für diesen Eingriff sind genügend weit auseinander liegende Wurzeln und eine möglichst koronal gelegene Furkation. Der Zahn wird zunächst wurzelbehandelt und dann im Furkationsbereich durchtrennt. Die neu entstandenen Stümpfe müssen nachfolgend mit Kronen versorgt werden. Dem Patienten ist dann eine ausreichende Interdentalhygiene möglich.

Bei der Resektion einer Wurzel wird der Zahn wie bei der Prämolarisierung durchtrennt. Dann werden eine oder mehrere Wurzeln extrahiert. Bei unteren Molaren spricht man dabei von einer **Hemisektion.**

Um zu entscheiden, welche Wurzeln extrahiert werden sollen, sind neben dem parodontalen Zustand der Einzelwurzeln noch weitere Entscheidungskriterien zu beachten. Der periapikale Zustand der belassenen Wurzel muss unauffällig sein. Ferner sollte die Wurzel einen möglichst geraden, weiten Wurzelkanal besitzen, sodass eine korrekte Wurzelkanalfüllung und eine spätere Versorgung mit Stiftaufbauten möglich sind. Daher bietet sich bei Unterkiefermolaren meist der Erhalt der distalen Wurzeln und bei Oberkiefermolaren der Erhalt der palatinalen Wurzeln an.

Ein Nachteil beim Erhalt der oberen, palatinalen Wurzel ist, dass diese Wurzel etwas versetzt zum oberen Zahnbogen steht. Dadurch kann die Statik von prothetischen Rekonstruktionen beeinträchtigt werden.

**Wurzelamputation**

Unter einer Wurzelamputation versteht man die **Entfernung** einer Zahnwurzel **ohne Durchtrennung der Zahnkrone** des Zahnes. Das Ziel ist die Umwandlung eines dreiwurzeligen Zahnes mit Furkationsbeteiligung in einen zweiwurzeligen Zahn ohne Furkationsbeteiligung.

Die Wurzelamputation kann daher bei oberen, furkationsbefallenen Molaren angewendet werden. Dabei wird meist eine der beiden bukkalen Wurzeln im Bereich der Schmelz-Zement-Grenze abgetrennt. Es muss ebenso wie bei der Resektion und Prämolarisierung darauf geachtet werden, dass keine Überhänge und Nischen zurückbleiben. Die Amputationsstelle muss mit einem Füllungswerkstoff (z.B. Glasionomerzement) verschlossen werden.

**Zahnextraktion**

Die **Zahnextraktion** als Therapie furkationsbefallener Zähne ist sinnvoll, wenn der Zahn keine Wurzel besitzt, die ausreichend von Alveolarknochen umgeben ist oder Probleme bei der endodontischen Therapie zu erwarten sind.

**19**

## 19.4.4 Behandlung parodontal-endodontaler (Paro-Endo-)Läsionen

Bei der Therapie von Paro-Endo-Läsionen erfolgt zunächst eine Behandlung der devitalen Pulpa mit **medikamentösen Wurzelkanaleinlagen** (z.B. Kalziumhydroxid).

Dies kann bei Läsionen der **Klasse I,** die primär endodontischen Ursprungs sind, zu einer fast vollständigen Ausheilung der parodontalen Entzündungsmerkmale führen. Eine evtl. notwendige Parodontaltherapie erfolgt erst nach einer Beobachtungszeit, in der sich der desmodontale Faserapparat regenerieren kann. Eine zu frühzeitige Bearbeitung der Wurzeloberflächen würde in diesem Zeitraum die Fasern, die noch regenerierbar sind, endgültig zerstören. Sollte es durch die Wurzelkanalbehandlung nicht zu einer Besserung der parodontalen Beschwerden kommen, muss vermutet werden, dass es sich bei der vorliegenden Läsion um eine Paro-Endo-Läsion der **Klassen II oder III** handelt. In einem solchen Fall ist eine Parodontalbehandlung (evtl. Lappenoperation) durchzuführen.

Die **Prognose** von Zähnen mit Paro-Endo-Läsionen der Klassen II und III ist fraglich. Die kombinierte Therapie ist als Behandlungsversuch zu verstehen, um ästhetisch oder topografisch wichtige Zähne zu erhalten. Häufig ist die Extraktion des Zahnes notwendig.

### 19.4.5 Transplantate und Implantate zur Behandlung von Knochentaschen

 Unter der Transplantation versteht man die Übertragung von vitalem Gewebe (z.B. Knochen, Schleimhaut). Die Implantation bezeichnet das Einbringen nicht-vitalen Gewebes oder Materials.

**Grundlagen**

Es wird zwischen **autogenen** (vom gleichen Individuum, früher: autolog), **isologen** (von Individuen mit gleichem genetischem Code, d.h. Zwillinge), **allogenen** (von Individuen gleicher Spezies, z.B. Mensch) und **xenogenen** (von Individuen verschiedener Spezies) Transplantaten unterschieden.

Unter **Lyophilisierung** versteht man die Gefriertrocknung von Gewebe zur Verlängerung der Haltbarkeit. Die Übertragung von körperfremdem (synthetischem) Material wird als **Alloplastik** bezeichnet. Als **Osteokonduktion** wird ein Prozess beschrieben, bei dem Knochen um ein in den Knochen eingebrachtes Material im Sinne einer Apposition wächst. Unter **Osteoinduktion** wird eine Anregung des umgebenden Knochens zur Osteogenese (Knochenneubildung) durch das eingebrachte Material verstanden.

In der Parodontologie werden Transplantate oder Implantate meist verwendet, um zwei- oder dreiwandige Knochentaschen aufzufüllen. Um eine Ortsständigkeit des implantierten Materials sicherzustellen, können die implantierten Materialien mit einer Membran abgedeckt werden.

**Autogener Knochen**

**Autogene Knochentransplantate** können in Form von Zylindern mit kleinen Trepanbohrern aus unbezahnten Kieferabschnitten entnommen werden. Dabei eignen sich der Tuberbereich oder vier Monate alte Extraktionsbereiche als Entnahmestellen. Entnahmen aus dem Beckenkamm sind ebenfalls möglich, werden aber aufgrund des chirurgischen Aufwandes und Risikos nicht als Standardverfahren empfohlen. Vom entnommenen Knochen wird nur die Spongiosa übertragen, da sie die bessere Einheilung verspricht. Der Knochen wird zu Spänen zerkleinert und mit Blut vermischt. Dieser Knochenbrei wird dann in den Knochendefekt eingebracht. Eine weitere Möglichkeit zur Knochengewinnung besteht in der Verwendung von Knochenfiltern. Knochenfilter sind in die Absauganlage integriert und sammeln Knochenspäne, die beim Fräsen von Knochen anfallen.

Autogener Knochen wird als das beste Implantationsmaterial für den Wiederaufbau von Knochen angesehen. Er weist denselben Aufbau wie der den Defekt umgebende

Knochen auf und ist aus immunologischer Sicht unbedenklich. Die in ihm enthaltenen Proteine (z.B. bone morphogenic proteins, BMP) verfügen über osteogenetisches Potential.

Häufig werden nach der Implantation von Knochen **Wurzelresorptionen** oder **Ankylosen** der betroffenen Zähne beobachtet. Dies tritt insbesondere dann auf, wenn die Wurzeloberflächen nicht mehr mit vitalen Desmodontalzellen oder einer schützenden Zementschicht bedeckt sind.

**Allogener Knochen**

**Allogener Knochen** wird von Knochenbanken als demineralisierter, gefriergetrockneter Knochen angeboten. Demineralisiertem allogenem Knochen wird eine osteoinduktive Wirkung zugesprochen. Er hat wie alle nicht autogenen Materialien den Vorteil, dass am Patienten keine Knochenentnahme notwendig ist. Ein diskutierter Nachteil ist es, dass eine **Übertragung von Infektionskrankheiten** nicht ausgeschlossen werden kann. Um Infektionen zu vermeiden, wird allogener Knochen daher z.T. speziell aufbereitet (AAA-Knochen: autolysierter, antigenextrahierter, allogener Knochen), ohne dass seine osteoinduktive Wirkung verlorengeht.

**Xenogener Knochenersatz**

**Xenogene Knochenersatzmaterialien** werden z.B. von Rindern, Schweinen oder Korallen gewonnen. Bei vielen dieser Materialien werden durch spezielle Verfahren alle organischen Bestandteile entfernt. Sie sind daher osteokonduktiv, dienen aber als Leitschiene für den ortsständigen Knochen. Sie sind nicht osteoinduktiv. Auch bei diesen Materialien ist nicht abschließend geklärt, ob Infektionserkrankungen übertragen werden können.

**Alloplastischer Knochenersatz**

Unter **alloplastischen Knochenersatzmaterialien** werden z.B. Kalziumphosphat- und Glaskeramiken verstanden. Sie verfügen über osteokonduktive, aber nicht über osteoinduktive Eigenschaften. Die **Kalziumphosphatkeramiken** können in Hydroxylapatite und $\alpha$- bzw. $\beta$-Trikalziumphosphate eingeteilt werden. Hydroxylapatite werden nur sehr langsam durch Osteoklasten abgebaut. Trikalziumphosphate hingegen sind im Körper gut löslich, sodass diese durch ortsständigen Knochen ersetzt werden.

An der Oberfläche bioaktiver **Glaskeramiken** (Biogläser) können komplexe Vorgänge zur Bildung einer Apatitschicht führen, in die organische Komponenten eingebaut werden können. Bei Biogläsern tritt eine Auflösung erst langsam über Jahre hinweg ein.

### 19.4.6 Parodontale Heilung

> Voraussetzung für eine parodontale Regeneration ist, dass vitale Desmodontalzellen auf der Wurzeloberfläche erhalten sind. Nur dann kann eine Reorganisation der Zahnaufhängung über seinen Faserapparat am Alveolarknochen erfolgen.

Fehlt das Desmodont und kommt die Zahnoberfläche mit Bindegewebe der Gingiva oder dem Alveolarknochen in Kontakt, treten Ankylosen oder Wurzelresorptionen der Zähne auf. Nach parodontal-chirurgischen Eingriffen werden verschiedene Formen der Ausheilung beobachtet. Dabei konkurrieren unterschiedliche Gewebeanteile (Epithelzellen, Desmodontalzellen, Bindegewebezellen und Knochenzellen) miteinander um die Anheftung an der bearbeiteten Wurzeloberfläche. Das Saumepithel besitzt dabei das schnellste Wachstumspotential, sodass meist ein langes, bis zum Taschenfundus reichendes Saumepithel die Zahnoberfläche bedeckt.

**Formen**

Es wird allgemein zwischen einer Wiederanhaftung (reattachment), einer Regeneration (new attachment) und einer reparativen Heilung (repair) unterschieden.

19

„**Reattachment**" bedeutet, dass traumatisch oder operativ zeitweise voneinander getrennte Gewebe sich wieder zu einer funktionellen Einheit zusammenschließen. Eine solche Wiederanheftung ist nur in apikalen Wurzelbereichen zu erwarten, in denen das Desmodont nicht infiziert ist. Ein epitheliales „Reattachment" wird nicht beobachtet.

Beim „**new attachment**" geht man davon aus, dass die funktionelle Einheit des Gewebes von Zellen des Randgebietes des Defektes wieder neu aufgebaut wird. Die Bildung eines zum Taschenfundus reichenden Saumepithels, ausgehend von noch intakten Basalzellen, wird als epitheliales „new attachment" bezeichnet.

Der Begriff der **reparativen Heilung (repair)** besagt, dass die zerstörten Gewebeanteile unter Ausnutzung verschiedener Möglichkeiten reparativ ersetzt werden. Es kommt bei der Wund- und Defektauffüllung zu Heilungs-, Substitutions- oder Regenerationsprozessen. Diese Form der Heilung stellt das wahrscheinlichste Behandlungsergebnis nach parodontal-chirurgischen Eingriffen dar. Sie führt nicht zu einer parodontal-desmodontalen Regeneration, obwohl das Gewebe, klinisch entzündungsfrei, straffe und verringerte Sondierungstiefen aufgrund narbiger, epithelialer oder resorptiver bzw. ankylotischer Prozesse aufweist.

### 19.4.7 Schienungstherapie

Stark gelockerte Zähne können im Rahmen einer PAR-Behandlung durch Schienen verblockt und temporär stabilisiert werden. Durch die Schienung wird keine Festigung eines durch parodontale Ursachen gelockerten Zahnes, sondern ausschließlich eine Ruhigstellung bewirkt.

**Prinzip** Diese **Ruhigstellung** kann postoperativ oder nach akuten Traumen die Heilung positiv beeinflussen. Die Schienung verbessert den Kaukomfort für den Patienten und verhindert Zahnkippungen und -wanderungen. Kaukräfte, die auf einen Schienenverband auftreffen, werden auf alle in den Verband integrierten Zähne verteilt. Das bedeutet aber, dass einzelne Zähne unter Umständen größere Kaukräfte auffangen müssen als ohne Schienung. Darüber hinaus sollten nur Zähne mit gleicher Mobilität verblockt werden. Andernfalls kann es leicht zur Fraktur der Schiene und Lockerung der ursprünglich festeren Zähne kommen. Zähne, die durch ein okklusales Trauma gelockert sind, sollten durch selektives Einschleifen und nicht durch Schienung behandelt werden.

**Schienungsarten** Grundsätzlich wird zwischen folgenden Schienen unterschieden:
- temporäre Schienen
- semipermanente Schienen
- permanente Schienen.

Als **temporäre Schienungen** (Tragedauer von einigen Tagen bis zu mehreren Wochen) werden z.B. fortlaufende Drahtligaturen, Drahtbogen-Kunststoffschienen oder Miniplastschienen verwendet. Eine temporäre Schienung ist bei Vorliegen von Zähnen mit erhöhter Beweglichkeit, an denen offene Methoden der Parodontalbehandlung geplant sind, indiziert.

Ziel der temporären Schienung ist es, eine vorübergehende weitere Erhöhung der Beweglichkeit als Folge des Behandlungstraumas abzufangen. Semipermanente Schienen (Tragedauer von einigen Wochen bis zu einigen Monaten) werden heute mit Kompositen in Schmelz-Ätz-Technik hergestellt. In der einfachsten Form können Zähne ohne Präparation einer Kavität approximal miteinander verblockt werden. Auch kann eine Schienung mit adhäsiv befestigten Fasernetzen vorgenommen werden.

**Semipermanente Schienungen** sind indiziert, wenn erhaltungswürdige Zähne vorliegen, die wegen einer stark erhöhten Beweglichkeit den Patienten beim Kauen und Sprechen behindern. Ferner können sie bei kombiniert parodontologisch-kieferorthopädischer bzw. parodontologisch-kieferorthopädisch-prothetischer Behandlung zur Retention der Zähne herangezogen werden (Tragedauer über mehrere Wochen bis Jahre).

Als **permanente Schienen** (Tragedauer über viele Jahre) werden fest sitzende Schienungen (z.B. Brücken, Stege) und abnehmbare Schienungen (z.B. Hybridprothesen, Elbrecht-Schienen) verwendet. Permanente Schienungen sind bei gelockerten und/oder nur noch wenigen Pfeilerzähnen mit stark reduziertem Parodontium indiziert.

> **Merke** Wichtig ist, dass die Form einer Schiene die Parodontalhygiene nicht behindert.

## 19.5 Medikamente in der Parodontologie

> Der Einsatz von Medikamenten dient in der parodontologischen Therapie immer nur als Adjuvans zur mechanischen Lokalbehandlung. Sie ersetzen nicht die Beseitigung der primären und sekundären Ursachen, die zur Entstehung einer Parodontopathie führen.

Antimikrobielle Agenzien sollen parodontopathogene Keime spezifisch und effektiv bekämpfen, geringe Nebenwirkungen und eine gute Haltbarkeit bei Raumtemperatur besitzen.

Darüber hinaus ist eine **hohe Substantivität** wichtig. Die Substantivität beschreibt die Retentionsdauer eines Medikaments am Wirkungsort (Mundhöhle, Sulkus). Die Medikamente werden in lokal und systemisch angewendete Medikamente unterschieden.

### 19.5.1 Lokal angewendete Medikamente

Lokal angewendete Mittel werden meist in Form von **Spüllösungen, Salben oder Pasten** angeboten. Auch in Zahnpasten können lokal wirksame Medikamente vorliegen. Im Folgenden werden die gebräuchlichsten und wichtigsten lokalen Therapeutika beschrieben. Daneben finden noch weitere antibakterielle bzw. antiphlogistische Wirkstoffe (z.B. Listerine, Triclosan, Zuckerersatzstoffe, Sanguinarin, Acetylsalicylsäure-Lösungen) Anwendung.

**Chlorhexidin**

**Chlorhexidin** (CHX) ist ein Biguanid. Es wird meist als Chlorhexidin-Diglukonat-Salz in 0,06- bis 0,2%ige Mundspüllösung verwendet. Chlorhexidin wirkt antibakteriell und hemmt in hohen Konzentrationen (0,2%) die Plaquebildung. Es wirkt bakteriostatisch und bakterizid gegen grampositive Bakterien, in höheren Dosierungen auch bakterizid gegen gramnegative Bakterien.

CHX besitzt eine **hohe Substantivität.** Seine kationischen Gruppen binden elektrostatisch an die negativ geladenen Oberflächen von Zähnen, Gingiva und Mukosa sowie Plaque. Daher überdauert die Wirkung des CHX die Spülzeit und steht als Reservoir für einen „slow release" zur Verfügung. Durch seine starke Affinität zu Anionen ist CHX zudem befähigt, Bindungsstellen der oralen Mikroorganismen an den Zähnen zu blockieren, wodurch seine Anti-Plaque-Wirksamkeit begründet ist. Zudem führt CHX

**19**

zu einer Zerstörung der Permeabilitätsfunktion der Zellwände, sodass der Zutritt der Substanz in das Zellinnere ermöglicht wird. Es kommt dann aufgrund des Verlustes des osmotischen Gleichgewichts zur Präzipitation des Zytoplasmas. CHX ist ferner befähigt, membrangebundene ATPasen zu inhibieren und in den Glukosestoffwechsel von Zellen einzugreifen.

Eine lang dauernde Anwendung in Form einer CHX-Spüllösung ist aufgrund des Auftretens lokaler **Nebenwirkungen** nur in Ausnahmefällen indiziert. Bei der Anwendung von Chlorhexidin als Mundspüllösung treten verschiedene Nebenwirkungen auf:

- Geschmacksirritationen, die bis zu 8 h anhalten können
- reversible braune Farbauflagerungen der Zähne und Schleimhäute
- Desquamation von Epithelzellen der Schleimhaut aufgrund einer beschleunigten Zellalterung
- Wundheilungsstörungen bei Anwendung hoher Konzentrationen und bei frei liegendem Knochen (Hemmung der Osteogenese)
- verstärkte Zahnsteinbildung.

Höher konzentrierte Präparate sollten aufgrund dieser Nebenwirkungen nur kurzfristig (bis zu sechs Wochen) zur Mundspülung eingesetzt werden. Verschiedene Studien konnten nachweisen, dass Chlorhexidin zu einer ca. 45%igen Reduktion von Gingivitiden beitragen kann. Zur lokalen Taschenbehandlung kann Chlorhexidin in Form von Spülungen mit stumpfer Kanüle oder als gebrauchsfertiges Gel in die Tasche appliziert werden.

> **Merke** Bei Anwendung von CHX-Präparaten muss bedacht werden, dass CHX und die meisten am Markt befindlichen Zahnpasten interagieren können und es dabei zu einer Inaktivierung des CHX kommt.

Dies gilt für alle Zahnpasten, die Natriumlaurylsulfat in Konzentrationen bis 2% als Schäumerzusatz verwenden. Bei Kontakt von CHX mit anionischen Molekülen tritt eine Präzipitation der Reaktionspartner zu schwer löslichen Verbindungen ein und führt zur Inaktivierung des CHX. Bei Gebrauch anionischer, tensidhaltiger Zahnpasten sollte daher eine Wartezeit von 30 min bis 2 h bis zur CHX-Spülung eingehalten werden. Spülungen mit CHX können unmittelbar vor oder nach der Anwendung von Zahnpasten mit Aminfluoriden oder ausschließlich nichtionischen Netzmitteln erfolgen. Hierbei wird die Wirkung des CHX nicht beeinflusst.

**Wasserstoffperoxid**

**Wasserstoffperoxid** ($H_2O_2$) besitzt aufgrund der Sauerstoffabspaltung und Schaumbildung eine reinigende mechanische und desinfizierende Wirkung. Durch die Sauerstofffreisetzung besitzt es einen hemmenden Einfluss auf anaerobe Keime. Es wird in 3- bis 10%iger Lösung zur lokalen Therapie vom Zahnarzt eingesetzt. Mundspüllösungen können in 0,3- bis 0,5%iger Dosierung vom Patienten bei der häuslichen Therapie verwendet werden.

**Zinnfluoridhaltige Lösungen**

**Zinnfluoridhaltige Lösungen** (z.B. Meridol®) haben in klinisch kontrollierten Studien mehrfach gezeigt, dass sie einen Einfluss auf parodontale Erkrankungen besitzen. Durch das Zinnkation wird eine Bakterienhemmung erreicht. Die Fluoridionen besitzen zudem einen kariesprotektiven Effekt. Als **Nebenwirkungen** werden reversible Zahn- und Schleimhautverfärbungen beobachtet.

**Glukokortikoide**

**Glukokortikoide** (z.B. Dontisolon®: Prednisolon) besitzen antiphlogistische, antiallergische, antiproliferative und analgetische Wirkung. Sie steigern die Gluconeogenese, wirken katabol, unterdrücken das lymphatische Gewebe und die Immunreaktion und verringern die Gefäßpermeabilität. Glukokortikoide werden in Form von Cremes oder Salben mit verschiedenen Antibiotika-Zusätzen angeboten (Terracortril®: Hydrocortison + Oxytetracyclin). Durch das applizierte Glukokortikoid werden die Schmerzsensationen des Patienten gelindert und die eigentliche Ursache der Entzündung verschleiert. Durch den Antibiotika-Zusatz kann die Ausbildung von Bakterienresistenzen und Allergien gefördert werden. Deshalb sollten diese Präparate nur **kurzzeitig** zur Schmerzlinderung bei lokalen Taschenbehandlungen oder in der Initialbehandlung der NUG angewendet werden.

**Applikationsarten**

Die Instillation von **Spüllösungen** in eine Zahnfleischtasche mit einer Spülkanüle zeigt meist nur geringe Wirkung, da die Verweildauer des Medikaments nicht ausreichend ist und der Taschenboden nicht in jedem Fall erreicht wird.

Seit einiger Zeit wird zur effektiven Beseitigung der subgingivalen Bakterien die Applikation von **medikamentengetränkten Fäden** (Actisite®, 25% Tetrazyklin), **Gelatinechips** (PerioChip®, 34% CHX) oder aushärtenden, resorbierbaren **Polymeren** (Atridox®, 10% Doxyzyklin) in entzündete Zahnfleischtaschen empfohlen. Diese Applikationsformen erlauben eine kontrollierte Freisetzung des jeweiligen Wirkstoffs über eine längere Zeit. Daneben finden noch metronidazolhaltige (25%) Gele (Elyzol®) Anwendung, bei denen eine verzögerte Wirkstofffreisetzung eintritt.

Als kritisch wird bei der lokalen Anwendung von Antibiotika allerdings gesehen, dass es nicht hinreichend geklärt ist, ob auch die lokale Instillation von sehr hoch konzentrierten Präparaten zu einer vermehrten Resistenzentwicklung der Bakterien und zur Ausbildung von Allergien beitragen kann. Lokal applizierte antimikrobielle Medikamente sollten daher nur gezielt bei Problempatienten Anwendung finden. So kann bei tiefen, therapieresistenten Taschen in Kombination mit Scaling und Wurzelglättung die zusätzliche lokale Applikation von Antibiotika indiziert sein. Bei schwer zu eliminierenden, invasiven Mikroorganismen (z.B. A. actinomycetem comitans) ist die lokale Antibiotikatherapie nicht ausreichend. In der unterstützenden Nachsorgetherapie kann die lokale Applikation antimikrobieller Wirkstoffe bei erneut aufflammenden aktiven Taschen eingesetzt werden. Um eine Schädigung der Wurzeloberfläche durch wiederholtes Scaling zu vermeiden, kann diese Maßnahme in Einzelfällen auch ohne gründliche Bearbeitung der Wurzeloberfläche erfolgen.

## 19.5.2 Systemisch angewendete Medikamente

Neben den noch in der Erprobung befindlichen **nichtsteroidalen Antiphlogistika** (z.B. Fluorbiprofen; Hemmung der Prostaglandinsynthese) werden vor allem Antibiotika zur systemischen Therapie von Parodontopathien mit schweren Verlaufsformen eingesetzt. Liegen lokale Probleme vor, ist der Einsatz lokaler Antibiotikamaßnahmen in Erwägung zu ziehen.

> **Merke** Um bei einer parodontalen Infektion Antibiotika erfolgreich einzusetzen, muss die systemische Antibiotikagabe im Allgemeinen mit einer instrumentellen Reinigung kombiniert werden.

Die **instrumentelle Therapie** kann in Form von subgingivalem Scaling oder auch in Form einer Lappenoperation erfolgen. Die alleinige Anwendung von Antibiotika zeigt meist nur eine geringe Wirkung, da die Antibiotika nur eingeschränkt in die Biofilm-Struktur der Plaque eindringen können und somit die Bakterien auf der Wurzeloberfläche nicht erreicht werden. Bei hohen Bakterienkonzentrationen in der parodontalen Tasche werden die Antibiotika zudem schnell aufgebraucht. Dadurch können sich schneller Resistenzen ausbilden.

**19**

Falls die instrumentelle Reinigung in mehreren Behandlungssitzungen erfolgt, so sollte die Einnahme des Antibiotikums mit der ersten Sitzung beginnen. Die nachfolgenden Sitzungen sollten zügig angeschlossen werden, sodass eine zeitliche Nähe zur Antibiotikatherapie besteht. Die systemische Antibiotikatherapie sollte durch eine zeitgleich durchgeführte supragingivale antimikrobielle Therapie (z.B. CHX-Spülungen) unterstützt werden.

**Indikationen** Die **Antibiotika** können in Form einer Stoßtherapie zur Unterstützung der mechanischen Lokaltherapie indiziert sein bei:

- aggressiven Parodontitiden
- therapieresistenten chronischen Parodontitiden (mit evtl. progressiven Attachmentverlusten)
- schweren Parodontitiden bei systemischen Erkrankungen (Dysfunktion neutrophiler Granulozyten, Diabetes mellitus, HIV-Infektion mit CD4 < 200 mm$^3$)
- Parodontalabszess mit Ausbreitungstendenz und reduziertem Allgemeinzustand
- NUG bzw. NUP.

Sie dienen ferner als Abschirmung im Rahmen operativer Eingriffe bei infektionsgefährdeten Patienten (z.B. Endokarditis) und Patienten mit reduzierter Abwehrlage. Manche Autoren empfehlen sie auch als perioperative Maßnahme bei der gesteuerten Geweberegeneration.

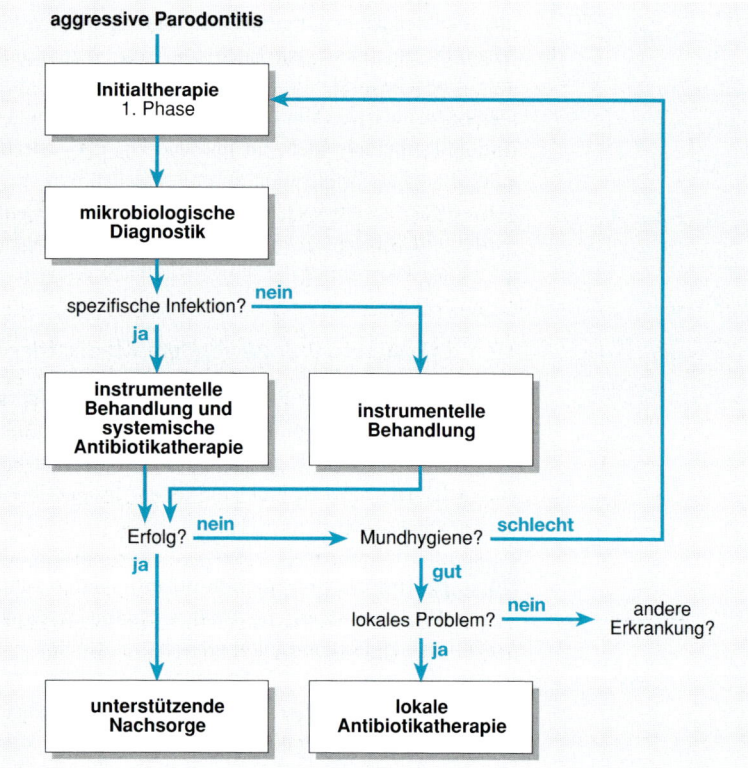

**Abb. 19-24** Entscheidungsbaum für eine mögliche Therapie einer aggressiven Parodontitis unter Einsatz systemischer oder lokaler Antibiotikatherapie. Unter instrumenteller Therapie können je nach vorliegenden Defekten subgingivales Scaling oder auch weitergehende chirurgische Maßnahmen verstanden werden. Auch die lokale Antibiotikatherapie schließt meist eine subgingivale Reinigung mit ein.

**Vorbereitung**

Um optimale Wirkung zu erzielen und die Ausbildung von Bakterienresistenzen zu vermeiden, sollten vor der Verabreichung eine mikrobiologische Bestimmung der subgingivalen Plaque vorgenommen und ein **Antibiogramm** erstellt werden. Bei Notfallmaßnahmen, wie der Behandlung von Parodontalabszessen oder NUG/NUP kann die Antibiose auch ohne vorheriges Antibiogramm durchgeführt werden.

Bei Vorliegen einer **aggressiven Parodontitis** und bei schweren Parodontitiden mit systemischen Erkrankungen sollte die mikrobiologische Diagnostik vor Beginn der Behandlung durchgeführt werden (s. Abb. 19-24). Bei therapieresistenten **chronischen Parodontitiden** erfolgt die mikrobiologische Diagnostik, wenn progrediente Attachmentverluste während der unterstützenden Parodontitistherapie festgestellt werden (s. Abb. 19-25). Eine **mikrobiologische Analyse** der subgingivalen Mikroflora wird auch relevant, wenn persistierende Blutungen oder eitriges Exsudat auf Sondierung belegen, dass eine auf die Entfernung der subgingivalen Plaque abgestellte, rein mechanische Parodontalbehandlung keinen ausreichenden Erfolg zeigt.

> **Merke**   Das Vorliegen anderer, systemischer Erkrankungen sollte immer überprüft werden, wenn
> - nach dem Einsatz systemischer Antibiotika kein Therapieerfolg eintritt, oder
> - die parodontalen Defekte nicht mit dem Vorliegen einer spezifischen Infektion in Zusammenhang gebracht werden können.

Die Antibiotika sollten die für die Progression der Parodontopathien verantwortlichen Keime (Actinobacillus actinomycetem comitans, Porphyromonas gingivalis, Prevotella intermedia) eliminieren. Meist werden Tetrazykline, Metronidazol oder die Kombination von Metronidazol mit Breitspektrum-Penicillinen verwendet (Tab. 19-4 und Tab. 19-5).

**Tetrazykline**

Tetrazykline sind Breitspektrum-Antibiotika, die gegen grampositive und gramnegative Bakterien durch Hemmung der Proteinsynthese bakteriostatisch wirksam sind. Sie wirken auch gegen Actinobacillus actinomycetem comitans.

**Doxycyclin** und **Minozyklin** sind Tetrazyklinderivate, die dem Tetrazyklin-HCl in der Wirkung auf gramnegative fakultative Anaerobier überlegen sind. Tetrazyklin-HCl und Doxycyclin weisen nach systemischer Gabe in der Sulkusflüssigkeit eine zwei- bis viermal höhere Konzentration als im Blut auf und eignen sich daher für die Antibiose subgingivaler Bakterien. Minozyklin erreicht sogar eine fünffach höhere Konzentration in der Sulkusflüssigkeit als im Blut. Doxycyclin und Minozyklin weisen also gegenüber reinem Tetrazyklin-HCl überlegene Eigenschaften auf und werden daher heute bei systemischer Anwendung in der Parodontaltherapie bevorzugt.

Tetrazykline verfügen über eine gute Substantivität, haften gut an der Wurzeloberfläche und behindern dadurch die Anheftung von Mikroorganismen an der Wurzeloberfläche. Durch Tetrazykline wird die Kollagenaseaktivität und die Chemotaxis neutrophiler Granulozyten gehemmt. Dadurch wirken Tetrazykline auch lokal entzündungshemmend.

Als **Nebenwirkungen** der Tetrazykline können unter anderem fototoxische Reaktionen von sonnenbestrahlten Hautarealen auftreten.

Tetrazykline binden an Kalziumionen. Daher kann es bei Verabreichung während der präeruptiven Zahnmineralisation zu Zahnverfärbungen kommen. Ihre Verordnung ist daher während der Schwangerschaft, der Stillzeit und bei Kindern bis zum achten Lebensjahr kontraindiziert. Weitere **Kontraindikationen** sind Überempfindlichkeit gegen Tetrazykline sowie Leber- und Niereninsuffizienzen.

**19**

**Tabelle 19-4** Empfohlene systemische Antibiotika-Dosierungen bei Erwachsenen (70 kg) zur unterstützenden Parodontitistherapie bei speziellen Verlausformen parodontaler Erkrankungen und Vorliegen der genannten spezifischen Keime.

| Wirksamkeit gegen | Wirkstoff | Tägliche Dosierung |
|---|---|---|
| A. actinomycetem comitans, P. gingivalis, P. intermedia, B. forsythus, T. denticola | Doxycyclin | 1. Tag: 1 × 200 mg 20 Tage: 1 × 100 mg |
| | Minozyklin | 21 Tage: 1 × 200 mg |
| nicht wirksam gegen: Capnocytophagen, Eikenella corrodens | Tetrazyklin | 21 Tage: 4 × 250 mg |
| A. actinomycetem comitans | Amoxicillin | 14 Tage: 3 × 500 mg |
| P. gingivalis, P. intermedia, B. forsythus, T. denticola | Metronidazol | 8 Tage: 3 × 400 mg |
| | Ornidazol | 10 Tage: 2 × 500 mg |
| P. gingivalis, P. intermedia, B. forsythus, T. denticola **und** A. actinomycetem comitans | Amoxicillin + Metronidazol | 8 Tage: 3 × 500 mg + 3 × 400 mg |
| **Alternativanwendungen:*** | | |
| A. actinomycetem comitans | Ciprofloxacin** | 10 Tage: 2 × 500 mg |
| P. gingivalis, P. intermedia, B. forsythus, T. denticola **und** A. actinomycetem comitans | Ciprofloxacin + Metronidazol | 8 Tage: 2 × 500 mg + 2 × 400 mg |
| P. gingivalis, P. intermedia, B. forsythus, T. denticola | Clindamycin*** | 7 Tage: 4 × 300 mg |

\* wegen Nebenwirkungen und Gefahr der Resistenzentwicklung nicht routinemäßig anzuwenden
\*\* als Ersatz für Amoxicillin bei Penicillinunverträglichkeit oder Nachweis einer Superinfektion, da gut wirksam gegen weitere fakultativ, anaerobe gramnegative Problemkeime (z.B. Pseudomonas aeroginosa)
\*\*\* nur als Ersatz bei Unverträglichkeit der übrigen Antibiotika

Bekannte **Präparate** sind Hostacyclin® (Tetrazyklin-HCl), Klinomycin® (Minozyklin) und Vibramycin® (Doxycyclin).

**Nitroimidazol-Chemo-therapeutika**

**Metronidazol** und **Ornidazol** sind Nitroimidazol-Chemotherapeutika, die vor allem gegen gramnegative Anaerobier und Spirochäten durch Hemmung der Nukleinsäuresynthese wirksam sind. Sie sind gegen Actinobacillus actinomycetem comitans nicht effektiv.

Mögliche **Nebenwirkungen** sind Alkoholunverträglichkeiten, allergische Reaktionen und zentralnervöse und gastrointestinale Störungen. Nitroimidazole haben im Tierversuch ein mutagenes und karzinogenes Risiko gezeigt. **Gegenanzeigen** sind u.a. Leberschäden, Störungen der Hämatopoese, Erkrankungen des zentralen bzw. peripheren Nervensystems, zeitgleiche Antikoagulanzien und Lithiumtherapie, Schwangerschaft und Stillzeit. Ihre Anwendung sollte aufgrund der erwähnten Probleme sehr eingeschränkt erfolgen.

Ein bekanntes Metronidazol-Präparat ist Flagyl®, ein bekanntes Ornidazol-Präparat ist Tiberal®.

**Tabelle 19-5** Wirkungsweise von Antibiotika bzw. Glukokortikosteroiden zum adjuvanten Einsatz in der Parodontaltherapie

| Wirkstoff | Wirkmechanismus bzw. pharmakologische Wirkung | Wirkung auf Bakterien |
|---|---|---|
| Tetrazyklin, Doxycyclin, Minozyklin | Hemmung der bakteriellen Proteinsynthese, Reduzierung der Kollagenaseaktivität | • bakteriostatisch<br>• „Breitspektrumantibiotikum" |
| Penicillin, Amoxicillin, | Hemmung der Zellwandsynthese | • bakterizid<br>• „Breitspektrumantibiotikum", nicht wirksam gegen β-Laktamase-bildende Keime |
| Metronidazol, Ornidazol | Hemmung der Nukleinsäuresynthese | • bakterizid<br>• gg. obligat anaerobe Bakterien |
| Ciprofloxacin | Gyrase-Hemmung, Beeinflussung der Nukleinsäuresynthese | • bakterizid<br>• gg. gramnegative aerobe und fakultativ anaerobe Bakterien |
| Clindamycin | Hemmung der bakteriellen Proteinsynthese | • bakteriostatisch/bakterizid<br>• gg. gramnegative obligat anaerobe Bakterien<br>• gg. grampositive Keime, Streptokokken, Staphylokokken |
| Glukokortikosteroide | • Inhibition der Vasodilatation, Ödembildung<br>• Hemmung der Synthese von Prostaglandin-2, TNF-α und IL-1<br>• katabole Wirkung (u.a. Hemmung Bindegewebsproliferation, Kollagenbildung) | • keine eindeutig nachgewiesene direkte Wirkung auf Bakterien |

*Unacid: Ampicillin + Sulbactam*

**Penicillin**

**Amoxicillin** ist ein Breitspektrum-Penicillin, das gegen grampositive und gramnegative Bakterien wirksam ist. Es eignet sich zur antibiotischen Abschirmung bei Patienten mit Herderkrankungen (Endokarditisprophylaxe) oder mit reduzierter Abwehrlage (immunsupprimierte Patienten).

Zur Beeinflussung parodontopathogener Keime wird Amoxicillin in Kombination mit Metronidazol empfohlen. Diese Kombination wird als **van-Winkelhoff-Cocktail** bezeichnet und ist auch gegen Actinobacillus actinomycetem comitans wirksam. Amoxicillin ist nicht gegen β-Laktamase-bildende Bakterien (z.B. P. intermedia, Eikenella corrodens) wirksam. Allerdings reagieren β-Laktamase-positive Keime gegenüber Clavulansäure empfindlich. Neuerdings wird in der Kombinationstherapie mit Metronidazol daher verstärkt Amoxicillin mit Clavulansäure (Augmentan®) anstelle von Amoxicillin (Clamoxyl®) verabreicht.

**Lincosamide**

**Clindamycin** ist ein Lincomycinderivat das gute Wirkung gegen parodontitisassoziierte Keime und eine gute Penetration in Knochen zeigt. Unter Clindamycintherapie

19

463

kommt es aber zu einem Überwachsen von Clostridium difficile im Darm und der daraus resultierenden lebensbedrohlichen pseudomembranösen Colitis. Daher ist Clindamycin nur als Präparat der zweiten Wahl anzusehen, und sollte auf Fälle beschränkt sein, die nicht mit Tetrazyklin oder Metronidazol erfolgreich behandelt werden können.

## 19.6 Zusammenwirken verschiedener Teilgebiete in der Parodontaltherapie

 In der Initialtherapie und vor allem in der korrektiven Phase werden Maßnahmen durchführt, bei denen ein Zusammenwirken verschiedener Teilgebiete der Zahnheilkunde erforderlich ist.

Das Zusammenwirken bei der Durchführung endgültiger restaurativer, funktionstherapeutischer und kieferorthopädischer Maßnahmen wird im Folgenden kurz erklärt. Details sind speziellen Lehrbüchern zu entnehmen. Hinsichtlich der funktionellen Behandlung myoarthropathischer Beschwerden wird ebenfalls auf spezielle Fachbücher verwiesen.

### 19.6.1 Parodontologie und Kieferorthopädie

Kleine kieferorthopädische Maßnahmen können in der korrektiven Phase der systematischen Parodontaltherapie durchgeführt werden, um ästhetische, funktionelle oder präprothetische Verbesserungen zu erreichen. Dabei können Zahnfehlstellungen, die die Mundhygiene erschweren, korrigiert werden.

> **Merke** Die kieferorthopädische Behandlung setzt eine erfolgreich abgeschlossene Initialtherapie und (wenn erforderlich) chirurgische Therapie voraus.

Es ist zu bedenken, dass Zähne durch eine kieferorthopädische Behandlung vorübergehend gelockert werden können. Daher ist eine kieferorthopädische Therapie bei Zähnen, die aufgrund parodontaler Erkrankung eine stark erhöhte Beweglichkeit aufweisen, nicht indiziert. Auch kleinere kieferorthopädische Zahnbewegungen müssen exakt geplant werden, damit keine unerwünschten Probleme (z.B. Okklusionsvorkontakte, Artikulationshindernisse) auftreten.

Aus parodontologischer Sicht ist besonders die Aufrichtung von in bestehende Lücken gekippten Molaren interessant. Die mesial häufig vorliegende erhöhte Sondierungstiefe dieser Molaren kann durch eine kombiniert parodontal-kieferorthopädische Therapie mit Aufrichtung des Zahnes bei guter Gewebereaktion deutlich reduziert werden. Um einen dauerhaften Erfolg der kombinierten Therapien zu erzielen, müssen die neuen Zahnstellungen meist durch Retentionsmaßnahmen (Retainer, Schienung) gesichert werden.

### 19.6.2 Parodontologie und Zahnerhaltung

Die Füllungstherapie kariöser Zähne, Erneuerung insuffizienter Füllungen und notwendige Wurzelkanalbehandlungen erfolgen in der Initialphase. Kariöse Läsionen stellen Nischen für die Plaqueakkumulation dar, die in der Hygienephase beseitigt werden müssen. Zähne, deren Prognose unsicher ist, sollten mit provisorischen, randdichten und gut konturierten Füllungen bzw. provisorischen Wurzelkanalfüllungen versorgt werden. Die endgültige Versorgung kann dann in der korrektiven Phase erfolgen. Zähne mit guter Prognose werden in der Initialphase mit definitiven, plastischen Füllungen versehen. Eine Therapie mit Einlagefüllungen und Teilkronen wird in der korrektiven Phase nach erfolgreich abgeschlossener parodontologischer Behandlung durchgeführt.

> **Merke**   Aus parodontalprophylaktischen Gründen ist ein supra- oder äquigingival gelegener Füllungsrand anzustreben. Etwa 0,5 mm subgingival liegende, intrakrevikuläre Restaurationsränder sind akzeptabel.

Bei der **Lage des Restaurationsrandes** muss die Einhaltung der biologischen Breite beachtet werden. Die biologische Breite bezeichnet den Abstand zwischen Restaurationsrand und Limbus alveolaris, bei dem die Integrität des supraalveolären Faserapparates und Saumepithels nicht beeinträchtigt ist. Zwischen Restaurationsrand und Limbus alveolaris sollte daher ein Mindestabstand von 2–3 mm vorliegen. Die Einhaltung der biologischen Breite von 2–3 mm verhindert die Auflockerung des Zahnhalteapparates und die Migration von Bakterien ins Parodont. Ist dieser Abstand nicht einzuhalten, muss eine Reduzierung des Limbus alveolaris durch eine Osteoplastik im Sinne einer sog. Kronenverlängerung vorgenommen werden.

### 19.6.3 Parodontologie und Prothetik

Endgültige prothetische Maßnahmen werden in der korrektiven Phase vorgenommen. Sollten Zahnextraktionen schon in der Initialphase notwendig sein, können herausnehmbare **Interims- oder Immediatversorgungen** eingegliedert werden. Bei diesen Interimsversorgungen, so wie bei dem endgültigen herausnehmbaren Zahnersatz, ist auf eine Schonung des marginalen Parodonts zu achten.

> **Merke**   Restaurationsränder von Kronen und Brückenankern sollten, wie bei konservierenden Restaurationen beschrieben, supra- oder äquigingival liegen. Die ausreichende biologische Breite (s. S. 431) ist einzuhalten.

Eine zu kurze klinische Krone des Zahnes bietet der Restauration zu wenig Retentionsfläche. In einem solchen Fall ist häufig eine Kronenverlängerung durch eine Osteoplastik im Rahmen einer Lappenoperation mit apikalem Verschiebelappen notwendig. Dieser Eingriff dient auch der Einhaltung der biologischen Breite. Die Konturierung der Kronenaußenflächen und die Gestaltung des Approximalkontaktes müssen physiologischen Formen entsprechen und eine effektive Reinigung (Zahnseide, Interdentalbürste) erlauben.

**Brückenzwischenglieder** sollten dem Kieferkamm nur kleinflächig aufliegen und an der Unterseite konvex gestaltet sein, sodass eine Reinigung der Unterseite mit Super Floss® möglich ist. Der Übergang vom Zwischenglied zum Brückenanker muss so geöffnet sein, dass dieser Raum mit einer Interdentalbürste gereinigt werden kann. Es hat sich dabei als günstig erwiesen, Brückenzwischenglieder in Tangentialform und nicht als Schwebeglieder herzustellen, sodass ein künstlicher Approximalraum entsteht. Dadurch kann bei der Reinigung der marginalen Gingiva im entstandenen Approximalraum die Interdentalbürste sicher und mit genügendem Druck auf den Brückenanker geführt werden.

**19**

## 19.7 Behandlung verschiedener Krankheitsformen

Bei therapieresistenten Parodontitiden und Patienten ohne Compliance (Mitarbeit) erfolgt eine palliative Behandlung. Bei diesen Patienten werden regelmäßig professionelle Zahnreinigungen und Kontrollen des Parodontalzustands der Zähne vorgenommen. Neben den in obigen Kapiteln dargelegten allgemeinen Grundsätzen der Parodontaltherapie, soll nachfolgend noch auf spezielle Behandlungsmaßnahmen hingewiesen werden.

### 19.7.1 Gingivitis

Im Vordergrund der Gingivitistherapie steht die effektive Beseitigung der bakteriellen Beläge durch den Zahnarzt und durch den Patienten. Als lokal unterstützende Therapeutika können zwei- bis dreimal tägliche Mundspüllösungen (z.B. mit Chlorhexidin-Präparaten) im Anschluss an das Zähneputzen vorgenommen werden. Der Patient wird zur Kontrolle wöchentlich einbestellt. Die Reevaluation erfolgt vier Wochen nach der letzten Sitzung.

### 19.7.2 NUG/NUP

Die bakteriellen Beläge werden vorsichtig **mechanisch entfernt.** Die Reinigung ist für die Patienten meist sehr schmerzhaft, sodass eine vollständige Beseitigung der Beläge nicht in der ersten Sitzung möglich ist. Daher wird der Patient in kurzen Abständen (zwei bis vier Tage) zur Belagsentfernung und Kontrolle (Differentialdiagnose: Leukämie!) einbestellt. Die Zahnreinigung wird durch Spülungen mit **Wasserstoffperoxid** (3%) unterstützt. Zur Eliminierung der anaeroben Keime kann dem Patienten zur häuslichen Anwendung eine niedrig konzentrierte Wasserstoffperoxid-Spüllösung (0,3%) verschrieben werden. Bei schweren Verlaufsformen kann die systemische Gabe von **Metronidazol** (dreimal 250 mg pro Tag für acht Tage) verabreicht werden. Erst nach Abheilung der Ulzerationen sind erforderliche chirurgische Maßnahmen durchzuführen.

### 19.7.3 Chronische Parodontitis

Die Patienten werden nach Durchführung der Initialtherapie und evtl. notwendigen Maßnahmen in der korrektiven Therapie in die unterstützende Nachsorgetherapie (Recall) übernommen und regelmäßig kontrolliert. Eine Verabreichung von Medikamenten ist in der Regel nicht erforderlich (s. Kap. 19.5.2). Nur bei sehr schweren oder therapieresistenten Verlaufsformen ist der perioperative Einsatz von Antibiotika bei Nachweis einer spezifischen Infektion notwendig.

### 19.7.4 Lokalisierte und generalisierte aggressive Parodontitis

Bei rechtzeitiger Therapie reagieren die Parodontalgewebe bei Patienten mit generalisierter aggressiver Parodontitis mit guter Heilung auf eine systematische Parodontaltherapie. In der Initialphase werden die Patienten engmaschig ein- bis zweimal wöchentlich kontrolliert.
Bei Patienten mit einer lokalisierten aggressiven Parodontitis ist manchmal die Extraktion der stark befallenen Sechsjahrmolaren unumgänglich. Durch eine Transplantation

eines Weisheitszahnes ist es möglich, die Lücke zu schließen. Sollte das Wurzelwachstum des Transplantats noch nicht vollständig abgeschlossen sein, kann mit einer Revaskularisierung der Pulpa gerechnet werden. Da sich die Erkrankung vor allem auf die mittleren Inzisivi und Sechsjahrmolaren beschränkt, sind chirurgische Verfahren nach erfolgreich durchgeführter Initialbehandlung meist nur an diesen Zähnen notwendig.

Bei Nachweis einer spezifischen Infektion werden bei aggressiven Parodontitiden begleitend zu chirurgischen Maßnahmen perioperativ Antibiotika verordnet (s. Kap. 19.5).

### 19.7.5 Parodontitis bei Vorliegen eines Diabetes mellitus

Die Parodontitis insulinabhängiger Diabetiker wird in der zweiten Phase der Initialtherapie mit routinemäßigen, **lokalen** Maßnahmen (Kürettage, Wurzelglättung) behandelt. Das entzündete Granulationsgewebe muss sorgfältig entfernt werden. **Chirurgische** Maßnahmen können mit Verabreichung von **Tetrazyklinen** unterstützt werden. Dabei hat sich vor allem Minozyklin aufgrund des hohen Spiegels in der Sulkusflüssigkeit als wirksam erwiesen. Tetrazykline hemmen die bei Diabetikern erhöhte parodontaldestruktive Kollagenaseaktivität.

### 19.7.6 HIV-assoziierte Parodontopathien

Während der Initialphase sollten zur Unterstützung der häuslichen Mundhygienemaßnahmen **Chlorhexidin-Präparate** (0,2%) verordnet werden. Da die Patienten oft eine NUG-ähnliche Symptomatik aufweisen, ähneln die Behandlungsmaßnahmen den in Kapitel 9.7.2 beschriebenen Therapien.

Die mechanische Reinigung sollte bei Patienten in fortgeschrittenen Erkrankungsstadien der HIV-Infektion durch **Antibiotikagabe** (Metronidazol) unterstützt werden. Dabei muss beachtet werden, dass durch die Antibiotikaverordnung andere opportunistische Mikroorganismen oder Pilze überwuchern können, was den gleichzeitigen Einsatz von **Antimykotika**-Lösungen (z.B. Nystatin) erforderlich macht. Bei chirurgischen Eingriffen sollte eine antibiotische Abschirmung mit Breitspektrumpenicillin zur Vermeidung einer Bakteriämie vorgenommen werden.

### 19.7.7 Periimplantäre Erkrankungen

Begleitend zu den unten aufgeführten Maßnahmen wird kontrolliert, ob etwaige Fehlbelastungen des Implantats vorliegen. Diese werden gegebenenfalls durch Einschleifmaßnahmen therapiert.

**Periimplantäre Mukositis**

Bei Vorliegen einer **periimplantären Mukositis** wird eine lokale Therapie mit **antimikrobiellen Substanzen** (0,2% Chlorhexidinspüllösung oder -gel) durchgeführt. Zusätzlich sollte nach Abnahme der Suprakonstruktion eine Reinigung des Implantatkopfes mit Gummipolierern erfolgen. Zahnsteinablagerungen, periimplantäres Taschenepithel und Granulationsgewebe können mit speziellen Küretten (z.B. aus Karbonfasern) entfernt werden, mit denen die Implantatoberfläche nicht beschädigt wird.

**Periimplantitis**

Liegt eine **Periimplantitis** mit erhöhten Sondierungstiefen von 6 mm und mehr vor, wird zusätzlich zu den Maßnahmen bei der Mukositis eine antibiotische Therapie mit **Metronidazol** vorgenommen. Ist die Infektion nach dieser Therapie deutlich reduziert (Rückgang der Schwellung, kein eitriges Exsudat), sollte nach chirurgischem

**19**

Zugang eine mechanische Reinigung von frei liegenden Implantatoberflächen vorgenommen und der periimplantäre Knochen angefrischt werden. Eine **Detoxikation** der Oberfläche mit Zitronensäure zur Entfernung des toxischen Biofilms ist zu empfehlen. In speziellen Fällen kann versucht werden, verloren gegangenen Knochen mit **regenerativen Maßnahmen** (GBR = Guided Bone Regeneration) unter Zuhilfenahme von Membranen und autogenem Knochen oder Knochenersatzmaterialien wieder aufzubauen. Allerdings wird die Möglichkeit einer Reosseointegration bei Anwendung dieser Verfahren von vielen Autoren in Frage gestellt. Wenn zusätzlich zur marginalen Entzündung eine bewegliche periimplantäre Mukosa vorliegt, sollte eine Zone keratinisierter, fest angewachsener Schleimhaut durch ein freies Schleimhauttransplantat hergestellt werden.

**Explantation**  Eine **Explantation** ist erforderlich, wenn das Implantat mobil ist oder die Infektion nicht kontrolliert werden kann (Sondierungstiefe > 8 mm, eitriges Gingivaexsudat).

## 19.8 Unterstützende Nachsorge

> Die unterstützende Nachsorge (früher: Erhaltungstherapie, Recall) ist essenzieller Bestandteil der Parodontaltherapie. Erst eine gewissenhaft durchgeführte unterstützende Nachsorge (= wiederholte supra- und subgingivale Plaquekontrolle) ermöglicht den dauerhaften Erfolg des in der initialen und korrektiven Phase erzielten Behandlungsergebnisses.

In der unterstützenden Nachsorge sollen die Keimzahlen unter einem Schwellenwert gehalten werden, bei dem es nicht zu Entzündung und Attachmentverlust kommt.

**Merke**  Parodontalerkrankte Patienten müssen als chronisch erkrankte Patienten angesehen werden, die einer ständigen Kontrolle und Remotivation bedürfen.

Studien haben gezeigt, dass durch regelmäßige Kontrollen ein weiterer Attachmentverlust gestoppt und kariöse Läsionen vermieden werden können. Ohne regelmäßige Kontrolle und Nachsorge wird nach erfolgreicher initialer und korrektiver Therapie eine weitere Progression des Attachmentverlusts beobachtet. Durch die unterstützende Nachsorge werden sowohl Neuinfektionen als auch Reinfektionen verhindert. Die Recallsitzungen sollten je nach Schweregrad der Erkrankung, Prognose, Rezidivwahrscheinlichkeit, Vorliegen systemischer Faktoren, Vorliegen schwierig zu reinigender restaurativer Versorgungen etc. zwei- bis zwölfmal pro Jahr erfolgen. Für die Mehrzahl der Patienten sind zwei bis vier Sitzungen pro Jahr ausreichend.

Eine **Behandlungssitzung** in der unterstützenden Nachsorge kann wie folgt gestaltet sein:
- Erhebung einer aktuellen Anamnese
- Erhebung eines Entzündungs- und Plaqueindex
- Remotivation des Patienten
- Belag- und Zahnsteinentfernung mit Politur
- ggf. subgingivales Scaling
- Fluoridierung.

Alle **sechs bis zwölf Monate:**
- Kontrolle der Sondierungstiefen
- Erhebung eines Kariesbefundes.

Alle **drei bis vier Jahre:**
- Erhebung eines Röntgenbefundes
- Vitalitätsprüfung der Zähne.

Entsprechend den vorliegenden Befunden kann an einzelnen Parodontien eine Rezidivbehandlung (subgingivales Scaling/Lappenoperation, lokale Applikation von Antibiotika) notwendig sein. Bei Sondierungstiefen über 3 mm und gleichzeitigem Bluten nach Sondierung wird ein subgingivales Scaling vorgenommen. Subgingivales Scaling in flacheren Taschen führt zu Attachmentverlust und sollte daher nicht erfolgen. Darüber hinaus kommt es beim Scaling immer zum Substanzabtrag der Wurzeloberfläche, woraus Überempfindlichkeiten und eine Schwächung der Zahnwurzel resultieren können. Die subgingivale Belagsentfernung und Zerstörung des subgingivalen Biofilms wird deshalb heute überwiegend mit speziellen Schall- oder Ultraschallinstrumenten vorgenommen.

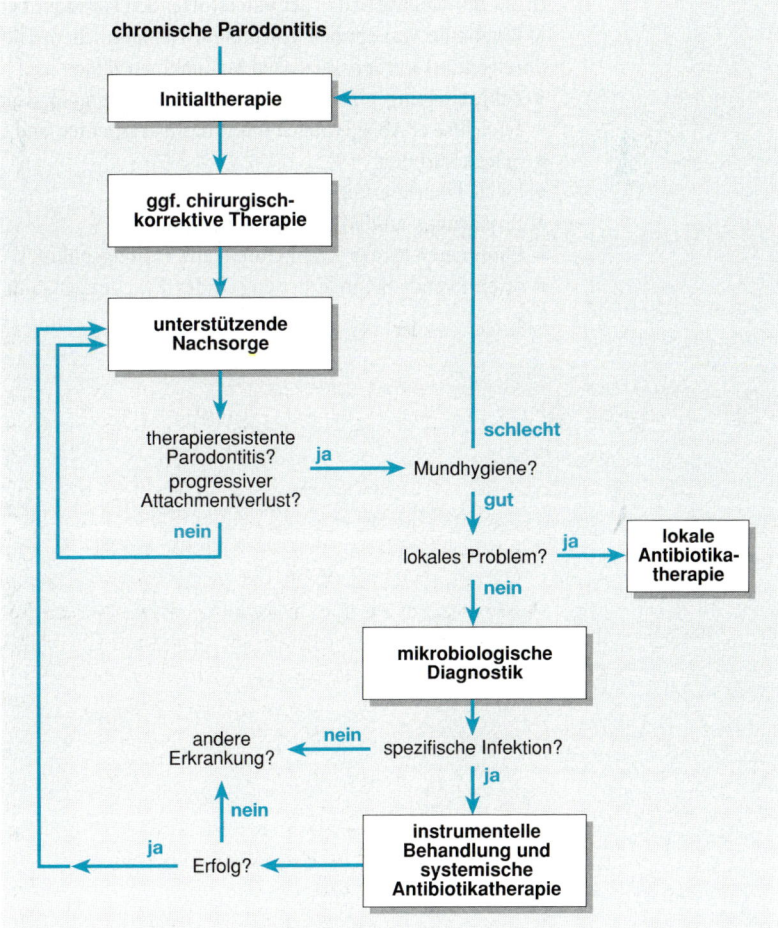

**Abb. 19-25** Entscheidungsbaum für eine mögliche Therapie einer chronischen Parodontitis unter Einsatz systemischer oder lokaler Antibiotikatherapie. Unter instrumenteller Therapie können je nach vorliegenden Defekten subgingivales Scaling oder auch weitergehende chirurgische Maßnahmen verstanden werden. Auch die lokale Antibiotikatherapie schließt meist eine subgingivale Reinigung mit ein.

19

Bei manchen Patienten ist aufgrund mangelnder Mitarbeit und generalisiertem Rezidiv eine erneute Aufnahme in die Initialtherapie erforderlich. Sollten bei Patienten mit guter Mitarbeit Parodontien vorliegen, bei denen komplexere parodontalchirurgische Maßnahmen erforderlich sind, werden die Patienten wieder in die korrektive Therapie aufgenommen. Dabei ist ggf. zu überprüfen, ob eine systemische Antibiotikatherapie begleitend einzuleiten ist (Abb. 19-25). Die chirurgische Behandlung erfolgt dann nach genauer Diagnose in einer separaten Sitzung. Eine lokale Antibiotikatherapie sollte bei Vorliegen einzelner aktiver Taschen und guter Plaquekontrolle durch den Patienten in Erwägung gezogen werden.

## 19.9 Arbeitsgebiet der zahnmedizinischen Fachhelferin (ZMF) oder der Dentalhygienikerin (DH)

In der Initialphase und in der unterstützenden Paradontitistherapie können bestimmte Maßnahmen von speziell geschultem zahnärztlichem Hilfspersonal (z.B. ZMF, DH) durchgeführt werden. Zu diesen Maßnahmen zählen u.a.:

- Zahnreinigung, einschließlich Entfernung supragingivaler und subgingival klinisch erreichbarer Ablagerungen mit Handinstrumenten und Ultraschallgeräten
- Belaganfärbung
- lokale Fluoridierung
- Ernährungs- und Mundhygieneberatung
- Eliminieren lokaler Reizfaktoren (z.B. Füllungspolitur)
- orientierende Befunderhebung (Index-Erhebungen, Situationsmodelle).

# 20 Literatur

## 20.1 Therapie der Karies

*Albers, H. K., M. Hannig:* Indikation und Verarbeitung von Kunststofffüllungsmaterialien im Seitenzahnbereich. In: Hahn, W. (Hrsg.): Neue Füllungsmaterialien. Schriftenreihe der APW. Hanser, München–Wien 1990.

*Andreasen, J. O.:* Traumatologie der Zähne. Schlütersche Verlagsanstalt, Hannover 1988.

*Attin, T., Buchalla, W.:* Kompomerfüllungen. In: Boer, W. M. (Hrsg.): Metallfreie Restaurationen. Spitta, Balingen 1998.

*Attin, T., P. Hahn, R. Landsee:* Insertsysteme – wissenschaftliche Darstellung mit Hinweisen zur Anwendung. In: Innovationen in der Zahnheilkunde. Spitta, Balingen 1998.

*Backer-Dirks, O.:* Posteruptive changes in dental enamel. J Dent Res 45, 503 (1966).

*Barnhart, W. E., L. K. Hiller, G. T. Leonard, S. E. Michaels:* Dentifrice usage and ingestion amoung four age groups. J Dent Res 53, 1317 (1974).

*Bauch, J., R. Eder-Debye, W. Micheelis:* Ausgewählte Ergebnisse zum Zusammenhang sozialwissenschaftlicher und zahnmedizinischer Variablen. In: Mundgesundheitszustand und -verhalten in der Bundesrepublik Deutschland. Ergebnisse des nationalen IDZ-Survey 1989. Deutscher Ärzte-Verlag, Köln 1991.

*Baume, L. J.:* The biology of pulp and dentine. In: Myers, H. M. (Ed.): Monographs in Oral Science. Karger, Basel 1980.

*Bergmann, K. E., Bergmann, R. L.:* Salt fluoridation and general health. Adv Dent Res 9, 138 (1995).

*Binus, W., M. E. W. Pilz, A. Stiefel:* Initialkaries – Präventiv-therapeutische Alternativen eines pathohistologischen Phänomens. Barth, Leipzig 1987.

*Black, G. V., F. S. McKay:* Mottled teeth: an endemic developmental imperfection of the enamel of the teeth, hertofore unknown in the literature of dentistry. Dent Cosmos 58, 129 (1916).

*Blunck, U.:* Dentinhaftvermittler. In: Innovationen in der Zahnheilkunde. Spitta, Balingen 1998.

*Blunck, U.:* Grundlagen der Adhäsivtechnik. In: Boer, W. M. (Hrsg.): Metallfreie Restaurationen. Spitta, Balingen 1998.

*Bowen, R. L.:* Dental filling materials comprising vinyl silane treated fused silica and a binder consisting of the reaction product of bis phenol and glycidyl acrylate. US Pat Off No 3 (066), 112 (1962).

*Buddecke, E.:* Biochemische Grundlagen der Zahnmedizin. De Gruyter, Berlin 1981.

*Buonocore, M. G.:* A simple method of increasing the adhesion of acryl filling materials to enamel surfaces. J Dent Res 34, 849 (1955).

*Courtade, G. L., J. J. Timmermanns:* Stiftverankerungen in der konservierenden und prothetischen Zahnheilkunde. Quintessenz, Berlin 1979.

*Dean, H. T.:* Endemic fluorosis and its relation to dental caries. Public Health Rep 53, 1443 (1938).

*Dreyer-Jörgensen, K. D.:* Amalgame in der Zahnheilkunde. Hanser, München–Wien 1977.

*Eccles, J. D.:* Dental erosion of nonindustrial origin. A clinical survey and classification. J Prosth Dent 42. 649 (1979).

*Eichner, K. (Hrsg.):* Zahnärztliche Werkstoffe und ihre Verarbeitung Bd. 1 und 2. Hüthig, Heidelberg 1981.

*Fejerskov, O., J. Ekstrand, B. A. Burt:* Fluoride in dentistry. Munksgaard, Copenhagen 1996.

*Frank, P., R. Rahn:* Zahnärztliche Anamnese und Befunderhebung. Hanser, München–Wien 1993.

*Frankenberger, R., N. Krämer, A. Petschelt:* Werkstoffkundliche Aspekte für ein modernes Behandlungskonzept in der Kinderzahnheilkunde. In: Einwag, J., K. Pieper (Hrsg.): Praxis der Zahnheilkunde spezial: Kinderzahnheilkunde. Urban & Fischer, München–Jena 2002.

*Fusayama, T.:* Neue Konzepte in der konservierenden Zahnheilkunde. Quintessenz, Berlin 1982.

*Gängler, P.:* Lehrbuch der konservierenden Zahnheilkunde. Ullstein Mosby, Berlin–Wiesbaden 1995.

*Geurtsen, W.:* Kunststoffüllung. In: Heidemann, D. (Hrsg.): Praxis der Zahnheilkunde Bd. 2: Kariologie und Füllungstherapie. Urban & Schwarzenberg, München–Wien–Baltimore 1998.

*Geurtsen, W.:* Klinik der Kompositfüllung. Hanser, München–Wien 1989.

*Geurtsen, W., D. Heidemann:* Zahnerhaltung beim älteren Menschen. Hanser, München–Wien 1993.

*Guggenheim, B. (Ed.):* Cariology Today. Int. Congress Zürich 1983. Karger, Basel 1983.

*Gülzow, H. J.:* Präventive Zahnheilkunde. Hanser, München–Wien 1995.

*Haller, B.:* Einkomponenten-Adhäsive – Aktueller Entwicklungsstand. In: Heidemann, D. (Hrsg.): Deutscher Zahnärztekalender. 56. Jg. Hanser, München–Wien 1997.

*Haller, B.:* Seitenzahnversorgung mit direkten Kompositfüllungen. In: Innovationen in der Zahnheilkunde. Spitta, Balingen 1998.

*Haller, B., H. Bischoff:* Metallfreie Restaurationen aus Preßkeramik. Quintessenz, Berlin 1993.

*Hannig, M.:* Ästhetische Seitenzahnrestaurationen unter Anwendung der Doppelinlaytechnik. In: Innovationen in der Zahnheilkunde. Spitta, Balingen 1998.

*Hannig, M.:* Elektronenmikroskopische Untersuchungen der initialen Bioadhäsionsprozesse an Festkörperoberflächen in der Mundhöhle. Quintessenz, Berlin 1998.

*Heidemann, D.:* Kavitätenpräparation. In: Heidemann, D. (Hrsg.): Praxis der Zahnheilkunde Bd. 2: Kariologie und Füllungstherapie. Urban & Schwarzenberg, München–Wien–Baltimore 1998.

*Hein, W.:* Systematisch angewandte Individualprophylaxe – der Weg zum Erfolg. Quintessenz, Berlin 1993.

*Hellwig, E., J. Klimek:* Epidemiologie der Karies. In: Heidemann, D. (Hrsg.): Praxis der Zahnheilkunde Bd. 2: Kariologie und Füllungstherapie. Urban & Schwarzenberg, München–Wien–Baltimore 1998.

*Hickel, R.:* Das Problem der koronalen Erosion und Abrasion. In: Geurtsen, W., D. Heidemann (Hrsg.): Zahnerhaltung beim älteren Menschen. Hanser, München–Wien 1993.

*Hickel, R.:* Moderne Füllungswerkstoffe. Dtsch Zahnärztl Z 52, 9 (1997).

*Hickel, R., K.-H. Kunzelmann:* Keramikinlays und Veneers. Hanser, München–Wien 1997.

*Hodge, H. C.:* The concentration of fluorides in the drinking water to give the point of minimum caries with maximum safety. J Am Dent Assoc 40, 436 (1950).

*Höhling, H.-J.:* Bauelemente von Zahnschmelz und Dentin aus morphologischer, chemischer und struktureller Sicht. Hanser, München–Wien 1966.

*Hörsted-Bindslev, P., J. A. Mjör:* Moderne Konzepte in der Zahnerhaltung. Quintessenz, Berlin 1994.

*Hugo, B.:* Entwicklung und Anwendungsmöglichkeiten neuer oszillierender Verfahren in der Präparations- und Restaurationstechnik. In: Heidemann, D. (Hrsg.): Deutscher Zahnärztekalender. 57. Jg. Hanser, München–Wien 1998.

*Hugo, B., A. Lussi, P. Hotz:* Die Präparation der Schmelzanschrägung bei approximalen Kavitäten. Schweiz Monatsschr Zahnheilk 102, 1181 (1992).

*Ingraham, R., R. Basset, J. Koser:* Der Goldguß. Quintessenz, Berlin 1968.

*Jenkins, G. N.:* The physiology and biochemistry of the mouth. Blackwell Scientific Publications, Oxford 1987.

*Katz, R. V., S. P. Hazen, N. W. Chilton, R. D. Mumma:* Prevalence and intraoral distribution of root caries in an adult population. Caries Res 16, 265 (1982).

*Katz, R. V.:* Clinical signs of root caries: measurement issues from an epidemiological perspective. J Dent Res 69, 1211 (1990).

*Kielbassa, A. M., E. Hellwig:* Endodontie am jugendlichen bleibenden Zahn. In: Kinderzahnheilkunde. Spitta, Balingen 1998.

*Klaiber, B., B. Hugo:* Metallinlay und Teilkrone. In: Heidemann, D. (Hrsg.): Praxis der Zahnheilkunde Bd. 2: Kariologie und Füllungstherapie. Urban & Schwarzenberg, München–Wien–Baltimore 1998.

*Kimmel, K. H., E. Büchs, E. Eibhofer:* Zahnärztliche Präparationstechnik. Hüthig, Heidelberg 1985.

*Klimek. J.:* Die kariöse Frühläsion. In: Siebert, G.: Zahnmedizinische Forschung. Standort, Ziel und Wege. Hanser, München–Wien 1984.

*Klimek, J., H. Prinz, E. Hellwig, G. Ahrens:* Effect of a preventive program based on professional toothcleaning and fluoride application on caries and gingivitis. Community Dent Oral Epidemiol 13, 295 (1985).

*Klimek, J., E. Hellwig:* Karioätiologie und Diagnose. In: Heidemann, D. (Hrsg.): Praxis der Zahnheilkunde Bd. 2: Kariologie und Füllungstherapie. Urban & Schwarzenberg, München–Wien–Baltimore 1998.

*Klimm, W.:* Kariologie. Hanser, München–Wien 1997.

*Klimm, W., G. Graehn:* Der keilförmige Defekt. Quintessenz, Berlin 1993.

*Koch, G., T. Modeer, S. Poulsen, P. Rasmussen:* Pedodontics – A clinical approach. Munksgaard, Copenhagen 1991.

*König, K. G.:* Karies und Parodontopathien. Thieme, Stuttgart–New York 1987.

*Krasse, B.:* Die Quintessenz des Kariesrisikos. Quintessenz, Berlin 1986.

*Kreijci, J.:* Zahnfarbene Restaurationen. Hanser, München–Wien 1992.

*Kullmann, W.:* Atlas der Zahnerhaltung mit Glas-Ionomer-Zementen und Komposit-Kunststoffen. Hanser, München–Wien 1989.

*Laurisch, L.:* Individualprophylaxe. Deutscher Zahnärzte Verlag – Hanser, Köln–München 2000.

*Leach, S. A. et al.:* Demineralisation and remineralisation of the teeth. IRL Press, London 1983.

*Lehmann, K. M., E. Hellwig:* Einführung in die restaurative Zahnheilkunde. Urban & Schwarzenberg, München–Wien–Baltimore 1998.

*Lussi, A., P. Hotz:* Die Approximal- und Glattflächenkaries. Dtsch Zahnärztl Z 50, 782 (1995).

*Lussi, A., P. Hotz, H. Stich:* Die Fissurenkaries. Diagnostik und therapeutische Grundsätze. Dtsch Zahnärztl Z 50, 629 (1995).

*Lutz, F., B. Lüscher, H. Ochsenbein, H. R. Mühlemann:* Adhäsive Zahnheilkunde. Juris, Zürich 1976.

*Lutz, F., M. A. Cochran, W. Mörmann:* Adhäsive Restauration – Flop oder Hit? Schweiz Monatsschr Zahnheilk 94, 1124 (1984).

*Micheelis, W., Reich, E.:* Dritte deutsche Mundgesundheitsstudie (DMS III). Ergebnisse, Trends und Problemanalysen auf der Grundlage bevölkerungsrepräsentativer Stichproben in Deutschland 1997. Deutscher Ärzte-Verlag, Köln 1999.

*Miller, W. D.:* Die Mikroorganismen der Mundhöhle. Thieme, Leipzig 1899.

*Mjör, I. A., O. Fejerskov:* Histology of the human tooth. Munksgaard, Copenhagen 1979.

*Mörmann, W. H. (Ed.):* International Symposium on Computer Restorations. Quintessenz, Berlin 1991.

*Motsch, A.:* Die Goldhämmerfüllung. In: Heidemann, D. (Hrsg.): Praxis der Zahnheilkunde Bd. 2: Kariologie und Füllungstherapie. Urban & Schwarzenberg, München–Wien–Baltimore 1998.

*Nikiforuk, G.:* Understanding dental caries Bd. 1 und 2. Karger, Basel 1985.

*Noack, M. J., K. Fritz, R. Seemann:* Wurzelkaries – Ein Prophylaxe- und Behandlungskonzept. In: Heidemann, D. (Hrsg.): Deutscher Zahnärztekalender. 56. Jg. Hanser, München–Wien 1997.

*Oehlschläger, W., Feyler, H., Schenkel, H., Moser, E., Seidel, D.:* Das Nahrungsfluor in toxikologischer Hinsicht. Teil I: Die Fluorgehalte von Nahrungsmitteln tierischer Herkunft und deren Beeinflussung durch erhöhte Fluoridaufnahme. Staub-Reinhalt. Luft 42, 383 (1982).

*Ohsawa, T.:* Studies on solubility and adhesion of the enamel in pretreatment for caries preventive sealing. Bull Tokyo Dent Coll 13, 65 (1972).

*Ott, K. H. R., J. Vogler, A. Kröncke, K. H. Schaller, H. Valentin, D. Weltle:* Quecksilberkonzentration in Blut und Urin vor und nach dem Legen von Non-gamma-2-Amalgamfüllungen. Dtsch Zahnärztl Z 44, 551 (1989).

*Petschelt, A., R. Frankenberger, N. Krämer:* Füllungstherapie im Wechselgebiss (Seitenzähne). In: Einwag, J., K. Pieper (Hrsg.): Praxis der Zahnheilkunde spezial: Kinderzahnheilkunde. Urban & Fischer, München–Jena 2002.

*Petschelt, A., N. Krämer:* Werkstoffkundliche Voraussetzungen für ein modernes Behandlungskonzept in der Kinderzahnheilkunde. In: Einwag, J., K. Pieper (Hrsg.): Praxis der Zahnheilkunde spezial: Kinderzahnheilkunde. Urban & Schwarzenberg, München–Wien–Baltimore 1997.

*Pieper, K.:* Epidemiologische Begleituntersuchungen zur Gruppenprophylaxe 2000. Deutsche Arbeitsgemeinschaft für Jugendzahnpflege e.V. (DAJ), Bonn 2001.

*Pilz, W. E.:* Praxis der Zahnerhaltung und oralen Prävention. Hanser, München–Wien 1985.

*Reich, E.:* Zur Prävalenz von Parodontopathien. In: Micheelis, W., J. Bauch: Mundgesundheitszustand und -verhalten in der Bundesrepublik Deutschland. Ergebnisse des nationalen IDZ-Survey 1989. Deutscher Ärzte-Verlag, Köln 1989.

*Riethe, P.:* Kariesprophylaxe und konservierende Therapie. Farbatlanten der Zahnmedizin Bd. 6. Thieme, Stuttgart–New York 1988.

*Roulet, J.-F.:* Degradation of dental polymers. Karger, Basel 1987.

*Roulet, J.-F., S. Herder:* Seitenzahnversorgung mit adhäsiv befestigten Keramikinlays. Quintessenz, Berlin 1989.

*Scheinin, A., K. Makinen:* Turku sugar studies I–XXI. Acta Odont Scand (Suppl 70) 33, 1 (1975).

**20**

*Schmalz, G.:* Die lokale Gewebsverträglichkeit von Komposit-Kunststoffen. In: Hahn, W. (Hrsg.): Neue Füllungsmaterialien. Schriftenreihe der APW. Hanser, München–Wien 1990.

*Schmalz, G., B. Thonemann:* Amalgamfüllung. In: Heidemann, D. (Hrsg.): Praxis der Zahnheilkunde Bd. 2: Kariologie und Füllungstherapie. Urban & Schwarzenberg, München–Wien–Baltimore 1998.

*Schmidseder, J.:* Ästhetische Zahnmedizin. Farbatlanten der Zahnmedizin Bd. 15. Thieme, Stuttgart–New York 1998.

*Schraitle, R., G. Siebert:* Zahngesundheit und Ernährung. Hanser, München–Wien 1987.

*Schröder, H. E.:* Pathobiologie oraler Strukturen. Karger, Basel 1991.

*Schröder, H. E.:* Orale Strukturbiologie. Thieme, Stuttgart–New York 1992.

*Schulze, C.:* Anomalien und Mißbildungen der menschlichen Zähne. Quintessenz, Berlin 1987.

*Shillingburg, H. T., S. Hobo, L. D. Whitstett:* Grundlagen der Kronen- und Brückenprothetik. Quintessenz, Berlin 1986.

*Stachniss, V.:* Inserts bei Klasse-I- und Klasse-II-Kavitäten. In: Einwag, J., K. Pieper (Hrsg.): Praxis der Zahnheilkunde spezial: Kinderzahnheilkunde. Urban & Fischer, München–Jena 2002.

*Staehle, H. J.:* Calciumhydroxid in der Zahnheilkunde. Hanser, München–Wien 1990.

*Staehle, H. J.:* Versiegelungen von Zähnen. Quintessenz, Berlin 1994.

*ten Cate, A. R.:* Oral histology. Mosby, St. Louis 1989.

*Thylstrup, A., O. Fejerskov:* Clinical appearance of dental fluorosis in permanent teeth in relation to histologic changes. Community Dent Oral Epidemiol 6, 315 (1978).

*Thylstrup, A., O. Fejerskov (Eds.):* Textbook of clinical cariology. Munksgaard, Copenhagen 1994.

*van Meerbeek, B., S. Inokoshi, M. Braem, P. Lambrechts, G. Vanherle:* Morphological aspects of the resin-dentin interdiffusion zone with different dentin adhesive systems. J Dent Res 71, 1530 (1992).

*Vanherle, G., D. C. Smith (Eds.):* Posterior composite resin dental materials. Peter Szulc Publishing Company 1985.

*Willershausen-Zönnchen, B.:* Quecksilberkonzentration der Mundschleimhaut bei Patienten mit Amalgamfüllungen. Dtsch Med Wochenschrift 117, 1743 (1992).

*Willershausen-Zönnchen, B., O. Butenandt:* Kinderzahnheilkunde. Urban & Schwarzenberg, München–Wien–Baltimore 1995.

World Health Organization: Oral health surveys: basic methods. 4. Auflage, WHO Library, Genf 1997.

## 20.2 Endodontologie

*Abou-Rass, M., A. L. Frank, D. H. Glick:* The anticurvature filing method to prepare the curved root canal. J Am Dent Assoc 101, 792 (1980).

*Avery, J. K.:* Structural elements of the young normal human pulp. In: Siskin, M. (Ed.): The biology of the human dental pulp. Mosby, St. Louis 1973.

*Baume, L. J.:* The biology of pulp and dentine. Karger, Basel 1980.

*Beer, R., M. A. Baumann:* Praktische Endodontie. Urban & Schwarzenberg, München–Wien–Baltimore 1994.

*Bergenholtz, G.:* Biologische Grundlagen der Endodontie. Dtsch Zahnärztl Z 45, 187 (1990).

*Brännström, M.:* The hydrodynamic theory of dentinal pain sensation in preparations, caries, and dentinal crack syndrome. J Endod 12, 453 (1986).

*Browne, R. M., R. S. Tobias:* Microbial microleakage and pulpal inflammation: A review. Endod Dent Traumatol 2, 177 (1986).

*Byström, A., R. P. Happonen, U. Sjögren, G. Sundqvist:* Healing of periapical lesions of pulpless teeth after endodontic treatment with controlled asepsis. Endod Dent Traumatol 3, 58 (1987).

*Caselitz, R., C. Koçkapan:* Untersuchungen über die Effektivität von sechs verschiedenen Methoden zur maschinellen Wurzelkanalaufbereitung. Quintessenz 41, 597 (1990).

*Cohen, S., R. C. Burn:* Pathways of the pulp. Mosby, St. Louis 1984.

*Dahlen, G., M. Haapasalo:* Microbiology of apical periodontitis. In: Orstavik, D., T. R. Pitt Ford (Eds.): Essential Endodontology. Blackwell Science, Oxford 1998.

*Deutsche Gesellschaft für Parodontologie:* Klassifikation der Parodontalerkrankungen. Quintessenz, Berlin 2002.

*Deutsche Gesellschaft für Parodontologie:* Risikokompendium Parodontitis. Quintessenz, Berlin 2002.

*Europaische Gesellschaft für Endodontologie:* Qualitätsrichtlinien endodontischer Behandlung. Konsenssuspapier der Europäischen Gesellschaft für Endodontologie. Endodontie 3, 263 (1994).

*Folwaczny, M., M. Mehl, C. Haffner, R. Hickel:* Möglichkeiten und Perspektiven bei der direkten Überkappung der Pulpa. Dtsch Zahnärztl Z 53, 307 (1998).

*Goerig, A. C., R. J. Michelich, H. H. Schultz:* Instrumentation of root canals in molar using the step-down technique. J Endod 8, 550 (1982).

*Goerig, A. C., E. J. Neaverth:* A simplified look at the buccal object rule in endodontics. J Endod 13, 570 (1987).

*Grossman, L. I., S. Oliet:* Endodontic Practice. Lea & Febiger, Philadelphia 1988.

*Guldener, P. H. A., K. Langeland:* Endodontologie. Thieme, Stuttgart–New York 1993.

*Harty, F. J.:* Endodontics in clinical practice. Wright PSG, Bristol 1990.

*Heidemann, D. (Hrsg.):* Praxis der Zahnheilkunde Bd. 3: Endodontie. Urban & Fischer, München–Jena 2001.

*Heidemann, D., M. Ramil-Diwo:* Die Wurzelkanaltechniken mit erwärmter Guttapercha: Mc Spadden-Technik, Endotec, vertikale Kondensation, Ultrafil. In: Endodontie – neue Erkenntnisse aus Praxis und Wissenschaft. Schriftenreihe APW. Hanser, München–Wien 1993, S. 107.

*Herforth, A., U. Seichter:* Endodontie im Milch- und Wechselgebiß. In: Ketterl, W. (Hrsg.): Praxis der Zahnheilkunde Bd. 3: Zahnerhaltung II. Urban & Schwarzenberg, München–Wien–Baltimore 1987, S. 83.

*Hülsmann, M.:* Die maschinelle Aufbereitung des Wurzelkanals. In: Endodontie – neue Erkenntnisse aus Praxis und Wissenschaft. Schriftenreihe APW. Hanser, München–Wien 1993, S. 63.

*Hülsmann, M.:* Epidemiologische Daten zur Endodontie (III). Bundesrepublik Deutschland, ehemalige DDR und abschließende Diskussion. Endodontie 5, 51 (1996).

*Hülsmann, M.:* Die Wurzelkanalpräparation – manuell oder maschinell? Hessisches Zahnärzte Magazin 01, 18–27 (2002).

*Ingle, J. I., J. F. Taintor:* Endodontics. Lea & Febiger, Philadelphia 1985.

*Kaeppler, G.:* Digitale Röntgentechniken im Zahn- und Kieferbereich – eine Übersicht. Dtsch Zahnärztl Z 51, 194 (1996).

*Kakehashi, S., H. R. Stanley, R. J. Fitzgerald:* The effects of surgical exposures of dental pulps in germ-free and conventional laboratory rats. Oral Surg 20, 340 (1965).

*Kavanagh, D., P. J. Lumley:* An in vitro evaluation of canal preparation using Profile .04 and .06 taper instruments. Endod Dent Traumatol 14, 16 (1998).

*Klimek, J., C. Koçkapan, J. Borchert:* Häufigkeit und Qualität von Wurzelkanalfüllungen in den Jahren 1983 und 1991. Dtsch Zahnärztl Z 50, 154 (1995).

*Koçkapan, C.:* Endodontie. 2. Aufl., Lehmanns Fachbuchhandlung, Gießen 1998.

*Löst, C., P. R. Wesselink, R. Winkler:* Grundlagen und Prinzipien moderner Endodontie. Endodontie 1, 7 (1992).

*Mjör, I. A.:* Pulp-Dentin biology in restorative dentistry. Quintessence Publishing, Chicago 2002.

*Morgan, L. F., S. Montgomery:* An evaluation of the crown-down pressureless technique. J Endod 10, 491 (1984).

*Nair, P. N. R.:* Light and electron microscopic studies of root canal flora and periapical lesions. J Endod 13, 29 (1987).

*Nair, P. N. R.:* Eine neue Sicht der radikulären Zysten – Sind sie heilbar? Endodontie 4, 169 (1995).

*Pecchioni, A.:* Die Wurzelkanalbehandlung. Eine praktische Anleitung für Studierende und Praktiker. Quintessenz, Berlin 1982.

*Peters, O., C. Eggert, F. Barbakov:* Aufbereitung gekrümmter Wurzelkanäle unter Anwendung der Lightspeed-Methode. Teil 1: Grundlagen. Endodontie 6, 267 (1997); Teil 2: Praktische Anwendung. Endodontie 7, 31 (1998).

*Platzer, U., J. Sedelmayer:* Die manuelle Wurzelkanalaufbereitung: Neue Instrumente – neue Techniken? In: Endodontie – neue Erkenntnisse aus Praxis und Wissenschaft. Schriftenreihe APW. Hanser, München–Wien 1993, S. 97.

*Raab, W. H.-M.:* Diagnose und Pathologie entzündlicher Pulpaerkrankungen. In: Endodontie – neue Erkenntnisse aus Praxis und Wissenschaft. Schriftenreihe APW. Hanser, München–Wien 1993, S. 9.

*Roane, J. B., C. L. Sabala, M. G. Duncanson:* The „Balanced Force" concept for instrumentation of curved canals. J Endod 11, 203 (1985).

*Schäfer, E.:* Das Instrumentarium zur manuellen Wurzelkanalaufbereitung. Teil 1: Wurzelkanalinstrumente aus Edelstahllegierungen. Endodontie 4, 205 (1995); Teil 2: Spezielle Wurzelkanalinstrumente. Endodontie 5, 39 (1996).

*Schilder, H.:* Filling root canals in three dimensions. Dent Clin N Amer 11, 723 (1967).

**20**

*Schmalz, G.:* Die Wurzelkanalbehandlung – Klinische Erfolge. Dtsch Zahnärztl Z 45, 251 (1990).

*Schroeder, H. E.:* Pathobiologie oraler Strukturen: Zähne, Pulpa, Parodont. Karger, Basel 1991.

*Seltzer, S.:* Endodontology. Lea & Febiger, Philadelphia 1988.

*Staehle, H. J.:* Endodontie im Milchgebiß. In: Endodontie – neue Erkenntnisse aus Praxis und Wissenschaft, Schriftenreihe APW. Hanser, München–Wien 1993, S. 135.

*Staehle, H. J.:* Endodontische Therapie im Milchgebiß. In: Heidemann, D. (Hrsg.): Praxis der Zahnheilkunde Bd. 3: Endodontie. Urban & Fischer, München–Jena 2001.

*Staehle, H. J.:* Calciumhydroxid in der Zahnheilkunde. Hanser, München–Wien 1990.

*Stock, C. J. R., C. F. Nehammer:* Endodontics in practice. British Dental Association, London 1990.

*Stock, C. J. R., K. Gulabivala, R. T. Walker, J. R. Goodman:* Atlas der Endodontie. Dt. Ausg. hrsg. von Benjamin Briseno. Ullstein Mosby, Berlin–Wiesbaden 1997.

*Sundqvist, G.:* Mikrobiologie in der Endodontie und die Bedeutung der Asepsis. In: Endodontie – neue Erkenntnisse aus Praxis und Wissenschaft, Schriftenreihe APW. Hanser, München–Wien 1993, S. 29.

*Tronstad, L.:* Clinical endodontics. Thieme, Stuttgart–New York 1991.

*van Velzen, S. K., J. M. Genet, H. W. Kersten, W. R. Moorer, P. R. Wesselink:* Endodontie. Deutscher Ärzte-Verlag, Köln 1988.

*Voß, A.:* Die Wurzelkanallängenbestimmung – Röntgenologisch und/oder endometrisch. In: Endodontie – neue Erkenntnisse aus Praxis und Wissenschaft, Schriftenreihe APW. Hanser, München–Wien 1993, S. 49.

*Weiger, R.:* Bleichen verfärbter wurzelkanalbehandelter Zähne. Endodontie 2, 109 (1992).

*Weine, F. S.:* Endodontic therapy. Mosby, St. Louis 1989.

*Wesselink, P. R.:* Die Wurzelkanalfüllung. Teil 1: Endodontie 4, 181 (1995); Teil 2: Endodontie 4, 269 (1995); Teil 3: Endodontie 5, 289 (1996).

## 20.3 Parodontologie

*Albers, H. K.:* Der Einsatz von Medikamenten in der Behandlung der entzündlichen Parodontopathien. Zahnärztl Welt 101, 492 (1992).

*Armitage, G. C.:* Development of a classification system for periodontal diseases and conditions. Ann Periodontol 4, 1 (1999).

*Axelsson, P.:* Periodontal diseases. Can they be provided? Dtsch Zahnärztl Z 37, 540 (1982).

*Bernimoulin, J.-P.:* Über die Bedeutung der freien Mundschleimhaut- und Bindegewebstransplantate in der mukogingivalen Parodontalchirurgie. Habilitationsschrift, Zürich 1979.

*Bernimoulin, J.-P., J. Deschner:* Antimikrobielle Lösungen in der Parodontologie – Eine allgemeine Übersicht. Parodontologie 3, 173 (1995).

*Dajani, A. S., P. Ferrieri, C. Hutto, G. Peter:* Prevention of bacterial endocarditis. Recommendations by the American Heart Association. JAMA 277, 1794 (1997).

*Diedrich, P.:* Die Aufrichtung gekippter Molaren als präprothetische und parodontalprophylaktische Maßnahme. Dtsch Zahnärztl Z 41, 159 (1986).

*Eickholz, P., D. K. Benn, H. J. Staehle:* Radiographic evaluation of bone regeneration following periodontal surgery with or without e-PTFE barriers. J Periodontol 67, 379 (1996).

*Einwag, J.:* Prophylaxe. In: Einwag, J., K. Pieper (Hrsg.): Praxis der Zahnheilkunde spezial: Kinderzahnheilkunde. Urban & Fischer, München–Jena 2002.

*Fesseler, A., C. Löst:* Zur Terminologie in der Parodontologie. In: Ketterl, W. (Hrsg.): Deutscher Zahnärztekalender. 46. Jg. Hanser, München–Wien 1987.

*Flemmig, T. F., Karch, H.:* Wissenschaftliche Stellungnahme der Deutschen Gesellschaft für Zahn-, Mund- und Kieferheilkunde: Adjuvante Antibiotika bei der Therapie marginaler Parodontopathien. Dtsch Zahnärztl Z 53, 824 (1998).

*Flemmig, T. F.:* Klinische Parodontologie. In: Körber, E., B. Klaiber (Hrsg.): Dent-Praxis, Thieme, Stuttgart–New York 1993.

*Flemmig, T. F., B. Ehmke:* Plastische und mukogingivale Chirurgie. In: Heidemann, D. (Hrsg.): Praxis der Zahnheilkunde Bd. 4: Parodontologie. Urban & Schwarzenberg, München–Wien–Baltimore 1997.

*Flores-de-Jacoby, L.:* Parodontologie. In: Schwenzer, N. (Hrsg.): Zahn-, Mund-, Kieferheilkunde Bd. 5: Kieferorthopädie, Parodontologie. Thieme, Stuttgart–New York 1987.

*Flores-De-Jacoby, L., R. Mengel:* Parodontalchirurgie. In: Heidemann, D. (Hrsg.): Praxis der Zahnheilkunde Bd. 4: Parodontologie. Urban & Schwarzenberg, München–Wien–Baltimore 1997.

*Hammarström, L.:* Enamel matrix, cementum development and regeneration. J Clin Periodontol 24, 658 (1997).

*Hellwege, K. D.:* Die Wurzelglättung. Quintessenz, Berlin 1987.

*Hoffmann, T.:* Kritische Wertung der regenerativen Parodontitistherapie. Dentalpraxis 9, 15 (2002).

*Hotz, P. R.:* Der parodontal geschädigte Zahn aus der Sicht der Zahnerhaltung. Dtsch Zahnärztl Z 44, 483 (1989).

*Hornecker, E., W. Krüger:* Initialtherapie. In: Heidemann, D. (Hrsg.): Praxis der Zahnheilkunde Bd. 4: Parodontologie. Urban & Schwarzenberg, München–Wien–Baltimore 1997.

*Kleber, B.-M.:* Parodontologie – Kompendium für Studierende und Zahnärzte. Deutscher Ärzte-Verlag, Köln 1998.

*Kocher, Th., H.-Ch. Plagmann:* Initiale Parodontalbehandlung. Zahnärztl Welt 98, 1024 (1989).

*Kohal, R. J.:* Knochenersatzmaterialien in der Parodontologie und zahnärztlichen Implantologie. Zahnärztl Mitt 87, 2245 (1997).

*Krekeler, G.:* Parodontalbehandlung beim Risikopatienten. In: Ketterl, W. (Hrsg.): Deutscher Zahnärztekalender. 52. Jg. Hanser, München–Wien 1993.

*Meyer, G., Th. Kocher:* Parodontologie und Zahnerhaltung. In: Heidemann, D. (Hrsg.): Praxis der Zahnheilkunde Bd. 4: Parodontologie. Urban & Schwarzenberg, München–Wien–Baltimore 1997.

*Kübler, N. R.:* Osteoinduktion und -reparation. Mund Kiefer GesichtsChir 1, 2 (1997).

*Lang, N. P., T. G. Wislon, E. F. Corbet:* Biological complications with dental implants: their prevention, diagnosis and treatment. Clin Oral Impl Res 11, 146 (2000).

*Lang, N. P., F. A. Gusberti, B. E. Siegrist:* Ätiologie der Parodontalerkrankungen. Acta Parodontol 14, 59 (1985).

*Lange, D. E.:* Parodontologie in der täglichen Praxis. Quintessenz, Berlin 1990.

*Lange, D. E.:* Zahnpasten – Inhaltsstoffe und Wirkungen. In: Ketterl, W. (Hrsg.): Deutscher Zahnärztekalender. 49. Jg. Hanser, München–Wien 1990.

*Lindhe, J., T. Karring, N. P. Lang:* Clinical periodontology and implant dentistry. Munksgaard, Copenhagen 1997.

*Listgarten, M. A.:* Pathogenesis of periodontitis. J Clin Periodontol 13, 418 (1986).

*Listgarten, M. A., L. Helldén:* Relative distribution of bacteria at clinically healthy and periodontally diseased sites in humans. J Clin Periodontol 5, 115 (1978).

*Loesche W. J.:* DNA probe and enzyme analysis in periodontal diagnostics. J Clin Periodontol 63, 1102 (1992).

*Löst, C.:* Hemisektion/Wurzelamputation. Hanser, München–Wien 1985.

*Mausberg, R., H. Visser, E. Hornecker:* Empfehlungen zum Umgang mit zahnärztlichen HF-Chirurgiegeräten. Zahnärztl Welt 100, 224 (1991).

*Merte, K.:* Scaling und Kürettage. In: Heidemann, D. (Hrsg.): Praxis der Zahnheilkunde Bd. 4: Parodontologie. Urban & Schwarzenberg, München–Wien–Baltimore 1997.

*Meyle, J.:* Indizes. In: Heidemann, D. (Hrsg.): Praxis der Zahnheilkunde Bd. 4: Parodontologie. Urban & Schwarzenberg, München–Wien–Baltimore 1997.

*Meyle, J., S. Jepsen:* Der parodontale Screening-Index (PSI). Parodontologie 1, 17 (2000).

*Micheelis, W., E. Reich:* Dritte deutsche Mundgesundheitsstudie (DMS III). Ergebnisse, Trends und Problemanalysen auf der Grundlage bevölkerungsrepräsentativer Stichproben in Deutschland 1997. Deutscher Ärzte-Verlag, Köln 1999.

*Müller, H. P.:* Parodontologie. Thieme, Stuttgart–New York 2001.

*Nyman, S., J. Gottlow, J. Lindhe, T. Karring, J. Wennström:* New attachment formation by guided tissue regeneration. J Periodont Res 22, 252 (1987).

*Page, R. C., H. E. Schroeder:* Periodontitis in man and other animals – a comparative review. Karger, Basel 1982.

*Pindborg, J. J.:* Atlas der Mundschleimhauterkrankungen. Deutscher Ärzte-Verlag, Köln 1987.

*Plagmann, H.-C.:* Epidemiologie. In: Heidemann, D. (Hrsg.): Praxis der Zahnheilkunde Bd. 4: Parodontologie. Urban & Schwarzenberg, München–Wien–Baltimore 1997.

*Plagmann, H.-C.:* Lehrbuch der Parodontologie. Hanser, München–Wien (1998).

*Purucker, P.:* Mikrobiologie der Parodontitis. Teil I: Die infektiöse Natur der Parodontitis. Parodontologie 2, 207 (1991).

*Raetzke, P.:* Die parodontale Rezession. Untersuchung zur Prävalenz, Ätiologie, Signifikanz und zur Therapie. Hanser, München–Wien 1988.

**20**

*Raetzke, P.:* Schnelltests als Hilfsmittel zur Diagnose und Verlaufskontrolle von Parodontalerkrankungen. Parodontologie 4, 107 (1993).

*Ranney, R. R.:* Differential diagnosis in clinical trials of therapy for periodontitis. J Clin Periodontol 63, 1052 (1992).

*Rateitschak, K. H., E. M. Rateitschak, H. F. Wolf:* Parodontologie. In: Rateitschak, K. H. (Hrsg.): Farbatlanten der Zahnmedizin Bd. 1. Thieme, Stuttgart–New York 1989.

*Rateitschak-Plüss, E. M., J. Hermann, H. F. Wolf, M. Eberle:* Sanierung der HIV-Parodontitis. Schweiz Monatsschr Zahnmed 103, 435 (1993).

*Reich, E., G. Schmalz, A. Reith:* Vergleich des CPITN mit gebräuchlichen Parodontalindizes. Dtsch Zahnärztl Z 41, 610 (1986).

*Renggli, H. H.:* Ätiologie. In: Heidemann, D. (Hrsg.): Praxis der Zahnheilkunde Bd. 4: Parodontologie. Urban & Schwarzenberg, München–Wien–Baltimore 1997.

*Renggli, H. H., H. R. Mühlemann, K. H. Rateitschak:* Parodontologie: gesundes Parodont, Epidemiologie, Ätiologie, Diagnostik, Prophylaxe und Therapie parodontaler Erkrankungen. Thieme, Stuttgart–New York 1984.

*Schlagenhauf, U.:* Keimbestimmung und Antibiotika. In: Heidemann, D. (Hrsg.): Praxis der Zahnheilkunde Bd. 4: Parodontologie. Urban & Schwarzenberg, München–Wien–Baltimore 1997.

*Schluger, S., R. Yuodelis, R. C. Page, R. H. Johnson:* Periodontal diseases. Lea & Febiger, Philadelphia–London 1990.

*Schroeder, H. E.:* The periodontium. Springer, Berlin 1986.

*Slots, J.:* Subgingival microflora and periodontal disease. J Clin Periodontol 6, 351 (1979).

*Splieth, C.:* Professionelle Prävention. Quintessenz, Berlin 2000.

*Stroemer, B., F. W. Schröder:* Zahnpasten sind mehr als nur Putzmittel. Zahnärztl Mitt 80, 1272 (1990).

*Ten Cate, A. R.:* Oral Histology. Mosby, St. Louis 1989.

*Topoll, H. H.:* Laboruntersuchungen in der Parodontologie. In: Ketterl, W. (Hrsg.): Deutscher Zahnärztekalender. 51. Jg. Hanser, München–Wien 1992.

*van der Ouderaa, F. J. G.:* Anti-plaque agents. Rationale and prospects for prevention of gingivitis and periodontal disease. J Clin Periodontol 18, 447 (1991).

*Wilson, T. G., K. S. Kornman, M. G. Newman:* Advances in Periodontics. Quintessence Publishing, Chicago 1992.

*World Health Organization:* Oral health surveys: basic methods. 4. Aufl., WHO Library, Genf 1997.

# Register

## A

481

## C

## D

## E

## G

# N